李中玉外科

主编 李明道 李 政 邓松华 王 丽 李红艳

全国百佳图书出版单位
中国中医药出版社
·北京·

图书在版编目（CIP）数据

李中玉外科 / 李明道等主编 . —北京：中国中医药出版社，2023.12
ISBN 978 – 7 – 5132 – 8152 – 2

Ⅰ . ①李… Ⅱ . ①李… Ⅲ . ①中医外科—经验—中国—现代 Ⅳ . ① R26

中国国家版本馆 CIP 数据核字（2023）第 113732 号

中国中医药出版社出版

北京经济技术开发区科创十三街 31 号院二区 8 号楼
邮政编码 100176
传真 010-64405721
鑫艺佳利（天津）印刷有限公司印刷
各地新华书店经销

开本 889 × 1194 1/16 印张 66.5 字数 1650 千字
2023 年 12 月第 1 版 2023 年 12 月第 1 次印刷
书号 ISBN 978 – 7 – 5132 – 8152 – 2

定价 568.00 元
网址 www.cptcm.com

服 务 热 线 010-64405510
购 书 热 线 010-89535836
维 权 打 假 010-64405753

微信服务号 zgzyycbs
微商城网址 https://kdt.im/LIdUGr
官 方 微 博 http://e.weibo.com/cptcm
天猫旗舰店网址 https://zgzyycbs.tmall.com

《李中玉外科》编委会

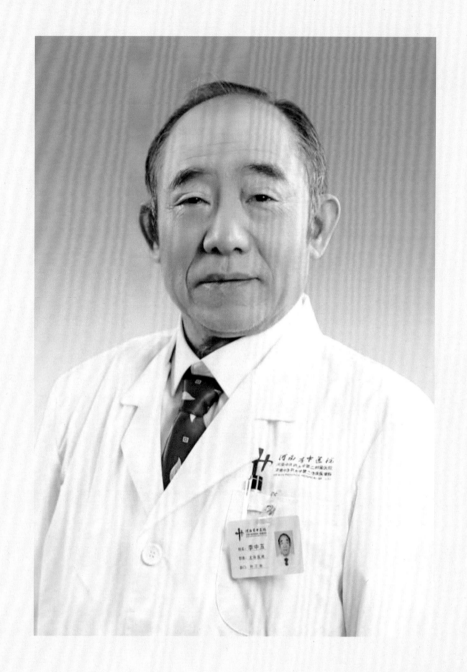

李中玉教授简介

　　李中玉，1949 年出生，河南中医药大学教授，河南省中医院主任医师，全国老中医药专家学术经验继承工作指导老师，国家中医区域中心外科传承工作室导师，河南著名张八卦外科第六代传人。历任中华中医药学会外科专业委员会常务委员，中华中医药学会中医皮肤性病专业委员会委员，中华中医药学会周围血管病专业委员会委员；河南省中西医结合乳腺病专业委员会名誉主任委员，河南省中西医结合疑难乳腺病专家会诊中心主任，河南中医药大学书画院副院长，河南国医医学研究院名誉院长。在国家卫生健康委百姓健康频道举行的"2019 健康卫士"发布活动中，荣获"2019 健康卫士"终身成就奖。

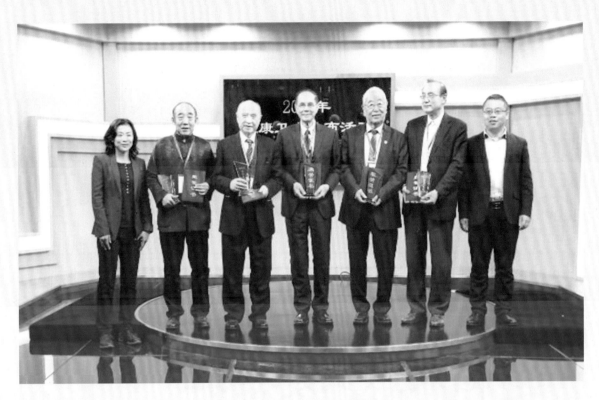

荣获"2019 健康卫士"终身成就奖

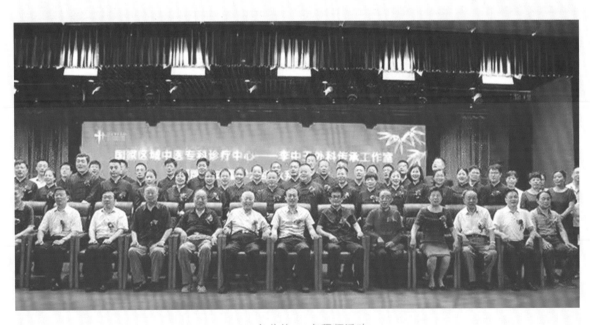

2019 年收徒 36 名拜师活动

中玉教授系中醫外科泰斗

此書圖文並茂　理驗俱豐

造福人類　大愛無疆

二千零二十一年夏　張磊　時年九十二周歲

国医大师张磊教授题词

良医中玉大作成，
万众雀跃赞厥功，
心存仁念扶伤志，
一图一文总关情！

《李中玉外科》出版誌贺癸卯夏朱忠宝并记

著名中医外语翻译家、河南中医药大学朱忠宝教授为本书题词

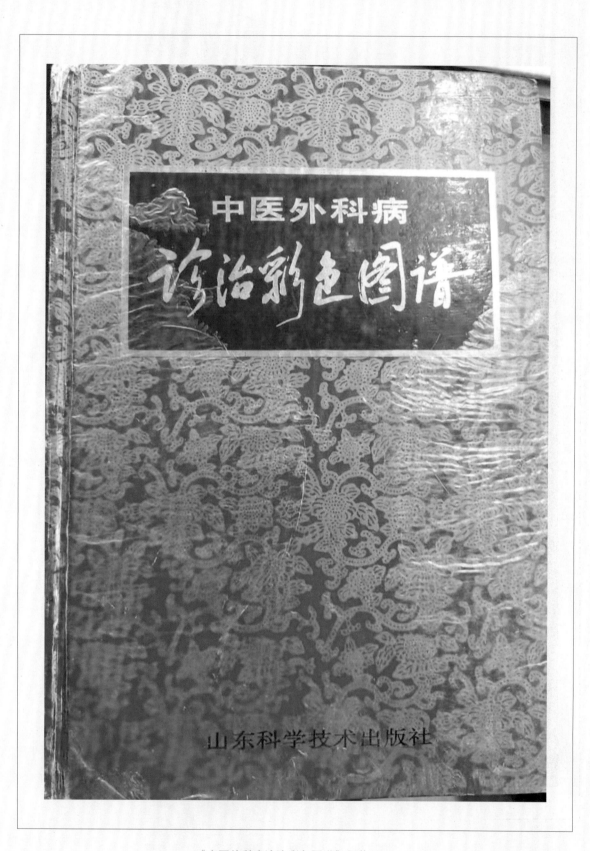

中医外科病
诊治彩色图谱

山东科学技术出版社

《中医外科病诊治彩色图谱》原著

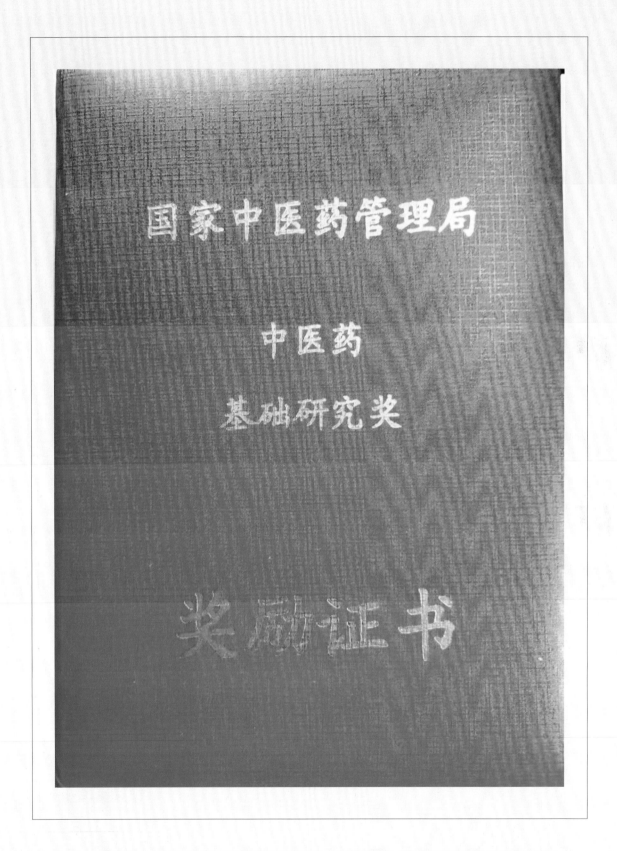

专家对《中医外科病诊治彩色图谱》一书的评价

著名中医学家刘渡舟曾评价说：

"《中医外科病诊治彩色图谱》是一本很有专业特色的好书，作者以大量的临床典型病图片真实地记载了各种疮疡的所在部位、范围、形态、色泽等特征，重点突出了中医的辨证论治体系。书中既撷取了历代前贤的精髓要旨，又吸收了当代诸家的学术结晶；既继承发扬了中医外科传统疗法的特色，亦揉进了新的科研成果、理论观点和作者的临床经验，具有较高的学术水平和临床实用价值。"

附件一、中医药科学技术奖中医药科技著作专家推荐意见表

审查人意见	姓名	刘渡舟	性别	男	专业专长	中医
			年龄	82	职务、职称	教授、主任医师
	工作单位	北京中医药大学			联系电话	
	通信地址				邮政编码	

综合审查意见：

　　李中玉同志等主编的《中医外科病诊治彩色图谱》是一本很有专业特色的好书。作者以大量的临床典型病材图片，真实地记载了各种疮疡的所在部位、范围、形态、色泽等特征，重点突出了中医的辨证论治体系。书中既摄取了历代前贤的精髓要旨，又吸收了当代诸家的学术结晶；既继承发扬了中医外科优秀疗法的特色，亦接进了新的科研成果、理论观点和作者的临床经验，具有较高的学术水平和临床实用价值，达到了国内同类著作的先进水平。

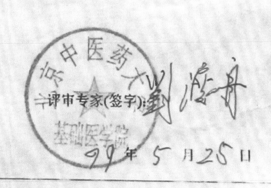

评审专家（签字）：刘渡舟

99年 5 月 25 日

北京中医药大学主任医师、博士生导师王沛教授评价说：

"中医外科学是中医学的重要组成部分，历史悠久，有其自身的理论体系和独特的辨治方法，直观性很强，临床首要强调辨病与辨证相结合，大部分外科病都有外证可征，甚至通过肉眼直观即可做出诊断，故此《中医外科病诊治彩色图谱》的面世，对外科工作者，特别是初学者的学习掌握和水平提高，无疑将起到指导作用。

该图谱具有以下几方面特点：

1. 图文并茂：既有言简意赅、深入浅出的理论，又有200余病种，312幅彩色图片，二者有机结合，相得益彰，颇具临床指导作用。

2. 图示清晰，病种典型，病症一目了然，能非常好地起到见图识病作用，实用性很强。

3. 与中医外科古籍相比，虽都有图有文，但既往者只不过是模式图而已，而此图谱均为彩色典型实例，且有者一病多图，能反映早、中、晚各期形象。文字的论述尊古又不泥古，既继承了古人之精华，又融入了自己的临床经验。

4. 本书最大特点是实用性强，应用价值高，社会效益好，是临床医生、大专院校、西学中人员的较好参考书。特别适用于高等院校电化教学，纳入计算机网络面向全国医生、学生及自学成才者，社会效益将会更大。"

附件一、中医药科学技术奖中医药科技著作专家推荐意见表

<table>
<tr><td rowspan="3">审查人意见</td><td>姓　名</td><td>王沛</td><td>性别</td><td>男</td><td>专业专长</td><td>中医外科</td></tr>
<tr><td></td><td></td><td>年龄</td><td>65</td><td>职务、职称</td><td>教授、主任医师
博士导师</td></tr>
<tr><td>工作单位</td><td>北京中医药大学第一临床医学院</td><td colspan="2">同上</td><td>联系电话</td><td>84013542</td></tr>
<tr><td></td><td>通信地址</td><td>同上</td><td></td><td></td><td>邮政编码</td><td>100700</td></tr>
</table>

综合审查意见:

　　中医外科学是中医学的重要组成部分，历史悠久，有其自身的诊治体系和独特的辨治方法，直观性很强，临床首要强调辨证与辨病相结合，大部分外科病都有外证可征，甚至通过肉眼直观即可做出诊断，故此《中医外科病诊治彩色图谱》的面世，对外科工作者，特别是初学者的学习与掌握，和水平提高，无疑将起到指导作用。

　　该图谱具有:

　　1. 图文并茂: 既有言简意赅，深入浅出的外科理论，又有200余病种，312幅彩色图片，二者有机结合，相得益彰，更具临床指导作用。

　　2. 图示清晰，病种典型，病证一目了然，能收到很好的按图识见图治病作用，实用性很强。

　　3. 与中医外科古籍相比，虽都有图有文，但既往者只不过是模式图而已，而此图谱均为彩色典型实例，且有者一病多图，能反映出早中晚各期开象，文字论述简明扼要，遵古又不泥古，既传承了古人之精华，又融入了自己的临床经验。

　　本书最大特点是实用性强，应用价值高，于诊断益甚，对临床医生、大专院校、西学中人员均是最好参考书，特别适用于高等院校电化教学，大专院校、西学中人员均是最好参考书，若纳入计算机网络面向全国远程使用，必将人人喜适中医教学资料，使之成为最好的教材，诚有收藏价值。学生及自学成才者尤会获益匪浅，堪称图书著作科技进步之佳，又有利全国先进水平，建议授予。

评审专家(签字): 王沛

99 年 5 月 20 日

王沛对《中医外科病诊治彩色图谱》一书的评价

河南中医药大学第一附属医院教授、主任医师，中国中西医结合学会周围血管疾病专业委员会名誉主任委员崔公让评价说：

"《中医外科病诊治彩色图谱》一书图文并茂，书中对中医外科常见疾病不仅有文字说明，同时采用彩色图谱对临床症状进行表述。它不仅阐述了中医外科病的病理机制，明确了诊断与病名，同时直观地介绍了疾病的特点与鉴别。这是一本很好的科技专著，又是一本很好的临床教材。此类专著在中医外科领域非常稀有。"

表1 河南省科技进步奖科技著作评审意见表

审查人意见	姓名	崔公让	性别	男	专业专长	中医外科
			年龄	61岁	职务、职称	主任医师
	工作单位	河南中医学院一附院			联系电话	6212427
	通信地址	郑州市人民路19号			邮政编码	450002

综合审查意见:

李桂玲研编撰的《中医外科病诊治彩色图谱》一书图文并茂,书中对中医外科常见疾病不仅有好说明,同时采用彩色图谱将临床表现进行表述,既叙阐进了中医外科的病理机制,明确了诊断与病在同时直观地介绍了疾病的临床特点与鉴别,是一本很好的科技专著,又是一本很好的临床教材.本书印刷精美,包装精良,此类书籍在中医外科领域非常稀有.

评审专家(签字) 崔公让

99年 5月 20日

崔公让对《中医外科病诊治彩色图谱》一书的评价

南京中医药大学附属医院原副院长、教授、博士生导师许芝银评价说:

"本书全面、系统地介绍了中医外科学理论和临床常见疾病的诊治经验。其特点是中西融合,古今贯通,内容丰富,实用有效,最为难得的是作者独具匠心,将长期临床工作中遇到的典型病例拍成彩色照片,插配到200多个病种中,基本做到了'一病一照',有的还按病程发展选配多幅彩色照片,以反映不同阶段的疾病形态,图文互参,形象生动逼真,起到了画龙点睛的良好视觉效果。(本书)是中医外科教学科研工作者的良师益友,填补了中医外科学的空白,并以其首创的特色而载入史册。"

附件一、中医药科学技术奖中医药科技著作专家推荐意见表

审查人意见	姓名	许芝银	性别	男	专业专长	中医外科
			年龄	59	职务、职称	副院长 教授
	工作单位	南京中医药大学附属医院(江苏省中医院)			联系电话	6618946
	通信地址	南京汉中路155#			邮政编码	210029.

综合审查意见:

　　本书全面、系统地介绍了中医外科学理论，和临床常见疾病的诊治经验。其特点是中西融合，深入浅出，内容丰富，实用有效。最为难得的是作者独具匠心，将长期临床工作中所遇到的典型病例，拍成彩色照片2000余帧，再从中精选了700余帧，搭配到200多种病中。基本做到一病一照，有的还按病程发展选配了多帧彩照，以反映其间所致的病变阶段，图文互参，形象生动逼真，起到画龙点睛的良好视觉效果，是中医外科临床、教学、科研以及患者的良师益友，填补了中医外科学的空白，足以其首创的特色而载入史册。

评审专家(签字): 许芝银

　　　　　　　　　　　　　　　月 28 日

许芝银对《中医外科病诊治彩色图谱》一书的评价

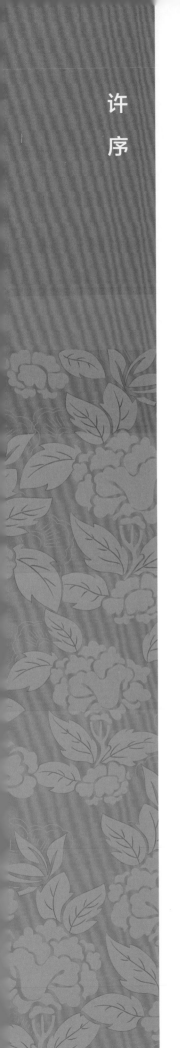

2015年12月18日,习近平总书记致信祝贺中国中医科学院成立60周年时说:"中医药学是中国古代科学的瑰宝,也是打开中华文明宝库的钥匙。当前,中医药振兴发展迎来天时、地利、人和的大好时机。"这是对中医药学最准确的定位,同时也为我们指明了研究方向。2004年,时任国务院副总理的吴仪同志在全国中医药工作会议上,明确要求中医药行业要实施以"名医、名科、名院"为核心的"三名工程"。这是发挥中医药特色优势,增强中医药服务能力,扩大中医药影响的有效措施。因此,开展名老中医学术思想与临证经验的传承研究,让前贤名医的宝贵经验传承天下,具有十分重要的现实意义。

已过古稀之年的李中玉先生,于1969年拜师于河南近代四大名医之一、著名张八卦外科第五代传人李道周先生,得其真传。50多年来一直从事中医临床、教学、科研工作,每年接诊患者万人次以上,研制了多种疗效确切的丸、散、膏、丹方药,积累了丰富的临床诊治经验,擅长以中医传统疗法诊治外科疑难杂症,形成了自己独特的学术风格和技术特色。

我与中玉先生相识多年,每次交往都使我受益匪浅,从他身上我学到不少知识,每每让我感受到他对患者的大爱仁心。我们是真诚相见的朋友,我对他非常敬重。拜读这部《李中玉外科》书稿,我感触良多,心里久久不能平静。

众所周知,中华民族在长期与疾疾作斗争的过程中,经过历代医家精心研究,不断总结实践经验,创立了博大精深的中医外科学。一个人的一生若能在其中某些病的领域取得成就已属不易,若是在多个领域取得成就更为艰难。而李中玉先生系统地总结了自己治疗疮疡、乳腺病、皮肤性病、周围血管病等多种疾病的临床经验,则殊为不易,充分显示了他的学术功力之深厚。

明代医家裴一中在《言医·序》中说:"学不贯今古,识不通天人,才不近仙,心不近佛者,断不可作医以误世。"这段话似乎有点苛刻,但值得我们每一位中医人深思。一个真正的中医,应当不懈地追求那种"佛心仙技"的境界,而终生笃行之,中玉先生就是那种追求"佛心仙技"境界的人。

中医的成才之路不外是三个途径,即拜师交流、临床实践和读书学习,中玉先生在这三个方面都能身体力行且力求完美,因此,他取得了成功,实在可喜可贺!

李先生这部力作得以付梓，我倍感欣喜。时值仲春之际，鸟语声声催农忙，惠风阵阵留芬芳。此书的出版，必将为杏林的百花园壮色。

承蒙先生不弃，嘱写序言，因致数语，以表祝贺。

中华中医药学会医古文研究分会原主任委员　许敬生

2023 年 5 月

前　言

　　中医外科学是中医药学的重要组成部分，历史悠久，内容丰富，具有完整的理论体系和独特的专科特色。中医药院校所用的《中医外科学》教材经过近几十年的应用和反复修订重编，日臻完善，为培养造就新时代优秀人才奠定了坚实的理论基础，作出了重要贡献。不足之处是教材仍然沿用以文字描述为主的单一形式，配图较少，缺少一个直观标准。加之在校学生见习、实习期短，临床接诊患者少，认病识症的能力差，对教学质量和培养人才的整体水平有一定影响。而大的医院分科越来越细，临床医生接诊病种受到局限。鉴于此，我曾于1992年与王袭祚、卢泰山、王玉萍诸君共同编著《中医外科病诊治彩色图谱》一书，由山东科学技术出版社作为当年重点书出版发行并重印。该书采用我多年临床亲自拍摄的典型病案实例彩色照片，取代古医籍中文字加描绘图像以定病位的模式，真实地记载了外科诸病的部位、范围、形态、色泽等特点，使阅者如入其境，如睹其症，病症一目了然，清晰易辨，对提高读者的认病识症能力有很好的指导作用。书中以简明扼要的文字全面系统地总结了河南著名张八卦外科第五代传人先师李道周传统外科经验，并融入了自己几十年来的临床研究，给读者一个不同于教材的治疗方法。同时，该书撷取了历代前贤、当代诸家的学术结晶，重点突出专科专病，创新又实用。河南中医药大学第一附属医院崔公让教授评价说："这是一本很好的科技专著，又是一本很好的临床教材，此类专著在中医外科领域非常稀有。"北京中医药大学博士生导师王沛教授评价该书："图示清晰，病种典型，病症一目了然，能非常好地起到见图识病作用。既继承了古人之精华，又融入了自己的临床经验。实用性强，应用价值高，社会效益好。"南京中医药大学博士生导师许芝银教授评价该书说："中西融合，古今贯通，内容丰富。图文互参，生动形象，是中医外科教学科研工作者的良师益友，填补了中医外科学的空白，并以其首创的特色而载入史册。"该书曾获得1992年度山东省优秀图书一等奖、1999年度国家中医药管理局中医药基础研究奖著作类二等奖。

　　《中医外科诊治彩色图谱》一书已经出版30多年，至今仍有很多同行、学子希望得到此书，无奈高价购买，也只能是复制品，加之多年来的医药更新，自己的临床实践经验也有新的认识，对一些病案图片又有新的积累，故以原图谱为基础重新修订，文字又重点补充了历代外科大家的古籍精髓摘要，以便读者了解该病的历史全貌和前贤的诊治经验。在乳腺病、皮肤性病、周围血管病部分都有不少补充。由于病种和时代的不同，在编写格式和风格上没有要求统一。有些图片由于是30多年前的收藏，质量欠佳，但因有其价值，故仍采用，尽管自己天资不敏，后学不够，但传承有300多年医史的张八卦外科传统经验，诊治几十万例病症的临床经验，是非常珍贵的。读了这本书，基本等于翻阅了历代名家代表性的外科专著，有很多前人的诊治经验可以研究借鉴；一千多张典型病案图片基本呈现了中医外科各种病症，可以扩大读者的临床视野，指导其提高辨证论治水平。70多岁的我自感力不从心，但总算在我古稀之年，对行医50多载有个总结。临证点滴体会，未能高度概括、深刻总结，但也许有心领神会者，能够从中悟出一些道理，有助于提高临床诊疗水平，吾便倍感欣慰了。

本书在资料收集、策划出版过程中，得到了好友肖照、张旭辉的大力支持，在此表示衷心感谢！

癸卯年夏

李中玉于郑州

编写说明

中华民族在长期与疡疾作斗争的过程中，经过历代医家精心研究，不断总结实践经验，创立了中医外科学，并有其独特的理论体系和丰富的临床经验，至今仍用于临床并指导临床实践，且日益发展创新。中医外科学所研究的疾病多有形可见，为了使读者逼真地观察疾病的发病部位、范围、形态、色泽等外部表现，并与其辨证论治、治疗方法相互印证，以助临证时准确诊断疾病，掌握其辨证要点，提高医疗水平，作者研究并参阅了大量有关古今外科医学文献资料，并力争将精华原文引入；将几十年来诊治拍摄积累和部分门人收集的外科病种彩色图片进行认真筛选；融入张八卦外科传承经验，结合李中玉教授50多年临床实践总结；引入当代优秀专著部分内容，以《中医外科病诊治彩色图谱》为基础，编著了这部图文并茂的《李中玉外科》。全书共分为七个部分：第一部分为总论，主要介绍历代著名外科医家的主要著述及其贡献，中医外科疾病的病因病机、辨证、治疗法则、用药与处理等。第二部分至第七部分按疾病的性质分为六大类，即疮疡、乳房病、瘿瘤岩、周围血管疾病、皮肤病、肛肠病，共计三百多个病种，一千多幅彩色图片，结合文字，对每种疾病的概念、病因病机、辨证论治、预防调护等做了必要的介绍，以便与图片相互对照。书末附录部分列有中医外科常用方剂（内服药、外用药），以便查阅。

本书在编写过程中力求做到以下几点：

1. 选用图片典型、清晰。原则上一病一证一图，部分病种亦可一病一证多图，以反映疾病的进展情况，有利于准确辨证论治。只有乳癖、乳中结核、甲状腺结节和肛管癌等疾病，因图片难以拍摄，但又确属多发病，故亦做了文字叙述。

2. 文字叙述突出中医辨证特色，理、法、方、药融为一体；治疗经验博采众长，古今结合，实用有效；对西医学的一些先进诊断治疗技术亦酌情予以介绍，以便较充分地反映当今中医外科学的临床治疗和学术水平。

3. 正文中所用内服、外用方药，凡属经方、古方，只列方名，其内服药的方药组成及外用药的方药组成、制法、功用、用法等，均按笔画列于"附录"中；凡属加减方及作者的经验方，均随正文一并介绍。

4. 关于疾病名称，原则上以中医学病名为主，中医学尚无确切命名的部分疾病，则采用西医学病名。但不论采用中医病名还是采用西医学病名，尽量在文中说明其相当于西医学的某病，或属于中医学的某证之范畴，以便参照。

本书可供中医药在校生、中医外科专业医师及西学中人员使用。

《李中玉外科》编委会

2023 年 5 月

目录

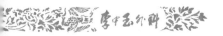

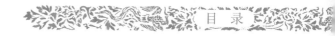

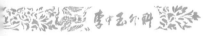

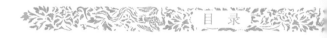

第三部分 乳房病

第四部分 瘿瘤岩

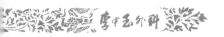

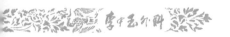

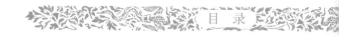

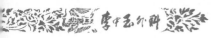

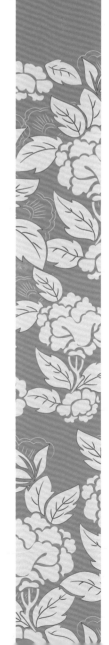

第一部分　总论

第一章　中医外科学发展简史及疾病的命名及分类释义

第一节　中医外科学发展简史

中医外科学是以中医药理论为指导，研究外科疾病的发生、发展及其防治规律的一门临床学科，是中医药学的重要组成部分。中医外科学历史悠久，其经历了起源、形成、发展、成熟、停滞和复兴等不同阶段。在各个阶段均涌现出诸多著名的中医外科大家，且著述颇多，为中医外科学的传承和发展作出了积极贡献。

一、夏～春秋战国时期

在原始社会，人类为了生存，在日常劳作和生活中免不了遭受意外灾害和创伤，就自发地运用野草、树叶、草药包扎伤口，拔去体内异物，压迫伤口止血等，成为中医外科最原始的治疗方法。以后发展到用砭石、石针刺开排脓治疗脓肿。这些原始的清创、止血、外用药和小手术可谓中医外科的起源。

自公元前21世纪，至夏、商、周，终于春秋战国，约1800年间，中医外科不断积累经验。据考古发现，在公元前1324年前后，甲骨文上有"疾自（鼻病）、疾耳、疾齿、疾舌、疾足、疾止（指或趾）、疾身（关节和胃肠病）、沱（头面疮疡）、疥（皮肤病）"等记载。《山海经》中载有38种疾病，包括痈、疽、痹、瘿、痔、疥等外科疾病，且《山海经·东山经》中有"高氏之山……其下多箴石"的记载。郭璞注说："箴针，治痈肿者。"当时砭针是切开排脓的工具，也是最早的外科手术器械。现存的同时代古籍亦有较多外科疾病病名的记载，如《尔雅》载有瘝、痱、肝疡、疽等，《周礼》载有痒疥疾、肿疡、溃疡、金疡、折疡等，《礼记》载有秃、创疡、苛痒等，《春秋左传》载有痹疽、伤疾、烂等，《春秋公羊传》载有痿，《荀子》载有胼胝、疣赘，《庄子》载有痈、痤。

周代已有医政的设置和医疗的分科，而外科在临床上已形成独立的专科。在伤外科疾病治疗方面，采用了外科手术和药物疗法。《周礼·天官》中将医生分为食医、疾医、疡医和兽医，其中疡医就是外科医生，其职责是"掌肿疡、溃疡、金疡、折疡之祝，药、劀、杀之齐"（祝即是外敷药治疗，药即是内服药物治疗，劀是刮去脓血，杀是腐蚀剂去恶肉或剪去恶肉，齐是疮面平复）。其中还记载有："凡疗疡，以五毒攻之，以五气养之，以五药疗之，以五味节之。凡药，以酸养骨，以辛养筋，以咸养脉，以苦养气，以甘养肉，以滑养窍。"汉代郑玄注五毒说："今医人有五毒之药，作之合黄堥，置石胆、丹砂、雄黄、礜石、慈石其中，烧之三日三夜，其烟上著，以雄鸡羽扫取之以注创，恶肉破骨则尽出。"即是现在升丹的炼法和应用。说明在用有毒药物外

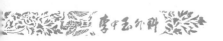

敷的同时，还用内服药物和食物进行补养调理；在药物的使用方面，则依据药物的酸、辛、咸、甘、苦、涩等性味，分别调养筋、骨、血、脉、气血、肌肉、九窍等。由此可见，西周时期的疡医，已认识到医治局部的同时，还要调治全身气血和脏腑功能，在使用药物外治的同时，还应内服药物，这种内外同治的治疗方法，是外科疾病治疗史上的一大进步，为后期医学理论体系的建立奠定了坚实的基础。

《五十二病方》是1973年出土于长沙马王堆汉墓的文物，著于春秋时期，是我国目前发现最早的一部医学文献。其中记载了很多外科疾病，如感染、创伤、冻疮、诸虫咬伤、痔漏、肿瘤、皮肤病等，并在"牝痔"中，详细记载了割痔疗法，如"杀狗，取其脬（膀胱），以穿籥（竹管）入膻（直肠）中，吹之，引出，徐以刀割去其巢，治黄芩而屡傅之。"此外，其中尚有使用小绳结扎"牝痔"、地胆等药外敷"牝痔"、用滑润的"铤"作为检查治疗漏管的探针等的记载。可见，当时外科已达到了一定的治疗水平。

二、汉代时期

中医外科初具规模，形成一个学科是在汉代（前206—220）。成书于秦汉时期的《黄帝内经》是我国现存最早的一部医著，亦是中医学基础理论体系初步形成的标志。《黄帝内经》系统地整理了战国以前的中医学基本理论和实践，从病因病机到临床诊断和治疗原则都有了具体论述，对中医外科学的发展奠定了理论基础。如《素问·生气通天论》记载"膏粱之变，足生大疔""营气不从，逆于肉理，乃生痈肿"，《素问·至真要大论》记载"诸痛痒疮，皆属于心"等诸多论述，至今仍是中医外科病因病机的理论基础。并且在《灵枢》中设立痈疽一篇，专论痈疽的病因、病机、证治等，如其云："寒邪客于经络之中则血泣，血泣则不通，不通则卫气归之，不得复反，故痈肿，寒气化为热，热胜则腐肉，肉腐则为脓，脓不泻则烂筋，筋烂则伤骨，骨伤则髓消。""营卫稽留于经脉之中，则血泣而不行，不行则卫气从之而不通，壅遏而不得行，故热，大热不止，热胜则肉腐，肉腐则为脓，然不能陷骨髓，不为焦枯，五脏不为伤，故命曰痈。黄帝曰：何谓疽？岐伯曰：热气淳盛，下陷肌肤，筋髓枯，内连五脏，血气竭，当其痈下，筋骨良肉皆无余，故命曰疽，疽者，上之皮夭以坚，上如牛领之皮，痈者，其皮上薄以泽，此其候也。"

汉代著名的外科学家华佗发明了全身麻醉方法，曾用麻沸散进行了多次剖腹手术，给世界医学带来巨大影响。据《后汉书·华佗传》中记载："若疾发结于内，针药所不能及者，乃令先以酒服麻沸散，既醉无所觉，因刳破腹背，抽割积聚；若在肠胃，则断截湔洗，除去疾秽；既而缝合，敷以神膏，四五日创愈，一月之间皆平复。"在世界上这是最早开展麻醉术和外科手术的文献记载。另据《医藏目录》所载，华佗著有《外科方》一书，已佚。东汉末年医圣张仲景《伤寒杂病论》的问世，集中地反映了这一历史阶段我国临证医学的发展。他提出的六经分证和病证结合的辨证方法，被历代医家推崇备至。其中在《伤寒论·辨太阳病脉证并治》提出"疮家，虽身疼痛，不可发汗，发汗则痓"的著名论断，至今对外科临证仍有一定的参考意义。此外，张仲景在《金匮要略》中对肠痈、寒疝、浸淫疮、狐惑等病的诊治进行了详细的论述，创制的大黄牡丹皮汤、薏苡附子败酱散、麻黄连翘赤小豆汤等方剂，至今仍为临床所用。另对急腹痛的寒热虚实证治论述亦颇详细，尤其仲景的下法理论对应用中药治疗急腹症，至今仍有现实指导意义。西汉

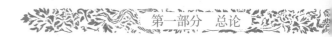

前后的《金创瘛疭方》是我国第一部外科学专著,《汉书艺文志》载其共三十卷,已佚。

三、三国至元代时期

三国两晋、南北朝时期(220—581),中医外科有了进一步的发展。西晋医家皇甫谧(215—282)所著的《针灸甲乙经》中,有外科三篇,记录了30种病证,尤其是对痈疽的论述较为详尽。如其云:"治痈肿者,刺痈上,视痈大小深浅刺之,刺大者多而深之,必端内针为故止也。"东晋著名医药学家葛洪(约284—364)所著《肘后备急方》,总结收载了很多具有科学价值的外科病治疗经验方,如用海藻治疗瘿病,是用含碘食物治疗甲状腺疾病的世界最早记载;使用疯狗脑敷被疯犬咬伤创口的治疗方法,开创了免疫法治疗狂犬病的先河。此外,其在《抱朴子》里,在前人炼丹的基础上,总结了炼丹术经验,促进了制药化学的发展,对世界化学领域也作出了重要贡献。南北朝时期宋、齐间人沙门医家僧深编撰《释僧深药方》一书,北宋后佚失。据考证,该书中最早记载了使用鹿的甲状腺制剂治疗瘿瘤的脏器疗法。晋代刘涓子编撰、南齐龚庆宣重新整理的《刘涓子鬼遗方》是我国现存最早的外科专著,书中详细地论述了痈、疽、金疮、发背、疥癣、面渣、发颐、瘰疬等疾病的诊断和治疗,共载有内外治法的方剂140余首;对辨别有脓无脓和脓肿切开方法有确切的描述,如其云:"痈大坚者,未有脓;半坚薄半有脓;当上薄者都有脓,便可破之。所破之法,应在下,逆上破之,令脓得易出。"肠痈的治疗,采用通腑清热、逐瘀散结的"大黄汤",并在肠痈尚未成脓时且大便秘结者使用,脓成后不可服;对外伤的治疗有止血、止痛、收敛、镇静、解毒等方法;用水银治皮肤病,比世界其他国家早6个世纪。

隋唐五代时期(581—960),是医学理论、药物学、方剂学、医学教育及临证各科全面发展较快的时期。在临证各科,出现了总结性著作,外科、妇科、儿科、伤科均已形成独立专科,并有专著问世。隋代巢元方(605—616)等集体编著的《诸病源候论》是我国第一部病因病机学专著,本书虽以内科疾病为主,但其中有不少外科内容。其中第31~36卷较集中地论述外科疾病,如瘿瘤、丹毒、疔疮、痈疽、痔瘘、金疮、损伤、虫兽咬螫伤等,尤其对皮肤病论述更详,病种多达40余种。如其云:"湿疥者,小疮皮薄,常有汁出,并皆有虫,人往往以针头挑得,状如水内癝虫。""在头生疮,有虫,白痂甚痒。"明确提出疥虫和癣虫为病原体的致病因素;认识到膝疮与过敏体质有关,"人有禀性畏漆,但见漆便中其毒"。对外科手术方面很大成就,对腹部肠管及肠系膜外伤诊断、预后及金疮肠断候不同类型,以不同手术方法、术后处理、饮食调理等,做了十分详细的论述,这在1300年前已能应用肠切除、肠吻合术处理腹部外伤的危重患者,反映了我国外科学发展到了一个相当高的水平。

唐代孙思邈(581—682)所著的《备急千金要方》(又名《千金要方》)是我国最早的一部临床实用百科全书,广泛地收集总结了前人的医学理论和诊治经验,收载了许多外科治疗方剂和各种外治疗法,是外科方药的重要参考文献。记载了较多脏器疗法,如食动物肝脏治疗夜盲症,食牛羊乳治疗脚气病,食羊靥治疗甲状腺肿大,都是现代科学证实了的临床经验;用葱管导尿,比法国橡皮管导尿早1200多年,在外科史上占有重要地位。唐代王焘(670—755)所撰《外台秘要》是一本综合性医书,共40卷,其中第23、24、26、29、30、32、40卷较集中地阐述了瘿瘤、痈疽、烫火伤、肛门病、皮肤病、蛇虫伤等的证治,并记载了唐代许仁则将痔分为内痔、外痔的论述。该书是汇集唐初及唐以前的医学著作,对医学文献进行了大量的整理工作,使前人的理论

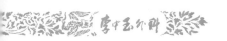

研究与治疗方药全面系统地结合起来，对后世有较大影响。

宋代（960—1279）时期外科专著空前增多，在一些方书中，外科内容也占有相当大的比重。外科理论、病证研究和技术水平均有重要成就。尤其对外科诸病的病因病机和辨证治疗都有丰富的论述。宋代王怀隐等编撰的《太平圣惠方》（982—992）是宋代官修方书，全书共100卷，1670门，载方16834首，较能反映北宋前期的医学水平。其中第60～68卷为痔、痈、皮肤、瘰疬损伤等外科疾病，在诊断上，首载"五善七恶"的观察方法；在治疗上首创"消法"和"托法"治疗疮疡。此外，本书将痔和肛瘘区分开来，将金疮痉命名为破伤风，并首次记载白内障针拨手术的详细过程，使用汞砷剂枯痔疗法治疗痔是最早的记载。宋代太医院编撰的《圣济总录》（1111—1117），共200卷，其内容系采辑历代医籍并征集民间验方和医家献方整理汇编而成。其中第101～149卷所载均为外科疾病。每类之前冠以总论，后分述各种外科治疗方的组方和用法，是外科学的重要参考文献。

宋代东轩居士著《卫济宝书》（1170），共两卷，专论痈疽。全书论述外科诸证，首分五善七恶，详尽描述证候，论述患病原因；对疮证的诊断，分疮色缓、疮色急、疮证吉、疮证凶4类，并结合患者全身症状确定预后。上卷论治痈疽和五发（癌、瘰、疽、瘤、痈）之异，并绘图说明，且详列试疮溃法、长肉、溃脓法、打针法、骑竹马灸、灸恶疮法等治疗方法。下卷详述乳痈和软疖的证治及近50首外科方剂。此外，书中尚载很多外科器械，如炼刀、竹刀、取脓针、阳针、阴针、雷锋针、取脓刀、小钩等。南宋的李迅（1180—1250）撰《集验背疽方》（1196），全书1卷，以论为纲，以方为目，方论结合，简要论述了痈疽的发病之源、内外证鉴别、用药原则、预后、戒忌，以及自初起至收口各个阶段的主要治法和方药，书中所收20余方。指出发疽有内外之别：外发者虽肿大热痛，但易治；内发者因脏腑溃烂，则较难治。本书被《四库全书总目》称为"疡科中之善本"。宋代魏岘（1195—1264）撰《魏氏家藏方》（1227），共十卷，收集了作者家传及其亲自试用有效的验方共1051首，其中记载了枯痔散治疗痔病，较《太平圣惠方》的方法进一步提高。宋代陈自明（1190—1270）所撰《外科精要》（1263），是首部以外科命名的专著，共3卷，提出痈疽并不仅是局部的病变，而是与脏腑、气血、寒热、虚实的变化密切相关；外科用药应根据经络虚实，运用整体疗法，因证施治，如"前证若肿高痛，脏腑闭结，属内外俱实，当用前药泻之。若漫肿微痛，脏腑不实，属内外俱虚，当用内托补之。若患肿无头，肉色不变，当助胃壮气，令其内消。若疼痛不止，肿不消，当用人参黄芪散以托里排脓。若饮食少思，肌肉不生，当用参芪托里散以补养脾胃"。同时，对痈疽的浅深、寒热、虚实、缓急和吉凶、生死等辨析较详细。该书是一部既有理论又有实用价值的外科名著。

金元时期（1115—1368）出现了很多对后世影响较大的医学家，此时期出现的外科学著作对后世的外科学发展也有较大的影响。金代张从正（1156—1228）撰《儒门事亲》（1228），全书计15卷，在外科方面有关于疮疡痈肿、瘰疬、瘿瘤、破伤风、蛇虫所伤、疝、沙石淋、痔、秃疮、湿癣、癞、恶疮、下疳等病的证治，并记载了许多外科疾病常用的治疗方法。如其云："夫瘿囊肿闷……可用人参化瘿丹，服之则消也。又以海带、海藻、昆布三味，皆海中之物，但得三味，投之于水瓮中，常食，亦可消矣。"

元代齐德之撰《外科精义》（1335），全书两卷。上卷为外科医论，对疮肿的病理、诊断、治疗原则，以及疮肿的预后，护理等均做了较全面的论述。下卷为方论，包括有内服、外敷、淋

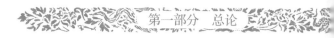

浴、薄贴等处方。特别对疮疡诊法和辨证论述十分精辟。在治疗疮疡方面，主张内、外相辅的综合疗法，反对"治其外而不治其内，治其末而不治其本"的观点。批评"不诊脉候，专攻治外"的经验主义，强调外科医生也必须重视内科知识。对外科学术思想增添了新的内容。

元代朱震亨（1281—1358）所撰《外科精要发挥》已佚，其所著《丹溪心法》（1347）计5卷，在外科方面有关痔疮、漏疮、沙石淋、疠风、破伤风、诸疮痛、痈疽、疔疖、金汤痂癣诸疮、小儿癞病等病的证治。朱震亨强调痈疽疮肿要区分经络辨证论治，尤重溃后脓血出尽宜补益血气，不可以肿平痛减误以为安，其见解均属合理。再者，他还强调补虚也是补偏等，具有理论意义。

元代危亦林（1277—1347）撰《世医得效方》，总结了其家族五代行医经验，"所载良方甚多，皆可以资考据"。其中正骨医术尤为独创。书中记述骨折、脱臼、软组织损伤、战伤等疾病的治疗方法，其中整复脊椎骨折"悬吊复位"法，即"背脊骨折法：凡挫脊骨，不可用手整顿，须用软绳从脚吊起，坠下体直，其骨便自然归窠"，比英国达维斯1927年提出的悬吊法早600多年。书中记载了使用麻醉药"草乌散"进行全身麻醉方法，"治损伤骨节不归窠者，用此麻之。然后用手整顿。猪牙皂角、木鳖子、紫金皮、白芷、半夏、乌药、川芎、杜当归、川芎各五两，舶上茴香、坐拿草（酒煎熟）、草乌各一两，木香三钱。上并无制，为末。诸骨碎、骨折、出臼者，每服二钱，好红酒调下，麻倒不识痛处"，是世界上已知最早的全身麻醉文献，比日本人华冈青州在1805年使用曼陀罗汁麻醉早450年。

元代杨清叟（1277—1347）撰《仙传外科集验方》，是一部以痈疽、疔毒、疡疖治疗为主的外科专著。书中收集了宋以后民间论治痈、疽、疮、疡的单方、验方和各种中毒、外伤、烫火伤、蛇虫伤的急救方法及方药，妇儿科、五官科及肛肠疾病的论治经验。强调了痈、疽、疔、疮的辨证求因，审因论治，并记述熏、洗、敷、灸、按摩、手术等外科技术及对一些急症的处理方法，如处理创伤所应用的绞扎性的止血带止血法，即"治金疮重者，筋断脉绝，血尽人亡，如要断血，须用绳及绢袋缚住人手臂"，至今仍在临床应用，可谓在理论上和实践上均有创新。

四、明清时期

明清时期（1368—1840）名医辈出，大量外科专著涌现，学术流派纷呈，中医外科学得到全面发展，成为外科发展的繁盛时期。其主要有以下四个特点：①中医外科学辨证论治的理论体系的提高，使之更加完整化和系统化。②高度重视外科疾病的内治，方药疗法丰富。③发明了一些外科手术器具，中小手术技法巧妙。④中医外科学术思想活跃，出现了不同的学术流派。

明代薛己（约1486—1558）撰《薛氏医案》，本书包括作者所著及其评注的医书16种，其中外科5种，包括《外科心法》《外科发挥》《外科枢要》《外科经验方》《疠疡机要》。尤以《外科枢要》为代表作，是作者参考前人经验并结合自己的心得，从理论、治验到方剂详细论述，条理清晰。而《疠疡机要》是首部治疗麻风病的专著，本书对麻风病的本证、变证、兼证与类证的辨证治疗等予以全面阐述和辨析，尤其可贵的是，书中收载麻风病治疗验案较多，论述病候，条目比较清晰。

明代汪机（1463—1539）撰《外科理例》，计7卷，附方1卷。本书是作者广辑刘河间、李东垣、朱丹溪、薛己等前世医家疡科医论，结合临证心得，详述外科诸证。书中阐析外科诸证病

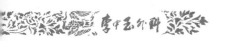

因、病机、治则之要，提倡"外科必本于内，知乎内以求乎外"，诊断强调详审脉证，或舍脉从证，或舍证从脉，治疗上主张外病内治，即"所以治外必本诸内"，并以调补元气，固根本为主，不轻用寒凉攻利之剂，而以消散为常法，不使化脓穿溃，反对滥用刀针。全书说理透彻，论治详明，对外科学术发展有一定影响。

明代申斗垣撰《外科启玄》，全书计12卷，120余论，涉及外科疾病230余种，载方药1000余首。总论详阔，个论精深。在治疗上，强调因人制宜，如其云："夫疮疽等症，种种不同，又况五土所产浓薄，人之老幼虚实，形志苦乐不等，各有所宜，岂有一法一方而通哉。"重视外治，"故先贤所立补、泄、汗、下、针、灸、淋、渴、敷、贴、灸、烙等法治之，盖取其合宜之用也"，提倡"以利刀去之""以利刀割去，银烙匙烧红，一烙止血"等外科手术治疗。

明代王肯堂（1549—1613）撰《证治准绳·疡医》（又名《外科准绳》《疡医准绳》），是对前代外科成就汇集整理较系统的一部著作，是《证治准绳》（又称《六科准绳》）中的第四部分，计6卷，卷1为总论，论述痈疽病源、诊治大法及禁忌等；卷2为溃疡、久漏疮及痈疽所兼诸证；卷3～4按人体不同部位分论身体各部的痈疽证治；卷5为外科及皮肤科杂病证治，如诸肿、时毒、流注、杨梅疮、丹毒、乌白癞、疥、癣、瘿瘤等；卷6损伤门，为正骨、金伤等病的证治。本书全面论述了外科病证的诊治，记载了许多外科手术的方法。其中有的是中医外科史上较早记载的，如气管吻合术、耳郭外伤整形术。全书以证治为主，博采各家学说，有"博而不杂，详而有要"的特点。

明代陈实功（1555—1636）撰《外科正宗》，计4卷，第1卷论痈疽的病源、诊断和治疗；第2～4卷分论外科各种常见疾患100余种，每病均列病理、症状、诊断、治法、成败医案，最后选列方剂，条理清晰。陈氏认为："内之症或不及其外，外之症则必根于其内也。"因此，对外科疾病，他也很重视调理脾胃，主张多采用托、补之法。对脓肿治疗，强调要"开户逐贼""使毒外出为第一"，运用刀、针扩创引流，或采用腐蚀药清除坏死组织。书中记载了鼻息肉摘除术、咽喉食道内的铁针异物取出术及截肢术等，设计制造摘除鼻息肉的手术用具，介绍了枯痔散、枯痔疔、挂线等治疗痔瘘的方法。对皮肤病也有不少记载，如书中最早记录了奶癣病名。该书还记述了多种肿瘤，最早提到粉瘤、发瘤与失荣。书中描述失荣为"其患多生肩之以上……坚硬如石，推之不移……形容瘦削，破烂紫斑，渗流血水，或肿泛如莲，秽气熏蒸……愈久愈大，越溃越坚，犯此俱为不治"，这是最早对颈部恶性肿瘤的详细记载。陈氏观察到失荣为不治之症，创制"和荣散坚丸"和"阿魏化坚膏"两个方剂，虽不能治愈，却可延长患者生命，认为"诚缓命药也"。此外，该书对乳腺癌的症状特点与预后做了详细而正确的描述。该书对后世医学颇有影响。

明代陈司成撰《霉疮秘录》，是我国第一部关于梅毒的专著，全书分为五部分，包括总说、或问、治验、治法及宜忌。首先用问答的形式，叙述梅毒的病因、传染、病理、症状、诊治及预防，次述治验，将本病分为三期，后列举案例，论证不分宜忌所致恶果，并叙述药食宜忌及品名。陈氏较系统地提出了中医学有关本病的理论，且在防治方面独有创新，如书中采用生砒、轻粉、水银、生乳等，是世界上最早使用砷剂治疗梅毒的记载。

明代张介宾（1563—1640）撰《景岳全书》，计64卷，其中外科部分3卷，《外科钤》2卷（卷46、47），卷46为外科总论，卷47分论疮疡、皮肤病等证治，卷64为《外科方》，收载治

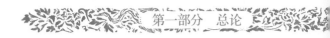

疗外科病的古方。

清代祁坤（约1610—1690）撰《外科大成》。全书计4卷：卷1列述痈疽病因、证治、脉法和经络，以及针、砭、灸、烙等各种操作方法，继述证治始末，施治次第等要诀，以及肿疡、溃疡应用方药等；卷2～4依人体部位分类，叙述各种疮疡的辨证治疗方法和头面等部位小疵治法，以及不分部位的大毒、小疵治法，小儿诸疮毒等治法；最后为炼取诸药法。书中论述了已溃脓肿用"绵纸捻蘸玄珠膏度之，使脓汇齐，三二时取出捻，以利脓液排出"，与近代西医纱布条引流术相似。总之，本书内容丰富，论述简明而实用，基本上符合于作者在自序中所说的"是集也，辨证辨名从博，虽微疵悉备而不遗，用药用方从约，单刀直入以取效"。其孙祁宏源所撰《医宗金鉴·外科心法要诀》是在《外科大成》的基础上修改补充而成。

清代陈士铎（约1627—1707）著《洞天奥旨》（又名《外科秘录》）。全书计16卷：卷1～4统论疮疡病候，诊法及用药；卷5～13记述外科、皮肤科及金刃、跌打、虫兽伤等150余种病证的治法；卷14～16选录各家外科治疗方剂。该书对疮疡的内外治法及反对滥用刀针而非不用刀针，论述十分精辟，如"然则刀针之类，古人不得已而用之，今人不论可刺不可刺，动用针以去脓，动用刀以割肉，往往有无脓而进血，割肉以损肌，疮疡不愈，而变证蜂起，归咎于刀针，岂不冤哉！我今商一用刀针之法：见有脓，急用针而不可缓，否则宁少迟也；见瘀肉，急用刀而不宜徐，否则宁少延也，何至于误用乎"。陈氏以惯用内治消散而著名，对内服消散药物有独到见解，如疮疡用金银花论一节中提到"无奈世人以其消毒去火，而不肯多用，遂至无功，而且轻变重而重变死也。若能多用，何不可夺命于须臾，起死于顷刻哉。诚以金银花少用则力单，多用则力厚而功巨也。故疮疡一门，舍此味无第二品也"。该书理论水平较高，是一部很有价值的著作。

清代陈梦雷（1650—1741）等撰《古今图书集成医部全录·外科》，本书外科部分，共22卷。具体内容分为痈疽疔毒、附骨流注、游风丹毒斑疹、疠疡癜风、浸淫疥癣、反花天疱杨梅、瘿瘤疣痣、热疮痤痱、汤火灸冻漆疮、跌打金刃竹木破伤、虫兽伤等11门。医部全录含医药书籍520卷，约950万言，辑录了从《黄帝内经》至清初的医学文献100余种，并按门类进行归纳，卷帙浩大，内容丰富，是我国历史上最大的一部医学类书，也是中医学理论研究和临床的主要参考书。

清代王维德（1669—？）撰《外科证治全集》（又名《外科全生集》），计4卷，第1卷述疮疡外证，第2卷兼述内证，第3卷诸药制之法，第4卷方剂。本书以阴阳为纲，把外证分为阳证和阴证两大门，对阴证阐发尤详，并创立治疗阴疽的原则及有效方剂阳和汤、阳和丸、犀黄丸、阳和解凝膏等。其主要学术观点：①痈与疽的性质与表现不同。认为脓肿："逾经寸而红肿者谓痈，痈发六腑，若其形止数分，乃为小疖……白陷者为疽，疽发五脏。"②外科病证分为阴阳两大类。其云："偏身所患，止有红白两色，红者痈，白者疽。"③治疗痈肿强调"以消为贵，以托为畏"，反对滥用刀针，并禁用蚀药。④对痈肿的消法，提出三要点：第一为开腠理，其云："夫红痈乃阳实之证，气血热而毒滞；白疽乃阴虚之证，气血寒而毒凝。二者以开腠理为要，腠理一开，红痈毒平痛止，白疽寒化血行。"第二为温里，其云："诸疽白陷者，乃气血虚寒凝滞所致。""世人但知一概清火以解毒，殊不知毒即是寒，解寒而毒自化，清火而毒愈凝。然毒之化必由脓，脓之来必由气血，气血之化必由温也。"第三为滋补，其云："气血不充，不能化毒成脓

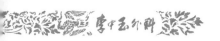

也……阴血干枯，非滋阴温畅，何能厚其脓浆。"王维德对阴疽的治疗独具匠心，创立了阳和汤、犀黄丸、小金丹、阳和解凝膏、醒消丸等治疗外科疑难病症常用的名方。现今临床上所用的小金片，就是依据《外科证治全生集》的小金丹减味制成。王维德虽强调"以消为贵，以托为畏"，但在黄芪的用法上，肯定"炙为补气药，生有托毒功"，其论点为后世医家所接受。

清代祁宏源撰《医宗金鉴·外科心法要诀》，全书分三部分：第一部分先述十二经络，次述痈疽的诊断和治疗原则；第二部分专论外科方剂；第三部分按人体部位分述各种外科病、皮肤病和痔瘘等。祁氏家学渊源，精于外科医理，本书是以其祖父祁坤（清顺治年间太医院判，精于外科）所著《外科大成》为蓝本修订而成的，其中有很多为祁家家学经验，是一本较为全面的中医外科专著，对学习中医外科有较高的参考价值。

清代顾世澄（1644—1711）撰《疡医大全》，全书共40卷，其中第2～9卷记述疮疡痈疽之辨证与汤洗等治法，其余各卷则分别记载人体各部疮疡之证治、小儿痘疹与诸疮证治、虫咬诸证诊治、杂病证治，以及急救法等。书中还介绍了唇裂、肛门闭锁等修补或开通的方法。本书所收集之外科内容，是历代外科书中卷数及字数最多与内容最充实的一部专著，不愧为疡医大全。

清代高秉钧（1755—1829）撰《疡科心得集》。全书共4卷：第1～2卷为总论，按人体部位论述诸病之病因、辨证、治法；第3卷述杨梅结毒、天疱、疥癣等；书后有《疡科心得集方汇》1卷。其特点是以鉴别诊断方式把类似的病证列为一论。此外，处方用药与温病学说有较明显的关系。他认为"外证虽有一定之形，而毒气之流行亦无定位"，提出"毒攻五脏"的证候为："毒入于心则昏迷，入于肝则痉厥，入于脾则腹疼胀，入于肺则喘嗽，入于肾则目暗手足冷。"对于脓肿的切开排脓，他主张"深则深开，浅则浅开""刀口勿嫌阔大，取脓易尽而已"。又因高氏兼通内外科，因此，常从内科的角度论述和治疗外科疾病，如对疔毒走黄之证，仿温病热入心包之治法，采用紫雪丹、至宝丹及犀角地黄汤等，以取得芳香开窍、凉血解毒之效果。

清代吴师机（1806—1886）撰《理瀹骈文》，书中先列辨证，次论治法及用药。每门以膏为主，附以点、搐、熏、擦、熨、烙、掺、敷之药佐之。强调外治与内治"殊途同归之旨，及道之大源也"，并从理论上系统论述中医外治机制，即"凡病多从外入，故医有外治法。经文内取外取并列，未尝教人专用内治也。若云外治不可恃，是圣言不足信矣。""外治之理，即内治之理，外治之药，亦即内治之药，所异者法尔。"在疾病的具体治疗上，首倡三焦分治："大凡上焦之病，以药研细末，嗜鼻取嚏发散为第一捷法。""中焦之病，以药切粗末炒香，布包缚脐上为第一捷法。""下焦之病，以药或研或炒，或随症而制，布包坐于身上为第一捷法。"本书建立了完备的外治理论体系，是一部承前启后、影响深远的中医外治法专著。

清代马培之（1820—1903）撰《外科传薪集》，全书1卷，收入外科临床备用方剂共218首，内容涉及内、外、妇、喉、眼、口齿诸科，剂型有丸、散、膏、丹之别，用法有内服、外搽、点、淘等。主张对外科的治疗需要内外同治贯通，不可偏执，方可取效，认为"刀针有当用，有不当用，有不能不用之别，不能一概禁之"。

清代余听鸿（1847—1907）撰《外证医案汇编》，为强调外科病证需内科配合治疗的必要性，选辑清代医家陈学山、薛生白、缪宜亭、叶天士和徐灵胎的外证医案700余则，间附以余氏验案，分为13部73门，并以附论的形式总结其成因、病证的变化及内外方治之法，述其利弊，辨其异同。

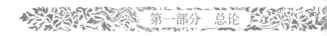

清代梁希曾撰《病科全书》，是一部瘰疬专著。全书分病源、辨证治疗、点病法、点病药品、病家忌食、病家宜食六部分。梁氏提出"疬之成证，原与瘰疬相表里也，同一阴火也，痰也；其痰其火，行之肺脏，初期咳嗽吐血，随成痨瘵，行之经络，则为瘰疬"的病因病机。

五、中华人民共和国成立以后

中华人民共和国成立以后，随着中医事业的发展，中医外科学也进入了一个崭新的历史发展时期，在队伍建设、人才培养、科学研究、专科专病建设等方面都取得了可喜的成就。

1954 年首先在北京成立中医研究院。之后全国各地先后成立了中医学院，聘任了一批著名的中医外科专家到中医学院任教，开始编写中医外科教材，开设中医外科专业、较为全面系统地教授中医外科理论知识和临床经验。为中医外科学的发展与中医人才的培养做出了重要贡献。目前，中医外科学专业已有多个硕士培养点、博士培养点和博士后流动站，为培养中医外科高层次人才奠定了基础。在临床方面也取得了很大进展，主要体现在一些特色鲜明、优势明显的专科专病的建设上，有些科研成果已达到世界先进水平。中医中药治疗体表化脓性疾病，包括疽毒内陷、疔疮走黄、烧伤等外科危重急症，除有直接的抑菌和抗病毒作用外，更能调动机体抗病能力，通过促进非特异性或特异性细胞、体液免疫功能，间接杀灭病原体，清除毒素，从而促进机体恢复。在"祛腐生肌"理论的基础上，提出"祛瘀""补虚"而"生肌"的治法，明显促进了下肢静脉曲张性溃疡、糖尿病性溃疡、化疗性溃疡、蛇伤性溃疡等难治性慢性溃疡的愈合。中药冲洗灌注加药捻疗法治疗感染、外伤和外科手术后等所形成的复杂性窦道或瘘管等，均取得了满意的效果。中医中药防治乳腺增生病临床疗效良好，在疏肝解郁、理气止痛治法的基础上，20世纪 60 年代提出的调摄冲任法，进一步提高了临床疗效，研究证实能有效调节患者神经内分泌功能，减轻乳腺组织增殖。中医中药内服外用治疗肉芽肿性乳腺炎、采用中医切开扩创法加拖线法等多种外治方法，配合分期辨证内治浆细胞性乳腺炎，具有疗效好、复发率低、乳房变形少等优点。有关乳腺癌手术后的中医药调治也取得可喜进步，在减少因手术、放疗、化疗、内分泌治疗所产生的毒副作用，提高生存质量，减少复发转移等方面具有积极作用。中医药防治肛肠疾病取得了显著成果，如切开挂线法治疗高位肛瘘，硬化注射法、套扎法治疗内痔等。近年开展了对复杂性肛瘘外科治疗最佳术式的临床研究及隧道式引流的研究，减少肛门瘢痕变形，保护肛门功能。痔上黏膜环切术是对内痔或以内痔为主的混合痔手术的改进，不仅缩短治疗时间，而且不损伤肛管衬垫。中医诊治泌尿男性生殖系疾病进展迅速。20 世纪 70 年代初采用中西医结合总攻疗法治疗尿石症，提高了排石率，缩短了疗程。对慢性前列腺炎的临床研究表明，瘀阻、湿热、肝郁及肾虚为其主要病理改变，治疗上无论病情如何变化，均宜佐以疏肝解郁之法；将其视为"内痈"，以疮疡理论指导治疗也获得满意疗效。对男性不育症的治疗，从补到攻补兼施拓展，以健脾益肾、活血养精之法治疗无症状性少精不育症已达成专家共识。在治疗性功能障碍和其他男性生殖系疾病方面，也取得了可喜成绩。

20 世纪 50 年代开始从中医药治疗血栓闭塞性脉管炎，发展到治疗闭塞性动脉硬化症、糖尿病足等众多周围血管疾病，均显示出中医中药的综合优势。确立了活血化瘀的治疗总则和具有一定水平的辨证论治规律。将传统中药敷贴、溻渍与超声清创、负压吸引等进行有机结合，大大提高了创面愈合速度与效果。以中药内服为主导，必要时配合手术、介入等腔内治疗，有效改善了

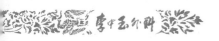

局部循环，降低了复发率和致残、致死率。20世纪60年代中西医结合抢救大面积重度烧伤病例的成功，充分体现了中医药的巨大优势。中医"湿润疗法"治疗中小面积烧伤经验丰富，各地有许多不同组成、不同剂型的中草药制剂，临床疗效好、瘢痕少。中西医结合治疗毒蛇咬伤优势显著，中医药治疗毒蛇咬伤既可以有效地改善局部症状，又能明显减轻全身中毒症状，有中医药干预的综合治疗能明显提高患者治愈率和缩短治愈时间，降低患者死亡率、肢体伤残率和危重症发生率。

中医为主的中西医结合治疗急腹症取得显著成就。在"六腑以通为用"理论指导下，运用通里攻下、活血化瘀、清热解毒为主的治法，以中药口服或配合针刺、中药灌肠、中药腹部外敷等方法，治疗炎症性（急性阑尾炎、急性胆道感染、急性胰腺炎）、穿孔性（急性消化道穿孔）、梗阻性（肠梗阻、胆道梗阻）等疾病，探索了中医药治疗急腹症的指征选择、理法方药及作用机制研究等。在皮肤病的治疗方面，通过不断挖掘与创新，应用中医药治疗湿疹皮炎、荨麻疹、银屑病、白癜风、黄褐斑、脱发等许多顽固性皮肤病都有明显疗效。在中医药治疗系统性红斑狼疮等结缔组织病中，雷公藤制剂等药物的运用对改善症状、调节机体免疫功能等均有很好的作用，也引起国外学者的关注。中医药对一些性传播性疾病的治疗也有一定作用，特别是从中草药中筛选抗艾滋病病毒及提高免疫功能的药物，以期有效地改善艾滋病患者症状，提高其生活质量，延长生存时间，将有着广阔的发展前景。

第二节　中医外科学疾病的命名及分类释义

一、中医外科学范围

中医外科学历史悠久，内容丰富，经过长期临证经验的总结，从理论到实践不断充实和完善，逐步形成具有独立性和显明特点的学科，成为中医学的重要组成部分。

我国医事分科最早始于周代，在《周礼·天官》中有疡医的记载，主治肿疡、溃疡、金疡和折疡。金疡是指被刀、釜、剑、矢等利物所伤，折疡是指击扑、坠跌等所致的损伤。唐宋时代，外科范围主要是疮疡及骨伤，包括肿疡、溃疡、皮肤病、骨折、创伤等。元代医事则分为13科，将外科称金疮肿科，包括金镞与疮疡。至明清时期，医事分科更细，骨伤、耳鼻咽喉、眼科等疾病一般开设专科分治。这一时期，外科统称为疮疡科，其范围以疮疡、皮肤和肛肠疾病为主体，但在当时的许多外科专著中所论述的病种却大大超出这一范围。如明代陈实功的《外科正宗》和清代高锦庭的《疡科心得集》中所论病种，除疮疡、皮肤、肛肠疾病外，还包括男性前阴、乳房、颈部、四肢等各部疾病，以及金创、跌仆、烧伤、虫咬、岩瘤、内痈等。顾世澄的《疡医大全》更是集古今医家之大成，论述范围涉及人体内、外各部疾病。

总而言之，传统中医外科学的范围，主要依据是指发于人体皮肉筋脉骨，一般肉眼可见，用手摸得到，具有红、肿、痒、痛、脓等症状的疾病。包括了现在的疮疡科、肛肠科、皮肤性病

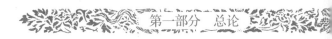

科、男性病科、乳房甲状腺科、周围血管科、骨关节病，口、眼、耳、鼻、咽喉等部位的疾病，也包括了跌仆闪挫、金刃损伤、水火烫伤、虫兽咬伤，肺脓疡、肝脓疡、阑尾炎等病。

二、外科疾病的命名

中医外科疾病虽然名目繁多，但从其命名的共性上来看，仍有一定的规律可循。一般地讲，绝大多数外科病名由两部分组成，前一部分是依据疾病的部位、穴位、脏腑、病因、症状、形态、颜色、特性、范围、传染病、病程等取名，后一部分则是分类的名称。如"人中疔"，前部分"人中"是取自穴位，而"疔"是一类病的名称。

以部位命名的如颈痈、背痈、颧疔、肛痈、乳癖、腿痈、腋痈、缺盆痈、足踝疽、肛裂。

以穴位命名的如委中毒、太阳疔、环跳疽、三里发、百会疽。

以脏腑命名的如脑疽、肺风粉刺、脉痹。

以病因命名的如破伤风、冻疮、漆疮、膏药风、水渍疮、水火烫伤、毒蛇咬伤、日晒疮。

以症状命名的如翻花疮、黄水疮、瘰疬、麻风、有头疽、蜂窝发。

以形态命名的如蛇头疔、鹅掌风、蝼蛄疖、酒齄鼻、红丝疔、猫眼疮、鼠乳。

以颜色命名的如丹毒、白疕、白癜风、赤游丹、黑痣、白驳风、丹癣。

以疾病特性命名的如烂疔、流注、狐臭、流痰、鸡眼。

以范围命名的如小者为疖、大者为痈。

以病程命名的如千日疮、走马牙疳。

以传染性命名的如时毒、疫疔。

了解上述外科疾病命名的规律，有助于阅读古籍，同时可为将来制定统一的外科病名提供必要的参考。

三、外科疾病的分类释义

时至今日，外科疾病的分类仍不统一，必须说明的是，疾病的分类不能混同于分科，应以疾病的性质作为标准。《周礼·天官》有"疡医掌肿疡、溃疡、金疡、折疡之祝药劀杀之齐"，即明确了外科当时的范围，也做出了最初的疾病分类。《黄帝内经》首先对痈疽作了鉴别，同时也提出许多不同的外科病名。后世医家依自己的见解和经验增入病名，并加以分类，但均不统一。时至明代《外科启玄》又云："夫疮疡者，乃疮之总名也……疮之一字，所包括者广矣，虽有痈疽、疔疖、瘰疬、疥癣、疳毒、痘疹等分，其名亦指大概而言也。"指出疮疡乃外科一切疾病的总名，其中分类甚多。清《外科心法真验指掌》指出："疮者，皮外也；疡者，皮内也；痈者，肉之间；疽者，骨之里。"上述可见外科疾病分类之异。正确地进行外科疾病的分类有两个意义，其一有利于探索揭示同类疾病的共同规律，进而提高临床疗效；其二为统一外科病名，奠定基础。每一类疾病，必须阐明其准确的概念，所以释义内容必须掌握。

疡：根据《周礼·天官》的记载，广义的"疡"包括一切外、伤科疾患，如肿疡、溃疡、折疡、金疡。狭义的"疡"则如清《外科心法真验指掌》所指"疡科皮内也"，如痈、疽之类。

疮：疮者，创也。广义的疮，即《外科启玄》云："夫疮疡者，乃疮之总名也……疮之一字，所包含者广矣，虽有痈疽、疔疮、瘰疬、疥癣、疳毒、痘疹等分，其名亦指大概而言也。"《素

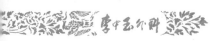

问·至真要大论》所说:"诸痛痒疮,皆属于心"之意。狭义的疮,即"疮者皮外也",凡皮肤外有形可见的各种损害,如起丘疹、疱疹、红斑、皲裂、渗出破溃糜烂等,均可称为疮。丘疹者如栗疮、血风疮;脓疱如黄水疮;红斑如猫眼疮;水疱渗出如湿毒疮;糜烂如水渍疮;皲裂如皲裂疮等。

疮疡:广义指一切外科疾病,如明代《外科理例》云:"以其痈疽、疮疡皆见于外,故以外科名之。"狭义是指一切化脓性外科疾病。

肿疡:《外科发挥》原注说:"肿疡,谓疮疡未出脓者。"即一切体表外科疾病尚未溃疡的肿块,包括化脓与非化脓性疾患。

溃疡:溃疡一词早见于《周礼·天官》,但无论述。隋代《诸病源候论·痈肿久愈汁不绝候》描述道:"脓溃之后,热肿乃散,余寒不尽,肌肉未生,故有恶液澳汁,清而色黄不绝也。"而明代《外科发挥》则作了简洁的概述:"溃疡,谓疮疡已出脓者。"即指一切外科疾病溃破的疮面。

痈:早在《灵枢·痈疽》有云:"荣卫稽留于经脉之中,则血泣而不行,不行则卫气从之而不通,壅遏不得行,故热。大热不止,热胜则腐肉,肉腐则为脓。然不能陷于骨髓,骨髓不为焦枯,五脏不为伤,故命曰痈。"指出了痈的意义、特征及发生机制。《外科正宗·痈疽原委论》指出:"故成痈者……其发暴而所患浮浅……故易肿、易脓、易敛,诚为不伤骨易治之症也。"而清《医宗金鉴·外科心法要诀·痈疽总论歌》说:"发于肉脉之间,名痈,属阳。"概括地讲,痈者壅也。气血为邪毒所阻,壅塞不通而发为痈。发与脏腑为"内痈",生于体表为"外痈"。外痈具有红肿热痛的特征,范围在 6～9cm,易肿起、易成脓、易破溃、易收敛,预后良好。

疽:《灵枢·痈疽》云:"黄帝曰:岐伯曰:热气淳盛,下陷肌肤,筋髓枯肉,内连五脏,血气竭,当其痈下,筋骨良肉无余,故曰疽。疽上皮夭以坚,状如牛领之皮。"《外科心法真验指掌》指出:"疽者骨之里。"总之,疽者,阻也,沮也。气血为毒邪所阻,沉滞于里而发。临床分为两种:病灶深在,发于筋骨,初起无头,漫肿色白,酸楚少痛,不红不热,未成难消,已成难溃,溃后难敛,损筋伤骨,称之为阴疽,如环跳疽、附骨疽等。如清《外科证治全书·阴疽证治则例》云:"阴疽之形,皆阔大平,根盘坚硬,皮色不异,或痛或不痛,为外科最险之症。"又称无头疽。另一为阳疽,初起即有粟粒状脓头,焮热红肿胀痛,易向深部及周围扩散。溃破之后,形如蜂窝,范围较痈大。常在 9～30cm 之间,疮腔较深。其实质与古代"发"为一类疾病。《外科启玄》云:"初起有头,如蓓蕾,白色焦枯,触之痛应心者疽也。"故又名有头疽。

发:"痈之大者"名发,属阳证,多为有头疽。

疖:《素问·生气通天论》说:"汗出见湿,乃生痤痱痈。"明代《类经·疾病类五》注:"痤,小疖也。"唐《备急千金要方·痈疽第二》云:"凡肿,根广一寸已下者名疖。"总之,疖者节也,疡毒之小者。所患浮浅突起,常生于皮肤浅表,具有红肿热痛,肿势局限,范围多在 3cm 左右,易脓、易溃、出脓即愈。如热疖、暑疖等。而疖之此起彼伏谓之疖病;蝼蛄疖为疖之变。

疔:古亦称丁。《素问·生气通天论》有"高粱之变,足生大丁。"此"丁"泛指一切外疡。《中藏经》始,疔独立为一类病,即《外科精义·论丁疮肿候》所说:"夫疔疮者,以其疮形如丁盖之状是也。"及至清《治疗大法》把一切外疡都冠以疔,又非仅指今之疔疮。对疔疮描述最准当数《医宗金鉴·外科心法要诀·发无定处·疔疮》:"盖疔者,如丁钉之状。"一类初起如粟,麻痒相兼,继则红肿作痛,寒热交作,处理不当,易成走黄,多发于颜面部。另一类初起局部

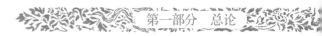

漫肿无头，麻木作痒，继则焮热痛剧烈，每多损筋伤骨，多发于手足。还有一类疔疮具有传染性，其邪毒剧而病势重，如烂疔。《备急千金要方》云："烂疔其状色稍黑，有白瘢，疮溃有脓水流出，大小如匙面。"其最易腐烂，实为"气性坏疽"。而疫疔则为"或感疫死牛、马、猪、羊之毒"，其状如《诸病源候论·鱼脐疔疮疾》所云："此疮头黑深，破之黄水出，四畔浮浆起，狭长似鱼脐，故谓之鱼脐疔疮。"即西医之"皮肤炭疽"。总之，所谓疔疮，是外科疾病中发病迅速而危险性较大的疾病。

流注：《仙传外科集验秘方》云："流注起于伤寒，伤寒者未尽，余毒流于四肢经络，涩于所滞，而后为流注也。"《外科正宗》又云："流者行也，及气血之行，自无停息之机；注者住也，因气血之衰，是有凝滞之患。行者由其自然，住者由于瘀壅。"及至《疡科心得集·辨流注腿痈阴阳虚实异证同治论》中说："夫流注腿痈证虽殊而治则一，要在辨其阴阳，明其虚实而已。若因风寒客热，或暑湿交蒸，内不得入于脏腑，外不能越于皮毛，行于营卫之间，阻于肌肉之内，或发于周身数处而为流注……此属实邪阳证。"而"其色白，不可认作阴证虚证。"概括之，流注是由于原发病灶的邪毒，随气血流行，扩散于肌肉深部，停留于某一部位而发生的转移性、多发性脓肿，具有初起漫肿微痛，结肿不显，皮色如常，发无定处，此起彼伏，容易走窜等特点。病变在肌肉之间，为实邪阳证。

走黄：首见于《疮疡经验全书·暑疔》："凡疔疮初生时，红软温和，忽然顶陷黑，谓之癀走，此症危矣。"癀走即走黄。而《外科正宗·疔疮论》云："凡见是疮，便加艾灸，不知头乃诸阳之首，亢阳热极所致，其形随销，其恶甚大，再加艾灸，火益其势，逼毒内攻，反为倒陷走黄之症作矣。"总之走黄是一种由于疔毒走散入血，内攻脏腑而引起的全身性危险性证候。"走黄"二字，历代诸家众说纷纭，或谓"黄即毒也"（清代马培之注《外科证治全生集·走黄治法》）；或曰："黄即横，散也"；亦有谓"或有全身发黄如金色者，实即毒入经络，不能自化，郁蒸以成此变。走黄之名，盖由于此。"终不能全释，一言蔽之，则疔毒散而内攻，谓之走黄。

内陷：凡生疮疡，疔疮外，由于正不胜邪，毒不外泄，反陷入里，客于营血、内传脏腑而引起的全身性危险症候，称之为内陷。临床多见于有头疽并发者，又称"疽毒内陷"，清《疡科心得集·辨脑疽对口论》中云："犹有三陷变局，谓火陷、干陷、虚陷也。"故又称三陷变局。概括本病的病因及其临床特点的不同，分为火焰（多发生在初起期）、干陷（多发生在溃脓期）、虚陷（多发生在收口期），称之为三陷证。

瘰疬：《医宗金鉴·外科心法要诀·项部瘰疬》云："此证小者为瘰，大者为疬。"古文献中包括两种性质的疾病，如《外科正宗·瘰疬门》中说："夫瘰疬者，有风毒、热毒、气毒之异，又有瘰疬、筋疬、痰疬之殊。"前者以非特异性炎症多见，初起不甚红肿，成脓后头软微红，肿核终不融合。后者为特异性结合性炎症，多见于颈项两侧及胸、腋、腹股沟等处，属虚证，初起不红、不肿、不痛。如其所云："瘰疬者，累累如贯珠，连接三五枚……其患先小后大，初不觉疼，久方知痛。疬者……生于项侧、筋间，形如棋子，坚硬大小不一，或陷或突，久则虚羸，多生寒热，若怒则甚。"目前瘰疬仅指结核性淋巴结炎。

流痰：是一种好发于骨关节之间的结核性化脓性疾病。清以前的文献中，多混于"骨疽""流注""阴疽"等之中，但对该病的描述却不少。清以后流痰的概念才出现，对其认识已基本明确。如《外科医案汇编》云："痰凝于肌肉、筋骨、骨空之处，无形可证；有血肉可以成脓，

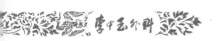

即为流痰。"本病起病之初，筋骨内损、外症不显，渐次痰液凝集，形于体表，不红不热，或痛或酸，难于溃破，溃后流出清稀脓液，淋漓不断，久则成瘘。

丹：隋代《诸病源候论·丹候》云："丹者，人身体忽然掀赤，如丹涂之状，故谓之丹。"指出了丹是皮肤出现鲜红色皮损，状如脂染丹涂。在古代文献中主要指丹毒，即一种突然皮肤变赤，色如涂丹，游走极快的传染性疾病。起病突然，伴明显全身症状，好发于头面、腰胯、下肢。

核：泛指一切皮肉之间的类似圆形肿块。正如《圣济总录》所说："结聚成核"之意。古文献中有"结核""痰核""瘰核"之不同，大致包括慢性炎症（淋巴结），良、恶性肿瘤等。而"结核"亦非结核杆菌所致的疾患。其临床表现如《医宗金鉴·外科心法要诀》所述："此证生于皮表膜外，结如果核，坚而不痛。"

痰：外科所言之痰，有两个意思。凡皮里膜外，肿硬似馒，皮色不变，按之有囊性感者称为痰；若肿块破溃，流出粘液或败絮状脓液者亦称为痰。分为虚痰与实痰，虚痰指结核杆菌引起的一类疾患，除此之外，均属实痰。

毒 外科以毒取名的疾病很多，包括许多种不同性质的疾病，实是由于前人对疾病认识不清造成的。归纳起来，凡称之为毒者有以下共同点：一是多为外邪侵袭；二是多由传染性；三是多病势发展快而且较重。即"邪之凶险者谓之毒"，大致包括感染性疾患，如中毒、时毒；过敏性疾患，如风毒、湿毒；传染性疾病，如梅毒性之便毒等。

痔：《增韵》称痔为："谓隐疾也。"《医学纲目》云："如大泽之中有小山突起为痔。在人九窍中，凡有小肉突起皆曰痔，不独生于肛门边。"痔有峙突的意思，凡肛门、耳、鼻等孔窍处，有小肉突起者，都可称痔。如：生于鼻腔内的称鼻痔；生于耳道内的称耳痔；生于肛门齿线上的称内痔。目前言痔，主要指肛门部疾病。

皲裂：指患部皮肤全层裂开，疼痒难忍，常伴出血。多发生于手足、肛门、乳头、口唇处。隋代《诸病源候论·手足皲裂候》中说："皲裂者，肌肉破也。"明代《外科正宗·手足破裂》认为："破裂者，干枯之象，气血不能荣养故也。"

漏：亦称瘘。早在《黄帝内经》中即有"瘘"的记载。隋代《诸病源候论》中记有九瘘、三十六瘘，并在瘘候中提出："脓血不止，谓之漏也。"凡溃疡疮口处流脓，经久淋漓不止，好像滴漏一样，故名曰漏。多发生于乳房、颈部、肛门等处。漏包括瘘管和窦道两种。瘘管是指体表与脏腔之间的病理性管道，具有内口和外口。窦道指深部组织通向体表的病理性盲管，只具一个外口。

瘿：瘿者，缨也，如璎珞之状。《说文解字》有："瘿，颈瘤也"。《释名》云："瘿，婴也。在颈婴喉也。"病变多发生于颈项结喉之处。局部漫肿或结块，随吞咽上下活动。古代文献中分有五瘿：气瘿、肉瘿、血瘿、筋瘿、石瘿。相当于西医甲状腺疾病。

瘤：瘤者，留也。隋代《诸病源候论》云："瘤者，皮肉中忽肿起，初梅李大，渐长大，不痛不痒，又不结强，言留结不散，谓之为瘤。"凡瘀血、浊气、痰滞停留于组织之中，聚而形成结块赘生物者称为瘤。与瘿相对而言，瘤为阴，色白而漫肿，皮嫩而光亮，顶小而根大，随处可生。临床分为气瘤、肉瘤、骨瘤、筋瘤、血瘤、脂瘤、胶瘤等。

岩：又写作喦、癌等。宋代《仁斋直指·附齿方论》中说："癌或上高下深，岩穴之状，颗

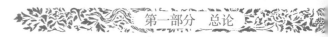

颗累赘……毒根深藏，穿孔透里，男则多发于腹，女则多发于乳或项或肩或臂，外症令人昏迷。"宋《疮疡经验全书》论乳岩云："此疾若未破可疗，已破即难治，捻之内如山岩，故名之，早治得生，若不治内溃肉烂见五脏而死。"均说明，岩为恶性赘生物，其肿坚硬如石，凸凹不平，状如岩石，溃后但流血水，臭秽难闻。即西医之恶性肿瘤。生于全身各部。

癖：明代《外科活人定本》云："何谓之癖，若硬而不痛，如顽核之类，过久则成毒，如初起用灸法甚妙。"多指瘰避乳房内肿块，皮色不变，增长缓慢的疾病，现多指乳腺增生。

疝：始出于《黄帝内经》。有冲、狐、㿉、癃、厥疝等名。包括多种病证，散见各科。隋代《诸病源候论·疝病》中说："疝者，痛也。"为诸疝之共同点。《儒门事亲》中论述其成因："非肝木受邪，则肝木自甚也。"故创"诸疝皆属于肝"之说。综历代文献所论疝，大致包括：腹部疼痛病证，如冲疝、厥疝、寒疝心腹痛；二便不通的病证，如㿗癃疝；腹内癥瘕积聚病证，如附疝、癥疝；阴囊阴茎等前阴部位病证，如水疝；腹腔内容物向外突出病证，如狐疝、气疝；女子二阴病证，如女子之疝。今外科所言疝，主要指阴囊肿大，不痛或痛，连引少腹，或时伏时出，或其形渐大，重坠而胀的一类疾病。

癃：《五十二病方》载："溺不利，脬盈。"明代《医学纲目》说："癃闭合而言之一病也，分而言之，有暴久之殊。盖闭者暴病，为溺闭，点滴不出，俗名小便不通是也。癃者久病，为溺癃，淋漓点滴而出，一日数十次或百次。"说明癃为小便不利，甚至不通的一类病症。外科常见前列腺增生引起的精癃、尿结石所致的石癃等。

淋：《素问玄机原病式》云："淋，小便涩痛也。"隋代《诸病源候论·淋病诸候》指出："诸淋者，由肾虚而膀胱热故也。"淋通指小便频数、涩痛不利的病证，外科常见有石淋、劳淋等，而"淋病"亦有小便时痛，前阴流脓，属性传染病，与通常所言淋证不同。

风：外科以风取名的疾病很多，包括病种甚广，缘"风为百病之长"故。其共同特点是多与风邪有关，起病较急，发展较快。常包括以下数种：①来去迅速，倏起倏平，如风瘙痒、赤白游风；因食某些野菜、外受风毒或中药毒突然而起的风毒肿。②与皮肤相平，干燥脱屑、肌肤瘙痒无度，搔之迭起白屑者，如面游风、鹅掌风、肾囊风、四弯风等。③皮肤如常、风淫作痒的风瘙痒。④风邪外客肌肤，气血凝滞或不和致皮色失常如白驳风、紫白癜风、疠疡风等。⑤外受毒风、气血不运而致皮肤麻木不仁如大麻风。尚有创伤后外感风邪之破伤风；咽喉暴肿之喉风等。

疹：《韵会》云："皮外小起也。"《丹溪心法》说："疹，浮小而有头粒者。"指出疹类疾病的特点，凡皮肤间起丘疹如针头大小者，如瘾疹、风疹等。

斑：《丹溪心法》说："斑，乃有色点而无头粒者是也。"凡皮肤间颜色改变，或大或小，或多或少，斑斑如锦纹，抚之不碍手者为斑。辨其色分红斑、白斑、黑斑等。

疳：凡黏膜部发生浅表溃疡，呈凹形有腐肉而脓液不多者称为疳。根据发生部位之不同分称为口疳、牙疳、下疳、耳疳等。

痦：皮肤间的汗疹称为痦，如白痦。

痘：水疱如豆粒大。指皮肤间起小水疱，内含浆液的疾患。如水痘等。

疣：《医学入门》说："疣多患于手背及指间，或如黄豆大……拔之则丝长三四寸许。"又名千日疮、鼠乳、疣目。即指皮肤上良性赘生物。

癣：癣者徙也，言其到处转移，状如苔藓。《证治准绳·疡医》中说：癣之状，起于肌肤瘾

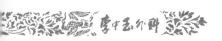

疹，或圆或斜，或如莓苔走散，"搔出白屑""搔则多汁""其状如牛领之皮厚而且坚"。癣之含义甚广，凡皮肤增厚伴有鳞屑或有渗液的皮肤病，统称为癣。早在《诸病源候论》中分为九癣，目前癣大致包括：真菌引起的如体癣、银屑病（白癣）、神经性皮炎（牛皮癣）、湿疹（湿癣）等。

疥：《说文解字》云："疥，瘙也。"疥者，芥也，疹如芥子而小。凡称疥者，如沾芥子之气而奇痒。隋代《诸病源候论·疥候》分五疥：大疥（脓窠疥）、马疥（结节性痒疹）、水疥（丘疹性荨麻疹）、干疥（粟疥）、湿疥（湿疹）。目前所言疥主要指传染性、发丘疹损害的皮肤病，如疥疮。

痣：痣者，志也，又称记，指生于皮肤间不同颜色的赘生物。如黑痣、血痣等。

第二章　中医外科疾病的病因病机

中医学认为"天人相应"。人体是一个有机整体，也是大自然的组成部分，因此，人的生理功能、生命活动是可以适应自然环境的正常变化的。当各种致病因素侵袭时，机体的动态平衡状态被打破，疾病就会发生。机体局部受邪可以影响全身的功能，全身的失衡也可表现为机体局部病变。疾病的发生、发展和临床表现，与机体禀赋强弱、病邪性质及感邪轻重密切相关。外科疾病的发生，虽多表现为局部病变，但与全身有着密切的联系。只有充分认识不同病因致病的特点、邪正相争的变化过程，以及局部病变与全身的相互关系，才能真正掌握外科疾病的本质及变化规律，从而指导临床诊治。正如明代汪机在《外科理例·序》中所言："有诸中，然后形诸外，治外遗内，所谓不揣其本而齐其末。"

第一节　病因

清代祁宏源著《医宗金鉴·外科心法要诀》痈疽总论歌："痈疽原是火毒生，经络阻隔气血凝。外因六淫八风感，内因六欲共七情，饮食起居不内外，负挑跌仆损身形，膏粱之变营卫过，藜藿之亏气血穷。疽由筋骨阴分发，肉脉阳分发曰痈，疡起皮里肉之外，疮发皮肤病通名。阳盛焮肿赤痛易，阴盛色黯陷不疼，半阴半阳不高肿，微痛微焮不甚红。五善为顺七恶逆，见三见四死生明。临证色脉须详察，取法温凉补汗攻。善治伤寒杂证易，能疗痈疽肿毒精。"

中医学对中医外科疾病的病因认识，可归纳外感六淫、感受特殊毒邪、饮食失宜、情志内伤、劳伤虚损及外来伤害等，分别就其病邪特点、致病途径、发病特征等进行叙述。

一、外感六淫

风寒暑湿燥火是自然界随着时令变化的六气，六气随季节更替，与人体阴阳平衡、生长收藏之道密切相关。如果六气太过或不及能侵害人体而发病，就成为六淫，这种因气候变化产生六淫而致病者，则称为"六淫侵袭"，是最常见的外感疾患的病因。明代申斗垣在《外科启玄·明疮疡当分三因论》中载："天地有六淫之气，乃风寒暑湿燥火，人感受之则营气不从，逆于肉理，变生痈肿疔疖。"此外，地理环境的不同可使病证有别，正如清代陈平伯在《外感温热篇》中所云："独是西北风高土燥，风寒之为病居多，东南地界水湿，湿热之伤人独甚。"六淫致病的原因有二：一是机体虚弱，抗病能力低下，感受六淫而致病。体强者外邪不能为害，体弱而则留而为

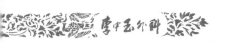

病，这是个体发病的主要原因。二是六淫邪毒过盛，超过了机体的正常抗病能力而致病。两者都属六淫外侵，不得散发，留于肌腠筋肉脉络脏腑而发病。前者多因正虚为主，后者则属邪气过盛。六淫致病有感而随发者，有感之不发，积袭日久而发者。六淫致病多具有一定的季节性。

1. 风邪　风为春季之主气，但四季皆有风，感受风邪以春季为主。风邪伤人无微不入，经络受之，由鬼门而入肌肉，留于骨窍肢节；口鼻受之，则入于肺脏、胃肠，留于五脏六腑。风邪外袭，皆因卫外不固，腠理不密，邪乘虚而入，外不得泄越，内不得通达，致使营卫失和，气血运行失常，经络阻滞。感而即发者，多患于皮腠为病，如瘾疹；留不即发的，则多客于经络关节之间，如痹证。风为阳邪，易袭阳位，多侵犯人体上部和肌表，且善行而数变，故发病迅速。风为百病之长，常夹寒、湿、燥、热之邪。风邪所致外科病证的特点：其病位在表、在上，其肿宣浮，向四周扩散迅速，痛无定处，瘙痒剧烈，患部皮色或红或不变，病情变化较快，常伴恶风、头痛等全身症状。兼夹温、热多伤于肌表、头面；兼杂寒湿多见于筋骨关节、下焦发病。伤于风者，如阴虚血燥、阳气卫外不密者多病重。

2. 寒邪　寒为冬季之主气。冲冒霜雪、久坐湿地、气温骤降、淋雨涉水等，使人易感受寒邪。寒为阴邪，易伤阳气。寒性收引，易阻滞气血，多发于阴；或日久阳虚而邪入里，阻于经络筋骨，病情加重。《灵枢·痈疽》中云："寒邪客于经络之中则血泣，血泣则不通，不通则卫气归之，不得复反，故痈肿。"明确指出寒邪侵袭人体，经络不畅，气血受阻，导致痈疽的发生。寒邪多袭阳虚之体，且阳气愈虚其邪愈深，其病也重。寒邪凝滞，多深入于内，久着缓发，使正气渐虚而成重疴。寒邪收引，致血脉运行不畅，四末不得温养则肢端青紫发冷，症见痛而喜温，如肢端的动脉痉挛症；寒合并湿者，久留脉络，气血凝滞，不通则痛，局部色暗，如脱疽；久坐寒湿之地，寒湿下入，久着筋骨，气行不畅，血凝不行，久则发为附骨疽。因此，寒邪致病一般多为阴证，常袭人体筋骨关节。发病缓慢，其肿散漫不收，其痛固定不移，且多较剧，皮色紫暗，不红，皮温不高，得暖则痛减，得寒则痛剧，化脓迟缓，多伴症见畏寒、四肢不温、大便溏烂、小便清长等。若寒邪郁闭阳气日久而寒从热化者，成脓而外泄，或有糜烂，此为寒邪外出之象。

3. 暑邪　暑为盛夏之主气，乃火热所化。《素问·五运行大论》云："南方生热，热生火……其在天为热，在地为火……其性为暑。"暑邪具有明显的季节性。暑性炎热，伤于暑者，起病急骤，多伤于头面、肌腠。暑热蕴结肌肤、头面，营卫运行不畅，气血阻滞，化腐成脓而生疖肿、痈疽；暑为阳邪，易耗气伤阴致气阴不足，其性升散致腠理开泄，外邪乘虚而入，结毒于肌肤之间，化为外疡。暑多夹湿，暑湿熏蒸，闭阻清阳，气血受阻，热盛肉腐，流滋作痒。暑湿内袭，困阻脾胃，难以运化水谷，气血生化之源，正虚邪盛而成迁延不愈之疡。暑邪致病多为阳证，患部多焮红肿胀，糜烂流脓，或伴滋水，或痒或痛，遇冷则减，常伴神疲乏力、口渴、胸闷等症。

4. 湿邪　湿为长夏主气。久居潮湿之处、坐卧湿地、淋雨涉水、梅雨绵绵之时易感湿邪。北方以寒湿多见，南方则湿热为甚。湿为阴邪，其性重浊，易趋下位，故湿邪多伤于人体下焦，且多兼夹风、寒、热邪为患。外侵肌表，郁结不散，与气血相搏，则成斑疹、糜烂、漫肿；入侵肌肉，阻滞营血，损伤阳气，湿瘀互结而成痈肿；湿邪久留筋骨关节，气机闭阻而成着痹，则患肢沉滞重痛。湿性黏滞，其患病多缠绵难愈。而在外科疾病中，以湿热致病较为多见。如湿热郁闭肌表脉络，则发为下肢流火；湿热阻于肌肉之间，化腐成脓，则患如臁疮；湿热流连，随气血而行，阻于肌肉，发为流注。湿邪初感，不易察觉，日久发病，其去也缓。湿邪致病特点：多肿胀

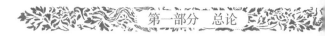

明显，沉重如裹，创面糜烂，滋水淋漓，瘙痒无度，多伴有纳差、胸闷腹胀、四肢困倦、大便黏滞不爽等症。

5.燥邪 燥为秋季主气，久晴无雨则燥生。初秋多温燥，深秋多凉燥。《素问·阴阳应象大论》中言："燥胜则干。"金代刘完素（约1110—1200）在《素问玄机原病式》中云："诸涩枯涸，干劲皴揭，皆属于燥。"燥邪外袭，首伤津液，肌肤失润，则皴裂干燥，脱屑瘙痒，口干唇燥，咽喉干痛，鼻干鼻衄。燥邪日久，耗伤阴津，血燥生风，则瘙痒剧烈，缠绵难愈。燥邪致病特点：多犯手足、皮肤、孔窍，患处干燥、枯槁、皴裂、脱屑、瘙痒，其疮干燥不润，常伴口干唇燥、咽喉干痛等症。

6.火邪 火为阳盛所生，其与热性质相同，仅程度有别。热为温之渐，火为热之极。火为阳性，其病多为阳证。六气皆可从热化火，其患病大多由于直接感受湿热之邪所致，故外科病证独以火热居多。诚如清代祁宏源在《医宗金鉴·外科心法要诀》中云："痈疽原是火毒生。"火邪致病迅速，来势猛急，患部焮红灼热，肿处皮薄光泽，其疼痛剧烈，易化脓腐烂，火入营血则瘀斑外现，或迫血妄行，流血不止。常伴口渴欲饮、大便秘结、小便短赤等。火邪侵袭，每于阴虚之体，发病暴烈，形成重证，病情危险。

二、感受特殊毒邪

特殊之毒包括虫毒、蛇毒、疯犬毒、漆毒、药毒、食物毒和疫毒、无名毒等。外科疾病中，可因虫兽咬伤，感受特殊之毒而发病，如毒蛇咬伤、狂犬病；有因虫螯刺伤后引起的虫咬皮炎；接触疫畜如牛、马、羊而感染疫毒导致疫疔；有些人因禀性不耐，接触生漆后出现漆疮，如隋代巢元方在《诸病源候论·漆疮候》中描述："漆有毒，人有禀性畏漆，但见漆，便中其毒……亦有性自耐者，终日烧煮，竟不为害者。"有些人服用某些药物或食物后可引起一些皮肤病，如药毒、瘾疹等；凡未能找到明确致病的病邪者皆可称之为毒，如无名肿毒。由毒而致病的特点：一般发病迅速，有的可具有传染性，常伴有局部疼痛、瘙痒、麻木等症状，甚至出现发热、口渴、便秘等全身症状。古代医家在长期的医疗实践过程中，观察到某些致病因素不能概括在六淫之中，而另创立了毒邪发病学说，这也是病因学方面的一大发展，为后世提供了辨证和治疗的依据。

三、饮食失宜

饮食是人体赖以维持生命的重要资源之一，是保持健康的必要条件。若饮食失宜，如饮食不节、饮食偏嗜和饮食不洁，可致脾胃功能受损，气血化生不足，正虚更易致外邪侵袭，或饮食水湿运化受阻，内生痰湿，痰湿结聚，或使五脏气偏，形成各种外科疾病。

恣食膏粱厚味、醇酒炙煿或辛辣刺激之物，可使脾胃功能失调，湿热火毒内生，若同时感受外邪则易发生痈、有头疽、疔疮等外科疾病，正如《素问·生气通气论》记载："膏粱之变，足生大丁。"肛肠疾病的发生，多与饮食关系密切，如痔、肛裂、肛痈等就与过度饮酒及过食辛辣有关，正如《素问·生气通天论》中所载："因而饱食，筋脉横解，肠澼为痔。"饮食失宜及饮食偏嗜可致湿热内生，流注下焦，膀胱气化不行，煎熬生石，则成石淋。五味偏嗜，脏气不平，久则可诱发多种疾病，诚如《素问·五脏生成》所云："多食咸，则脉凝泣而变色；多食苦，则皮

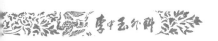

槁而毛拔；多食辛，则筋急而爪枯；多食酸，则肉胝䐢皱而唇揭；多食甘，则骨痛而发落。"

四、情志内伤

情志是指人的内在精神活动，是对外界各种刺激的反应。主要包括喜、怒、忧、思、悲、恐、惊，故又称七情。正常情况下，七情属于正常生理活动的范围，不会致病。只有突然、强烈或持久的情志刺激，超过了人体正常的生理活动所能调节的程度，致使人体气机紊乱，脏腑、经络、气血失调，从而导致疾病的发生。如《素问·举痛论》中记载："怒则气上，喜则气缓，悲则气消，恐则气下，惊则气乱，思则气结。"而清代高锦庭在《疡科心得集》中所言："发于脏者为内因，不问虚实寒热，皆由气郁而成。"宋代陈无择在《三因极一病证方论·三因》中亦云："七情，人之常性，动之则先自脏腑郁发，外形于肢体。"七情郁结，气机不畅，气滞则血瘀，气滞则水停生痰湿，瘀血痰湿，阻于经络则生瘰疬、瘿、瘤、乳癖等；郁久化热，热盛肉腐形成痈；痰瘀搏结日久不化，形成坚硬如石之岩病；气郁化火，发于胸胁则成蛇串疮；肝郁化热，脾虚生湿，湿热下注而成淋、癃闭、阴肿等病。由于七情内发，直接损伤脏腑，故所致外科病证，亦多为顽证痼疾。如元代朱丹溪指出："忧怒郁闷，朝夕积累，脾气消阻，肝气横逆。"而致乳岩的发生。清代祁宏源在《医宗金鉴·外科心法要诀》中提出，"忧思恚怒，气郁血逆，与火凝结而成"是导致失荣的病因。七情所致外科疾病的特点：大多起病缓慢，发生于乳房、胸胁、颈之两侧等肝胆经循行部位，患处肿胀，或软如馒，或坚如石，多皮色不变，多伴精神抑郁、性情急躁易怒、喉间梗等症状。

五、劳伤虚损

劳伤虚损主要是指过度劳力、劳神、房劳等因素，导致脏腑气血阴阳受损，正气虚损而发生疾病。如肾主骨，肾虚则骨弱，风寒痰浊乘隙入侵而生流痰；肾阴不足，虚火上炎，灼津为痰，痰火凝结而生瘰疬，且瘰疬治愈之后，可因体虚而再发。肝肾不足，寒湿外侵，凝聚经络，痹塞不通，气血运行不畅而成脱疽。劳力过度，久立久行，使肌肉劳损，可引起下肢筋瘤等。房劳主要指性生活过度、手淫过度、早婚、早育、多育，导致肾精亏损从而引发各种疾病。由劳伤所致的外科疾病，多为慢性疾患，病变可深入关节与骨，虚证寒证多见，患部肿胀不著，不红不热，隐隐酸痛，化脓迟缓；或见阴亏火旺，患部皮色暗红，微热，常伴头晕腰酸、神疲乏力、遗精、月经不调等全身症状。

六、外来伤害

凡跌打损伤、水火烫伤、寒冷冻伤、金刃竹木创伤等直接伤害人体的，均属外来伤害。因起病突然，人所不测，损害轻则伤及皮肉筋骨，重则脏腑受损，气血损伤，甚至危及生命。外来伤害都有其各自特点，亦有其共同之处。正如《素问·缪刺论》中所言："人有所堕坠，恶血留内。"凡外来伤害，首先引起局部气血凝滞，邪毒与气血相搏，或成瘀肿；或郁久化热，化热腐肉成脓；或复染外邪，形成疔疮疖肿、破伤风等；或痹阻脉络，气血运行失常发生脱疽等。各种伤害伴有邪毒内侵者，其病尤重，如破伤风、水火烫伤复染邪毒者，皆由外来伤害发病急、变化快，应及时诊断，迅速处理，否则可危及生命。

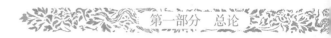

以上各种致病因素可以单独致病，也可以几种因素同时致病，且内伤和外感常常相合为病。所以对于外科疾病的致病因素，应该具体分析，分别对待。

第二节 病机

病机，即疾病发生、发展、变化及其结局的机制。由于各种致病因素侵袭机体，与机体正气相争，邪胜正负则引起气血凝滞、经络阻塞、营气不从、脏腑失和，导致阴阳失调，产生各种病理变化，从而导致外科疾病的发生。研究外科疾病的病机，目的是通过探讨外科疾病的发生、发展和转变的规律，揭示外科疾病的本质，为临床辨证论治提供根据。中医外科疾病的病机主要涉及邪正盛衰、气血凝滞、经络阻塞、脏腑失和四个方面。

一、邪正盛衰

邪正斗争是一切疾病发生发展过程中一直存在的基本矛盾。邪正斗争过程中表现出邪正盛衰，既决定着疾病的是否发生，又影响病证的虚实变化，正如《素问·通评虚实论》所载："邪气盛则实，精气夺则虚。"在发病前，正气盛则邪难伤人，正气虚则邪易侵入，即《素问·刺法论》所谓"正气存内，邪不可干"；在发病后，正气旺盛，正邪相争，临床多表现为阳证、实证，且病程发展顺利，预后多良好。全身症状可见高热、烦躁、便结、溲赤、舌红、苔黄、脉实有力等。局部症状常因病而异，如邪实正盛的阳证疮疡，局部表现为高肿根束，掀红热痛，脓液稠厚，易溃易敛等；正气不足则表现为阴证、虚证，正虚邪实或正虚邪恋则容易逆变，预后无差。全身症状见面黄神倦，或潮热盗汗，舌红或淡，脉虚无力等；局部多见患处色白，其形平塌或坚硬结肿，不红不热，不痛或微痛，溃后脓清稀，久不收口，迁延难愈，或毒盛内陷脏腑而为败证。因此，正气是邪正交争中消长进退的主要因素，决定着疾病的发展变化和预后及转归。

此外，在疾病的发展过程中，治疗亦影响邪正盛衰的变化。如阳证疮疡初期，内服大剂量苦寒药物，可使损伤正气，气血凝滞而毒聚不散；对疮疡脓成，无论阳证还是阴证，均应使用托法，切开引流，预防脓溃或溃后排泄不畅，致毒留肌肤、筋骨，甚而内攻脏腑。重证或久病伤正之后，或热毒伤阴，或脓泄气血大伤者，阳证实证皆可转为阴证虚证，从而导致正邪关系的本质发生动态变化。

二、气血凝滞

气是构成世界最基本物质，也是构成人体及生命活动的最基本的物质，包括先天之元气、水谷化生的精气和自然界的清气，具有推动、温煦、防御、固摄及气化作用。血是循行于脉中的富有营养的红色的液态物质，是构成和维持人体生命活动的基本物质之一，具有很高的营养和滋润作用。血由气推动而循行全身，脏腑、肌腠、筋骨等均需充足的血液滋养。《难经·二十二难》中说"气主煦之，血主濡之"，气血循行全身，周流不息，如环无端，共同发挥温煦和濡养功效。

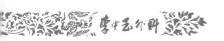

卫气和营气同源于水谷之精气，清代黄元御在《四圣心源·天人解》中载："水谷入胃，化生气血。气之慓悍者，行于脉外，命之曰卫；血之精专者，行于脉中，命之曰营。"卫气是水谷之气中比较慓悍滑疾的部分，即《素问·痹论》所说："卫者，水谷之悍气也。"《灵枢·本藏》中说："卫气者，所以温分肉、充皮肤、肥腠理、司开合者也。""卫气充则分肉解利，皮肤调柔，腠理致密矣。"提示卫气具有温煦脏腑、肌腠、启闭汗孔的功能，并具有捍卫肌表、抗御外邪的作用；营气为水谷化生并运行于脉中的精微物质，与血共行脉中，以化生血液，营养全身，即《素问·痹论》中所言："荣者，水谷之精气也。和调于五脏，洒陈于六腑，乃能入于脉也。故循脉上下，贯五脏，络六腑也。"

外科疾病的发生，与人体的气血盛衰关系密切，且气血的盛衰亦关系着外科疮疡的发病、破溃、收口及预后。气血盛者，不易发病。"运血者即是气，守气者即是血"，气失血之濡养，则无所依附而郁结；血无气之统率，则离经散溢而瘀凝。所以气滞可以引起血瘀，血瘀亦多兼气滞。不论先有气滞、先有血凝，终形成气血凝滞。《黄帝内经》中已有气血凝滞导致外科疾病的论述，如《素问·生气通天论》中云："营气不从，逆于肉理，乃生痈肿。"《灵枢·痈疽》中亦云："夫血脉营卫，周流不休，上应星宿，下应经数。寒邪客于经络之中则血泣，血泣则不通，不通则卫气归之，不得复反，故痈肿。"外科疾病一旦形成，必有外证表现，外证之形成必因邪毒与气血相搏，阻滞气血，导致气滞血瘀。故气滞血瘀是每一种外科疾病必有的病理机制之一。临床中气滞血瘀的表现则有寒化与热化两种病理机制。根据邪气的不同，素体的强弱，而有气滞于血与血瘀于气之分。

"气为血之帅，血为气之母"，气可行血，血以载气，相并周流。寒邪与气血相搏则凝滞不畅，火热之邪与气血搏之则血行太过。气因邪而郁，气滞则水停，化为痰饮；血因邪而瘀，脉道阻滞，化生为百病。外感六淫化热，五志过极化火，则热邪动血，气血壅盛，结聚于肌表，而生痈肿，局部则红肿热痛；结于脏腑，而成内痈，则剧痛而伴高热。寒湿之邪侵袭机体，为发阴证，寒邪凝滞，血脉瘀滞，结于肌表，则多局部色白漫肿；阻于经络则痹痛，得温则减；深结于筋骨，则局部无形而酸楚作痛，如阴疽、流痰等。若寒湿入络，血脉闭阻，局部气血痹塞不行，四末失于濡养，则出现麻木肢冷，甚至出现脱疽。

凡外科疾病初起，气血凝滞为其共同特点，详审病起于气或血，结合寒热虚实的辨别，采取不同的措施，以解决气血凝滞之癥结，达到各循其常，使疾病消于无形。气血盛衰决定脓液的性状，清代王维德《外科证治全生集·痈疽总论》中说："脓之来必由气血，气血之化，必由温也。"气血旺则脓稠厚，气血衰则脓清稀。如果不及时施治，则营卫稽留不行，气血郁遏不通，病情将进一步发展。如脓已成者，应及时应用托法或借助针刀以溃之，便脓毒得以排出，否则可酿成坏证。正如《灵枢·痈疽》中云："寒气化为热，热胜则肉腐，肉腐则为脓，脓不泻则烂筋，筋烂则伤骨，骨伤则髓消，不当骨空，不得泄泻。血枯空虚，则筋骨肌肉不相荣，经脉败漏。熏于五脏，藏伤故死矣。"气血盛者，则瘀滞因化脓而解，气血通达，则肌生肉长，渐趋愈合；气血衰者，溃后脓毒外泄，若瘀滞不解，余毒内存则疾病亦成慢性迁延。甚至邪毒日深，气血日益亏损，以至不能托毒聚集，难以化腐成脓外泄，终至腑脏生机日衰，邪毒流窜，导致不治。

总之，气血凝滞是外科非常重要的病机之一。气血凝滞的形成既与感邪之轻重有关，又与气血之盛衰相关。治疗得当，及时疏通气血则消外证于无形。若气血衰弱，则或日久化脓，或邪毒

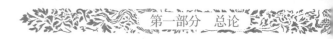

日深，病情渐重。气血凝滞是外科疾病共有的病理阶段，因此，及时正确地诊治气血凝滞，直接关系着外科疾病的转归和发展。

三、经络阻塞

经络分布全身，内属脏腑，外连体表，沟通上下内外，是气血运行的通路，具有运行气血、联络人体内外各组织器官的作用。明代申斗垣在《外科启玄》中认为："凡有壅滞，是奇经八脉之所为病也。"局部经络阻塞是外科疾病总的发病机制之一，正如《外科秘录》所云："五脏六腑各有经络，脏腑之气血不行，则脏腑之经络即闭塞不通，而外之皮肉即生疮疡。"因此，可以认为所有的外科病证，均有经络阻塞。如风寒湿邪入侵经络筋脉，则筋脉闭阻，活动不利，形成痹证或附骨疽等。

外科发病的部位不同即与感邪有关，同时与经络之虚实有密切的联系。人体经络的局部虚弱也能成为外科疾病发病的条件。毒邪客居之处，便是最虚之地，如外伤瘀阻后形成瘀血流注、白驳风，头皮外伤血肿后常可导致油风的发生等，即所谓"邪之所凑，其气必虚""最虚之处，便是容邪之地"。

疾病部位所属经络与外科疾病的发生发展也有着重要联系。如有头疽生于项的两侧者，为足太阳膀胱经所属，该经为寒水之经，也为多血少气之经，所以难以起发。臁疮本属难以愈合之病，而外臁与内臁相比，则较易收口，原因是外臁为足三阳经所属，为多气多血之经，而内臁为足三阴经所属，为多气少血之经。

经络也是传导毒邪的通路，无论邪自外入，或由内外传，均是由经络相传。因此，体表的毒邪可由外传里而内攻脏腑，脏腑内在病变也可由里达表，均是通过经络的传导而形成的。

由此可见，经络阻塞与外科疾病的发生、发展、转归有着密切的联系。

四、脏腑失调

人体是一个完整统一的有机体。脏腑是人体重要组成部分，脏腑的功能可概括为："五脏者，藏精气而不泄……六腑者，传化物而不藏。"《素问·至真要大论》中说："诸痛痒疮，皆属于心。"《外科启玄·明疮疡大便秘结论》中亦云："大凡疮疡皆由五脏不和，六腑壅滞，则令经络不通而所生焉。"明代陈实功在《外科正宗·痈疽原委论》中云："盖痈疽，必出于脏腑乖变，关窍不得宣通而发也。"因此，脏腑功能失调，可以导致外科疾病的发生。如心火亢盛、脾胃湿热火毒等可导致疮疡的发生；肠胃湿热蕴蒸，可发为粉刺；肺肾两虚，可发生瘰疬、流痰。即所谓"有诸内必形诸外""有诸外必本诸内"。

外科疾病既可由脏腑失调而外发体表疮疡，又可因体表疮疡毒邪通过经络内传导致脏腑失和。在外科疾病发展的过程中，脏腑失调可出现各种病机变化。分述如下：

心五行属火，主血脉而藏神，开窍于舌，与小肠相表里。心为诸脏之大主，心动则五脏六腑皆摇。心火炽盛，迫血妄行，脉流搏疾，血脉失调，逆于肉里则为痛；血脉交错纵横则成血瘤；心火上炎，则口舌生疮；气行失常而郁结则舌肿色紫，或成舌菌；心火下移，小肠湿热则成淋浊之证；心血不足，肌肤失于充养滋润，化燥生风，则肌肤成瘙痒之证；外邪内侵，血脉受阻，凝滞不通，则疼痛难忍。亦有外邪火毒，迫入营血，内攻心脏，则神昏病危。

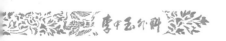

肺主宣肃，外主皮毛，上通喉鼻。外邪未解，郁而不发，蕴结成湿，化热生疮，蚀肺成痈。火毒外袭，肺气内虚，邪结咽喉，则成痈肿喉风。与气血相搏，结成鼻痔。肺气不足，卫外不固，营卫不和。邪气外袭，蕴结于皮毛之间，而成癣疥瘾疹。

脾主运化，外主肌肉四肢，开窍于口，其华在唇。脾健则气血化生充足；脾虚则生化乏源，而致气血不足，御外无力，百病丛生。运化失司，痰湿内生，随气而行，结于皮里膜外，则成流注、流痰；留于颈项两胁，则有瘰疬瘿瘤；阻于乳房则有乳癖；凝于外阴则成硬结；脾受邪热，津液不行，上攻口唇而成唇疔。

肝主疏泄，外主筋而开窍于目。情志内伤，肝气郁结，日久化火，迫于阴血，发于胸胁则有缠腰火丹、腋痈等；肝气不足，营血内亏，诸脉失养，风寒湿毒外袭，则成附骨疽、痹证等。

肝火内炽，毒火相搏，结于颈项则成瘰痈瘿瘤；肝经火热兼夹湿邪，下注前阴而成囊痈；肝郁日久，津液不行，血亦凝滞，气血瘀滞与痰浊相搏，结于经络之间，而成石疽、肿瘤等。

肾主精，为先天之本，元气之根。肾失封藏，精失固摄，流溢于精道，化成痰湿，阻滞血行，则生精浊；肾气衰败，邪毒外染结于前阴，则成肾之痈疽；肾气内虚，气化无力，湿热内生，日久而成为淋浊；肾主骨，肾亏骨空，痰浊结聚，风寒搏结，阻于骨节之间，而成流痰、龟背等。大凡外科疾病，日久则累及于肾，肾气虚损，预后多凶；肾气充足，病为向愈。

六腑失调导致的外科疾病，多与传导失职、气机不利、升降失常密切相关。胃气不降，痰湿内生，夹热上犯而成咽疮；阻于乳络而成乳疾；流于四肢而发流注疔肿；湿热下迫，阻于肛门而生痔漏；膀胱不利，气化不行，湿热阻滞而成淋癃；饮食不节，湿热内生，郁发于皮肉而成疥癣疮疹。总之，六腑失调，多与气机不利、传导失司有关，故其所致外科疾病，常有疼痛较剧、二便失调。

脏腑失调不仅可以导致各种外科疾病，而且影响外科疾病的发展和转归。如大疮溃后，肌肉不生，或收敛迟缓，多与脾胃失调、气血生化不足有关。脾主肌肉，脾胃为生化之源，健脾和胃，则气血盛而肌肉渐生；脾胃虚弱，则气血无以化生，溃疡难敛。清代顾世澄在《疡医大全·脾胃虚实传变论》中说："元气之充足，缘由脾胃之气无所伤，而后能滋养元气；若胃气之本弱，饮食自倍，则脾胃之气既伤，而元气亦不能充。"脾胃为后天之本，元气为人体生化之源，脾胃盛，则元气充盈，正气恢复而预后良好。历代医家总结临床经验，根据中医学理论，提出"五善"与"七恶"之候，来预测疾病的预后。所谓"五善"是指五脏功能良好；"七恶"是指脏腑、气血皆已衰败。即所谓："五善见三则吉，七恶有二即凶。"故脏腑功能是否调和，不仅决定外科疾病的发生，而且决定其发展和转归。

综上所述，从外科疾病的发生、发展、变化的过程来看，它与气血、脏腑、经络、正气的关系是非常密切的。气血凝滞，营气不从，经络阻塞，以致脏腑失和，是外科疾病总的发病机制。阴阳平衡失调是疾病发生、发展的根本原因，因为气血、脏腑、经络均是寓于阴阳之中。无论病情深浅，每一种病从总体讲，必然表现出阴阳失调。正常状态下，人体的阴阳平衡是处于一定水平范围内的动态平衡。一旦各种致病因素破坏了这种关系，造成了阴阳的平衡失调，就能导致疾病的发生。

第三章　中医外科疾病的辨病辨证

中医外科学在认识疾病时，是在中医学基础理论指导下，运用望、闻、问、切的四种方法，收集患者的资料，通过辨证分析，审察致病之因，推断病情、病位、病性、病势，鉴别病种、证候，从而为防治疾病提供依据。所以掌握四诊的方法和特点，熟悉辨病的意义和原则，准确应用辨证的方法，对外科工作者非常重要。外科辨证除用八纲辨证、脏腑辨证、六经辨证、卫气营血辨证、三焦辨证外，还有外科独特的方法进行辨证，包括阴阳辨证、部位辨证、经络辨证、局部辨证等。

中医外科诊疗疾病的特点是辨病与辨证相结合，先辨病，后辨证。辨病就是辨识具体的疾病，辨病的目的在于掌握疾病发生发展的规律，并与相关疾病进行鉴别诊断。每一疾病都有各自的病名，有一定的临床特点，其发病原因、病机变化与转归、预后也都有一定的规律可循，因此，临床应先辨病，明确诊断。如肉瘿与石瘿均为瘿，但前者是良性肿瘤，后者是恶性肿瘤，其转归预后大不相同，必须及早明确疾病诊断。所以，在外科领域中，辨病尤为重要。但同一疾病在发病不同阶段，或由于患者的个体差异，其临床症状迥异，治法也不相同，故在辨病基础上尚需辨证。因此，在临证时中医外科的辨病与辨证应相互结合。

第一节　辨病

辨证论治是中医学特色之一。通过辨证，可以抓住疾病的本质。而中医外科学强调辨病，如清代高秉钧在《疡科心得集·疡科调治心法略义》中说："凡治痈肿，先辨虚实阴阳。经曰：诸痛为实，诸痒为虚，诸痈为阳，诸疽为阴。又当辨其是疖、是痈、是疽、是发、是疔等证。"在《灵枢·痈疽》就列举了人体不同部位的 17 种痈疽疾病，对其各自的临床特点做了扼要的阐述，并对痈疽进行了鉴别。所谓辨病，就是辨识具体的疾病，任何疾病都有一定的临床特点，其发生、发展、转归及预后也有一定的规律。辨病旨在掌握疾病发生、发展的规律，和与之相关疾病的鉴别诊断。例如，均为疔疮，但疫疔、手足疔疮、颜面疔疮的症状表现、施治方法、转归、预后等是不同的。因此，中医外科学的辨证特点首先强调辨病与辨证相结合，先辨病后辨证。其次是局部辨证与全身辨证相结合，尤以局部辨证为主。如流痰发病缓慢，局部不红不热，化脓也迟，溃后脓稀薄如痰，不易收口，以阴阳辨证来辨属阴证。但结合全身症状来辨，疾病后期，如日渐消瘦、精神委顿、面色无华、形体畏寒、心悸、失眠、自汗，舌淡红，苔薄白，脉细或虚大

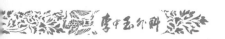

者，属气血两虚；如午后潮热、夜间盗汗、口燥咽干、食欲减退，或咳嗽痰血，舌红少苔，脉细数者，则属阴虚火旺。最后强调阶段性辨证（分期辨证），任何疾病都有一个发生发展和转变传化的过程。中医外科疾病多有局部症状可凭，因此，更易直观地划分出不同的阶段。比如化脓性疾病多有初期、成脓、溃后三个明显不同的阶段；皮肤病同样具有较为明显的阶段性；肛门直肠疾病中内痔有Ⅰ、Ⅱ、Ⅲ、Ⅳ期，肛裂分早期肛裂和陈旧性肛裂两类。

一、询问病史

从疾病的原因或诱因开始，细致而有重点地询问发病的过程、疾病的变化、诊治经过，从中抓住可以决定或提示诊断的线索，为辨病提供依据。例如，有足癣的患者，突然出现下肢红肿，多数为丹毒。

二、体格检查

在询问病史的同时，对患者进行全面体检检查，既可了解患者的一般状况，又可以全面搜集临床体征，以提供分析、判断的资料，避免漏诊或误诊，从而达到准确辨病的目的。如对乳房肿块的患者，细致诊察全身和乳房局部情况及区域浅表淋巴结，有助于乳癖和乳岩的鉴别。

三、局部检查

外科疾病，多具有其独特的局部症状，并且同一种疾病在不同阶段也可表现不一。因此，在进行全面体格检查的同时，准确并细致的局部检查在辨病中具有非常重要的作用。局部表现对确定是否属于外科病、是哪种疾病、处于哪一阶段都是至关重要的。同时，详查局部又可积累外科临床经验、验证疗效。

首先，要熟悉解剖知识，对每个部位可能发生的疾病做到心中有数。然后，根据患者主诉及所指患病部位进行细致检查，确定病位在皮肤、血脉、筋骨、脏腑之间，结合局部的表现，从温度、形态、质地、活动情况、触痛、变化快慢等方面逐一加以分析，从而将疾病逐渐局限。例如，以乳房肿物为主诉的患者，首先确定其在表皮、脂肪、腺体内或在乳房后位。其次，检查肿物的各方面情况。表皮颜色暗红、触痛、皮肤温度高，病史短者，当考虑乳腺炎，慢性者当考虑乳痨；肿块位于皮下组织、呈卵圆形、质地韧、活动好、表面光滑者，要考虑乳核；若肿块呈多形性表现，或片状，或团块状，或弥漫型，质韧，经前胀痛，经后减轻，触痛不明显，病程较长者，当考虑乳癖；如肿物局限于乳晕区，发病年龄小或是男性患者，要考虑乳疬；如果肿物孤立，增长缓慢，初起不痛，渐少有疼痛，且患者年龄偏大，肿物与表皮粘连，不光滑，形态不规则，应当考虑乳岩等。有时仅从局部的特征表现即可准确地辨病。如皮下圆形肿物，与表皮粘连处中央部位有针头大蓝黑色粗孔开口，挤压有豆腐渣样物排出者，即可确诊为脂瘤。

四、辅助检查

随着科技发展，越来越多的现代诊疗设备和新技术被应用于临床，包括检测、影像、超声、病理等。而这些新技术亦可理解为是四诊的发展和延伸，可提供疾病微观状态不同侧面的真实情况。因此，合理选用新技术和辅助检查，对辨病和辨证是必要的。当然，有些新技术具有创伤

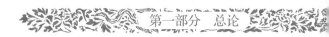

性、价格昂贵，甚至需要具备一定的条件等不足之外，因此，临床选用时须了解新技术的原理、目的、适应证、注意事项、不良反应等。

五、综合分析

辨病时运用望、闻、问、切四诊的方法取得原始临床资料，这些资料的完整、全面及准确与否，可直接影响辨病的准确性。因此，全面分析在辨证中起着重要作用。临证时往往根据主诉，结合伴随症状、阳性体征及具有鉴别意义的阴性体征，采用推断方法逐一否定相似病证，最后得到诊断。再按照诊断的疾病，逆向对病史、表现及体征等进行逐一准确解释，进一步验证，才能得出最终的正确诊断。全身分析、准确辨病是一种能力，其受到医学知识、思维方法、临床经验的影响和制约，只有在这三方面刻意锻炼，才能最终提高辨病水平。

六、鉴别诊断

根据上述步骤，得出的诊断，多数能得到准确的最终诊断，但是临床中也有许多疾病在临床表现及体征方面，有共同点。而不同之处却不易察觉，有的也受客观条件的限制，甚至需要观察，从疾病的变化中进一步辨病。因此，鉴别诊断就成为辨病时最终的验证和排除方法。如清代高秉钧在《疡科心得集》中云："是集论列诸证，不循疡科书旧例，每以两证互相发明，而治法皆昭然若揭。"说明同中求异、互相说明的鉴别方法，与辨病及治疗密切相关。

第二节 辨证

一、阴阳辨证

阴阳辨证是指在阴阳学说指导下，对患者的临床症状或体征从阴阳的角度进行判断、分析、概括，以便指导临床。《素问·阴阳应象大论》云："善诊者，察色按脉，先别阴阳。"中医学诊断疾病，首先重视的莫过于辨别阴阳，同时阴阳是八纲辨证的总纲。近代医家张山雷在《疡科纲要》中开篇即提出"疡科辨证，首重阴阳"的观点，说明中医外科疾病诊治，亦需首辨阴阳。只有辨明外科疾病的阴阳属性无误，才能在治疗上不犯原则性错误，对预后的判断也有所依据。正如清代顾世澄在《疡医大全·论阴阳法》所言："凡诊视痈疽，施治必须先审阴阳，乃为医道之纲领，阴阳无谬，治焉有差。医道虽繁，而可以一言以蔽之者，曰阴阳而已。"

《医宗金鉴·外科心法要诀》中的痈疽阳证歌："阳证初起焮赤痛，根束盘清肿如弓，七日或疼时或止，二七疮内渐生脓。痛随脓减精神爽，腐脱生新气血充，嫩肉如珠颜色美，更兼鲜润若榴红。自然七恶全无犯，应当五善喜俱逢，须知此属纯阳证，医药调和自有功。"

痈疽阴证歌："阴证初起如粟大，不红不肿疙瘩僵，木硬不痛不焮热，疮根平大黯无光。七朝之后不溃腐，陷软无脓结空仓，疮上生衣如脱甲，孔中结子似含芳。紫黑脓稀多臭秽，若见七

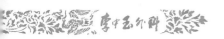

恶定知亡，须知此属纯阴证，虽有岐黄命不长。"

痈疽半阴半阳歌："阴阳相半属险证，阳吉阴凶生死昭，似阳微痛微焮肿，如阴半硬半肿高。肿而不溃因脾弱．溃而不敛为脓饶，五善之证虽兼有，七恶之证不全逃。若能饮食知味美，二便调和尚可疗，按法施治应手效，阳长阴消自可调。"

中医外科疾病的阴阳辨证不仅要从全身症状分析，同时要更直观地依据局部的表现，其辨别要点概括如下。

1. 发病缓急　急性发作的病属阳；慢性发作的病属阴。

2. 皮肤颜色　红活焮赤的属阳；紫暗或皮色不变的属阴。

3. 肿形高度　肿胀形势高起的属阳；平坦下陷的属阴。

4. 肿胀范围　肿胀局限，根脚收束的属阳；肿胀范围不局限，根脚散漫的属阴。

5. 肿胀硬度　肿胀软硬适度，溃后渐消的属阳；坚硬如石，或柔软如棉的属阴。

6. 疼痛感觉　疼痛比较剧烈的属阳；不痛、隐痛、酸痛或抽痛的属阴。

7. 脓液稀稠　溃后脓液稠厚的属阳；稀薄或纯血水的属阴。

8. 病程长短　阳证的病程比较短；阴证的病程比较长。

9. 全身症状　阳证初起常伴有形寒发热、口渴、纳呆、大便秘结、小便短赤，溃后症状逐渐消失；阴证初起一般无明显病状，酿脓期常有骨蒸潮热、颧红，或面色㿠白、神疲、自汗、盗汗等症状，溃脓后更甚。

10. 预后顺逆　阳证易消、易溃、易敛，预后多顺（良好）；阴证难消、难溃、难敛，预后多逆（不良）。

二、部位辨证

部位辨证，是指按外科疾病发生的上、中、下部位进行辨证的方法，又称"外科三焦辨证"。外科疾病的发生部位不外乎上部（头面、颈项、上肢）、中部（胸腹、腰背）、下部（臀、腿、会阴、胫、足）。部位辨证的思想源于《黄帝内经》，如《素问·太阴阳明论》中"伤于风者，上先受之；伤于湿者，下先受之"及《灵枢·百病始生》中"风雨则伤上，清湿则伤下……清湿袭虚，则病起于下；风雨袭虚，则病起于上"之说。而清代高锦庭在《疡科心得集》的例言中说："盖以疡科之证，在上部者，俱属风温风热，风性上行故也；在下部者，俱属湿火湿热，水性下趋故也；在中部者，多属气郁火郁，以气火之俱发于中也。其间即有互变，十证中不过一二。"首先，归纳上、中、下三部的发病特点，进而提出外科病位辨证的思想，以上、中、下三个部位作为探讨其共同规律的出发点，与其他辨证方法相互补充、相互联系，对临床应用具有很好的指导作用。

（一）上部辨证

上部包括人体头面、颈项及上肢。按照经络运行图分析，生理状态的人体应为上肢上举，而非下垂，故归入上部。从三焦功能看，"上焦如雾"，而人体上部生理特点是属于阳位，阳气有余，阴精不足，卫阳固护，营阴内守，营卫互相为用，始自上焦，宣散于全身。

1. 病因特点　风邪易袭，温热多侵。风邪易袭阳位，温热其性趋上，故病因多为风温、风热。当然，不是说上部发病无寒邪、湿邪，只是相对而言。

2.发病特点　上部疾病的发生一般来势迅猛。因风邪侵袭常发于突然之间，而起病缓慢者风邪为患则较少。

3.常见症状　发热恶风，头痛头晕，面红口赤，口干耳鸣，鼻燥咽干，舌尖红而苔薄黄，脉浮数。局部红肿宣浮，忽起忽消，根脚收肿势高突，疼痛剧烈，溃疡则脓稠而黄。

4.常见疾病　头面部疖、痈、疔诸疮；皮肤病如油风、黄水疮等；颈项多见瘰、瘤等；上肢多见外伤染毒，如疖、疔及时毒等。

5.证型特点　常见有风热证、风温证，实证、阳证居多。

（二）中部辨证

中部包括人体胸、腹、腰、背部，是五脏六腑所居之处，为十二经所过部位，是气机升降的枢纽，也是气血津液化生、运行、转化的部位。发生于中部的外科疾病，绝大多数与脏腑功能失调关系密切。

1.发病原因　情志不畅导致气机郁滞，过极生热化火。或因饮食不节、劳伤虚损、气血瘀滞、痰湿凝滞而致脏腑功能失和。此外，外邪侵袭致中部疾病亦有。同样，受脏腑功能失调的影响，多为气郁、火郁。

2.发病特点　中部疾病的发生，常于病前伴有情志不畅的诱因，或者素体情志郁闷。一般初始多不易察觉，一旦发病，情志变化可影响病情。

3.常见症状　中部症状较多，且相对复杂，由于影响脏腑功能，临床表现轻重不一。主要包括：情志不畅，呕恶上逆，两胁胀痛，腹胀痞满，纳食不化，反酸嗳气，大便秘结或便而不爽，腹痛肠鸣，小便短赤，舌红，脉弦数。局部症见：初觉疼痛灼热，继则红肿起疱，或流滋水；或局部高肿，触之硬痛，脓腔深，脓液稠厚；或局部肿物，随喜怒消长，忽大忽小等。

4.常见疾病　乳房肿物、腋疽、胁疽、背疽、急腹症、缠腰火丹，以及癥瘕积聚等。

5.证型特点　初多气郁、火郁，属实，破溃则虚实夹杂，后期正虚为主，其病多涉及肝胆。

（三）下部辨证

下部指人体臀、前后阴、腿、胫、足部，其位居下，阴偏盛，阳偏弱，阴邪常袭。

1.发病原因　寒湿、湿热多见，由于湿性趋下，故下部疾病多数伴有湿邪，初或寒袭，继则化热，而湿邪始终存在，湿易阻气机，气行不畅，血液瘀阻，故下部疾病，必夹湿邪，多兼瘀血。

2.发病特点　起病缓慢，初觉沉重不爽，继则症形全现，病程缠绵难愈，反复发作，或时愈时发。

3.常见症状　患部沉重不爽，二便不利，或肿胀如棉，或红肿流滋，脓出清稀，或疮面色暗，腐肉难脱，新肉不生，疮面时愈时溃。

4.常见疾病　臁疮、脱疽、股肿、子痈、子痰、水疝等。

5.证型特点　初起多表现为阴证，后期虚证为主，多兼夹余邪。

三、经络辨证

经络辨证是指根据中医经络学说，对临床四诊资料进行分析、归纳、综合，从而判断出外科疾病所属经络寒热、虚实及其与脏腑的联系，从而指导临床治疗的一种方法。

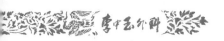

1. 经络辨证的意义　一为探求局部病变与脏腑器官之间的内在联系，以了解疾病传变规律。体表病变在多数情况下是脏腑病变的反映，可谓"有诸内必形诸外"，如肝病见少腹痛，胃火见牙痛等。据此，通过经络辨证，从体表局部症状判断脏腑功能状态及病理变化。二为依据所患疾病部位和经络在人体的循行分布，从局部症状所循经络了解脏腑的病变，在经络循行的部位或经气聚集的某些穴位处存在明显压痛或局部形态的变化，反映了不同脏腑的病变，亦有助于诊断。如胆囊炎在右肩角处压痛，肠痈在阑尾穴处压痛。三为经络气血的多少与疾病的性质密切相关，气血盛衰影响疾病的发生、发展与转归，依据疾病所属经络，结合疾病发展特点、性质等情况，可以明确地指导临床用药。如《灵枢·官能》中谓："察其所痛，左右上下，知其寒温，何经所在。"如有头疽好发于项部，此乃足太阳膀胱经循行之处。

2. 人体部位与经络的所属关系　头部正中属督脉，项两侧属足太阳膀胱经。面部，属足阳明胃经。耳部前后，属足少阳胆经和手少阳三焦经。颈及胸胁部，属足厥阴肝经。乳房属足阳明胃经，乳房外侧属足少阳胆经，乳头属足厥阴肝经。背部总属阳经，正中属督脉，两旁属足太阳膀胱经。腹部总属阴经，正中属任脉，阴囊属足厥阴肝经。手足心部，手心属手厥阴心包经，足心属足少阴肾经。上肢外侧属手三阳经，内侧属手三阴经。下肢外侧属足三阳经，内侧属足三阴经。目部为足厥阴肝经，耳内为足少阴肾经，鼻内为手太阴肺经，舌部为手少阴心经，口唇为足太阴脾经。臀部外侧属手三阳经，内侧属手三阴经。

3. 十二经气血多少　疾病发生的部位可在不同经络，但由于十二经气血有多少之分，所以疮疡的治疗原则与判断预后，亦各有不同。临床上，辨明疾病属于何经，掌握各经气血多少，再结合病因脉证，可决定治疗用药，判断顺逆难易。

《医宗金鉴·外科心法要诀》中对十二经气血多少的记载："多气多血惟阳明，少气太阳厥阴经，二少太阴常少血，血亏行气补其荣，气少破血宜补气，气血两充功易成，厥阴少阳多相火，若发痈疽最难平。"

手阳明大肠经、足阳明胃经，为多气多血之经。病多易发、易溃、易敛，实证多，其治则行气活血，预后多良。

手太阳小肠经、足太阳膀胱经、手厥阴心包经、足厥阴肝经，为少气多血之经，血多则易凝滞，气少则外发较缓，故疾病难发，疮口难敛。治疗侧重破血，注意补托。

手少阳三焦经、足少阳胆经、手少阴心经、足少阴肾经、手太阴肺经、足太阴脾经为多气少血之经。气多易结，血少难以收敛，故疾病易发、难敛。其治则应注意行气和滋养补血。

4. 引经药　由于疮疡所发生部位和经络的不同，治则就有分别，须结合经络之所主的一定部位而选用引经药物，使药力直达病所，从而收到更佳的治疗效果。如手太阳经用黄柏、藁本，足太阳经用羌活，手阳明经用升麻、石膏、葛根，足阳明经用白芷、升麻、石膏，手少阳经用柴胡、连翘、地骨皮（上焦）、青皮（中焦）、附子（下焦），足少阳经用柴胡、青皮，手太阴经用桂枝、升麻、白芷、葱白，足太阴经用升麻、苍术、白芍，手厥阴经用柴胡、牡丹皮，足厥阴经用柴胡、青皮、川芎、吴茱萸，手少阴经用黄连、细辛，足少阴经用独活、知母、细辛。

四、局部辨证

局部辨证就是指对局部病变的四诊资料进行分析、归纳、总结、判断，辨别出病变之原因、

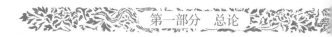

性质，了解病变的程度与转归顺逆，从而对病理状态做出概括的诊断，为施治提供理论依据。外科疾病的共有特征是局部病变，因此，局部辨证是中医外科辨证的主要方法之一，是临床论治最直接的依据。目前，临床中主要辨常见的局部症状，包括肿、痛、痒、脓、麻木、溃疡、结节、肿块、瘙痒、功能障碍及皮肤部位的各种损害等。

（一）辨肿

肿是由各种致病因素引起的经络阻隔、气血凝滞而形成的体表症状。肿势的缓急、集散程度，常为判断病情虚实、轻重的依据。《医宗金鉴·外科心法要诀》中痈疽辨肿歌云："虚漫实高火焮红，寒肿木硬紫黯青。湿深肉绵浅起疱，风肿宣浮微热疼。痰肿硬绵不红热，郁结更硬若岩棱。气肿皮紧而内软，喜消怒长无热红。瘀血跌仆暴肿热，产后闪挫久瘀经。木硬不热微红色，将溃色紫已成脓。"

因患者体质的强弱和病因的不同，导致肿的表现有所差异。

1. 辨肿的性质

（1）热肿 肿而色红，皮薄光泽，焮热疼痛，肿势急剧。常见于阳证疮疡，如疖疔初期、丹毒等。

（2）寒肿 肿而不硬，皮色不泽，苍白或紫暗，皮肤清冷，常伴有酸痛，得暖则舒。常见于冻疮、脱疽等。

（3）风肿 发病急骤，漫肿宣浮，或游走无定，不红微热，或轻微疼痛。常见于疰腮。

（4）湿肿 皮肉重垂胀急，深按凹陷，如烂棉不起，浅则光亮如水疱，破流黄水，浸淫皮肤。常见于股肿、湿疮等。

（5）痰肿 肿势软如棉，或硬如馒，大小不一，形态各异，无处不生，不红不热，皮色不变。常见于瘰证、脂瘤等。

（6）气肿 皮紧内软，按之凹陷，复手即起，似皮下藏气，富有弹性，不红不热，或随喜怒消长。常见于气瘿、乳癖等。

（7）瘀血 肿而胀急，病程较快，色初暗褐，后转青紫，逐渐变黄至消退；也有血肿染毒化脓而肿。常见于皮下血肿等。

（8）脓肿 肿势高突，皮肤光亮，鲜红、焮红灼热，剧烈跳痛，按之应指。常见于某些疾病染毒所致，如乳痈、肛痈等。

（9）实肿 肿势高突，根盘收束。常见于正盛邪实之疮疡。

（10）虚肿 肿势平坦，根盘散漫。常见于正虚不能托毒之疮疡。

2. 辨肿的病位与形色 由于发病部位的局部组织有疏松和致密的不同，肿的情况也有差异。发生在表浅部位，如皮毛、肌肉之间者，赤色为多，肿势高突，根盘收束，肌肤焮红，发病较快，并易脓、易溃、易敛；手指部因组织致密，故局部肿势不甚，但其疼痛剧烈；病发手掌、足底等处者，因病处组织较疏松，肿势易于蔓延；在筋骨、关节之间者发病较缓，并有难脓、难溃、难敛的特点；病发皮肉深部者肿势平坦，皮色不变者居多，至脓熟仅透红一点；大腿部由于肌肉丰厚，肿势更甚，但外观不明显；颜面疔疮、有头疽等显而易见，若脓未溃时由红肿色鲜转向暗红而无光泽，由高肿转为平塌下陷，可能是危象之候。

3. 辨肿块、结节 肿块是指体内比较大的或体表显而易见的肿物，如腹腔内肿物或体表较大

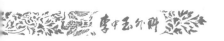

的包块等；而较小、触之可及的称为结节，主要见于皮肤或皮下组织。

（1）肿块

1）大小　一般以厘米为测量单位，测量其大小可作为记录肿块变化、观察治疗效果的客观依据。选择具体测量方法时，要注意肿块覆盖物的厚度，特别是哑铃状及其他形状的肿块，体表所见虽小，体内的部分却很大。有些囊性变或出血性肿块随时间变化而增大，要随时观察其大小。B超测量可准确提示其有意义的数值。

2）形态　常见的肿块形态特征有扁平、扁圆、圆球、卵圆、索条状、分叶状及不规则形态等。表面是否光滑可协助判断其性质，良性肿瘤因其有完整包膜，触诊时多表面光滑；而恶性肿瘤多无包膜，所以表面多粗糙，高低不平，且形状不一。

3）质地　从肿块质地的软硬可判断其不同性质。如骨瘤或恶性肿瘤质地坚硬如石，脂肪瘤则柔软如馒，囊性肿块按之柔软。但若囊性病变囊内张力增大到一定程度时，触诊也很硬韧。临证时注意这些辨证要点，则不难鉴别。

4）活动度　根据肿块活动度一般可确定肿块的位置或性质。如皮内肿块可随皮肤提起，推移肿块可见皮肤受牵扯；皮下肿块用手推之能在皮下移动，无牵拉感。总的原则是良性肿块活动度好，恶性肿块活动度较差。但是，有的肿块不活动或活动度极小，却不一定是恶性。如皮样囊肿，由于它镶嵌在颅骨上，致颅骨成凹，推之难移。

5）位置　有些肿块特别需要确定其生长的位置，以决定其性质和选择不同的治疗方法。如蔓状血管瘤看似位于体表，却多呈哑铃状，很可能外小内大，深层部分可以延伸到人体的骨间隙或内脏间隙，如术前诊断不清，术中往往措手不及；肌肉层或肌腱处肿块可随肌肉收缩淹没或显露，如腱鞘囊肿、腘窝囊肿等。遇到平卧位触摸不清或腹部比较深在的不易判断的肿块，检查时应选择不同体位，可让患者平卧位抬头，这时腹肌紧张，如可清楚地触及肿块，说明肿块位于腹壁；若肿块消失，说明肿块位于腹肌之下或腹腔内。另外，对某些肿块则需要借助仪器检查。

6）界限　指肿块与周围组织间的关系。一般认为非炎症性、良性肿块常有明显界限；而恶性肿块呈浸润性生长，与周围组织融合，无明显界限。炎性肿块或良性肿块合并感染，或良性肿块发生恶性变时，均可由边界清楚演变为边界不清，临证中应综合分析，予以鉴别。

7）疼痛　一般肿块多无疼痛，恶性肿块初期也很少疼痛；只有当肿块合并感染，或良性肿瘤出现挤压症状，或恶性肿瘤中、晚期出现破溃或压迫周围组织时，可有不同程度的疼痛。

8）内容物　由于肿块来源及形成或组织结构的区别，肿块内可有不同的内容物。如某些肉瘿含淡黄色或咖啡色液体，水瘤为无色透明液体，胶瘤为淡黄色黏冻状液体，结核性脓肿内容物稀薄暗淡并夹有败絮样物质，脂瘤内含灰白色豆腐渣样物质。为了明确内容物的性质，有时需针吸穿刺或手术活检证实。

（2）结节　结节是相对肿块而言，大者为肿块，小者为结节。其大小不一，多呈圆形、卵圆形、扁圆形等局限性隆起，亦可相互融合成片或相连成串，如甲状腺结节、乳腺结节 亦有发于皮下，不易察觉，较大用手才能触及。结节生长缓慢，质地较软，移动性好等，多考虑良性结节；对增长较快，质地较硬，移动性差的结节，有恶性倾向，必要时应做病理检查。由于发生部位及形态不同，成因及转归各异，特别需要仔细辨认。

（二）辨痛

疼痛是多种因素导致气血凝滞、阻塞不通的反映。疼痛是疮疡最常见的自觉症状，而疼痛增剧与减轻又常为病势进展与消退的标志。由于患者邪正盛衰与痛的原因不一，以及发病部位的深浅不同，疼痛的发作情况也有所不同。因此，欲了解和掌握疼痛的情况，还应从引起疼痛的原因、发作情况、疼痛性质等几个方面进行辨证，必要时痛肿合辨。

《医宗金鉴·外科心法要诀》中痈疽辨痛歌云："轻痛肌肉皮肤浅，重痛身在骨筋间。虚痛饥甚不胀闭，喜人揉按暂时安，实痛饱甚多胀闭，畏人挨按痛难言。寒痛喜暖色不变，热痛焮痛遇冷欢。脓痛鼓长按复起，瘀痛隐隐溃不然。风痛气痛皆走注，风刺气刺细心看。"

1. 疼痛原因

（1）热痛　皮色焮红，灼热疼痛，遇冷则痛减。见于阳证疮疡。

（2）寒痛　皮色不红，不热，酸痛，得温则痛缓。见于脱疽、寒痹。

（3）风痛　痛无定处，忽彼忽此，走注甚速，遇风则剧。见于行痹。

（4）气痛　攻痛无常，时感抽掣，喜缓怒甚。见于乳癖等。

（5）湿痛　痛而酸胀，肢体沉重，按之出现可凹性水肿或见糜烂流滋。见于臁疮、股肿等。

（6）痰痛　疼痛轻微，或隐隐作痛，皮色不变，压之酸痛。见于脂瘤、肉瘤。

（7）化脓痛　痛势急胀，痛无止时，如同鸡啄，按之中软应指。多见于疮疡成脓期。

（8）瘀血痛　初起隐痛、胀痛，皮色不变或皮色暗褐，或见皮色青紫、瘀斑。见于创伤或创伤性皮下出血。

2. 疼痛类别

（1）卒痛　突然发作，病势急剧。多见于急性疾患。

（2）阵发痛　时重时轻，发作无常，忽痛忽止。多见于石淋等疾患。

（3）持续痛　痛无休止，持续不减，连续不断。常见于疮疡初起与成脓时或脱疽等。

3. 疼痛性质

（1）刺痛　痛如针刺。病变多在皮肤，如蛇串疮。

（2）灼痛　痛而有烧灼感。病变多在肌肤，如疖、颜面疔、烧伤等。

（3）裂痛　痛如撕裂。病变多在皮肉，如肛裂、手足皲裂较深者。

（4）钝痛　疼痛滞缓。病变多在骨与关节间，如流痰等。

（5）酸痛　痛而有酸楚感。病变多在关节间，如鹤膝风等。

（6）胀痛　痛而有胀满不适感。如血肿、癃闭等。

（7）绞痛　痛如刀绞，发病急骤。病变多在脏腑，如石淋等。

（8）啄痛　痛如鸡啄，并伴有节律性痛。病变多在肌肉，常见于阳证疮疡化脓阶段。

（9）抽掣痛　痛时扩散，除抽掣外，并伴有放射痛。如乳岩、石瘿之晚期。

4. 痛与肿结合辨

（1）先肿而后痛者，其病浅在肌肤，如颈痈。

（2）先痛而后肿者，其病深在筋骨，如附骨疽。

（3）痛发数处，同时肿胀并起，或先后相继者，如流注。

（4）肿势蔓延而痛在一处者，是毒已渐聚。肿势散漫而无处不痛者，是毒邪四散，其势

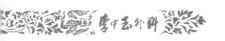

鸥张。

（三）辨痒

痒是皮肤病主要的自觉症状，且多有不同程度的局部表现，如皮肤脱屑、潮红、丘疹、水疱、风团块等；在疮疡的肿疡、溃疡阶段也时有发生。中医学认为，"热微则痒"，即痒是因风、湿、热、虫之邪客于皮肤肌表，引起皮肉间气血不和，郁而生微热所致；或由于血虚风燥阻于皮肤，肤失濡养，内生虚热而发。由于发生痒的原因不一，以及病变的发展过程不同，故痒的临床表现也各异。

《医宗金鉴·外科心法要诀》中痈疽辨痒歌云："初起作痒因风热，溃后脓沤或冒风，将敛作痒生新肉，痒若虫行气血充。"

1. 以原因来辨

（1）风胜　走窜无定，遍体作痒，抓破血溢，随破随收，不致化腐，多为干性，如牛皮癣、白疕、瘾疹等。

（2）湿胜　浸淫四窜，黄水淋漓，最易沿表皮蚀烂，越腐越痒，多为湿性，如急性湿疮；或有传染性，如脓疱疮。

（3）热胜　皮肤瘾疹，焮红灼热作痒，或只发于裸露部位，或遍布全身，甚则糜烂，滋水淋漓，结痂成片，常不传染，如接触性皮炎。

（4）虫淫　浸淫蔓延，黄水频流，状如虫行皮中，其痒尤甚，最易传染，如手足癣、疥疮等。

（5）血虚　皮肤变厚、干燥、脱屑，很少糜烂流滋水，如牛皮癣、慢性湿疮。

2. 以病变过程来辨

（1）肿疡作痒　一般较为少见，如有头疽、疔疮初起，局部肿势平脓犹未化之时，可有作痒的感觉，这是毒势炽盛，病变有发展的趋势。特别是疫疔，只痒不痛，但病情更为严重。又如乳痈等经治疗后局部肿痛已减，余块未消之时，也有痒的感觉，这是毒势已衰，气血通畅，病变有消散之趋势。

（2）溃疡作痒　如痈疽溃后，肿痛渐消，忽然患部感觉发热奇痒，常由于脓区不洁，脓液浸渍皮肤，护理不善所致；或因应用汞剂、砒剂、敷贴膏药等引起皮肤过敏而发。如溃疡经治疗后脓流已畅、余肿未消之时，或于腐肉已脱、新肌渐生之际，而皮肉间感觉微微作痒，这是毒邪渐化，气血渐充，助养新肉，将要收口的佳象。

（四）辨脓

脓因皮肉之间热胜肉腐蒸酿而成，由气血所化生，是肿疡在不能消散的阶段所出现的主要症状。及时正确辨别脓的有无、脓肿部位深浅，然后才能进行适当的处理；脓液性质、色泽、气味等变化，有助于正确判断疾病的预后顺逆，这是判断外科疮疡发展与转归的重要环节。

《医宗金鉴·外科心法要诀》中痈疽辨脓歌云："痈疽未成宜消托，已成当辨有无脓，按之坚硬无脓象，不热无脓热有脓，大软应知脓已熟，半软半硬脓未成，按之即起脓已有，不起无脓气血穷。深按速起稀黄水，深按缓起坏污脓。实而痛甚内是血，内是气兮按不疼。轻按即痛知脓浅，重按方疼深有脓，薄皮剥起其脓浅，皮不高阜脓必浓。稠黄白脓宜先出，桃红红水次行，肥人脓多瘦人少，反此当究有变凶，稠黄气实虚稀白，粉浆污水定难生，汗后脓秽犹可愈，脓出身热治无功。"

1. 成脓的特点

（1）疼痛 阳证脓疡因正邪交争剧烈，脓液积聚，脓腔张力不断增高，压迫周围组织而疼痛剧烈。局部按之灼热痛甚，拒按明显；老年体弱者应激力差，反应迟钝，痛感缓和。阴证脓疡则痛热不甚，而酸胀感明显。

（2）肿胀 皮肤肿胀、皮薄光亮为有脓。深部脓肿皮肤变化不明显，但胀感较甚。

（3）温度 用手仔细触摸患部，与周围正常皮肤相比，若为阳证脓疡，则多局部温度增高。

（4）硬度 明代汪机在《外科理例》中在论述脓之有无时云："按之牢硬未有脓，按之半软半硬已成脓，大软方是脓成。"清代顾世澄在《疡医大全》中论述辨脓法时云："凡肿疡按之软陷，随手起者，为有脓；按之坚硬，虽按之有凹，不即随手起者，为脓尚未成。"肿块变软即表示脓已成。

2. 确认成脓的方法

（1）按触法 用两手食指的指腹轻放于脓肿患部，相隔适当的距离，然后以一手指稍用力按一下，另一手指端即有一种波动的感觉，这种感觉称为应指。经反复多次及左右相互交替试验，若应指明显者为有脓。

（2）透光法 医生用左手遮着患指（趾），同时用右手把手电筒放在患指（趾）下面，对准患指（趾）照射，然后注意观察指（趾）部上面，如见深黑色的阴影为有脓。不同部位的脓液积聚，其阴影可在其相应部位显现。此法适用于指、趾部甲下的辨脓，因其局部组织纤薄且能透光。如蛇眼疔甲根后的脓液积聚，可在指甲根部见到轻度的遮暗；蛇头疔脓液在骨膜部，沿指骨的行程有增强的阴影而周围清晰；在骨部的，沿着骨有黑色遮暗，并在感染区有明显的轮廓；在关节部的，则关节处有很少的遮暗；在腱鞘内的，有轻度遮暗，其行程沿整个手指的掌面；全手指尖部、整个手指的脓肿则呈一片显著暗区。

（3）点压法 在手指（趾）部，当病灶处脓液很少的情况下，可用点压法检查，该法简单易行。用大头针尾或火柴头等小的圆钝物，在患部轻轻点压，如测得有局限性的剧痛点，即为可疑脓肿。

（4）穿刺法 若脓液不多且位于组织深部时，用按触法辨脓有困难，可直接采用注射器穿刺抽脓方法，不仅可以用来辨别脓的有无，确定脓肿深度，而且可以采集脓液标本，进行培养和药物敏感实验。操作时必须严格消毒，注意选择粗细适当的针头、进针角度、深度等。选定痛点明显处为穿刺点，局部麻醉后负压进针，边进边吸，若见脓液吸出，即可确定脓肿部位。若一次穿刺无脓，可重复穿刺。

（5）超声检查 超声检查的特点是操作简单、无损伤，可比较准确地确定脓肿部位，并协助判断脓肿大小，从而能引导穿刺或切开排脓。

3. 辨脓的部位深浅 确认脓疡深浅，可为切开引流提供进刀深度。若深浅不辨，浅者深开，容易损伤正常组织，增加患者痛苦。

（1）浅部脓疡 如阳证脓疡，其临床表现为高突坚硬，中有软陷，皮薄焮红灼热，轻按则痛且应指。

（2）深部脓疡 肿块散漫坚硬，按之隐隐软陷，皮肤不热或微热，不红或微红，重按方痛。

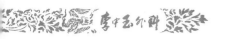

4. 辨脓的形质、色泽和气味

（1）脓的形质　如脓稠厚者，为元气充盛；淡薄者，为元气较弱。如先出黄白稠厚脓液，次出黄稠滋水，是将敛佳象；若脓由稠厚转为稀薄，体质渐衰，为一时难敛。

（2）脓的色泽　如黄白质稠，色泽鲜明，为气血充足，最是佳象；如黄浊质稠，色泽不净，为气火有余，尚属顺证；如黄白质稀，色泽洁净，气血虽虚，未为败象；如脓色绿黑稀薄，为蓄毒日久，有损筋伤骨之可能；如脓中夹有瘀血者，为血络损伤。

（3）脓的气味　一般略带腥味者，其质必稠，大多是顺证现象；脓液腥秽恶臭者，其质必薄，大多是逆证现象，常为穿膜损骨之征。其他有如蟹沫者，为内膜已透，每多难治。

总之，脓为气血所化，宜稠厚不宜稀薄，宜明净不宜污浊，宜排出不宜滞留。

（五）辨出血

出血是临床中常见而重要的症状之一，中医外科疾病以便血、尿血最为常见。准确辨认出血的性状、部位、原因，对及时诊断、合理治疗具有十分重要的意义。

1. 便血　便血亦称"血泄"，即指血从肛门下泄，包括粪便带血及单纯下血。便血有"远血"和"近血"之说。上消化道出血一般呈柏油样黑便，为远血；直肠、肛门的便血见血色鲜红，为近血。便血的颜色与出血部位、出血量及血液在肠道内停留时间长短有关。一般柏油样黑便的形成可由自口腔至盲肠任何部位的出血所造成；但若肠道蠕动极快时，则血色鲜红或血便混杂；乙状结肠、直肠出血则血液多附着在粪便表面，血与便不相混杂。内痔以便血为主，多发生在排便时，呈喷射状或便后肛门滴血；肛裂排便时血色鲜红而量少，并伴剧烈疼痛；结肠癌多以腹部包块就诊，血与便混杂，常伴有黏液；直肠癌则以便血求治，肛门下坠，粪便表面附着鲜红或暗红色血液，晚期可混有腥臭黏液，常误诊为痔，指诊可以帮助确诊。另外，各种原因导致的败血症及食用某些食物等也可见有黑便，应根据临床表现及病史进行详辨。

2. 尿血　尿血亦称"溲血""溺血"，是指排尿时尿液中有血液或血块而言。一般以无痛者为"尿血"，有痛者称"血淋"。泌尿生殖系的感染、结石、肿瘤、损伤等是导致尿血的主要原因。如肾、输尿管结石，在疼痛发作期间或疼痛后出现不同程度的血尿，一般为全程血尿；膀胱、尿道结石多为终末血尿；肾肿瘤常为全程无痛血尿，一般呈间歇性；膀胱肿瘤呈持续性或间歇性无痛肉眼血尿，出血较多者可以排出血块；外伤损及泌尿系统，如器械检查或手术等均可造成出血，引起尿血。临床上可根据病史、体征及其他检查，明确出血部位。另外，尚有一些疾病，如结缔组织疾病和免疫系统、内分泌、代谢障碍性疾病，也可以引起尿血。

（六）辨麻木

麻木是由于气血失调或毒邪炽盛，以致经脉阻塞，气血不达而成。由于麻木的致病原因不同，其临床表现亦有差别。如疔疮、有头疽坚肿色褐，麻木不知痛痒，伴有较重的全身症状，为毒邪炽盛，脉道滞塞，气血不运所致，常易发展为走黄和内陷；如麻风病患部皮肤增厚，麻木不仁，不知痛痒，为气血失和所致；脱疽早期患肢麻木且冷，为气血不运，脉络阻塞，常易致筋骨腐烂，顽固难愈。

（七）辨溃疡

1. 色泽　阳证溃疡多色泽红活鲜润，疮面脓液稠厚黄白，腐肉易脱，新肉易生，疮口易敛，知觉正常；阴证溃疡多疮面色泽灰暗，脓液清稀，或时流血水，腐肉不脱，或新肉不生，疮口经久难敛，疮面不知痛痒。如疮顶突然陷黑无脓，四周皮肤暗红，肿势扩散，多为疔疮走黄之象；如疮面腐肉已尽而脓水灰薄，新肉不生，状如镜面，光白板亮，为虚陷之证。

2.溃疡形态

（1）化脓性溃疡　疮面边缘整齐，周围皮肤微有红肿，一般口大底小，内有少量脓性分泌物。

（2）压迫性溃疡　又称为缺血性溃疡。初期皮肤暗紫，很快变黑并坏死，滋水、液化、腐烂，脓液有臭味，可深及筋膜、肌肉、骨膜。多见于褥疮。

（3）结核性溃疡　疮口多呈凹陷形或潜行空洞或漏管，疮面肉色不鲜，脓水清稀，并夹有败絮状物，疮口愈合缓慢或反复溃破，经久难愈。

（4）岩性溃疡　疮面多呈翻花状如岩穴，有的在溃疡底部见有珍珠样结节，内有紫黑坏死组织，渗流血水，伴腥臭味。

（5）梅毒性溃疡　多呈半月形，边缘整齐，坚硬削直如凿，略微内凹，基底面高低不平，并有稀薄臭秽分泌物。

五、辨善恶与顺逆

善恶与顺逆是历代外科医家，在长期的医疗实践中反复总结、验证、补充，逐渐形成的一个完整理论体系，对临床指导判断外科疮疡的预后具有较高的实用价值。正如元代齐德之在《外科精义·辨疮疽善恶法》中记载："痈疽证候，善恶逆从，不可不辨。""善恶"是指全身症状，而"顺逆"是指局部情况。临床上，辨善恶顺逆是通过观察局部症状的顺逆，结合患者全身症状的善恶，综合分析，判断疾病的预后、转归，并及时采取适当的治疗措施积极处理。

（一）辨善恶

《圣济总录》提出了完整的五善七恶学说。明代陈实功又提出了五善配合五脏之说。目前中医外科临床仍运用五善七恶学说作为指导。其内容如下：

1.五善　《医宗金鉴·外科心法要诀》中痈疽五善歌云："心善精神爽，言清舌润鲜，不躁不烦渴，寤寐两安然。肝善身轻便，不怒不惊烦，指甲红润色，溲和便不难。脾善唇滋润，知味喜加餐，脓黄稠不秽，大便不稀干。肺善声音响，不喘无嗽痰，皮肤光润泽，呼吸气息安。肾善不午热，口和齿不干，小水清且白，夜卧静如山。"具体表现为：①心善。精神爽快，言语清亮，舌润不渴，寝寐安宁。②肝善。身体轻便，不怒不惊，指甲红润，二便通利。③脾善。唇色滋润，饮食知味，脓黄而稠，大便和调。④肺善。声音响亮，不喘不咳，呼吸均匀，皮肤润泽。⑤肾善。身无潮热，口和齿润，小便清长，夜卧安静。

2.七恶　《医宗金鉴·外科心法要诀》中痈疽七恶歌云："一恶神昏愦，心烦舌燥干，疮色多紫黑，言语自呢喃。二恶身筋强，目睛正视难，疮头流血水，惊悸是伤肝。三恶形消瘦，疮形陷又坚，脓清多秽臭，不食脾败难。四恶皮肤槁，痰多韵不圆，喘生鼻扇动，肺绝必归泉。五恶时引饮，咽喉若燎烟，肾亡容惨黑，囊缩死之原。六恶身浮肿，肠鸣呕呃繁，大肠多滑泄，脏腑败之端。七恶疮倒陷，如剥鳝一般，时时流污水，四肢厥逆寒。"具体表现为：①心恶。神态昏糊，心烦舌燥，疮色紫黑，言语呢喃。②肝恶。身体强直，目难正视，疮流血水，惊悸时作。③脾恶。形容消瘦，疮陷脓臭，不思饮食，纳药呕吐。④肺恶。皮肤枯槁，痰多音暗，呼吸喘急，鼻

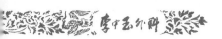

翼扇动。⑤肾恶。时渴引饮，面容惨黑，咽喉干燥，阴囊内缩。⑥脏腑将竭。身体浮肿，呕吐呃逆，肠鸣泄泻，口糜满布。⑦阳脱。疮陷色暗，时流污水，汗出肢冷，嗜卧语低。

临证时，要灵活运用，不能生搬硬套。一般情况下，若见到其中之一二种表现，即可说明其是善或恶。对于七恶，即使见到一证，也是坏现象，必须重视。总之，外证疮形虽大，病邪虽实，如见善证而无恶证，则也属吉相；反之，疮形虽少，而见七恶之证，也属凶候。

（二）辨顺逆

顺逆之论源自《黄帝内经》，其中《灵枢·玉版》中云："黄帝曰：多害者其不可全乎？岐伯曰：其在逆顺焉。黄帝曰：愿闻逆顺。岐伯曰：以为伤者，其白眼青，黑眼小，是一逆也；内药而呕者，是二逆也；腹痛渴甚，是三逆也；肩项中不便，是四逆也；音嘶色脱，是五逆也。除此五者，为顺矣。"后世医家多有发挥。隋代巢元方在《诸病源候论·痈疽病诸候》中记载："凡痈破溃之后，有逆有顺。其眼白睛青黑，而眼小者，一逆也；内药而呕者，二逆也；腹痛、渴甚者，三逆也；膊项中不便者，四逆也；音嘶色脱者，五逆也。除此者并为顺也。此五种皆死候。"《医宗金鉴·外科心法要诀》中痈疽顺证歌云："顺证初起小渐大，憎寒壮热渐焮疼，气盛顶尖高肿起，血盛根脚收束红。阳证二七脓熟溃，阴证廿一脓始成，已溃腌气无瀁气，腐脱新生饮食增。疮形虽大终无害，老少壮弱俱成功。"而其中的痈疽逆证歌云："逆证黍米不知疼，漫肿不热顶塌平，未老白头坚且硬，舌干烦躁不生脓。肉肿疮陷猪肝紫，遗尿直视并撮空，眼神透露精神短，身缩循衣唇吻青，面若涂脂皮枯槁，唇白腹胀定难生。已溃内坚皮破烂，腐后心烦脓水清，新肉不生多臭秽，头低项软憔悴容。阳病指甲青必绝，阴病颧红命必终。鼻生烟煤谵妄语，新肉板片泻直倾，面色土黄耳枯黑，人中抽缩沟坦平。口张气出无回返，鼻孔相扇随息行，汗出如珠不易散，血水如肺痰胶凝。肉绽烂斑神离乱，满面黑气惨天庭，绵溃内似葡萄嵌，眼眶迷漫黑气浓。以上无论肿与溃，但逢此证悉属凶。"

临床上辨别疮疡的顺逆，主要依据疮疡的局部情况进行辨证，参见表3-1。

表3-1　辨顺逆

	顺证	逆证
初起	由小渐大，疮顶高突，色红，灼热疼痛，根脚不散	形如黍米，疮顶平塌，根盘散漫，疮色紫暗，疼痛不重
脓成	疮形高肿隆起，皮薄光亮，根盘收束，易脓易腐，焮痛	疮陷肿坚紫暗，根盘散漫，难脓难腐
已溃	脓汁稠黄，色鲜不臭，腐肉易脱，肿消痛减	脓汁清稀，污秽腥臭或脓出肿痛不减，腐肉难脱
收口	创面红活，新肉易生，疮口易敛，感觉正常	腐肉虽脱，新肉不生，色败臭秽，疮口难敛，创面不知痛痒

在临床中，既要防止逆证的出现，对于已经出现了逆证的患者，也应该积极治疗，使其由逆证转为顺证，而不可轻易放弃救治。

第四章 治 法

  《医宗金鉴·外科心法要诀》中痈疽总论治法歌云："痈疽疮疡初如粟，麻痒焮痛即大毒。不论阴阳灸最宜，灸后汤洗膏固护，内用疏解与宣通，外宜敷药四围束。轻证神灯照三枝，平塌须急补不足，高肿不可过于攻，内热毒盛须消毒。二便秘结宜通利，脏腑宣通方为福。十日以后疮尚坚，铍针点破最宜先。半月之后脓若少，药筒拔提脓要黏。疮已溃烂腐不脱，当腐剪破开其窍，能令脓管得通流，自然疮头无闭塞。频将汤洗忌风吹，祛腐须当上灵药，生肌散用将敛时，保养须勤毋怠惰。切忌脓出投寒凉，冬宜温室夏明窗，肌肉长平将疮敛，谨慎调理更加详。新肉如珠皮不敛，若失保养命多亡。"

  中医外科疾病的治疗方法分内治法和外治法。内治法与内科疾病有共同之处，但有其特点。其以消、托、补三法为总则，在某些外科疾病中应用某些比较独特的方药，与内科有较显著的区别。而外治法中，外用药物中的祛腐生肌、掺药，手术疗法及引流、垫棉、挂线等均为外科所独有，且内容丰富。在临床工作中，因病种不同，病情不一，有时仅使用外治，既可获得满意疗效，亦有专用内治而获痊愈的。一般来说，中医外科疾病多内治与外治相结合，以提高疗效，缩短疗程。

第一节 内治法

一、内治法的三个总则

（一）消法

  《医宗金鉴·外科心法要诀》内消治法歌云："内消表散有奇功，脉证俱实用最灵，脉证俱虚宜兼补，发渴便秘贵疏通。清热解毒活气血，更看部位属何经，主治随加引经药，毒消肌肉自然平。"消法是运用不同的治疗方法和方药，使初起的外科疾病得到消散，不使邪毒结聚、走窜、发展或成脓，是一切外科疾病初起的治疗法则。诚如明代申斗垣在《外科启玄·明内消法论》所言："消者灭也……使绝其源而清其内，不令外发，故云内消。"此法适用于尚未成脓的初期肿疡和非化脓性肿块性疾病及各种皮肤疾病等。清代叶天士在《临证南医案·疮疡》中说："大凡疡证虽发于表，而病根则在于里，能明阴阳虚实寒热，经络腧穴，大证化小，善于消散者，此为上工。"消法可使患者免受溃脓、手术之苦，又能缩短病程，故古人有"以消为贵"的说法。但由

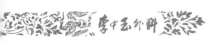

于外科疾病的致病原因不同，病机转化有别，症状表现各异，因而在具体应用消法时，必须针对病种、病位、病因病机、病情，分别运用不同的方法。如有表邪者解表，里实者通里，热毒蕴结者清热，寒邪凝结者温通，痰凝者祛痰，湿阻者理湿，气滞者行气，血瘀者化瘀和营等。此外，还应结合患者的体质强弱、肿疡所属的经络部位等，加减不同的药物。按此施治，则未成脓者可以内消，即使不能消散，也可移深居浅，转重为轻。消法的使用贵乎早，诚如清代顾世澄在《疡医大全·论初起肿疡》所说："初起肿疡者……七日之内，未成脓者……施治之早，可内消十之六七。"若疮形已成，即不可再用内消之法，以防毒散不收，气血受损；或脓毒内蓄，侵蚀好肉，甚至腐烂筋骨，反使溃后难敛，不易速愈。故《外科启玄》云："如形症已成，不可此法也。"

（二）托法

《医宗金鉴·外科心法要诀》中托治法歌："已成不起更无脓，坚硬不赤或不疼，脓少清稀口不敛，大补气血调卫荣，佐以祛毒行滞品，寒加温热御寒风，肿消脓出腐肉脱，新生口敛内托功。"托法是使用补益气血和透脓托毒的方药，扶助正气，托毒外出，以免毒邪扩散和内陷的治疗法则。元代齐德之在《外科精义·托里法》中说："大抵托里之法，使疮无变坏之证，凡为疮医，不可一日无托里之药。"说明托法适用于外疡中期，即成脓期。此时热毒已腐肉成脓，由于一时疮口不能溃破，或机体正气虚弱无力托毒外出，均会导致脓毒滞留。治疗上应根据患者体质强弱和邪毒盛衰状况，分为补托和透托两种方法。补托法用于正虚毒盛的虚证，不能托毒外出，疮形平塌，肿势散漫不收，致使难溃难腐；透托法适用于正气不虚而毒邪炽盛者，可用透脓的药物，促其早日脓出毒泄，肿消痛减，以免脓毒旁窜旁流。透脓法不宜过早用之，在肿疡初起或未成脓时禁用。

（三）补法

《医宗金鉴·外科心法要诀》中记载："虚实治法歌：痈疽未脓灸最良，药服托里自安康，发热恶寒身拘紧，无汗表散功最长。肿硬口干二便秘，下利毒热自然凉，焮痛热盛烦躁渴，便和清热自吉昌。内脓不出瘀肉塞，用刀开割法相当，软漫无脓不腐溃，宜服温补助生阳。溃后新肉如冻色，倍加温热自吉祥，大汗亡阳桂枝附，自汗肢厥四逆汤。脾虚溃后肌消瘦，脓水清稀面白黄，不眠发热疮口懒，食少作渴大便溏，宜服清补助脾剂，投方应证保无妨。"补法就是用补养的药物，恢复其正气，助养其新生，使疮口早日愈合的治疗方法。此法则适用于溃疡后期。此时毒势已去，精神衰疲，气血亏虚，脓水清稀，肉芽灰白不实，疮口难敛。补法是治疗虚证的法则，所以外科疾病只要有虚的证候存在，特别是疮疡的生肌收口期，均可应用。凡气血虚弱者，宜补养气血；脾胃虚弱者，宜理脾和胃；肝肾不足者，宜补益肝肾等。但毒邪未尽之时切勿速用补法，以免留邪为患，助邪鸱张，犯"实实之戒"。

二、内治法的具体应用

上述消、托、补三大法则是治疗外科疾病的三个总则。由于疾病的病种、病因、病机、病位、病性、病程等不同，因此，在临床具体运用时治法很多，归纳起来大致有解表、通里、清热、温通、祛痰、理湿、行气、和营、内托、补益、调胃等。

（一）解表法

解表法是用解表发汗的药物达邪外出，使外证得以消散的治法，正如《黄帝内经》所说"汗之则疮已"之意，即通过发汗开泄腠理，使壅阻于皮肤血脉之间的毒邪随汗而解。因邪有风热、风寒之分，故治法亦有辛凉、辛温之别。

1.方剂举例　辛凉解表方，如银翘散或牛蒡解肌汤；辛温解表方，如荆防败毒散、桂枝汤。

2.常用药物　辛凉解表药，如薄荷、桑叶、蝉蜕、牛蒡子、连翘、浮萍、菊花等；辛温解表药，如荆芥、防风、麻黄、桂枝、羌活、生姜、葱白等。

3.适应证　辛凉解表法用于外感风热证，症见疮疡局部掀红肿痛，或皮肤出现急性泛发性皮损，皮疹色红、瘙痒，伴有恶寒轻、发热重、汗少、口渴、咽喉疼痛、小便黄、舌苔薄黄、脉浮数者，如颈痈、乳痈初起、头面部丹毒、瘾疹属风热证者，药疹等；辛温解表法用于外感风寒证，症见疮疡局部肿痛酸楚，皮色不变，或皮肤出现急性泛发性皮损，皮疹色白，或皮肤麻木，伴有恶寒重、发热轻、无汗、头痛、身痛、口不渴、舌苔白、脉浮紧者，如瘾疹属风寒证者。

4.注意事项　凡疮疡溃后，日久不敛，体质虚弱者，即使有表证存在，亦不宜发汗太过，否则汗出过多，体质更虚，易引起痉厥、亡阳之变。即如《伤寒论》所说："疮家，虽身疼痛，不可发汗，汗出则痉。"

（二）通里法

通里法是用泻下的药物，使蓄积在脏腑内部的毒邪得以疏通排出，从而达到除积导滞、逐瘀散结、泄热镇痛、祛邪消毒的目的。外科通里法常用的为攻下（寒下）和润下两法。

1.方剂举例　攻下法方，如大承气汤、内疏黄连汤、凉膈散；润下法方，如润肠汤。

2.常用药物　攻下药物，如大黄、芒硝、枳实、番泻叶；润下药物，如瓜蒌仁、火麻仁、郁李仁、柏子仁、桃仁、杏仁、火麻仁等。

3.适应证　攻下法适用于表证已罢，热毒入腑，内结不散的实证、热证，如外科疾病局部掀红肿胀、疼痛剧烈，或皮肤病之皮损处掀红灼热，并伴口干饮冷、壮热烦躁、呕恶便秘、舌苔黄腻或黄糙、脉沉数有力者；润下法适用于阴虚肠燥便秘者，如疮疡、肛肠疾病、皮肤病等阴虚火旺、胃肠津液不足而见口干食少、大便秘结、脘腹痞胀、舌红、苔黄腻或薄黄、脉细数者。

4.注意事项　运用通里攻下法必须严格掌握适应证，尤以年老体衰、妇女妊娠或月经期更宜慎用。使用时应中病即止，不可过剂，以免损耗正气，致疾病缠绵难愈。泻下药物虽然可以直接泻下蕴结之热毒，但在使用时可适当配以清热解毒之品，以增强清泄热毒之效。

（三）清热法

清热法是用寒凉的药物，使内蕴之热毒得以清解的治法，即《黄帝内经》所说"热者寒之"。由于外科疮疡多因火毒所生，所以清热法是外科的主要治疗法则。但在具体运用时，首先必须分辨热之盛衰、火之虚实。实火宜清热解毒，热在气分当清气分之热，入营可清营泄热，入血须凉血散血；阴虚火旺宜养阴清热。

1.方剂举例　清热解毒方，如五味消毒饮；清气分之热方，如黄连解毒汤；清营分热方，如清营汤；清血分热方，如犀角地黄汤（犀角以水牛角代之）；养阴清热方，如知柏地黄丸；清骨蒸潮热方，如清骨散。

2.常用药物　清热解毒药有蒲公英、紫花地丁、金银花、连翘、蚤休、野菊花等，清气分热药有黄连、黄芩、黄柏、石膏等，清营血分热药有水牛角、地黄、赤芍、牡丹皮、紫草、大青叶等，养阴清热药有地黄、玄参、麦冬、龟甲、知母等，清骨蒸潮热药有地骨皮、青蒿、鳖甲、银

第四章　治法

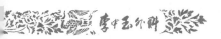

柴胡等。

3.**适应证** 清热解毒法用于热毒之证，症见局部红、肿、热、痛，伴发热烦躁、口燥咽干、舌红苔黄、脉数等，如疔疮、疖、痈等疮疡；清气分热适用于局部色红或皮色不变、灼热肿痛的阳证，或皮肤病之皮损焮红灼热，脓疱糜烂，并伴壮热烦躁、口干喜冷饮、溲赤便干、舌质红、苔黄腻或黄糙、脉洪数者，如颈痈、流注、接触性皮炎、脓疱疮等。在临床上，清热解毒与清气分热常相互合并应用。清血分热适用于邪热侵入营血，症见局部焮红灼热的外科疾病，如烂疔、发、大面积烧伤；皮肤病出现红斑、淤点、灼热，如丹毒、白疕属血热型者、红蝴蝶疮等，可伴有高热、口渴不欲饮、心烦不寐、舌红绛、苔黄、脉数等。以上三法在热毒炽盛时可相互同用。若热毒内传、邪陷心包而见烦躁不安、神昏谵语、身热、舌红绛、苔黑褐而干、脉洪数或细数，是为疔疮走黄、疽毒内陷，又当加清心开窍法，可应用安宫牛黄丸、紫雪丹、至宝丹等。养阴清热法用于阴虚火旺的慢性病证，如红蝴蝶疮、有头疽溃后、蛇串疮恢复期，或走黄、内陷后阴伤有热者。清骨蒸潮热一般用于痹证、流痰后期虚热不退者。

4.**注意事项** 应用清热药切勿太过，必须兼顾胃气，如过用苦寒，势必损伤胃气而致纳呆、呕恶、反酸、便溏等症状。尤其在疮疡溃后体质虚弱者更应注意，过投寒凉药物往往会影响疮口愈合。

（四）温通法

温通法是用温经通络、散寒化痰的药物，以驱散阴寒凝滞之邪的治法，为治疗寒证的主要法则，即《黄帝内经》中所说"寒者热之"。本法在外科临床运用时主要有温经通阳、散寒化痰和温经散寒、祛风化湿法。

1.**方剂举例** 温经通阳方，如阳和汤；温经散寒方，如独活寄生汤。

2.**常用药物** 温经通阳、散寒化痰药物，如附子、肉桂、干姜、桂枝、麻黄、白芥子等；温经散寒、祛风化湿药物，如细辛、桂枝、羌活、独活、秦艽、防风、桑寄生等。

3.**适应证** 温经通阳、散寒化痰法适用于体虚寒痰阻于筋骨，患处隐隐作痛、漫肿不显、不红不热、面色苍白、形体恶寒、小便清利、舌淡苔白、脉沉迟等内寒证，如流痰、脱疽等病；温经散寒、祛风化湿法适用于体虚风寒湿邪侵袭筋骨，患处酸痛麻木、漫肿、皮色不变、恶寒重发热轻、苔白腻、脉迟紧等外寒证者。

总之，上述两法之中阳和汤以温阳补虚为主，一般多用于体质较虚者，为治疗虚寒阴证的代表方；独活寄生汤祛邪补虚并重，如体质较强者，只要去其补虚之品，仍可应用。

4.**注意事项** 阴虚有热者不可施用本法，因温燥之药能助火劫阴，若用之不当，能造成其他变证。临床上应用温通法多配以补气养血、活血通络之品，使元气充足，血运无阻，经脉流通，阳气畅达。

（五）祛痰法

祛痰法是用咸寒软坚化痰的药物，使因痰凝聚之肿块得以消散的治法。一般情况下，痰不是疮疡的主要发病原因，多为外感六淫、内伤七情及体质虚弱等使气机阻滞、湿聚成痰。因此，祛痰法在临床运用时大多数是针对不同的病因，配合其他治法使用，才能达到化痰、消肿、软坚的目的。故分有疏风化痰、清热化痰、解郁化痰、养营化痰等法。

1.**方剂举例** 疏风化痰方，如牛蒡解肌汤合二陈汤；清热化痰方，如清咽利膈汤合二母散；

治法第四章

解郁化痰方，如逍遥散合二陈汤；养营化痰方，如香贝养荣汤。

2.常用药物　疏风化痰药有牛蒡子、薄荷、蝉蜕、夏枯草、陈皮、杏仁、半夏等；清热化痰药，如板蓝根、连翘、黄芩、金银花、知母、川贝母、桔梗、瓜蒌、天竺黄、竹茹等；解郁化痰药，如柴胡、川楝子、郁金、香附、海藻、昆布、白芥子等；养营化痰药，如当归、白芍、何首乌、茯苓、川贝母等。

3.适应证　疏风化痰法适用于风热夹痰证，如颈痈结块肿痛，伴有咽喉肿痛、恶风发热；清热化痰法适用于痰火凝聚之证，如锁喉痈红肿坚硬、灼热疼痛，伴气喘痰壅、壮热口渴、便秘溲赤、舌质红绛苔黄腻、脉弦滑数；解郁化痰法适用于气郁夹痰之证，如瘿证，肉瘿见结块坚实，色白不痛或微痛，伴有胸闷憋气、性情急躁等；养营化痰法适用于体虚夹痰之证，如瘰证，流痰后期脓水稀薄，或渗流血水，伴形体消瘦、神疲肢软者。

4.注意事项　因痰而致的外科病每与气滞、火热相合，应注意辨证。临床应用可根据病变部位、经络脏腑所属而随经用药，如病在颈项、腮颐加疏肝清火之品，病在乳房加清泻胃热之品。

（六）理湿法

理湿法是用燥湿或淡渗利湿的药物祛除湿邪的治法。湿邪停滞能阻塞气机，病难速愈。治湿之法，在上焦宜化，在中焦宜燥，在下焦宜利。且湿邪致病常与其他邪气结合为患，最多为夹热，其次为夹风，故理湿法不单独使用，多必须结合清热、祛风等法，才能达到治疗目的。如湿热壅盛，留恋气分，要利湿化浊、清热解毒；湿热下注膀胱，宜清热泻火，利水通淋；湿热蕴结肝胆，宜清肝泻火，利湿化浊；风湿袭于肌表，宜除湿祛风。

1.方剂举例　燥湿健脾方，如平胃散；清热利湿方，如二妙丸、萆薢渗湿汤、五神汤、龙胆泻肝汤等；除湿祛风方，如豨莶丸。

2.常用药物　燥湿药物，如苍术、佩兰、藿香、厚朴、半夏、陈皮等；淡渗利湿药物，如萆薢、泽泻、薏苡仁、猪苓、茯苓、车前草、茵陈等；祛风除湿药，如白鲜皮、豨莶草、威灵仙、防己、木瓜、蚕沙等。

3.适应证　燥湿健脾法适用于湿邪兼有脾虚不运之证，如外科疾患伴有胸闷呕恶、脘腹胀满、纳食欠佳、舌苔厚腻等；清热利湿法适用于湿热并盛者，如湿疮、漆疮、臁疮等见肌肤焮红作痒、滋水淋漓或肝胆湿热引发的子痈、囊痈等；祛风除湿法适用于风湿袭于肌表之证，如白驳风。

4.注意事项　湿邪黏滞，易聚难化，常与热、风、暑等邪相合而发病，故治疗时务必结合清热、祛风、清暑等法合并应用。理湿之药过用每能伤阴，故阴虚、津液亏损者宜慎用或一般不用。

（七）行气法

行气法是运用行气的药物调畅气机、流通气血，以达到解郁散结、消肿止痛作用的一种治法。气血凝滞是外科病理变化中的一个重要环节，局部肿胀、结块、疼痛都与气机不畅、血脉瘀阻有关。因气为血帅，气行则血行，气滞则血瘀，故行气之时多与活血药配合使用；又气郁则水湿不行、聚而成痰，故行气药又多与化痰药合用。

1.方剂举例　疏肝解郁、行气活血方，如逍遥散、清肝解郁汤；理气化痰、软坚散结方，如海藻玉壶汤、开郁散。

第四章　治法

2.常用药物　疏肝解郁、行气活血药物，如柴胡、香附、枳壳、陈皮、木香、延胡索、川楝子、当归、川芎、白芍、丹参等；理气解郁、化痰软坚药，如海藻、昆布、川贝母、青皮、半夏等。

3.适应证　疏肝解郁、行气活血法，适用于肝郁气滞血凝而致肿块坚硬或结块肿痛、不红不热，或痈疽后期寒热已除、毒热已退而肿硬不散者，伴胸闷不舒、口苦、脉弦等，如乳癖、乳岩等；理气化痰、软坚散结法，适用于肿势皮紧内软，随喜怒而消长，且性情急躁、痰多而黏者，如肉瘿、气瘿等病。

4.注意事项　凡行气药物，多有香燥辛温的特性，容易耗气伤阴，故气虚、阴伤或火盛患者须慎用或禁用。此外，行气法在临床上单独使用者较少，常与祛痰、和营等方法配合使用。

（八）和营法

和营法是用调和营血的药物，使经络疏通，血脉调和流畅，从而使疮疡肿消痛止的治法。外科病中疮疡的形成多因"营气不从，逆于肉理"而成，所以和营法在内治法中应用比较广泛。大致可分活血化瘀和活血逐瘀两种治法。

1.方剂举例　活血化瘀方，如桃红四物汤；活血逐瘀方，如大黄䗪虫丸。

2.常用药物　活血化瘀药，如桃仁、红花、当归、赤芍、牡丹皮、丹参等；活血逐瘀药，如䗪虫、水蛭、虻虫、三棱、莪术等。

3.适应证　活血化法适用于经络阻隔、气血凝滞引起的外科疾病，如肿疡或溃后肿硬疼痛不减，结块色红较淡或不红或青紫者；活血逐瘀法适用于瘀血凝聚、闭阻经络所引起的外科疾病，如乳岩、筋瘤等。

4.注意事项　和营法在临床上有时需与其他治法合并应用。若有寒邪者，宜与祛寒药合用；血虚者，宜与养血药合用；痰、气、瘀互结为患，宜与理气化痰药合用等。和营活血的药一般性多温热，所以火毒炽盛者不应使用，以防助火；对气血亏损者，破血逐瘀药也不宜过用，以免伤血。

（九）内托法

内托法是用补益和透脓托毒的药物扶助正气，托毒外出，使疮疡毒邪移深居浅，早日液化成脓，或使病灶趋于局限化，使邪盛者不致脓毒旁窜深溃，正虚者不致毒邪内陷，从而达到脓出毒泄、肿消痛止的目的，寓有"扶正达邪"之意。临床上根据病情虚实情况，托法可分为透托法和补托法两类，其中补托法又可分为益气托毒法和温阳托毒法。

1.方剂举例　透托方，如透脓散；益气托毒方，如托里消毒散；温阳托毒方，如神功内托散。

2.常用药物　如黄芪、党参、白术、当归、白芍、附子、干姜、皂角刺等。

3.适应证　透托法用于肿疡渐成，毒盛正气不虚，肿疡尚未溃破或溃破后脓出不畅者，多用于实证。补托法用于肿疡毒势方盛，正气已虚，不能托毒外出者。如见疮形平塌、根盘散漫、难溃难腐，或溃后脓水稀少、坚肿不消，并出现精神不振、面色无华、脉数无力等症状，可用益气托毒法；如见疮形漫肿无头，疮色灰暗不泽，化脓迟缓，或局部肿势已退、腐肉已尽而脓水灰薄，或偶带绿色、新肉不生、不知疼痛，伴自汗肢冷、腹痛便溏、精神萎靡、脉沉细、舌淡胖等症，可用温阳托毒法。

4.注意事项 透托法不宜用之过早,肿疡初起未成脓时勿用;补托法在正实毒盛的情况下不可施用,否则不但无益,反能滋长毒邪,使病势加剧而犯"实实之戒",故透脓散方中的当归、黄芪,凡湿热火毒炽盛之时皆去而不用。此外,内托法常与清热法同用,因热盛则肉腐,肉腐则为脓,故透脓的同时要酌加清热药物,火热熄则脓腐尽。

（十）补益法

补益法是用补虚扶正的药物,使体内气血充足,以消除虚弱,恢复正气,助养新肉生长,使疮口早日愈合的治法,即《黄帝内经》所说"虚者补之""损者益之"之意。补益法主要有益气、养血、滋阴、助阳等方面。

1.方剂举例 益气方,如四君子汤;养血方,如四物汤;气血双补方,如八珍汤;滋阴方,如六味地黄丸或左归丸;助阳方,如桂附地黄丸或右归丸。

2.常用药物 益气药,如党参、人参、黄芪、太子参、白术等;养血药,如当归、熟地黄、白芍、鸡血藤、阿胶等;滋阴药,如地黄、玄参、麦冬、天冬、石斛、女贞子、墨旱莲等;温阳药,如附子、肉桂、桂枝、吴茱萸、干姜等;助阳药,如仙茅、淫羊藿、巴戟天、鹿角等。

3.适应证 凡具有气虚、血虚、阴虚、阳虚诸证者,均可应用补法。一般适用于疮疡中后期、皮肤病等凡有气血不足及阴阳偏虚者。在具体运用时,症见肿疡疮形平塌散漫,顶不高突,成脓迟缓,溃疡日久不敛、脓水清稀者,可用调补气血法;如呼吸气短,语声低微,疲倦乏力,自汗,饮食不振,舌淡,脉虚无力者,宜以补气为主;如面色苍白或萎黄,唇色淡白,头晕眼花,心悸不寐,手足发麻,脉细无力者,宜以补血为主;如皮肤病皮损表现为干燥、脱屑、肥厚、粗糙、皲裂、苔藓样变,毛发干枯脱落,伴有头晕眼花、面色苍白等全身症状,宜养血润燥;如一切疮疡不论已溃未溃,或皮肤病、肛门病,症见口干咽燥、耳鸣目眩、手足心热、午后低热、形体消瘦、舌红少苔、脉象细数者,宜用滋阴法治之;如一切疮疡肿形软漫,不易酿脓腐溃,溃后肉色灰暗,新肉难生,伴大便溏薄、小便频数、肢冷自汗、少气懒言、倦怠嗜卧、舌淡苔薄、脉微细者,宜用温补助阳之法。此外,乳房病或皮肤病兼冲任不调者,以补肾之法调冲任。

4.注意事项 疾病有单纯气虚或血虚,阴虚或阳虚,也有气血两虚、阴阳互伤,所以应用补法也当灵活,但以见不足者补之为原则。此外,一般阳证溃后多不应用补法,如需应用,也多用清热养阴醒胃之法,当确属虚证之时,方加补益之品。补益法若用于毒邪炽盛、正气未衰之时,不仅无益,反有助邪之弊。若火毒未清而见虚证者,当以清火为主,佐以补益之品,切忌大补。

（十一）调胃法

调胃法是用调理胃气的药物,使纳谷旺盛,从而促进气血生化的治法。凡疮疡后期溃后脓血大泄,必须靠水谷之营养,以助气血恢复,促进疮口愈合;若胃纳不佳,则生化乏源,气血不充,溃后难敛。凡在外科疾病的发展过程中出现脾胃虚弱、运化失司,应及时调理脾胃,不必拘泥于疮疡的后期。《黄帝内经》云:"有胃气则生,无胃气则死。"故治疗外科疾病自始至终都要注意到胃气。调胃法在具体运用时分理脾和胃、和胃化浊及清养胃阴等法。

1.方剂举例 理脾和胃方,如异功散;和胃化浊方,如二陈汤;清养胃阴方,如益胃汤。

2.常用药物 理脾和胃药,如党参、白术、茯苓、陈皮、砂仁等;和胃化浊药,如陈皮、茯苓、半夏、厚朴、竹茹、炒谷芽、炒麦芽等;清养胃阴药,如沙参、麦冬、玉竹、地黄、天花

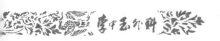

粉等。

3.**适应证**　理脾和胃法适用于脾胃虚弱、运化失职者，如溃疡兼纳呆食少、大便溏薄、舌淡、苔薄、脉濡等；和胃化浊法适用于湿浊中阻、胃失和降者，如疔疮或有头疽溃后，症见胸闷泛恶、食欲不振、苔薄黄腻、脉濡滑者；清养胃阴法适用于胃阴不足者，如疔疮走黄、有头疽内陷，症见口干少津而不喜饮、胃纳不香，或伴口糜、舌光红、脉细数者。

4.**注意事项**　理脾和胃、和胃化浊两法的适应证中均有胃纳不佳之症，但前者适用于脾虚而运化失常者，后者适用于湿浊中阻而运化失常者，区分之要点在于苔是否腻与厚薄、舌质淡与不淡，以及有无便溏、胸闷欲恶之症。而清养胃阴法的应用重点在于抓住舌光质红之症。假如三法用之不当，则更增胃浊或重伤胃阴。

以上各种内治疗法，虽每种治法均各有其适应证，但病情的变化是错综复杂的，在具体运用时往往需数法合并使用。因此，治疗时应根据全身和局部情况、病程阶段，按病情的变化和发展选法用药，才能得到较好的治疗效果。

第二节　外治法

外治法是使用药物、手术、物理方法或使用一定的器械等，直接作用于患者体表某部或病变部位，从而达到治疗目的的方法。外治法是相对于内治法而言的。外治法的作用机制：体表皮毛、腠理、穴位，通过经络系统与内在的脏腑相联系；体表的疾病通过采用外治，比内治更捷径。清代吴师机在《理瀹骈文》说："外治之理，即内治之理，外治之药，即内治之药，所异者法耳。"指出了外治法与内治法治疗机制相同，但给药途径不同。外治法是外科具有特色的治疗方法。

外治法的优点：通过体表局部用药，更近病所；内外治结合，可增强疗效；弥补内治之不足；对于难以接受内治的患者，亦可接受；方法多样，施用灵活，可相互配合；外治无效者，可迅速中止治疗。

外治法的运用同内治法一样，除了要进行辨证施治外，还要根据疾病不同的发展过程，选择合适的治疗方法。常用的方法有药物疗法、手术疗法和其他疗法三大类。

一、药物疗法

药物疗法是根据疾病所在的部位和疾病所处的时期不同，将药物制成不同的剂型施用于患处，使药力直达病所，从而达到治疗目的的疗法。常用的有膏药、草药、掺药、油膏、箍围药等。

（一）膏药

膏药古代称为薄贴，现称硬膏。膏药是按配方用若干药物浸于植物油中，经过煎熬，去渣存油，加入黄丹再煎，利用黄丹在高热下凝结而成的制剂，俗称药肉；也有不用煎熬，经捣烂后制成膏，再用竹签将药肉摊在纸或布上而成的膏药制剂。目前通过剂型改革，有些已制成胶布型膏药。

膏药的功效：其富有黏性，敷贴患处，能固定于患处，使患部减少活动，得到充分的休息；保护溃疡疮面，可以避免外来刺激或毒邪感染；膏药使用前需加热软化，趁热敷贴于患部，通过温热刺激改善患部的血液循环，增加抗病能力；依据所选药物的功用不同，具有消痰化瘀、消肿止痛、提脓祛腐、生肌收口的作用。

1. **适应证** 一切外科疾病初起、成脓、溃后各个阶段均可应用。

2. **用法** 由于膏药方剂的组成不同，运用的药物有温凉之异，所以在应用时就有各种不同的适应证。如太乙膏、千捶膏均可用于红肿热痛明显之阳证疮疡，为肿疡、溃疡的通用方，初起贴之能消，已成贴之能溃，溃后贴之能祛腐。太乙膏性偏清凉，功能消肿、清火、解毒、生肌；千捶膏性偏寒凉，功能消肿、解毒、提脓、祛腐、止痛；阳和解凝膏性偏温热，功能温经和阳、祛风散寒、调气活血、化痰通络，用于疮形不红不热、漫肿无头之阴证疮疡未溃者；咬头膏具有腐蚀性，功能蚀破疮头，适用于肿疡脓成，不能自破，以及患者不愿接受手术切开排脓者。此外，膏药摊制的形式有厚薄之分，在具体运用上也各有所宜。如薄型的膏药多适用于溃疡，宜于勤换；厚型的膏药多适用于肿疡，宜于少换，一般 1～3 天调换 1 次。

3. **注意事项** 疮疡使用膏药后，部分患者出现膏药风，可见皮肤焮红、丘疹、水疱、瘙痒，甚则溃烂等。如果溃疡脓水过多，由于膏药不能吸收脓水，淹及疮口，浸淫皮肤，诱发湿疮，可以改用油膏或其他药物。此外，膏药不可去之过早，否则疮面易引发再次感染，再次导致溃腐，或使疮面形成瘢痕，不易消退，影响美观。

（二）油膏

油膏是将药物与油类煎熬或捣匀成膏的制剂，现称软膏。目前，油膏的基质有猪脂、羊脂、松脂、麻油、黄蜡、白蜡及凡士林等。在应用上，其优点有柔软、滑润、无板硬黏着不舒的感觉，尤其对病灶的凹陷折缝处，或大面积的溃疡，使用油膏更为适宜，故近代常用油膏来代替膏药。

1. **适应证** 适用于肿疡、溃疡，皮肤病糜烂结痂渗液不多者，以及肛门疾病等。

2. **用法** 由于油膏方剂的组成不同，在具体运用时应针对疾病的性质和发病阶段，根据病情辨证选药。如肿疡期可选用金黄膏、玉露膏、冲和膏、回阳玉龙膏。金黄膏、玉露膏有清热解毒、消肿止痛、散瘀化痰的作用，适用于疮疡阳证。金黄膏长于除湿化痰，对肿而有结块，尤其是急性炎症控制后形成的慢性迁延性炎症更为适宜；玉露膏性偏寒凉，对焮红灼热明显、肿势散漫者效果较佳。冲和膏有活血止痛、疏风祛寒、消肿软坚的作用，适用于半阴半阳证。回阳玉龙膏有温经散寒、活血化瘀的作用，适用于阴证。溃疡期可选用生肌玉红膏、红油膏、生肌白玉膏。生肌玉红膏功能活血祛腐、解毒止痛、润肤生肌收口，适用于一切溃疡腐肉未脱、新肉未生之时，或日久不能收口者；红油膏功能防腐生肌，适用于一切溃疡；生肌白玉膏功能润肤生肌收敛，适用于溃疡腐肉已净、疮口不敛者，以及乳头皲裂、肛裂等病。此外，疯油膏功能润燥杀虫止痒，适用于牛皮癣、慢性湿疮、皲裂等；青黛散油膏功能收湿止痒、清热解毒，适用于蛇串疮及急、慢性湿疮等皮肤焮红痒痛、渗液不多之症，亦可用于痄腮及对各种油膏过敏者；消痔膏、黄连膏功能消痔退肿止痛，适用于内痔脱出、赘皮外痔、血栓外痔等出血、水肿、疼痛之症。

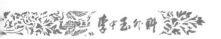

3.**注意事项** 凡皮肤湿烂，疮口腐肉已尽者，摊贴油膏应薄而勤换，以免脓水浸淫皮肤，不易干燥。目前调制油膏大多应用凡士林，凡士林系矿物油，也可刺激皮肤引起皮炎，如见此等现象应改用植物油或动物油；若对药物过敏者，则改用其他药。油膏用于溃疡腐肉已脱、新肉生长之时，摊贴宜薄，若敷之过厚则使肉芽生长过盛而影响疮口愈合。

（三）箍围药

箍围药古称敷贴，是药粉和液体调制成的糊剂，具有箍集围聚、收束疮毒的作用，用于肿疡初期，促其消散；若毒已结聚，也能促使疮形缩小，趋于局限，早日成脓和破溃；即使肿疡破溃，余肿未消，也可用它来消肿，截其余毒。

1.**适应证** 凡外疡不论初起、成脓及溃后，肿势散漫不聚而无集中之硬块者，均可使用本法。

2.**用法** 由于箍围药的药性有寒、热的不同，所以在应用时应分别使用，才能收到预期效果。如金黄散、玉露散可用于红肿热痛明显的阳证疮疡；疮形肿而不高，痛而不甚，微红微热，属半阴半阳证者，可用冲和散；疮形不红不热、漫肿无头属阴证者，可用回阳玉龙散。箍围药使用时是将药粉与各种不同的液体调制成糊状，调制液体有多种多样，临床应根据疾病的性质与阶段不同，正确选择使用。以醋调者，取其散瘀解毒；以酒调者，取其助行药力；以葱、姜、韭、蒜捣汁调者，取其辛香散邪；以菊花汁、丝瓜叶汁、金银花露调者，取其清凉解毒，而其中用丝瓜叶汁调制的玉露散治疗暑天疖肿效果较好；以鸡子清调者，取其缓和刺激；蜂蜜有"天然吸收剂"之称，以蜜调者取其缓和刺激，增强吸收；以油类调者，取其润泽肌肤。如上述液体取用有困难时，则可用冷茶汁加白糖少许调制。总之，阳证多用菊花汁、金银花露或冷茶汁调制，半阴半阳证多用葱、姜、韭捣汁或用蜂蜜调制，阴证多用醋、酒调敷。用于外疡初起时，箍围药宜敷满整个病变部位；若毒已结聚，或溃后余肿未消，宜敷于患处四周，不要完全涂布。敷贴应超过肿势范围。

3.**注意事项** 凡外疡初起，肿块局限者，一般宜用消散药。阳证不能用热性药敷贴，以免助长火毒；阴证不能用寒性药敷贴，以免寒湿痰瘀凝滞不化。箍围药敷后干燥之时，宜时时用液体湿润，以免药物剥落及干板不适。

（四）草药

草药又称生药，是指采集的新鲜植物药，多为野生。其药源丰富，使用方便，价格低廉，疗效较好，民间使用草药治疗外科疾病积累了很多的经验。

1.**适应证** 一切外科疾病之阳证，具有红肿热痛者；创伤浅表出血；皮肤病的止痒；毒蛇咬伤等均可应用。

2.**用法** 蒲公英、紫花地丁、马齿苋、芙蓉叶、蚤休、丝瓜叶等有清热解毒消肿之功，适用于阳证肿疡；可将鲜草药洗净，加食盐少许，捣烂敷患处，每日调换 1～2 次。墨旱莲、白茅花、丝瓜叶等有止血之功，适用于浅表创伤的出血；可将草药洗净，捣烂后敷出血处，并加压包扎，白茅花不用捣烂即可直接敷用。徐长卿、蛇床子、地肤子、泽漆、羊蹄根等有止痒作用，适用于急、慢性皮肤病；凡无渗液者可煎汤熏洗，有渗液者捣汁或煎汤冷却后作湿敷；泽漆捣烂后加食盐少许，用纱布包后涂擦白疕皮损处；羊蹄根用醋浸后取汁外搽治牛皮癣。半边莲可捣汁内服，药渣外敷伤口周围，治毒蛇咬伤等。

3.注意事项 草药在使用前，须先清洗干净；敷后应注意干湿度，干后可用冷开水或草药汁时时湿润，以免患部干绷不舒。

（五）掺药

将各种不同的药物研成粉末，根据制方规律，并按其不同的作用配伍成方，用时掺布于膏药或油膏上，或直接掺布于病变部位，谓之掺药，古称散剂，现称粉剂。掺药的种类很多，治疗外科疾患时应用范围很广，不论肿疡和溃疡等均可应用。其他如皮肤病、肛门病等也同样可以施用。由于疾病的性质和发展阶段不同，应用时要根据具体情况选择用药，可掺布于膏药、油膏上，或直接掺布于疮面上，或黏附在纸捻上插入疮口内，或将药粉时时扑撒于病变部位，以达到消肿散毒、提脓祛腐、腐蚀平胬、生肌收口、止痛止血、收涩止痒、清热解毒等目的。

掺药配制时应研极细，研至无声为度。植物类药品宜另研过筛；矿物类药品宜水飞；麝香、樟脑、冰片、朱砂、牛黄等香料贵重药品宜另研后再与其他药物和匀，制成散剂方可应用，否则用于肿疡药性不易渗透，用于溃疡容易引起疼痛。有香料的药粉最好以瓷瓶贮藏，塞紧瓶盖，以免香气走散。近年来经过剂型的改革，将药粉与水溶液相混合制成洗剂，或将药物浸泡于乙醇溶液中制成酊剂，便于患者应用。

1.消散药 将具有渗透和消散作用的药粉掺布于膏药或油膏上，贴于患处，可以直接发挥药力，使疮疡蕴结之毒移深居浅，肿消毒散。

（1）适应证 适用于肿疡初起而肿势局限、尚未成脓者。

（2）用法 阳毒内消散、红灵丹具有活血止痛、消肿化痰之功，适用于一切阳证；阴毒内消散、桂麝散、黑退消有温经活血、破坚化痰、散风逐寒之功，适用于一切阴证。

（3）注意事项 若病变部肿势不局限者，选用箍围药较宜。

2.提脓祛腐药 具有提脓祛腐的作用，能使疮疡内蓄之脓毒早日排出，腐肉迅速脱落。一切外疡在溃破之初应选用提脓祛腐药；若脓水不能外出，则攻蚀越深，且腐肉不去则新肉难生，不仅增加患者的痛苦，而且影响疮口的愈合，甚至造成病情恶化而危及生命。因此，提脓祛腐是处理溃疡早期的一种基本方法。

（1）适应证 凡溃疡初期，脓栓未溶，腐肉未脱，或脓水不净、新肉未生的阶段，均宜使用。

（2）用法 提脓祛腐的主药是升丹，升丹以其配制原料种类多少的不同而有小升丹和大升丹之分。小升丹又称"三仙丹"，其配制的处方中只有水银、火硝和明矾三种原料；大升丹的配制处方除上述三种药品外，尚有皂矾、朱砂、雄黄及铅等。升药又可依其炼制所得成品的颜色而分为"红升"和"黄升"两种。两者的物理性质、化学成分、药理作用和临床用法等大同小异。升丹是中医外科中常用的一种药品，现代科学研究证明，升丹的化学成分主要为汞化合物如氧化汞、硝酸汞等，红升丹中还含有氧化铅，其中汞化合物有毒，有杀菌消毒作用。药理研究证实，汞离子能和病菌呼吸酶中的硫氢基结合，使之固定而失去原有活力，终致病原菌不能呼吸而趋于死亡；硝酸汞是可溶性盐类，加水分解而成酸性溶液，对人体组织有缓和的腐蚀作用，可使与药物接触的病变组织蛋白质凝固坏死，逐渐与健康组织分离而脱落，具有"祛腐"作用。目前临床应用较多的是小升丹，临床使用时若疮口大者可掺于疮口上，疮口小者可黏附在药线上插入，亦可掺于膏药、油膏上盖贴。升丹因药性太猛，须加赋形药使用，常用的有九一丹、八二丹、七三

第四章 治法

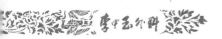

丹、五五丹等。在腐肉已脱、脓水已少的情况下，更宜减少升丹含量。此外，尚有不含升丹的提脓祛腐药，如黑虎丹，可用于对升丹过敏者。

（3）注意事项　升丹属有毒刺激性药品，凡对升丹过敏者应禁用；对大面积疮面应慎用，以防过多地吸收而发生汞中毒。若病变在眼部、唇部附近者，也应禁用，以免强烈的腐蚀有损容貌。此外，升丹放置陈久使用可使药性缓和，从而减轻疼痛。升丹为汞制剂，宜用黑瓶贮藏，以免氧化变质。

3. 腐蚀药与平胬药腐蚀药　又称追蚀药，具有腐蚀组织的作用，掺布患处能使疮疡不正常的组织得以腐蚀枯落。平胬药具有平复胬肉的作用，能使疮口增生的胬肉回缩。

（1）适应证　凡肿疡在脓成未溃时；痔疮、瘰证、赘疣、息肉等病；疮疡破溃以后，疮口太小，引流不畅；疮口僵硬、胬肉突出、腐肉不脱等妨碍收口时均可使用。

（2）用法　由于腐蚀平胬成方的药物组成不同，药性作用有强弱之分，因此，在临床上应根据其适应证而分别使用。如白降丹，适用于溃疡疮口太小，脓腐难去者，可用桑皮纸或丝绵纸做成裹药，插于疮口，使疮口开大，脓腐易出；还可用于赘疣，点之可以腐蚀枯落；另有以米糊做条，用于瘰疬，则能起攻溃拔核的作用。枯痔散一般用于痔疮，将此药涂敷于痔核表面，能使其焦枯脱落。三品一条枪插入患处能腐蚀漏管，也可以蚀去内痔。平胬丹适用于疮面胬肉突出者，掺药其上能使胬肉平复。

（3）注意事项　腐蚀药一般含有汞、砒成分，因汞、砒的腐蚀力较其他药物大，在应用时必须谨慎。尤其在头面、指、趾等肉薄近骨之处，不宜使用过烈的腐蚀药物。即使需要应用，必须加赋形药减低其药力，以免伤及周围正常组织，待腐蚀目的达到，即应改用其他提脓祛腐或生肌收口药。不要长期、过量地使用，以免引起汞中毒。对汞、砒过敏者则应禁用。

4. 祛腐生肌药　具有提脓祛腐、解毒活血、生肌收敛的作用，掺敷在疮面上能改善溃疡局部血液循环，促使脓腐液化脱落，促进新肉生长。

（1）适应证　溃疡日久，腐肉难脱，新肉不生；或腐肉已脱，新肉不长，久不收口者。

（2）用法　取药粉适量，直接掺布在疮面上；或制成药捻，插入疮口内。回阳玉龙散用于溃疡属阴证，腐肉难脱，肉芽暗红，或腐肉已脱，肉芽灰白，新肉不长者，具有温阳活血、祛腐生肌之功。月白珍珠散、拔毒生肌散用于溃疡阳证，其中月白珍珠散用于腐肉脱而未尽，新肉不生，久不收口者，有清热解毒、祛腐生肌之功；拔毒生肌散用于腐肉未脱，常流毒水，疮口下陷，久不生肌者，有拔毒生肌之功。回阳生肌散用于溃疡虚证，脓水清稀，久不收口者。

（3）注意事项　祛腐生肌药用于慢性溃疡比较适宜，使用时应根据溃疡阴阳属性辨证选药。若全身情况较差，气血虚衰者，还应配合内治法，以促进溃疡愈合。

5. 生肌收口药　具有解毒、收敛、促进新肉生长的作用，掺敷疮面能使疮口加速愈合。疮疡溃后，当脓水将尽，或腐脱新生时，若仅靠机体的修复能力来长肉收口则较为缓慢，因此，生肌收口也是处理溃疡的一种基本方法。

（1）适应证　凡溃疡腐肉已脱、脓水将尽时均可使用。

（2）用法　常用的生肌收口药如生肌散、八宝丹等，不论阴证、阳证，均可掺布于疮面上应用。

（3）注意事项　脓毒未清、腐肉未净时，若早用生肌收口药，不仅无益，反增溃烂，延长

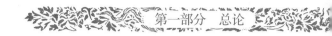

疗程，甚至引起迫毒内攻之变；若已成漏管，即使用之勉强收口，仍可复溃，此时须配以手术治疗，方能达到治愈目的；若溃疡肉色灰淡而少红活，新肉生长缓慢，则宜配合内服药补养和食物营养，内外兼施，以助新生；若臁疮日久难敛，则宜配以绑腿缠缚，改善局部的血液循环。

6.止血药　具有收涩凝血的作用，掺敷于出血之处，外用纱布包扎固定，可以促使创口血液凝固，达到止血的目的。

（1）适应证　适用于溃疡或创伤出血，属于小络损伤而出血者。

（2）用法　桃花散适用于溃疡出血，如圣金刀散适用于创伤性出血，云南白药对于溃疡出血、创伤性出血均可使用。其他如三七粉调成糊状涂敷患部，也有止血作用。

（3）注意事项　若大出血时，必须配合手术与内治等方法急救，以免因出血不止而引起晕厥。

7.清热收涩药　具有清热收涩止痒的作用，掺扑于皮肤病糜烂渗液不多的皮损处，达到消肿、干燥、止痒的目的。

（1）适应证　急性或亚急性皮炎而渗液不多者均可使用。

（2）用法　青黛散清热止痒的作用较强，用于皮肤病大片潮红丘疹而无渗液者；三石散收涩生肌作用较好，用于皮肤糜烂、稍有渗液而无红热之时，可直接干扑于皮损处，或先涂上一层油剂后再扑三石散，外加包扎。

（3）注意事项　一般不用于表皮糜烂、渗液较多的皮损处，用后反使渗液不能流出，容易导致自身过敏性皮炎；亦不宜用于毛发生长的部位，因药粉不能直接掺扑于皮损处，同时粉末与毛发易黏结成团，必须用时可剃去毛发再扑药粉。

（六）酊剂

将各种不同的药物浸泡于乙醇溶液内，最后取其药液，即为酊剂。

1.适应证　一般用于疮疡未溃及皮肤病等。

2.用法　红灵酒有活血、消肿、止痛之功，用于冻疮、脱疽未溃；复方土槿皮皮酊有杀虫止痒之功，适用于鹅掌风、灰指甲、脚湿气等；白屑风酊有祛风、杀虫、止痒之功，适用于面游风。

3.注意事项　一般酊剂有刺激性，所以凡疮疡破溃后或皮肤病有糜烂者均应禁用。剂应酊盛于遮光密闭容器中，充装宜满，并在阴凉处保存。

（七）洗剂

洗剂是按照组方原则，将各种不同的药物先研成细末，然后与水溶液混合在一起而成。因加入的粉剂多系不溶性，故呈混悬状，用时须加以振荡，故也称混合振荡剂或振荡洗剂。

1.适应证　一般用于急性、过敏性皮肤病，如酒渣鼻、粉刺、湿疮等。

2.用法　三黄洗剂有清热止痒之功，用于一切急性皮肤病，如湿疮、接触性皮炎，皮损为潮红、肿胀、丘疹等；颠倒散洗剂有清热散瘀之功，用于酒渣鼻、粉刺。上述方剂中常可加入1%～2%薄荷脑或樟脑，以增强止痒之功。在应用洗剂时应充分振荡，使药液和匀，以毛笔或棉签蘸之涂于皮损处，每日3～5次。

3.注意事项　凡皮损处糜烂渗液较多，或脓液结痂，或深在性皮肤病，均应禁用。

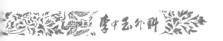

二、手术疗法

手术疗法是应用手术器械进行手术操作的一种治疗方法，在外科疾病治疗中占有十分重要的位置。外科疾病经内治、药物外治后，疗效欠佳，肿疡成脓，溃疡成漏及赘疣蚀后不脱者，均宜行手术治疗，及时切开排脓、祛除病灶。常用的手术疗法有切开法、烙法、砭镰法、结扎法、挂线法、挑治法等。具体选何种具体方法，可根据疾病的具体情况进行选择。在手术治疗时，手术器械必须严格消毒，坚持无菌原则操作，合理使用麻醉方法，并注意预防手术并发症的发生。

（一）切开法

切开法是指运用手术刀把脓肿切开的一种治疗方法。凡肿疡成脓者，必须尽早切开，祛除坏死组织，促使脓液排出，达到毒随脓泄、消肿止痛的目的。以防脓毒内蓄，侵蚀肌肉，甚至腐蚀筋骨、内攻脏腑，加重病情，造成不良后果。诚如明代申斗垣在《外科启玄·疮疡宜刀割论》中所言："盖因死肉多坚而不腐，反将好肉蚀而不在，致令痛苦日夜不安，欲上腐肉药，好肉痛甚，欲上生肌药愈加溃烂，如背痈疔疮杖毒内死肉侵之，若不急用刀割，恐内毒侵于脂膜脏腑，多致不救，岂不畏之。"

1.**适应证**　凡外疡已成脓者，或脓疡已溃，溃口过小，脓出不畅者，皆可使用。

2.**用法**　运用本法之前，应当辨清是否成脓、脓肿的深浅、患部的血脉位置等情况，然后决定是否切开。

（1）切开时机　肿疡成脓，是明确其切开治疗的关键。当肿疡成脓之，脓肿中央出现透脓点（脓腔中央最软的一点），提示脓已成熟，即可及时予以切开。若肿疡尚未成脓，过早切开则徒伤气血，脓反难成。明代陈实功在《外科正宗·痈疽治法总论》中指出："若脓生而用针，气血反泄，脓反难成；若脓熟而不针，腐溃益深，疮口难敛。"故准确辨别成脓与否，是把握切开时机的关键。

（2）切口选择　选择切口位置应以方便引流为原则，可选择脓腔最低处或是脓肿皮肤最薄弱处。切口方向的选择应以减少正常组织损伤、保护器官功能及不影响美观为原则。一般疮疡宜循经直切，以免伤血络；乳房部应以乳头为中心呈放射状切开，以免伤乳络；面部脓肿应尽量沿皮肤的自然纹理切开，尽量不影响愈合后的美观；手指脓肿应从侧方切开；关节区的脓肿，可施行横切口、弧形切口或"S"形切口，以防纵切口在疤痕形成后易影响关节功能；肛旁低位脓肿，应以肛门为中心做放射状切开。切口大小应根据脓肿范围及患处肌肉厚薄而定。切口深度以见脓为度。脓肿位置深者则切口应深，如切口过浅，则影响脓毒外泄，反致走散；脓肿位置浅表者切口宜浅，如切口过深则伤及好肉，或致脓毒走窜。

3.**注意事项**　在关节及其附近的部位的脓肿，切开宜谨慎，以免损伤筋脉，致使关节不利；血脉丰富的部位，注意切口的大小与深度，预防大出血；体质虚弱的患者，切开前应注意体位并做好充分准备，以防晕厥；凡颜面疔疮，尤其在鼻唇部位，忌早期切开，以免疔毒走散而并发走黄危证；切开后由脓自流，避免盲目胡乱用力挤压，以免感染扩散，毒邪内攻。在操作过程中，坚持无菌原则，操作轻柔，切忌粗暴，并保护好操作者及助手。

（二）烙法

烙法是指将器械加热后，进行烫烙病变部位，以达到消散、排脓、止血、祛除赘生物等的一种治疗方法，古称"燔针淬刺"。本法首见于《黄帝内经》，其中记载："淬刺者，刺燔针则取痹。""病在筋，调之筋；病在骨，调之骨。燔针劫刺其下，及筋急者；病在骨，焠针、药熨。"常用的器械为火针和烙铁。火针有粗细之分，用于消散的多选用细针，用于刺脓的多选用粗针。而烙铁加热后即祛除病灶，又可止血。目前，临床使用较为广泛的高频电刀，具有电切和电凝的双重作用，亦可将其归入烙法。

1.**适应证** 甲下瘀血、脓疡、疣、息肉及创伤出血等。

2.**用法** 明代杨继洲在《针灸大成·火针》中记载："灯上烧，令通红，用方有功。"故操作前需将针具烧红。指（趾）甲下瘀血选用粗针，烧红后点穿指（趾）甲，快速放出瘀血，即所谓"开窗术"。脓疡表浅者，可粗针加热后，针具直出或斜出，使脓液自流。赘疣、息肉等，可先切除病灶，然后用加热后的烙铁烫治患者处。创伤出血者，可用加热后的烙铁灼之，即可止血。

3.**注意事项** 治疗前，针具要烧红，"若不红，不能去病，反损于人"。治疗时，可避开患者的视线，以免加重患者精神紧张；操作的位置应避开大血管及神经；胸胁、腰、腹等部位，忌深烙，以免伤及内膜；血瘤、岩等病禁用本法；过度虚弱、大病之后、孕妇、高龄患者等，均不宜用本法。

（三）砭镰法

砭镰法俗称飞针。是指用三棱针或刀锋在疮疡患处的皮肤或黏膜上浅刺出血，使内蕴热毒随血外泄，从而达到活血消肿、通络止痛、泄热解毒目的的一种治疗方法。《灵枢·官针》云："十二曰赞刺，赞刺者，直入直出，数发针而浅之，出血，是谓治痈肿也。"晋代葛洪在《肘后备急方·治痈疽妒乳诸毒肿方》中说："丹毒，须针挑去血。"是目前使用本法治疗丹毒的最早记载。宋代《圣济总录·诸丹毒》载有"镰割"的治法，而元代齐德之的《外科精义》正式使用"砭镰法"一词。宋代窦汉卿在《疮疡经验全书》云："红丝疔……急当头以磁锋刺破，挤出毒血，其红丝之中再刺之，方绝其根。"

1.**适应证** 适用于急性阳证疮疡，如丹毒、红丝疔、疖疮痈肿初起、外伤瘀血、痔病肿痛等。

2.**用法** 治疗时局部常规消毒，用消毒后的三棱针、刀锋或注射器针头直刺患处或特选部位的皮肤、黏膜，以微微出血为度，刺毕再以无菌棉球按压。红丝疔患者可用挑刺手法，于红丝尽头刺之，少许出血，继而沿红丝走寸寸挑断；丹毒及疖、痈初起可用围刺手法，用三棱针围绕病灶周围点刺出血即可。

3.**注意事项** 整个过程均须无菌操作，以防感染；操作时手法宜轻、准、浅、快，出血量不宜过多；操作时必须避开神经和大血管；刺后可再敷药包扎。阴证、虚证及有出血倾向者应禁用。

（四）挂线法

挂线法是采用不同的丝线、药丝或橡皮筋等挂在瘘管或肌肉组织上的一种治疗方法。明代徐春甫所撰《古今医统大全》首载挂线治疗肛瘘，其在书中详细描述其自身患者肛瘘后使用挂线疗法的过程，原文云："予患此疾一十七年，遍览群书，悉遵古法，治疗无功，几中砒毒，寝食忧惧。后遇江右李春山，指用芫根煮线，挂破大肠，七十余日，方获全效。"挂线分为实挂线和虚挂线。前者的机制是利用挂线的紧箍作用，促使气血阻绝，肌肉坏死，最终达到切开的目的。后

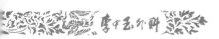

者是利用虚挂的线起到引流作用，使脓液、分泌物和坏死组织沿着挂线引流排出，从而保证引流通畅，防治感染。

1. 适应证　凡瘘管、窦道者或脓肿过深，或生于血络丛处而不宜采用手术切开者，或直接切开损伤肌肉影响功能者，均可使用挂线疗法。

2. 用法　先用将丝线的一端结扎在橡皮筋上，另一端做成双套结固定于球头探针上，将球头探针自甲孔探入，通过管道后，从乙孔穿出，并将橡皮筋由乙孔托出。这样，橡皮筋即贯穿于瘘管管道两口。剪断固定于球状探针上的丝线。实挂线者，收紧橡皮筋线两端，将止血钳紧贴组织并夹紧，以丝线在钳下方打结将橡皮筋线扎紧即可。虚挂线者，只需以丝线贯穿橡皮筋后结扎即可，橡皮筋可以窜动以方便引流。目前多采用橡皮筋线挂线，必要时可虚实挂线相结合。

3. 注意事项　在探查管道时要轻巧、细致，以防形成假道；如果所挂的肌肉组织较多时，可在发现挂线松弛时，及时予以紧线，预防因挂线松弛影响疗效。

（五）结扎法

结扎法又名缠扎法，是将线结扎于病变部位与正常皮肉分界处，通过阻断气血运行，使病变组织失去营养而坏死脱落的一种方法。对血管出血者，可通过结扎血管而止血。《五十二病方》云："牡痔居窍旁，大者如枣，小者如枣核者方以小角角之，如孰二斗米顷，而张角，絜以小绳，剶以刀。"即痔核用绳结扎后切除。宋代太医院编撰的《圣济总录·瘿瘤门》载有系瘤法，其云："上取稻上花蜘蛛十余枚，置桃李枝上，候丝垂下，取东边者，拈为线子，系定瘤子，七日候换，瘤子自落，昔有人病瘤如拳大，以此法系之，至三换，瘤子遂干，一夜忽失所在。"即用蜘蛛丝线结扎瘤子后使其干枯脱落的方法。

1. 适应证　适用于内痔、赘疣、息肉、脱疽等病，及脉络受损引起的出血。

2. 用法　凡头大蒂小的赘疣、息肉、痔核等，可在根部用无菌丝线结扎；对于较大的内痔痔核，可使用缝针穿线贯穿其根部，做"8"字或"回"字结扎。结扎所使用的线，目前多为外科丝线，一般结扎血管多以细线，其他则多用粗线。

3. 注意事项　如内痔需"8"字或"回"字结扎者，进针宜浅，预防过深穿透肌层而化脓；结扎应紧实，否则达不到完全脱落的目的；扎线未脱者，不能硬拉，应待其自然脱落，否则易出血；肿瘤及岩忌用本法。

（六）挑治疗法

挑治疗法是在人体的腧穴、敏感点或特定区域内，用三棱针或注射器针头挑破皮肤、皮下组织，挑断部分纤维组织，从而达到刺激皮肤经络，调理脏腑功能的一种治疗方法。具有调理气血、疏通经络、解除瘀滞的作用。

1. 适应证　适用于内痔出血、肛裂、脱肛、肛门瘙痒、颈部多发性疖肿等。

2. 用法　在背部从第7颈椎至第5腰椎两侧，旁开1～1.5寸的纵线上寻找痔点，即灰白色或暗红色，压之不退色的稍突起的丘疹样反应点。可同时出现数个痔点，任选一点挑治，可挑出白色纤维样丝状物，予以挑断，挑毕以无菌纱布敷盖，尤其在第2腰椎到第3腰椎之间旁开1～1.5寸的纵线上挑治效果更佳。本法适用于内痔出血、肛裂、脱肛、肛门瘙痒等；在背部脊柱两旁，肩胛骨下角以上，查找疾病反应点进行挑治。操作方法同前，本法多适用于颈部多发性疖肿；取大椎穴下4横指处，在此处上下、左右1cm范围内寻找反应点或敏感点挑治。操作方法同前，一次不愈者，可于 2 ～ 3 周后再行挑治。此法适用于项部牛皮癣等的治疗。

3. 注意事项　挑治过程均须无菌操作。挑治后一般 3 ～ 5 天内禁止洗澡，以防止感染。操作时嘱患者可取坐位或俯卧位。对孕妇、有严重心脏病、出血性疾病及身体虚弱者禁用本法。

三、其他疗法

除外药物疗法和手术治疗两法外的其他疗法，包括引流法、垫棉法、针灸法、熏法、熨法、热烘疗法、溻渍法、冷冻疗法和激光疗法等。

（一）引流法

引流法是在脓肿切开或自行溃破后，运用药线、导管或扩创等法使脓液通畅排出，腐脱新生，以防毒邪扩散，促使溃疡愈合的一种治法。引流法分为药线引流、导管引流和扩创引流。

1. 药线引流　药线俗称纸捻或药捻，是用药线插入疮孔、瘘管中，可提脓祛腐、引脓外出的一种治疗方法。药线分为外黏药线、内裹药线、赋型药线，目前临床上应用较多的是外黏药线。即可引脓外出，又可使坏死组织附着其上，随药线取出。此外，尚可探查脓肿的深度，以及有无死骨的存在。

（1）适应证　适用于溃疡口小过深，脓水不易排出者；或已成瘘管、窦道者。

（2）用法　常用的有外黏药线和内裹药线。

外黏药线分为两种：一种是将搓成的纸线临用时放在油中或水中润湿，蘸药插入疮口；另一种是预先用白及汁与药和匀，黏附在纸线上，阴干备用。目前多采用前法。外黏药物大多是含有升丹成分的方剂或黑虎丹等，具有提脓祛腐的功效，故适用于溃疡口小疮深、脓水难以排出者。

内裹药物法是将药物预先放在纸内，裹好并搓成线状备用。内裹药物多用红升丹、白降丹、枯痔散等作用较强的药物，故适用于瘘管或窦道，可腐蚀管壁。

（3）注意事项　药线插入疮口中应留出一小部分在疮口之外，并将留出的药线末端折放于疮口外，方便取出；再以膏药或油膏盖贴固定。脓水尽时，停用本疗法，否则影响收口。

2. 导管引流　是通过使用特制的引流管插入脓腔，使脓液从更易流出的一种外治法。古代导管用铜制成，清代赵濂《医门补要》中载有："若患口内脓多，壅塞难出，果然皮肉薄者，随插拔脓管，钓动脓势，自从管中涌出，管式另详。"并介绍了拔脓管的制法和用法。目前多采用塑胶管或橡皮管。

（1）适应证　凡附骨疽、流痰、流注等脓腔较深、脓液多且引流不畅者。

（2）用法　将无菌导管轻轻插入疮口，至疮底部后，再稍退出些许，以管腔中有脓液排出为度。然后用固定导管，外盖无菌纱布包扎，外接引流袋。当脓液减少后改用药线引流。

（3）注意事项　导管应放置在疮口较低的一端，以使脓液畅流。导管必须固定，以防滑脱或落入疮口内。管腔如被腐肉阻塞，可松动或冲洗引流管，以保持引流通畅。

3. 扩创引流　是通过手术扩大引流疮口，使脓腔引流通畅的一种外治法。清代赵濂《医门补要·浮皮兜脓须剪开》中说："痈疽溃脓日久，内肉烂空，外皮浮软，上下有孔流脓，中间薄皮搭住如桥，使毒护塞，不能尽性掺药，难以完功，用剪刀将浮皮剪开，自可任意上红，易于收口。"又说："倘肿势延大，脓孔兜住难出，待数日后，皮肉穿薄，顺其下流处再开一口，泄净脓毒，方易收功。"

第四章　治法

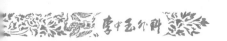

（1）适应证　凡痈疽溃后有袋脓者，脂瘤染毒化脓者。

（2）用法　在消毒局部麻醉下，脓腔较小者，只需用手术刀将疮口上下延伸即可；而脓腔较大者，可做十字形扩创。

（3）注意事项　炎症尚未控制者，不宜使用本法，以防毒邪扩散；扩创后须用无菌棉花蘸八二丹或七三丹嵌塞疮口以祛腐，并加压固定以防出血。

（二）垫棉法

垫棉法是用棉垫或纱布折叠成块后，衬垫疮部的一种外治法。它是通过加压使脓液不致发生潴留，或使较大空腔的腔壁粘连而达到愈合的目的。明代陈实功在《外科正宗·痈疽内肉不合法》详细记载垫棉法治疗脓腔不合的具体操作，如其云："夫痈疽、对口、大疮内外腐肉已尽，唯结痂脓时，内肉不粘连者，用软绵帛七八层放患上，以绢扎紧，将患处睡实数次，内外之肉自然粘连一片，如长生成之肉矣。有患口未完处，再搽玉红膏，其肉自平矣。"

1.适应证　凡溃疡脓出不畅有袋脓者；疮孔窦道形成而脓水难以排尽者；溃疡脓腐已尽，新肉已生，但皮肉一时不能粘连者。

2.用法　袋脓者，将棉垫或纱布垫衬在疮口下方，并使用绷带加压固定；对窦道深而脓水难以排尽者，用棉垫压迫整个窦道空腔，并用绷带扎紧；溃疡空腔的腔壁不能粘连者，用稍大于空腔范围的棉垫按压于疮口之上，再用绷带扎紧。腋部、腘窝部的疮疡最易形成袋脓或空腔，应早日使用本法。

3.注意事项　所用棉垫须较脓腔或窦道稍大；在急性炎症期不可应用本法，否则有促使炎症扩散之弊；用于粘连皮肉，一般需7天更换一次；用于袋脓可2～3天更换一次；若本法未能获得预期疗效时，需及时采取扩创引流法。

（三）针灸法

针灸法包括针法与灸法，两者各有其适应证。在外科方面古代多采用灸法，但近年来针法较灸法应用广泛，很多疾病均可配合针刺治疗而提高临床疗效。

1.针法　包括体针、刺络、浮针、火针（见烙法）等。

（1）适应证　针刺适用于痹证、乳癖、湿疮、瘾疹、蛇串疮、脱疽、痔术后疼痛、排尿困难、便秘等。

（2）用法　体针，用毫针作工具，按病变部位与经络的所属关系，根据"经脉所通，主治所及"的原则进行取穴治疗。一般疮疡的发生多与火热邪毒有关，故手法多用泻法，以祛邪泄热。如丹毒、疔疮、乳痈、痄腮等均采用泻法治疗。若阴虚、气血痰湿郁结者，可用平补平泻的方法，如瘿、阴虚咽喉肿痛。

刺络，又称放血疗法，《灵枢·官针》中说："络刺者，刺小络之血脉也。"可根据具体情况，选用锋针（即三棱针）、梅花针等针具，按疮疡部位与经络的关系取穴或直接作用于患处施针。

浮针，是用一次性使用浮针在非病痛区域的浅筋膜层（主要是皮下疏松结缔组织）进行扫散手法的针刺疗法。浮针由不锈钢空心钢针、实心针芯、软套管和保护套管构成。其作用部位在浅筋膜，因此，具有安全、无明显痛苦、无副作用、见效快、适应证广等特点。

2.灸法　是用药物在患处燃烧，借着药力、火力的温暖作用，温阳祛寒，活血散瘀，疏通经络，拔引蓄毒。诚如《灵枢·官能》所载："针所不为，灸之所宜。"《医宗金鉴·外科心法要

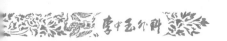

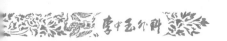

第四章　治法

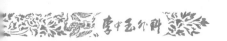

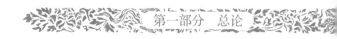

诀·痈疽灸法歌》注云:"开结拔毒,非灸不可。"肿疡未成者灸之易于消散,脓已成者灸之易于溃脓,脓已溃者灸之易于生肌收口。

(1)适应证 灸法适用于肿疡初起坚肿,特别是阴寒毒邪凝滞筋骨而正气虚弱,难以起发,不能托毒外达者;或溃疡久不愈合,脓水稀薄,新肉生长迟缓者。

(2)用法 灸法分为直接灸、隔物灸和其他灸法。直接灸又称为明灸,是仅用艾绒做艾炷或艾条对皮肤进行施灸,直接灸又分为无瘢痕灸和瘢痕灸,前者灸后不留灸疮,后者灸后留有灸疮。适用于阴寒痼疾及隔物灸疗效欠佳者。隔物灸又称为间接灸,是将药物捣成饼或切成片,艾炷置其上的灸法,如隔豆豉饼灸适用于疮疡初起,隔附子饼灸适于用阴疽肿疡难溃,溃后疮口难敛者,隔姜灸、隔蒜灸、隔盐灸等适用于疮疡初起毒邪壅滞者。其他灸法,如雷火灸,是将药物与艾绒配合做成的雷火灸条进行灸治,适用于附骨疽、痹证。

3.注意事项 凡针刺一般不宜直接刺于病变部位。实热阳证疮疡不宜使用。凡疔疮脓肿已成者,不宜使用灸法。

(四)熏法

熏法是把药物点燃或煮沸产生的烟雾熏蒸患部或全身的外治方法,其借助药力与热力的作用,达到腠理疏通、气血流畅、消肿止痛、祛风止痒等目的。本法包括烟熏法和气熏法。现代的雾化吸入治疗亦可看作是熏法的发展。《五十二病方》有"兰,以酒沃,饮其汁,以宰(滓)封其,数更之,以熏"的记载,即首载熏法。

1.适应证 肿疡、溃疡、皮肤病者。

2.用法 烟熏法将药物点燃,直接熏烤患处,多用于治疗皮肤病。如癣证熏药方(苍术、黄柏、苦参、防风、大风子、白鲜皮、松香、鹤虱、五倍子共为粗末,用较厚易燃的草纸卷成纸卷药条),善于治疗干燥而无滋水的皮肤顽症,如白疕、风瘙痒、顽湿疡、松皮癣、瘾疹等,治疗时将纸卷点燃,缓缓熏烤患处,温度以患者能耐受为度。

气熏法是用煎煮药物的蒸气,熏蒸患处的治疗方法。有局部气熏和全身气熏两种。天行赤眼可用黄连芥穗汤熏蒸患目。全身气熏者,将药液倒入大盆或大桶中,内置高出于药液的小木凳,患者坐于凳上,然后用布单将患者和木桶盖严,仅患者头部露出,让药物热气徐徐熏之。

3.注意事项 急性皮肤病患者患处潮红、水肿、糜烂者,忌用熏法;随时听取患者对治疗部位热感程度的反映,避免皮肤烧烫伤;室内烟雾弥漫时要适当流通空气,夏季注意避免温度过高,冬季注意保暖避免受凉。

(五)熨法

熨法是将药物加适量酒、醋等辅料并加热,用布包后熨摩患处,借助药力和温热作用,达到行气活血、消肿止痛目的的一种外治方法。《灵枢·刺节真邪》中云:"治厥者,必先熨调和其经,掌与腋,肘与脚,项与脊以调之,火气已通,血脉乃行。"这是首载熨法。《灵枢·上膈》中云:"已刺必熨,令热入中,日使热内,邪气益衰,大痈乃溃。"这是首次记载用刺熨结合治疗外科疾患。

1.适应证 适用于风寒湿痰凝滞筋骨肌肉属阴证者、乳痈初起及需回乳者。

2.用法 附骨疽、流痰皮色不变、筋骨酸痛者,取赤皮葱连须240g,捣烂后与熨风散药末和匀,醋拌炒热,布包熨患处,稍冷即换,具有温经祛寒、散风止痛之功;乳痈初起及回乳

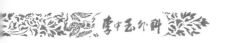

者，将芒硝80g装入布袋中，置于乳房部，再把热水袋置于布袋上，待其溶化吸收，有消肿回乳之效。

3.注意事项　一般阳证肿疡患者慎用，使用时注意避免烫伤。

（六）溻渍法

溻是将饱含药液的纱布或棉垫湿敷于患处，渍是将患处浸泡在药液中。溻渍法是通过湿敷、浸泡对患处的物理作用及不同药物对患部的药效作用，从而达到治疗目的的外治方法。晋代葛洪在《肘后备急方·治痈疽妒乳诸毒肿方》首载溻方，如"又丹痈疽始发，浸淫进长，并少小丹擒方"。《备急千金要方》已载有多种方，并记载了渍、浸方法。元代齐德之在《外科精义·渍疮肿法》中论述了渍法的功效和用法，如"夫渍疮肿之法，宣通行表、发散邪气，使疮内消也"及"以净帛溻或新绵蘸药水，稍热溻其患处，渐渐喜溻淋浴之，稍凉则急令再换，慎勿冷用。夫血气得寒则凝涩，得热则淖泽，日用五七次，病甚者日夜不住，或十数次，肿消痛止为验也"。明代陈实功在《外科正宗》中将洗结合起来应用。

1.适应证　阳证疮疡初起、溃后，半阴半阳证及阴证疮疡，美容、保健等。

2.用法　常用方法有溻法和浸渍法。

（1）溻法　用6～8层无菌纱布或无菌棉垫浸药液后，湿敷于患处。①冷溻法：待药液凉后湿敷患处，30分钟更换一次。适用于阳证疮疡初起，溃后脓水较多者。②热溻法：药液煎成后趁热湿敷患处，稍凉即换。适用于脓液较少的阳证溃疡，半阴半阳证和阴证疮疡。③罨敷：在溻法操作的同时，使用塑料薄膜包扎，以减缓药液挥发及延长药效。

（2）浸渍法　包括淋洗、冲洗、浸泡等。①淋洗：适用于溃疡脓水较多而发生在躯干部者。②冲洗：适用于腔隙间感染，如窦道、瘘管等。③浸泡：适用于手、足部及会阴部的疮疡，亦可用于皮肤病全身性沐浴，以及药浴美容、足浴等。局部浸泡一般每日1～2次，每次15～30分钟；全身药浴可每日1次，每次30～60分钟。

3.注意事项　所用药液要新鲜，溻法操作时范围应稍大于患处。热溻、罨敷的温度要适宜，即要保证疗效，又要预防烫伤。操作时注意保暖，预防受凉。

（七）冷冻疗法

冷冻疗法是利用各种不同等级的低温作用于患病部位，使之冰寒凝集，气血阻滞，病变组织失去气血濡养而发生坏死脱落的一种治疗方法。

1.适应证　适用于瘤、赘疣、痔核、痣、早期皮肤癌、直肠癌等。

2.用法　目前最常用的制冷剂为液氮。液氮制冷温度低，可达-196℃。应用时根据病变组织的不同情况，可选择不同的操作方法。包括棉签法、喷射冷冻法、冷冻头接触法、冷冻刀接触法等。

3.注意事项　冷冻疗法使用后如有疼痛、水肿、水疱、出血或瘾疹发生，应做好相应的处理。亦有患者可能出现色素脱失或色素沉着，一般经数月可自行消退。

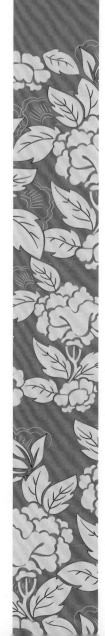

第二部分　疮疡

疮疡是各种致病因素侵袭人体后引起的体表化脓性疾病，包括急性和慢性两大类。对疮疡的辨证施治是中医外科的特色。

疮疡的致病因素分外感（外感六淫邪毒、感受特殊之毒、外来伤害等）和内伤（情志内伤、饮食不节、劳伤虚损等）两大类。外邪引发的疮疡，尤以热毒、火毒表现为最常见。风寒暑湿等外邪引起的疮疡，有的初起并不都具有热毒、火毒为患的红热现象，病情发展至中期才能显现。内伤引起的疮疡，大多因虚致病，且属慢性者居多，如肾虚髂空，易为风寒痰浊侵袭，而成流痰；肺肾阴亏，虚火上炎，灼津为痰，而成瘰疬。由于饮食不节，内伤脾胃导致火毒内生而引起的疮疡，虽然有时正气尚未虚衰，但较单纯为外邪侵袭所引起者严重，如消渴病合并疖、有头疽等。此即所谓从外感受者轻，因脏腑蕴毒而内发者重。以上各种致病因素侵入人体，引起局部气血凝滞，营卫不和，经络阻塞，产生肿痛症状。病情进一步发展，热胜肉腐，肉腐为脓，从而导致脓肿的形成。若疮疡毒邪炽盛，还可影响或侵犯脏腑，导致脏腑功能失调。轻则发热、口渴、便秘、溲赤等；重则恶心呕吐，烦躁不安，神昏谵语、咳嗽痰血等，甚则危及生命。

疮疡发生以后，正邪交争决定着疮疡的发展和转归。疮疡初期，若正能胜邪，使邪热不能鸱张，渐而肿势局限，疮疡消散；若正不胜邪，热毒壅滞不散，热胜肉腐成脓，导致脓肿形成，即为疮疡中期（成脓期）。此时如治疗得当，切开引流，毒随脓泄，形成溃疡，腐脱新生，最后疮口愈合；或正气尚足，脓肿破溃，脓毒外泄，同样使溃疡腐脱新生而愈，即为疮疡后期（溃疡期）。在疮疡的初、中期，若邪毒炽盛，又未能得到及时处理，可使邪毒走散，内攻脏腑，形成走黄；若人体气血虚弱，不能托毒外达，可致疮形平塌，肿势不能局限，难溃、难腐等，如病情进一步发展，正不胜邪，内犯脏腑，形成内陷。疮疡后期，毒从外解，病邪衰退，理应渐趋痊愈，若由于气血大伤，脾胃生化功能不能恢复，加之肾气亦衰，可致生化乏源，阴阳两竭，同样可使毒邪内陷，危及生命。

在疮疡发病过程中，由于病理变化造成的特殊形态，或由于功能障碍产生的特殊体形，对诊断常有一定帮助。若颜面疔疮患者步态蹒跚，局部疮口凹陷，皮色暗红，常是走黄的征兆；红丝疔必有红丝一条或数条；蛇头疔若有损骨，其溃后每多形如蛇头；膝关节流痰因大小腿肌肉萎缩则状如鹤膝；髂窝流注常使患肢屈曲难伸等。此外，辨别疮疡有无损伤骨骼和内膜（即胸膜或腹膜）也很重要。疮疡损伤骨骼多在四肢，如溃疡疮口胬肉外翻，经久不愈，以探针轻轻探之有锯齿感，多为损骨。疮疡透膜多在躯干，肿疡时见肿势漫无边际，扪之绵软，或有捻发感，多为气肿或透膜；若胸壁溃疡脓出似蟹沫，或夹有气泡，多为透膜。

疮疡的治疗常须内治和外治相结合。轻浅的疮疡，有时单用外治也能获得痊愈。而严重病证，如走黄、内陷等，不仅需要内治、外治结合，还要配合西医西药治疗，并给予一定的支持疗法。总之，必须根据患者的体质、致病因素、病情轻重等辨证施治。疮疡内治法的总则为消、托、补。即初期尚未成脓时，用消法使之消散，并针对病因、病情运用清热解毒、和营行瘀、行气、解表、温通、通里、理湿等治则，其中清热解毒为疮疡最常用的治则；中期脓成不溃或脓出不畅，用托法以托毒外出，又分透托法和补托法；后期体质虚弱者，用补法以恢复正气，使疮疡早日愈合。疮疡外治法可根据疮疡的初期、中期、后期分别辨证施治。初期宜箍毒消肿，阳证可选用金黄散、玉露散、金黄膏、玉露膏、太乙膏、千捶膏，可

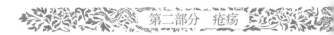

加掺红灵丹、阳毒内消散，或用清热解毒消肿的新鲜草药捣烂外敷；阴证可选用回阳玉龙散、回阳玉龙膏、阳和解凝膏，加掺黑退消、桂麝散、丁桂散；半阴半阳证选用冲和散、冲和油膏。中期脓熟时宜切开排脓，注意切开时机、切口位置、切口方向等的选择。如颜面疔疮忌早期切开，而蛇头疔应及早切开；如手指疔宜从侧方切开以免影响屈伸功能等。后期宜提脓祛腐，生肌收口，阳证用八二丹、九一丹提脓祛腐，阴证用七三丹、五五丹提脓祛腐；疮口脓水较多时，不论阳证、阴证均可应用等渗盐水清洗创口，或中药溶液湿敷；疮口太小或成瘘时，用白降丹、千金散药线腐蚀；疮面胬肉突出时用平胬丹；腐脱脓尽用生肌散、八宝丹，并根据情况配合使用垫棉法或扩创法。

第五章 疖（毛囊炎、汗腺炎、疖病）

第一节 血疖疮（疖）

疖，是指发生在肌肤浅表部位、形小而根浅的疮疡。其临床特点是肿势限局，范围多在2cm左右，突起根浅，色红、灼热、疼痛，易脓、易溃、易敛。根据发病部位、季节、病因、证候特点的不同有不同的名称。如疖成熟后顶端有黄白色脓头者，称为有头疖；疖成熟后顶端中心无脓栓者，称为无头疖；疖发生于暑期者名暑疖；疖成熟后脓出不畅，旁窜深溃，溃后余肿不消，口久不敛，形如曲蟮、蝼蛄串穴者称为鳝拱头或蝼蛄疖。又有生在项后发际枕部者则称为发际疮；发生在臀部者则称为坐板疮等。

西医学亦称"疖"，是指单个毛囊及其皮脂腺或汗腺的急性化脓性感染，包括疖、头皮穿凿性脓肿、疖病等。

一、古籍摘要

《肘后备急方》云："热肿疖，彤胶数涂，一日十数度即瘥；疗小儿疖者尤良，每日神效。"

《诸病源候论·痤疖候》云："痤疖者，由风湿冷气搏于血，结聚所生也。人运役劳动，则阳气发泄，因而汗出，遇风冷湿气搏于经络，经络之血，得冷所折，则结涩不通，而生痤疖，肿结如梅李也。又云：肿一寸、二寸，疖也。其不消而溃者，即宜熟捻去脓，至清血出。若脓汁未尽，其疮合者，则更发。其着耳下、颔、颈、腋下，若脓汁不尽，多变成瘘也。"

《外科精义·辨疮疽疖肿证候法》云："热发于皮肤之间，是以浮肿根小，至大不过二三寸者，疖也；六腑积热，腾出于外，肌肉之间，其发暴甚，肿皮光软，侵袤广大者，痈也。五脏风积热攻燋于肌骨，风毒猛暴，初生一头如痦瘰，白色焦枯，触之应心者，疽也。"

《外科正宗·鳝拱头》云："鳝拱头，俗名猫猪是也。患小而禀受悠远，皆父精母血蓄毒而成。生后受毒者，只发一次，其患肿高，破之又肿，皆禀受时原有衣膜相裹，毒虽出而膜未除，故愈又发。肿甚脓熟者，用针刺破，以三品一条枪插入孔内，化尽内膜自愈。又有不肿而不收口者，此必风袭患口，宜败铜散搽之，兼戒口味自愈。"

《外科启玄》云："疖者，节也，乃时之邪热感受而成，故形小至大不过二三寸者也。"又曰："是夏月受暑热而生，大者为毒，小者为疖，令人发热，作脓而痛，别无七恶之症，宜清暑香薷饮，内加苓连之类治之而愈，外加敷贴之药为妙。"

《外科理例》云："疖者，初生突起，浮赤无根脚，肿见于皮肤，止阔一二寸，有少疼痛，数日后微软，薄皮剥起，始出清水，后自破脓出。"

《集验背疽方》云："治些小痈疖，结而未成，不可用膏药贴合，以药涂，使内自消。每用生取鹿角尖，于砂钵内，同老米醋，今俗呼黄子醋，浓磨，时以鹅翎涂拂于痈疖四围，当中留一口，遇干再涂，一二日即内消。每觉有些小痈疖疼痛、发热时，便用生甘草节，不炙、不焙，用日晒干。若无日，焙于笼盖上，微火，碾为细末，以热酒调二三钱服，连进数服，疼痛与热皆止。治痈疖未结成，并血气凝滞、肿结成块者，用吴茱萸微炒，碾为细末，鸡子清调涂，神妙！疾轻者宜用此。"

《外科大成》云："痤者疮疖也，大如酸枣，肿而有脓血。宜羊角散服之，葫芦化毒丹涂之。羊角连内骨烧存性为末，每服三钱。黄酒调服。

痱者先如水疱作痒，次变脓疱作疼。经云：汗出见风。乃生痤痱。由肺热脾湿所致，宜凉血消风散。

凉血消风散：治热疮痱子，疮疥瘾疹赤斑。当归、生地黄、知母、石膏、苦参、牛蒡子、蝉蜕、胡麻、防风、荆芥、苍术各一钱，木通、甘草各五分，水二盅，煎八分服。

洗药白金散：虎杖、豌豆、甘草各四五钱，水煎淋洗水冷拭干，以滑石粉掺之令遍，次日即验。枣叶可煎洗，朴硝可冲洗。

鹅黄散：痤痱作痒抓之损。后作痛者。绿豆粉（一两），滑石（五钱），黄蘗（三钱），轻粉（二线）。为末扑之。"

《医宗金鉴·蝼蛄疖》云："蝼蛄疖即鳝拱头，势小势大各有由，胎毒坚小多衣膜，暑热形大功易收。""此证系暑令所生疡毒小疖。初发背心肌肤红晕，次生肿痛，发热无时，日夜不止，兼头目晕眩，口苦舌干，心烦背热，肢体倦怠。此证多生小儿头上，俗名貉貓，未破如蛐鳝拱头，破后形似蝼蛄串穴。有因胎中受毒者，其疮肿势虽小，而根则坚硬，溃破虽出脓水，而坚硬不退，疮口收敛，越时复发，本毒未罢，他处又生，甚属缠绵难敛。宜用三品一条枪插于孔内，化尽坚硬衣膜，换撒生肌散，贴玉红膏以收之，不致再发也。亦有暑热成毒者，大如梅李，相连三五枚，溃破脓出，其口不敛，日久头皮窜空，亦如蝼蛄串穴之状。宜贴绀珠膏，拔尽脓毒，将所串之空皮剪通，使无藏脓之处，用米泔水日洗一次，干撒生肌散，贴万应膏甚效。有因疮口开张，日久风邪袭入，以致疮口周围作痒，抓破津水，相延成片，形类黄水疮者，宜用败铜散搽之，忌鱼腥发物。

三品一条枪：白砒一两五钱，明矾三两，砒、矾二味，共研细末，入小罐内，加炭火煅红，青烟已尽，叠起白烟片时，约上下红彻住火，取罐安地上，一宿取出，约有砒、矾净末一两，加雄黄二钱四分，乳香一钱二分，共研极细，浓糊搓成线条，阴干，疮有孔者，插入孔内；无孔者，先用针通孔窍，早晚插药二条。插至三日后，孔大者，每插十余条。插至七日，孔内药条满足方住。患处四边，自然裂开大缝，共至十四日前后，其坚硬衣膜及疔核、瘰疬、痔漏诸管，自然落下，随用汤洗，搽玉红膏。虚者兼服健脾补剂，自然收敛。"

《外科证治全书·疖》云："湿热怫郁，先见红晕，次发肿痛，患不满寸，名曰疖毒，解暑汤主之。初起以发面一块，调稀贴疖上，中留一孔即消。或以点毒丹点之亦消。如溃脓作痛者贴洞天膏。

解暑汤：连翘、金银花、赤芍、天花粉、滑石（飞）、车前子（炒研）、甘草、泽泻，上加淡竹叶十片，水煎，温服无时。按此方清暑利湿，凡男妇大小，无论有疖无疖，时逢酷暑，俱宜服之。

又天时炎暑酷热，人未有不伤其正气者，故凡解暑用之，更加蜜炙黄芪五七钱以助益元气尤

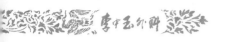

妙，名为黄芪解暑饮。如疔毒溃脓亦可加生黄芪，与群药等分用。

点毒丹：黄柏研极细末，入雄猪胆汁调如黏。凡热疔初起未出头，用少许点疔中间即消。

飞龙丹：寒水石三钱，血竭、没药（去油）、红砒三分，乳香（去油）、胆矾、雄精、蜈蚣（去足）各三钱，铜绿、穿山甲、全蝎（酒炒）、僵蚕各一钱，朱砂、枯白矾、皂角刺、冰片、轻粉各三分。上各制为末，用蟾酥三钱酒化，共捣为丸，胖绿豆大，金箔为衣。每用葱白裹一丸，嚼烂酒下，醉盖取汗，小疔初起时即全消，白疽忌用。"

二、病因病机

其发病为内蕴郁热，外感风、暑、湿、燥、火毒而致。尤其小儿、老人、新产妇、体质虚弱之人，腠理不密，毛窍开张，易染邪毒。如盛夏酷暑，地气溽润，天气炎燠，暑、湿、热三气蕴蒸，感受时邪。或久受烈日暴晒，暑热熏蒸，汗出淋漓，皮肤浸渍染毒；或因暑热怫郁，先生痱痦，复经搔抓，皮肤破损，感染毒邪，结滞化热而发生本病。患疔之后若处理不当，疮口过小引起余毒不尽，脓水潴留，致使脓毒旁窜复溃，以致成为蝼蛄疖。

三、治疗

（一）辨证论治

1.有头疖　先师李道周则称其为"血疔疮"，以其疔肿色红，溃破时脓液中常夹杂鲜血少许，辨证多责之于血热而立论。多有恣食膏粱厚味，醇酒炙煿辛辣之物，熏蒸脏腑，蕴热于血，腾出于外。或腠理不密，外染邪毒，气血壅结，酿化为脓而成此病。此病可发于任何年龄，但以青壮年多见。全身各处均可发生，而以头面、四肢多患。一般单发，也有同时起数个乃至数十个者。初起皮肤上起一粟粒大白色疱疹，绕以红晕，微肿、微痛、微痒，继而渐见红、肿、焮热、疼痛，一般顶高根束，宽不逾寸。3～5日后，顶部皮薄而泽，有黄白色脓头，随后疼痛增剧，容易自行破溃，流出少许黄白脓液，血水，继流黄水，肿痛渐减，结痂口敛向愈（图5-1）。

2.无头疖　多发于儿童，多见于春夏季节，以头部、腹部常见。皮肤上有一个或多个小结块，范围直径2～3cm，逐渐红、肿、焮热、疼痛，患部结块无头肿势相对散漫3～5天成脓，皮薄光软，触之波动应指，溃破较慢，自行破溃或切开排出黄白色稠脓，但中心无脓栓，脓出后，数日收口而愈（图5-2）。

一般无发热等全身症状，不必内治，但若素体虚弱，毒邪炽盛，亦能出现红肿热痛较大肿块，跟脚不束，疮顶不高，坚硬不脓，或溃烂较一般疖大，发热恶寒，口渴烦躁，舌质红，苔黄，脉数等症。在背部易成发背；在面部易成疔疮；毒邪走窜可诱发流注、附骨疽。治拟凉血清热解毒之剂。方用先师李道周家传经验方一号四物汤加减：当归、川芎、白芍、生地黄、荆芥、防风、黄芩、黄连、栀子、牛蒡子、连翘、金银花、陈皮、丹皮、乳香、甘草。热毒盛加黄芩、黄连、栀子；溲黄、便干加石膏、大黄，每日1剂，水煎服。

3.暑疖　又有"石疖""软疖""热疖""火疖"之谓。以其发生在酷暑时令而得名，相当于西医学的汗腺脓疡、汗管周围炎。多因酷暑盛夏，气候炎热，烈日暴晒，毛窍开张，外染湿热暑毒。或天气闷热，汗出不畅，热不得泄，湿热蕴郁于皮肤而致痱毒（图5-3），复经搔抓，外染毒邪而致暑疖。主要是疖发于暑热之际，或者说是因暑热之邪引起。

　　本病多发于小儿，或未满月新产妇。主要症状表现与有头疖、无头疖相同，可多处发生，少则几个，多则数十个，或在头面颈部簇生在一起，开始局部微红微痒，继之起白色脓疱，小如粟粒、大如赤豆，其内为混浊稀白脓水，逐渐旁窜深溃，多散在如星罗棋布，或与痱痦相兼，俗称"珠疖""米疖"（图 5-4 ～图 5-6）。也可出现全身不适，寒热头痛，心烦胸闷，口苦咽干，便秘溲赤，苔薄黄，脉数等症状。

　　治疗暑疖多以清暑化湿解毒为治则，方用张八卦外科经验方木通解毒汤：栀子、牛蒡子、车前子、黄芩、黄连、苍术、滑石粉、生地黄、木通、甘草。每日 1 剂，水煎服，白冰糖为引。病久不愈成蝼蛄疖者，治疗参蝼蛄疖。

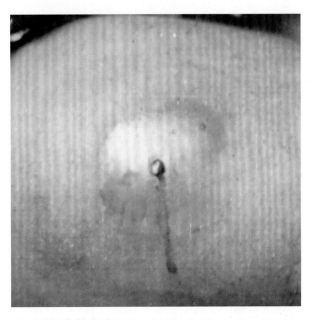

图 5-1　有头疖

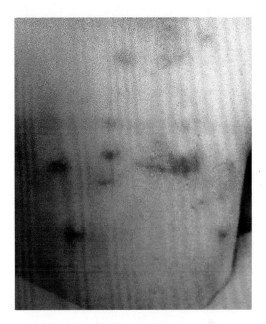

图 5-2　无头疖

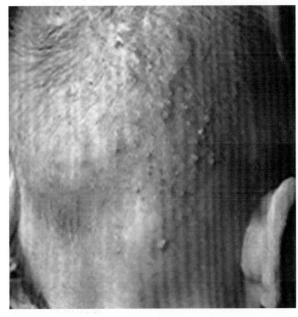

图 5-3　痱毒

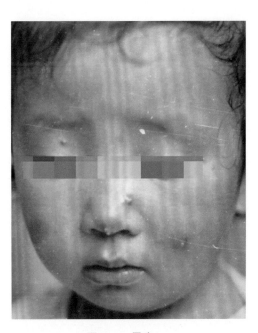

图 5-4　暑疖

第五章　疖（毛囊炎、汗腺炎、疖病）

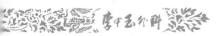

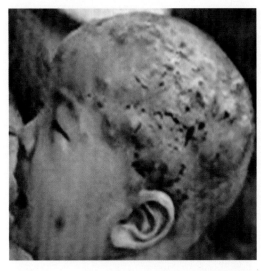

图 5-5　痱毒

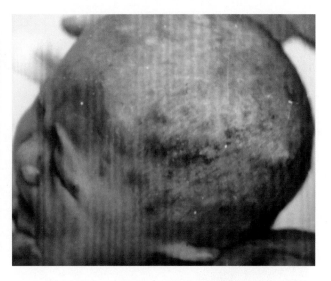

图 5-6　暑疖

（二）中医外治

有头疖、无头疖，初始外用金黄散葱根水调敷，早期较小，症轻，多可消散或局限。有头疖脓成后，疮顶掺五五丹少许，外贴加味太乙膏，次日轻柔挤尽脓液，若脓栓不出，可用白降丹上疮顶上，贴加味太乙膏。或用三棱针、尖刀点破排除脓栓，掺八宝丹，贴加味太乙膏，一日一换，数日可愈。若无头疖，波动应指，为有脓征象，可用火针点刺。或在局部麻醉下尖刀切开一小口，多为黄白色脓液，掺八宝丹少许，贴加味太乙膏，每日1换，数日即愈。俗曰："疖无大小，出脓即好。"

暑疖外用治疗贵在早，病在化脓前疖及痱毒，可用败毒水：黄芩、黄连、黄柏、栀子、大黄、甘草，水煎湿敷。或败毒散：败毒水药加枯矾、雄黄、青黛，研为极细粉扑撒，一日两次。脓成后适时局部麻醉下切开，切口不宜小，以脓畅为度，挤脓易尽，溃口掺九一丹、八宝丹，外贴加味太乙膏，每日一次。

第二节　蝼蛄疖（穿掘性毛囊炎）

蝼蛄疖，俗名貉貘，因疖生于头，未破如曲蟮拱头，破后似蝼蛄串穴而得名。临床常见两种类型，一种是坚硬型，常见于青壮年，不分季节，少则几个，多则数十个，疮形肿势大小不一，成簇相串，未脓时坚硬隆起，酿脓时软硬间杂，溃破出脓而坚硬不退，疮口愈合后还会复发，常为一处未愈，他处又生，连绵不绝，多年不已；一种是多发于儿童头部，多因暑疖治疗不当所致，疖小如赤豆，疮大如梅李，相连三五枚，溃破脓出而不易愈合，日久头皮窜空，如蝼蛄串穴之状，可成疳头骨坏死，可致疮面局部永久性脱发，亦可引起颈部瘰核。不论何型，局部皮厚且硬者较重，皮薄成空壳者较轻（图5-7～图5-10）。

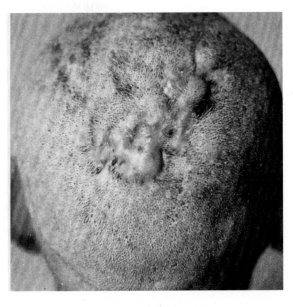

图 5-7　蝼蛄疖（1）

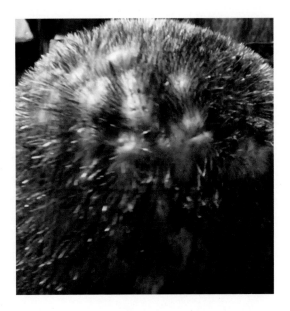

图 5-8　蝼蛄疖（2）

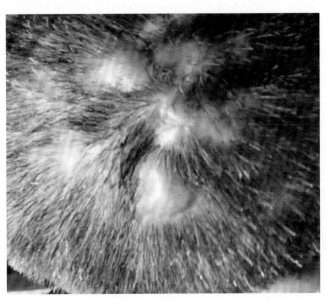

图 5-9　蝼蛄疖（3）

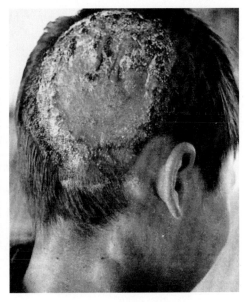

图 5-10　蝼蛄疖（4）

一、病因病机

疖病急性期，多为湿热毒邪蕴积。俗曰："邪不去，热必生，热生则肉腐，肉腐则为脓，脓出即愈。"蝼蛄疖多因为早期疖病治疗不当，脓出不畅，余毒不尽，反复发作，迁延时日，成为慢性病程。对肿块坚硬，脓出肿硬不减等症，为疖病日久，余毒不尽，热羁营血，无从外泄，与血相搏，留结为瘀，乃经脉阻塞、气血凝滞之病机。

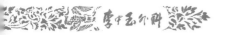

二、治疗

（一）辨证论治

1.邪热瘀阻证　治则为和营通络，导滞散结，选用仙方活命饮加减。常用方药：当归、赤芍、银花、穿山甲（现已禁用）、皂刺、白芷、防风、甘草。瘀血重，重用归芍，加丹皮红花；热毒重，重用银花，加牛蒡子、连翘、黄芩、栀子；有暑湿加车前子、茯苓、滑石粉。

2.余毒未清证　常选用补气和血托毒之剂透脓散加减。常用方药为张八卦外科第五代传人先师李道周家传经验方：当归、穿山甲（现已禁用）、川芎、生黄芪、银花、牛蒡子、连翘、白芷、桔梗、皂刺、甘草。瘀血重，重用当归、川芎；气虚重，重用黄芪，加党参；脾虚加白术、茯苓；有热毒，重用金银花，加蒲公英。

3.气血两虚证　除了看到有热毒湿热之证，更是详细审察久病必虚之证，内治多以活血养血、健脾益气托毒之剂，常用托里消毒散、八珍汤加减。

（二）中医外治

1.外用散结灵：芒硝50g，大黄5g，白矾30g。热水溶化湿敷。

2.酿脓者切开引流，切口要与脓肿区等齐，使其再无蓄积脓毒之处，掺以红升丹祛腐生肌。或以三品一条枪插入脓腔窦道，或以挂线法、拖药线法打通脓腔管道，溃疡处依次掺撒三仙丹、五五丹、八宝丹，外贴加味太乙膏，或黄连生肌膏、生肌玉红膏。适时应用压垫法，每日1次，直至痊愈。

三、预防调护

1.注意个人卫生，勤洗澡，勤理发，勤修指甲，衣服宜宽大，勤洗换。

2.炎热夏季外出宜戴帽遮阳，避免烈日直接暴晒。

3.平时少食辛辣炙煿助火之物，高温作业要做好防暑降温工作。

4.有消渴和体质虚弱者，应及时治疗原发病，增强体质。

5.疖疮不宜挤压、碰撞，以免引起并发症。

6.扩创术后要注意引流通畅。

第三节　疖病

疖病，是西医学名称，是指多个疖在一定部位或散在身体各处反复发作的疾患。其特点是身发疖肿，此愈彼起，连绵不绝，日久不愈。四季均可发生，老幼皆可罹患，任何部位均可发生，但以颈后、背部、臀部发病者居多。

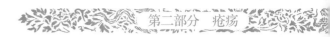

一、病因病机

本病多由内郁湿火，外感风邪，蕴阻于肌肤所致。亦有因患消渴、习惯性便秘等疾病，阴虚内热，或脾虚便溏者，易于染毒而成。也常见于特别爱干净，每天洗澡，所致皮肤自然防护屏障破坏者。

二、诊断要点

临床表现在一定的部位，如臀、项、背、腋下等处。或全身各部散发数个至数十个疖肿（图5-11），反复发作，此愈彼发，经年不愈，或间隔周余、月余再发。

三、治疗

（一）辨证论治

1.湿火风邪证　疖呈现有头或无头，高肿焮红，根盘收束，护场宣浮，成脓较速，脓出黄稠，可伴有恶寒发热、大便干结、小便黄赤等全身症状，苔薄黄，脉数。治拟祛风，清热利湿，选用防风通圣散加减。

2.阴虚内热证　疖肿较大，易转变为有头疽，常有口渴唇燥，舌红苔燥。治拟养阴清热，方用顾步汤加减。

（二）中医外治

参照疖。

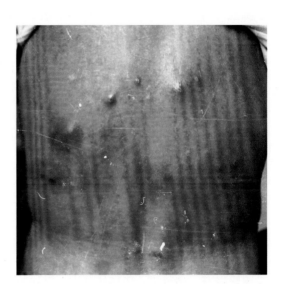

图5-11　多发疖

四、预防调护

1.忌辛辣、油腻食物，少食甜腻饮食。

2.经常保持局部皮肤清洁，勤换衣，但不宜过勤洗澡。

3.多吃水果蔬菜，保持大便通畅。

第四节　发际疮（项后毛囊炎）

因疮疖发于项后发际而得名，相当于西医学的毛囊炎或毛囊周围炎，是一种多发于项后发际，也可延伸到头顶、两侧发际者。好发于炎热夏秋，其他时日也可患病。多见于青壮年，女性较为少见。尽管疮小，痒多痛少，常此起彼伏，连绵不绝，多年不已。

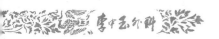

一、古籍摘要

《证治准绳·疡医》云："左右发际起如粟米，头白肉赤，热痛如锥刺，此疾妇人患多，丈夫患少，始因风湿上攻发际，亦宜出脓无伤。"或问："发际生疮何如？"曰："此名发际疮也。状如芡实，漫肿寒热，或痛或痒者，发际疽也，此由风热上壅所致。"

《医宗金鉴·发际疮》云："发际疮生发际边，形如黍豆痒痛坚，顶白肉赤初易治，胖人肌厚最缠绵。"注："此证生项后发际，形如黍豆，顶白肉赤坚硬，痛如锥刺，痒如火燎，破津流水，亦有浸淫发内者，此由内郁湿热，外兼受风相搏而成也。初宜绀珠丹汗之，次用酒制防风通圣散清解之，外搽黄连膏效。惟胖人项后发际，肉厚而多折纹，其发反刺疮内，因循日久，不瘥，又兼受风寒凝结，形如卧瓜，破烂津水，时破时敛，俗名谓之肉龟。经年不愈，亦无伤害，常用琥珀膏贴之，可稍轻也。

琥珀膏：淀粉一两，血余八钱，轻粉四钱，银朱七钱，花椒十四粒，黄蜡四两，琥珀（末）五分，麻油十二两，将血余、花椒、麻油炸焦，捞去渣，下黄蜡熔化尽，用夏布滤净，倾入瓷碗内，预将淀粉、银朱、轻粉、琥珀四味，各研极细，共合一处，徐徐下入油内，用柳枝不时搅之，以冷为度。绵燕脂摊贴，红绵纸摊贴亦可。"

《外科大成》云："发际疮为生于发际间也，其形如粟如芡实，头白肉赤，痛痒相兼，甚则状如葡萄而更痛，由风热上壅所致，宜绀珠丹发之，或酒制防风通圣散解之；生发内，顶平而痒，结黄蜡痂者，梅疮也；生脑后窝中，发痒流汁浸淫者名燕窝疮。"

《外科证治全书》云："生头上及顶后发际，顶白肉赤，状似葡萄，痛如锥刺，痒如火燎，破流脓水，亦有浸淫发内者，惟胖人多生之，乃内郁湿也，宜贴以黄香饼。"

二、病因病机

中医学认为，本病主要病因病机是湿热内蕴，外感风热邪毒或暑湿之邪，内外两邪搏结，以致气血被毒邪壅滞于肌肤导致经络阻塞，气血凝滞，或因阴虚内热，脾虚失司以致气阴两虚，毛窍开合失度，腠理宣泄失常，气血瘀滞，蕴热酿脓，正虚邪恋发为本病。

西医学认为，本病是在高温、潮湿多汗、摩擦搔抓等因素影响下，金黄色葡萄球菌或白色葡萄球菌侵入皮肤而引起的毛囊周围脓肿。

三、治疗

（一）辨证论治

1. 暑热浸淫证　此病常为多发，少则几个，多则数十个，初起在毛囊口周围有粟粒至赤豆大小黄白色脓疱，呈半球形或圆锥形，周围绕以红晕，先痒后痛，一般数日后疱破出黄白脓水少许，继而结痂渐愈（图5-12）；也有初起即为小结节，色赤红，顶有小白疱，质坚硬，久不化脓，痒痛间杂，时轻时重，反复发作，此起彼伏，连绵不绝，迁延数月或多年不已（图5-13）。可伴发热、口渴、溲赤、便秘，苔黄，脉数。治拟清热解毒或祛风利湿，五味消毒饮、黄连解毒汤、清燥汤加减。

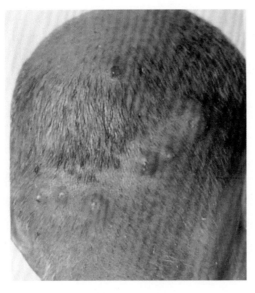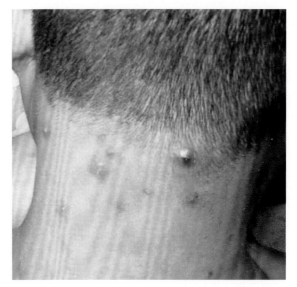

图 5-12 发际疮（1）　　　　　　　图 5-13 发际疮（2）

2.湿热毒盛证　疖肿较多，泛发全头，肿块较大，色红焮热疼痛，或起疱疹，破流黄水，痒痛兼作，发热，口渴，溲黄，便干。治拟清热凉血解毒利湿。方用先师李道周经验方三号四物汤：当归、川芎、白芍、生地黄、黄芩、黄连、牛蒡子、连翘、金银花、荆芥、防风、牡丹皮、甘草，腑热重者加石膏、大黄。

（二）中医外治

1.败毒水湿敷，或用败毒散外撒，每日 2 次。

2.形成肉龟疮者，参照鳝拱头治疗。

四、预防调护

1.少食肥腻炙煿、辛辣刺激之物。

2.勤洗头，保持清洁卫生。

第五章 疖（毛囊炎、汗腺炎、疖病）

第六章 疗 疮

疗疮以其形小、根深、质坚，状如丁钉之状而得名。其实疗疮临床会有多种形态，分类颇多，发于颜面者，称为颜面部疗疮；发生于手足部位者，称为手足部疗疮；发生四肢疗疮，有红丝一条迅速向上行窜，称为红丝疗；有患疗疮，皮肉迅速大片溃烂，称为烂疗；有因接触疫死牛马猪羊等疫情引起的疗疮，称为疫疗，是一种发病迅速，变化多端，危险性较大的急性疮疡病，相当于西医学的疖、痈、气性坏疽、坏死性筋膜炎、皮肤炭疽及急性淋巴管炎等。

古籍摘要

《素问·生气通天论》中有"膏粱之变，足生大丁"的记载，但据学者认为，此"丁"字泛指一切外疡。

《中藏经·论五疗》始有疗疮命名，云："五疗者，皆由喜怒忧思，冲寒冒热，恣饮醇酒，多嗜甘肥，青鱼酢浆，色欲过度之所为也。蓄其毒邪，浸渍脏腑，久不摅散，始变为疗。"认为："五疗之候，最为巨疾。""疗有五色属五脏。红属心，发于舌根；青属肝，发于目下；黄属脾，发于口唇；白属肺，发于右鼻；黑属肾，发于耳前。以种类言之。"

《备急千金要方》云："疗疮十三种，初起疮心先痒后痛，先寒后热，热定则寒，多四肢沉重，心惊眼花。若重者则呕逆，呕逆则难治。麻子疗一种，始终惟痒。以上忌禁者，不得触犯，如触犯者，发作难治。惟浮沤、牛狗二疗无所禁忌，纵不医亦不害人，其状寒热与诸疗不同，故不杀人也。凡疗起后，背强疮痛极甚不可忍者，是触犯禁忌，以此为辨。"

《养生方》云："人汗入诸食内，食之作疗疮。"

《诸病源候论·丁疮候》云："丁疮者，风邪毒气于肌肉所生也。凡有十种：一者，疮头乌而强凹；二者，疮头白而肿实；三者，疮头如豆垼色；四者，疮似疱红色；五者，疮头内有黑脉；六者，疮头赤红而浮虚；七者，疮头疱而黄；八者，疮头如金薄；九者，疮头如茱萸；十者，疮头如石榴子。亦有初如风轸气，搔破青黄汁出，里有赤黑脉而小肿；亦有全不令人知，忽以衣物触及摸着则痛，若故取，便不知处；亦有肉突起如鱼眼之状，赤黑惨痛彻骨。久结皆变至烂成疮，疮下深孔，如大针穿之状。初作时，突起如丁盖，故谓之丁疮。令人恶寒，四肢强痛，兼切切然牵痛，一二日疮便变焦黑色，肿大光起，根硬强，全不得近，酸痛，皆其候也。在手足、头面、骨节间者最急，其余处则可也。毒入腹，则烦闷，恍惚不佳，或如醉，患此者，三二日便死。

《外科精义·辨疗肿十三种》总结了元以前诸家有关疗疮的论述，详细地描述了"麻子疗、石疗、雄疗、雌疗、火疗、烂疗、三十六疗、蛇眼疗、盐肤疗、水洗疗、刀镰疗、浮沤疗、牛狗疗"各种疗肿的形态、预后、禁忌等。

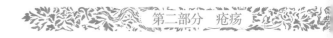

《疡医准绳》云："疔之四围有赤肿，名曰护场，为可治。疔之四围无赤肿，名曰不护场，不可治。"又曰："疮证急者有应。如生一疔之外，别处肉上再生一小疮即是有应，可用针挑破护场；疮四围有赤肿，生多疮者谓之满天星，饮食如常，头痛身热手足温。"

《冯氏锦囊》云："疔者，经曰：膏粱之变。盖因膏粱之人皮肉浓密，内多滞热，故变为疔。然古方计有一十三种，三十六疔之分，总由脏腑积受热毒，邪气搏于经络，以致血凝毒滞，注于毛孔、手足、头面，各随脏腑部位而发。其形如粟米，或痛或痒，渐至遍身麻木，头眩寒热，时生呕逆，甚则四肢沉重，心惊眼花，经虽所载疔色有五，以应五脏，其实紫黑及黄疱者居多，先痒后痛，先寒后热也。宜内服发散解毒攻托之剂，外敷拔毒菊花叶、苍耳草之类。大概疔已成脓，则毒已外泄，可无他虑。惟在初起，最宜谨慎，疔毒攻心，祸如反掌。盖疔由心火蕴结，故其疼痛异常，为害甚速，病患口嚼生豆，不觉豆腥者即是也。若于耳后方圆一寸发者尤甚。盖水枯火炽之极也，不可妄动，如抓破见风毒，即内攻不救。"

《外科启玄》云："夫疔疮取治，其法不一，当先看其缓急。如缓者，一日疮白色而小，二日色白微大，三日色微紫，四日色真紫，此候之缓也；急者五日色青紫小，六日色深青大紧，七日色黑如火灸疮之状，此最急之候。假如身上生一疮，而他处又生一小疮，为之应候。先用针挑破小疮，则泄其毒谓之可治；若只有一疔，他处无小疮，谓之无应候，不可治。疔无应候，是毒气之甚，故不可治也。大抵疔疮四围有红赤肿者，名曰有护场。如疔疮四围不赤肿者，即是不护场，不可治也；有护场方可治也。疔之生者，身热头疼，手足温暖，饮食如常，是常疔也。疔之危者，眼转大渴而喘，唇面青，不进食，五心肿，无有脉，四肢冷，不起床，不精神，腹痛甚于常，是有内疔也。"

《疮疡经验全书》云："凡疔疮针刺患人手足中指不痛者，难治。"又曰："如疔在头面、手足、骨节间者，甚急。"又曰："疔疮头陷碧绿色者，不可用针刀出血。"又曰："疔疮日久溃烂者，不可用针出血，只可用刀割祛腐肉。"又曰："疔疮生根入腹者便死，用磨针刀铁浆水一碗，丝绵滤净，银锅内煎三四沸，服之，病者须臾肠鸣，行得一二次苏醒方妙。"又曰："疔疮不破则毒入肠胃，惟蝉蜕极效，用一两为末，蜜调下。"又曰："疔发于太阳眼边者，名曰钉脑疔，十死一生。"又曰："疔疮脓水出，孔如蜂窠，病易瘥也。"又曰："凡人暴死多是疔毒，急取灯遍照其身，若是小疮，即是其毒，宜急灸之，并服飞龙夺命丹等药，亦有复苏者。"

《外科正宗·疔疮论》云："夫疔疮者，乃外科迅速之病也。有朝发夕死，随发随死，有三日、五日而不死，一月、半月而终死，此在于毒中之浅深，脏腑之乖逆，节候之寒温，肃杀之瞬息，畜类尸忤，性情激变，暴戾一时，发生立判，人之气血虚者，各随脏腑而中之。且如毒发于心经者生为火焰疔。其患多生唇口、手掌、指节间，其发初生一点红黄小疱，抓动痒痛非常，左右肢体麻木；重则寒热交作，头晕眼花，心烦发躁，言语昏愦，此等出于心经之病也。毒发于肝经者生为紫燕疔。其患多生手足、腰胁、筋骨之间，初生便作紫疱，次日破流血水，三日后串筋烂骨，疼痛苦楚；重则眼红目眛，指甲纯青，舌强神昏，睡语惊惕，此等出于肝经之病也。毒发于脾经者生为黄鼓疔。其发初生黄疱，光亮明润，四边红色缠绕其患，初生口角、腮颧、眼胞上下及太阳正面之处，发之便作麻痒，绷急硬强；重则恶心呕吐，肢体木痛，寒热交作，烦渴干哕，此等出于脾经之病也。毒发于肺经者生为白刃疔。其发初生白疱，顶硬根突，破流脂水，痒痛骤然，易腐易陷；重则腮损咽焦，毛耸肌热，咳吐脓痰，鼻煽气急，此等出于肺经之病也。毒

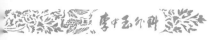

发于肾经者生为黑靥疔。其患多生耳窍、胸腹、腰肾偏僻软肉之间，其发初生黑斑紫疱，毒串皮肤，渐攻肌肉，顽硬如疔，痛彻骨髓；重则手足青紫，惊悸沉困，软陷孔深，目睛透露，此等出于肾经之病也。以上五疔，相应五脏。又红丝疔起于手掌节间，初起形似小疮，渐发红丝上攻手膊，令人多作寒热，甚则恶心呕吐；迟者红丝至心，常能坏人。用针于红丝尽处挑断出血，寻至初起疮上挑破，俱用蟾酥条插入，膏盖，内服汗药散之自愈。凡治此症，贵在乎早。初起即治者十全十活，稍迟者十全五六，失治者十全一二。初起项以上者，三阳受毒，必用披针刺入疮心四五分，挑断疔根，令出恶血，随用回疔丹或蟾酥条插入孔内膏盖之。如项之以下者，三阴受毒，即当艾灸，灸之不痛，亦须针刺、插药方效；随后俱用蟾酥丸，冬月万灵丹发其大汗，毒方得解，庶不稽留毒气，致生变症。今人治法，不论阴阳、表里、部位上下，凡见是疮，便加艾灸，殊不知头乃诸阳之首，亢阳热极所致，其形虽小，其恶甚大，再加艾灸，火益其势，逼毒内攻，反为倒陷走黄之症作矣。既作之后，头、面、耳、项俱能发肿，形如尸胖，七恶顿起，治虽有法，百中难保一二。外又有疔名数种，形状纷纷，故有旧说未及重录也。

疔疮治法，初生项之以上者，必先针刺，以去恶血，庶毒不攻内。初发项之以下者，必先艾灸，以杀其势，庶不侵良肉。发热恶寒，身体拘急，六脉紧数，邪在表也，宜汗散之。身体发热，口燥咽干，脉实有力，二便秘涩者宜下之。针刺之后，疮不作腐，边肿不消，仍加插药，内亦补托。初起误灸，致毒走黄不住者，急当随走处砭去恶血。发热干呕，心烦作渴，闷乱神昏，解毒清心，托里护膜。溃后气血受伤，神怯食少，睡卧不宁，助脾胃，敛神气。将愈后气血渐复，饮食当进，仍作渴者，急滋养肾水。

蟾酥丸效独称雄，乳没砂矾轻粉同，铜绿蟾酥寒水麝，蜗牛又有用蜈蚣。治疔疮、发背、脑疽、乳痈、附骨臀腿等疽，一切恶证歹疮，不痛或麻木，或呕吐，病重者必多昏愦。此药服之不起发者即发，不痛者即痛，痛甚者即止，昏愦者即苏，呕吐者即解，未成者即消，已成者即溃。真有回生之功，乃恶证中至宝丹也。蟾酥（酒化）二钱，轻粉五分，枯矾、寒水石、铜绿、乳香、没药、胆矾、麝香各一钱，雄黄二钱，蜗牛二十一个，朱砂三钱。以上各为末，称准，于端午日午时，在净室中先将蜗牛研烂，再同蟾酥和研稠黏，方入各药共捣极匀，丸如绿豆大；每服三丸，用葱白五寸，患者自嚼烂，吐于男左女右手心，包药在内，用无灰热酒一茶盅送下。被盖如人行五六里，出汗为效，甚者再进一服。

黄连解毒汤，黄连解毒汤黄柏，山栀甘草共连翘，内热口干烦躁甚，更加牛子寂然消。治疔毒入心，内热口干，烦闷恍惚，脉实者宜用。黄连、黄芩、黄柏、山栀、连翘、甘草、牛蒡子（各等分）。水二盅，灯心二十根，煎八分，不拘时服。

立马回疔丹，立马回疔丹轻粉，蟾砒蚣麝白丁香，雄乳朱砂金顶等，化疔如雪去投汤。治疔疮初起，已用针刺后又或误灸失治，以致疮毒走散不住，乃疔走黄险恶证也，急用此插。蟾酥（酒化）、砒砂、轻粉、白丁香各一钱，蜈蚣（炙）一条，雄黄、朱砂各二钱，乳香六分，麝香一字，金顶砒（注末卷）五分。共为细末，糊成麦子大，凡遇疔疮，针破用此一粒插入孔内膏盖之，次后追出脓血疔根为效。

疔毒复生汤，疔毒复生汤牡蛎，山栀乳没骨连翘，花粉银花黄皂刺，木通牛子不相饶。治疔毒走黄，头面发肿，毒气内攻，烦闷欲死者。牡蛎、山栀、金银花、木通、连翘、牛蒡子、乳香、没药、皂角刺、天花粉、大黄、地骨皮（各八分）。水、酒各一茶盅，煎一半，食远服。不能饮者水煎。

消疗简便方，消疗简便方容易，葱白原来共白矾，每服三钱温酒下，如汤泼雪胜灵丹。治疗疮及诸恶毒，初起但未成脓者服之即效。白矾末三钱，葱白七茎。上二味，同捣极烂，分作七块，每块用热酒一杯送下，服毕用厚被盖之，再吃葱白汤一盏，少顷汗出如淋，从容去其复物，其病苦脱。此虽味涩难服，其效更妙。凡居乡村之处，倘有紧病不及请治，只传此方，服之活人甚众，诚为良便方也。

太乙紫金丹，太乙紫金丹大戟，慈菇文蛤共千金，雄麝朱砂凡七品，诸疮百症总通神。解诸毒，疗诸疮，利关窍，通治百病。此药真能起死回生，制之济人，奇效不可尽述。凡居家出入，兴大工，动大兵，及闽、广、云、贵仕宦者，不可无之。山慈菇（洗去毛皮净焙）二两，川文蛤（一名五倍子，槌破净焙）二两，麝香（拣净毛皮，干者研净）三钱，千金子（一名续随子，仁白者去油）一两，红芽大戟（杭州紫大戟为上，江南土大戟次之，北方绵大戟色白者、性烈峻利，反伤元气，弱人服之，有致吐血，慎之勿用，取上品者，去芦，根洗净，焙干为末）一两五钱整，朱砂（有神气者，研极细末）三钱，雄黄（鲜红大块者，研细末）三钱。以上之药，各择精品干净室中制毕。候端午、七夕重阳……之辰，凡入室合药之人，三日前俱宜斋沐，更换新洁衣帽，临日方入室中，净手熏香……各将前药七味复等称准，入于大乳钵内，再研数百转，方入细石臼中，渐加糯米浓饮调和，软硬得中，方用杵捣千余下，及至光润为度。每锭一钱，每服一锭，病势重者，连服二锭，以取通利，后用温粥补之。修合时除合药洁净之人，余诸忌见，此药惟在精诚洁净为效。一切饮食药毒、蛊毒、瘴气，恶菌、河豚中毒，自死牛、马、猪、羊六畜类之肉，人误食之，必昏乱卒倒，或生异形之症，并用水磨灌服，或吐或泻，其人必苏。南方山岚瘴气，烟雾疠疫，最能伤人，感之才觉意思不快，恶寒恶热，欲呕不呕，即磨一锭，服之得吐利便愈。痈疽、发背、对口、疗疮、天蛇、无名肿毒、蛀节、红丝等疗，及杨梅疮，诸风瘾疹，新久痔疮，并用无灰淡酒磨服；外用水磨涂搽疮上，日夜数次，觉痒而消。阴阳二毒，伤寒心闷，狂言乱语，胸膈塞滞，邪毒未出，瘟疫烦乱、发狂，喉闭，喉风，俱用薄荷汤待冷磨服。赤白痢疾，肚腹泻泄急痛，霍乱绞肠痧及诸痰喘，并用姜汤磨服。男子妇人急中颠邪，渴叫奔走，鬼交、鬼胎、鬼气、鬼魇，失心狂乱，羊儿、猪颠等风，俱用石菖蒲煎汤磨服。中风、中气，口眼喎斜，牙关紧急，言语謇涩，筋脉挛缩，骨节风肿，遍身疼痛，行步艰辛，诸风诸痫，并用酒磨顿热服下。自缢、溺死、惊死、压死、鬼魅迷死，但心头微温未冷者，俱用生姜、续断酒煎磨服。一切恶蛇、风犬、毒蝎、溪涧诸恶等虫伤人，随即发肿，攻注遍身，甚者毒气入里，昏闷响叫，命在须臾，俱用酒磨灌下；再吃葱汤一碗，被盖出汗立苏。新久疟疾，临发时东流水煎桃柳枝汤磨服。小儿急慢惊风、五疳、五痢、脾病黄肿、瘾疹、疮瘤，牙关紧闭，并用薄荷浸水磨浓加蜜服之，仍搽肿上。年岁幼者，每锭分作数服，牙痛酒磨涂痛上，仍含少许，良久咽下。小儿父母遗毒，生下百日内皮塌烂斑，谷道、眼眶损烂者，俱用清水磨涂。打扑伤损，松节无灰酒研服。年深月近，头胀头疼，太阳痛极，偏头风及时疮愈后，毒气攻注，脑门作胀者，俱用葱酒研服一锭，仍磨涂太阳穴上。妇女经水不通，红花汤下。凡遇天行疫症，沿街及巷相传遍染者，用桃根汤磨浓搽入鼻孔，次服少许，任入病家再不传染。又治传尸劳瘵，诸药不能禁忌，一方士指教服此，每早磨服一锭，至三次后逐下恶物、尸虫、异形怪类，后得脱利，以此相传，活人不计其数。一女子久患劳瘵，为尸虫所噬，磨服一锭，片时吐下小虫十余条，后服苏合香丸，其病顿

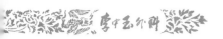

失，调理月余而愈。真济世卫身之宝药也。"

《外科启玄》云："凡疗疮始发，原无定处，皆因荣卫迟遏所生。又经云：膏粱之变，足生大疗。东垣分二十三疗，余今分三十四种疗，俱在前论。初发时遍身拘急口噤如痉症。宜针疮顶出血，蟾酥定内服药，如黑了眼必死。"

《外科集验方》云："夫疗疮者，皆由脏腑积受热毒邪风，相搏于经络之间，以致血气凝滞，注于毛孔手足头面，各随五脏部分而发也。"

《医学入门》云："因感死畜、蛇虫、毒气而发者，其死尤速。"

《证治准绳·疡医·疗疮》云："若因开割瘴死牛马猪羊之毒，或食其肉致发疗毒，或在手足，或在头面，或在胸腹，或在胁肋，或在背脊，或在阴胯；或起紫疱，或起堆核，肿痛刨人，发热烦闷，头疼身痛，骨节烦疼，先用天马夺命丹，次用四神丸，解毒消瘴散。"

《疡科心得集·辨龙泉疗、虎须疗、颧骨疗论》云："其轻者，多因风热而结，初起迹如蚊咬，而根盘已经坚肿，恶寒身热，次日头破如一粒椒，外用围药敷之顶用白雪丹，以万应膏盖之，间日揭开，顶如僵腐状，以升膏盖之，再间一日揭膏，其坚腐自落，脓随而出。药用羚羊、地丁、银花、丹皮、知母、连翘、黄连、山栀等类。如火盛热甚，即用犀角地黄汤，或黄连解毒汤；若不透，即以制蚕、角刺透之，脓泄肿消，总以七日为期，后即脓尽收口。其重者，或因七情内伤，或因于膏粱厚味，醇酒炙煿，五脏蕴热，邪毒结聚而发。经曰：膏粱厚味，发疗疽，此之谓也。初起形如粟粒，或如水疱。按之根深，如钉着骨，痛不可忍，根盘漫肿不透，面目浮肿，或坚肿焮红，恶寒身烙热，恶心呕吐，肢体拘急；三四日后，或口噤如痉，神识模糊，此以火毒陷入心包，即名走黄疗，十有九死之证。宜服紫雪丹或至宝丹，及犀角地黄汤。"

《医宗金鉴·外科心法要诀·疗疮》云："五脏皆可发疗疮，现于形体细考详，若论阴阳分上下，欲知经藏辨何方。疗名火焰发心经，往往生于唇指中，心作烦时神恍惚，痛兼麻痒疱黄红。毒发肝经名紫燕，此患多于筋骨见，破流血水烂串筋，指青舌强神昏乱。黄鼓由于脾发毒，多生口角与颧骨，疱黄光润红色缠，麻痒硬僵兼呕吐。毒发肺经名白刃，白疱顶硬根突峻，易腐易陷多损腮，咳吐痰涎气急甚。从来黑靥发肾经，黑斑紫疱硬如钉，为毒极甚疼牵骨，惊悸沉昏目露睛。以上五疗应五脏，又有红丝疗一样，初如小疮渐发红，最忌红丝攻心上。凡治疗证贵乎早，三阴三阳更宜晓，在下宜灸上宜针，速医即愈缓难保。

注：此数证俱名曰疗。盖疗者，如丁钉之状，其形小，其根深，随处可生。由恣食厚味，或中蛇蛊之毒，或中疫死牛、马、猪、羊之毒，或受四时不正疫气，致生是证。夫疗疮者，乃火证也，迅速之病，有朝发夕死，随发随死，三五日不死，一月半月亦必死，此系脏腑之乖逆，性情之激变，节候之寒温肃杀，且毒中有浅深也，若一时失治，立判存亡，有名为火焰疗者，多生于唇、口及手掌指节间，初生一点红黄小疱，痛痒麻木；甚则寒热交作，烦躁舌强，言语疏忽，此属心经毒火而成也。有名为紫燕疗者，多生于手、足、腰、肋、筋骨之间，初生便作紫疱，次日破流血水，三日后串筋烂骨，甚则目红甲青，斜视神昏，睡语惊惕，此属肝经毒火而成也。有名为黄鼓疗者，初生黄疱，光亮明润，四畔红色缠绕，多生口角、腮、颧、眼胞上下及太阳正面之处，发时便作麻痒，重则恶心呕吐，肢体木痛，寒热交作，烦渴干哕，此属脾经毒火而成也。有名为白刃疗者，初生白疱，顶硬根突，破流脂水，痒痛兼作，多生鼻孔、两手，易腐易陷，重则腮损咽焦，咳吐痰涎，鼻焮气急，此属肺经毒火而成也。有名为黑靥丁者，多生耳窍、牙缝、胸

腹、腰肾偏僻之处，初生黑斑紫，毒串皮肤，渐攻肌肉，顽硬如疔，痛彻骨髓，重则手足青紫，惊悸沉困，软陷孔深，目睛透露，此属肾经毒火而成也。以上五疔，本于五脏而生。

以上诸证，初起俱宜服蟾酥丸汗之，毒势不尽，憎寒壮热仍作者，宜服五味消毒饮汗之。如发热、口渴、便闭，脉沉实者，邪在里也，宜服黄连解毒汤加生大黄一钱五分，葱头五个清之。凡证轻者，宜服化疔内消散；若疔毒将欲走黄，急服疔毒复生汤；已走黄者，令人心烦昏愦，急用七星剑汤以救之。若手足冷，六脉暴绝者，系毒气闭塞，元气不能宣通，先宜蟾酥丸，随服木香流气饮行气，其脉自见。若疔毒误灸，烦躁谵语者，乃逼毒内攻也，宜服解毒大青汤。若溃后余毒未尽，五心烦热者，宜服人参清神汤，针后出脓之时，气虚惊悸者，宜服内托安神散。若攻利太过，以致发渴、六脉虚大者，宜服补中益气汤，若发汗之后，汗不止，热不退，疮不疼，便不利者，此属里虚，宜服八珍汤加黄芪、麦冬治之。凡疔溃后不宜补早，虽见真虚，只可平补，忌用温补之药。

外治用药、针灸亦当循其次第。书云："疔疮先刺血，内毒宜汗泻，禁灸不禁针，怕绵不怕铁，初觉贵乎早治，十证十全；稍迟者，十全五六；失治者，十坏八九。初发项以上者，三阳受毒，必用铍针刺入疮心四五分，挑断疔根，令出恶血；随用立马回疔丹，或蟾酥条插入孔内，外以巴膏盖之。如项以下生者，三阴受毒，即当艾灸以杀其势，灸之不痛，亦须针刺出血，插蟾酥条，旁肿以离宫锭涂之。如旁肿顽硬，推之不动，用针乱刺顽硬之处，令多出恶血，否则必致走黄。挑法，先用针干将毒顶焦皮刮开，针入疔根，坚硬如针者为顺；若针刺入绵软如瓜瓤，而不知痛者为逆，百无一生。凡挑疔根，先出紫黑血，再挑刺至鲜血出，以知痛为止；随填拔疔散令满，以万应膏盖之，过三四时，拨去旧药，易以新药；若药干无水不痛者，此挑法未断疔根也，再深挑之，必以上药知痛，药入水流为率；三四日后，疮顶干燥，以琥珀膏贴之，令疔根托出，换九一丹撒之，黄连膏抹之，外盖白膏药生肌敛口。若初起失治，或房劳、梦遗损气，以致毒气内攻，走黄不住者，其疮必塌陷，急当随走黄处，按经找寻，有一芒刺直竖，即是疔苗，急当用铁针刺出恶血，即在刺处用艾壮灸三壮，以宣余毒。若身面漫肿，神昏闷乱，干呕心烦作渴，遍身起疱抽搐者，俱为逆证。惟红丝疔于初起时，急用磁针于红丝尽处，砭断出血；寻至初起疮上挑破，即用蟾酥条插入，万应膏盖之，随服黄连解毒汤。暗疔，不用挑法，先以蟾酥丸含化令尽，以冷水漱去毒涎，再用三丸嚼葱白三寸，裹药黄酒送下，盖卧出汗；少时无汗，再饮热酒催之；仍无汗，系毒热滞结，急用霹雳火法令汗出，毒热随之而解。次用双解贵金丸下之自效。若暗疔初起，牙关紧急者，用蟾酥丸三五粒，葱头煎汤研化灌之；俟稍苏，治法如前。至羊毛疔，先将紫黑斑点，用衣针挑出如羊毛状，前后心共挑数处，用黑豆、荞麦研粉涂之，实时汗出而愈。一法：用明雄黄末二钱，青布包扎，蘸热烧酒于前心擦之，自外圈入内，其毛即奔至后心，再于后心擦之，其羊毛俱拔出于布上，埋之，忌茶水一日。再诸疔部位、形色，亦有急缓，生于头项、胸背者最急，生于手、足骨节之间者稍缓。一疔之外别生一小疮，名曰应候；四围赤肿而不散漫者，名曰护场；四旁多生小疮者，名曰满天星；有此者缓，无此者急。疔证初起，至四五日间，由白色而至青紫色，疔头溃脓，形似蜂窝，内无七恶等证者为顺；若初起似疔非疔，灰色顶陷，如鱼脐，如蚕斑，青紫黑疱，软陷无脓，内见七恶等证者逆。凡疔毒俱由火毒而生，忌服辛热之药，恐反助其邪也；忌敷寒凉之药，恐逼毒攻里也。再膏药不宜早贴，惟在将溃已溃时贴之，呼脓长肉，以避风寒。初溃时，忌用生肌药，恐毒未除，反增溃烂。生项以上者，属三阳

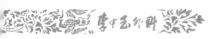

经，不宜灸。若火日生疗，亦禁灸，犯之或为倒陷，或至走黄。五味消毒饮：金银花三钱，野菊花、蒲公英、紫花地丁、紫背天葵子各一钱二分。水二盅，煎八分，加无灰酒半盅，再滚二三沸时，热服。渣，如法再煎服，被盖出汗为度。方歌：五味消毒疗诸疗，银花野菊蒲公英，紫花地丁天葵子，煎加酒服发汗灵。

化疗内消散：知母、贝母（去心，研），穿山甲（炙，研）、蚤休、白及、乳香、天花粉、皂角刺、金银花、当归、赤芍、甘草（生）各一钱，酒、水各一盅，煎一盅，去渣，量病上下服之。方歌：化疗内消知贝甲，蚤休及乳草天花，皂刺银花归芍酒，疗证毒轻服更嘉。

九一丹：石膏九钱，黄灵药一钱，共研极细，撒于患处。方歌：九一丹医疗破后，根除用此把脓搜，煅石膏对黄灵药，清热生肌患自瘳。

霹雳火：鹅卵石烧红，安铁杓内，杓安桶内，以醋淬石，令患者将患处覆桶上，厚衣密盖，勿令泄气，热气微再添红石，加醋淬之，疮头及肿处，使热气熏蒸至汗出，其毒减半。”

《外科证治全生集》云：“疗毒其患甚险，其害最速，生面目耳鼻之间，显而易见，生肩足衣遮之处，隐而难知。早觉者晨医夕愈，迟知者枉死甚多，即明枪易躲，暗箭难防之意。故妇女而患暗疗，直至发觉，误认伤寒，致毒攻心，走黄不救。”

《外科十法》云：“疗疮初起如芥，形如粉刺，或小疱坚硬如疗，故名曰疗。大抵肉色红肿，根脚不散者吉。若平塌浸肿，四围灰白者凶。”

历代医家对此病论述很多，逐渐详尽，范围也逐渐扩大，根据不同的病因病机、发病部位、疮形、色泽等特点，有很多不同的命名，至清代过玉书《增补治疗大全》囊括古今，罗列疗疮名称竟达上百种。

顾伯华教授结合古今，把疗疮归为三类五种：①因化脓性细菌感染（如葡萄球菌、链球菌等）而引起的疗疮，按部位分为“颜面疗疮”和“手足疗疮”，而手足疗疮中细菌侵入淋巴管引起急性淋巴管炎者，叫“红丝疗”。②因接触疫死牛、马、猪、羊炭疽杆菌感染而引起的疗疮，称“疫疗”。③因皮肤破损接触污泥、粪便、厌氧菌感染引起的气性坏疽样的疗疮，列为“烂疗”。

近代医家在继承前贤诸家的经验基础上，结合临床实际，执简驭繁，归纳为颜面疗疮、烂疗、疫疗、红丝疗、手足疗五种，分别辨证论治，较为切合实用。

第一节　颜面部疗疮（颜面部疖、痈或蜂窝织炎）

头面为诸阳之首，暴露于外，所以是疗疮好发部位。疗疮发于颜面，谓之颜面疗疮，相当于西医学的颜面部疖、痈或蜂窝织炎。颜面疗疮，古人命名也很多。如生于口角者，名锁口疗；生于唇部者，名唇疗；生于人中穴者，名人中疗；生于鼻部者，名鼻疗；生于眉毛中者、名眉头疗或眉中疗；生于颧部者，名颧疗等。尽管病名各异，但其临床特点大体一致，所以辨证论治不必细分。

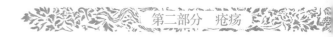

颜面部疔疮的危险性较大，尤以嘴唇周围及鼻部更险。如人中疔、鼻疔、嘴角疔、迎香疔等，这些部位也叫危险三角区。

中医学认为，"头为诸阳之会"。疔疮为阳毒，二阳相合，其火更炎，故头面部的疔疮症状较其他部位凶险。

西医学认为，面部具有丰富的血管网，且和颅内血管相连，处理不当，可破坏已经建立的炎症防御功能，使细菌在血内迅速生长繁殖，引起败血症。

一、古籍摘要

《疡医大全》云："鼻疔生于鼻窍之中，乃忧郁伤肺，或房欲传肾，火乘金位，燔灼而成。治当悉按疔疮治法，毋庸另立主方。"

《证治准绳·疡医》云："龙泉疔生于唇上，虎须疔生于唇下，鱼尾疔生于眼角外，颧骨疔生于颧骨上，亦名赤面疔，其状色白，顶陷如钱孔，鼻有紫色者大凶。耳疔生于耳中，亦名黑疔，连腮赤肿。"

《景岳全书》云："唇疔喉痹，咽喉肿塞，其祸尤速，患者审之。"

《疡医大全》云："反唇疔、擎珠疔，经霜南瓜蒂灰，加冰片少许研细，麻油调搓。马口疔，生唇下者，新鲜鲢鱼血磨蟾酥涂之。"

《外科大成》云："夫疔者钉也，如丁之钉也。其形小，其根深，随处而生，不拘穴次。凡初起如疥形粉刺，如小疱疙瘩，痒痛发麻，游走不定，寒热恶心，但其稍异于常者疔也。书云：见其小异，则当大惊。故宜虚心辨认，随其形色缓急，用药得法，俗云：走马看疔，势不容缓也。是症多感于肃杀乖戾之气，或畜恶尸忤之变。故有朝发夕死，随发随死，五七日不死，一月半月而终死者，此在岁运之顺逆，五脏虚实而然也。

再以形色而言之。如初起至四五日间，由白色而至青紫色，内无七恶等症者为顺。初起似疔非疔，灰色，顶陷如鱼脐，如蚤斑，青紫黑疱，软陷无脓，至六七日间，孔深臭秽无脓，内见七恶等症者为逆。若疔疮出脓，形如蜂窠者易愈。

再以部位而言之。生于头项胸背者急，生于手足骨节间者缓。一疔之外，别生一小疮，名曰应候。如疔之四围赤肿而不散漫者，名曰护场。如疔之四旁多生小疮者，名曰满天星。有此者缓，无此者急。

再以禁忌而言之。疔毒由蕴热而生，忌投辛热之药，恐反助其邪。忌敷寒凉之药，恐逼毒攻内。又初起无头及未溃时，忌贴膏药，轻者聚毒成脓，甚者毒必攻内。惟在已溃见脓时，用之呼脓长肉，以避风寒耳。初溃时，忌用生肌药，恐毒未除，则反增溃烂。再疔生于头项之间，肝胆肾三经部位，再火日火疔，俱不宜灸，犯之必为倒陷，或为走黄。再饮食忌酒。并鸡鱼海味冷水，起居忌气怒房劳诸香，并孝服、经妇、僧道、鸡犬等见，犯之必致反复。若一月内无房劳者，则疮口平坦无胬肉为征。

再以用药次第而言之。如初起时，寒热拘急，脉紧而数者，为在表，先服蟾酥丸，次用绀珠丹汗之。如发热口干便闭，脉沉而实者，为在里，先服蟾酥丸，次服贵金丸下之。如无表里证者，邪在经也，先服蟾酥丸，次服无忧散清之。如烦热神昏干呕者，邪气内攻也，菊花煎汤，送蜡矾丸托之。如手足冷六脉绝者，由毒气闭固元气不能宣通也，先服蟾酥丸，随服木香流气饮宣

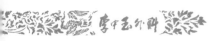

之。如神昏烦躁肿黯不痛者，由敷凉药所致也，服蟾酥丸托之，能追毒出腠理而为汗。疔毒误灸，烦躁谵语者，逼毒内攻也，解毒清火汤。疔毒走黄，头面发肿，烦闷欲死者，疔毒复生汤。溃后余毒未尽，五心烦热者，人参清神汤。针后出脓时，气虚惊悸者，内托安神汤。攻利太过，以致发渴，脉大而虚者，补中益气汤。汗后汗不止，热不退，疮不疼，便不利，及汗下后，口噤痰涌，自汗搐搦者，再有误刺出血过多，沿肿大不已者，皆为真气虚也。俱宜十全大补汤倍用参、芪、归、术，甚者加大附子。余按此症初不解毒，后不大补，欲其得生者，鲜矣。

再以外治而言之。如疔毒有头，红肿热痛者，用菊花根梗并叶，杵烂敷之。如漫肿无头根活者，及疔毒走黄别处结肿者，俱用离宫锭子涂之。如疔顽恶推之而根不动者，必用挑法以断其根，否则必致走黄。书云：疔疮先刺血，内毒宜汗泻，禁灸不禁针，怕绵不怕铁，诚挑疔之秘诀也。"

再以疔毒有名者而言之。如火焰疔发于心，多生于唇口手掌指节间，初起红黄小疱，痒痛麻木，继则寒热头晕，心烦。

紫燕疔发于肝，多生于手足肋胁间，初生紫疱，破流血水，三日后串臂溃筋，继则眼红甲青，神昏舌强。

黄鼓疔发于脾，多生于口角腮颧眼胞等处，初起黄疱，光硬麻痒，继则寒热，干呕吐逆。

白刃疔发于肺，多生于手指鼻窍胸臆等处，初起白疱，痒痛腐烂，继则咽焦气急，毛耸鼻煽。

黑靥疔发于肾，多生于耳窍腰腹软处，初起黑斑紫疱，痛彻骨髓，继以软陷惊悸，目露指青。上五疔，取形色部位而属五脏也。

挑法秘诀：用竹签于毒顶上，十字剖开，其毒坚硬如铁者为顺。先出紫黑血，再挑至鲜血出，以知痛为止。填拔疔散令满，以膏药盖之，过三二时，拨去旧药，易以新药。若药干无水不痛者，此挑法未断疔根也，再深挑之，必以上药知痛，药湿水流为率。若初起失治，以至走黄。则身面漫肿，原疮无迹。神昏不食者险，急寻原起处挑之，如疮口瓷实，出紫血或鲜血，敷药知微痛。服药见稍效者，十中可保二三。若疮口绵软，刺之如瓜瓤，出淡血水而不知痛者，百无一生矣。此法有转重就轻之功，起死回生之效，今人不识其症，不知其治，妄以王道自居，反加訾毁，嗟嗟！误人性命，可胜计哉！余痛惜此，特剖而明之。

疔疮主治方

蟾酥丸：治疔疮、发背、脑疽、乳痈、附骨、臀腿等疽，一切恶证，及疮不痛，或麻木。或呕吐，甚则昏愦。此药服之，不起发者即起发，不痛者即痛，痛甚者即止，昏愦者即苏，呕吐者即解，未成者即消，已成者即溃，真有回生之功，乃恶证中至宝丹也。

蟾酥二钱酒化，轻粉五分，枯白矾、寒水石（煅）、铜绿、胆矾、乳香、没药、麝香各一钱，雄黄二钱，朱砂三钱，蜗牛二十一个。右为末，秤准，于端午日午时，在净室中，先将蜗牛研烂，再同蟾酥和研调粘，方入各药，共捣极匀，丸如绿豆大。每服三丸，用葱白五寸，患者自嚼烂，吐于男左女右手心，包药在内，用无灰热酒一茶盅送下，被盖，如人行五六里。出汗为效，甚者再进一服。修合时忌妇人鸡犬等见。

内消散：瓜蒌一个，皂角刺一两，金银花、大黄、生姜、甘草各五钱，白芷二钱。用黄酒二碗，煎八分服。"

二、病因病机

主要因火热之毒，或喜怒忧思，情志内伤，七情化火，火炽成毒，炎上于面；或房事不节，起居无常，耗伤正气，阴虚火旺；或恣食膏粱厚味、醇酒辛辣炙煿之物，脏腑蕴热。或从外受，感受风热火毒，如昆虫咬伤，拔须不洁，抓破皮损染毒；或初为小疖，碰撞挤压，治疗不当，毒邪炽盛。火热之毒蕴蒸肌肤，以致气血凝滞，火毒结聚，热胜肉腐而成。若火毒炽盛，内燔营血，毒攻脏腑，则成疔疮走黄重证。

三、治疗

（一）辨证论治

1. 热毒蕴肤证　初起在颜面部某处皮肤上忽起一粟粒样疱疹，多发于额前、颧、颊、鼻、口唇等部，或痒或麻，以后逐渐红肿热痛，肿势范围虽小，但根深坚硬，形如钉丁之状，重者有恶寒发热等全身症状，若3～5日，肿势逐渐增大，四周浸润明显，疼痛加剧，脓头破溃。伴有发热，口渴，便干溲赤，苔薄腻或黄腻，脉象弦滑数等（图6-1和图6-2）。邪毒尚在肌表，治宜疏风清热解毒。方用芩连解毒汤：金银花30g，蒲公英30g，连翘15g，黄连10g，黄芩10g，栀子10g，牛蒡子10g，甘草10g。发热恶寒，加荆芥10g，防风10g。肿块较硬，加赤芍10g，当归10g；溲黄便干，加大黄、石膏；疼痛加乳香。

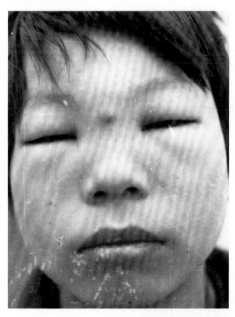

图6-1　颜面疔疮（1）

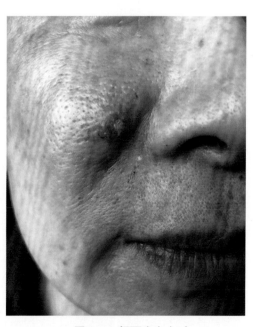

图6-2　颜面疔疮（2）

2. 火毒入营证　若早期处理不当，或妄加挤压，或不慎碰伤，或过早切开，或房事不禁等，可引起疔疮顶陷，色黑无脓，四周皮肤暗红，肿势扩散，失去护场，在唇外翻难合，在口角嘴紧难张，在喉窍闭气阻，在眼周闭而难睁，或头面俱肿（图6-3～图6-5），疮肿暗红木硬，溃而无脓，或表皮起疱，黄水频流，颈项强直，头痛彻脑，壮热口渴，烦躁干哕，便秘溲赤，舌质红，苔黄腻或黄糙。毒邪炽盛鸱张，旁窜走散，迫于营血，内攻脏腑，谓之走黄。治宜凉血清热

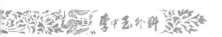

解毒，方用凉血败毒汤：当归 10g，川芎 10g，赤芍 10g，生地黄 10g，牡丹皮 10g，牛蒡子 10g，黄芩 10g，黄连 10g，栀子 10g，甘草 10g，连翘 20g，蒲公英 60g，金银花 60g。壮热口渴加石膏，便秘加大黄，烦躁加牡蛎，剧痛加白芷，持续高热加犀角，惊厥加羚羊角，神昏谵语配服安宫牛黄丸或紫雪丹。

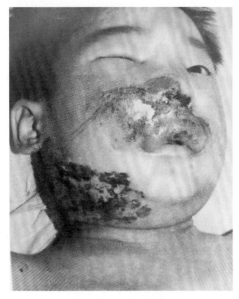

图 6-3　颜面疔疮（3）

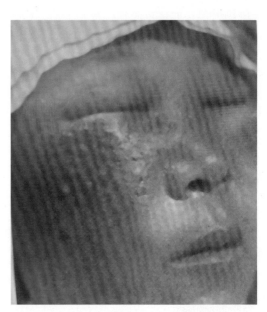

图 6-4　颜面疔疮（4）

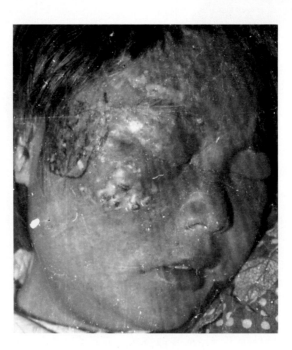

图 6-5　颜面疔疮（5）

3.气阴两虚证　若病患 7～10 日，疮肿软陷，溃破流脓，肿消痛止热退，数日可愈。若疮肿仍然平塌散漫，护场不清，疮顶软陷，腐而不溃，溃而不脱，肉芽淡白或暗红，夭然不泽，脓水稀薄，伴低热盗汗，心烦不寐，口唇干燥，精神恍惚。舌质红绛，无苔，脉沉细数。气阴两虚，余毒留恋。治宜滋阴，清热败毒，方用滋阴解毒汤：生地黄 15g，重楼 10g，甘草 10g，石斛 30g，牡丹皮 10g，金银花 30g，野菊花 30g，玄参 10g，北沙参 15g。每日 1 剂，水煎服。

（二）中医外治

1. 葱根水调敷金黄散每日 2 次，或贴加味太乙膏，每日 1 换。若病患 5～7 日，治疗得当，轻证、顺证则疮肿局限，顶高根束破溃，出脓渐愈。

2. 疮顶用蟾酥丸、六神丸各等分，研细，用凉血败毒汤调为稀糊敷之，外周仍敷金黄散。

3. 疔疮中央坚硬者，外用白降丹、立马回疔丹少许，或拔疔膏点敷疮顶，一日一换，待疔根腐溃脓出后停用，改掺五五丹或七三丹、九一丹；腐将尽新肉生掺八宝丹，贴加味太乙膏，或黄连膏、生肌玉红膏（图 6-6～图 6-8）。

附：其他部位疔疮

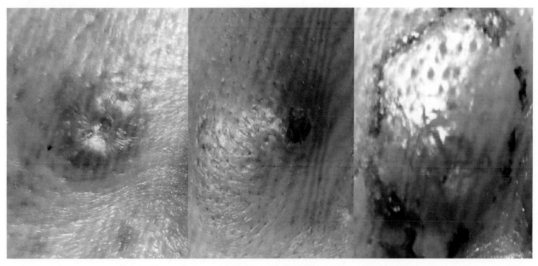

图 6-6　疔疮初期

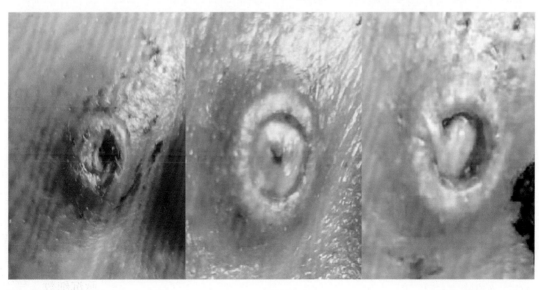

图 6-7　疔疮中后期（1）

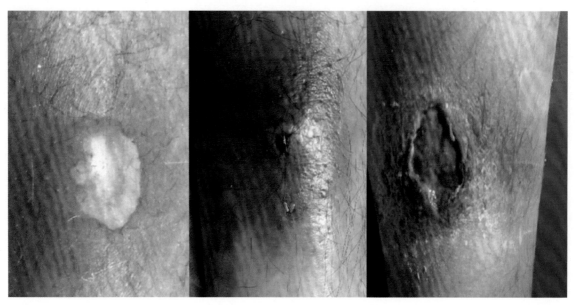

图6-8　疔疮早中后期（2）

四、预防调护

1. 早期忌针灸、过早切开、挤压、碰撞，脓成后挤压应轻柔。
2. 忌食辛辣之物，忌房事。

第二节　烂疔（坏死性筋膜炎和气性坏疽）

皮肉间迅速肿胀疼痛，坏死溃烂，谓之烂疔。有卸肉疔、水疔、烂皮疔、破皮疔等名称。此病临床较为少见，好发于足、股、腰、背、跨、腹等处。发病急骤，发展迅速，溃烂面大，易于走黄，死亡率高为其特点，相当于西医学的坏死性筋膜炎和气性坏疽等。

一、古籍摘要

《诸病源候论·丁疮候》云："亦有肉突起，如鱼眼之状，赤黑，惨痛彻骨，久结皆变至烂成疮，疮下深孔如大针穿之状……令人恶寒、四肢强，二日疮便变焦黑色，肿大光起，根脚强，全不得近，酸痛，皆其候也。在手足、头面、骨节间者最急，其余处则可也。毒入腹，则烦闷，恍惚不佳，或如醉，患此者，三二日便死。"

《备急千金要方》云："烂疔，其状色稍黑，有白斑，疮中溃，溃有脓水流出，疮形大小如匙面。"

《疡科纲要·论外疡清热之剂》云："足背亦有所谓水疔者，初则红肿蔓延，大热大痛，不一二日，而腐化甚巨。"

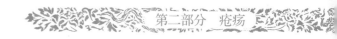

《外科集验方》云："五曰火疗其状如汤火烧灼，疮头黑魇，四边有烟浆，又如赤粟米者，忌火烧烙。"

《证治准绳·疡医》云："烂疗溃出脓水，大如匙面，色稍黑，有白斑，忌沸汤、热食、烂物。"

《外科集验方》云："烂疗，其状色稍黑有白斑，疮中溃有脓水流出，疮形大小如匙面，忌沸热食烂物。"

二、病因病机

此病多由肌肤破损，或腠理不密，接触潮湿泥土、脏衣等，外染湿热毒邪，邪毒炽盛，旁窜走散，气血凝结，而致皮死筋坏肉腐；或因外伤调治不当，伤口遂合，瘀血郁闭，气血凝滞，加之湿热火毒内蕴，与外因相合，蕴结于皮肉之间而发。如毒入营血，内攻脏腑，则成走黄重证。

三、治疗

（一）辨证论治

此病可分为两个证型：一是偏于火毒炽盛，肌肤出现干性坏死，相当于西医学的坏死性筋膜炎；二是偏于湿毒炽盛，肌肤出现湿性坏疽，相当于西医学的气性坏疽等。

1. 火毒炽盛证　可无明显的外伤史。开始皮肤起一暗红色丘疹或斑块，1～2日内迅速蔓延扩大，小若匙面手掌，大者如盘盈尺，宣浮肿胀，平塌散漫，焮热疼痛。数日后大片皮肤由暗红变紫褐，疮面呈现凹陷，外周赤肿，继续蔓延。多伴恶寒发热，头身疼痛，舌质红，苔薄黄，脉浮数或紧数。血白细胞总数增高，红细胞和血红蛋白显著下降（图6-9～图6-12）。病之初期，毒邪尚在肌表，是治疗的最佳时期，方用凉血败毒汤：当归10g，川芎10g，赤芍10g，生地黄10g，牡丹皮10g，牛蒡子10g，黄芩10g，黄连10g，栀子10g，甘草10g，连翘20g，蒲公英50g，金银花50g。壮热口渴加石膏，便秘加大黄，持续高热加犀角，惊厥加羚羊角，神昏谵语配服安宫牛黄丸或紫雪丹。若早期延误治疗，毒邪炽盛，毒邪沿筋膜迅速旁窜走散，可波及更大范围。大片皮肤由紫褐变灰黑色坏死塌陷，高热持续，烦躁干哕，神昏谵语，溲赤便秘，舌质红，苔黄糙，脉滑数或洪数（图6-13和图6-14）。此属疗疮毒邪走散，内入营血，客于脏腑。治宜清热解毒，凉血开窍。方用犀角地黄汤加减：犀角粉（冲服，现已禁用）2g，生地黄10g，赤芍10g，牡丹皮10g，黄芩12g，黄连15g，蒲公英100g，金银花100g，连翘30g，板蓝根30g，大黄10g，栀子10g，甘草10g，茵陈30g。配服紫雪丹、安宫牛黄丸。若7～10天热势渐退，肿势渐减，疮肿坏死局限，疮面灰白枯黑，渐与正常肌肤分离、脱落，流稀水少许，新肉渐生，低热、体倦、纳差、自汗，舌质红，苔薄黄，脉沉数（图6-15），证属大毒已去，正气耗伤，宜补气活血，清热解毒。方用四妙散加味：当归30g，黄芪30g，金银花50g，蒲公英30g，连翘15g，陈皮12g，太子参15g，川芎9g，甘草10g。或用顾步汤加减。若病至三候，疮面坏死枯黑，灰白不腐，或软陷无脓，腐而不脱，神疲纳呆，四肢厥冷，形体消瘦，面色㿠白，舌质淡，苔薄白，脉沉弱；或疮面腐肉已尽，新肉不生，光亮如镜，脓水稀薄，久不敛口，五心烦热，低热盗汗，舌质红无苔，脉沉细数（图6-16和图6-17）。为疗毒走黄之证，气血虚弱，非大补不收功。方用人参养荣汤、十全大补汤加减。

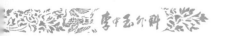

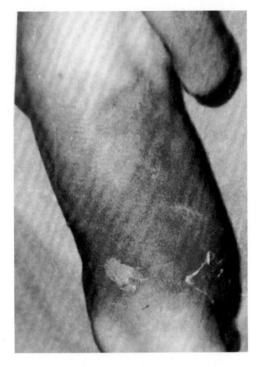

图6-9 火毒烂疔（早期，1）

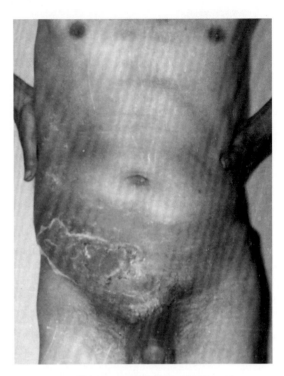

图6-10 火毒烂疔（早期，2）

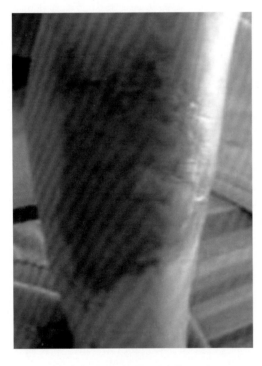

图6-11 火毒烂疔（早期，3）

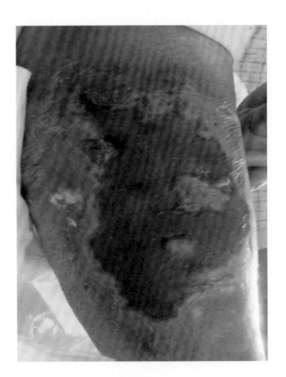

图6-12 火毒烂疔（早期，4）

第六章

疔疮

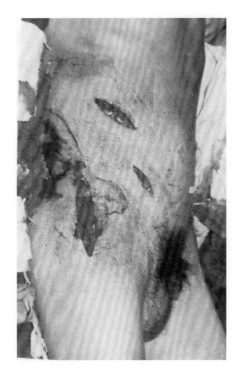

图6-13 火毒烂疗病灶手术后图（1）

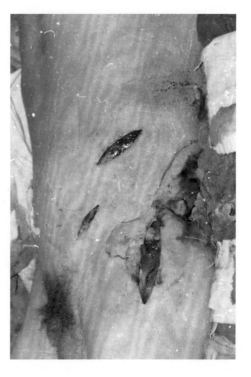

图6-14 火毒烂疗病灶手术后图（2）

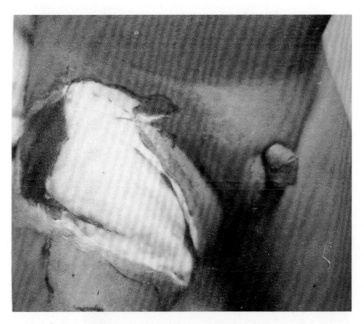

图6-15 火毒烂疗（中期，1）

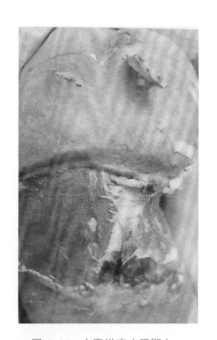

图6-16 火毒烂疗（后期）

第六章 疔疮

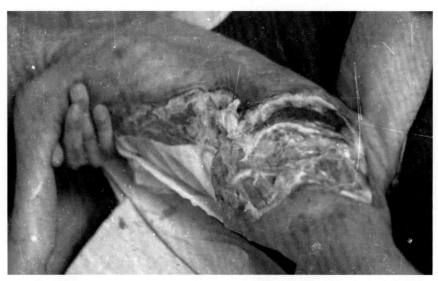

图 6-17　火毒烂疔（中期，2）

　　2. 湿毒炽盛证　多发生在外伤后 1～4 天。初起患处有沉重紧迫感，继之出现胀裂样疼痛，伤口周围皮肤暗红，肿胀光亮，按之凹陷不能即复，肿势迅速蔓延成片。日后肿痛剧烈，患处皮肤上出现许多含有暗红色分泌物的小水疱，积聚形成数个大水疱，皮色渐转为紫黑色，有浅色死肌，疮面略成凹形，轻压口周皮肤可有捻发音，重按则从溃口溢出浅棕色混浊稀薄脓水，混气泡，气味恶臭异常。血白细胞总数增高，红细胞和血红蛋白显著下降；伤口渗液涂片检查，可见大量革兰阳性粗大杆菌；X 线检查可见患肢肌群间有积气阴影。多伴寒战高热，头身疼痛，恶心干哕，烦躁口渴，小便短赤，舌质红，苔黄腻，脉洪数。证属湿热毒盛，燔灼营血。治宜凉血清热，解毒利湿。方用茵陈芩连汤：茵陈 100g，黄芩 10g，黄连 10g，黄柏 10g，大黄 10g，蒲公英 50g，连翘 15g，泽泻 15g。或四物芩连解毒汤加减：当归 10g，赤芍 10g，生地黄 10g，黄连 10g，黄芩 10g，栀子 10g，牛蒡子 10g，甘草 10g，金银花 60g，蒲公英 60g，连翘 15g，泽泻 15g，车前子 30g。配服蟾酥丸。若病势较重，邪毒走散，内入营血，客于脏腑，出现高热持续，神昏谵语，烦躁不安等疔疮走黄证候，方用犀角地黄汤合黄连解毒汤或合清瘟败毒饮加减，配服安宫牛黄丸或紫雪丹（图 6-18～图 6-22），后期参考火毒烂疔治法。

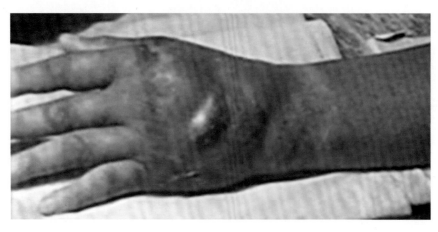

图 6-18　手部湿毒烂疔（早期）

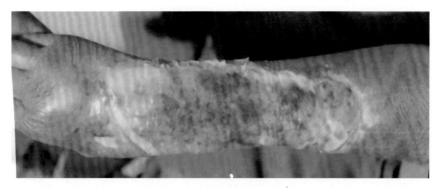

图 6-19　手部湿毒烂疗（中期）

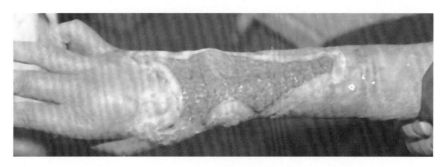

图 6-20　手部湿毒烂疗后期

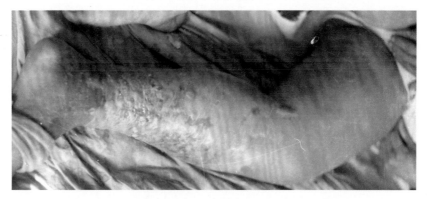

图 6-21　下肢湿毒烂疗毒陷（1）

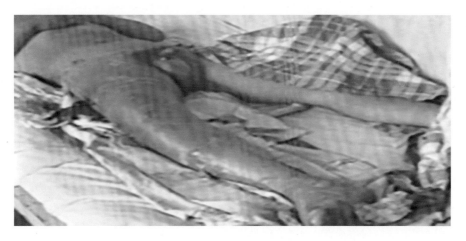

图 6-22　下肢湿毒烂疗毒陷（2）

第六章　疗疮

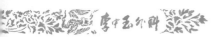

（二）中医外治

1. 早期　外用青黛拔毒散：青黛 30g，雄黄 30g，枯矾 30g，冰片 1g，共研极细，每日 1 次。或葱根水调拔毒散，或金黄散湿敷患处，每日 2 次。

2. 发展期　患处用利刀多处纵行切开排毒，并尽量剪除已坏死的皮肤组织和筋膜，彻底清创，过氧化氢冲洗，掺以五五丹，填塞四黄纱条，敷料覆盖。

3. 疔毒走黄期　溃口掺以灵珍散或八宝丹，外敷生肌玉红膏油纱或贴加味太乙膏。

（三）西医西药

坏死性筋膜炎查血白细计数常超过 $20 \times 10^9/L$ 以上，而气性坏疽白细胞一般不超 $15 \times 10^9/L$。二者红细胞计数均迅速降（$1 \sim 2$）$\times 10^{12}/L$，血红蛋白减至 $30\% \sim 40\%$。可大量应用抗生素输液，多次少量输血等支持疗法。

四、预防调护

1. 早期实行彻底清创术，切除一切坏死及血液供应不良的组织，清除异物，清创后用过氧化氢纱布充填，不予缝合。

2. 增进创伤部位血液循环，及时纠正休克，注意保暖，避免包扎过紧，上止血带时间不可太长。

3. 隔离伤病员，用过的敷料应该焚毁，换药用具应彻底灭菌。

4. 神志不清的患者，宜用鼻饲法。

5. 注射多价气性坏疽抗毒血清，有严重污染的肌肉创伤，受伤后即注射抗产气荚膜梭菌血清 1 万单位，抗腐败弧菌血清 5000 单位及抗毒性水肿杆菌血清 1.5 万单位，伤后超过 24 小时者，预防注射量应增加 3 倍，注射前应做血清皮内敏感试验。

6. 加强宣传教育，避免赤足劳动，以预防本病的发生。

第三节　疫疔（皮肤炭疽病）

因接触疫畜毒邪而致疮疡，谓之疫疔。因疮形凹陷如鱼之脐窝，故又称鱼脐疔。此病多见于牧业、屠宰或皮毛制革工作者，是一种发病急、变化快、易于走黄、传染性强、较为少见的病，相当于西医学的皮肤炭疽病。

一、古籍摘要

《诸病源候论·疔疮病诸候·鱼脐丁疮候》云："此疮头色黑，破之黄水出，四畔浮浆起，狭长似鱼脐，故谓之鱼脐疔疮。"

《诸病源候论·马毒入疮》云："凡人先有疮而乘马，汗为马毛垢及马屎尿，及坐马皮鞯，并能有毒，毒气入疮，致肿，疼痛，烦热。"说明了皮肤破损，接触病疫死畜，或染污皮毛，毒气自疮口入侵皮肉，而导致疫疔发生。

《外台秘要》云："千金疗鱼脐疮似新火针疮，四边赤，中央如欲黑色，可针刺之若不痛，即可畏也（亦名鱼脐疔）。"

《外科启玄》云："其形如鱼之肚脐状。多生胳膊肚小腿肚上。乃手足太阳经分毒气，治以察之加引经。"

《证治准绳·疡医·疔疮》云："疔疮者……或感疫死牛、马、猪、羊之毒……皆生疔疮。"并指出："若因开割瘴死牛马猪羊之毒，或食其肉致发疔毒，或在手足，或在颈面，或在胸腹，或在胁肋，或在背脊，或在阴胯，或起紫疱，或起堆核肿痛，创人发热，烦闷，颈痛、身痛、骨节痛。"

《外科集验方》云："鱼脐疔者其状有似鱼脐也。芫花根膏治鱼脐疔疮，又治不瘥者。芫花根二两，黑豆三合，猪牙皂角五挺，白矾（研细）三两。上用醋一斗，将前三味先浸三日，于釜中以火煎至二升，去渣。却入铛中煎至一升，入白矾末搅令匀，去火成膏。但是鱼脐疔恶疮，摊于帛上贴，日二易之。"

《外科正宗·疔疮论》云："疮形似鱼脐，顶凹灰白，软漫相兼，脉细身冷者多逆。已成肉肿疮不肿，根脚走散，疮顶空腐，血水气秽死。"

《疡医大全·疔疮门主论》引胡公弼云："鱼脐疔如鱼之肚脐，多生胳膊肚，小腿肚上。"指出了疫疔的好发部位，并认为其是一种特殊的急性传染病，与一般疔疮不同，故名疫疔。

二、病因病机

外染疫死牛、马、猪、羊等牲畜毒邪，客于肌肤，气血凝结，毒邪炽盛，内攻脏腑。

三、治疗

（一）辨证论治

1. 热毒蕴结证　此病多见于畜牧业、屠宰、皮毛制革工作者，有传染性。潜伏期1～3天，好发于四肢、头面、颈项等暴露部位。初起皮肤上有一红斑丘疹，形如蚊迹蚤斑，微痒而不痛，倦怠乏力，轻微发热（图6-23）。二三日后斑疹顶端变成水疱，内含淡黄色液，周围肿胀焮热。继之水疱干塌，破溃结痂，色黑似炭，疮形凹陷，形似鱼脐，周围有成群的绿色小水疱，肿势散漫，宣浮无根，护场不清。常伴发热，烦躁，头痛骨楚，舌质红，苔黄，脉数。治宜清热解毒、泻火凉血。方用四物黄连解毒汤加减，配服蟾酥丸。

2. 火毒入营证　若疮肿范围广泛大片皮肤暗红，焦黑，烂剥，高热汗出，呕哕，烦躁，神昏谵语，四肢冰凉，舌质红绛，苔黄腻，脉微欲绝。为毒邪炽盛，内陷脏腑（图6-24）。方用清营汤或犀角地黄汤合黄连解毒汤加减。

3. 气血两虚证　若病至1～2周，疮肿局限，疮顶隆起变软，腐肉渐脱，新肉渐生，身热渐退，为向愈征兆。治宜补气活血，清热解毒。方用四妙散加减。

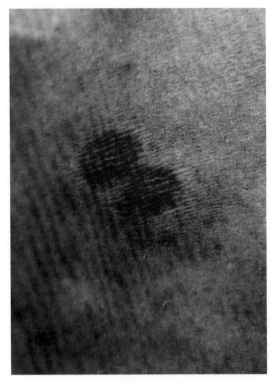

图 6-23　疫疔早期

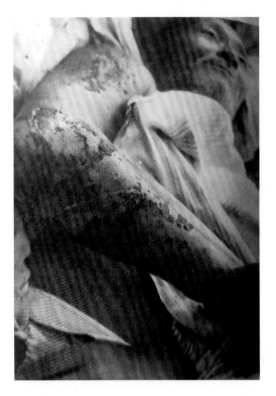

图 6-24　疫疔后期

（二）中医外治

初期创面扑撒青黛拔毒散；后期疮面腐烂，可以参照溃疡常规治疗，给以黄连膏、生肌玉红膏、生肌白玉膏。因溃疡面较大，不宜过多使用水银升炼丹剂，以免中毒。

（三）西医西药

根据不同情况采取水疱内容物、呕吐物、粪便、痰液、血液、脑积液或腹水做涂片检查和培养。水疱内液涂片或培养，可发现革兰阳性炭疽杆菌。大量应用抗生素、青霉素、四环素和磺胺类药，对此病有较好的疗效。

四、预防调护

1. 隔离患者，患者所用散料，应予焚毁；所用器械，必须严格消毒。医护人员接触患者时，应遵循消毒隔离原则。

2. 加强屠宰管理，及早发现病畜，予以隔离或杀死，死畜必须深埋；其作业人员必须做好防护。

3. 加强畜产品管理，疫毒污染的皮毛、骨等，应先行消毒处理；制革、毛纺工，畜产品收购、搬运人员，工作时要穿工作服，戴口罩和橡皮手套。

4. 发现疫疔患者接触过的牛、马、猪、羊的毛和猪鬃，应进行蒸汽消毒，皮革可用盐酸及食盐水浸泡消毒。

5. 在本病的流行病区，对牛、马、猪、羊等家畜进行预防注射。

第四节　红丝疗（急性淋巴管炎）

肢体染毒生疮，毒邪如红丝一条迅速走窜，谓之红丝疗。红丝一条较粗者名"腘病"，俗称红筋胀，又有"血箭疗""赤疗""红演疗""血丝疗"，相当于西医学的急性淋巴管炎。

一、古籍摘要

《诸病源候论·紫色火赤丁疮候》云："此疮色紫赤如火之色，即谓紫色火赤疗疮也。"

《严氏济生方·丁肿论治》云："有红丝疮证，乃疗疮之类……其疮生手足间，有黄疱，其中或紫黑色，即有一条红丝，迤逦向上而生，若至心腹，则使昏乱不救。其红丝或生三两条者。治法以针横断红丝所至之处，刺之，止使出血，以膏药敷之，更不复发动即愈也。"

《冯氏锦囊》云："红丝疗者，又名血丝疗，发于两手指，而作红丝，渐渐行至关节，势必杀人。可先以线扎住红纹之处，次将银针砭去恶血，以药涂之，上者血红，次者血紫，下者血黑。若一失治，则稽留不散，轻则烂伤堕指，重则入腹而死。"

《外科发挥》云："红丝攻心腹者，就于丝尽处，刺去恶血，宜服荆防败毒散。若丝近心腹者，宜挑破疮头，去恶水，亦以膏药贴之。如麻木者，服夺命丹，如牙关紧急，或喉内患者，并宜嚼一二丸。凡人暴死，多是疗毒。用灯照看遍身，若有小疮，即是。宜急灸之，俟醒，更服败毒药，或夺命丹。人汗入肉，食之则生疗疮，不可不慎。"

《证治准绳·疡医》云："红丝疗一名血箭疗，一名赤疗，一名红演疗。生于舌根下，或生头面，或生手足骨节间，其证最急，宜迎其经刺出恶血则愈，稍迟毒攻心，呕哕迷闷者死。又云：发于手上者多，发于别处者少。生两足者，多有红丝至脐，生两手者，多有红丝至腋，生唇面口内者，多有红丝入喉，以针刺疮，不痛无血，是其候也。"

《景岳全书》云："若生两足者，多有红丝至脐。生两手者，多有红丝至心腹。生唇面口内者，多有红丝入喉。皆为难治。急宜用针于血丝尽处挑破，使出恶血。"

《外科冰鉴》云："凡疗生足上，红线由足入脐，疗生手上，红线由手走心，如生唇面，红线由唇面至喉，如见此红线，即于尽处以针刺出毒血，则免毒攻心。若现白丝，不必刺也。总以消毒泻火为主，世人戒用官料之药，此乃不知医之语，毒非药安得除哉！拔疗散治之，紫花地丁、甘菊花各一两，水煎服。一剂红线除，二剂疗散，三剂痊愈，不必外治挑疗之多事也。若已溃烂，加当归二两治之，不必四剂，毒尽肉生也。"

《外科集验方》云："其红丝疗者，或生手足间，有红丝一条，急宜用针刺断，不然其丝入心，必难治矣。"

《外科证治全生集·红丝疗治法》云："手小臂，足小腿，生如红线一条者是也。要在红丝两头始末刺破，毒随血出而愈，迟则毒入肠胃不救。"马曰："红丝疗非刺去恶血不可，然须细看，必有红丝上延，方可用砭。否则恐是刀镰疗，误砭立见危殆，不可不知。马曰：夺命汤去细辛

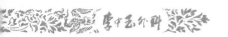

可服。"

二、病因病机

本病多由皮肤破损，复染毒邪而患疔疮，毒邪内蕴，沿经随脉走窜上行，结聚不散而成。

三、治疗

（一）辨证论治

此病多发生于四肢末端。先在皮肤破损所患疔疮处出现红肿热痛，继之前臂或小腿内侧皮肤有红丝一条，迅速向躯干方向走窜，上肢可达于肘或腋部（图6-25），下肢可行留于腘窝或胯间。腋、腘窝、鼠蹊部常有臑核作痛。轻者红丝较细，无全身症状；重者红丝较粗，常伴发肿胀硬痛，并伴有恶寒发热，头身疼痛，纳呆，舌质红苔黄，脉数等症状，白细胞和中性粒细胞可升高。治宜凉血清热解毒。方用黄连解毒汤、凉血败毒汤加减。

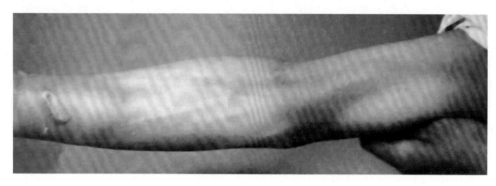

图6-25　红丝疔

（二）中医外治

首先处理原发病灶，使毒邪有路可出。次在红丝走行处或尽头常规消毒后，用尖刀或三棱针（飞刀或飞针）砭镰刺断，并轻捏挤出毒血，清洁包扎，一般1～2天可愈。若病情较重，治疗不当，红丝所到结聚之处可结肿块，化脓溃破，溃后一般收口较易，也可发生走黄证候。

（三）西医西药

本病必要时可选用磺胺类药物、青霉素、链霉素或其他广谱抗生素。

四、预防调护

积极治疗原发病灶，如手足部疔疮、足磨烂及皮肤破损等。

第五节　手足部疔疮

疔疮发生在手足部，故名手足部疔疮。因发病部位、形态及预后的不同有多种命名，如生在指头顶端的，肿胀形如蛇头者，叫蛇头疔；生于指甲缘，溃后胬肉高突，形如蛇眼，叫蛇眼疔；又因脓积于甲下，指甲面可见黄白色脓影，重者指甲浮空，痛胀难忍，故名代指；生在甲后指头背部，叫蛇背疔；生在手指螺纹的，叫螺疔；生在手指关节间的，绕指肿痛，色黄或紫，叫蛀节疔；若一指通肿，指微屈而难伸，形如泥鳅，称泥鳅疔；生于指屈侧中节前肿如鱼肚、蛇肚的，叫鱼肚疔或蛇腹疔；生于手掌心的，形如盘中托珠之状，叫托盘疔；生于虎口合谷穴的，叫虎口疔或合谷疔。生于足掌中心的，叫足底疔；生在涌泉穴者，叫涌泉疔等。以上分别相当于西医学的甲沟炎、化脓性指头炎、化脓性腱鞘炎、掌中间隙感染、足底皮下脓肿等。手足部疔疮由于发生部位不同，损伤深浅有别，证候特点有异，治疗方法也有不一样，所以分别论述。

古籍摘要

《诸病源候论·代指候》云："代指者，其指先肿，焮焮热痛，其色不暗，然后方缘爪甲结脓。极者爪甲脱也。亦名代甲。"

《千金翼方》治代指的"单煮地榆作汤"渍法，"猪脂和姜末"外敷法，以及"和黄泥厚敷患指，然后内塘灰中令热，泥干易之"等。

《外科启玄》云："凡手指生蛀节疔，重则腐去本节，轻则拳挛。"论述蛀节疔之预后。

《外科大成》云："蛇头疔（生于指顶），蛇眼疔（生于甲旁），蛇背疔（生于指背），蛇腹疔（生于指肚），蛇节疔（生于指节），冷疔（生于足跟，正考见足部）。"

《外科集验方》云："其形生在手足上，疮旁一块开如蛇口之状，痛而流血不止者，此药治之。雄黄、蜈蚣、全蝎各一钱。上为细末，看疮湿劈开入药，擦在疮上，却以小油抹，裁帛拴住。如干，小油调搽。"

《外科正宗》把蛇头疔名为"天蛇毒"。其云："患指大肿若蛇头赤肿焮痛，疼及连心，甚者寒热交作，肿痛延上。肿顶上小艾灸五壮，以雄黄散涂之，内服蟾酥丸发汗解毒，轻者渐消，肿者溃脓，甚则腐烂。破后肿仍不消者，以蟾酥条插入孔内膏盖自效；腐烂者，玉红膏搽之，虚而不敛者兼服补剂。

雄黄散。雄黄散内用蟾酥，冰片还将轻粉和，四味同来为细末，水调患处日三涂。治天蛇毒初起红肿发热，疼痛彻心者宜用之。雄黄（明亮者）二钱，蟾酥（微焙）二分，冰片一分，轻粉五分。共为细末，新汲水调涂，纸盖，日用三次极效。"

《疡医大全》云："大拇指属脾土。脾气通于口，络联于大指，通背右筋天枢穴、手列缺穴、足三里穴。二拇指名曰食指，属肝。肝气通于目，络联于食指，通于小天心穴、足太溪穴。中拇指名曰将指，属心。心气通于舌，络联于将指，通背左筋心俞穴、手中冲穴、足涌泉穴。四拇指名曰无名指，属肺。肺气通于鼻，络联于无名指，通胸前膻中穴、背后风门穴。小拇指属肾，肾气通于耳，络联于小指，通目瞳仁、手合谷穴、足大敦穴。"

《医宗金鉴·外科心法要诀》云："此证有五：如蛇眼疔生于指甲两旁，形如豆粒色紫，半含半露，硬似铁钉；蛇背疔生于指甲根后，形如半枣，色赤胖肿；蛀节疔又名蛇节疔，生于中节，绕指俱肿，其色或黄，或紫；蛇腹疔又名鱼肚疔，生于指中节前面，肿如鱼肚，色赤疼痛；泥鳅疽一指通肿，色紫，形如泥鳅，热痛连肘臂。初起俱宜服蟾酥丸汗之，外敷雄黄散，次服仙方活命饮，脓熟开之，贴琥珀膏煨脓生肌；虚不能敛者，补之。"

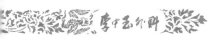

第六节　沿爪疔（甲沟炎）

甲下或甲周肿痛化脓，谓之沿爪疔，又名代指，相当于西医学的甲沟炎或甲下脓肿。

一、古籍摘要

《疮疡经验全书·甲疽》云："足三阴经皆起于足，气血阻滞不行，溃于指甲间，或剪甲伤肌，或长侵肉，或履小不适，血气阻遏不通，腐溃，久则浸淫烂指。然病在四末，不必治内，惟用掺药而愈。

绿矾散：绿矾五两，置铁板上，聚炭封之，火炽绿矾沸流出，沸定汁尽，出火待冷为末。先以盐汤洗净疮，拭干敷末，多敷愈佳。软帛扎裹，当日即汁断疮干。若急痛，以酥令润，每日一遍，盐汤洗。有脓处令净其痂，干处不须近汤。每洗讫，敷末如初。但急痛即涂酥，五六日其疮上痂渐剥起，依前洗敷十日余，即疮渐渐总剥，痂落软处或更生白脓疱，即捺破敷药，自然瘥也。

甲疽，赤肉生甲边上裹甲，用白矾烧令沸定，为末敷之，湿则再敷，一日数易，即消散矣。须先以葱椒汤浸洗足甲，令软，快刀割去甲角，入肉处挹干，取药敷之，软绢裹之，半日药湿则易之。瘥后须用宽鞋，勿穿窄者。"

二、病因病机

本病多由异物刺伤或修甲损伤甲房，外染湿热邪毒，蕴积酿化为脓。

三、治疗

（一）辨证论治

此病可发生于手足的任何一指、趾甲部，以成人较为多见。初起一侧甲沟微肿微痛，或仅感甲下刺痛，数日后甲缘肿胀明显，并可蔓延到甲根及对侧甲沟或甲下，疼痛较重（图6-26和图6-27）。若已化脓可在甲板上看到甲下出现黄色或灰白色脓液积聚阴影，或在甲周出现黄白色脓疱，溃破后可甲下全空，甚或指甲剥离脱落，但很少损伤筋骨，白细胞和中性粒细胞可升高。此病一般不需内治，若肿痛较重，可内服五味消毒饮合黄连解毒汤加减。

（二）中医外治

1. 初起用芒冰散：芒硝50g，白帆50g，冰片2g（酒精化），热水1000mL溶化，待温浸泡，每次30分钟，后用绿矾散搽之 每日2次。

2. 若甲下已化脓，可剔剪部分甲板，放出甲下积脓，在甲周可沿甲沟纵行切开，并敷以四黄纱条。

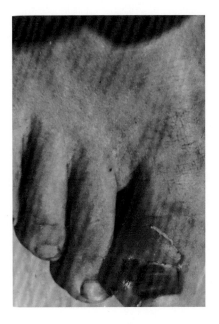

图 6-26 沿爪疗（1）

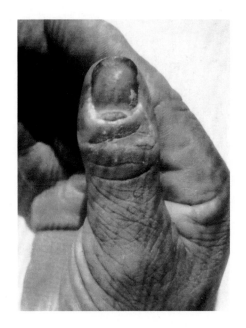

图 6-27 沿爪疗（2）

第七节　蛇眼疗（嵌拇甲）

疗疮生于甲旁，溃破后胬肉外突，形如蛇眼，谓之蛇眼疗，又称虾眼疗，相当于西医学的嵌拇甲或甲沟炎重证。

一、古籍摘要

《外科精义》云："蛇眼疗 其状疮头黑，皮浮生，形如小豆，状似蛇眼大，体硬。忌恶眼人看，并嫉妒人见，忌毒药。"

《疡科心得集》云："生于手指甲旁尖角间，形如豆粒，色紫半含半露，硬如铁钉。"

《疡医大全》云："蛇眼疗生于指甲旁，夹角间，形似豆粒，色紫，半含半露，硬似铁钉，乃火毒凝结而成。"

《外科集验方》云："蛇眼疗。其状疮头黑皮浮生，形如小豆，状似蛇眼大，体硬。"

《证治准绳·疡医》云："蛇眼疗头黑皮浮，形如小豆，状似蛇眼，忌恶眼看，并嫉妒人之见之，及触毒药。"

《医宗金鉴·外科心法要诀》云："蛇眼疗在甲旁生，甲后名为蛇背疗，蛀节疗生中节骨，蛇腹指内鱼肚形，泥鳅疽生遍指肿，牵引肘臂热疼。看生何指分经络，总由脏腑火毒成。

注：此证有五：如蛇眼疗生于指甲两旁，形如豆粒色紫，半含半露，硬似铁钉；蛇背疗生于指甲根后，形如半枣，色赤胖肿；蛀节疗又名蛇节疗，生于中节，绕指俱肿，其色或黄，或紫；

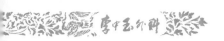

蛇腹疗又名鱼肚疗，生于指中节前面，肿如鱼肚，色赤疼痛；泥鳅疽一指通肿，色紫，形如泥鳅，热痛连肘臂。初起俱宜服蟾酥丸汗之，外敷雄黄散，次服仙方活命饮，脓熟开之，贴琥珀膏煨脓生肌；虚不能敛者，补之。但此五证，总不外乎火毒凝结而成。至于属何经脏，临证看生何指以辨之。"

《疮疡经验全书》云："甲疽　足三阴经皆起于足，气血阻滞不行，溃于指甲间，或剪甲伤肌，或长侵肉，或屦小不适，血气阻遏不通，腐溃，久则浸淫烂指。然病在四末，不必治内，惟用掺药而愈。

绿矾丸：绿矾五两，置铁板上，聚炭封之，火炽绿矾沸流出，沸定汁尽，出火待冷为末。先以盐汤洗净疮，拭干敷末，多敷愈佳。软帛扎裹，当日即汁断疮干。若急痛，以酥令润，每日一遍，盐汤洗。有脓处令净其痂，干处不须近汤。每洗讫，敷末如初。但急痛即涂酥，五六日其疮上痂渐剥起，依前洗敷十日余，即疮渐渐总剥，痂落软处或更生白脓疱，即捺破敷药，自然瘥也。

甲疽，赤肉生甲边上裹甲，用白矾烧令沸定，为末敷之，湿则再敷，一日数易，即消散矣。须先以葱椒汤浸洗足甲，令软，快刀割去甲角，入肉处挹干，取药敷之，软绢裹之，半日药湿则易之。瘥后须用宽鞋，勿穿窄者。"

二、病因病机

本病多由甲板异常，内嵌入肉；或修甲不当，损伤甲房皮肉，复染邪毒；或鞋跟太高，过度挤压；或沿爪疗治疗不当转化而成。

三、治疗

（一）辨证论治

本病多发于手、足拇指（趾）甲旁，多为慢性病程。初起甲旁肿胀疼痛，继之溃烂，胬肉渐突，小者如榴子，大者若桑椹，色鲜红或暗红（图6-28和图6-29）。局部时流脓水，或擦破出鲜血，剪去不久复生，常缠绵不已，影响行走，一般不需内治。若红肿热痛较重，方用四物芩连汤加减：当归10g，川芎10g，赤芍10g，黄连10g，黄芩10g，黄柏10g，连翘30g，蒲公英30g，金银花30g，甘草6g。

（二）中医外治

首先祛除内嵌甲板角，再剪去胬肉，压迫止血包扎。或用红绿散：红升丹1g，煅绿矾10g，冰片1g，共研为细末，掺于胬肉上，以平为度。或掺白降丹、三仙丹、拔疗膏，盖以四黄纱条加压包扎，一二日换药一次。也可先平胬肉，待胬肉脱落后再拔嵌甲。关键是一定要祛除嵌甲。

四、预防调护

忌食辛辣之物，患肢应少活动。

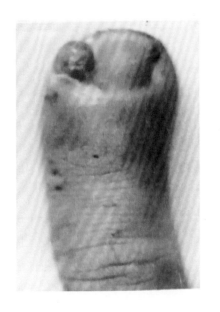

图 6-28 蛇眼疔（1）

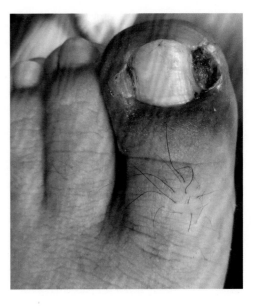

图 6-29 蛇眼疔（2）

第八节 蛇头疔（指端感染）

疔疮生于指端，肿胀形如蛇头之状，谓之蛇头疔，又名天蛇头、天蛇毒。

一、古籍摘要

《万氏秘传外科心法》云："天蛇毒生于中指头，乃心经积热，邪毒攻指，初觉以芋禾煎水洗五六次之间，用芋头禾竿焙干研末搽。"

《外科正宗》云："天蛇毒，一名蛇头疔也。乃心火旺动攻注而成。其患指大肿若蛇头，赤肿焮痛，疼及连心，甚者寒热交作，肿痛延上。肿顶上小艾灸五壮，以雄黄散涂之，内服蟾酥丸发汗解毒，轻者渐消，肿者溃脓，甚则腐烂。破后肿仍不消者，以蟾酥条插入孔内膏盖自效；腐烂者，玉红膏搽之，虚而不敛者兼服补剂。"

《证治准绳》云："手中指头结毒，赤肿痛（或不拘何指），名天蛇头。若有脓裂开，有口如蛇头状，是以名焉。属手厥阴心包络积热所致。宜服活命饮加柴胡、桔梗。黄连消毒饮、紫金丹、乌金散选用。虽黑色顽麻，溃烂脱指者，亦不死。"

《医宗金鉴》云："蛇头疔疮紫硬疼，天蛇毒疼闷肿红，二证俱兼脾经火，看生何指辨专经。

注：此二证俱生于手指顶尖。夫手指虽各有专经，然俱兼脾经火毒而成。蛇头疔自筋骨发出，根深毒重，初起小疱，色紫疼痛，坚硬如钉，初宜服蟾酥丸汗之，外敷雄黄散。天蛇毒自肌肉发出，其毒稍轻，初起闷肿无头，色红，痛如火燎，初宜服蟾酥丸汗之，外敷雄黄牡蛎散。二证脓势将成，俱服仙方活命饮，脓熟开之，外贴琥珀膏煨脓生肌治之。虚不能敛者补之。但手指

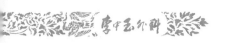

系皮肉浅薄之处，不宜灸法，亦不宜开早。若误灸、开早，以致皮裂肉翻出，疼痛倍增者，不能速愈，慎之。

雄黄散。雄黄散治蛇头疗，紫痛根坚火毒攻，冰片蟾酥轻粉末，汲水调涂用纸封。明雄黄二钱，轻粉五分，蟾酥二分，冰片一分。共研细末，新汲水调浓，重汤炖温，敷于患指，用薄纸盖之，日换三四次。"

《外科证治全书》云："膊臂手三部证治（计十九证），此二证俱生手指头尖：初起小疱色紫，疼痛坚硬如钉者，名蛇头疗；初起闷肿无头，色红痛如火燎者名天蛇毒，其治法相同。取白萝卜一段挖空，以雄黄填入，蒸半熟，套患指上，或取乌梅捶碎去核肉，只取仁研粉，米醋调涂，皆可消。如患色白者，当作疽治，小金丹服愈。"

《疡医大全》云："凡手指患天蛇毒，如内脓已成胀痛者，用针挑放，务须从下往上挑破，切不可从上向下挑，否则毒传下节溃烂，俗谓戳了蛇头，蛇头往下缩也。又曰：凡指头溃后，切忌用力拿重，如操作用力，则肉必出，难以速愈。足趾溃后，俱忌行走，否则亦然。又曰：凡慵工操作之人，指皮粗浓，每每脓已胀急，不能穿溃，常见通手化脓。凡遇此等人，须用针向指尖上挑砭出脓，不可向下砭，如误向下砭，每每毒流下节，遂有脱指之患，不可不知。又曰：凡溃后须将老皮剪去，免藏毒水，浸伤良肉。又曰：每见当砭不砭，脓已胀过，以致甲脱肉无，惟存筋骨，用玉红膏搽上生肌。只有指尖难以长皮，撤销如旧，须以生肌散内加珍珠末掺上，其皮即长合矣。脚尖不长皮，亦照此法。

《外科选要》云："合谷一疗名虎口，蛇头鱼腹指头逢。"

《疡科心得集》云："蛇头疗，又名天蛇毒，又名调疽。生手大拇指顶头，或生他指。初起如粟，渐大如豆，或如桃李，坚硬赤肿痛，疼极连心；又或青或白，乍黄乍紫乍黑，或痒或麻木不痛，自筋骨发出，根深毒重，属手太阴肺、手厥阴心包络经热毒结聚而成。甚则手背手心皆肿，指头皮硬。当以猪胆套之，或以雄黄散涂之，与以蟾酥丸发汗解毒，更服银花解毒汤。若四五日后溃脓，有黄头可刺者，顺；如不溃无脓，黑色过节者，险。其药即进凉膈，或黄连解毒汤、犀角地黄汤等。若毒邪攻心，呕吐不食，膨胀，齿缝出血，是为危候。此证脓未熟时不可开刀早，否则致皮裂肉，疼痛倍增，不能速愈。若患久即有多骨，多骨出始能收口，虚而不敛者能补之。更有脓不泄，火毒不化，腐烂其筋，至落去一节者。生于手指甲旁尖角间，形如豆粒，色紫半含半露，硬如铁钉，亦火毒所发。若有黄头出如眼者，即以针挑破之。水蛇头，指头有黄疱明亮者是。亦宜挑破，去其恶水即愈。"

《外科证治全书》云："此二证俱生手指头尖：初起小疱色紫，疼痛坚硬如钉者，名蛇头疗；初起闷肿无头，色红痛如火燎者名天蛇毒，其治法相同。"

《高氏医案》云："蛇头疗毒，坚而不腐，焮赤肿胀，引及手背，防其走黄。小川连、鲜生地、粉丹皮、赤芍药、净连翘、黄防风、金银花、全当归、淡黄芩、竹叶。蛇头疗毒，延绵半月，紫黑已过两节，焮肿及臂，势已走黄，有损指之累。小川连、鲜生地、粉丹皮、赤芍药、净连翘、黄防风、天花粉、地丁草、全当归、甘草节、竹叶。又手背焮肿已退，疗毒尚未化脱，仍宜清解。金银花、地丁草、粉丹皮、全当归、广陈皮、甘草节、天花粉、净连翘、赤芍药、竹叶。"

二、病因病机

本病多因指端轻微外伤，如针尖、竹木、鱼骨等刺伤，复染邪毒，气血壅结，蕴热酿脓。

三、治疗

（一）辨证论治

1.脓出毒泄证　此病好发于成人，女性多见。初起指端麻痒，继之焮热跳痛、红肿，疼痛剧烈，彻夜难眠，10天左右脓成，出脓稠黄，肿消痛止，是为顺证，3～4周可愈。

2.邪毒内陷证　若溃后肿势反增，形如蛇头胬肉外翻，疼痛彻骨（图6-30），为毒邪深陷筋骨，病情可延续数月或数年，必待死骨出后，溃口方能敛。治疗此病，贵在于早，使之消于未成。治宜和营清热解毒。方用凉血败毒汤加减：当归15g，赤芍15g，金银花60g，连翘20g，蒲公英30g，黄连9g，黄芩9g，乳香9g，没药9g，川芎10g，甘草10g。若患病1周后，加穿山甲3g（现已禁用），皂角刺10g；化脓后去黄芩、黄连；痛剧加罂粟壳。溃破后服四妙汤加减。

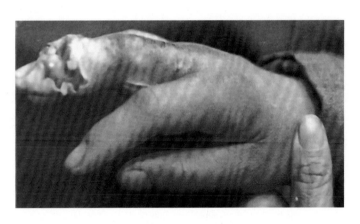

图6-30　蛇头疔

（二）中医外治

1.早期外用芒冰散水浸泡，每次30分钟，每日3～5次。或用雄黄散以猪胆汁或醋敷，每日2次。此病严禁过早切开，脓成后应在指掌侧而做纵行切口，必要时可贯穿指端直至对侧，切口不宜太小，挤脓时应轻柔，否则易造成胬肉外突。

2.若已有胬肉突出，轻者掺平胬丹或三仙丹。重者可用红绿散掺之，或将胬肉于基底部剪除，若溃口小，应重新扩大溃口，以保持排脓通畅为度。

3.溃后用八二丹或灵珍散药捻插入疮口，待脓将尽，撤去药捻，掺八宝丹。若内有死骨，溃口掺三仙丹或退骨散，外贴加味太乙膏。

四、预防调护

参照蛇眼疔。

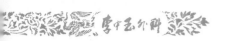

第九节 蛇腹疔（化脓性手指腱鞘炎）

疔疮生于手指中节掌面，肿胀形如蛇腹，谓之蛇腹疔，又称蛇肚疔、鳅肚疔。此病相当于西医学的手指腱鞘炎。

一、古籍摘要

《疡医大全》云："鳅肚疔即中节疔。生中指节绝骨之处，由辛热风湿之毒，上干心经，故发此毒，乃心经受证也。但中指通连五指，疔色紫黑者，其毒必恶，易于攻心，指节里面色青黄，心一受毒，其人昏迷必死，其指必落，务用护心丹，时时呷之，以护其心，再服蜡矾丸护膜，追疔夺命丹追疔为主。"

《证治准绳》云："泥鳅疽生在手指，一指通肿，色紫形如泥鳅，热痛连肘臂，由火毒凝结而成。故又名鱼肚毒。"

《疡科心得集》云："鳅肚疔者，一名蛇腹疔。生于手指中节里面，形如鱼肚，故又名鱼肚毒，上干心经，故发此毒，乃心经受证也。但中指通连五指，若中指疔色紫黑者，其毒必恶，易于攻心；心若受毒，即呕吐不食，神识昏迷，而为不治之症矣。务用护心丹时时呷之，再服夺命丹以追其毒。余治同疔疽。"

《外科证治全书》云："于大指为调疽，于指顶坚硬有头为蛇头疔，闷肿无头为天蛇毒，指甲旁为蛇眼疔，指甲后为蛇背疔，指骨节为蛇疖疔，指里面如鱼肚为蛇腹疔，一指通肿为泥鳅疽，指甲身内为代指，为甲疽，指骨节粗大为蜣螂蛀，油灰甲为鹅爪风。"又云："蛇腹疔生于指中节前面，形如鱼肚，色赤疼痛。泥鳅痈，一指通肿色紫，形如泥鳅，焮热，痛连肘臂。"

二、病因病机

因火毒蕴结，血凝毒滞，经络受阻，热盛肉腐；或竹木、鱼刺、虫咬有所损伤，外染邪毒；或脏腑蕴热，攻发于手指。

三、治疗

（一）辨证论治

1. 脓出毒泄证　此病可发生于任何手指。手指中节掌面红肿，焮热疼痛，或一指通肿，指腹较著（图 6-31～图 6-34），关节轻度屈曲，稍有伸展即感剧痛，但疼痛较蛇头疔轻，10 日左右成脓，溃后脓出稠黄，肿消痛止即愈。

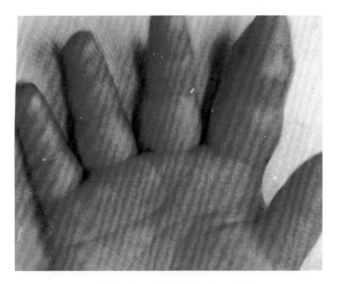

图 6-31 蛇腹疔（1）

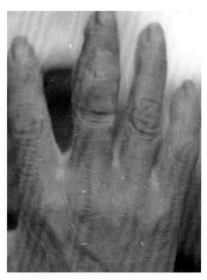

图 6-32 蛇腹疔（2）

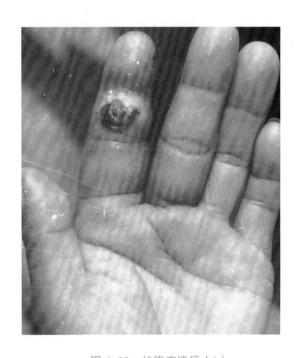

图 6-33 蛇腹疔溃后（1）

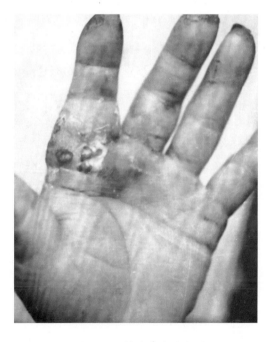

图 6-34 蛇腹疔溃后（2）

2.毒邪炽盛证 若治疗不当，毒邪炽盛，窜通全指，损伤筋膜，迁延日久，常影响手指屈伸功能，一般不损坏骨质，也很少出现胬肉。

（二）中医外治

外治法参考蛇头疔，切开排脓时，切口不得超越关节面。

四、预防调护

忌食辛辣之物，后期注意患指功能锻炼。

第六章 疔疮

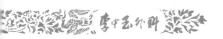

第十节 托盘疗（掌中间隙感染）

疗发生于手掌心劳宫穴处，肿胀形如托盘之状，故谓之"托盘疗"。又因发于手掌心，故称掌心毒或手心毒，此病相当于西医的掌中间隙感染。

一、古籍摘要

《证治准绳·疡医》称其为穿窟天蛇，其云："手心结毒，赤肿痛，俗名病穿掌，又名穿窟天蛇。"

《疡科心得集》云："手心毒，一名擎珠毒，又名瘰疬，属手少阴心、手厥阴心包络二经湿火之毒所结也。其疮如疱，色如血赤，外形虽小，内毒有余，疼痛非常，日夜无间，此证往往有不能收功，流血至死者。治法必用大补水之剂，佐以解毒之味，如紫花地丁、金银花、玄参、生地黄、当归、牡丹皮、贝母之属。

托盘疗，生于手掌中心，系手厥阴、少阴二经之所司也。由心火炽甚，逼血妄行，肝风鼓舞，毒散四肢，加以忧思过度，酒色不节，遂至毒流骨髓，侵于劳宫，劳宫系心经之脉络，故毒生焉。初起坚硬起泡，其疱明亮者即挑之。治以银花解毒汤。"

《医宗金鉴》云："掌心毒生赤肿疼，经属包络积热成，偏于掌边名穿掌，初宜发汗次宜清。此证生于手掌心，赤肿疼痛，属包络经劳宫穴，积热而成。若偏于掌边，名穿掌毒，一名穿埂毒，又名鹚痈。"

二、病因病机

本病多因脏腑火毒凝结，尤以手少阴心经、手厥阴心包两经火毒炽盛所致；多由重度摩擦挤压掌心，或由外伤染毒，气血凝滞，郁而化热而成。

三、治疗

（一）辨证论治

1. 热毒蕴肤证　初起先有掌心疼痛，继之肿胀，或见掌心红点如粟，继而坚硬起疱，随后变为暗褐色。肿胀可失去正常的掌部凹陷，甚或稍凸出，波及手背（图6-35～图6-37）疼痛剧烈，可伴有发热、头痛、食欲不振等全身症状，并可在患侧肘部或腋部瘰核，舌红苔黄，脉弦数。治拟活血凉血，清热解毒，仙方活命饮、黄连解毒汤加减。

2. 正虚邪恋证　约1周后肿痛加剧，虽已经化脓，因手掌皮厚难以自溃，也可皮层隆起而皮下溃破一小口，脓水溢出但不畅，伴疼痛、发热，脉滑数，热盛酿脓。治拟补气活血托毒，方用透脓散加减。

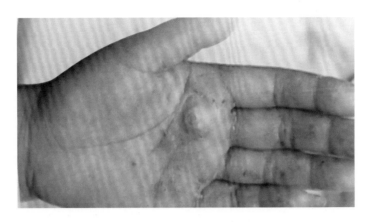

图 6-35　托盘疔（1）

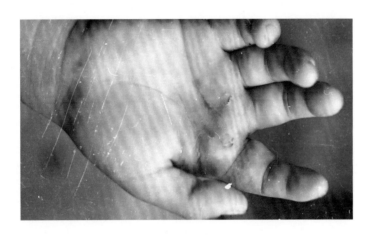

图 6-36　托盘疔（2）

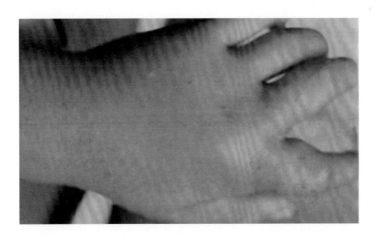

图 6-37　托盘疔（3）

（二）中医外治

1. 外用金黄散大葱根煎水调敷。

2. 脓成给予切开引流，应依掌横纹切开，开口应足够大，保持引流通畅，切开后掺八宝丹，或八二丹。

3. 若溃口小掺白降丹、三仙丹腐蚀腐肉，利于脓出，脓出畅通后掺八宝丹或八二丹。

第六章 疔疮

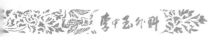

四、预防调护

1. 不要因手背肿胀较手掌为甚，而误认为脓腔在手背部而妄行切开。
2. 宜手背向上，手掌向下，使脓毒易流出。

第十一节　穿掌毒（掌间隙感染）

毒邪结聚于掌边，谓之穿掌毒、穿埂毒、鹚痈。因多由劳动摩擦所致，故俗称摩发疮。此病相当于西医学的掌间隙感染。多发于青壮年男性，体力劳动者较为常见，一般预后良好，也可损伤筋骨，影响手的功能。

一、古籍摘要

《外科大成》云："手心毒生于手心，一名穿掌毒。由心包络经积热所致，手痈生于手心，偏于掌边，一名穿埂毒。二证治同手发背，外用藕节煎汤浸洗，再捣田螺肉敷之。"

《医宗金鉴·外科心法要诀》云："此证生于手掌心，赤肿疼痛，属包络经劳宫穴，积热而成。若偏于掌边，名穿掌毒，一名穿埂毒，又名鹚痈。初起治同手发背，其余治法，俱按痈疽肿疡、溃疡门。"

二、病因病机

本病多由劳动猛烈、摩擦手掌，经脉损伤，气血瘀滞，热蕴酿脓；或摩擦破损，复染邪毒；或手指初患疔疮，毒邪炽盛，走窜上行，结聚于掌而成此病，真正由脏腑积热所致者甚少。

三、治疗

（一）辨证论治

1. 热毒蕴肤证　初起手掌处隐痛胀感，继之出现硬结，红肿热痛，逐渐加重，轻者局限于一块，重者全手通肿，手背宣浮如吹，手掌坚硬拒按。可伴发热恶寒，舌质红，苔薄黄，脉数（图6-38和图6-39）。治宜活血清热解毒。方用仙方活命饮、活血败毒汤加减：当归12g，川芎12g，赤芍12g，牛蒡子12g，连翘30g，金银花30g，乳香9g，黄连9g，黄芩9g，防风6g，甘草6g，水煎服。

2. 火毒炽盛证　若病至1周后，肿势较重，疼痛剧烈，手掌手背均硬，为内已酿脓。用上方去黄芩、黄连、防风，加蒲公英50g，穿山甲3g（现已禁用），皂角刺10g，白芷9g，体虚者加黄芪15g。

3. 瘀血凝滞证　若溃口已愈合，局部仍硬或挛缩，握拳困难，为毒滞经脉。治宜活血通络伸筋。方用仙方活命饮加丹参30g，红花10g，以善后。

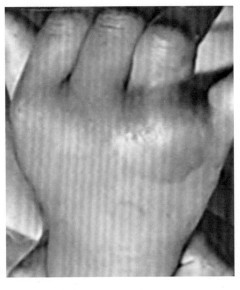
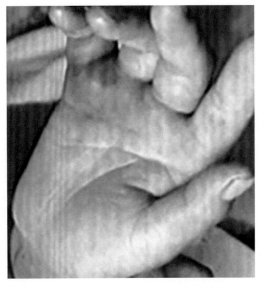

图 6-38 掌心毒（1）　　　　　图 6-39 掌心毒（2）

（二）中医外治

1. 外用芒冰散溻渍或湿敷，或葱根水调金黄散敷于患处，每日 2 次。

2. 若某处发现波动应指，应及时切开，下引流条，掺九一丹，数日脓少后撤去引流条，掺五宝丹，贴加味太乙膏，内服四妙散。一般 7 ～ 10 日内肿消，痛止，口敛而愈。

四、预防调护

嘱咐患者手掌朝下放置，后期注意功能锻炼。

附：类丹毒

发病前多有猪骨、鱼虾等刺伤史，或破损皮肤接触猪肉、鱼虾史。红肿不如疗疮明显，常表现为游走性的红紫色斑片，痒痛，一般不会化脓（图 6-40 和图 6-41），治疗参照丹毒。

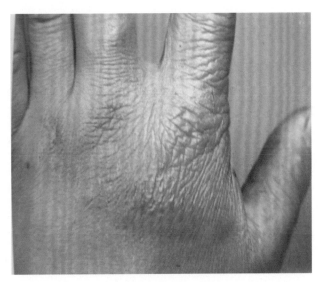
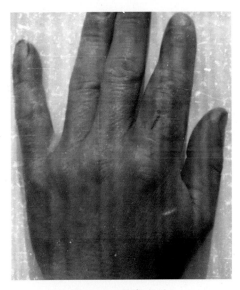

图 6-40 丹毒（1）　　　　　图 6-41 丹毒（2）

疗疮　第六章

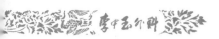

第十二节　足部疔疮

足底疔是指发于足部的疔疮，此病相当于西医学的足部急性化脓性感染。常因发生于足部的具体病位不同而有特定的名称，如生于涌泉穴者，又叫涌泉疔，古籍中又称"涌泉疽"。

一、古籍摘要

《证治准绳·疡医》云："发毒肿痛，亦名足心涌泉疽，俗名病穿板。"

《医宗金鉴·外科心法要诀》云："此证生在足心涌泉穴，一名足心发，又名穿窟天蛇，俗名病穿板，属足少阴，由肾经虚损，兼湿热下注而成，若十四日内即溃，脓浅为痈，犹可调治，初服仙方活命饮，外用神灯照法。虚甚脓生迟者，十全大补汤；溃后兼用桂附地黄丸服之。余治按痈疽肿疡、溃疡门。若黑陷不疼，二十一日之内不溃脓者为疽，属阴败之证难救。"

《外科大成》云："足心痈 一名涌泉疽。初起涌泉穴，发热乃其兆也，由肾阴虚损所致。宜隔蒜灸之，服活命饮，送六味地黄丸。有表里证者。量为汗下，已成者十全大补汤、八味地黄丸，大剂饵之。"

《疡科心得集》云："涌泉疽（肾经穴位，在足心），生于足心，又名井泉疽，俗名病穿板，又名穿窟天蛇。属少阴肾经虚损、湿热下注而成。若高突焮肿，过候即溃脓者，毒浅易愈；若或麻或痒，黑陷不痛，二十一日之内不溃脓者，属阴败之证，毒深难救。"

二、病因病机

本病多有火毒夹湿的特点。负重远行，摩擦撞垫，气血凝结，外伤染毒，或脏腑蕴毒，酿生湿热，下注足部，化腐成脓，则成本病。

三、治疗

（一）辨证论治

初起足底先痛后肿，继之起疱、红肿坚硬焮痛，肿势可蔓延至足背，痛连小腿，朝轻暮重，活动后尤甚。伴发热、纳呆，舌苔黄腻，脉滑数等（图6-42～图6-45）。证属湿热下注，气血瘀结。治拟活血通络，清热利湿。方用黄连解毒汤加减、仙方活命饮，去天花粉、浙贝母、防风，加黄柏、黄连、车前子，或五神汤合萆薢渗湿汤加减。

（二）中医外治

1.外贴太乙膏，或大葱根水调金黄散外敷。

2.溃破出脓后以托里消毒散加减，溃口依次掺五五丹、七三丹、九一丹，外贴加味太乙膏。

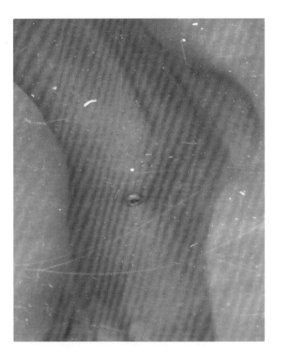

图 6-42　足部疔疮（1）

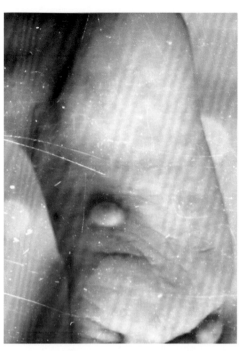

图 6-43　足部疔疮（2）

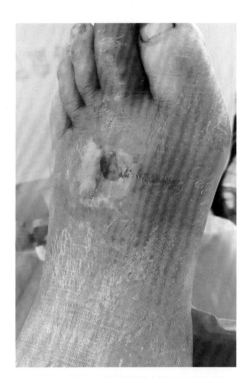

图 6-44　足背疔疮（3）

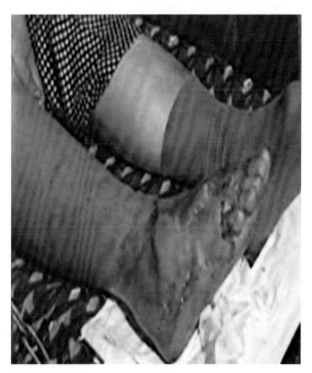

图 6-45　足底疔疮（4）

第六章

疔疮

四、预防调护

1. 忌多走动，休息时患肢抬高 30°。

2. 其他参照颜面部疔疮。

第七章　头面部疮疡

第一节　百会疽（头部脓肿）

疽生于头顶百会穴，谓之百会疽，又名玉顶疽。此病临床并不罕见。阳证者，发病急，肿块局限高突，溃烂速，口易敛，预后良好；阴证者发病缓慢，疮肿范围较大，平塌散漫无头，化脓迟，易损头骨，病程较长。若治疗不当，毒邪内陷可危及生命。

一、古籍摘要

《证治准绳》云："或问百会穴生疽何如？曰：此名玉顶发，初如麦米，顿增痛楚，寒热大作，由虚阳浮泛，宜以盐汤下八味丸，引火归原，甚则黑锡丹。或元气素厚，六阳经受风邪，风火相扇，脏腑热毒上攻而然者，宜黄连消毒饮兼玉枢丹、胜金丹，更以附子切片，置涌泉穴灸五壮，以泄其毒。七日无脓者死。"

《万氏秘传外科心法》云："脑发生于巅顶，由督脉太阳经所生也，乃阴阳不和，气热上壅，积聚不散，故成此毒。若不速治，顶裂髓枯，不可救也。先用败毒流气饮，次以内托流气饮，后用白芷散，外用敷方。"

《外科启玄》云："脑发生发于巅顶之上泥丸宫穴。系足太阳膀胱经，兼与督脉相并而作，多血少气。状如火燎浆泡，大如铜钱，色如葡萄，头若有蜂儿米粒大，四围坚硬，色赤者可治，血闷乱神不定者死。如八日有脓，可刺者生。"《外科证治全书》云："百会疽，亦名玉顶发，生巅顶正中百会穴。佛顶疽，生囟门之前。勇疽，亦名脑发疽。"

《疡医大全》云："头为诸阳之首，巅乃脑髓之穴，此处患毒，非诸阳蕴热亢极，即心事劳攘火炎，或素有蓄热，醇酒炙煿而成，或过服升、柴，提动积热而起。初起如粟，根脚坚硬，不红不焮，痛疼彻脑，头如顶石，破后无脓，鼻流秽物者死。如初起红肿，根脚分明，溃后得脓者吉，但不可轻敷凉药，逼毒入脑，施治之法，悉遵痈疽治法，毋庸分门立方。"

《医宗金鉴·外科心法要诀》云："百会疽在巅顶结，经属督脉百会穴，初如粟米渐如钱，甚似葡萄坚似铁，高肿热实清毒火，平塌阳虚温补怯，肿连耳项动痰声，七日不溃命必绝。此百会疽又名玉顶发，生在巅顶正中，属督脉经百会穴。由膏粱太过，火毒凝结而成。初起形如粟米，渐肿根大如钱，甚则形似葡萄，坚硬如铁，高尖红肿，焮热疼痛，疮根收束，憎寒壮热，大渴随饮随干，口苦唇焦，便秘烦躁，脉见洪数者，此属气实。宜服黄连消毒饮，以清毒火，外敷冲和膏。若漫肿平塌，紫暗坚硬，臀痛根散，恶寒便泻，脉见细数者，此属阳虚，宜服十全大补汤，以温补之，外敷回阳玉龙膏。若面赤过烦，口干不渴，唇润者，此属阳虚浮泛，宜服桂附地黄

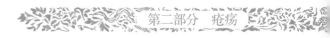

丸，引火归原，更用生附子饼，置两足心涌泉穴，各灸五壮，以泄其毒。初起贴琥珀膏，已溃掺黄灵药、太乙膏盖贴；腐尽，再易生肌之药治之。若肿连耳项，痰如拽锯，七日无脓不溃，神昏者命必绝矣！"

《外科大成》云："百会疽生百会穴，在巅之上。初起如粟，次大如钱，形似葡萄，坚硬色赤，寒热痛楚。元气厚者由热毒上攻，宜黄连消毒饮、蟾酥丸、贵金丸之类。元气弱者由虚阳浮泛，宜八味地黄丸引火归原。"

《外科真诠》云："百会疽又名玉顶发，生于巅顶正中督脉百会穴，其毒多高大如道士冠，自侧面观之，正对耳尖者是。无论阴阳，皆由肾水枯涸、阳火上逆所致，宜内服加味参归鹿茸汤，方能奏效。若溃后脓水清稀，气血大虚，宜加黄芪三钱。未溃用乌龙膏敷，溃后用丹线提清脓毒，线宜横上，不可直插。若溃后浮烂流水者，用鸡蛋白调酒药末，加枯矾少许敷。数日自溃稠脓，再用浮海散盖膏。头为诸阳之首，巅乃髓海所居，此处患毒，不可轻敷凉药，逼毒入脑。溃后不可用追毒丹、冰翠散。开疮看视，宜于蜜室中揭膏拭脓，切忌风袭，以免漫肿抽搐之虞。百会前后左右，有红肿如桃似李，或上有黄头，脓血相杂，小儿积暑热疖，多有类此者，不可作毒治。

加味参归鹿茸汤 上党参三钱，西当归二钱，鹿茸顶二钱，云茯苓二钱，金银花一钱五分，黑元参一钱，藁本五分，生甘草五分。"

二、病因病机

过食膏粱厚味，湿热内蕴，或七情郁结，或外染邪毒，气血阻逆，蕴热酿脓，毒邪深陷，搏结于骨。

三、治疗

（一）辨证论治

1.热毒蕴结证 初起头顶正中百会穴处疼痛，继之结肿块，多为无头，皮色红，灼热疼痛，1周之内渐见隆起，肿块局限于三五寸内，根束盘清，压痛拒按，发热恶寒，舌质红，苔薄黄，脉数（图7-1）。治宜活血凉血，清热解毒，方用芩连四物汤加减，或活营通络解毒散结，仙方活命饮加减。

2.热毒酿脓证 若至数周，疮肿渐高突，软硬兼杂，皮色暗红，痛如雀啄，发热汗出，舌质红，苔黄，脉沉滑而数。治宜补气活血，托毒透脓。方用透脓散，重用金银花至50g，黄芪30g。

3.气血瘀结证 肿块多散漫平塌，坚硬似附骨，皮色不变或暗红，疼痛引脑。低热体倦，舌质红，苔薄黄，脉沉数。治宜和营散结，清热解毒。方用仙方活命饮加减：金银花30g，乳香6g，没药6g，皂角刺6g，穿山甲2g（冲服，现已禁用），白芷10g，赤芍15g，当归15g，陈皮10g，浙贝母10g，连翘15g，蒲公英50g，黄芪15g，甘草10g，水煎服。

4.气虚毒恋证 肿块自行溃破，或切开引流，脓水稀薄，余肿不消，口久不敛倦怠乏力，舌淡红，苔薄白，脉沉缓。治拟补气活血托毒。方用托里消毒散。当归、川芎、黄芪、桔梗、白芍、白术、白芷、党参、茯苓、金银花、皂角刺、甘草。

5.疽毒内陷证 若病情较重，头皮尽肿，颈项强直，高热持续，神昏谵语，为疽毒内陷，治疗参阅"脑疽"之内陷。

（二）中医外治

1. 初起时外用芒冰散水湿敷，或金黄散外敷于患处。

2. 肿块多散漫平塌，坚硬似附骨时，外贴疽毒内消膏，隔日1次。

3. 若肿块已软，波动应指，为内脓成。在局部麻醉下切开，多出稀薄白脓，溃口掺七三丹，下四黄纱条。待脓少撤去引流条，掺五宝丹或八宝丹，贴加味太乙膏，若溃口腐肉不脱，掺五五丹。

4. 若溃口日久不敛，胬肉外突，为损骨特征（图7-2～图7-4），应探清钳夹取出。

5. 若溃口小，脓腔大，头皮窜空，应用压垫法包扎。

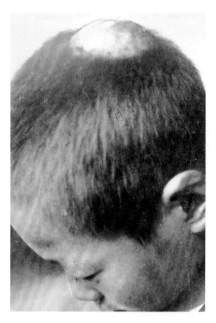

图7-1 百会疽（1）

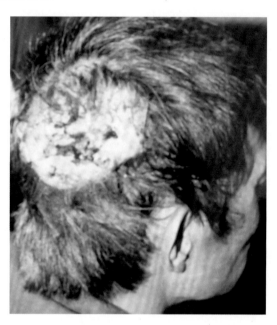

图7-2 百会疽（2）

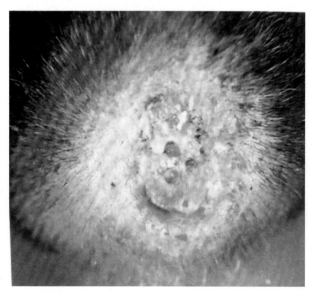

图7-3 百会疽（3）

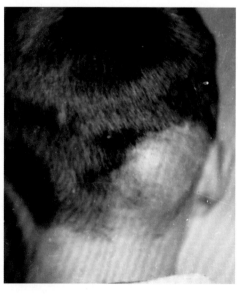

图7-4 鱼尾毒

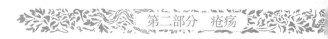

四、预防调护

忌食辛辣之物，忌房事。

第二节　鬓疽（头面部蜂窝织炎）

疽生于鬓角，谓之鬓疽。此病属有头疽的范畴，若发生于体实之人多易肿、易溃、易敛、易愈；若患于体虚之人多难肿、难溃、难敛，可致内陷。

一、古籍摘要

《外科启玄》云："是足阳明胃经，多气多血。生于头维穴，初如疖子，后渐大硬如石，皮似猪皮棕眼，睡中谵语恍惚，吐逆鲜血，流入四肢者万死一生。"

《外科正宗》论述最详，其云："鬓疽者，乃手少阳三焦相火妄动，又兼肾不能生水，或外受风热所感。但此经多气少血，肌肉相薄，凡有患最难腐溃。此皆起于情性急暴，房欲、血虚火动，肝气凝结而成。疽之初起，寒热交作，头眩痛彻太阳，甚则耳目连鬓通肿。治法不可妄用针灸，必分阴阳、表里、邪正、虚实治之，庶不有误。且如初见疮时，多寒少热，口干作渴，好饮热汤，六脉虚数无力；又兼患上坚硬，多不焮痛，无溃无脓，疮根流散，此等之症，乃真气虚而邪气实也。治以托里为主，消毒佐之，如清肝养血汤、托里消毒散之类是也。又如见症时热多寒少，头眩作痛，口燥舌干，渴欲饮冷，二便秘涩，六脉沉实有力，疮亦焮肿疼痛，身体发热，易腐易脓，根脚不开，肿焮在外，此乃正气实而邪气虚也。治以消毒为主，托里佐之，如栀子清肝汤、鼠粘子汤之类是也。大抵正气胜则实，邪气胜则虚，必然一胜则一负，邪正不并立，欲其虚而不待损而自虚矣。又有未见疮时，先作渴症，或一年半载，日久日重，然后发为鬓疽；其形色多紫黑，疮多平陷，坚硬无脓，毒流耳项；又兼气味不正，形容不泽，精神不明，饮食不进者，俱为不治。

鬓疽主治方：柴胡清肝汤，柴胡清肝芎芍归，黄芩栀子地黄随，防风牛子天花粉，甘草连翘一处宜。治鬓疽初起未成者，毋论阴阳、表里俱可服之。川芎、当归、白芍、生地黄、柴胡、黄芩、山栀、天花粉、防风、牛蒡子、连翘、甘草节各一钱。水二盅，煎八分，食远服。

鼠粘子汤。鼠粘子汤甘桔归，赤芍连翘地骨皮，玄参麦冬天花粉，防风大黄不可遗。治鬓疽初起，热多寒少，头眩作痛，口燥咽干，渴常饮冷，二便秘涩，六脉沉实有力，烦闷疼痛者。鼠粘子、桔梗、当归、甘草梢、赤芍、连翘、玄参、地骨皮、防风、天花粉、木通各一钱，大黄（炒）二钱。水二盅，煎八分，食前服，渣再煎服。"

《外科理例》云："鬓疽痛或发热者，祛风清热。痛发寒热或拘急者，发散表邪。作脓痛者，托里消毒。脓已成作痛者，针之。不敛或脓清者，宜峻补。不作脓或脓成不溃者，并用托里。一人患此，焮痛作肿，发热。以小柴胡汤加连翘、金银花、桔梗。四剂而消。一人因怒后鬓际肿

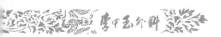

痛，发热，以小柴胡汤加连翘、金银花、天花粉、四剂根畔俱消，惟疮头作痛，以仙方活命饮二剂，痛止脓熟，针之，更以托里消毒药而愈。"

《外科大成》云："鬓疽生于鬓，属手少阳三焦。此经多气少血，最忌见脓。多由肝胆怒火，或因风热血虚所致，初宜神授卫生散、柴胡清肝汤清之。次以托里消毒散托之。"

《冰鉴》云："有鬓中忽生疽，红肿高突，头面目鼻俱浮，异于平常，此阳毒也。盖两鬓近太阳，乃阳位也，阴气不能至，故作阳证治之。然往往有变为阴证者，所以阳药中加入阴分之味，以防其变，若已溃烂，尤须阴药多于阳药也。拟用理鬓汤治之。"

《疡医大全》云："申斗垣曰：鬓疽乃足阳明胃经多气多血，生于头维穴，初如疖子，后渐大硬如石，皮似猪皮棕眼，睡中谵语恍惚，吐逆鲜血，流入四肢者，万死一生。"

《外科十法·鬓疽》云："生于耳前后，名曰鬓疽。生于两颐，名曰发颐。初起宜用银花甘草汤加柴胡、荆芥、薄荷、牛蒡子以清散之。若肿势甚极，须用砭法。若已成脓而未溃者，以乌金膏涂疮头，贴以万全膏，自然腐溃。溃后则用海浮散，并贴万全膏，自应寻愈。"

《外科枢要》云："鬓疽：属肝胆二经怒火，或风热血虚所致。若发热作渴者，用柴胡清肝散。肿痛甚者，用仙方活命饮。若大势已退，余毒未散，用参、芪、归、术为主，佐以川芎、白芷、金银花，以速其脓。"

《青囊秘诀·鬓疽论》云："有两鬓之中，忽然生疽，红肿高突，头面眼鼻浮肿、其状不堪，异乎寻常相貌，此阳毒也。盖两鬓近于太阳，乃阳之位也，阴气不能至此部位。两鬓生疽，当以阳证治之。然而虽是阳证，往往有变为阴证者，故于阳药中必须加入阴分之药，以防其变。若已溃烂，更须阴药多于阳药，则消息而善治之也。方用理鬓汤：金银花三两，白芷三钱，当归一两，川芎一两，夏枯草一两。水煎服，未溃者二剂即消，已溃者四剂即消矣。此方用金银花、夏枯草以解火毒，白芷、川芎引入两鬓、太阳之间，则金银花、夏枯草更得施其祛逐之功。又妙在当归之补气血，则阴阳双益，正足而邪散，安得不速愈哉！秘诀：理鬓汤能治鬓疽，银花三两芷三钱，芎归一两气血壮，枯草一两用水煎。"

《石室秘录》云："如人有头角生疮，当日即头重如山，第二日即变青紫，第三日青至身上即死，此乃毒气攻心而死也。此病多得之好吃春药。盖春药之类，不过一丸，食之即强阳善战，非用大热之药，何能致此。世间大热之药，无过附子与阳起石之类是也。二味俱有大毒，且阳起石必须火煅而后入药，是燥干之极，自然克我津液。况穷工极巧于妇女博欢，则筋骸气血俱动，久战之后，必大泄尽情，水去而火益炽矣。久之贪欢，必然结成大毒，火气炎上，所以多发在头角太阳之部位也。初起之时，若头重如山，便是此恶症。急不待时，速以金银花一斤煎汤，饮之数十碗，可少解其毒，可保性命之不亡，而终不能免其疮口之溃烂也。再用金银花三两，当归二两，生甘草一两，元参三两，煎汤。日用一剂，七日仍服。疮口始能收敛而愈。此种病世间最多，而人最不肯忌服春药也，痛哉！脚大指生疽，亦多不救，亦可以此法治之。"

二、病因病机

本病多由性情暴躁，肝胆郁热。或房欲劳伤，消渴伤阴，相火妄动。或外染风热邪毒，以气血壅结，酿化为脓。

第七章 头面部疮疡

三、治疗

（一）辨证论治

1. 邪毒炽盛证 初起鬓角处生一粟粒大脓疱，周围绕一红晕，微肿、微焮、微痒、微痛，数日后肿势渐增，散漫不聚，鬓角俱肿，中间硬而赤红，外周宣浮若气吹。伴发热恶寒，头痛，舌质红，苔薄黄，脉浮（图7-5）。治宜凉血疏风，清热解毒。方用柴胡清肝汤加减：当归10g，川芎10g，赤芍10g，生地黄10g，牛蒡子10g，栀子10g，薄荷6g，柴胡12g，连翘30g，夏枯草30g，黄芩15g，蒲公英30g，甘草6g，水煎服。

2. 正虚邪盛证 若疮肿平塌，根盘散漫，耳目连鬓通肿，色暗红，质坚硬，痛彻脑户，发热，口渴，舌质红，苔黄，脉数。证属正虚邪盛，毒热内蕴，气血壅结。治宜活血，清热解毒，方用理鬓汤加味：当归30g，川芎30g，

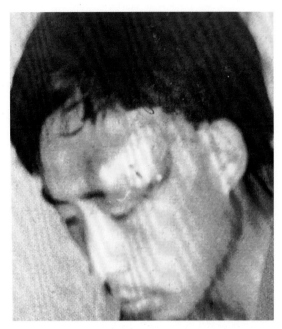

图7-5 鬓疽

金银花90g，夏枯草30g，白芷10g，连翘15g，蒲公英30g，甘草10g，水煎服。

3. 脓出毒泄证 若病至两候，疮肿局限，顶高根束，溃破一口或数口，状若蜂窝，出脓稠厚，腐脱新生，痛减热退，是为顺证。方用六妙汤：当归30g，黄芪30g，金银花30g，蒲公英30g，连翘15g，甘草10g，水煎服。

4. 气阴两虚证 若疮越两候，肿势仍巨，疮顶平塌，不腐不溃，疮周暗红，坚硬不退，高热汗出，口渴，舌质红，苔黄糙，脉细数，不能托毒于外。治宜补气养阴，托透毒邪。方用十妙汤：当归30g，黄芪30g，党参15g，石斛15g，金银花60g，蒲公英30g，连翘15g，穿山甲6g（现已禁用），皂角刺10g，甘草10g，水煎服。

5. 气血两虚证 若疮肿局限，红硬已退，疮顶紫黑或灰白，软陷无脓，或已经溃破，腐肉不脱，新肉不生，或腐肉已尽，肉芽淡白，脓水清稀，久不敛口，面色㿠白，日晡发热，盗汗自汗，纳食香，便溏身凉，舌质淡，少苔，脉沉细弱。治宜补气血，调阴阳，健脾和胃，方用托里消毒散、顾步汤或十全大补汤加减。

6. 疽毒内陷证 若病在中后期，病情严重，治疗不当，出现高热持续，呕吐咯血，神昏谵语等症状，为疽毒内陷，治疗参阅"脑疽"内陷条。

（二）中医外治

1. 初起时外用芒冰散水湿敷，或青黛拔毒散、金黄散，葱根水调敷，每日2次。

2. 若疮肿平塌，根盘散漫，外用金黄散敷于患处，每日2次。

3. 若脓出毒泄，溃口根据腐肉多少，选用五五丹、八二丹、五宝丹，贴太乙膏，月内可愈。

4. 溃破后腐肉不脱，新肉不生，可用刀剪去大片腐肉，选用五五丹、九一丹、生肌散掺之，

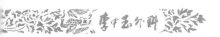

外贴加味太乙膏。

第三节 头部血肿

头部皮下结肿块，内为血液，故名头部血肿。此病临床较为常见，古籍尚无论述，为与痈疽证鉴别，故今单独立名述之。

一、病因病机

此病多由跌打碰伤、分娩挤压，损及经脉，血出结聚于皮下而成。

二、治疗

（一）辨证论治

1.气滞血瘀证　此病多发于3岁以下小儿，头部任何部位均可发生。肿块常很快现或无意中发现，小如鸡蛋，大如馒头或串通半个头皮。肿块多隆起，边界较清，皮色不变，无疼痛，触之如囊裹水，波动应指，无压痛，穿刺可见红色血液，抽吸净后可复原如故（图7-6）。一般不需治疗，可逐渐吸收消散。

2.痰凝血瘀证　若肿块较大，久不消散，可服桃红四物汤加减：当归、川芎、赤芍、丹参、桃仁、红花、陈皮、甘草。水煎服。或服云南白药、三七片。

（二）中医外治

外贴活血散瘀膏：松香9g，白及30g，白蔹30g，当归20g，川芎20g，赤芍20g，大黄20g，冰片1g，三七粉1g，麝香1g，各为细末混匀，用葱根水或食醋调为膏敷于患处，每日1次。

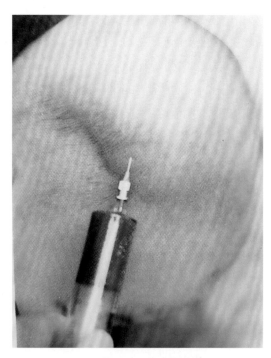

图7-6　头皮下血肿

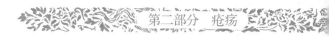

第四节 夭疽、锐毒（乳突炎）

两耳后肿痛化脓，左名夭疽，右名锐毒，耳后发等。此病在古医籍中言患耳后一寸三分，高骨之后。近代医家朱仁康结合临床实际，认为多患在耳后高骨处。夭疽、锐毒在部位上仅左右之差，在证候上并无差异，在诊治上不必进行区别。此病多伴发脓耳，一般预后良好，若失治误治，易形成口久不敛之漏，或毒邪内陷，攻发脏腑而危及生命。此病相当于西医学的乳突炎。

一、古籍摘要

《外科精要》云："问曰：病有甚而至生，有微而至死，病证难辨，死生何从决乎？答曰：发背溃透内膜者死（此言肝俞以上）。未溃内陷、面青唇黑、便污者死（此言脏坏便瘀血）。溃喉者不治，阴患入腹者不治，入囊者不治，鬓深数寸者不治。在颐后一寸三分名锐毒，亦不治。无此者生。流注虽多，疗之必愈。"

《外科正宗》云："发生于耳后一寸三分致命之处，诚为险恶之候。又左为夭疽，右为锐毒，夭者妖变之物也，故属肝木；锐者锋利之器也，是属肺金。二者皆起于积想在心，谋虑不决，致火旺而又郁，郁而又旺以成此疾也。故形多坚硬，头多隐伏，未溃先黑，未脓先腐，臭秽易生，元气易败，常得此者，毒气多致不得外发，后必内攻而死。但此症者，初生起于隐微，令人多不知觉，及其知觉，毒已入内矣，如红活高肿，易脓易腐者无妨。"

《外科大成》云："夭者，妖变之物也，属肝木；锐者，锋利之器也，属肺金。二证起于谋虑不决，火郁而成。生于隐微，发于不测，及觉之时毒已入内矣。红活高肿，易腐易脓者顺，坚硬伏陷，未溃先黑，未脓先腐，臭秽易生，元气易败，此毒气内攻也，为逆。"

《疡科心得集》云："夫夭疽锐毒者，生于耳后一寸三分致命之处，左名夭疽，右名锐毒，俗谓之耳后发。此证有虚有实，初起根盘散漫，顶不高突，平塌色白，形神俱静，微恶寒，微身热，渐减谷食。此由肝邪久郁，微感温邪，触动而发。如正旺者，气血亦能化脓，溃后肿消郁散，月余收功。治法用疏肝流气饮，或羚羊角散加石决明、牡蛎、刺蒺，或真人活命饮。如阴亏肝旺，化风逆络，半边头痛彻脑者，正气不能引血成脓，毒必内攻，或手足逆冷，或气喘呃逆，或痉或厥，或七日，或两候而毙，此为真阴证也。又有温邪阻络，耳后发肿，根松顶高，初起虽色白，成脓却焮红，憎寒壮热，痛则朝轻暮重；溃后即热退肿消，脓尽收口。是即风热轻证，名火痰毒也。治以疏散凉解为主，如万灵丹、荆防败毒散、羚羊角散之类。"

《医宗金鉴·外科心法要诀》云："夭疽居左锐毒右，经属胆腑生耳后，谋虑太过郁火成，此处肉薄当急救。

注：此二证左为夭疽，右为锐毒，俱生耳后一寸三分高骨之后。夭者，不尽天年谓之夭；锐者，如锋刃之锐利，言毒甚也。得此二证，愈者甚少。初起俱如黍粒，渐肿如瓜，坚硬平塌，紫暗不泽，较诸疮疼痛倍增。名虽各异，而左右耳后，俱属足少阳胆经，由谋虑不决，郁火凝结而

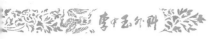

成。此处皮肉浇薄，气多血少，终属险证，急当治之。迟则热气下入渊腋，前伤任脉，内熏肝肺，恶证悉添，必致不救。若红肿速溃者顺，坚硬黑陷者逆。如果投方应证，亦只十全四五也。初宜服柴胡清肝汤消解之，脓将成宜服托里消毒散，虚者十全大补汤托补之，外俱敷乌龙膏，其余内外治法，俱按痈疽肿溃疡门。"

《外治寿世方》云："耳后锐毒。大天南星煅存性，醋调涂三次，即愈。"

二、病因病机

本病多由情志不畅，肝胆郁热，气郁化火，凝滞少阳经络，结聚于耳后。或肺经蕴热，痰浊上冲，气血壅结。或初患脓耳等病，邪毒炽盛，旁窜深陷，搏结于骨。

三、治疗

（一）辨证论治

1.热毒蕴结证　若发病急暴，耳后先肿而后痛，肿块虽巨，但根束盘清，色赤红，焮热疼痛，寒热往来，头痛身倦，舌质红，苔薄黄，脉浮数或弦数，毒凝肌表。治宜清热泻火，解毒散结，方用龙胆泻肝汤加减：龙胆草10g，柴胡10g，牛蒡子10g，连翘30g，金银花30g，黄芩10g，黄连6g，栀子10g，茵陈30g，木通6g，甘草10g，水煎服。

2.邪毒深陷证　若发病已至一候，肿块较硬，疼痛加重；或病发缓慢，先痛而后肿，肿则平塌散漫，坚硬似附骨，皮色暗红或不变，痛则彻骨引头颈，耳闷、耳脓、耳聋，发热不恶寒（图7-7和图7-8），舌质红，苔黄，脉滑数，气血壅结。治宜清热解毒，和营散结。方用仙方活命饮加减：当归20g，川芎15g，赤芍15g，穿山甲6g（现已禁用），皂角刺30g，金银花90g，连翘15g，公英30g，浙贝母10g，白芷10g，陈皮10g，茵陈30g，乳香6g，没药6g，甘草6g。若体虚加黄芪15g，水煎服。若失治误治，疽毒内陷，出现高热，神昏谵语等症，治疗参阅"脑疽"内陷证。

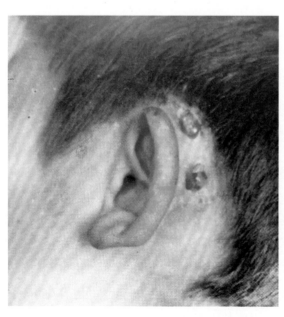

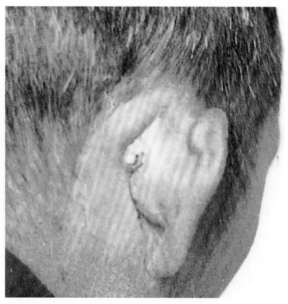

图7-7　天疽　　　　　　　　　　　　　　图7-8　锐毒

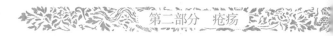

（二）中医外治

1. 早期时，外用芒冰散水湿敷，或雄黄酒调六黄散敷于患处，每日 2 次。也可贴加味太乙膏，每日一换。

2. 若肿块波动应指，局部麻醉下切开排脓，宜行纵切口，溃口参阅一般痈疽处理。

（三）西医西药

1. 早期正确而足量地应用抗生素。

2. 若经拍片确诊为乳突炎，用药无效时可行乳突凿开术或根治术。

四、预防调护

1. 早发现，早治疗。

2. 忌食辛辣之物，忌房事。

第五节　耳根毒（颈部淋巴结炎）

耳根部色红焮痛，暴肿速溃，根浅易愈，谓之耳根毒，又名耳根痈。此病临床较为常见，好发于儿童，一般预后良好。若失治误治，也可毒邪内陷，危及生命。

一、古籍摘要

《证治准绳·疡医》云："或问：耳根结核何如？曰：是名耳根毒。状如痰核，按之不动而微痛，属足少阳胆经，兼三焦经风热所致。用活命饮加升麻、柴胡，水酒煎服，或乌金散汗之。壮实者，一粒金丹下之；老弱者，黄芪内托散、十宣散托之。"

《外科大成》云："耳根毒生于耳根，状如痰核，不动而微痛，属胆与三焦二经风热所致。宜卫生散，或加升麻、柴胡，或贵金丸下之，弱者神效瓜蒌散托之。因怒而耳下肿者，或肋痛脉弦紧者，小柴胡汤加青皮、红花、桃仁、牛蒡子，再寒热，加荆芥、防风。盖肝者内主藏血，外主荣筋，怒则气逆，故筋蓄结肿，若不自加调摄，肝迭受伤，迁延结核，再犯追蚀之药，因而不敛不治者多。"

《外科证治全书》云："一名耳后毒，发在耳后，宜别阴阳治之。患色白者，按阴疽例治；患色红者，按阳痈例治。如发耳垂后，名耳根毒，辨治亦然。"

《外科证治全生集》云："患发耳后，又名耳后发，宜别阳实阴虚，治无一错。患色白者，以阳和丸与二陈汤同煎服，或以小金丹服消。如色红者，醒消丸服消。诸书不拘红白，概以玄参、牛蒡、连翘、归尾、赤芍、金银花等七味以治，即色红者尚服不消，况色白者，能不遭其害乎？"

二、病因病机

多由初患脓耳、耳疔、旋耳疮，或穿耳孔染毒，邪毒旁窜；或由三焦风火，胆经郁热，凝结

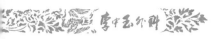

气血而成此病。

三、治疗

（一）辨证论治

1. **热毒蕴结证** 此病多发于一侧耳垂下或耳后根部。初起耳根部结肿如雪核，三五日内迅速肿大，色赤红，焮热疼痛，质硬拒按，恶寒发热，颈项头痛，舌质红，苔薄黄，脉浮数（图7-9）。治宜疏风清热，解毒散结。方用柴胡清肝汤加减：牛蒡子10g，连翘30g，柴胡10g，黄芩12g，赤芍10g，当归10g，金银花30g，蒲公英30g，夏枯草15g，薄荷6g，栀子9g，甘草10g，水煎服。

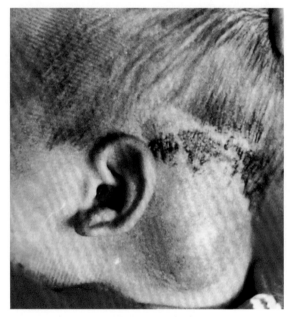

图7-9 耳根毒图

2. **热盛肉腐证** 若病至1周，肿块根束顶高，跳痛如啄，质微软，舌质红，苔黄，脉滑数。治宜活血清热透脓。方用透脓散加减：当归15g，川芎15g，连翘15g，黄芪15g，蒲公英30g，金银花30g，穿山甲6g（现已禁用），皂角刺6g，甘草6g，水煎服。

3. **余毒未清证** 一般溃后肿消痛止，数日而愈。若溃后仍肿硬疼痛，余毒不尽，方用六妙汤或托里消毒散善后。

4. **痰血凝结证** 结核累累，光滑韧硬，皮色不变，不脓不痛，迁延时日，慢性病程，舌淡红，苔薄白，脉多弦。治拟化痰通络散结。方用二虫散：全蝎7g，蜈蚣1条，研为面冲服。小儿减量。

（二）中医外治

1. 早期时，贴加味太乙膏，或葱根水调金黄散外敷。

2. 外贴活血拔毒膏，待脓熟切开排脓，掺五宝丹，贴加味太乙膏。

第六节 耳发疽（耳郭蜂窝织炎、软骨膜炎）

疽发生于耳，谓之耳发疽，此病相当于西医学的耳郭蜂窝织炎、软骨膜炎等。此病临床并不罕见，好发于成年男性，一般不难治愈。但若失治、误治，也常出现肿久不消，口久不敛，耳郭畸形等。

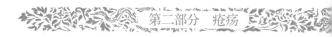

一、古籍摘要

《证治准绳·疡医》云："耳轮生疽何如？曰：是名耳发疽，属手少阳、三焦经风热所致。六七日渐肿，如胡桃或如蜂房之状，或赤或紫热如火，痛彻心是也。十日刺出黄白脓者生；刺之无脓，时出鲜血，饮食不下，神昏狂躁者死。"

《外科大成》云："生于耳轮，初起如胡椒，渐大如蜂房，紫赤肿痛，由三焦经风热所致，宜卫生散或加升麻、桔梗，壮者贵金丸汗之，下之。出黄脓者顺，出鲜血不食，神昏狂躁者逆。"

《医宗金鉴》云："耳发，耳发三焦风热成，初椒渐若蜂房形，赤肿疼痛生轮后，黄脓属吉紫血凶。注：此证生于耳后，属三焦经风热相搏而成。初如椒粒，渐肿若蜂房，将腐亦多眼孔，焮赤疼痛，肿连耳叶。盖发者，乃痈证之毒甚者也。不可听其自溃，恐溃迟脓通耳窍。当在十一日后，剪破疮顶，出黄白脓者属吉为顺；出紫鲜血者属凶为逆。初起俱宜服仙方活命饮消之，外敷二味拔毒散。其余内外治法，俱按痈疽溃疡门。"

《疡医大全》载申斗垣云："耳发疽，乃足少阳胆经，其经多气少血，其疽发于鬓下耳旁近脸，悬厘、主客二穴上，不五六日渐长蜂窝，皮紫焰热如火灼痛。十日内刺之，有脓者生，无脓出血，精神恍惚，二十四朝必死，不可救也。"

二、病因病机

本病多由少阳三焦经湿热内蕴，或心火旺盛，肝火上炎，毒邪上冲，积聚于耳郭；或跌打撞伤，损及经脉，气血津液凝结；或外染邪毒，凝滞耳郭经脉，气血阻逆，热酿脓成。

三、治疗

（一）辨证论治

1.湿热瘀阻证　多发于一侧耳郭。发病较快，先在耳郭上部出现局限性肿，逐渐扩大膨隆，轻微胀痛，灼热发痒，皮色不变，触之波动应指，挤压轻度疼痛，穿刺可抽出淡黄色液体，无全身症状，舌质淡胖，苔白腻或微黄，脉濡（图7-10～图7-12）。治宜清热利湿。方用茵陈车前汤：茵陈60g，车前子30g，茯苓30g，木通9g，栀子9g，黄芩10g，甘草10g。

2.热毒炽盛证　若耳郭肿起较硬，疼痛较重，皮色暗红，触痛明显，舌质红，苔薄黄，脉沉数，气血壅结。治宜清热解毒，利湿活血。上方加金银花30g，连翘15g，黄连9g，当归15g。

3.余毒未清证　若自行溃破，脓出不畅，常出现袋脓，或溃口时流稀薄脓水，久不愈合，以致出现耳郭畸形（图7-13）。内服以补气活血托毒之六妙汤或托里消毒散加减。

（二）中医外治

1.若肿块变软，触之波动应指，穿刺可抽出脓液，量少者可穿刺抽尽，注入适量抗生素，加压包扎，每1～3天1次；量多者应在局部麻醉下切开，切口不宜小，切口应在耳轮最高点沿耳轮外缘向下，直到耳轮尾部为止。术中将耳郭软骨的坏死部分切除或刮除。

2.溃口小者扩大之，成漏者依次掺三仙丹、灵珍散、八宝丹，贴太乙膏。

（三）西医西药

1.早期给予足量抗生素，因此，病多为绿脓杆菌感染，故首选链霉素、庆大霉素、多黏菌素

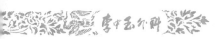

E 或多黏菌素 B 等。

2. 化脓切开后多选用塑料架支撑，以免耳郭畸形。

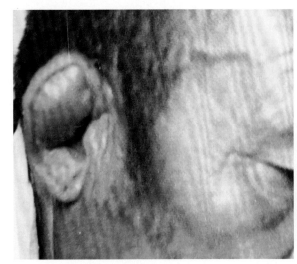

图 7-10　耳疮（1）

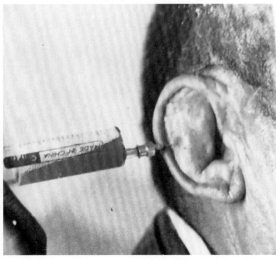

图 7-11　耳疮（2）

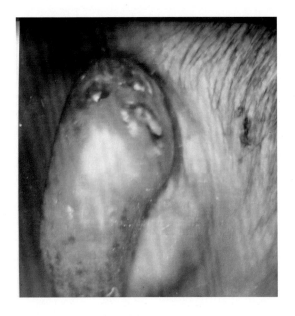

图 7-12　耳疮（3）

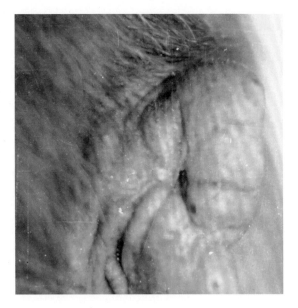

图 7-13　耳疮（4）

四、预防调护

勿碰撞挤压患耳。溃后未成漏者，慎用腐蚀性较强的药物。

第七节 耳门漏管

漏管发生于耳门前，故谓之耳门漏管。患者自幼耳门就有一针尖大孔穴，俗称"仓眼""聪明洞"，耳前瘘管通常为一个盲管，深浅不一，可长可短，与皮肤呈平行或轻度垂斜，也有途径迂回分叉，可伸展到外耳道深部，多为一侧，也有双侧者，多在3岁后发病，以孔穴为中心肿痛、溃破、流脓，久不敛口。或愈后反复发作，缠绵不已。

一、病因病机

先天发育异常，仓眼孔穴败浊内蕴，复染邪毒；或肝胆湿热蒸腾，气血壅结，热酿为脓，毒邪深陷，不易出尽，故而成漏。

二、治疗

（一）辨证论治

1.肝胆湿热证 患者多为儿童，耳轮脚或耳屏前上方可见有一针尖大孔穴，平时无疼痛。一旦染毒，败浊积聚，气血壅结，就会出现以孔穴为中心的红肿硬块，焮热疼痛，发热恶寒，舌质红，苔薄黄，脉浮数或弦数（图7-14）。治宜凉血清热，疏泄肝胆。方用柴胡清肝汤加减：当归10g，川芎10g，赤芍10g，生地黄10g，柴胡9g，黄芩15g，牛蒡子12g，金银花30g，连翘15g，蒲公英30g，栀子9g，茵陈30g，大黄10g，龙胆草10g，甘草10g，水煎服。

2.毒入营血证 若肿块平塌，坚硬闷痛，皮色不变或暗红，舌质红，苔薄黄，脉弦（图7-15）。治宜和营散结，清热解毒。方用仙方活命饮加连翘、蒲公英、柴胡，重用金银花，水煎服。

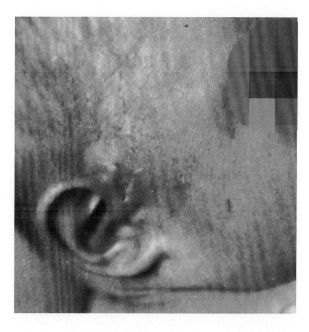

图7-14 耳门漏（1）

3.热毒蕴结证 若患病多日，肿块高隆，色红跳痛，软硬兼杂，脓尚未熟，舌质红，苔黄，脉滑数（图7-16）。治宜活血解毒透脓，方用透脓散加减。

4.体虚毒恋证 若素体较弱，结肿平塌，软硬兼杂，日久不消不腐溃，或溃后腐不脱，肿痛不减．面色少华，舌质淡，苔薄白，脉沉缓。多为气血虚弱，不能托毒外出。治宜补气血，托毒邪，方用托里消毒散加减。

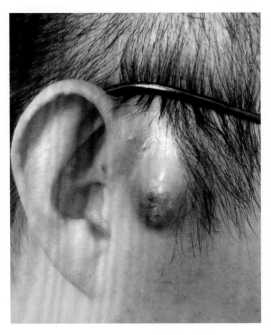
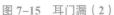

图 7-15　耳门漏（2）

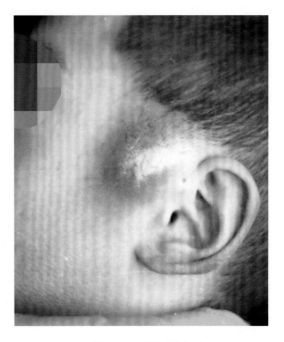

图 7-16　耳门漏（3）

（二）中医外治

1. 外用葱根水调六黄散敷之，或芒冰散水湿敷。

2. 外贴拔毒膏，待肿块局限，波动应指，在局部麻醉下切开排脓，切口应距疮眼孔穴近些，切口不宜太小，以免脓出不畅而成袋脓。切开后下引流条，掺三仙丹或五五丹数日，待腐去渐抽取引流条，掺灵珍散或八宝丹。此处出脓一般稠厚，味臭异常，脓尽肿消，溃口渐敛。

3. 若肿块大，溃口小，胬肉外突，脓出不畅，应重新扩大切口或掺三仙丹平胬拔脓。

4. 若溃口久不敛，或愈后反复发作，可用腐蚀拔管法：取药线用太乙膏药捻成细条，再黏上适量的白降丹或三品一条枪，插入管内，外而密封，1 天后拔出药线，连用 1～3 次，管壁腐脱为度，继用生肌之灵珍散、八宝丹。

5. 手术治疗。手术必须在局部无红肿的情况下进行。其方法是取侧卧位，浸润局部麻醉，以球头细探针自耳轮脚原发疮孔徐徐探入，至耳前脓肿疮口穿出，将管道剪开，轻轻刮祛腐烂组织，寻找支管窦道并切开，适当修剪两侧皮瓣，使疮口底大小呈"∨"字形，不必剔除基底管壁。术后伤口内填塞油纱条，掺三仙丹，每日换药一次，3 日后掺八宝丹，外盖生肌玉红膏纱条，直至痊愈。

三、预防调护

忌食辛辣之物。

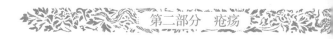

第八节 颧骨疽（颧骨瘤）

颧部结肿块，深陷附骨，坚硬疼痛，缠绵难已，谓之颧骨疽。此病好发于中老年人，此病相当于西医学的颧骨瘤。早期易与骨槽风、颧疽等病相混淆，故应注意临床鉴别诊断。

一、古籍摘要

《证治准绳》云："颧疡，或问：颧骨内卒然而痛，经宿而痛甚，寒热大作何如？曰：此颧骨肉疽也。属上焦与阳明经郁火所致，宜活命饮加升麻、桔梗、干葛，水酒煎服，仍与乌金散、夺命丹汗之可消。或问：一人年五十，忽颧骨上初觉如松子，渐大如胡桃，不甚肿，微赤微痒，或云痰核，或云结毒，或作瘤治何如？曰：皆非也，是名颧疽。属阳明经积热所致，用紫金丹、乌金散、活命饮，加制过南星，服之而消。按：《灵枢·五阅五使》曰：心病者舌卷短，颧赤，肾病者颧与颜黑。然则当察其色，赤者，宜以黄连安神丸降心火，补心丸养心血。黑者，宜以地黄丸滋肾水，未可专委之阳明郁火也。"

《外科大成》云："颧疽之初起如松子，微肿微赤微痒，渐大如痰核，如结毒如瘤。由阳明积热所致，宜蟾酥丸，及卫生散加胆制南星。《医宗金鉴·外科心法要诀》云：颧疡、颧疽：颧疡颧疽渐榴形，风热积热小肠经，疡起焮红浮肿痛，疽紫漫硬木麻疼。

注：此二证发于颧骨尖处，属小肠经，不论左右，初小渐大如榴。发阳分者，由风热而生，初起焮红，浮肿，疼痛，七日即溃，名为颧疡，毒轻根浅易愈；发阴分者，由积热而生，色紫，漫肿，坚硬，麻木，疼痛，三七方溃，名为颧疽，毒甚根深难愈。疡证初宜仙方活命饮，疽证初宜内疏黄连汤或麦灵丹。其余内外治法，俱按痈疽肿疡溃疡门。"

《外科证治全书》云："颧疡颧疽，生颧骨尖处。颊疡，生耳下颊车骨间。风眉疽，生眉棱骨。眉心疽，生两眉中间。"

二、病因病机

本病多由七情郁结，痰浊气血积聚；或风寒邪毒侵袭筋骨，以致经脉阻塞，气血凝滞，伤损颧骨。

三、治疗

（一）辨证论治

1.气滞痰凝证　此病初起仅感颧部隐隐疼痛，数月之后方见颧部结肿块，渐散漫隆起，皮软内硬，附骨不移，皮色不变，诸症呈进行性加重，一般无全身症状。治宜和营通络，软坚散结，方用仙方活命饮加减：当归20g，川芎15g，赤芍15g，穿山甲3g（现已禁用），皂角刺30g，白芷10g，陈皮10g，浙贝母10g，金银花30g，红花10g，天花粉10g，乳香9g，没药9g，甘草

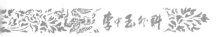

10g，水煎服。

2.瘀血凝滞证　若病至中期，肿块增大，顶部高隆，坚硬如石，皮色暗红，剧烈疼痛，眼球突出，鼻腔阻塞，牙关开合不利。或上门齿龈俱肿，低热体倦，纳食不香，舌暗红，苔薄白，脉沉弦（图7-17）。治宜活血，通络止痛。方用散瘀止痛汤：当归15g，川芎15g，赤芍15g，穿山甲5g（现已禁用），皂角刺30g，川贝母10g，陈皮10g，全蝎6g，蜈蚣1条，白芷10g，乳香10g，没药10g，红花10g，金银花30g，丹参30g，菊花24g，甘草10g，水煎服。或服五虫没药丸（全蝎30g，水蛭30g，守宫30g，干蟾皮30g，土鳖虫30g，乳香30g，没药30g，白芷30g，蜈蚣30条，麝香3g，冰片1g，除冰片、麝香外，余药烘干，各为细末，混匀水泛为丸），每次3g，一日3次。

3.邪毒内陷证　若病至后期，肿块表皮溃烂，时流败浆血水，穿腮齿痛，掣痛引脑，夜难安寐，饮食难下，虚热顿起，形体消瘦，舌质红绛少苔，脉沉细而数（图7-18）。邪毒深陷，正气耗伤，治难收功，仅可延续生命。治宜滋阴养血，败毒止痛。方用续生汤：当归15g，川芎30g，白芍30g，熟地黄15g，乳香10g，没药10g，罂粟壳30g，太子参30g，石斛30g，金银花30g，陈皮10g，甘草10g，水煎服，配服五虫没药丸。

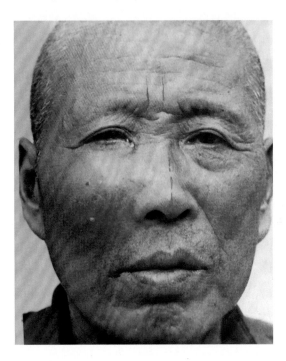

图7-17　颧骨疽（1）

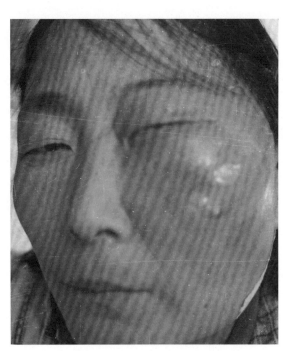

图7-18　颧骨疽（2）

（二）中医外治

外贴疽毒内消膏。

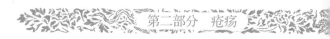

第九节　发颐（化脓性腮腺炎）

发颐，一名颐发，又称汗毒。发颐是以发病部位而命名，汗毒是以发病原因而立论。西医学称之为化脓性腮腺炎。此病临床较为少见，好发于成人，儿童亦有发生。多发一侧腮颌之上，亦可双侧同患。发病急、化脓迟、难敛口、病程长为其特点，一般预后良好。

一、古籍摘要

《证治准绳·疡医》云："或问：腮脸生毒何如？曰：此名腮颌发。肌肉浮而不着骨者名疰腮。俱属阳明风热所致，急服活命饮加玄参、芩、连，水酒煎服，及紫金丹汗之。或问：颧骨之下，腮颌之上，耳前一寸三分发疽，何如？曰：此名发颐。古云不治之症，属阳明经热毒上攻。宜活命饮加升麻、桔梗、黄连，水酒煎服，紫金丹、夺命丹汗之。壮实者，一粒金丹下之；老弱者，十全大补汤、黄芪内托散、人参养荣汤。若治不得法，延及咽嗌，溃烂穿口不食者死。"

《冯氏锦囊》云："头痛肿大如斗，是天行时疫，大头病也。夫身半以上，天之气也；身半以下，地之气也。邪热客于心肺之间，阳明少阳之火复炽，且感天地四时瘟疫之气，所以上焦壅热不散，干犯清道，湿热上乘巅顶而为肿，木夹火邪而为痛，甚至溃裂脓血，复染他人，所以谓之疫疠。轻者名为发颐，肿在两耳前后，有以承气下之，泻胃中之实热，是诛伐太过矣。治法不宜药速，速则过其病，所谓上热未除，中寒复生，必伤人命。宜用缓药，徐徐少与；再视肿势在于何方，随经治之。阳明为邪，首大肿；少阳之邪，出与耳前后也。大概普济消毒饮主之。"

《外科正宗》云："伤寒发颐亦名汗毒。此因原受风寒，用药发表未尽，日久传化为热不散，以致项之前后结肿疼痛。初起身热口渴者，用柴胡葛根汤清热解毒；患上红色热甚者，如意金黄散敷之。初起身凉不渴者，牛蒡甘桔汤散之；患上微热不红疼痛者，冲和膏和之；肿深不退欲作脓者，托里消毒散；已溃气血虚弱食少者，补中益气汤。以此治之，未成者消，已成者溃，已溃者敛，亦为平常黄道之法也，用之最稳。

柴胡葛根汤。柴胡葛根汤花粉，甘草连翘牛子芩，石膏桔梗升麻等。伤寒颐毒效多灵。治颐毒表散未尽，身热不解，红肿坚硬作痛者。

柴胡、天花粉、干葛、黄芩、桔梗、连翘、牛蒡子、石膏各一钱，甘草五分，升麻三分。水二盅，煎八分，不拘时服。"

《外科启玄》云："颐发是足阳明胃经，多气少血，在颊车大迎二穴上下，左右相同，双发最凶，如肿痛不可忍者，八日可刺，脓汁出四畔软者生，如反硬，牙关紧不能食，似蜂窠涓涓流黄水，十无一生。女人患此，主四五日死。"

《万氏秘传外科心法》云："颐发，生于两颧骨之下一寸，乃手足太阳阳明经所属也，因脾肺积热，故生斯毒，若不早治，定成漏腮。初起时用浓茶煎汤洗之。随服升麻解毒汤，十二味追毒散，外敷生肌散愈。"

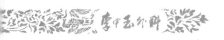

《疡科心得集》云："发颐，乃伤寒汗下不彻，余热之毒未除，邪结在腮颌之上，两耳前后硬肿疼痛。初起身热口渴，当用连翘败毒散清热解毒，或普济消毒饮亦可；如正虚邪实、津亏液枯，大便秘结，神识昏蒙，脉来弦硬者，则以犀角地黄汤加西黄、胆星、竹沥主之。又有湿温时邪，或伏邪瘴疟，或温痧疫毒，虽得汗而余邪未彻，走入少阳，发于颐者，身体仍然寒热，舌苔白腻，或大便坚结，或协热下泄，当以泻心合温胆，或葛根芩连汤治之。如寒热不止，患上红肿光亮而㷊者，势必成脓，穿溃后不可骤投补托，止宜扶胃和营；外以升膏盖贴，如脓不外泄，用升药线提之。"

《外科十法》云："生于两颐，名曰发颐。初起宜用银花甘草汤加柴胡、荆芥、薄荷、牛蒡子以清散之。若肿势甚极，须用砭法。若已成脓而未溃者，以乌金膏涂疮头，贴以万全膏，自然腐溃。溃后则用海浮散，并贴万全膏，自应寻愈。"

《医宗金鉴·外科心法要诀》云："发颐肿痛结核般，经属阳明身热寒，伤寒疹毒汗失表，肿至咽喉调治难。注：此证又名汗毒，发于颐颌之间，属足阳明胃经。初起身发寒热，肿如结核，微热微痛，渐肿如桃如李，疼痛倍增，由伤寒发汗未尽，或疹形未透，壅积而成。初起宜荆防败毒散汗之，外以二味拔毒散敷之即消。如消之不应者，肿痛日增，势必溃脓，宜服托里透脓汤，溃后按痈疽溃疡门法治。若此证失于调治，或误投寒凉克伐之药，毒必内陷，肿至咽喉，痰涌气堵，汤水难咽者逆。"

《外科证治全生集》云："发颐遮腮，患生于腮，有双有单，一曰遮腮，一曰发颐，当宜别治。腮内酸痛是遮腮，取嫩膏敷上，次日痊愈。倘病仍两腮发肿，不酸痛者是发颐，宜服表风散毒之剂，当用白芷、天麻、防风、荆芥各一钱，陈酒煎半碗，送服醒消丸而愈。"

二、病因病机

此病多由伤寒、瘟疫、痧疹、疫毒治疗不当，汗出不彻，邪热余毒内蕴结于腮颌之上。或口腔不洁，外染邪毒，客于少阳、阳明之络，结于腮颌之上，而成此病。

三、治疗

（一）辨证论治

1. 风寒郁闭证　耳门前腮颌之上漫肿，宣浮不硬，或微硬，皮色不变，但酸不痛，发热轻恶寒重，舌淡红，苔薄白，脉沉紧（图7-19）。风寒郁闭于肌表，正虚不能拒邪于外。治宜扶正解表，宣散邪毒。方用荆防败毒散加僵蚕、大青叶。

2. 邪热郁闭证　若腮颌之上漫肿，外软内硬，皮色微红，酸胀疼痛，发热重恶寒轻，舌质淡红，苔薄黄，脉浮数（图7-20），邪热郁闭肌表，气血尚未凝聚。治宜疏风清热解毒。方用普济消毒饮加减。

3. 热毒炽盛证　若腮颌之上漫肿，色赤且硬，焮热疼痛，发热口渴，舌质红，苔黄，脉洪数。气血凝结，尚未酿脓，治宜清热解毒，和营散结。方用四物汤合柴胡葛根汤加减：柴胡10g，葛根10g，牛蒡子10g，连翘10g，黄芩10g，石膏15g，大青叶30g，蒲公英30g，甘草10g，当归10g，川芎10g，赤芍10g，生地黄10g。

4. 气血凝结证　若腮颌之上肿块局限高突，色暗红，软硬兼杂，时而跳痛，舌质红，苔黄，脉滑数（图 7-21 和图 7-22）。气血凝结，热酿化脓。治宜清热解毒，活血透脓。方用透脓散加蒲公英。

5. 余毒未清证　此处出脓多稀薄，常溃后周围仍肿硬，腐肉久脱不尽。或此处口敛，旁边再破，缠绵不已。内服托里消毒散加减。

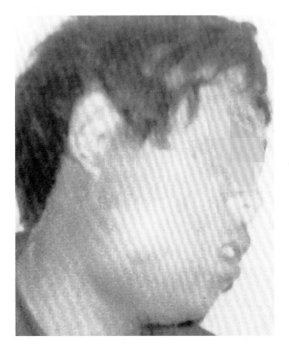

图 7-19　发颐（1）

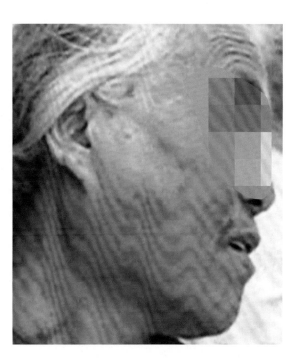

图 7-20　发颐（2）

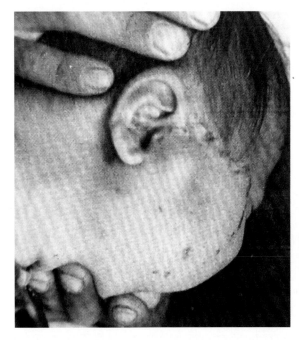

图 7-21　发颐（3）

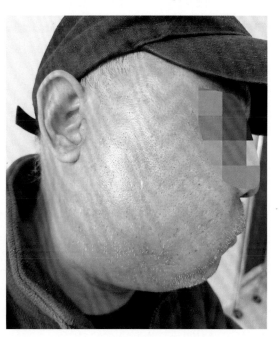

图 7-22　发颐（4）

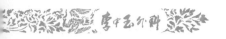

（二）中医外治

1. 早期外用败毒散醋调敷之，或外贴鸡骨膏。

2. 中期待肿块波动应指时，及时切开。

3. 后期对溃口腐肉多者，要剪除或掺五五丹，以腐尽为度，待无腐肉时掺八宝丹，外贴加味太乙膏。

四、预防调护

1. 患者应注意口腔卫生，经常漱口。

2. 宜流质饮食，忌食辛辣刺激之品。

第十节　痄腮（腮腺炎）

痄腮，又称蛤蟆瘟、鸬鹚瘟、含腮疮、腮肿等，均以其病因、形态而命名，此病相当于西医学的流行性腮腺炎。此病好发于儿童，成人亦有所患，四季均发生，以春季最为多见，流行传染性很强，一般预后良好，很少出现化脓。重证邪毒炽盛，内攻脏腑，可危及生命，或伴发子痈。

一、古籍摘要

《证治准绳》载薛立斋云："痄腮，腮属足阳明胃经，或外因风热所乘，或内因积热所致。若肿痛寒热者，白芷胃风汤。内热肿痛者，升麻黄连汤。外肿作痛，内热口干者，犀角升麻汤。内伤寒凉，不能消溃者，补中益气汤。发热作渴，大便秘结者，加味清凉饮。表里俱解而仍肿痛者，欲作脓也，托里散。"

《外科正宗》云："痄腮乃风热、湿痰所生，有冬温后天时不正感发传染者多。两腮肿痛，初发寒热，以柴胡葛根汤散之，外敷如意金黄散。"

《外科枢要》云："腮属足阳明胃经，或外因风热所乘，或内因积热所致。若肿痛寒热者，白芷胃风汤。内热肿痛者，升麻黄连汤。外肿作痛，内热口干者，犀角升麻汤。"

《外科大成》云："痄腮肿尖而色赤者风热，肿平而色淡者湿热，皆属于胃。壮者黑牛散下之，或加味消毒饮散之。忌用敷药，恐毒攻喉。"

《外科真诠》云："痄腮一名含腮疮，生于两腮肌肉不着骨之处，属阳明胃经。初起高肿焮痛，寒热往来者，发于阳也，宜内服加减消毒散，外敷洪宝膏，溃后用乌云散盖膏。初起平肿坚硬，皮色不变者，发于阴也，宜内服加味四妙汤加公英三钱，溃后用浮海散盖膏，未溃用玉龙膏敷。若日久失治，溃烂穿腮，饮水流出者，症属危险，宜内服托里散，外用万年红纸蘸浮海散末，托于溃口里面，再用八宝珍珠散合浮海散掺于外口，盖膏，善为调理，方可保全。"

《医宗金鉴》云："痄腮胃热是其端，初起焮痛热复寒，高肿焮红风与热，平肿色淡热湿原。

注：此证一名髭发，一名含腮疮。生于两腮肌内不着骨之处，无论左右，总发端于阳明胃

热也。初起焮痛，寒热往来。若高肿、色红、焮热者，系胃经风热所发；若平肿色淡不鲜者，由胃经湿热所生。始则俱以柴胡葛根汤表之。若口渴便秘，宜四顺清凉饮解之。表里证俱解，肿痛仍作者，势必成脓，宜托里消毒散托之。脓熟者针之，体虚者宜平补之。其余治法，按痈疽溃疡门。此证初起，若过服凉药，令毒攻喉者险。"

二、病因病机

多由风温疫毒，客于少阳、阳明经络，邪毒结聚，气血不宣，壅结作肿或内蕴痰热，循阳明胃经上至腮颌，结聚而成此病。

三、治疗

（一）辨证论治

1. 风热蕴肤证　初起一侧或两侧腮部酸痛胀感，继之耳前腮部逐渐宣浮肿胀，皮色不变，形似鼓腮青蛙，按之有柔韧感，轻度压痛。可伴发热恶寒，头痛，舌淡红，苔薄白，脉浮数（图7-23和图7-24）。风温邪毒客于腮部肌表。治宜疏风清热解毒。方用普济消毒饮：黄芩、黄连、连翘、板蓝根、鼠粘子、玄参、马勃、柴胡、薄荷、陈皮、僵蚕、桔梗、甘草。

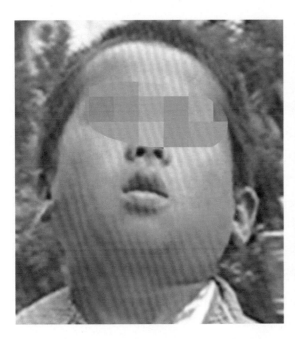

图7-23　痄腮（1）

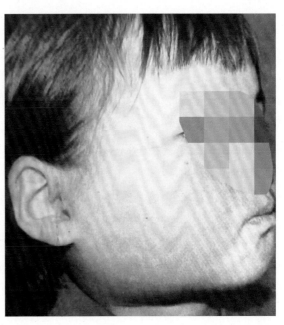

图7-24　痄腮（2）

2. 毒邪炽盛证　若腮颌俱肿，焮热疼痛，高热口渴，头痛，干哕，舌质红，苔黄，脉滑数。毒邪炽盛，内攻脏腑。方用清热败毒汤：牛蒡子10g，黄芩10g，连翘10g，金银花30g，板蓝根30g，蒲公英30g，薄荷6g，甘草10g，水煎服。

3. 湿热下注证　若腮部肿痛，伴睾丸肿大疼痛，为毒邪循经下注阴囊。上方加黄柏10g，泽泻15g，龙胆草9g，便秘加大黄10g，水煎服。

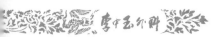

（二）中医外治

败毒散醋调敷于患处，每日 1 次，或外贴鸡骨膏药。此病很少化脓，1 周内多可痊愈。若腮肿不伴高热等全身症状，不必内服药，仅用外治法即可收到满意效果。

四、预防调护

1. 隔离患者，以愈为止。
2. 忌食辛辣之物。

第十一节　骨槽风（下颌骨骨髓炎）

骨槽风，又名牙槽风，是根据病在牙槽骨，且有牙关拘急、风的特点而命名。因此，后期颊腮肿痛，腐烂溃通，穿腮露齿，故又叫穿腮发、穿腮毒，俗称牙骨疮。此病相当于西医学的下颌骨骨髓炎。多发于青壮年男性，一般预后良好。

一、古籍摘要

《证治准绳·疡医》云："骨槽风又名穿腮毒，牙龈肿痛，寒热大作，腐烂不已，由忧愁思虑，惊恐悲伤所致。初起生于耳下及颈项间，隐隐皮肤之内，略有小核，渐大如胡桃，日增红肿，或上或下，或左或右，牙关紧急，不能进食。先用鹅翎探吐风痰，切不可用刀针。"

《疮疡经验全书》云："骨槽风，一名穿珠，一名附骨，一名穿喉，一名牙槽风，一名穿腮。此乃忧思惊虑，太阳受证，结于大肠之间，邪毒交生，灌于经络之内。初起生于耳下及项间，隐隐皮肤之内，略有小核，渐长如李子之状，便觉红肿，或上或下，或左或右，牙关紧急，口噤不开。急用鹅毛搅出风痰，即服煎剂。"

《外科正宗》云："骨槽风，初起生于耳前，连及腮项，痛隐筋骨；久则渐渐漫肿，寒热如疟，牙关紧闭，不能进食。此得于郁怒伤肝，致筋骨紧急；思虑伤脾，致肌肉腐烂；膏粱厚味，致脓多臭秽。初则坚硬难消，久则疮口难合。初宜艾灸肿顶及耳垂下五分，各灸七壮，膏贴以泄内毒，真君妙贴散敷肿上；牙关内肿用线针刺去恶血，冰硼散搽之，使内外毒气得解，宜服降火化痰、清热消肿之剂；溃后当托里药中加麦冬、五味，外腐者玉红膏，使水升火降、脾健金清乃愈。又有外腐不合，虚热不退，坚肿不消，形焦体削者死。"

《外科集验方》云："专治牙痛骨槽风。天麻、防风、细辛、红豆各一钱，荆芥穗、乳香、没药、官桂各半钱，当归、薄荷叶各二钱，川乌、盆硝各一钱，麝香少许，荜茇一钱。上为细末，每用一字或半钱，口含水，鼻嗅之，任左右。"

《疡科心得集》云："夫骨槽风之证，固有传变而成者矣，亦有非传变而成者，其人或有忧愁思虑、惊恐悲伤，以致气血凝滞；或由风寒袭入筋骨，邪毒交生。"又曰："如外腐不脱，脓水不清，久则必成朽骨，俟朽骨脱去，始能收口。"

　　《外科大成》云："骨槽风生牙叉接骨之处，一名牙叉发。起于耳前，连及腮项，筋骨隐痛，久则漫肿，牙关紧急，寒热如疟，此由郁怒伤肝，思虑伤脾所致。初则坚硬难消，久则疮口难合。"

　　《医宗金鉴·外科心法要诀》云："骨槽风火三焦胃，耳前腮颊隐隐疼，腐溃筋骨仍硬痛，牙关拘急夹邪风。

　　注：此证一名牙叉发，一名穿腮发。乃手少阳三焦、足阳明胃二经风火也。起于耳前，连及腮颊，筋骨隐痛，日久腐溃，腮之里外筋骨，仍然漫肿硬痛，牙关拘急，皆由邪风深袭筋骨故也。此证属在筋骨阴分，故初起肿硬难消，溃后疮口难合，多致不救。初起热不盛者，内宜服清阳散火汤，外以清胃散擦牙，真君妙贴散敷。如初起发表之后，人壮火盛者，用皂角刺、大黄、甘草节、白芷、僵蚕下之，后减大黄，加生石膏以清之。然亦不可过用寒凉之药，恐其凝结也。有硬肿日久失治，不能尽消者，脓势将成，宜用中和汤托之。已溃按痈疽溃疡门治法。亦有过服寒凉，以致肌肉坚凝腐臭，非理中汤佐以附子不能回阳，非僵蚕不能搜风。如法治之，诸证俱减，惟牙关拘急不开，宜用生姜片垫灸颊车穴二七壮（其穴在耳垂下五分陷中处），每日灸之，兼用针刺口内牙尽处出血，其牙关即开。若寒热不退，形焦体削，痰盛不食，或口内腐烂，甚则穿腮落齿者，俱为逆证。当腐烂之初，治法即同牙疳，亦不过稍尽人事耳。

　　清胃散：姜黄、白芷、细辛、川芎各等分，共研细末，先以盐汤漱口，擦牙痛处。"

　　《外科真诠》云："骨槽风生于腮颊筋骨之间，隐隐疼痛，内结小核，寒热如疟，时流臭涎，甚者牙关拘急，乃少阳三焦、阳明胃经二经风火也。初起宜内服加减消毒散加谷虫一钱，另用枣肉捣生谷虫，做如青果样，含于腮颊内，流去毒涎，自可消散，或擦以清胃散亦可。不可过服寒凉之药。若过服寒凉，肌肉坚凝腐臭，非理中汤佐以附子不能回阳，非僵虫不能搜风。如法治之，诸症可减。此症溃烂日久，硬肿不退，必生腐骨，宜用化管丸脱出朽骨，方能收功。骨槽风、发颐并生一处。但发颐肿从外起，溃口在外。骨槽肿从内起，溃口在内。溃后宜用柳花散擦之，日久者用八宝珍珠散擦之。形焦体削，痰盛不食，穿腮落齿者，俱为逆证。"

　　《青囊秘诀·穿腮》云："一名骨槽风，一名穿珠，一名附骨，一名穿喉，一名牙槽风。此毒因忧思惊虑，太阳受症，结于大肠之间，邪毒交生，灌于经络之内。初起生于耳下及项间，隐隐皮肤之内，略有小核。渐长如李子之状，便觉红肿，或上或下，或左或右。牙关口噤不开，急用鹅毛搅出风痰，即服驱风破毒散，立愈。

　　驱风破毒散：白矾、巴豆（去壳油）、红内硝、草乌尖、猪牙皂角、薄荷各等分，上为细末，吹之。"

　　《外证医案汇编》云："夫骨槽风一症，有表有里，有虚有实，外感六淫，内伤七情，膏粱厚味，肝胆火郁，俱能成之。初生之时，耳前及腮颊筋骨隐隐酸痛，牙关拘急，漫肿无头，或红肿焮热，皆少阳风邪深入，阳明热痰壅塞，水亏木旺，肝胆火郁而成，从表邪外发者，尤为易治，祛风化热，消肿化痰可愈。如七情体虚内发者，始则坚硬难溃，溃则疮口难合，多骨漏管易生，元气易败，臭秽脓水淋漓，治不得法，不救者多矣。细思其故，少阳少血多气，脉络空虚，为肝之外腑，《内经》云：风气通于肝，胆附于肝叶之内，于手少阳合为相火，其脉皆行过颐颊之间，由颐下项，易招风邪入内。《内经》云：中于颊则下少阳是也。阳明常多气多血，阳明者热气盛大，上下牙龈属手足阳明，膏粱厚味，积热于中，壅塞血脉，不得流行，风火互结，脉热

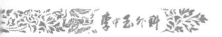

肉败，则脓成矣，二经之脉，从头走足，经脉下注，从阳入阴，或寒凉太过，凝结难以起发，久则腮穿齿落，莫可挽回。《内经》曰：痈肿筋挛骨痛，此病安生？曰：此寒气之肿，八风之变也。曰：治之奈何？曰：四时之病，以其胜治之愈也。此数语，治法皆在其中矣，况风之为物，遇隙即入，遇物则张其威，遇火助之，流金烁石，遇寒助之，裂地凌冰。所集案中，初起有清阳散火法，疏解化痰法；坚硬有隔姜艾灸法，舒厥阴清阳明法，祛风化痰内消法，搜风清火法；有虚阳上扰，滋水熄风法；久延流脓，补托并施法；久延不消，和中托里法；过服寒凉凝结之回阳搜风法；内闭热壅，芳香开闭疏络法。方虽十七，治法皆备。所谓以其胜治愈也，虽治法皆宗《金鉴》，若不精于疡科，临证不眩，心如夜光之璧，笔如分水之犀，岂能心随意到，余之不敢为疡科者，知其难耳。余听鸿注。"

二、病因病机

多由龋齿拔除不当，外染邪毒；或先患牙咬痈、牙痈失治误治，毒邪炽盛，旁窜深陷。或七情郁结化火，胃经积热上蒸，气血壅结，化热酿脓，腐蚀筋骨而成此病。

三、治疗

（一）辨证论治

1. 邪毒炽盛证　发病迅速，初为牙根疼痛，牙龈肿胀，继之颊腮俱肿，外软内硬，牙关拘急，开合不利，发热恶寒，舌质红，苔黄，脉浮数（图7-25）。治宜疏风清热，泻火解毒。方用清阳散火汤加减：玄参30g，生地黄10g，升麻10g，黄芩10g，黄连6g，牛蒡子12g，连翘30g，僵蚕10g，石膏30g，金银花30g，甘草10g。若肿块较硬，皮色暗红，上方去生地黄、石膏、升麻，选加当归、赤芍、川芎、牡丹皮。若病至2周后肿不消，痛如雀啄，脉滑数。为疮已成形，势将酿脓。方用仙方活命饮加玄参3g，蒲公英3g，连翘15g。或透脓散去黄芪。溃后服六妙汤加石斛、麦冬。

2. 气血壅结证　发病缓慢，初起仅感牙根隐隐酸痛，继之渐结肿块，坚硬附于骨，皮色不变，疼痛日增，牙关拘急，张口困难，多无全身症状，舌暗红，苔薄黄，脉沉弦。治宜和营通络，清热解毒。方用仙方活命饮加僵蚕、玄参。皮色暗红，焮热疼痛加连翘、蒲公英；口干加麦冬、石斛；质硬加丹参、红花。

3. 热盛酿脓证　若病至数周，肿块局限高隆，软硬兼杂，阵阵跳痛，舌质红，苔黄，脉滑数。为内已酿脓。方用六妙汤加穿山甲（现已禁用）、皂角刺。或服透脓散加蒲公英。

4. 气血虚弱证　若疮溃日久，脓水时流，胬肉外突，为内有死骨之特征（图7-26），内服托里消毒散。

（二）中医外治

1. 初起外用芒冰六黄散：芒硝10g，冰片2g，六黄散20g，葱根水调敷，每日2次。

2. 齿龈肿烂者用一号漱口水漱口，漱约5分钟，再吹以珍珠散。

3. 脓熟尽快切开排脓，切口宜小，以引流通畅为度，尽量不影响美观。

4. 溃口掺三仙丹或退骨散，贴加味太乙膏药，拔脓剔骨，必要时可用镊子钳出死骨，待敛口时掺八宝丹，贴加味太乙膏。

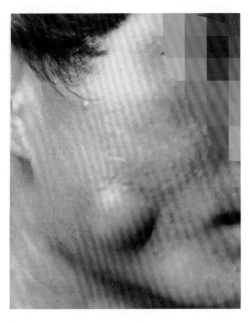

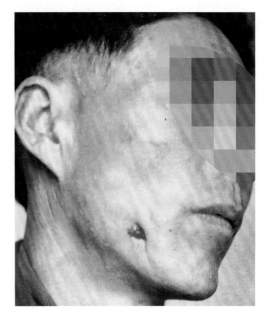

图 7-25 骨槽风（1）　　　　　　　　　图 7-26 骨槽风（2）

四、预防调护

1. 注意口腔清洁卫生。
2. 张口困难时进流质饮食，忌食辛辣之物。

第十二节　托腮痈（颌面部急性蜂窝织炎）

痈生于颊腮之下，谓之托腮痈，又称托腮。此病相当于西医学的颌面部急性蜂窝织炎。多发于青壮年男性，常与牙咬痈同患，一般预后良好。

一、古籍摘要

《疡医大全》载奎光云："托腮痈生腮下，乃饮食厚味、醇酒热毒所结而成"。澄曰："腮颔发者，其势大，即腮痈，又名鱼腮毒。而金腮疮者，其势小，多生于嗜酒之人，糟粕之味熏蒸胃腑，是以腮颔结肿痛。"

《医宗金鉴》云："夹喉痈生喉两旁，肝胃毒热发其疮，疮与结喉痈同治，尤嫌痰壅不时呛。

注：此痈一名夹疽，生于结喉之两旁，属足厥阴肝经、足阳明胃经火毒上攻而致。其治法与结喉痈同。"

《疡科心得集》云："牙咬托腮，初起恶寒发热，面浮腮肿，牙关不能开合，牙龈胀及咽喉，汤水似乎难入，实可下咽，斯时宜表散透邪，如牛蒡、薄荷、秦艽、僵蚕、夏枯草、荆芥、石斛

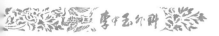

等类，不可以喉胀热盛，即用鲜地、羚羊清火等药。若遏抑凝滞，则肿愈坚，牙关愈闭矣。至三四日后，寒热不退，不能消散，其脓结于盘牙尽处者为牙咬，结于腮边外者为托腮。"

二、病因病机

本病多因过食膏粱厚味，饮醇酒炙煿之物，湿热内蕴，阳明热盛，循经上冲或口腔牙龈肿烂，邪热炽盛，蔓延旁窜，气血壅结，酿化为脓。

三、治疗

（一）辨证论治

1.毒邪炽盛证　初起颏腮之下结一瘰核，逐渐增大，以致颊腮上下尽肿，漫肿微隆，皮色微红，肌表宣浮，肿块质韧硬，焮热疼痛拒按，张口困难，发热恶寒，舌质红，苔薄黄，脉浮数（图7-27）。毒邪尚在肌表气分。治宜泻火，清热解毒。方用牛蒡解肌汤合清胃散加减：牛蒡子12g，薄荷9g，连翘15g，玄参15g，石膏15g，黄芩10g，夏枯草30g，金银花30g，生地黄10g，升麻9g，牡丹皮10g，石斛10g。

2.热毒入营证　若病至5日后，肿块高隆局限，坚硬，色暗红，舌质红，苔黄，脉数，为毒邪与气血结聚（图7-28）。治宜活血清热解毒。方用和营败毒汤加玄参12g，石斛12g。外贴加味太乙膏。

3.热盛肉腐证　若至10日后，肿块根束盘清，软硬兼杂，阵阵跳痛。舌质红，苔黄，脉滑数，为酿脓期。治宜活血透脓，清热解毒。方用透脓散加蒲公英。

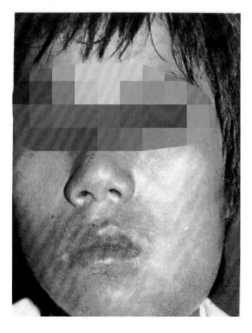

图7-27　托腮痈（1）

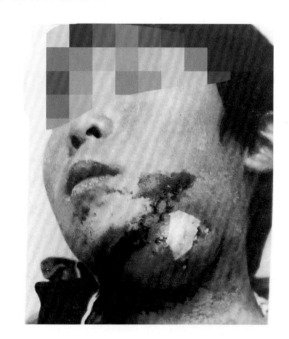

图7-28　托腮痈（2）

（二）中医外治

1.外用醋调芒冰金黄散敷之。

2.待脓熟后切开，若不切可从内溃破，或内外俱溃而成穿腮漏。此病脓出多稠黄且臭，脓肿消痛止，溃口很快愈合，病程为20天左右。

四、预防调护

1.平时注意口腔清洁卫生，及时治疗口腔疾病。

2.忌食辛辣之物。

第十三节　眼胞痰核（眼板腺囊肿）

眼胞中结核，因责之于脾湿生痰，故谓之眼胞痰核，又称胞生痰核、脾生痰核、目疣等。此病相当于西医学的眼板腺囊肿。

一、古籍摘要

《外科大成》云："痰核生于眼胞，在皮里膜外，其形如豆，坚而不疼，由痰因火滞也。轻者自愈，重者变瘿漏诸疾。初起时用生南星以醋磨浓，频涂患处，皮薄者微微拨损，以手指甲挤出白粉即愈，贴贝叶膏收口。"

《医宗金鉴·外科心法要诀》云："眼胞痰核湿气郁，核结如枣如豆形，皮里肉外推之动，皮色如常硬不疼。

注：此证结于上下眼胞，皮里肉外，其形大者如枣，小者如豆，推之移动，皮色如常，硬肿不疼，由湿痰气郁而成。宜服化坚二陈丸，外用生南星蘸醋磨浓，频涂眼皮，日数浅者即消。日数深者虽不能即消，常涂令皮薄，微微拨损，以手指甲挤出如白粉汁即消，贴贝叶膏收口。从眼皮里溃破者难敛。"

二、病因病机

多由过食辛辣醇酒，嗜食膏粱厚味，胆胃湿热，痰浊内生，循经上冲凝滞于眼胞；或思虑伤脾，七情郁结，气滞痰凝，阻于眼胞皮里肉外而成此病。

三、治疗

（一）辨证论治

此病多发于上眼胞。初起眼胞部微肿，二三天渐消，眼胞皮里肉外结有硬核，小者若枣核，大者若蚕豆，不痛不痒，或有眼胞重坠，胀涩不适之感，翻转眼睑内可见边界清晰的结核区，淡白或暗红色，轻微隆起，推之移动，溃破出粉白色物（图7-29），病程缓慢。轻者内服芩连二陈汤加减，多可消散。

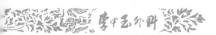

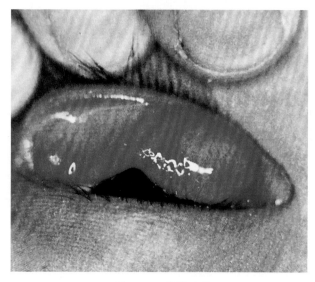

图 7-29 眼胞痰核

（二）中医外治

重者宜行手术刮除，即在局部麻醉下，于眼皮里面做垂直切开，挤出内容物，并用刮匙刮净。

第十四节 偷针眼（睑腺炎）

眼睑睫边，结核如豆，红肿热痛，以针刺破，脓出即瘥，谓之偷针眼，又称针眼、风粟、土疳、土疡，俗称角眼等，此病相当于西医学的睑腺炎。此病多发于青少年，多患于春季，上下眼睑均可发生。轻者经数日可自行消散，重者则肿痛较甚，脓出始愈。易于反复发作，但预后良好。

一、古籍摘要

《诸病源候论》云："人有眼内眦头忽结成疱，三五日间便生脓汁，世呼为偷针。此由热气客在眦间，热搏于津液所成。但其热势轻者，故止小小结聚，汁溃热歇乃瘥。"

《外科启玄》云："偷针眼，凡大人小儿眼眦角上有小疮疖，肿起作痛，亦是心胆小肠之火盛也。凡有此疮，胸背上必有小疮窠累，宜用针刺出其血，眼角疮眦则自愈矣。故名曰偷针眼。再以泻心火药服之更效。"

《外科大成》云："针眼土疳也，小疮生于眼睫间，微者不脓而愈，甚者成漏。入风则头面发肿，目亦赤疼。初起以针刺破即瘥。芎皮散治针眼。川芎（为君）、青皮（减半）为末，每服二钱，煎细茶，菊花汤调服。外以枯矾末、鸡子清调敷。肿者用南星末同生地黄捣膏，贴太阳穴而肿自消。"

《外科证治全书》云："生睫边，形如豆粒有尖。以线针刺破即瘥，故俗名偷针，乃太阳经结热也。如刺后风邪袭入疮口，面目浮肿，目赤涩痛者，用芎皮散二钱，菊花汤调下，覆头出汗即愈。"

《医宗金鉴》云："此证生于眼皮毛睫间，由脾经风热而成，形如豆粒有尖。初起轻者，宜用如意金黄散，盐汤冲洗，脓不成即消矣。风热甚者，色赤多痛，洗之不消，脓已成也，候熟针之，贴黄连膏。亦有破后邪风侵入疮口，令人头面浮肿、目赤涩痛者，外仍洗之，内服芎皮散即愈。"

二、病因病机

多由睡眠不足，经常用手揉眼，卫生习惯不良，外染风热邪毒；或饮食不节，过食辛辣炙煿之物，脾胃蕴热，火毒内生，攻冲于上而成此病。

三、治疗

（一）辨证论治

初起眼睑边缘或睑内微痒微痛，微红微肿，目涩不舒，继之出现硬结逐渐隆起，形如麦粒、赤豆（图7-30和图7-31）。轻者三五日后可自行消散，或内渐酿脓，硬结变软，出现黄白脓头，溃破脓出即瘥，不留疤痕。重者外周宣浮肿胀，焮热疼痛，可波及同侧面颊，耳前常有肿大之臀核，溃破后可出现睑弦变形，导致眼皮外翻，甚或出现白睛浅层臃肿，状如鱼鳔。严重者也可发热恶寒，头痛，舌质红苔黄，脉数。治宜清热泻火，解毒散结。方用凉膈清脾饮加减：石膏30g，大黄、藿香各9g，薄荷6g，栀子、牛蒡子各9g，黄芩10g，菊花15g，防风、黄连、甘草各6g，连翘15g，水煎服。若已经化脓，去防风、藿香、薄荷，加银花30g，白芷、牡丹皮各10g。

笔者年轻时曾患此症，经中药与抗生素治疗效果不佳，反复发作，迁延半年多，一友人介绍一单方，每日早起刷牙前，饮自来水约500mL，饮水后不影响吃饭，连续应用1周后痊愈，且再无发作。也曾用此方法治疗多人病症，效果确切。因于凉水，脾胃虚弱者慎用，鉴于生水卫生问题，建议用温开水为妥。

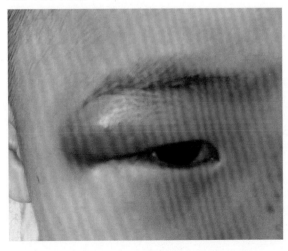

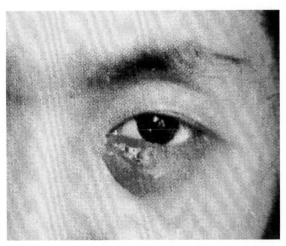

图7-30 偷针眼（1）　　　　　　　图7-31 偷针眼（2）

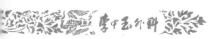

（二）中医外治

外用清凉膏（冰片 2g，鲜薄荷叶 10g，捣为膏）涂敷，溃后掺珍珠散。

四、预防调护

少熬夜，注意眼部清洁卫生。

第十五节　漏睛疮（泪囊炎）

目内眦睛明穴肿痛，溢脓不尽，谓之漏睛疮。又称目脓漏、窍漏症、漏睛眼、漏睛、睛漏、眼漏、眦漏等。此病相当于西医学的"泪囊炎"或"鼻泪管炎"。本病多发于老年人，与季节、性别无关，病易反复发作，缠绵不已，严重者可影响视力。

一、古籍摘要

《诸病源候论·目脓漏候》云："目是肝之外候，上液之道，风热客于睑眦之间，热搏于血液，令眦内结聚，津液乘之不止，故成脓汁不尽，谓之脓漏。"

《疡科心得》云："眼漏，一名漏睛疮，生于目内眦下，有肝热风湿，病发于足太阳膀胱经睛明穴，其穴系藏泪之所。初起如豆如枣，红肿疼痛，疮形虽小，根源甚深，此时宜用清解清散。如穿溃每难收敛，遂成漏管。以升药条插入提之，一日一换，数十日方收口。内服神效黄芪汤，或作为丸亦可。此证又有溃断眼边弦者，最难收口。"

《外科大成》云："漏睛为睛内有孔，时流脓汁也。其名不一，如正漏生于风轮，初出白膏如痰，尚可治，久则出青黑膏，损及瞳人者不治；偏漏生于气轮者轻，流白水，重则成脓，久而膏枯者不治，内漏生于目窍之旁，外漏生于肉轮之外，此由积热痰火熏蒸所致；阴漏则昼轻夜重，宜养血清肝；阳漏则夜轻昼重，宜清金补气。又在大眦属心经君火，宜补北泻南。小眦属心胞相火，宜于北方中补而抑之也。总之，目者肝之窍，肾者肝之主。治宜补肾宣肝为要。

白薇丸：治漏睛出脓。白薇一两，防风、白蒺藜、羌活各三钱，石榴皮三钱，共为末。米糊丸，梧子大，每服一钱，白汤送下。

解毒丸：治漏睛出脓。杏仁（去皮尖，另研）二两，栀子十两，大黄五两，为末，炼石蜜一斤为丸，梧子大，每服二三钱，茶汤送下。"

《外科证治全书·漏睛疮》云："生大眼角，太阳膀胱经睛明穴，其穴系藏泪之所，初起如豆如枣，红肿疼痛，疮势虽小，根源甚深。初宜复目汤加连翘、防风、荆芥、金银花各一钱五分，生栀仁、柴胡各一钱，灯心五十寸，水煎服之。如溃后有脓，从大眦内出者成漏难治，可用柿饼捣烂涂之，或黄丹（水飞极细炒）、鲤鱼胆汁和成膏，日点三五次，若溃断眼边弦者，不治。"

《疡医大全》云："乌金膏治诸般外障风痒，血缕疮，肉攀睛，鸡冠蚬肉，漏睛疮。晋矾即白矾一两，米醋自造红香者佳，一碗半。共入铜过内，文武火熬干，取出去火气，研细末，用时不拘多少，再研至无声，入生蜜调匀，盛瓷罐内，涂点患处，久闭，或五日七日上下胞俱肿，方可歇药数，其红肿尽消。观轻重再点。如漏睛脓出，用膏和匀，做条晒干，量穴深浅，插入化去瘀内白管，则新肉自生，而脓自止矣。"

《外科真诠》云："漏睛疮 漏睛疮生于目大眦，属太阳膀胱经睛明穴，由肝热风湿所致。但睛明乃藏泪之所，疮势虽小，根源甚深。有红肿疼痛者，乃是阳证，其脓口在大眦外，初起宜内服疏风清肝汤，外用乌龙膏刷，溃后用红升盖膏自愈。若无疼痛，乃是阴证，其脓口出于大眦肉，脓水清稀，宜内服托里散，外用乌金膏做小丸如麻，纳入孔内，方能脱出腐管，但上药更加肿痛，乃是吉兆，后用八宝丹合红升收功。若溃断眼边弦者，不治。

疏风清肝汤：归尾一钱，赤芍一钱，荆芥一钱，防风一钱，川芎一钱，菊花一钱，栀子一钱，薄荷七分，柴胡一钱，连翘一钱，银花二钱，小甘草五分。灯心二十根，引。"

二、病因病机

本病多由风热邪毒，客于泪道或心经火炽，肝经火旺，壅结不散，泪道阻塞，泪液积聚，热蕴酿脓，日久成漏。

三、治疗

（一）辨证论治

1. 热毒蕴结证 病之初患，自感目内眦痒涩不舒，眼泪频流。继之出现泪窍口微红、微肿、微痛，或目内眦下结肿块如枣核，甚或眼周尽肿，目合难睁，焮热疼痛，睛明穴处较硬，压痛拒按，可伴发热恶寒，头痛，舌质红，苔黄，脉浮数，或洪数（图7-32），治拟清热泻火，解毒散结。方用金银菊花汤：金银花、野菊花各30g，夏枯草15g，薄荷6g，牛蒡子9g，连翘15g，栀子9g，黄连、黄芩、木通、赤芍、甘草各10g，水煎服。大便干加大黄；若肿块局限、高突，已有少许波动，加穿山甲（现已禁用）、皂角刺。

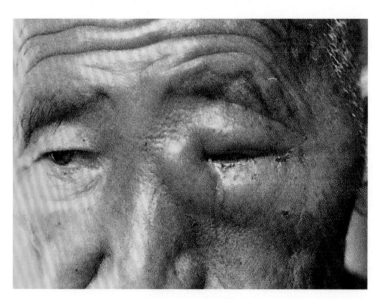

图7-32 漏睛疮

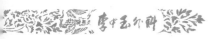

2. 正虚毒恋证　若治疗不当，久不敛口，易于成漏。成漏的特点为目内眦下微肿，眦头常有黏液或脓汁渗出，指压睛明穴处，脓自泪窍沁沁而出，时轻时重，反复无常，长年累月不已。重者可出现目睛干涩、视力昏蒙等症。治宜活血明目，清热解毒。方用四物清肝汤：当归、川芎、白芍、生地黄、牡丹皮各10g，黄芪30g，皂角刺9g，连翘15g，金银花30g，石决明18g，菊花30g，白芷9g，甘草10g，水煎服。

（二）中医外治

1. 若脓熟不溃，应及时切开，脓出多稠黄，挤净后溃口插五五丹丁，数日后改用生肌散，10日左右可愈。

2. 若治疗不当，成漏。外用乌金膏丁，或三仙丁插入漏孔，每日1次（注意保护眼球），7日左右改用灵珍散或八宝丹，多可痊愈。

（二）西医西药

早期适当选用抗生素。后期形成泪囊漏者，施行泪囊摘除术。

四、预防调护

1. 注意眼部清洁卫生，早发病，早治疗。
2. 忌食辛辣之物，初患切忌局部挤压。

第十六节　眼丹（眼睑蜂窝织炎）

眼胞肿胀疼痛，色赤如丹涂，谓之眼丹。此病相当于西医学的眼睑蜂窝织炎。多患于一眼，轻者肿痛局限，脓出而愈；重者肿痛可波及颜面，脓出后常留瘢痕，引起眼睑变形。

一、古籍摘要

《万氏秘传外科心法》云："上眼丹生于眼胞之上，下丹生于眼胞之下，赤肿而痛痒不一，若不治，恐成脓流坏眼目，乃心肝积热上冲，血壅而成也。"

《外科正宗》云："眼丹脾经有风，胃经多热，共结为肿。风多者则浮肿易消，热甚者则坚肿难收。初起宜用金黄散敷之，有表证者荆防败毒散，里证者清胃散加大黄利之，如后不散，必欲作脓，宜换膏贴之，脓成者即针。"

《洞天奥旨》云："红肿而脓名曰眼丹。"

《疡科心得集》云："夫眼丹者，生于眼胞，或在上，或在下，眼胞属脾胃，证虽见于脾胃之部，实由心经受毒，热传脾胃，热毒升上，以致气血凝聚而成丹毒也，风多者，则浮肿易消；热甚者，则坚肿难散。宜以如意金黄散敷之，汤饮则用羚羊、甘菊、石决明、夏枯草、金银花、牡丹皮、山栀等。如脓成，急以针刺之，迟则眼头自破。此乃睛明穴，内空难敛，成漏者多。"

《外科大成》云："眼丹生于眼胞，红热肿痛，由脾胃二经风热所致。若风盛则浮肿易散，热

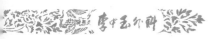

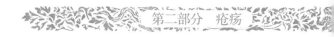

甚则坚肿难消。初起宜败毒黄连丸清之，甚者贵金丸下之，外贴精猪肉片，或涂坎宫锭子。俟脓成则针之，贝叶膏贴之收口。"

《医宗金鉴·外科心法要诀》云："此证由脾胃湿热，受风而成，红肿疼痛。若肿软下垂，不能视物者，偏于风盛也，浮肿易消；若焮红色紫坚硬者，偏于热盛也，肿硬难消。初起俱宜荆防败毒散散其风。口渴便燥者，宜内疏黄连汤泻其热；有日久消之不应者，宜服透脓散，脓熟针之。肿用如意金黄散洗之，溃用琥珀膏或白膏药贴之。此证宜速溃，迟则溃深穿透眼胞，成漏难敛。"

《外科证治全书·眼丹》云："风热搏于眼胞，则患眼丹，红肿胀痛。风盛者肿软下垂，不能视物，用荆防败毒散散之。热盛者焮红，紫色坚硬或疼痛，用仙方活命饮去瓜蒌根加羌活、川芎消之。如日久不消，成脓欲溃者，按阳痈则例治之，然须速愈，若溃久溃深，亦能成漏。"

二、病因病机

多由风热邪毒侵袭眼睑；或重证偷针眼，毒邪扩散；或过食辛辣炙煿、醇酒厚味，脾胃湿热内蕴上蒸；或内伤七情，气郁化火，心经积热，火毒上升，结聚眼胞而成此病。

三、治疗

（一）辨证论治

1.热毒蕴结证 初起眼睑缘上有粟粒大丘疹，微痒微痛，很快出现硬结，眼胞宣浮肿胀，焮热疼痛，色赤红如涂丹。可伴恶寒发热，舌质红，苔薄黄，脉浮弦而数（图7-33）。治宜疏风清热解毒。方用牛蒡菊花汤：牛蒡子10g，野菊花24g，薄荷6g，夏枯草、连翘各15g，黄连、黄芩、栀子各9g，赤芍、川芎、甘草各10g，水煎服。

2.邪毒炽盛证 若早期失治，眼胞肿硬高突，目睛难睁，波及面颊，皮色紫红，疼痛较重，患侧耳前或颌下可出现臖核。伴发热，口渴，溲赤便秘，舌质红苔黄燥，脉洪数。证属邪毒炽盛，气血壅结。治宜清热解毒，凉血散结。方用黄连解毒汤合四物汤加减：黄连、黄芩、栀子各9g，连翘15g，金银花30g，赤芍、当归各12g，川芎10g，石膏30g，大黄、牛蒡子各10g，蒲公英30g，甘草10g，水煎服。

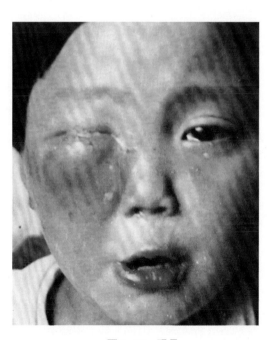

图3-33 眼丹

3.毒盛酿脓证 若病至1周后，肿胀局限，顶高根束，阵阵跳痛，波动应指，为内已酿脓，可待其自溃，亦可切开排脓。内服三星汤：金银花、蒲公英、甘草，或六妙汤：当归、黄芪、金银花、甘草、牛蒡子、连翘，善后。

（二）中医外治

外用黄连薄荷膏（黄连10g，黄芩、雄黄各5g，冰片2g（酒化），各为细末，加入40g捣烂

如泥的鲜薄荷叶中，再捣为膏。若无鲜薄荷叶，可用干品 10g 为末，用苦胆汁或蜂蜜调和）敷
之，每日换药一次。

四、预防调护

忌食辛辣之物，初患切忌局部挤压。

第十七节　鼻疳（鼻硬结病）

疽生于鼻，谓之鼻疽。主要特点为鼻部结坚硬肿块，甚者鼻发生畸形，此病相当于西医学的
鼻疽或鼻硬结病。此病临床较为少见，好发于 20 ～ 40 岁成人，女性较男性多患，若治疗得当，
预后良好。失治误治，可致鼻部畸形，鼻腔闭塞，影响呼吸。

一、古籍摘要

《证治准绳·疡医》云："鼻疽，或问：鼻柱上生疽何如？曰：是名鼻疽。属手太阴肺经风热
及上焦郁火所致，宜千金漏芦汤、活命饮，加栀子、木通、薄荷、桔梗。"

《疡医大全》云："鼻疽乃肺经蕴积热邪，或忧思损伤脾肺，或过食五辛，嗜饮炙煿而成。初
起鼻柱壅肿，两窍不通，焮痛难经。因蕴热嗜饮而成者，当用银花甘草汤加麦冬、天花粉、贝
母、赤芍、当归，以清肺热，稍分其炎燔之势。如忧思内伤而成者，又当保固肺脾为主。败毒清
凉损气伤脾之药，均不可滥施也。治法于痈疽门中采择用之，毋庸另立主方。"

《医宗金鉴·外科心法要诀》云："鼻疽生于鼻柱间，肺经郁火发督原，坚硬色紫常木痛，
《千金》仙方托里痊。注：此证生于鼻柱，属督脉经。鼻为肺窍，故又属肺，由肺经郁火凝结而
成。坚硬色紫，时觉木痛。初宜服《千金》漏芦汤，宣解郁毒；次用仙方活命饮加栀子、木通、
薄荷、桔梗消之。若肿痛不减，势欲作脓，则宜托里透脓汤主之。外治法按痈疽溃疡门。"

《外证医案汇编》云："张会卿曰：鼻病无他也，非风寒外感，则内火上炎耳。外感治宜辛
散，内热治宜清凉。知斯二者，治鼻大纲尽乎是矣，此治内症之大概也。惟治外科者，亦不能出
此范围。鼻开窍于肺，五味络入鼻，藏于心肺，心肺有病，鼻为之不利也，属阳明，位居中土，
脾病者，鼻先赤。伤寒二日，阳明受之，阳明主肉，夹鼻络于口。鼻为肺窍，胆移热于脑，则辛
颃鼻渊。鼻渊者，浊涕下而不止也，相火司天，衄蔑鼻窒，君火司天，衄蔑鼻窒，肺之外症，属
火者多，风寒湿兼而有之。肺属金畏火，肺主气，风寒湿壅滞气机。至于鼻疽、鼻痔、鼻瘜、鼻
痈坚硬难除者，或风寒郁结，或喜食膏粱煿炙，阳明化热，经络壅塞而成，阳明主肉，故肉坚而
不易化也，属阳明者多。肺蠱疮、酒齄鼻、赤鼻、粉刺、肺风，或酒湿伤脾，脾经蕴热，熏灼
于肺，属脾肺者多。脑漏一症，其因有三：或伤于风，或伤于寒，或伤于热，或肝胆之热上移于
脑。伤于风者太阳隐痛，其涕清；伤于寒者额隐痛，其涕浊；伤于热者其涕黄浊，腻而臭秽者
也。亦有脑髓不固，淋下无度，精气不足，致成虚怯。今录之方，虽曰外症，皆属内因。故治鼻

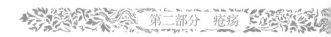

须辨三因，内因、外因、不内外因，辨于指掌，治鼻之法得矣。余听鸿注。"

二、治疗

（一）辨证论治

1. 热毒蕴结证　初起一侧或双侧鼻流浊涕或脓性黏液，或结痂干燥微痒，继之起结节硬块，色红灼热疼痛。可伴发热，口干，舌质红，苔薄黄，脉数（图7-34）。治宜凉血清热解毒。方用四物芩连汤加减：当归、川芎、白芍、生地黄、黄芩各10g，黄连、薄荷各6g，牛蒡子10g，连翘15g，金银花30g，大黄、木通、枇杷叶、甘草各10g，水煎服。

2. 火毒入营证　若病患日久，鼻部结节逐渐增大成块，以致鼻子肥大变形，鼻腔闭塞，呼吸不利，撑胀钝痛，肿块较硬，色紫红或表皮溃烂流水，舌暗红，苔薄白，脉弦（图7-35）。治宜和营散结，清热败毒。方用黄芩清肺饮加减：当归15g，川芎10g，赤芍15g，生地黄、红花各10g，黄芩20g，金银花30g，连翘20g，穿山甲3g（冲服，现已禁用），皂角刺、全蝎各6g，蜈蚣1条，甘草10g，水煎服。

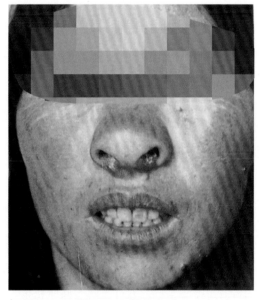

图7-34　鼻疽（1）

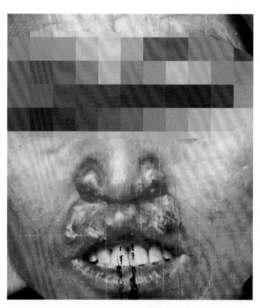

图7-35　鼻疽（2）

3. 毒盛酿脓证　若肿块迅速增大，皮色暗红，软硬兼杂，阵阵跳痛，舌质红，苔薄黄，脉滑数，为酿脓之象。治宜补气活血，清热解毒，方用透脓散。待脓熟切开排脓，内服补气活血、清热解毒之托里消毒散加减。

（二）中医外治

用芒冰散水湿敷，再用白矾末点涂。

（三）西医西药

以应用氯霉素效果较好，亦可少量应用激素类药。

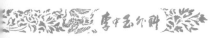

第十八节　唇风（唇炎）

唇风，又名唇䐃、驴嘴风、紧唇、沈唇、唇疮。以唇部肿胀，色红发痒，糜烂流水，或干燥裂口，皮剥脱屑，日久口唇䐃动不止而得名。此病与西医学的剥脱性唇炎、炎症性唇炎、腺性唇炎等病相类似。

一、古籍摘要

《外科正宗》云："唇风，阳明胃火上攻，其患下唇发痒作肿，破裂流水，不疼难愈。宜铜粉丸泡洗，内服六味地黄丸自愈。铜粉丸。铜粉丸中官粉矾，轻粉铜青与麝香，黄连膏子同冰片，烂眼唇风并不难。铜青五钱，官粉三钱，明矾一钱五分，轻粉一钱五分，麝香一分五厘，冰片一分二厘，黄连（切片煎稠膏）二两。上共为细末，黄连膏丸如芡实大，每用一丸，汤泡纸盖，每洗顿热，上面清水勤洗之，其患自愈。"

《外科证治全书·唇风》云："一名唇䐃，多在下唇，初发痒红肿，日久破裂流水，疼如火燎，似无皮之状，此脾经血燥也，如风燥则不时䐃动，四物消风饮主之，（宜倍用归、地），外用紫归油频抹愈。紫归油：紫草、当归上等分，麻油熬，去渣出火气，以棉蘸油频频润之。"

《外科大成》云："唇风生下唇，发痒不疼，肿裂流水，由胃火上攻也。宜服滋阴地黄丸。外以坎宫锭子一钱，加铜青末五分。水调涂之。"

《医宗金鉴·外科心法要诀》云："唇风多在下唇生，阳明胃火风火攻，初起发痒色红肿，久裂流水火燎疼。注：此证多生下唇，由阳明胃经风火凝结而成。初起发痒，色红作肿，日久破裂流水，疼如火燎，又似无皮，如风盛则唇不时䐃动。俱内双解通圣散，外以黄连膏抹之自愈。双解通圣散：防风、荆芥、当归、白芍（酒炒）、连翘（去心）、白术（土炒）、川芎、薄荷、麻黄、栀子各五钱、黄芩、石膏（煅）、桔梗各一两，甘草（生，二两），滑石三两。共研粗末，每用五钱，水一盏半，煎八分，澄渣，温服。黄连膏：黄连三钱，当归尾五钱，生地黄一两，黄柏三钱，姜黄三钱，香油十二两，将药炸枯，捞去渣；下黄蜡四两溶化尽，用夏布将油滤净，倾入瓷碗内，以柳枝不时搅之，候凝为度。方歌：黄连膏润诸燥疮，归尾生地柏姜黄，油炸去渣加黄蜡，布滤搅凝涂抹强。"

《外证医案汇编》云："唇疡，属阳明太阴，脾胃最多，心肝稍有兼之。经曰：手阳明之脉挟口，足阳明之脉环唇，阳明脉至齿唇也。脾为统血之脏而主肉，其荣在唇，阳明胃脉上入齿中，还出夹唇，下交承浆，下膈属胃络脾，为病有口喝唇胗（胗即疡之类也），唇反肉先死。太阴脾脉入腹，属脾络胃，上挟咽喉，连舌本，所以十二经三百六十五度，其浊气出于胃，走唇舌而为味。脾胃大肠小肠三焦膀胱者，仓廪之本，营之居也，名曰器，能化糟粕，转味而出入者也。其华在唇四白，其充在肌，脾为湿柔之土，胃为燥刚之土，脾为之使，胃为之市，市者容受各物者也，使者转运各物者也。喜食膏粱厚味，容受仓廪之中，久郁，阳明壅热，太阴湿热，或夹风火，阻滞熏蒸，随经而发，唇疡成矣。亦有兼于心肝者，何也？督脉贯心，入颐环唇，厥阴之脉循喉咙环唇，肝脉上颊里环唇。心主血，肝藏血，脾胃饮食，中焦取汁变化而赤，是为血，脾胃热则血热，累及心于肝也。今摘九方：阳明壅热，以清凉甘露饮；脾胃湿热之连理导赤汤；小儿胎热之冰硼散；阳明风火之双解通圣；心脾积热，犀角地黄；肝脾郁热之清肝凉血；阳明火毒之清胃散；温邪口糜之甘凉清热；疮痈唇燥，凉血解毒。治唇疡之法，不出脾湿胃热，风与火也，唇疡皆属内因。临证须考其根荄，立方定其法度。余愧不敏，理难尽宣，惟愿高明，将先哲存方，发其精义而正之，藏余之拙，鄙人之大幸也。余听鸿注。"

二、病因病机

唇为脾之荣，足阳明胃经环唇，脾胃蕴热，熏蒸于唇；或禀性不耐，风吹日晒，异物刺激，外染邪毒；或不良习惯，吸唇舐唇，以致口唇气血壅结，津液失调，失于荣润，久之化燥生风而出现诸症。

三、治疗

（一）辨证论治

1. 湿热壅阻证　若病发于儿童或青年，下唇肿胀，宣浮不硬，光亮色红，形如卧蚕，微痒微紧，唇内侧有多枚 2～3mm 大小之丘疹，有稀薄黏液，或脓性分泌物，使唇表面有一层胶黏样膜，早晨起床时上下唇可黏附在一起，唇黏膜下可触及粒状结节。舌质红，苔薄黄，脉数（图7-36 和图 7-37）。此症相当于腺性唇炎。治宜燥湿利湿，清热泻火。方用清唇汤：苍术、白术各10g，赤茯苓 15g，木通 12g，茵陈 30g，车前子、黄芩、黄连各 10g，玄参 30g，生地黄 15g，大黄 9g，甘草 10g，或芩连四物汤。儿童及少年酌情减量。

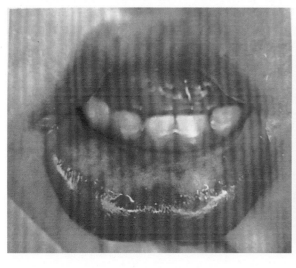
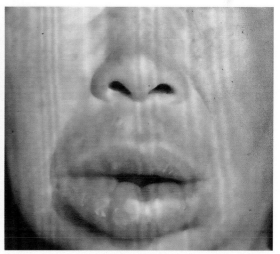

图 7-36　唇风（1）　　　　　图 7-37　唇风（2）

2. 阴虚火旺证　若病发于中老年，多见于唇肿、下唇红，干燥，皲裂流血，鳞屑迭起剥脱，基底鲜红痒如虫行，燥烈疼痛（图7-38 和图 7-39）。甚或口唇瞤动，反复发作，可延续数月或效年，舌质淡红或舌红少苔，脉沉细数。此症相当于剥脱性唇炎。治宜清燥汤加减，或滋唇饮

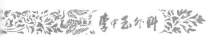

加减：当归 10g，川芎 9g，生地黄 15g，石膏 30g，石斛 15g，竹茹、黄柏、知母各 10g，玄参 30g，甘草 10g，或芩连四物汤加减。

3.血瘀痰凝证 若症见上下唇皆肿胀，形如驴嘴，色红或不红，质硬或不硬，时肿时消，或常肿不减呈持续性，不腐不溃，轻微胀痛，此症相当于炎症性唇炎。治宜凉血活血，清热祛风。方用四物消风饮加减。

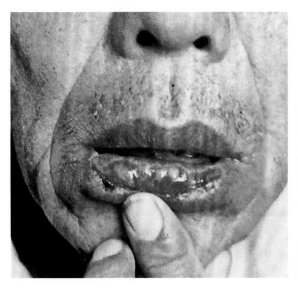

图 7-38　唇风（3）　　　　　　　　　　图 7-39　唇风（4）

（二）中医外治

1.若唇部有脓性分泌物，用内服药汁少许清洗后，外用青珍散（青黛 5g，珍珠 1g，硼砂 2g，人中白 1g，冰片、寒水石各 3g，轻粉 1g，松香 5g，研极细），盖以生肌黄连膏或生肌玉红膏，每日 3 次。

2.若干燥、皲裂，外用黄连蛋黄油、黄连膏，或生肌玉红膏涂之，每日 3 次。

四、预防调护

1.避免舌舔唇，减少风吹日晒，保持局部清洁。
2.忌食辛辣之物。

第十九节　茧唇（唇癌）

岩生于唇，形如蚕茧，名曰茧唇。此病相当于西医学的唇癌。好发于 50 岁以上男性，以下唇的中外 1/3 处唇红缘部较为多见，是一种发展缓慢的恶性肿瘤，预后多不良。

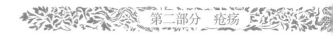

一、古籍摘要

《疮疡经验全书·茧唇》云:"茧唇者、此症生于嘴唇也,其形似蚕茧,故名之。《内经》云:脾气开于口。又云:脾之荣在唇。但燥则干,热则裂,风则润,寒则揭。若肿起白皮,皲裂如蚕茧,故定名曰茧唇也。始起一小瘤如豆大,或再生之,渐渐肿大,合而为一,约有寸厚。或翻花如杨梅、如疙瘩、如灵芝、如菌,形状不一,皆由六气七情相感而成。或心思太过,忧虑过深,则心火焦炽,传授脾经。或食酽酒厚味,积热伤脾,而肾水枯竭以致之。须审其病症之因,惟补肾水、生脾血,则燥自润,火自除,风自息,肿自消矣。此亦异症,所生者少,人亦难晓。若久不愈者,急用金银烙铁在艾火内烧红烫之,内服归脾养荣汤,庶易愈矣。若外用追蚀恶毒线结之法,反为所伤,慎哉慎哉!若妇人患此,阴血衰少故也,宜用四物逍遥散治之。

烙铁法:不拘金银,打成烙铁,每用艾火,燃烧通红,趁热烫患上,再燃再烫。一日止可五六次,恐伤元气。须要择上吉日,不犯尻神,烫毕随将药搽之,庶不再生矣。除根搽药 苋菜阴干烧灰三钱,铜青二钱,枯矾二钱,轻粉一钱,雄黄一钱,鸡内金二钱,麝香二分,孩儿茶二钱。上为细末,麻油调搽。明日再用甘草汤洗净,再烙如前,以平为度。后用生肌散。花蕊石醋煅二钱,孩儿茶二钱,鸡内金二钱,飞丹煅水飞一钱,乳香一钱,血竭二钱,红绒灰一钱,黄连一钱。上为细末,加冰片一分,干掺。"

《外科正宗·茧唇》云:"茧唇乃阳明胃经症也。因食煎炒,过餐炙煿,又兼思虑暴急,痰随火行,留注于唇,初结似豆,渐大若蚕茧,突肿坚硬,甚则作痛;饮食妨碍,或破血流久则变为消渴、消中难治之证。初起及已成无内症者,用麻子大艾炷灸三壮,贴蟾酥饼膏盖,日久渐消。内症作渴者,早服加减八味丸,午服清凉甘露饮,以滋化源。日久流血不止,形体瘦弱,虚热痰生,面色黧黑,腮颧红现,口干渴甚者,俱为不治之症也。"

《外科启玄》云:"妇人患茧唇,月经先期,余以为肝火血热,不信,乃泛用降火之剂,反致月经过期,复因劳怒,口噤呻吟,肢体不随,六脉洪大,面目赤色,用八珍、麦门、五味、山栀、牡丹皮,数剂渐愈;兼用逍遥散、六味丸料,各三十余剂痊愈。"

《医宗金鉴》云:"此证由脾、胃积火结聚而成。初起如豆粒,渐长若蚕茧,坚硬疼痛,妨碍饮食。初起及已成无内证者,用蟾酥饼贴之,陀僧膏盖之,日久渐消。或口渴者,宜服清凉甘露饮。若面赤、口唇燥裂、便秘者,此属气实,宜服凉膈散;若日轻夜重,五心烦热,两颧现红,脉虚数无力者,宜服加减八味丸,以滋水养阴;若溃后如翻花,时津血水者属逆。失于调治,久则变为上消、中消、下消之证,属凶。清凉甘露饮:麦冬(去心)、知母、黄芩、石斛、枳壳(麸炒)、枇杷叶(去毛,蜜炙)、银柴胡、犀角(镑)、生地黄、茵陈蒿、甘草(生)各一钱,灯心五十寸,淡竹叶一钱,水二盅,煎八分,食远服。"

《外科证治全书·唇茧》云:"唇上起白皮小疱,渐肿渐大如蚕茧,或唇下肿如黑枣,燥裂痒痛,皆七情火动伤血。治宜补脾气、生脾血,则燥自润、火自平、肿自消;补中益气汤加栀仁、牡丹皮最妙。外用紫归油频润之,如日久失治,误服清火之药,多致翻花不治。"

二、病因病机

多由过食辛辣、煎炒、炙煿之物,膏粱厚味,湿热火毒痰浊内生,熏蒸结聚于唇;或吸烟、

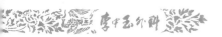

吹乐器、习惯舔唇、化妆等异物刺激，气血失和，凝结作肿；或外染邪毒及患白斑、结节、疣赘、裂口等病，调理不当转化而成。

三、辨证论治

初起在唇红缘处结一硬斑，大小似豆，皮皱似痂，逐渐增大，肿突坚硬，形如蚕茧、杨梅，微痒疼痛，妨碍饮食（图7-40和图7-41）。日久干裂出血或溃烂翻花，状若菌株，或形态不一，凹凸不平，边缘不整，时流恶臭血水，溃疡表面常复以痂皮，剥脱复生，永不愈合。后期可出现形体羸瘦，面色㿠白，或两颧潮红，五心热，低热盗汗等症。参阅"翻花岩"。

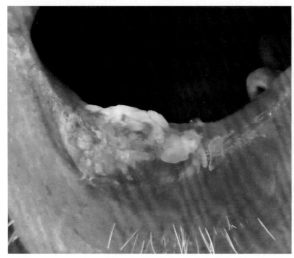

图7-40 茧唇（1） 　　　　　　　　图7-41 茧唇（2）

四、预防调护

1. 注意保持唇部清洁卫生，尽量减少局部异物刺激。
2. 禁止抽烟，忌食辛辣之物。

第二十节　牙痈（牙槽脓肿）

牙床齿龈红肿热痛，溃破流脓，谓之牙痈，又有附牙痈、牙痈风、牙蜞风、牙舐、骨槽痈、盘槽痈、牙槽痈等名称，此病相当于西医学的急性牙槽脓肿、化脓性齿龈炎。此病一般预后良好，若治疗失当易成牙漏。

一、古籍摘要

《证治准绳·牙痈》云："或问牙根生痈何如？曰：此名附牙痈，属足阳明胃经热毒所致，宜服清胃散、黄连消毒饮，或刺出恶血，则愈。"

《外科证治全书》云："牙痈，一名牙蜞风，又名牙舔，生牙根肉上，不拘上下内外，其状高硬小块，或如豆大，红肿疼痛，宜用针刺出毒血，以珍珠散吹之，内服龙胆泻肝汤。"

《外科大成》云："牙痈为牙床上坚肿疼痛，身发寒热，势盛如常者，痈也。初宜贵金丸下之，蟾酥丸噙之，或灸外踝骨尖三壮，或刺破搽冰硼散。如初时坚肿，破流脓水，久不收口者，多骨也，必俟骨尖刺出，摇则内动，方可取出，其口自愈。"

《疡医大全》云："牙痈，一名牙蜞风。初起一小块，生于牙龈肉上，或上或下，或内或外，其状高肿红燉，寒热疼痛者是也。"

《医宗金鉴·外科心法要诀》云："此证由阳明胃经热毒所致。生于牙床，坚肿疼痛，身发寒热，腮颊浮肿。初宜服荆防败毒散，若大渴、烦呕者，蟾酥丸汗之；便秘者，双解贵金丸下之；肿处宣软刺破，搽冰硼散。若初时坚肿，破流血水，久不收口，过食寒凉者，必生多骨。俟骨尖刺出，摇则内动，始可取出，其口方能收敛而愈。"

《疡科心得集》云："若遏抑凝滞，则肿愈坚，牙关愈闭矣。至三四日后，寒热不退，不能消散，其脓结于盘牙尽处者为牙咬，结于腮边外者为托腮，结于牙根者为牙痈，是可清火彻热，如羚羊、犀角、石斛、芦根、薄荷、荆芥之属；如舌白腻滑，恶心呕逆者，即以芩、连、山栀或温胆法；如大便燥实者，以肺胃火盛，即用鲜地、瓜蒌、枳实、杏仁等类。穿溃后邪从脓泄，身热自退，脾胃自复，牙关自开，调养数日，即脓尽收口。"

《高氏医案》云："牙咬痈，阳明胃火上炽，牙龈结肿成痈，春间溃后未经清理，自后屡溃屡平，防其延成牙漏。小川连、黄防风、元参心、玉桔梗、薄荷头、黑山栀、江枳壳、竹叶。风火袭阻阳明，齿痛面浮而结牙痈，脉数寒热，先拟退解。薄荷头、牛蒡子、荆芥穗、净连翘、黄防风、粉葛根、元参心、江枳壳、黑山栀、竹叶。风温阻络，阳明气化失司，牙咬结肿成痈，寒热无汗，拟先透解。"

《外证医案汇编》云："齿牙之证，先究上下手足阳明及少阴之经，再考风火虫与湿热虚实之异。牙齿主少阴肾，牙龈主手足阳明。经曰：女子七岁，丈夫八岁，肾气盛，齿更。女子三七，丈夫三八，肾气平均，真牙生而极长。五八肾气衰，齿槁。八八阳气竭，精气衰，齿发不坚，则齿去矣。又云：骨寒热者，病无所安，汗注不休，齿未槁，取其少阴于阴股之络，齿已槁，死不治，骨厥亦然。齿者骨之所终也。邪客于足阳明之经，令人鼽衄，上齿寒。足阳明之脉下循鼻外，入上齿中，还出挟口环唇，下交承浆。手阳明之脉从缺盆上颈贯颊，入下齿中，还出挟口交人中，左之右，右之左，为病有齿痛颊肿。故齿牙虚证，属少阴者多。实证，属阳明者多。虚证者，少阴水亏木旺，龙雷上腾，龈肉宣露、牙蛆、牙宣、牙漏、牙捶、牙菌之类。实证者，阳明湿火热毒蕴结牙床，骨槽风、走马疳、牙痈、牙疳、牙毒之类。所以虚证治在少阴，实证治在阳明，此二语，治齿之大概也，今摘存三十九方。风火之轻清解散，虚火之咸寒滋降。有清肝热而滋肾水，消阴翳而制阳光，玉女煎清阳明而填少阴，甘露饮清胃热而渗蕴湿，清疳解毒，渗湿填阴，证候错杂，方法之中，兼治、合治、分治、从治、专治，各有妙用。虽云察其专科而任之，然不能出内科之范围。质之诸科，细考先哲治法，融会变通，斯诚善矣。听鸿注。"

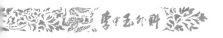

二、病因病机

多由平素口齿不洁，患有龋齿或牙周疾病，复染毒邪，结聚不散，酿化为脓；或脾胃二经蕴热，上攻于齿龈而成此病。

三、治疗

（一）辨证论治

此病多发于尖牙根部，初起自感患牙持续酸痛，逐渐加重，咀嚼时尤甚。继之牙床齿龈肿硬，渐见高隆，似一将熟之樱桃镶嵌其上（图7-42和图7-43）。若邪毒炽盛，可波及颊腮尽肿疼痛。三四日后肿块出现阵阵剧痛，按之波动应指，内已酿脓。若不切开，数日内可自行溃破，多流黄白色黏稠臭脓。一般脓出肿消痛止而愈。若溃口日久不敛，时流脓水，或暂时痊愈，不久再发，便成牙漏。此病一般无全身症状，严重者可出现发热恶寒，头痛烦躁，颌下或颏下臖核等症。

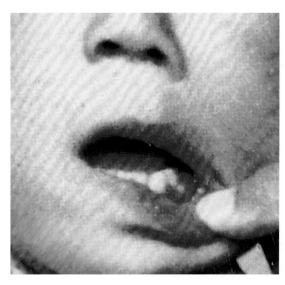

图7-42 牙痈（1）

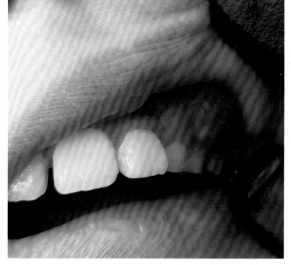

图7-43 牙痈（2）

治拟滋阴清热，解毒泻火。方用清胃散加金银花30g，连翘、玄参各15g，石斛12g。便秘者加大黄；烦躁者加栀子；溲赤者加木通；内已酿脓加白芷，冰糖为引，水煎服。若已成漏，内服归芍地黄汤加石斛、金银花、玄参。

（二）中医外治

1. 若脓肿已形成，用尖刀挑破（在前面宜直切口，在两侧宜横切口），溃后掺珍珠散或冰硼散。

2. 若已成漏，外掺蓝面珍珠散。若不愈，可行拔牙术或瘘管根治术。

四、预防调护

1. 保持口腔清洁卫生，同时治疗龋齿或齿周疾病。

2. 忌食辛辣之物。

第二十一节 重舌（舌下腺炎）

舌下肿胀，形如又生一小舌，谓之重舌。重舌者，两个舌也，以其形象而命名。又有重舌风、子舌、莲花舌等名，此病相当于西医学的舌下腺炎、舌下间隙感染。此病多见于小儿，一般预后良好，若诱发锁喉痈，治疗不当，亦可危及生命。

一、古籍摘要

《诸病源候论》云："舌，心之候也，脾之脉起于足大趾连于舌本。心脾有热，热气随脉冲于舌本，血脉胀起，变生如舌之状，在于舌本之下，谓之重舌。"

《外科正宗》云："大人、小儿重舌，乃心火妄动发之。当以线针点刺患上，令出恶血，内服解毒泻心汤，外以冰硼散搽之。又有紫舌、木舌亦由心火而发，用飞盐及冰片少许，勤搽出涎自愈。又有痰气结于舌上，成核作痛硬强者，用线针点破出血，用冰硼散搽之，服后药。

黄连泻心汤。黄连泻心汤芩连，荆芥山栀牛子攒，薄荷甘草连翘等，木通加上效如拈。治大人、小儿心火妄动，结成重舌、木舌、紫舌，胀肿坚硬，语言不利者，并宜服之。黄连、山栀、荆芥、黄芩、连翘、木通、薄荷、牛蒡子（各一钱），甘草五分，水二盅，灯心二十根，煎八分，食后服。

针刺法：治重舌、木舌、紫舌等疾，肿胀疼痛，硬强不语；又兼舌根并两齿合缝尽处作肿，瘀肉涂塞，口噤难开，俱用此法刺之。用粗线斜扎在箸头上，在患处点刺出血，红紫毒轻，紫黑毒重，患甚者数十点皆可；血尽温汤漱之。甚者金锁匙，轻者冰硼散搽患上，流去热涎，内服凉膈散、清凉饮，俱可选用。"

《外科大成》云："舌下生小舌为重舌。宜冰硼散搽之。"

《外治寿世方》云："重舌，陈醋一碗、五灵脂一两入铜杓内。煎三沸为度（沸即离火用箸搅之沫平再煎），候冷，将醋少许频含，待涎沫满口即吐，勿咽下。又牙皂角（四五挺须不蛀者，去皮核，炙焦）二钱，共为细末。以米醋调涂肿处。即消。"

《外科证治全书》云："一名子舌，又名舔舌。舌之下血脉胀起，如小舌状故名。不可用针刺，宜用桑皮、僵蚕、发灰等分末，醋调厚敷舌下，或珍珠散吹之。又方，用锈铁锁烧红，打下铁锈研末，水调一钱，噙咽。"

《医宗金鉴·外科心法要诀》云："舌证发于心脾经，其证皆由积热成。重舌舌下血脉胀，痰核舌上一核生。重腭生于口上腭，时觉心烦梅子形，舌疔舌上生紫疱，其形如豆寒热增。注：此证无论大人、小儿，俱可以生。重舌者，由心、脾蕴热，循经上冲舌本，遂令舌下血脉胀起，如小舌状，故名重舌，宜用冰硼散搽之。痰核者，心、脾痰涎郁热，舌上生核，强硬作痛，宜用衣针点破，搽冰硼散，内服加味二陈汤。重腭者，心、脾有热，以致上腭生疮，形如梅子，外无寒热，内时作烦，此属热极，禁用针刺，宜服黄连解毒汤加桔梗，不时用紫雪散噙化。舌疔者，心脾火毒，舌生紫，其形如豆，坚硬寒热，疼痛应心，初起宜用蟾酥丸含于舌下，随化随咽，或再

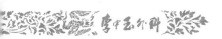

服三粒，以解内毒；甚者刺之，服黄连解毒汤，兼搽紫雪散，及徐徐咽之即愈。"

《外证医案汇编》云："治病先按经络虚实，如用兵先按纪律阵法。临时变化出入，皆在于人。《内经》云：经脉者，所以能决死生，处百病，调虚实，不可不通。夫舌者心之苗，脾之本也，心脾肾三经之脉俱走其间，此三经为病最多。手少阴心之别脉，名曰通里，循经入于心，系舌本。心气通于舌，心和则能知五味矣。脾气通于口，脾和则能知五谷矣。心与脾虽分二窍，实合为一窍也。足太阴脾脉，上膈，挟咽，连舌本，散舌下，为病有舌本强，舌本痛。足少阴肾之脉贯肾，系舌本。足少阴肾之脉上系于舌，络于横骨，终于会厌。足少阴为病，有口热舌干，咽痛。舌者，声音之机也，悬雍者，声音之关也。重舌，刺舌柱以披针也。膀胱移热于小，鬲肠不便，上为口糜。故舌之症，皆从内发，为病最速，性命立倾。为内科者，岂能不慎重欤。今辑舌症三十二方，虽不能分条晰缕，总不能离乎心脾肾三经。心经之热，以苦寒折之；肾经虚火，以咸寒降之；脾经湿痰之渗湿化痰；营分血热之清营凉血。在上焦者，用药轻清，在下焦者，用药柔腻。一方之中，有一方之妙用。先哲手泽，满纸玲珑。鄙人管窥之见，理难尽述。按经索治，割裂经文而为之论。惟愿高明心领神会，发其精义，斧削翻刊，亦鄙人之大幸也。余听鸿注。"

二、病因病机

本病多由心脾蕴热，循经上冲舌本；或口腔不洁，外染湿热邪毒；或风热瘟毒客于营血，毒邪流窜，注于舌下。

三、辨证论治

初起舌下红肿，逐渐隆起高突，形似又生一舌，或边沿程齿状连贯而生状若莲花，色鲜红或暗红，胀痛连舌，以致舌伸困难，时流黏液，妨碍饮食、言语。多伴有颏下臖核或漫肿疼痛，发热恶寒，舌质红，苔黄，脉数（图7-44和图7-45）。治宜疏风清热，解毒泻火。方用黄连泻心汤加减：黄连、黄芩、栀子、牛蒡子各10g，薄荷、荆芥各6g，连翘12g，甘草10g。发热不恶寒，去荆芥，加蒲公英、金银花各30g；口渴唇干加石膏、玄参、生地黄各15g；便干加大黄9g；流黏液多加茯苓30g；颏下肿硬加赤芍、牡丹皮各10g，水煎服。另取银针刺破金津、玉液两穴及舌下肿胀之处（但应避开舌下正中之脉），放出瘀血以泄邪毒，继之用以上内服中药含漱数分钟后，掺冰硼散或清热败毒散（玄明粉30g，牛黄1g，冰片3g，朱砂2g，青黛3g，轻粉2g，寒水石30g，各研极细混匀即成）。若下颏、颈项俱肿，口难开合，言语困难，高热不退，可按"夹喉痈"处理。

四、预防调护

勿食辛辣刺激之品，宜流质饮食。

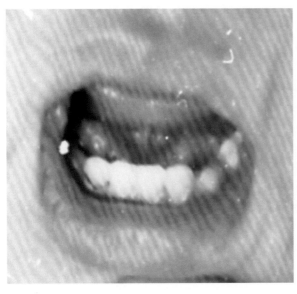

图 7-44 重舌（1）

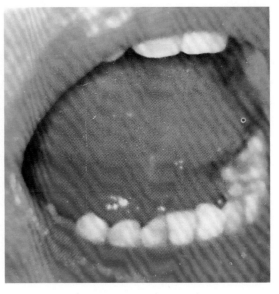

图 7-45 重舌（2）

第二十二节 牙菌（牙龈瘤）

齿龈部赘物如菌形，故名牙菌。此病相当于西医学的牙龈瘤，有人认为它是一种慢性炎症性增生物。牙菌常见于青年，女性多于男性，孕期妇女易患且发病较快，分娩后多停止生长或缩小。一般预后良好，有恶变者可严重破坏颌骨，波及口底、颊部，以致张口困难，穿腮露齿。

一、古籍摘要

《疡科心得集》云："牙菌生于牙龈，其形状紫黑色，高低如菌。此属火盛血热兼气郁而成。加味逍遥散主之。"

《疡医大全》云："奎光曰：牙菌生于牙龈，其形状紫黑色，高低如菌，此属火盛血热而兼气郁而生。宜吹口疳药。"

二、病因病机

多由恚怒伤肝，思虑伤脾，脾胃湿热，郁火上犯齿龈；或口齿不洁，牙龈伤损，复染邪毒，渐致此病。

三、治疗

（一）辨证论治

1. 血热蕴毒证 多生于牙龈乳头部，舌颊侧较舌、腭侧为多，双尖牙、前牙及磨牙区均可发生，双尖牙区较为多见。初起呈乳头状、结节状或菜花状，逐渐增大，有蒂者似息肉悬垂，无蒂者基底较宽，边界清楚，形似菌株（图7-46）。若牙菌色粉红或紫红，质地柔软，表面溃烂，易于出血，多属血热蕴毒。治宜滋阴凉血清热。方用清胃散加减。

2.湿热壅阻证　若牙菌灰白，质地较硬，不易出血，多属痰浊积聚，治宜燥湿化痰，清热。方用芩连二陈汤加减。

3.气滞血瘀证　若牙菌喜消怒长或患于妊娠期妇女，发展较快，多属气滞血瘀。治宜疏肝理气解郁，方用逍遥散加减。

（二）中医外治

外用平胬丹涂于牙菌根部，外用棉花包裹，饮食时取出，盐水漱口，至牙菌落尽，掺珍珠散。

（三）西医医药

若牙菌较大，宜行手术切除。

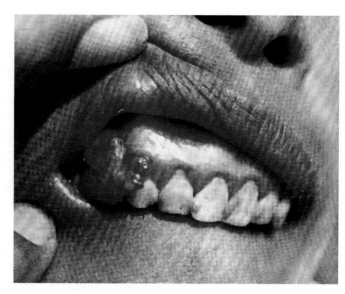

图7-46　牙菌

第二十三节　上腭痈（上腭脓肿）

上腭痈，又名悬痈。前者以部位而命名，后者以形状而命名，因具有红肿热痛的特点故名痈，此病相当于西医学的上腭脓肿。

一、古籍摘要

《诸病源候论·悬痈肿候》云："悬痈，为音声之关也。喉咙，气之所上下。五脏六腑有伏热，上冲于喉咽，热气乘于悬痈，或长或肿。"

《疮疡经验全书》云："此毒生于上腭，形如紫李，坠下抵舌，其人口不能言，舌不能伸，头不能低，仰面而立，鼻中时出红涕，若不速治，毒入于脑即死。用铜匙挑开口，竹枇针破痈头，用盐汤搅净，血出尽，用冰片散吹入患处，闭口以待药化，自然咽下，连吹三五次，仍服荆防败毒散，再服雄黄化毒丸三丸，冷茶清下。此症形虽注外，其实生口中上腭。"

《证治准绳》云："上腭痈：或问，上腭生疽，状如紫葡萄何如，曰：是名悬痈，属手太阴手厥阴心包络。令人寒热手足少阴经及三焦积热所致，宜黄连消毒饮加桔梗、玄参，急刺出恶血。"

《医宗金鉴·外科心法要诀》云："此证又名悬痈，生于口中上腭，由心、肾经与三焦经积热而成。形若紫葡萄，舌难伸缩，口难开合，鼻中时出红涕，令人寒热大作，宜黄连消毒饮加桔梗、玄参服之，兼吹冰硼散。或日久肿硬下垂，不溃者，以烧盐散日点三五次，兼服射干丸。过时失治，饮食不入，烦躁神昏者逆。

烧盐散：食盐（火烧）、枯白矾各等分，二味研细，以箸头蘸点患上。方歌：烧盐散治上腭痈，悬似葡萄色紫形，枯矾烧盐等分末，箸头蘸点消热壅。

射干丸：射干、川升麻、杏仁（去皮、尖，麸炒）、甘草（炙）各五钱，木鳖子、川大黄（炒）各二钱，上研细末，炼蜜和丸，如小弹子大。每用一丸，口中含化徐咽。"

《高氏医案》云："悬痈：风温闭结，肺胃不达，化火逆络，舌悬痈并发，恶寒身热，治以清解。羚羊角、牛蒡子、薄荷头、双钩勾、净连翘、元参心、玉桔梗、冬桑叶、芦根。"

《疮疡经验全书》云："此毒生于上腭，形如紫李，坠下抵舌，其人口不能言，舌不能伸，头不能低，仰面而立，鼻中时出红涕。若不速治，毒入于脑即死，治方于后。用铜匙挑开口，竹批针破痈头，用盐汤搅净，血出尽，用冰片散吹入患处，闭口以待药化，自然咽下，连吹三五次，仍服荆防败毒散，再服雄黄化毒丸三丸，冷茶清下。此症形虽注外，其实生口中上腭。

雄黄解毒丸：雄黄一两水飞，郁金一两，甘草节一两，巴豆仁三十五粒，绿豆粉一两。上为末，醋糊为丸，豆大，每七丸，茶清下，吐出痰涎，立惺。未吐，再服七丸。如人死者，心尚热，研末灌之。"

二、病因病机

多由心脾两经积热，或口腔不洁染毒。毒邪壅结，血瘀酿脓；或饮食硬物刺破上腭，复染邪毒；或素有齿病，毒邪旁窜，继发此病。

三、治疗

（一）辨证论治

1. **热毒蕴结证** 初起在上腭一侧自感胀痛，很快出现硬块，逐渐高突，悬坠下垂，小若葡萄，大如鸡蛋，色赤红，焮热疼痛，妨碍饮食、言语。可伴有发热恶寒，头身疼痛，舌质红，苔黄，脉数（图7-47）。治宜凉血清热，解毒泻火。方用四物芩连汤加减：当归、川芎、赤芍、生地黄、牛蒡子各10g，连翘20g，黄芩12g，黄连、栀子各6g，金银花、石膏各30g，甘草9g，水煎服。便秘加大黄，溲赤加木通。

2. **毒盛酿脓证** 若病至5天后肿块

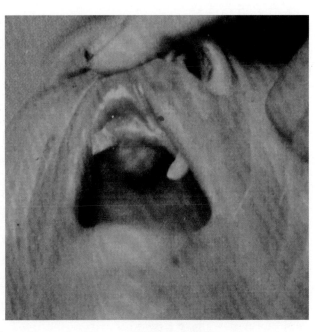

图 7-47 上腭痈

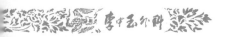

不消，剧烈疼痛，内渐酿脓，波动不明显，可内服败毒透脓散：当归、金银花、连翘、蒲公英、皂角刺各 30g，穿山甲 6g（现已禁用），甘草 10g，水煎服。

3.痰凝血瘀证　若肿痛日久不消，溃口日久不效，或反复发作，有损筋伤骨之虑，按"附骨疽"辨证论治。若突然疼痛，迅速作肿，色紫褐，有波动，多为血瘀内积。

（二）中医外治

若肿块波动应指，应在局部麻醉下切开排脓，用漱口水含漱，掺冰硼散、珍珠散，或蓝面珍珠散。一般脓出肿消痛止，数日可愈。

四、预防调护

1.保持口腔清洁，宜软食，忌辛辣。
2.有龋齿宜及时治疗。

第二十四节　乳蛾（扁桃体炎）

喉关两旁红肿突出，表面白腐，状似蚕蛾，故名乳蛾，又名喉蛾、蚕蛾、蛾子风、肉蛾、蛾聚、烂头乳蛾等。病发于一侧为单蛾，发于双侧为双蛾，此病相当于西医学的扁桃体炎。此病临床较为常见，好发于 5～15 岁青少年，春秋二季最为多见。一侧或双侧喉核红肿疼痛，表面可见白色脓性分泌物，饮食难进，身发寒热为其特点，一般预后良好。若反复发作易成慢性，也可成为某些内科病之诱因。

一、古籍摘要

《儒门事亲》云："结薄于喉之两侧旁，近处肿作，因其形似，是为乳蛾，一为单，二为双也。"

《疡科心得集》云："夫风温客热，首先犯肺，化火循经上逆入络，结聚咽喉，肿如蚕蛾，故名喉蛾。或生于一偏为单蛾，或生于两偏为双蛾。初起寒热，渐渐胀大，即用疏解散邪，如牛蒡散加黄连、荆防败毒散之类，又以冰硼散加薄荷、川连末吹之。至三四日后，胀甚痰鸣，汤水难入，宜以刀刺喉间肿处，用皂角烧灰、胆矾、牛黄、冰片各一分，麝香三厘，为末，吹之，必大吐痰而松。再服清火彻热汤饮，如黄连解毒汤，或鲜地、羚羊、知母、石斛、玄参、牡丹皮、芦根、连翘之属；若不大便者，可服凉膈散通腑泄便。凡蛾有头如黄色样者，必以刀点之；或有不出黄头者，即不必点；至七日后，寒热自退，肿胀自消（大凡风火外疡，总以七日为期）。亦有虚火上炎而发者，以其人肾水下亏，肾中元阳不藏，上越逆于喉中而结，须用引火归原之法，若桂附八味丸是也。辨虚实之法，若实火脉数大，清晨反重，夜间反轻，口燥舌干而开裂；虚火脉细数，日间轻而夜重，口不甚渴，舌滑而不裂也。且外感之肿胀，其势暴急；内因之肿胀，其势缓慢。以此断之，庶无差误。"

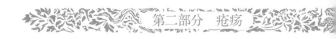

《医宗金鉴·外科心法要诀》云："乳蛾肺经风火成，双轻单重喉旁生，状若蚕蛾红肿痛，关前易治关后凶。注：证由肺经积热，受风凝结而成。生咽喉之旁，状如蚕蛾，亦有形若枣栗者，红肿疼痛，有单有双，双者轻，单者重。生于关前者，形色易见，吹药易到，手法易施，故易治；生于关后者，难见形色，药吹不到，手法难施，故难治。俱宜服清咽利膈汤，吹冰硼散。易见者脓熟针之，难见者用鸡翎探吐脓血。若兼痰壅气急声小，探吐不出者险，急用三棱针刺少商穴，出紫黑血，仍吹，服前药，缓缓取效。"

《外科方外奇方》云："喉间痛不可忍，乃大声曰。为求猪牙皂角来。来则细捣，以醋调入喉五匙，嗽痰大吐，痛立止。余药涂颈上，干则易之，其乳蛾即破而愈。"

《外证医案汇编》云："东山孟：咽喉肿痛，形似蚕蛾。是肺胃风热久延不愈。宜滋养清散，不可过凉抑遏。北沙参、花粉、杏仁、橘红、连翘、绿豆芽、川石斛。

双乳蛾较单虽易，然寒热头痛，脉浮胸闷，防发烂喉痧。牛蒡子、花粉、荆芥、茅根、前胡、苦杏仁、防风、桔梗、甘草。

附吹药方：牛黄五厘，珍珠一钱五分，灯灰草五分，天竺黄五分，朱砂四分，川贝母一钱二分，人中白五分。

附继拟噙化丸方：梅片三分，瓜蒌霜五分，孩儿茶五分，月石五分，青黛二分，灯心灰五分，乌药炭三分，橄榄炭五分。炼蜜为丸。"

《疮疡经验全书》云："吹药，名冰片散。冰片一钱（真者），硼砂五钱，雄黄二钱，蜜炙柏（细末）二钱，钞三张（煅灰），鹿角霜一两，枯矾一钱，粉草末一钱，靛花二钱，黄连末二钱，玄明粉二钱，鸡内金（烧存性）一钱（即鸡肫内黄皮）。口中气臭，加人中白（煅）三钱，铜青（煅）不宜过五分。

青矾不拘多少，火煅通红，取出放地上出火毒，冰片、麝香各少许，硼砂、玄明粉。上为末，放舌下或喉间。"

《疡医大全·单双蛾门主论》云："陈实功曰：单双蛾皆标病也。其患生于咽旁，或单或双，其咽门虽肿，半塞半开，其病虽凶，而喉道又宽又肿，虽重无妨，宜金锁匙吐出痰涎，推荡积热。

冯鲁瞻曰：单双肉蛾可针即针，有不可针者，亦用吹药劫药吐去风痰，以图捷效，次服煎剂。盖急证难于久待也。《锦囊》又曰：肿于咽两旁者为双蛾，易治，肿于一边者为单蛾，难治。如有恶寒表证，用荆防败毒散散之；不恶寒而无表证者，惟有辛凉清利，外用鹅翎蘸米醋搅喉中，去尽痰涎，复以鹅翎探吐之，令著实一咯，咯破蛾中紫血即溃。或紫金锭磨下即安，慎勿轻用刀针。古方有用巴豆油染纸作捻子，点火吹灭，以烟熏鼻中，即时口鼻流涎，牙关自开，再用此搐患处，即愈。

岐天师曰：更有人病双蛾者，人以为热也。喉门肿痛，痰如锯不绝，茶水一滴不能下咽，岂非热证。然而痛虽甚，至早少轻；喉虽肿，舌必不燥：痰虽多，必不黄而成块。此乃假热之证也。若以寒凉之药急救之，下喉非不暂快，少顷而热转甚。人以为凉药之少也，再加寒凉之品，服之更甚。急须刺其少商之穴，出血少许，喉门必有一线之路开矣。急以附子一钱，熟地一两，山茱萸四钱，麦冬三钱，北五味三钱，牛膝三钱，茯苓五钱，煎服。下喉一声响亮，其火势热证，立时消散。盖少阴之火，直如奔马，凡人肾水大耗者，肾中元阳不能下藏。盖无水以养火，

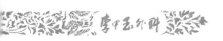

而火必上越也。日日冲上，而咽喉口小，不能任其出入，乃结成肿痛，状似双蛾，实非双蛾也。方中妙在用附子辛热之药，引龙雷之火下藏于窟宅。夫龙雷之火，乃相火也，喜水而不喜火，故药中熟地、山茱之类，纯是补阴之味，使火有所归而不再沸，此因其逆势而逆导之也。喜水而不喜火。喜水者，喜真阴之水也，而非寒凉之水；不喜火者，不喜邪气之火也，而非辛热之火。日重夜轻，治之最易。用山豆根三钱，半夏一钱，桔梗三钱，甘草一钱治之，一剂立愈。

张仲景曰：阴虚双蛾之证，用附子一钱，盐水炒成片，用一片含在口中，立时有路可以用汤药矣。后以八味地黄丸一两，白汤送下，立时而愈。

雷真君曰：凡人有咽喉忽肿作痛，生双蛾者，饮食不能下，五日不食即死矣。但此证实火易治，而虚火难医，实火世人已有妙方，芩连之类治之立消；惟虚火乃肾火不藏于命门，浮游于咽喉之间，其证亦如实火，惟夜重于日，清晨反觉少轻，若实火清晨反重，夜间反轻，实火口燥舌干而开裂，虚火口不甚渴，舌滑而不裂也。以此断之，决不差错。此种虚痛，若亦以治实火之法治之，是人已下井而又益之石也，故不特不可用寒凉，并不可用发散，盖虚火必须补也。然徒补肾水，虽水能制火可以少差，而火势太盛未易制伏，又宜于水中补火，则引火归原而火势顿除，有消亡于顷刻矣。方用引火汤主之，一剂而痰声静，痛顿除，肿亦尽消，二剂痊愈。盖熟地、山萸、五味之类，纯是补肾水圣药，茯苓、山药又益精而利水，助肉桂之下行，元参以消在上之浮火，白芥子以消壅塞之痰，上焦既宽而下焦又得肉桂之热，则龙雷之火有不归根于命门者乎？一剂便生，真有鬼神莫测之机，又胜于八味地黄汤也。倘喉肿闭塞，勺水不能下咽，虽有此神方，将安施乎！我更有法：用附子一个，破故纸五钱，各研末调如糊，作青布摊如膏药，大如茶盅，贴脚心中央，以火烘之，一时辰喉即宽而开一线路，可以服药矣，又不可不知。此妙法也。又曰：阴蛾之证，乃肾水亏乏，火不能藏于下，乃飞越于上，而喉中关狭，火不得直泄，乃结成蛾，以蛾而非蛾也。早晨痛轻，下午痛重，至黄昏而痛更甚，得热则快，得凉则加，其证之重者，滴水不能下喉。若作外感阳证治，误用山豆根、芩、连、栀子之类，则痛益甚，而关不开，有不尽命而死者也。惟单补阴虚，用引火归原之法而痛顿失也。治以化蛾汤主之。此方大补肾之水，不治蛾之痛，壮水则火息，引火则痛消，可收全功，诚奇绝之法也。

陈远公曰：人有感冒风寒，咽喉肿痛，其势甚急，变成双蛾者。其证痰涎稠浊，不时口渴索饮，疼痛水不能入喉，此阳火壅阻咽喉，势若重而病实轻也。夫阳火，太阳之火也，膀胱之火也，膀胱之火与肾火为表里，膀胱火动，肾火即来相助，故直冲咽喉，而肺脾胃之火亦复相从上升，于是借三经之痰涎，尽阻塞于咽喉，结成火毒而不可解。治法似宜统治数经矣。然其本实始于太阳，泄膀胱之火，则诸经之火自安。但咽喉地近于肺，太阳既假道于肺，肺经险要之地，即狭路之战场也，安有舍战场要地不解其围，而先捣其本国乎？贵有兼治之法也。清燥汤：桔梗、元参、花粉各二钱，甘草二钱，白芍五钱，山豆根、柴胡、麻黄各一钱，水煎服。一剂喉宽，二剂蛾尽消矣。此方散太阳之邪者居四，散各经之邪者居六，尤加意于散肺邪者，由近以及远也。"

二、病因病机

喉在咽前通肺，司呼吸，故曰肺系，风热邪毒，天时不正之气首当其冲，肺经内热亦可上冲于喉，毒邪凝滞，气血壅结而成此病；咽在喉之后通胃，故喉亦为胃之通道，足阳明胃经循喉，故咽喉与肺胃二经关系密切，若恣食膏粱厚味、辛辣之品，胃经火毒内生，火性炎上，蒸腾于咽喉，毒邪气血壅结而成；再如素体虚弱，疲劳过度，七情失调化火，肝肾阴津亏损，虚火上炎，均可导致此病发生。

三、治疗

（一）辨证论治

1.热毒蕴结证　初起发病较急，全身不适，肢节酸楚，恶寒发热，头痛口干，咽喉疼痛，饮食阻挡，一侧或双侧喉核肿大，色红，形如桂圆。舌质红，苔薄黄，脉浮数（图7-48），治宜疏风清热解毒。方用清咽利膈汤加减：金银花、连翘各30g，薄荷、荆芥、黄连各6g，玄参12g，牛蒡子、栀子、柴胡、桔梗、大黄、黄芩各10g，防风、甘草6g，水煎服。

2.毒入营血证　若病已数日，高热不退，烦渴欲饮，咽喉疼痛，汤水难下，影响说话，喉核肿大，表面有白色分泌物或片状白膜，状若蚕蛾，颈部或颌下臖核肿痛，舌质红，苔黄，脉洪数或滑数。治宜凉血清热解毒。方用凉血败毒汤加减：当归、川芎、赤芍、生地黄、牛蒡子各10g，连翘30g，蒲公英、金银花各60g，玄参、黄连、栀子、黄芩、大黄、桔梗各9g，石膏30g，甘草6g，水煎服，并以上药含漱后，掺珍珠散或冰硼散。

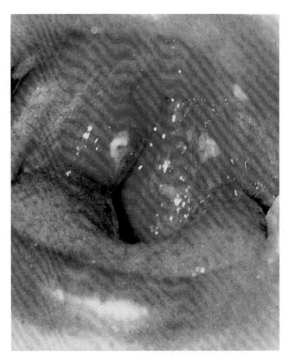

图7-48　乳蛾

3.阴虚火旺证　若患病日久，反复发作，慢性病程，多无发热或有低热，自感咽喉干燥，有异物阻塞，喉核肿大较轻，色暗红，表面不平呈多叶状，或蛾体坚韧而小，表面呈现瘀痕，不化脓，或喉核肥大，上有白星点，有脓样物被挤出，微痒微痛，舌质红而燥，脉细而数。治宜滋阴清热。方用润喉汤：玄参、生地黄、金银花各30g，牡丹皮、黄柏、桔梗各10g，石斛20g，麦冬、知母、甘草各9g，水煎服，或含漱润喉丸。

（二）中医外治

外用珍珠散吹于患处。以小刀点乳头出黑而少者难治。凡用刀针，血不止者，用广三七为细末，吹刀口上即止。凡使刀针，不可伤蒂下及舌下根，切记。

四、预防调护

保持口腔清洁，宜软食，忌辛辣。

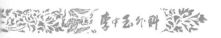

第二十五节 口疮（阿弗他溃疡）

口腔内斑点溃烂，谓之口疮，又称口疡、口疳、脾瘅等。此病好发于壮年，女性较男性多见，可发于口腔黏膜任何部位，以舌、口唇内缘、齿龈、两颊较为多见。其特点是口腔黏膜出现一个或数个豆粒大的小溃疡，表面盖一层薄薄的淡黄色或灰白色假膜，外绕以红晕，灼热疼痛，一般 7～10 天可愈，但常易复发或此起彼伏，病程可延续数年，此病相当于西医学的阿弗他溃疡。

一、古籍摘要

《素问·气交变大论》云："岁金不及，炎火乃行……民病口疮。"

《诸病源候论·口舌疮候》云："手少阴，心之经也，心气通于舌。足太阴，脾之经也，脾气通于口。腑脏热盛，热乘心脾，气冲于口与舌，故令口舌生疮也。"

《疮疡经验全书》云："舌生疮如黄栗，外证怯寒而口张，先用蚌水，或田螺水，或苦茶缴净，然后搽药，次服鼠粘子解毒汤加山栀、黄连。口臭，冰片吹药，内加人中白、枯矾、铜青、黄连末。"

《疡医准绳·口疮》云："黄连升麻汤：治口舌生疮。升麻一钱半，黄连三钱，上为细末，绵裹含津咽。绿袍散：治大人小儿口疮，多不效者。黄柏四两，甘草（炙）二两，青黛一两，上先取二味为末，入青黛同研匀，干贴。五倍子治口疮，以末搽之，便可饮食。治口疮，以胆矾一块，用百沸汤泡开，含漱一夕，可瘥八分。一方：用白矾汤漱口亦妙。凡口疮，用西瓜浆水。疮甚者，以此徐徐饮之。冬月无，留皮烧灰噙之。甘矾散：治太阴口疮。甘草二寸，白矾栗子大，上含化咽津。乳香散：治赤口疮。乳香、没药各一钱，白矾半钱，铜绿少许，研末掺之。没药散：治白口疮。乳香、没药、雄黄各一钱，轻粉半钱，巴豆霜少许，为末掺之。治口疮，用缩砂不拘多少，火煅为末，掺疮即愈。又法：用槟榔，烧灰存性、为末，入轻粉敷之。"

《外科精义》云："治膈热，口舌生疮，咽喉肿痛。甘草（炙）二两，藿香叶、石膏（水飞）、山栀子仁各一两，上为细末，每用一钱，新水调下。"

《口齿类要》云："口疮，上焦实热，中焦虚寒，下焦阴火，各经传变所致。"

《景岳全书》云："口舌生疮，固多由上焦之热，治宜清火，然有酒色劳倦过度，脉虚而中气不足者，又非寒凉可治，故虽久用清凉终不见效。"

《外科启玄》云："口疳是湿热在于胃口之上，乃脾之窍，宜内除其胃中湿热若不早治，恐食其口唇腮颊等处。外以搽药用橄榄核一两，儿茶五钱，冰片五分，共为细末搽之即愈，不须上三次，神效。"

《外科正宗·大人口破》云："口破者，有虚火、实火之分，色淡、色红之别。虚火者，色淡而白斑细点，甚者陷露龟纹，脉虚不渴；此因思烦太甚，多醒少睡，虚火动而发之，四物汤加黄柏、知母、牡丹皮、肉桂以为引导，从治法也。外以柳花散搽之。实火者，色红而满口烂斑，甚者腮舌俱肿，脉实口干；此因膏粱浓味，醇酒炙煿，心火妄动发之，宜凉膈散，外搽赴筵散吐涎则愈。如口舌生疮，舌干黄硬作渴者，加减八味丸以滋化源。俱禁水漱。

柳花散。柳花散内君黄柏，青黛肉桂柏兼续，冰片加之为末吹，虚阳口破功奇速。黄柏（净末）一两，青黛三钱，肉桂一钱，冰片二分，各为细末，共再研，瓷罐收贮，每用少许吹之。

赴筵散。赴筵散内柏芩连，栀子干姜一处攒，细辛加之各等分，吹搽口破即安然。黄连、黄柏、黄芩、栀子、干姜、细辛各等分，为末吹患上。"

《外科传薪集》云："口舌疮方：黄柏一钱，僵蚕一钱，枳壳灰五分，炙甘草末五分，薄荷末五分，冰片三厘，山豆根五分，各为末。一日拌三次，明日愈。"

《疡科心得集》云："夫口疮与口糜者，乃心脾气滞，更外感风热所致。初起不可便用凉药敷掺，恐寒凝不散，内溃奔走，久而难愈。必先用辛轻升散，而后清凉，使郁火达外，再视其所因而治之。若脉实口干，满口色红，而烂斑甚者，此实火也，以凉膈散主之；若脉虚不渴，口内色淡，而白斑细点，此因思烦太甚，多醒少睡，虚火上攻，宜以知柏四物汤加牡丹皮、肉桂治之；更有脾元衰弱，中气不足，不能按纳下焦阴火，是以上乘而为口疮糜烂者，丹溪所谓劳役过度，虚火上炎，游行无制，舌破口疮是也，又当从理中汤加附子治之；若作实热，误投凉药，则必致害矣。又小儿生此证者，以阴气未生，阳气偏盛；又因将养过温，心脾积热，熏蒸于上而发。治宜泻心化毒清凉为主。若月内诸病，而口无涎沫者凶。"

《医宗金鉴·大人口破》云："大人口破分虚实，艳红为实淡红虚，实则满口烂斑肿，虚白不肿点微稀。注：此证名曰口疮，有虚火实火之分。虚火者，色淡红，满口白斑微点，甚者陷露龟纹，脉虚不渴，此因思虑太过，多醒少睡，以致心肾不交，虚火上炎，宜服四物汤加黄柏、知母、牡丹皮，少佐肉桂以为引导，从治之法也，外以柳花散搽之。"

二、病因病机

多由过食膏粱厚味、醇酒炙煿辛辣之物，湿热内生，熏蒸于上；或情志不遂，心绪烦乱，心火上炎；或劳役过度，脾失健运，中气不足，虚阳上越；或房事不节，真阴耗伤，水不制火，心肾不交，阴虚火旺而致。

三、治疗

(一) 辨证论治

1.热毒蕴结证　初起在口腔黏膜的任何部位出现一个或多个鲜红色斑点，灼热疼痛。继之出现小水疱，并迅速溃破而呈凹陷性溃疡，上覆一层淡黄色或灰白色薄薄假膜，小者若绿豆，大者若黄豆，甚则融合成片，溃疡周围绕以红晕（图7-49和图7-50）。此时疼痛较重，说话、吃饭常受影响。若溃疡发生于舌，伴心烦不寐，小便短赤，舌质红，苔薄黄，脉细数。治宜清热泻火为主。方用黄连导赤汤：黄连、栀子各9g，连翘心15g，木通9g，生地黄12g，竹叶6g，石膏15g，甘草10g，水煎服并含漱。

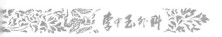

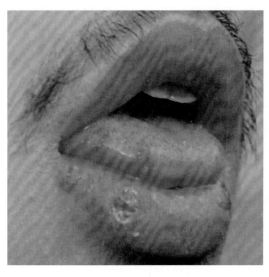

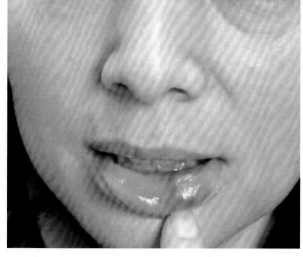

图 7-49 口疮（1）　　　　　　　　　　　图 7-50 口疮（2）

2.肝经郁热证　若溃疡发于齿龈或口唇内，伴龈肿齿痛，口臭，嘈杂，多食善饥，烦渴欲饮，大便秘结，小便黄赤，舌质红苔黄腻，脉实或洪大。治宜清泻脾胃之火为主。方用凉膈散合清胃散加减：石膏 30g，大黄、芒硝各 10g，黄芩 12g，黄连 6g，升麻 10g，玄参 15g，生地黄 12g，栀子 9g，连翘、甘草各 10g，水煎服。

3.肝胃湿热证　若口舌生疮，反复发作，伴见面黄体瘦，畏寒肢冷，腹胀作痛，涎水时流，纳食不香，大便稀溏，小便清长，舌质淡，苔薄白，脉沉缓。治宜健脾燥湿，益气清热。方用连理汤加味：党参 15g，白术 30g，吴茱萸 10g，黄连、干姜各 6g，茯苓 30g，肉桂 3g，陈皮、炙甘草各 10g，水煎服。

4.阴虚火旺证　若口舌生疮，反复发作，常年不已。伴五心烦热，夜寐不安，面颊潮红，午后低热，口舌干燥，舌质红，少苔，脉细数。治宜养血滋阴，降火。方用四物知柏汤加味：当归 10g，川芎 6g，白芍 10g，熟地黄 30g，知母、黄柏、麦冬、五味子各 10g，黄连 6g，玄参 30g，牡丹皮、炙甘草各 10g，水煎服。

（二）中医外治

外吹儿茶散或蓝面珍珠散，每日 3 次。

四、预防调护

1.忌食辛辣之物。

2.静心养神，调理情志，节制房事，勿劳倦过度。

3.保持口腔清洁卫生，早晚刷牙漱口。

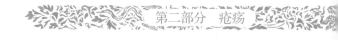

第二十六节　痰包（舌下腺囊肿 口腔黏液囊肿）

口腔内或唇内起疱，内为黏液如痰，谓之痰包。因好发于舌下，故又有舌下痰包、匏舌等名，此病相当于西医学的舌下腺囊肿、口腔黏液囊肿。此病可发于任何年龄，但以青少年多见，多发于舌下、唇内和颊部黏膜下，一般预后良好。

一、古籍摘要

《外科正宗》云："痰包乃痰饮乘火流行凝注舌下，结而匏肿。绵软不硬，有妨言语，作痛不安，用利剪刀当包剪破，流出黄痰；若蛋清稠黏难断，捺尽以冰硼散搽之，内服二陈汤加黄芩、黄连、薄荷数服，忌煎炒、火酒等件。"

《医宗金鉴》云："痰包每在舌下生，结肿绵软似匏形，痛胀舌下妨食语，火稽痰涎流注成。注：此证生于舌下，结肿如匏，光软如绵，塞胀舌下，有妨饮食言语，色黄木痛，由火稽痰涎流注而成。宜用立剪当包上剪破，出痰涎如鸡子清，稠黏不断，拭净，搽冰硼散，服加味二陈汤。忌煎炒、火酒等物。加味二陈汤：陈皮、半夏（制）、白茯苓、黄芩各八分，黄连、薄荷、甘草（生）各五分，水二盅，姜三片，煎八分，食前服。"

二、病因病机

多由饮食不节，脾胃生湿蕴热，湿郁为痰，热盛为火，痰火互助，循经上冲，流行凝聚于舌下、唇内、面颊，发为痰包。

三、治疗

（一）辨证论治

舌下或唇内、面颊黏膜下结肿如匏，小如黄豆，大如蛋黄，隐于黏膜下，或高高隆起，色粉红或青灰，表面光滑透亮，边界清晰，质软如水囊（图7-51），如在舌下多偏于舌下的一侧，以后可窜至对侧，甚则颏下亦肿胀，塞满舌下，妨碍言语、饮食，破溃后出无色透明、蛋清样稠黏液，偶有流出豆渣样白色粉汁，黏液出后可愈，但不久容易再发，一般无全身症状。治疗可按《外科正宗》所述，于痰包当头剪破，挤尽黏液，掺

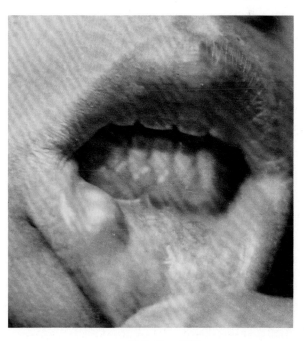

图7-51　痰包

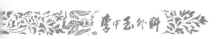

冰硼散少许，内服芩连二陈汤加减。

（二）西医西药

舌下囊肿可行切除术，方法：局部用 2.5% 碘伏消毒，以 2% 普鲁卡因做舌下神经阻滞麻醉或局部浸润麻醉。小的囊肿切开黏膜，将它完全剥离出。大的囊肿可行部分切除术，将其突出口腔中的囊壁连同突出的口腔黏膜一并剪除，然后把囊壁和口腔黏膜的创缘对合缝在一起，使囊肿的底变成口腔的一部分，创腔内填塞碘仿纱条。手术时切记不可伤及颌下腺导管、伤口五日拆线。可酌情给予抗生素。

四、预防调护

注意口腔卫生，进流质或半流质饮食，忌食辛辣之物。

第二十七节　颈痈（颈部急性化脓性淋巴结炎或蜂窝织炎）

发生在颈部的痈疽，谓之颈痈。此病多发于青少年，春季节较为常见。尽管此病发病迅速肿势甚剧，病情较重，因属阳热痈证，故不难治愈。此病相当于西医学的颈部急性化脓性淋巴结炎或颈部蜂窝织炎。

一、古籍摘要

《证治准绳·项痈》引《灵枢》云："项痈，发于颈者，名曰夭疽。其痈大而赤黑，不急治，则热气下入渊腋、前伤任脉，内熏肝肺，熏肝肺十余日而死矣。或问：颈上生痈疽何如？曰：是颈痈也，属手少阳三焦经，郁火、积愤、惊惶所致。初觉即隔蒜灸，服活命饮加玄参、桔梗、升麻，及胜金丹、夺命丹汗之。壮实者，一粒金丹下之；老弱者，十全大补汤、人参养荣汤。若溃而不敛，烦躁胀满，小便如淋，呕吐者死。

一妇颈痈不消，与神效瓜蒌散六剂，少退，更以小柴胡加青皮、枳壳、贝母数剂，痈肿减大半，再以四物对小柴胡数剂而平。一人神劳多怒，颈肿一块，久而不消，诸药不应。予以八珍汤加柴胡、香附，每日更隔蒜灸数壮，日饮远志酒二三盏渐消。一妇月水不行，渐热咳嗽，肌体渐瘦，胸膈不利，颈肿一块，日久不消，令服逍遥散月余，更服八珍汤加牡丹皮、香附，又月余，加黄芪、白蔹两月余，热退肿消，经行而愈。一人年逾三十，每劳心过度，颈肿发热，服败毒散愈盛，用补中益气汤数帖而消。一人因暴怒，项下肿痛，胸膈痞闷兼发热，用方脉流气二剂，胸膈利，以荆防败毒散二剂而热退，肝脉尚弦涩，以小柴胡加芎、归、芍药四剂，脉证顿退，以散肿溃坚丸一料将平，惟一核不消，服过神仙无比丸二两而瘳。"

《疡科心得集》云："颈痈生于颈之两旁，多因风温痰热而发。盖风温外袭，必鼓动其肝木，而相火亦因之俱动，相火上逆，脾中痰热随之，颈为少阳络脉循行之地，其循经之邪至此而结，故发痈也。初起头痛，身发寒热，颈项强痛，渐渐肿赤，投以疏解散邪，势轻者即能消散；若

第七章　头面部疮疡

四五日后，寒热不解，便欲成脓，当清热和营，出脓后扶胃和营，大约半月收功。亦有因于阴虚，少阳三焦火郁上攻，气血凝滞而发者。然此证必兼夹风热，非纯乎内伤之证也。所以较他证肝邪所发者，尤为易愈耳。锁喉痈，生于结喉之外，红肿绕喉。以时邪风热，客于肺胃，循经上逆壅滞而发；又或因心经毒邪，兼夹邪风结聚而发。初起外候与火痰相似，根盘松活，易于溃脓者顺，坚硬而难脓者重。治法与前证可以参用。"

二、病因病机

多由风热邪毒客于少阳、阳明经络，毒邪凝聚，气血壅结；或过食膏粱厚味、辛辣之物，湿热内蕴，循经上行于颈；或颜面、头部疮疖、乳蛾口疳、龋齿、牙痈、脓耳、鼻疔等病邪毒炽盛，结聚于颈，化脓而成。

三、治疗

（一）辨证论治

1.热毒蕴结证 此病多发于一侧颈部，发病较急，先感颈项强痛，继之出现肿块，逐渐增大蔓延，范围较大，平塌无头，边界不清，坚硬色红（图7-52）；亦有先起一瘰核，逐渐增大，波及半颈，肌表宣浮微红，肿块较硬。多伴发热恶寒，头身疼痛，舌淡红，苔薄黄，脉浮数。治宜疏风清热解毒。方用牛蒡解肌汤或连翘消毒饮。

2.火毒炽盛证 若病至三五天，肿势甚剧，半颈通肿，色红焮热剧痛，牵引头面，压痛拒按，高热口渴，烦躁腹满，便秘溲赤，舌质红，苔黄，脉洪数。治宜清热解毒，通腑泻火。方用内疏黄连汤加减：黄连、黄芩、大黄、栀子各9g，金银花50g，连翘30g，赤芍、桔梗各9g，石膏、蒲公英各30g，牛蒡子、甘草各10g，水煎服。

3.毒盛酿脓证 若病至7日后，肿块局限且硬，红肿热痛减轻，上方去大黄、石膏，加当归15g，穿山甲6g（现已禁用）。若肿块局限，根束盘清，皮色暗红，阵阵跳痛，中间渐软，周围质硬，舌质红，苔黄，脉滑数，为酿脓之象（图7-53），方用透脓散加公英。

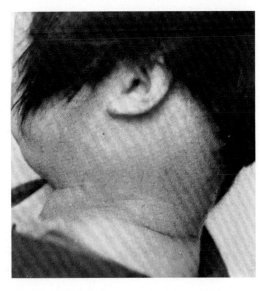

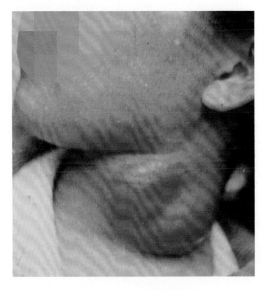

图7-52 颈痈（1）　　　　　　　　图7-53 颈痈（2）

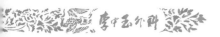

（二）中医外治

1.若肿块未溃前，外用芒冰金黄散（芒硝10g，冰片2g，金黄散20g），葱根水调敷。或外贴太乙膏。

2.若肿块波动应指，于最低位纵行切开排脓，掺七三丹或九一丹，下引流条，数日后拔除，用压垫法换药。半月余即可痊愈。

四、预防调护

1.及时治疗乳蛾、龋齿、口腔溃疡及头面部疮疖。

2.注意调节饮食，少食难消化易滞之物，如冷荤、煎炸等食品。初期、成脓期宜进半流饮食。

第二十八节　夹喉痈（化脓性甲状腺炎或胸腺咽管瘘）

前颈结喉两侧结肿块，疼痛化脓，谓之夹喉痈，又称夹疽。近代医家认为属于颈痈的范畴，此病相当于西医学的化脓性甲状腺炎和胸腺咽管瘘等病。

一、古籍摘要

《证治准绳·疡医》云："夹喉疽，或问：喉之两旁生疽何如？曰：此名夹疽，属手少阴心经、足太阴脾经、足厥阴肝火热毒上攻而然。宜琥珀犀角膏、犀角散、黄连消毒饮、活命饮，加玄参、桔梗、黄连。溃内者难治，虚火上升，痰壅饮食不进者死。"

《外科大成》云："夹喉痈生于结喉痈之两旁。"

《外科证治全生集》云："缠喉风，喉内热结，喉外肿绕，且痒且麻者是。"

《医宗金鉴·外科心法要诀》云："夹喉痈生喉两旁，肝胃毒热发其疮，疮与结喉痈同治，尤嫌痰壅不时呛。注：此痈一名夹疽，生于结喉之两旁，属足厥阴肝经、足阳明胃经火毒上攻而致。"

《外证医案汇编》云："猛疽，俗名结喉毒。夹喉痈，俗名捧喉毒，又名锁喉毒。治法相仿，其证大异。何也？猛疽在任脉之位，任脉起中极之下，从腹一直上冲咽喉，上颐入目，其脉夹肝肺之积热上升，来势猛烈，恐其阻塞呼吸饮食之险，较偏者易起易溃。捧喉毒生于喉之两旁，在手三阳、足少阳、阳明之位，又兼足厥阴、跷脉过其间。手太阳脉从缺盆循颈上颊，其病有颊肿、颔肿。手阳明脉过缺盆上颈贯颊，其病有颈肿。手少阳脉出缺盆，上项，从耳后屈下颊，其病颊肿嗌肿。足阳明脉循喉咙，入缺盆，其病有颈肿。足厥阴脉循喉咙之后，上入颃颡。阴跷脉由足上缺盆，上出人迎之前（颈旁夹喉动脉），入颃与阳跷而上，气并相还。足少阳之脉下耳后循颈，其加颊车下颈，合缺盆，其病有颔肿。夹喉痈足厥阴、足阳明风热毒热上攻而成，因经过之脉太多，气血流散不聚，坚硬漫肿无头，易于平塌。若外感风热，在表者易治。若膏粱厚

第七章
头面部疮疡

味，积热于胃，或忧思郁结，厥阴肝血内亏，少阳胆热上升，在里者难治，即与失营、马刀、瘰疬、石疽等相似。若误服寒剂，平塌内陷；误服补热，毒火壅塞，喉闭不通，变成危证；若寒凉凝结，坚硬难溃，溃则难合，脓水淋漓，延成疮怯，皆医之过也。今辑留一案，始以柴胡疏通少阳，葛根疏通阳明，加搜风解表，一法也。溃后余毒欲陷，轻剂化痰和胃，一法也。溃后毒尽，气血并调，清热化痰，和胃软坚，一法也。存方虽三，治法极密，勿以方轻平淡忽之。若不细考《内经》，临证熟悉，列此三方岂易哉？"

二、病因病机

多由厥阴气滞，肝经火旺，循经上冲；或脾胃湿热内蕴，攻发于颈；或感风热邪毒；或先天发育异常，漏管染毒；或口腔咽喉原有邪毒病灶，毒邪相染，以致气血壅结，酿化为脓。

三、治疗

（一）辨证论治

1.**火毒炽盛证** 初起在颈前结喉一侧结一肿块，或大或小，微痛不红，数日后肿势渐增可限于一侧，亦可两侧俱肿（图7-54），甚或绕颈旁窜，通肿至枕、前胸，皮色红，热痛，肿块外周表皮宣浮，中间深部多硬。常伴发热，气促，声音嘶哑，吞咽困难，舌质红，苔薄黄，脉弦数或滑数。治宜清热解毒，和营散结。方用活血败毒汤加减：当归、川芎、赤芍、牛蒡子各10g，连翘、柴胡各15g，夏枯草、蒲公英各30g，黄芩、黄连、桔梗、升麻、甘草各9g，水煎服。口渴加石膏；便秘加大黄；肿块较硬，加穿山甲（现已禁用）、皂角刺。

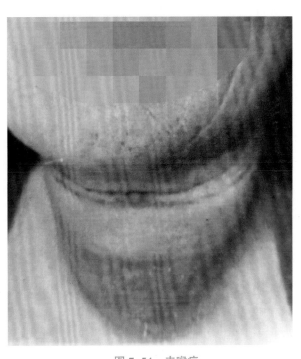

图7-54 夹喉痈

2.**毒盛酿脓证** 若病至十日后，肿块局限高隆，跳痛，午后发热重，汗出，舌质红，苔黄，脉滑数，为酿脓期。治宜活血透脓、清热解毒。方用透脓散加减。

3.**正虚邪恋证** 若肿块波动应指，应及时切开排脓，防止毒邪内蕴，旁窜深溃。溃后内治按一般疮疡，给予补气活血托毒之托里消毒散加减。

（二）中医外治

1.若肿块未溃前，外用六黄散，葱根水调敷，每日2次。

2.若肿块波动应指，应及时采用横切口法，切开排脓，谨慎分离切割，勿伤及重要血管神经，引流要通畅，下引流条，掺九一丹或八宝丹，勿用强腐蚀性药物，待脓液较少时，应用压垫法包扎。

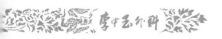

3. 若自幼前颈就有一溃口，经肿痛化脓，口久不敛或反复发作，多为先天性漏管，只有彻底切除漏管或应用挂线疗法，方能收到较好的效果。

四、预防调护

1. 病在颈前，肿块容易压迫气管食道，所以应嘱患者取侧卧位或俯卧位。
2. 忌食辛辣之物。

第二十九节　锁喉痈（口底部蜂窝织炎）

痈生于颏下结喉之处，红肿疼痛，绕喉如锁，故名锁喉痈，又名猛疽、喉疽、结喉痈。此病好发于儿童，多伴有口周或口腔内疾病。发病较快，易肿、易脓、易溃，预后良好。若失治误治，以致邪毒炽盛内陷，或肿势压迫气管，影响呼吸，亦可出现危象。此病相当于西医学的口底部蜂窝织炎。

一、古籍摘要

《诸病源候论·喉痈候》云："六腑不和，血气不调，风邪客于喉间，为寒所折，气壅而不散，故结而成痈。凡结肿一寸为疖，二寸至五寸为痈。"

《外科正宗》云："咽喉论。夫咽喉虽属于肺，然所致有不同者，自有虚火、实火之分，紧喉、慢喉之说。又咽为心、肺、肝、肾呼吸之门，饮食、声音吐纳之道。此关系一身，害人迅速，故曰：走马看咽喉，不待少顷也。假如虚火者，色淡微肿，脉亦细微，小便清白，大便自利，此因思虑过多，中气不足，脾气不能中护，虚火易至上炎，此恙先从咽嗌干燥，饮食妨碍，咳吐痰涎，呼吸不利，斑生苔藓，垒若虾皮，有如茅草常刺喉中，又如硬物嗌于咽下，呕吐酸水，哕出甜涎；甚则舌上白苔，唇生砜色，声音雌哑，喘急多痰。以上等症，皆出于虚火、元气不足中来。治此不可误投凉药，上午痛者属气虚，补中益气汤加麦冬、五味子、牛子、玄参；午后痛者属阴虚，四物汤加黄柏、知母、桔梗、玄参，如服不效者，必加姜、附以为引导之用；亦为佐治之法也。实火者，过饮醇酒，纵食膏粱，叠褥重衾，辅餐辛烈，多致热积于中，久则火动痰生，发为咽肿；甚者风痰上壅，咽门闭塞，少顷汤水不入，声音不出，此为喉闭、紧喉风是也。用药不及事，先用针刺喉间，发泄毒血，随用桐油钱鸡翎探吐稠痰，务使痰毒出尽，咽门得松，汤药可入，语声得出，乃止。内服清咽利膈汤疏利余毒，如牙关紧闭难入，必当先刺少商出血，其闭自开，如针刺、探吐无痰，声如拽锯，鼻煽痰喘，汤水不入，语声不出者，真死候也。又有喉痈、喉痹、乳蛾、上腭痈等症，其患虽肿而咽门半塞半开；其病虽凶，而喉道又宽又肿，此皆标病，虽重无妨，当用金锁匙吐出痰涎，利膈汤推动积热脓胀痛者开之，损而痛者益之，其患自安。凡喉闭不刺血，喉风不倒痰，喉痈不放脓，喉痹、乳蛾不针烙，此皆非法。又有痰火劳瘦、咳伤咽痛者，无法可治。

　　清咽利膈汤：清咽利膈汤翘芩，甘桔荆防栀薄银，大黄牛子黄连等，朴硝再加上玄参。治积热咽喉肿痛，痰涎壅盛及乳蛾、喉痹、喉痈、重舌、木舌，或胸膈不利，烦躁饮冷，大便秘结等症。连翘、黄芩、甘草、桔梗、荆芥、防风、山栀、薄荷、金银花、黄连、牛蒡子、玄参（各一钱），大黄、朴硝（各二钱），水二盅，煎八分，食远服。

　　玄参解毒汤：玄参解毒汤栀子，甘草黄芩桔梗随，葛根生地并荆芥，竹叶灯心共得宜。治咽喉肿痛，已经吐下，饮食不利及余肿不消。玄参、山栀、甘草、黄芩、桔梗、葛根、生地黄、荆芥各一钱，水二盅，淡竹叶、灯心各二十件，煎八分，食后服。"

　　连翘散：连翘散内葛根芩，赤芍山栀桔梗升，门冬牛子并甘草，木通加上效如神。治积饮停痰，蕴热隔上，以致咽喉肿痛，胸膈不利，咳吐痰涎，舌干口燥，无表里证相兼者服此。连翘、葛根、黄芩、赤芍、山栀、桔梗、升麻、麦冬、牛蒡子、甘草、木通各八分，水二盅，竹叶二十片，煎八分，食远服。

　　金锁匙：金锁匙中用焰硝，僵蚕片脑雄黄饶，加上硼砂效更高，咽喉肿闭实时消。治喉闭、缠喉风，痰涎壅塞，口噤不开，汤水不下。焰硝一两五钱，硼砂五钱，片脑一字，白僵蚕一钱，雄黄二钱，各另研为末，和匀，以竹筒吹患处，痰涎即出。如痰虽出，肿痛仍不消，急针患处，去恶血，服前药。

　　神效吹喉散：神效吹喉散薄荷，僵蚕青黛朴硝和，白矾火硝黄连多，加上硼砂病自瘥。治缠喉风闭塞，及乳蛾、喉痹、重舌、木舌等症效。薄荷、僵蚕、青黛、朴硝、白矾、火硝、黄连、硼砂各五分，上药各为细末，腊月初一日取雄猪胆七八个，倒出胆汁，用小半和上药拌匀，复灌胆壳，以线扎头，胆外用青缸纸包裹。将地掘一孔，阔深一尺，上用竹竿悬空横吊，上用板铺用泥密盖，候至立春日取出，挂风处阴干，去胆皮、青纸，瓷罐密收。每药一两，加冰片三分同研极细，吹患上神效。歌曰：此法端的通神圣，万两黄金方不传。

　　噙化丸：噙化丸中用白矾，硼砂牙皂共雄黄，胆矾枣肉丸成就，吐咽艰难第一方。治梅核气，乃痰气结于喉中，咽之不下，吐之不出，如毛草常刺作痒；新则吐酸妨碍，久成闭塞。胆矾、硼砂、明矾、牙皂、雄黄各等分，为末，红枣煮烂，取肉为丸芡实大，空心噙化一丸，温黄酒一杯过口，内服苏子降气汤。

　　冰硼散：冰硼散效实堪夸，玄明粉再共朱砂，硼砂冰片相兼佐，咽喉口齿病无他。治咽喉、口齿新久肿痛，及久嗽痰火咽哑作痛。冰片（五分），朱砂（六分），玄明粉（法注末卷），硼砂（各五钱），共研极细末，吹搽患上，甚者日搽五六次最效。"

　　《外科活人定本》曰："结喉痈，此症生于结喉之间，号曰海门第一关。毒最危恶，由心肝火热炎于肺脾，毒气攻喉。宜败毒流气饮、内托流气饮，肿起用万灵膏贴，脓溃用生肌散敷之。不可妄用针刀，以取危笃，慎之慎之。方见首卷。

　　附：结喉痈内治流毒诗一绝。结喉起红肿，海门第一关。调治须当速，如迟即是难。研烂杏仁米，小添牡丹皮，雄黄与山甲（用炒焦），枳壳及玄参，红花槟赤芍（花酒炒槟榔，磨赤芍生用），广木泽兰甘（木香磨甘草水，泽兰酒炒），引用皂角刺，修合一般般。将军先下阵（药煎熟后下四钱生军），喉毒霎时安。病人真造化，叩拜谢医官。"

　　《高氏医案》曰："喉痛托腮牙咬坚急，虽经穿溃，火逆势甚，咽闭不纳，虑其正虚邪陷神迷，姑拟清解。羚羊角、金银花、鲜生地、粉丹皮、赤芍药、夏枯草、玉桔梗、黑山栀。风温蕴

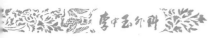

郁肺胃，咽腭肿胀而成喉痈，症经一候，燔热汗少，宜先透解为主。牛蒡子三钱，荆芥穗一钱半，净连翘三钱，象贝母三钱，玉桔梗一钱，射干五分，大杏仁三钱，制僵蚕三钱，黑山栀一钱半，元参心一钱半，江枳壳一钱，竹叶二十片。"

《医宗金鉴》云："结喉痈发项前中，肝肺积热塞喉凶，脓成若不急速刺，溃穿咽喉何以生。注：此痈发于项前结喉之上，又名猛疽，以其毒势猛烈也。盖项前之中，经属任脉兼肝、肺二经积热忧愤所致。肿甚则堵塞咽喉，汤水不下，其凶可畏。若脓成不针，向内溃穿咽喉者则难生矣。初宜服黄连消毒饮，外敷二味拔毒散。"

《外科证治全书·喉痈》云："喉间红肿疼痛，无别形状，宜先服苏子利喉汤一剂，接后服黄连清喉饮，外吹珍珠散即愈。如舌下若生一小舌，连喉肿痛，为舐舌、喉痈，二者相兼则凶，用珍珠散吹舌根舌下及两旁。

苏子利喉汤：苏子、前胡、赤芍各二钱，甘草、桔梗各一钱，玄参、连翘、浙贝各一钱五分，上水煎温服（按此方可加薄荷二钱或一钱）。

黄连清喉饮：川连一钱，桔梗、牛蒡子（炒）、玄参、赤芍、荆芥各一钱五分，甘草一钱，连翘、黄芩、天花粉、射干、防风各一钱五分，上水煎热服（此方治喉痈实火证也。但喉病实火者少，虚火者多，不可轻试。若寒，必先投苏子利喉汤一二剂，不应，且有口下便秘烦热之证，方可用之）。如便泄口和，虽有喉痈肿痛之甚，亦只用苏子利喉汤，倍桔梗加牛蒡、射干各钱半治之，兼服百灵丸必愈，尤为善法。

百灵丸：百草霜即锅底煤也。系烧山柴草树方是，除当底及边口不用，浮面与着铁不用，取中一层收贮。上用炼蜜丸芡实大，每用一丸，新汲水化服。

《外科真诠》曰："结喉痈 结喉痈生于项前结喉之上，肿甚则堵塞咽喉，汤水不下，其凶可畏，宜急治之。内服加味甘桔汤，外敷洪宝膏，溃后用乌云散盖膏。

加味甘桔汤：生地一钱，元参一钱 枳壳一钱 桔梗一钱 牛蒡子一钱，丹皮钱五，防风一钱，连翘一钱，山甲二片，银花一钱，公英三钱，甘草五分。"

《疮疡经验全书》曰："锁喉疮者，心经毒气、小肠邪风发于听会之端，注于悬膺之侧，初生如瘰疬，不能饮食，闭塞难通，渐次肿破化脓，早治得生。宜服当归连翘散之类，内用冰片散、牛黄清心丸之类治之。

牛黄清心丸：牛胆南星一两，麝香五分，珍珠五分，冰片五分，黄连末二钱，防风末一钱，荆芥末一钱，五倍末一钱，桔梗末一钱，玄参一钱，茯神一钱，当归一钱，雄黄二钱，轻粉三分，天竺黄一钱，犀角末一钱。上为细末，和匀，甘草膏为丸，如龙眼大，辰砂为衣，日中晒干入瓷瓶中，塞紧瓶口，勿令出气，临服用薄荷汤磨服一丸。"

二、病因病机

多由风热邪毒客于肺胃，循经上逆，壅结下颏；或患重舌、垫舌痈、口糜、鹅口疮、口疮、疖疔、黄水疮、烂嘴角等病，以致毒邪结聚于颏下，痰浊气血壅结，酿化为脓。

三、治疗

（一）辨证论治

1.**热毒蕴结证** 初起颏下结喉上部微痛微肿，或仅可触及髻核样肿块。若不治疗，很快出现漫肿绕喉，肿势可延及两侧颈颊，下至前胸，皮色不变，宜浮不硬（图7-55），或皮色微红，肿块较硬，焮热疼痛。多伴发热恶寒，头身疼痛，舌质红，苔薄黄，脉浮数。治宜疏风清热，化痰散结。方用牛蒡解肌汤或普济消毒饮加减。

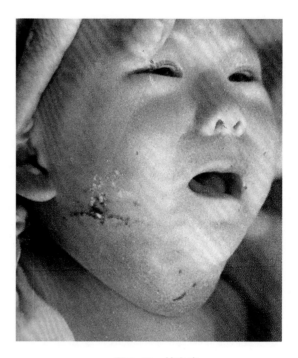

图7-55 锁喉痈

2.**火毒炽盛证** 若病至五日后，肿块较硬，皮色赤红，焮热疼痛，重者张口困难，汤水难下，颈项强硬，壮热口渴，便干溲赤，舌质红，苔黄，脉数。此为热毒炽盛，气血壅结，尚未酿脓，其治仍以消为贵。方用和营败毒汤加减：当归、川芎、赤芍各12g，金银花60g，连翘、牡丹皮各10g，蒲公英30g，穿山甲（现已禁用）、皂角刺各6g，桔梗、乳香各9g，甘草10g。

3.**毒盛酿脓证** 若肿越十日，根束盘清，疮顶微软，皮色暗红，雀啄样阵痛，发热汗出，舌质红，苔黄，脉滑数，为酿脓特征。治宜补气活血，解毒透脓。方用透脓散加蒲公英。

4.**毒邪内陷证** 若肿势较重，颈、颊、前胸皆肿，口难开合，汤水难下，呼吸困难，面色青紫为疮肿压迫气管，应做气管切开准备。若出现高热不退，汗出，干哕，惊厥，神昏谵语等毒邪内陷。治疗参阅"脑疽"内陷条。

（二）中医外治

1.若肿块未溃前，外用葱根水调一号散结灵湿敷于患处，每日2次，或外贴活血拔毒膏。

2.若脓成及时切开，常用横切口，勿伤筋脉。出脓多稠黄，下黄纱条，掺九一丹或八二丹。待脓少后撤去引流条，掺八宝丹，贴太乙膏。

（三）西医西药

病情严重或小儿难进中药者，可应用足量抗生素及输液等支持疗法。

四、预防调护

宜流质饮食，勿食辛辣之品。应侧卧或俯卧位。

第三十节　翻花疮（化脓性肉芽肿）

疮疡溃后，胬肉外翻，形似菜花，名之翻花疮，或谓之胬肉。此病相当于西医学的化脓性肉芽肿。此病临床并不多见，好发于颈项、手足、背部等处，多因疮疡外治处理不当所致。因患病部位、溃口大小的不同，可出现小如赤豆，大若菌芝的不同形状。溃口胬肉外翻，脓出不畅，口久不敛，病程缠绵为其特点。一般预后良好，若治疗不当，有转化为翻花癌的可能。

一、古籍摘要

《外台秘要》云："病源翻花疮者，由风毒相搏所为，初生如饭粒，其头破则血出，便生恶肉，渐大有根，浓汁出，肉翻散如花状，因名翻花疮，凡诸恶疮久不瘥者，亦恶肉翻出如翻花形也。"

《肘后备急方》曰："若恶肉不尽者，食肉药食去，以膏涂之，则愈。

食肉方：取白炭灰、荻灰，等分，煎令如膏，此不宜预作，十日则歇。并可与去黑子。此大毒。若用效验，本方用法。"

《证治准绳·疡医》云："翻花疮者，由疮疡溃后肝火血燥生风所致。或疮口胬肉突出，如菌大小不同，或出如蛇头长短不一。治法当滋肝补气，外涂藜芦膏胬肉自入，须候元气渐复，脓毒将尽涂之有效。不然虽入而复溃；若误用刀针、蚀药、灸火，其势益甚，或出血不止，必致寒热呕吐等症，须大补脾胃为善。

判官张承恩，内股患痈将愈，翻出一肉如菌，余曰：此属肝经风热血燥，当清肝热养肝血。彼谓不然，乃内用降火，外用追蚀，蚀而复翻，翻而复蚀，其肉益大，元气益虚，始信余言，遂内用栀子清肝散，外用藜芦膏而瘥。一上舍，素膏粱善怒，耳下结一核，从溃而疮口翻张如菌，燃连头痛，或胸胁作胀，或内热寒热，或用清热消毒之药，年余未瘥。余用补中益气汤、六味地黄丸而寻愈。一男子背疮，敛如豆许，翻出肉寸余，用消蚀割系法屡去屡大，此肝经血虚风热。余用加味逍遥散三十余剂，涂藜芦膏而消；又用八珍散倍用参芪归术而敛。一妇人素善怒，臂患痛，疮口出肉，长九寸许，此肝脾郁怒，气血虚而风内动，用加味逍遥散，涂藜芦膏而愈。后因怒患处胀闷，遍身汗出如雨，此肝经风热，风能散气故耳，仍用前散并八珍汤而愈。一男子项患肿，痰涎涌甚，用散坚行气等剂，肿硬愈甚，喘气发热，自汗盗汗，体倦食少，余曰：此属足三阴亏损，当滋化源，不信，反追蚀，患处开翻六寸许，嵾岩色赤，日出鲜血三月余矣，肝脉弦洪紧实。余用大补汤，加麦门五味五十余剂，诸症渐愈，血止三四，复因怒，饮食顿少，其血涌出，此肝伤不能藏，脾伤不能摄也。用补中益气汤为主，加五味麦门，其血顿止，再以六味丸加五味子常服，疮口敛至寸许，遂不用药，且不守禁而殁。

藜芦膏，治一切疮疽，胬肉突出，不问大小长短，用藜芦一味为末，以生猪脂和研如膏，涂患处，周日易之。

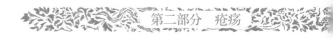

胭脂散治反花疮，胭脂、贝母、胡粉各一分，硼砂、没药各半分，上研细。先以温浆水洗拭，后敷药甘草涂敷方治反花疮。甘草（半生半炒）、矾石灰、人中白、密陀僧各半两，上为细末。以童子小便半盏，以无灰火熬，用竹篦搅成膏。取涂疮上，日五次。"

《外科枢要》云："翻花疮者，由疮疡溃后，肝火血燥生风所致。或疮口肉突出如菌，大小不同。"

《外科正宗·翻花疮》云："翻花者乃头大而蒂小，小者如豆，大者若菌，无苦无疼；揩损每流鲜血，久亦虚人。以津调冰螄散遍擦正面，上用软油纸包裹，根蒂细处用线连纸扎紧，十日后其患自落；换珍珠散掺之收口。又有根蒂不小，如鳖棋子样难扎，以前药搽上，用面糊绵纸封上二重，用心勿动，亦以十日外落之，掺珍珠散。"

《外科大成》云："翻花疮，疮口内肉突出翻如菌、翻如蕈也。且无痛苦，由溃疡血燥生风所致。损流鲜血，久则虚人。治宜滋肝补血，益气培元。如逍遥散、归脾汤之类。外掺贵金散，或乌梅煅灰敷之，或马齿苋煅灰，猪脂调敷，甚者用铜绿铅粉等分，香油调敷。一人患穿踝疽，形翻突如剖破石榴，但其色红而不艳。余以银针于肉珠上遍刺之，流紫黑血，共约碗许。随以玄珠膏涂之，黑膏盖之。次日缩小大半，又如前刺，三日三刺，消完，方露疮口。内服大补汤丸以培元气，外掺生肌药方能收口。"

《医宗金鉴》云："翻花疮因溃后生，头大蒂小努菌形，虽无痛痒触流血，血燥肝虚怒气成。注：末撒之；或马齿苋煅灰，猪脂调敷俱效。"

二、病因病机

此病多由初患疮疡，尚未成脓而过早切开，切口太小，换药不当，以致内肉突出疮口，久之疮口胬肉外翻而成此病。

三、治疗

（一）辨证论治

此病若发生在手足指端，或发生在其他部位，疮口较小者，所出胬肉初如黄豆，渐生高突，或头大而蒂小，形似一息肉（图7-56），色赤红，上附白脓苔，揩之每流血不止。此为轻小之症，较为易治，单用外治法即可，刀割、剪除，或激光、液氮冷冻，但一定要在胬肉根部进行，以低于皮肤为度，并应采用压垫法包扎溃口。若此疮发生在颈项、背部等处，疮口较大者，胬肉外翻，形似菜花，质柔软，疮色淡红（水肿样），表面可附有薄白脓苔，擦破渗血少许（图7-57）。

1.邪毒炽盛证　因邪毒炽盛所致者多为实证，疮周多肿硬，胀闷疼痛，发热，纳差，舌质红，苔黄，脉数。治宜清热解毒，活血散结。方用四物败毒汤加减或四妙散加减。

2.正虚邪恋证　若疮疡大毒已去，体质较虚，疮周可不硬，疼痛轻微，日晡发热，自汗或盗汗，舌淡红，苔薄白或少苔，脉沉细数。治宜补气血，托毒邪。方用托里消毒散加减或八珍汤、人参养荣汤加减。

（二）中医外治

1.若翻花疮面积较小，可掺消胬散，敷料覆盖包扎。

2.若胬肉面积较大，可掺消胬散，或掺冰螄散、白降丹，盖四黄纱条，亦可予以多次少量剪

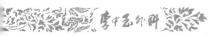

除胬肉，上掺灵珍散或八宝丹，盖以生肌玉红膏纱布（消毒纱布浸于生肌玉红膏中），并用压垫法包扎。

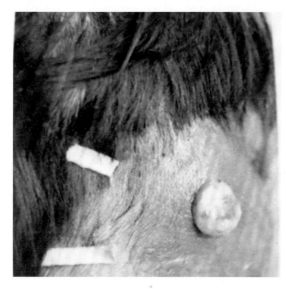

图 7-56　翻花疮（1）

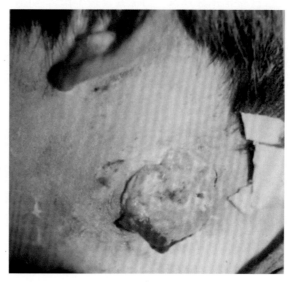

图 7-57　翻花疮（2）

四、预防调护

患者应调情志，节房欲，忌食辛辣之品。

第三十一节　瘰疬（淋巴结核）

颈项、腋下等处结核，累累如贯珠，三五枚盘叠，历历可数，故名瘰疬，俗名老鼠疮。此病最早见于《灵枢·寒热》，以后历代文献多有论述，名称甚多。有以经络命名的，如生于颈前属阳明经，名痰瘰；生于项后属太阳经，名湿疬；生于颈项两侧属少阳经，名气疬。有以病因命名的，如风寒搏于经络，先寒后热结核浮肿，为风毒瘰疬；如外感邪热，内食膏粱厚味，酿结成患，色红微热，结核坚肿，名为热毒瘰疬；如忧愁思虑，暴怒伤肝，其核骤肿，质软如气吹，随喜怒而增减，名为气疬；如饮食不节，脾失健运，痰湿结聚经络，名痰瘰。有以部位命名的，如生于左项耳根部的名蜂窝疬；生于右耳根部的名布袋疬；生于下颏部的名燕窝疬；如果生于项间延及胸前（近锁骨处）及腋下部位，名瓜藤疬；发生在前囟门处的名单窠疬。有以形态命名者，结核小者为瘰，大者名疬；如肿势猛烈，核块较大且硬，形如蛤蜊，谓之马刀瘰疬；如结核大小不一，成群连串而生，名为子母疬；如在一个大疬块上堆聚数个小核，重叠盘结，名为重台疬；如结核绕颈而生，似蛇缠颈项，名为蛇盘疬；如结核像黄豆结荚，成串绕颈，名为锁项疬；如一个包块中包囊着十多个小结核，名为莲子疬；如核块大坚硬如砖石，移动性小，名为门闩疬；如

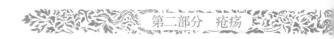

结核形如鼠，名为鼠病；若溃口深窜，形如老鼠打洞，久不敛口，名为鼠疮或鼠瘘。此病多发于儿童和青壮年女性，成年男子较为少见。好发于颈侧、颌下，亦可延及缺盆。初起结核一枚或数个堆积成块皮色不变、多无疼痛，以后逐渐增大窜生，久则酿脓，溃后脓水稀薄夹有败絮状物，常常旁窜深溃，形成窦道、瘘管，久不收口，缠绵数月或数年，此病相当于西医学的淋巴结核、慢性淋巴结炎。

一、古籍摘要

《灵枢·寒热》云："寒热瘰疬在于颈腋者，皆何气使生？岐伯曰：此皆鼠瘘寒热之毒气也，留于脉而不去者也。"

《金匮要略·血痹虚劳病脉证并治》云："马刀侠瘿者，皆为劳得之。"

《刘涓子鬼遗方》云："治皮肤中热痱、瘰疬，白蔹膏方。白蔹、黄连各二两，生胡粉一两上捣筛，溶脂，调和敷之。"

《诸病源候论·瘰疬瘘候》云："鼠瘘者，由饮食不择，虫蛆毒变化入于腑脏，出于脉，稽留脉内而不去，使人寒热，其根在肺，出于颈腋之间，其浮于脉中，而未内着于肌肉，而外为脓血者，易去也。"

《备急千金要方》云："凡项边、腋下先作瘰疬者，欲作漏也，宜禁五辛酒面及诸热食，凡漏有似石痈累累然作疬子，有核在两颈及腋下，不痛不热。治者皆练石散敷其外，内服五香连翘汤下之，已溃者如痈法。诸漏结核未破者，火针针使着核结中，无不瘥者。"

《外台秘要·寒热瘰疬方》引《诸病源候论》云："此由风邪毒气客于肌肉，随虚处而停结为瘰疬，或如梅李等大小，两三相连在皮间，时而发寒热是也。久则变脓溃成瘘也。

刘涓子疗寒热瘰疬散方：狸骨（炙）五两，乌头（炮）七分，黄连六分，上三味捣下筛，先食以酒服一钱匕，日三良。忌猪肉、冷水。

崔氏疗九种瘘方：芫青（去足翅熬）二十枚，地胆（去足羽熬）十枚，斑蝥（准上）三十枚，生犀（如枣核大，屑），豉四十九粒，大豆黄（生用）一百枚，牛黄（枣核大），蜈蚣（折取一寸半，微火熬）一枚肥大者。上八味捣筛，蜜丸如梧子，初欲服药，少夜食，明旦饮服二丸，须臾可煮酢浆薄粥，稍稍冷饮之，其瘘虫有形状，皆从小便出，至日西甚虚闷，可煮汤，餐蔓菁菜羹酱食之，其余脂腻醋脯，一切口味五辛果子之类，并不得食。人强隔日一服，人弱两三日一服，服药以疮瘥，虫尽为度。"

《丹溪手镜·瘰疬》云："夫初发于少阳，郁气之积，不守禁戒，延及阳明。盖胆经主决断，有相火而气多血少，治宜泻火散结。虚则补元气，千金散主之；实则泻阴火，玉烛散主之。"

《外科枢要·论瘰疬》云："盖怒伤肝，肝主筋，肝受病，则筋累累然如贯珠也，其候多生于耳前后项腋间，结聚成核，初觉憎寒恶热，咽项强痛。若寒热焮痛者，此肝火风热而气病也，用小柴胡汤，以清肝火，并服加味四物汤，以养肝血，若寒热既止，而核不消散者，此肝经火燥而血病也，用加味逍遥散，以清肝火；六味地黄丸，以生肾水；若肿高而稍软，面色萎黄，皮肤壮热，脓已成也，可用针以决之，及服托里之剂。"

《外科活人定本》曰："瘰疬，此症生于耳后及项间，一名九子疡，一名走鼠疡，其实皆瘰疬也。多起于少阳一经，及阳明经有之，以多气少血故也。盖由嗜欲太甚，饮酒太过，食味太厚，

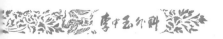

思想太极，所愿不遂意，外感湿热，内蕴七情六欲，或传染，或误治，种种不同，为灾则一。男子见此潮热频生，女子见此令经不调，渐渐不治，神仙莫救。神方：于初起之时，或见一二种之际，或耳后项下有连珠，就于初起大核之上艾壮灸之，或核上各灸五六壮，或七八壮，十壮止，更于肩井、风池、肺腑、缺盆各灸三壮，真起死回生之妙用也。灸后服清痰、降火、消风、败毒之药，可收全功。每见今人不行火灸之法，而听下工频敷烂药，甚则勾割，以取丧亡，又谁咎哉？此症前后宜服清痰和气饮、开郁清痰丸、清肝流气饮、清风和气饮、救苦化核汤。要清心养性，淡味节食，可保终吉。此症生于富贵膏粱之人，多费调理，以味厚欲深故也。生于贫贱藜藿之人可保无虞，以味薄欲少故也。古人治病以膏粱、藜藿不问，正此议也。治此疾者，当各尽心，庶不致大害。又有万灵膏、生肌散，灸病后，用此贴之。清肌、消毒、长肉、拔痰，是为圣药，既溃后用此贴之，彻脓败血，长肉消毒，是为神方。若二方真病症无敌也。"

《医学心悟·瘰疬》云："瘰疬者肝病也，肝主筋，肝经血燥有火，则筋急而生瘰，瘰多生于耳前后者，肝之部位也，其初起即宜消瘰丸消散之。不可用刀针及敷溃烂之药，若病久已经溃烂者，外贴普救万全膏，内服消瘰丸并逍遥散，自无不愈，更宜戒恼怒，断煎炒，及发气、闭气诸物，免致脓水淋漓，渐成虚损。患此者可毋戒欤！"

《外科理例》云："瘰者，结核是也，或在耳后、耳前，或在耳下连及颐颔，或在颈下连缺盆，皆谓之瘰。或在胸及胸之侧，或在两胁，皆谓之马刀。手足少阳主之。"

《立斋外科发挥》云："焮肿脉沉数者，邪气实也，宜泻之。肿痛，憎寒发热，或拘急者，邪在表也，宜发散。因怒结核，或肿痛，或发热者，宜疏肝行气。肿痛脉浮数者，祛风清热。脉涩者，补血为主。脉弱者，补气为主。肿硬不溃者，补气血为主。抑郁所致者，解郁结调气血。溃后不敛者，属气血俱虚，宜大补。虚劳所致者，补之。因有核而不敛者，腐而补之。脉实而不敛，或不消者，下之。

如神散治瘰疬已溃，瘀肉不去，疮口不合。松香末一两，白矾三钱。为末，香油调搽，干搽亦可。"

必效散治瘰疬，未成脓自消，已溃者自敛，如核未去更以针头散腐之。若气血虚者，先服益气养荣汤数剂。然后服此散，服而病毒已下，再服前汤数剂。南硼砂二钱五分，轻粉一钱，斑蝥（糯米同炒熟，去头翅）四十个，麝香五分，巴豆（去壳心膜）五粒，白槟榔一个。上为细末，每服一钱，壮实者钱半，五更用滚汤调下。如小水涩滞，或微痛，此病毒欲下也，进益元散一服，其毒即下。此方斑蝥、巴豆似为峻利，然用巴豆，乃解斑蝥之毒，用者勿畏。"

《外科集验方》云："夫瘰疬疮者，有风毒、热毒、气毒之异，瘰疬、结核寒热之殊。其证皆由忿怒气逆，忧思过甚，风热邪气内搏于肝经。"

《外科传薪集》云："专治头项瘰疬痰核马刀失荣等症方：蛇床子草五两，烧酒五斤，先将瓶酒晒热，然后入草浸之。每日早晚，照量大小服之，若证势年数未久，服之一年，即可痊愈。"

《外科证治全生集》云："瘰疬，患生项间，初起一小块，不觉疼痒，在皮里膜外，渐大如桃核，旁增不一，皮色不异。以子龙丸每服三分，淡姜汤送服，每日三次，至消乃止。倘小孩不善服丸，每取小金丹一丸，陈酒冲服，盖暖取汗，服至消而止。数年内忌食香橙，食则复患。凡瘰疬，有溃烂，间有成脓未溃者，亦有未成脓者，须服犀黄丸，止其已溃之痛，松其成脓未溃之胀，消其未成脓之核。已成脓者，用咬头膏穿之。日服温补祛痰，通腠活血壮气之剂，外贴阳和

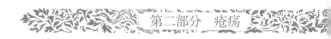

解凝膏而愈。凡瘰疬，烂延肩胸胁下，极不堪者，用荆芥根煎汤洗患处，以雄脑散麻油调搽，内服洞天救苦丹三服，犀黄丸六服。服完九日后，皮色变白，孔内红活，接服大枣丸。肌肉渐长，用生肌散日敷收功。"

《医宗金鉴·外科心法要诀》云："如生于项前，属阳明经，名为痰瘰；项后属太阳经，名为湿瘰；项之左右两侧，属少阳经，形软，遇怒即肿，名为气疬；坚硬筋缩者，名为筋疬；若连绵如贯珠者，即为瘰疬；或形长如蛤蜊，色赤而坚，痛如火烙，肿势甚猛，名为马刀。瘰疬又有子母疬，大小不一。有重台疬，疬上堆累三五枚，盘叠成攒。有绕项而生者，名蛇盘疬，如黄豆结篓者，又名锁项疬。生左耳根，名蜂窝疬。生右耳根，名惠袋疬。形小多痒者，名风疬。颏红肿痛者，名为燕窝疬。延及胸腋者，名瓜藤疬……生于遍身，漫肿而软，囊内含硬核者，名流注疬。独生一个，在囟门者，名单寎疬。一包生十数个者，名莲子疬。坚硬如砖者，名门闩疬。形如荔枝者，名石疬。如鼠形者，名鼠疬，又名鼠疮。以上诸疬，推之移动为无根，属阳，外治宜因证用针灸、敷贴、蚀腐等法；推之不移动者为有根且深，属阴，皆不治之症也。切忌针砭及追蚀等药，如妄用之，则难收敛。

瘰疬形名各异，受病虽不外痰、湿、风、热、气毒结聚而成，然未有不兼恚怒、忿郁、忧滞、谋虑不遂而成者也。有外受风邪，内停痰湿，搏于经络，其患身体先寒后热，疮势宣肿微热，皮色如常，易消、易溃、易敛，此为风毒也，如防风羌活汤、海菜丸，拣择用之。有天时亢热，暑湿偶中三阳经，兼过食膏粱厚味，酿结而成，其患色红微热，结核坚硬缓肿，难消、溃迟、敛迟，此为热毒也，如升阳调经汤、柴胡连翘汤、鸡鸣散，随证轻重，拣择用之。有感冒四时杀厉之气而成，其患耳项胸腋，骤成肿块，宣发暴肿，色红皮热，令人寒热，头眩项强作痛，此为气毒也，如李杲连翘散坚汤、散肿溃坚汤，俱可因证治之。有肝伤恚忿，血虚不能荣筋，其患核坚筋缩，推之不移者，此筋瘰也，初服疏肝溃坚汤，次服香贝养荣汤治之。有误食汗液、虫蚁鼠残、陈水宿茶不净之物，其患初小后大，累累如贯珠，连接三五枚，不作寒热，初不觉疼，久方知痛，此为误食毒物也，如杨氏家藏治瘰疬方法，制灵鸡蛋，随证虚实，拣择用之自愈。其项后两旁湿瘰，经属膀胱寒水，外感风邪与湿凝结，漫肿疼痛，皮色如常，有日久将溃，皮色透红，微热痛甚，其内外治法，用药总不宜寒凉，初肿宜用附子败毒汤，外敷神功散；将溃已溃，俱按痈疽溃疡内外治法。用药首尾得温暖即效，误犯寒凉，令人项背拘强，疮势塌陷，毒气攻里，便泻者逆。但凡生瘰疬者，男子不宜太阳青筋暴露，潮热咳嗽，自汗盗汗；女人不宜眼内红丝，经闭骨蒸，五心烦热。男妇有此，后必变疮劳，俱为逆证，难收功也。

杨氏家藏治瘰疬方，治误食毒物，致成瘰疬，其功甚速。荆芥、白僵蚕（炒，去丝）、黑牵牛各二钱，斑蝥（去头、翅、足，大米炒）二十八个，上为末，卧时先将滑石末一钱，用米饮调服，半夜时再一服。五更初即用温酒调药一钱或二三钱，量人之强弱用之。服后如小水并无恶物行下，次日早再用一服；仍不行，第三日五更初，先吃白糯米粥，再服前药一服，更以灯心汤，调琥珀末一钱服之，以小水内利去恶物为愈，如尿孔痛，用青黛一钱，以甘草汤调下，其痛即止。方歌：杨氏家藏治瘰方，误食毒物成疬疮，牵牛斑蝥僵荆芥，为末酒服量弱强。

消核散治颈项痰凝瘰疬，不论男妇小儿，用之无不神效。海藻三两，牡蛎、玄参各四两，糯米八两，甘草（生）一两，红娘子（同糯米炒胡，黄色，去红娘子，用米，共研细）二十八个，酒调服一钱或钱半，量人壮弱。方歌：消核散治诸瘰疬，男妇小儿用之愈，红娘糯米炒胡黄，甘

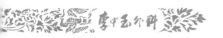

草玄参藻牡蛎。

犀角丸治诸般瘰疬，心火上攻，两目赤涩，服之有效。犀角、青皮、黑牵牛（半生，半炒）、陈皮各一两，连翘（去心）五钱、薄荷二斤，皂角二枚，前五味，共研细末，用皂角去子、皮、弦，泡捶，以布绞取汁一碗，又用新薄荷捣取汁，同熬成膏，和入药末内为丸，如梧桐子大。每服三十丸，食后滚汤送下。方歌：犀角丸能除心火，诸般瘰疬兼目红，牵牛半生半炒用，陈薄皂角连翘青。

夏枯草膏治男妇小儿忧思气郁，瘰疬坚硬，肝旺血燥，骤用迅烈之剂，恐伤脾气，以此膏常服消之。京夏枯草一斤半，当归、白芍（酒炒）、黑参、乌药、浙贝母（去心）、僵蚕（炒）各五钱，昆布、桔梗、陈皮、抚芎、甘草各三钱，香附（酒炒，一两），红花（二钱），前药共入砂锅内，水煎浓汤，布滤去渣。将汤复入砂锅内，慢火熬浓，加红蜜八两，再熬成膏，瓷罐收贮。每用一二匙，滚水冲服。兼戒气怒、鱼腥。亦可用薄纸摊贴，瘰疬自消。方歌：夏枯草膏医诸病，化硬消坚理肝虚，血燥忧思肝木旺，烈药伤脾服此宜。归芍贝僵香附桔，昆红参草抚陈皮，乌药同熬加红蜜，滚水冲服戒怒急。

瘰疬未溃敷贴方，金倍散治瘰疬坚硬难消、难溃，敷之神效。整文蛤（攒孔）一枚，金头蜈蚣（研粗末）一条，将蜈蚣末装入文蛤内，纸糊封口，外再用锡纸糊七层，晒干，面麸拌炒，以纸黑焦为度，去纸研极细末，加麝香一分，再研匀，陈醋调稠。温敷坚硬核处，外用薄纸盖之，每日一换。方歌：金倍散敷坚瘰疬，蜈蚣末入文蛤中，纸糊晒干同麸炒，加麝研之醋调灵。"

《外科大成瘰疬》云："结核于颈前项侧之间，小者为瘰，大者为疬，连续如贯珠者为瘰疬。始起于少阳经，次延及于阳明经颊车等处，再久之则延于缺盆之下。形长如蛤，色赤而坚，痛如火烙，属三焦经，名曰马刀，又甚于疬也。此由三焦肝胆三经怒火风热血燥而生，或肝肾二经风热亏损所致。初起寒热焮痛者，此肝火风热而气病也。用小柴胡汤，加胆草、栀子、芍药、当归。因怒肿痛或发热者。用小柴胡汤，加青皮、木香、桃仁、红花。若寒热止而核不消者，此肝火燥而血病也。用加味逍遥散以清肝，六味地黄汤以滋肾。如肝脉弦紧肾脉洪数者，由肾水不能生肝也，用补中益气汤、六味地黄丸以滋化源。如痰盛痞满右关脉弦者，此脾土虚而肝木乘之也，用六君子汤加芎、归，次仍用补中益气汤。至将溃已溃，用神效瓜蒌散、益气养荣汤，间服之。如溃之脓清者，须大补之。

家传消疬丸：天花粉（捣烂，水浸三日，取沉者晒干）用四两，绿豆粉（用薄荷叶蒸过）四两，香附米（童便浸）二两，贝母一两，茯苓一两，白术一两，柿霜四两，牛皮胶三两，牡蛎（煅）、百合、山慈菇、杏仁各二两，细茶、粉草各一两，青黛六钱，硼砂三钱，白矾二两，上为末。炼蜜为丸，绿豆大，每日二服，每服二钱，俱白滚水送下。

洗疬疮方，破烂顽腐，久不收口者。麻油煎滚，趁热用绵裹指尖蘸油。热抹患处十数次，次用生肌等药。一用雄黄、白矾、朱砂各一两，真阿魏六钱为末。每用三五钱，冲滚水二大盅洗之。"

《洞天奥旨》云："瘰疬之病甚多，名状不一。大约得病有九：一因怒而得；一因郁而得；一因食鼠食之物而得；一因食蝼蛄、蝎、蝎所伤之物而得；一因食蜂蜜之物而得；一因食蜈蚣所游之物而得；一因大喜，饱飧果品而得；一因纵欲伤肾，饱飧血物而得；一因惊恐失枕，气不顺而得。初生之时，每现于项腋之间，或牵蔓于胸胁之处。其形之大小，宛如梅核，或动或静，或长或圆，或连或断，及至溃烂，或流水、流脓、流血之各异。未破之先易于医疗，已破之后难于收功。盖未破虽虚，而不至于五脏之损；已溃渐亏，而难救夫七腑之伤。故必须补其虚而救其伤，始为妙法也。然病虽有九，而治法止有三也。其一，治在肝胆；其二，治在脾胃；其三，治在心肾。治肝胆者，其左关之脉必涩，而右关之脉必滑者也。盖肝胆之郁不开，必下克脾胃之土，土气受制，难化水谷，必至生痰以助结，而瘰疬不化矣。治其肝胆，而消化其痰涎，则瘰疬易化矣。治脾胃者，其右关之脉必浮而无力，或滑而有力也。明是脾胃之中，无非痰气之升腾，土气之萧索，不健脾则痰不能消，不健胃则涎不能化，痰涎日盛，瘰疬难开，何能治乎？故必大补脾胃以消化痰涎，然后佐之败毒之味，则病去如扫矣。治心肾者，切其左寸之脉必滑，右尺之脉必涩者也。明是心肾两开，不能既济，而肝胆脾胃各不相应，故痰块不消，瘰串更甚。补其心肾则阴阳和合，而少佐之去毒破坚之味，则取效益速矣。倘不明三治之法，而妄用刀针，愈亏其根本，安得济事乎？必至与死为邻，不重可惜哉！"

《青囊秘诀·瘰疬论》云："人有生痰块于项颈，坚如石者，久则变成瘰疬，流脓流血，一块未消，一块又长，未几又溃，或耳下，或缺盆，或肩上，有流行串走之状，故名鼠疮，又名串疮，言其如鼠之能穿也。世人谓食鼠窃之物以成，而不然也。盖瘰疬多起于痰而成于郁，未有不郁而能生痰者，未有无痰而能成瘰疬病者也。世人必须以开郁消痰为治，然郁久则气血必耗，耗则气血更亏，若徒消痰而不解郁，或但开郁而不消痰，是以虚而益虚也，何能奏功？余谓此症，不若平肝而健脾，助土木相调而愈矣。方用清串汤：白芍一两，白术一两，柴胡二钱，蒲公英三钱，天花粉三钱，茯苓五钱，陈皮一钱，附子一钱，紫背天葵五钱，水煎服，六剂痰块渐消，再服十剂而瘰疬化尽，再服一月痊愈。愈后可服六君子汤数十剂，以为善后之计，永不再发也。此方妙在蒲公英、天葵为消串之神药，然非佐之以白芍、柴胡，则肝木不平，非辅之以白术、茯苓，则脾土不健，何以能胜攻痰破块之烈哉？惟有攻有补，则调剂咸宜，更得附子之力，以引降药，直捣中坚，所以能愈宿疾沉疴于旦夕耳。"

《外科十三方考》云："红桃丹（治马刀瘰疬，未穿者一点即散，甚效）。

新出窑矿子石灰二两，放新瓦上煅红，以碱水淬四五次，研细，加银朱二钱，一同入碱水调匀，泡糯米若干粒在内，至米胀大如水晶色时，取米点病上，日二三次，至愈为止。

又方，新出窑矿子石灰四两，猫骨一具，煅存性，白碱半酒杯，银朱三钱，共研细末，用冷水一碗，将药末投入搅匀，俟静置澄清时，再放糯米若干粒于药上，泡一宵，俟米胀如水晶色时，挑米点于患处，多点数次，其核自散。

以上二方是从《一壶天》书中得来，经编者做过十数次临床试验，两个方子的作用不相上下，对于内部未化脓的瘰疬，有十分之五的疗效，如发炎期过，内部已酿脓时则无效。

此二方与广东梁柏轩氏的点病法同出一辙，梁氏的点病方法极为周到，故在使用此方时可借用该方用法，更臻美善。新鲜石灰为苛性石灰，白碱为碳酸钠，此二物相作用后，即成苛性钠，亦即"氢氧化钠"，腐蚀性极大，故点用时当极端注意，不可伤及好肉（类似渴龙奔江丹，只是少了食盐一味）。

钓羊丹（专取病核，退管生肌）：水银、火硝、明矾各三钱，皂矾五分，硇砂一钱，金顶砒一钱。上共研极细，入罐结胎封固，升三炷香时，冷定取出丹炼蜜为丸，如绿豆大备用。用时取一丸置病核上，不拘何种膏药贴之，冷天七日一换，暑天三日一换，病核即从放丸处脱出，破烂

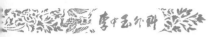

者加入蟾酥少许，即可减轻疼痛，并可钓出绵管。如连生四五枚者，不必——俱贴，只贴最大一枚，众核即从此出，核出尽后，再用七仙丹、生肌散收功。"

《外证医案汇编》曰："瘰病一症，其名虽多，不外乎外感六淫风寒暑湿之邪，内伤七情忧愁思虑之郁。外感者气血未亏，属表属经，阳证易治。内损者营卫已伤，属里属脏，阴证难愈。丹溪曰：瘰疬皆起于少阳一经。余细考《内经》，惟少阳经有马刀侠瘿。曰：其痈坚而不溃者，名曰马刀侠瘿，急治之。细思其故，恍然而悟。少阳者，风火之腑也，而为相火，风气通肝，与少阳合，故风火先犯少阳也。如伤寒先犯太阳寒水，同气相求易合。因少阳属木，木最易郁，木郁不达，精血内消，水不涵木，相火易升。故瘰疬表里虚实，皆始起于少阳一经耳。《内经》一言尽之矣。虽则起于少阳，如伤寒起于太阳，脏腑六经，皆可传遍，不独少阳一经也，故治病当分六经。有少阳之风热气郁，太阳之寒湿凝结，阳明之湿痰壅热，太阴之腹胀便溏，少阴之咳嗽内热，厥阴之经阻腹痛，俱有兼症，外症皆由内发，治外当兼治内也。今辑三十余方，治法虽未尽，亦可见其大概矣。方书曰：不犯经禁病禁，如伤寒太阳寒热，误投少阳柴胡，引邪入里矣。太阴之下痢，误投少阴阿胶黄连，即成败证矣，药一错误，岂堪设想。《内经》云：毋盛盛，毋虚虚，损其不足，益其有余。此二者，医杀之，即此意也。如病家调理，自犯经禁病禁，虽名医良药，亦难愈，若有所误，俱成败证，岂可不慎欤。如外治薄贴针砭围灸等法，各有师承，不在立方之内，不揣谫陋，聊作乌言，质之高明。余听鸿注。"

《疡医大全》云："治病奇方：全蝎七个，桃壳六个，每壳装蝎一个，五个壳装去五个蝎子，仍有一壳装两个全蝎，以面包煨熟，研末作六包，用黄酒调服，每日服一次，将两个蝎子过一服，作个记号，留为末服。服完隔两三日，如未痊愈，可照此方再制一两料服之，自必痊愈矣。服此药，每日须肉食滋养。"

孙真人治瘰疬初起，并治溃烂久不收口。壁虎一条，裹泥中，火煅存性，去泥，研末，临卧陈酒调下。

火针法治瘰疬核，生于项间，初起坚硬，或如梅李，结聚不散，宜用此法针之，插药易消也。用缝衣大针两条，将竹箸头劈开，以针尖夹缝内，相离一分许，用线扎定，先将桐油一盏，用灯草六七根，油内排匀点着，将针烧红，用手指将核捏起，用针当顶刺入四五分，核大者，再针数孔亦妙。核内或痰或血，随即流出，候尽，以膏盖之，次日针孔必渐作脓，轻者用黄药插之，核坚硬者，用冰蛳散糊打成条，晒干，插核内，针孔外以纸糊二重封固，次日其核发肿作痛，不妨，乃药气攻入于内，候至七日外，自然核外裂开大缝，再至七日，其核自落，葱汤洗净，孔大换用玉红膏搽入，外以膏盖。后服益气养荣汤，或十全大补汤加香附。兼戒劳动气恼，房事发物，煎炒海腥等件。"

二、病因病机

多由情志抑郁、忧愁、恚怒，肝气郁结，横克脾土，脾失健运，湿痰内生，痰气交阻，循经上行，结于颈项；或素体虚弱，外染风热毒邪、疫疬之气客于三阳经络，毒邪结聚，气血凝滞而成此病；或因肺肾阴亏，水亏火旺，肺液失于输布，灼津为痰火凝结，着于颈项；或为幼儿先天禀赋不足，痰浊积聚；或头面、口腔染有毒邪，毒邪循经走散而结聚于颈项。

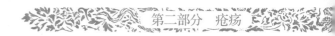

三、治疗

（一）辨证论治

1.痰毒结聚证　若下颌、颈部初起臖核，迅速大如桃李，皮色微红，外表宣浮而肿块质地韧硬，明显热痛。伴发热恶寒，口苦溲黄，舌质红，苔薄黄，脉浮数。证属风热痰毒结聚。治宜疏风清热，解毒化痰。方用牛蒡解肌汤。风盛加僵蚕，热盛加黄芩、连翘，核硬加赤芍。外用太乙膏或二号散结灵外敷。

2.毒滞经络证　若发于儿童，颈部结核数枚，小如黄豆，大如蚕豆，累累如贯珠，推之移动，结核较硬，皮色不变，无热无痛。证属痰毒凝滞经络。治宜化痰通络散结。方用四虫化瘰丸：全蝎、水蛭、守宫各30g，蜈蚣30条，为末，水泛为丸。每服2g（10岁儿童量），每日2次。

3.肝郁脾虚证　若病发于妇女，颈项结块，突发暴肿，势大如馒，软如气吹或稍硬；或结核数枚，堆垒成块，皮色不变，随喜怒而增减。多伴寒热往来，口苦咽干，面色萎黄，经血不调或不孕，舌淡红，苔薄白，脉弦。证属肝郁脾虚，气郁痰凝，冲任失调。方用逍遥散。肝郁火旺加栀子、夏枯草，脾虚生痰加陈皮、半夏，经血不调加益母草、红花，肿块顽硬加全蝎、蜈蚣，阴虚加牡丹皮、麦冬。

4.痰凝血滞证　若结核肿块较多、较大，且硬，皮核相连，暗红微痛，日晡发热，舌淡红，苔薄白，脉弦数（图7-58和图7-59）。证属气血痰浊凝聚。治宜疏肝解郁，和营散结。方用疏肝溃坚汤加减：夏枯草30g，僵蚕、川芎、穿山甲各9g（现已禁用），浙贝母、陈皮、柴胡、红花各10g，香附15g，全蝎6g，蜈蚣1条，守宫5g，水煎服。或用仙方活命饮加香附15g，红花10g。

5.毒盛酿脓证　若结核迅速增大，皮核相连或数枚成块，皮色暗红，阵阵跳痛，触之软硬兼杂，日晡发热，舌质红，苔薄黄，脉沉滑而数，为酿脓欲腐（图7-60～图7-62）。治宜补气血，托毒透脓。方用透脓散或托里消毒散加穿山甲（现已禁用）、肉桂各6g，香附15g。

6.正虚邪恋证　若结核初溃，腐肉死肌不脱，胬肉外突，时流稀薄脓水，溃口周围仍暗红肿硬，旁窜深溃（图7-63），为气虚不能托毒外出。服托里消毒散选加香附15g，红花、牡丹皮、陈皮各10g，肉桂5g。

7.气阴两虚证　若结核溃破日久，虽无肿块，但脓水稀薄，夹有败絮样物，溃口呈潜行性（空亮），四周皮色灰暗，肉芽不鲜，或为窦道，久不敛口，面色少华，低热盗汗，五心潮热，头晕失眠，经闭不调，腹胀便溏，舌质淡或红少苔，脉细数或沉而无力（图7-64和图7-65）。证属气阴两虚。治宜补气血，调阴阳。方用香贝养荣汤。

（二）中医外治

1.若肿块未溃前，外贴太乙膏、鸡骨膏，或二号散结灵外敷。

2.若肿块溃破后，溃口小者应开大，腐肉多者应剪除。外掺加味白降丹、三仙丹，待腐肉少有新生肉芽时，依次用五五丹、七三丹、九一丹、八宝丹、生肌散。

四、预防调护

加强营养，忌食辛辣之物；调情志，抑恼怒。

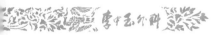

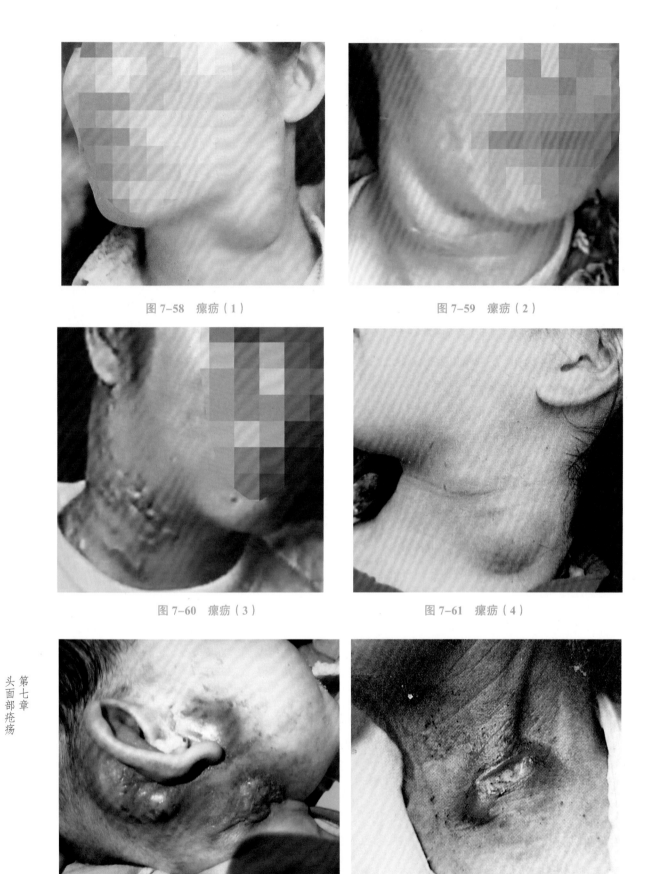

图 7-58　瘰疬（1）　　　　　　　　　　图 7-59　瘰疬（2）

图 7-60　瘰疬（3）　　　　　　　　　　图 7-61　瘰疬（4）

图 7-62　瘰疬（5）　　　　　　　　　　图 7-63　瘰疬（6）

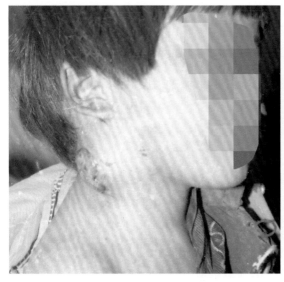

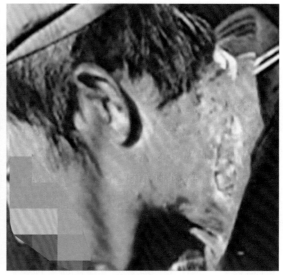

图 7-64 瘰疬（7）　　　　　　　　　　　　图 7-65 瘰疬（8）

第三十二节　失荣、石疽（颈部恶性肿瘤）

颈旁或耳之前后结肿块，附筋着骨，坚硬如石，凹凸不平，溃后翻花流血，面容憔悴，形体消瘦，状如树木失去荣养而枝枯皮焦，故谓之失荣，又名失营，此病相当于西医学的颈部恶性肿瘤。此病可发于任何年龄，但以 40 岁以上较为多见。此病分原发性与继发性两类。原发性以淋巴肉瘤、网状细胞肉瘤及淋巴网状细胞肉瘤（俗称"何杰金病"）为多见。继发者大多由鼻部、鼻咽、口腔、肺部、食管、甲状腺等处癌肿转移而来。所以在临床发现此病时，应注意检查有无其他病变，在早期更应与瘰疬、痰核、瘿瘤等病相鉴别。此病在疡科中属四绝症之一，治疗得当，可以收到减轻症状、控制发展速度、延长寿命之效果。

一、古籍摘要

《疡医大全》云："《内经》曰：尝贵后贱，名曰脱营，尝富后贫，名曰失精。虽不中邪，病从内生，身体日减，气虚无精，病深无气，洒洒然时惊，病深者，以其外耗于卫，内夺于荣。注：血为忧煎，气随悲减，故外耗于卫，内夺于荣。是证令人饮食无味，神倦肌瘦。"

《疮疡经验全书·石疽》云："石疽虽与石痈同，惟石疽深。寒客于经络，血气结聚不散，隐于皮内，肿按之如石。此毒连颈项之间，内先溃烂，方出皮肤。恐髓出颈项者即死，用排脓内补十宣散。待脓尽，内补散（疑衍）恋心乳香护心散，仍贴金丝膏。渴甚加五味、天花粉、干葛、麦冬、乌梅。初起须用艾火灸患上三四十壮，发于额面者不可矣。

炼石散，坚如石碗，其色不变。鹿角（烧灰）八两，白蔹三两，粗厉黄石二斤，上用好醋

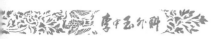

五升，先烧石通红，淬醋中，再烧再淬，醋尽方止，为末。加二味末，将剩下醋调如泥，涂上消软，灸处亦涂之。"

《外科正宗》云："失荣者，先得后失，始富终贫，亦有虽居富贵，其心或因六欲不遂，损伤中气，郁火相凝，隧痰失道停结而成。其患多生肩之以上，初起微肿，皮色不变，日久渐大，坚硬如石，推之不移，按之不动；半载一年，方生阴痛，气血渐衰，形容瘦削，破烂紫斑，渗流血水。或肿泛如莲，秽气熏蒸，昼夜不歇，平生疙瘩，愈久愈大，越溃越坚，犯此俱为不治。予立二方，曾治数人，虽不获痊愈，而不夭札速死者，诚缓命药也。

和荣散坚丸，和荣散坚归地参，茯陈术附贝南星，丹酸远柏并龙齿，芦荟朱砂与角沉。治失荣证坚硬如石，不热不红，渐肿渐大者服。归身、熟地黄、茯神、香附、人参、白术、橘红各二两，贝母、南星、酸枣仁、远志、柏子仁、牡丹皮各一两，龙齿（无龙齿，鹿角尖二两煅代之）一对，芦荟、角沉各八钱，朱砂（为衣）六钱。上为细末，炼蜜丸桐子大，每服八十丸，食后用合欢树根皮煎汤送下。患者若改往从新，淡薄甘命，其中有得愈者，十中一二，否则难脱然也。

飞龙阿魏化坚膏，治失荣证及瘰瘤、乳岩、瘰疬、结毒，初起坚硬如石，皮色不红，日久渐大，或疼不疼，但未破者，俱用此贴。

用蟾酥丸药末一料，加金头蜈蚣五条，炙黄去头足研末，同入熬就，乾坤一气膏二十四两化开搅和，重汤内顿化；红缎摊贴，半月一换，轻者渐消，重者亦可停止，常贴保后无虞矣。"

《疡科心得集》曰："失营者，由肝阳久郁，恼怒不发，营亏络枯，经道阻滞，如树木之失于荣华，枝枯皮焦，故名也。"

《医宗金鉴·外科心法要诀·失荣证》云："失荣耳旁及项肩，起如痰核不动坚，皮色如常日渐大，忧思怒郁火凝然。日久气衰形瘦削，愈溃愈硬现紫斑，腐烂浸淫流血水，疮口翻花治总难。注：失荣证，生于耳之前后及肩项。其证初起，状如痰核，推之不动，坚硬如石，皮色如常，日渐长大。由忧思、恚怒、气郁、血逆与火凝结而成。日久难愈，形气渐衰，肌肉瘦削，愈溃愈硬，色现紫斑，腐烂浸淫，渗流血水，疮口开大，努肉高突，形似翻花瘤证。古今虽有治法，终属败证。但不可弃而不治，初宜服和荣散坚丸，外贴阿魏化坚膏，然亦不过苟延岁月而已。

和荣散坚丸，治失荣，调和荣血，散坚开郁。川芎、白芍（酒炒）、当归、茯苓、熟地黄、陈皮、桔梗、香附、白术（土炒）各一钱，人参、甘草（炙）、海粉、昆布、贝母（去心）各五钱，升麻、红花各三钱，夏枯草（熬汤，再加红蜜四两，再熬成膏）一斤，共研细末，夏枯草膏合丸，如梧桐子大。每服三钱，食远白滚水送下。身热，加黄芩、柴胡。自汗、盗汗，去升麻，倍人参，加黄芪。饮食无味，加藿香、砂仁。饮食不化，加山楂、麦芽。胸膈痞闷，加泽泻、木香。咳嗽痰气不清，加杏仁、麦冬。口干作渴，加知母、五味子。睡眠不宁，加黄柏、远志、枣仁。惊悸健忘，加茯神、石菖蒲。有汗恶寒，加薄荷、半夏。无汗恶寒，加苍术、藿香。妇人经事不调，加延胡索、牡丹皮。腹胀不宽，加厚朴、大腹皮。方歌：和荣散坚丸消郁，开结益虚理肝脾，八珍贝桔陈香附，昆海升红枯草宜。

阿魏化坚膏：用蟾酥丸药末一料，金头蜈蚣五条，炙黄去头足，共研匀；将太乙膏二十四两，重汤炖化，离火入前药末，搅冷为度。每用时以重汤炖化，用红绢摊贴，半月一换。轻者渐消，重者亦可少解，常贴可保不致翻花。方歌：阿魏化坚消结聚，蟾酥丸料研末细，蜈蚣炙黄太乙膏，炖化搅匀功速极。"

《外科真诠》曰："上石疽，石疽生于颈项两旁，形如桃李，皮色如常，坚硬如石，乃肝经郁结，气血凝滞而成。此证初小渐大，难消难溃，即溃难敛，疲顽之证也。初起气实者宜舒肝溃坚汤，气虚者宜益气养营汤，外用葱蜜捣石决粉敷。日久不消者，宜用托里散，使其速溃为贵。溃后用浮海散盖膏，或用八宝珍珠散合红升更佳。

舒肝溃坚汤：当归一钱，夏枯二钱，僵蚕二钱，香附一钱，石决一钱五分，陈皮七分，柴胡七分，山甲一片，片黄二钱，白芍一钱，川芎一钱，红花七分，甘草七分。灯心引。

失营症，失营症生于耳下，初起状如痰核，推之不动，坚硬如石，皮色不变，日渐长大，由忧思恚怒，气郁血逆与火凝结而成。初起宜服益气养营汤，令其气血调和，或可全生，不可用刀针及敷溃烂之药。若病久已经溃烂，色现紫斑，渗流血水，胬肉高突，顽硬不化，形似翻花瘤症，虽有治法，不过苟延岁月而已。石疽、失营二症，俱生一处。但石疽来势暴急，稍知痛痒，失营来势缓慢，不知痛痒之为别耳。"

《外证医案汇编》曰："失荣一症，其名不可思议，大约与马刀侠瘿类同名异也。失荣皆属少阳忧思郁结者多，外感风邪者少，内损症也。失荣者尝贵后贱，尝富后贫，处先顺后逆之境，失其尊荣，郁结而成，故名失荣也。鄙见是否，明家教正。《内经》曰：尝贵后贱，虽不中邪，病从内生，名曰脱荣。贵时尊荣，贱时屈辱，心怀眷慕，志结忧惶，病从内生。血脉虚减，名曰脱营。尝富后贫，名曰失精。五气留连，病有所并，富而从欲，贫夺丰财，内结忧煎，外悲过物。然则心从想慕，神随往计，营卫之道闭以迟留，气血不行，积并为病。《内经》虽概言之，人处先顺后逆之境。经曰：思则气结。忧愁者气闭而不行，失荣等症成矣。方书所谓郁则达之，如木郁则达之也。达者通畅流利之义，不独木也，诸郁皆欲达也。其起之始，不在脏腑，不变形躯，正气尚旺，气郁则理之，血郁则行之，肿则散之，坚则消之，久则身体日减，气虚无精，顾正消坚散肿，其病日深。外耗于卫，内夺于营，滋水淋漓，坚硬不化。温通气血，补托软坚。此三者，皆郁则达之义也。不但失荣一症，凡郁证治法，俱在其中矣。若治不顾本，犯经禁病禁，气血愈损，必为败证。故辑五方，质之疡科，须究心焉。余听鸿注。"

《疮疡经验全书》曰："石疽虽与石痈同，惟石疽深。寒客于经络，血气结聚不散，隐于皮内，肿按之如石。此毒连颈项之间，内先溃烂，方出皮肤。恐髓出颈项者即死，用排脓内补十宣散。待脓尽，内补散、恋心乳香护心散，仍贴金丝膏。渴甚加五味、天花粉、干葛、麦冬、乌梅。初起须用艾火灸患上三四十壮，发于额面者不可矣。

炼石散，坚如石碗，其色不变。鹿角烧灰八两，白蔹三两，粗厉黄石二斤，上用好醋五升，先烧石通红，淬醋中，再烧再淬，醋尽方止，为末。加二味末，将剩下醋调如泥，涂上消软，灸处亦涂之。又方，以商陆捣碎涂患上。"

二、病因病机

此病多由恚怒伤肝，肝气郁结；忧思伤脾，脾失健运；邪毒袭肺，肺失肃降，而致气滞血瘀，痰浊内生，阻于少阳、阳明之络，聚于颈部耳之前后，日久肿溃血出，耗伤正气，气血失和，五脏亏损，外耗内夺，失于荣养，终成败证。

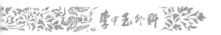

三、治疗

（一）辨证论治

1.气滞痰凝证　初起结核似瘰，一个或数枚，逐渐增大，形状不一，或如姜块，或如堆栗，坚硬如石，附筋着骨，皮核相亲，推之不移，皮色不变，仅有微痛，舌暗红，苔薄白，脉沉弦（图7-66）。此属病之早期，治宜和营理气，化痰散结。方用和营散坚汤：当归、川芎、赤芍各15g，穿山甲5g（现已禁用），皂角刺、浙贝母各30g，香附、茯苓、陈皮各12g，全蝎6g，蜈蚣1条，守宫、甘草各6g，水煎服。

2.痰凝血瘀证　若病至中期，肿块较大，伴见纳食不香，倦怠乏力，低热自汗，舌淡红，苔薄白，脉沉细。治宜补气活血，化痰散结。方用和荣散坚汤，或滋荣散坚汤加减：当归、川芎、白芍、熟地黄、党参各12g，白术、茯苓各15g，陈皮、香附、川贝母、守宫各10g，穿山甲6g（现已禁用），皂角刺、昆布各30g，海粉、全蝎各6g，甘草10g，生姜1片，大枣2枚为引，水煎服。

3.气阴两虚证　若病至半年一载，肿块高突，皮色暗红，血丝满布，继而溃破，渗流血水（图7-67），异臭难闻，疮口渐大越烂越坚，凸出凹进，形似湖石岩穴，甚则血出如注，疼痛彻心引脑，口舌㖞斜，视力模糊，耳闭失聪，声音嘶哑，吞咽困难，低热盗汗，面色无华，形体消瘦，舌质淡，无苔，脉微欲绝。治宜益气养荣，扶羸续损。方用香贝养荣汤加减，配服四虫丸：全蝎200g，蜈蚣30条，守宫150g，水蛭90g。加工成粉，分30天吃。

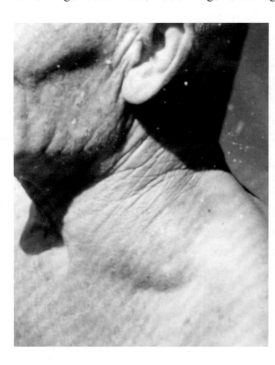

图7-66　失荣（1）

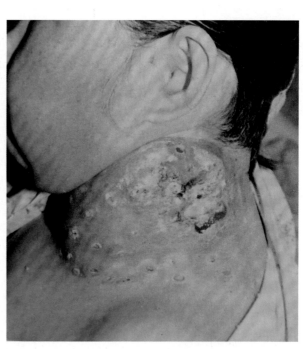

图7-67　失荣（2）

（二）中医外治

外贴疽毒内消膏。

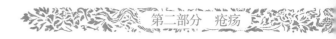

（三）西医西药

活组织检查，明确诊断。早期争取彻底手术，配合放射治疗、化学药物治疗。

四、预防调护

调节情志，树立信心。忌食辛辣之物，局部尽量减少刺激。

第三十三节　脑疽（项部痈）

项后生疽，谓之脑疽，又称落头疽、砍头疽、发脑疽、脑后发，俗称对口疮，此病相当于西医学的项痈。此疽有偏正之分，发于正中者，经属督脉所主，督脉起于尾闾，贯脊上行至头，此处患疽，与气血交会，夹毒上升，使疽毒不易下陷，故其患证多轻而易治；发于项之两旁者名偏脑疽，经属太阳膀胱所主，膀胱主司寒水，外阳内阴，起于颠顶贯项两旁，夹脊而下至足，此处患疽，气血与之交会下流，易下陷而不起，故其病证多重而难愈。此病多见于年老体弱之人，病位近头连脑，故易于出现三变局，为疮家重危之证，属于头疽的范畴。

一、古籍摘要

《外科正宗·脑疽论》云："夫脑疽者，俗称对口是也。但所发不同，其源有二，得于湿热交蒸从外感受者轻；五脏蕴结从内发外者重。其理何也？湿热之为病，天行气候，寒暑不调，节序温凉，阴阳失度，凡有体虚者易于侵袭，项后虽属督脉，又主太阳寒水司行之道，所有侵袭，气血必凝；凝则后必为肿，此从外感受者。其患初起有头，多生正穴，三四日间，多作焮痛，始生寒热，口和而干，色红根活，疮势渐高，形不散大，时止时痛，易脓易腐，饮食知味，起坐寻常，外势虽可畏，而内无七恶之症相干，此属阳证，其由从外来矣，故多不治自愈。所有五脏蕴结而成者重，其源有五：盖心主血，故心绪烦扰，扇动不宁，以致火旺而沸腾，行于项间与寒水交滞而为肿者，一也；肝统筋，故恼怒伤肝，项乃三阳统筋之所，肝伤则血脉不潮，筋无荣养凝结为肿，故项紧急强痛，不能转侧，其患未溃前肉色紫暗，坚硬漫肿，破流血水，木痛无脓，此等之症皆肝气受伤者，二也；脾主肌肉，故思虑伤脾，脾气日损，又或膏粱损胃，胃汁干枯，以致中脘痞塞，气不营运，逆于肉里，乃生壅肿，其患外皮虽腐而内坚不溃，口燥舌干，饮食不进，根脚走散，脓秽色败。此等之症皆脾气受伤者，三也；肺主皮毛，故忧郁伤肺，肺伤则毛窍闭塞，腠理不通，气不舒畅，纵横经络，结而为肿，其形疮多平陷，色淡不华，皮腐脂流，形如汤泼，气粗短促，鼻霉鼻焮，碌碌生痰，殷殷发嗽，此等之症皆肺气受伤者，四也；肾主骨髓，故恣欲伤肾，肾伤则真阴之气败矣，真阴一败，相火自生，此火最能自升自降，或动或静，煎熬脏腑，消烁津液，更变形容，改换声音，疮形紫黑，脉数乖度，烦躁口干，随饮随渴，此等之症皆肾气受伤者，五也。凡治此症，必内分虚实，外辨阴阳，体顺天时，察其病理，七日以前疮势未成者，当通窍，以汗发之。七日以后病势已成，治当兼补以托之，此则毒不内攻，外无变症，

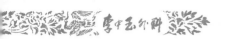

如药攻利太过，元气受伤，毒多难出，又敷围凉药，气血冰凝，则肌肉多死，反难腐溃。予尝治此及诸发背初起未成者，用披针当顶点入知痛处，出其恶血，通其疮窍，随插蟾酥条直至疮底，外用膏盖；内服万灵丹或蟾酥丸发其大汗，解散内蕴之毒，次日患上或肿或不肿，或痛或不痛，仍插仍贴，直至患顶肿高，根脚突起，四围裂缝有脓方住插药。轻浅者，九日后吐出病根坚硬不化之物；毒甚者，不能顿然脱落，亦可渐腐成脓，为转重就轻之良法。外用玉红膏长肉，内服补托收敛其患，不久自愈。如阳证轻浅者，候自腐溃，不用前法针刺，如不肿不疼，灸亦不痛，阴证尤当速用，不必迟延，此为移深居浅之大法也。

脑疽看法：初起顶高根活，色红皮薄，作疼焮热，肿不开散者顺。已成无论偏正，疮形献起，疼痛发热，易脓易腐者顺。已溃脓稠，肉色红活，瘀腐易脱，焮肿渐消，痛减者顺。溃后腐脱，新肉便生，疮口渐敛凝结，痂脓作痒者顺。初生一点黄泡，或似疙瘩，不肿不疼，自不知觉者逆。已成不发高肿，亦不焮痛，疮顶软陷，根脚平散者逆。已溃脓清，肉色紫黑，外皮不腐，内生臭秽，不食者逆。腐肉虽尽，新肉不生，疮口散大软陷，无神色败者逆。

脑疽治法：初生有头或无头，大痛或不痛，俱隔蒜灸，兼服解毒。已成坚硬，发热焮痛，口干便秘者，邪在内也，宜泄之。坚肿不痛，发热恶寒，头痛四肢拘急者，兼发表攻里。肿硬日深，形色紫黑，外皮不腐，内脓不溃，宜行拔法。项强头面焮热，口燥、恶心、呕吐者，邪在上也，宜清之。焮热肿痛，红色光亮，疼苦有时，内脓胀痛者，急开之。将溃不溃，微热微红，不作腐溃者，脾胃虚也，宜补之。溃后腐肉不脱，脓水清稀，肿痛仍作者，当大养气血。大便多溏，小便短涩，自汗食少，脉细身凉，温中健脾。

脑疽主治方：回毒银花散。回毒银花散最奇，痈疽阴毒总堪医，借问君家何等药，银花甘草协黄芪。治脑疽及诸发阴疮不起，色变紫黑者急服之。金银花（连枝叶）二两，黄芪（生切）四两，甘草（切）一两，用细酒二十两，同药入小口砂罐内密封，重汤内煮，尽三香为度。取起滤清服之，盖暖患上，其疮渐渐高肿，此转阴为阳吉矣。后用托药溃脓，如服后不痛、不起，疮头流出黑水，此真阴不治。

梅花五气丹，梅花五气丹轻粉，乳没辰砂麝片酥，还有粉霜雄血蚛，此方原自出仙都。治脑疽、发背、诸般疗肿，初起寒热交作，筋骨疼痛，有似伤风，恶心呕吐，但未成脓者并宜服之。梅花片五分，当门麝五分，轻粉、辰砂各六分，乳香、没药、瓜儿蚛、明雄黄各一钱，真酥散（预于端午前寻之，至午日，取酥二钱，用头男乳调膏），上前药各研极细，对准分数，于端午日辰时制度，候至午时，将上药九味和入蟾酥膏内，向日丸之如茄子大，一时内晒干。用川椒二十七粒，灯心二十七段同药收于瓷罐内养之，以蜡封口，不泄药气为妙。凡遇恶疮大毒，开器取出一枚，先用美馔食饱，次用无根水漱净口内；再含水一口，少顷待温，用葱白五寸同水嚼烂咽下，随将药饼安放舌下，睡于暖处，以被覆盖，药化苦水，徐徐咽之，疮势大者，二三饼亦可；药尽其汗即到如淋，诸病若失。如冬月天寒难汗，嚼后将葱白汤催之亦妙，凡治无有不效。如暗疗人所不知觉，及知觉而失治者，毒气入里，人便昏沉，一中便倒，不能依法服药，急用连须葱白七个，煎酒一杯，研药五饼灌下，药气到心，其功如汤泼雪，患者即便苏醒。此为外科第一奇方也。"

《疡科心得集》云："脑疽后论，脑疽之证，前言从外感受者轻，从五脏蕴结内发于外者重，兹复举而申明之。由外感发者，多生于正中，属督脉所主，督脉起于尾闾穴，贯脊而上，气血交会，毒气得之，乃能外发，故易于高肿溃脓，生肌收口，此为易治之证。从内发者，多生于偏旁，属太阳膀胱经所主，太阳膀胱主司寒水，性质多沉，起于巅顶，贯项两旁，夹脊而下，此处发疽，气血与疮毒交会下流，故疮多平塌，根脚走散，两肩漫肿，膊项难转，背如负石，难以成脓，难溃难敛，此不易治之证。夫所谓从五脏蕴结而成者，其源有五：心绪烦扰，扇动不宁，以致火旺而沸腾，行于项间，与寒水交滞而为脓者，一也；恼怒伤肝，项乃三阳经统筋之所，肝伤则血脉不潮，筋无荣养，凝结为肿，故项紧急强痛，不能转侧，其患未溃前，肉色紫暗，坚硬漫肿，破流血水，木痛无肿者，二也；思虑伤脾，脾气日损，又或膏粱损胃，胃汁干枯，以致中脘痞塞，气不运行，逆于肉里，乃生壅肿，其患外皮虽腐，内坚不溃，口燥舌干，饮食不进，根脚走散，脓秽色散者，三也；忧郁伤肺，肺伤则毛窍闭塞，腠理不通，气不舒畅，纵横经络，结而为肿，其疮形多平陷，色淡不荣华，皮腐脂流，形如汤泼，气粗短促，鼻煤鼻煽，漉漉生痰，殷殷发嗽者，四也；恣欲伤肾，肾伤则真阴之气败，真阴一败，相火即生，此火最能自升自降，或动或静，疮形紫黑，脉数乖度，烦躁口干，随饮随渴者，五也。故云内发者重。外疡中脑疽为第一险证，易成易败，变化多端，故再细论之，特揭篇首。

辨脑疽对口论：薛立斋曰："脑疽属太阳膀胱经积热，或湿热上壅，或风温外感，或阴虚火炽，或肾水亏损、阴精消涸所致。其源之浅深不同，而证之轻重亦异。初起一粒形如麻豆，至一二日微寒身热，渐渐加大，至七日成形，根盘红肿，顶突宽松，是为顺证。斯时憎寒壮热，朝轻暮重，舌白苔腻，胸痞哕恶，脉细弦数，此湿热上壅，即用黄连泻心汤或温胆汤；若面油红，舌干绛赤，烦躁干哕，口渴喜饮，大便坚实，是火热伤液，如犀角地黄汤，或羚羊角、金银花、紫花地丁、石斛、芦根、鲜首乌、黄芩、枳壳、山栀、牡丹皮、灯心、竹叶、夏枯草等类，清其火毒，解其营热。至十四日后脓透，根盘焦紫，热退身凉，脓水淋漓；倘有不能透彻，清营方内加甲末、制蚕、角针，以攻其毒。至二候半，瘀腐渐脱，新肉渐生，身热渐退，脾胃醒复。过二十八日后，腐全脱，新肉满，饮食嘉，调养好，四十日收功。

又有一种阴证，初起形色俱不正，寒热不加重，身虽发热，面色（疑为白字）形寒，疡不高肿，根盘平塌，散漫不收，过候不透，脓稀不腐，正气内亏，不能使毒外泄，而显陷里之象。此由平日肾水亏损，阴精消涸，阴火炽甚而成，其危险不能过三候矣。其中犹有三陷变局，谓火陷、干陷、虚陷也。火陷者，气不能引血外腐成脓，火毒反陷入营，渐致神迷，发痉发厥。干陷者，脓腐未透，营卫已伤，根盘紫滞，头顶干枯，渐致神识不爽，有内闭外脱之象。虚陷者，脓腐虽脱，新肉不生，状如镜面，光白板亮，脾气不复，恶谷日减，形神俱削，渐有腹痛便泄寒热，宛似损怯变象。皆不治之症也。大凡此证，以小者为对口，大者为脑疽，俗即云落头疽也。由感于六淫之邪而发者，为顺为阳；伤于七情而发者，为逆为阴。余疽仿此。对疽发背，必以候数为期，七日成形，二候成脓，三候脱腐，四候生肌。"

以上论中，自阴证起，及三陷变局，不录方药者，以其变化多端，各宜随证治之。

《石室秘录》曰："痈疽并无名疮毒："雷公真君曰：凡人痈疽发于背，或生于头顶，或生于胸腹，或生于手足臂腿腰脐之间，前阴粪门之际，无论阳毒阴毒，一服吾方，无不立消，已溃者即敛，真神方也。金银花四两，蒲公英一两，当归二两，元参一两，水五碗，煎八分。饥服，一剂尽化为无有矣。切勿嫌其药料之重，减去分两，则功亦减半矣。此方既善攻散诸毒，又不耗损真气，可多服久服，俱无碍。即内治肺痈、大小肠痈，亦无不神效也。"

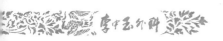

陈远公曰："有生疽于头顶者，始名脑疽。若对口偏对口，俱非真脑疽也。此疽九死一生，大约生此疽者，皆肾火沸腾也。

脑为髓海，通于肾，肾无火则髓不能化精，肾多火髓亦不能化精，不但不化精，而随火升降，且化为毒以生痈疽矣。盖肾之化精，必得脑中之气以相化，若脑中无非肾火，势必气化为火，火性炎上，不及下降，即于脑中髓海自发其毒，较之脑气不流而为毒者更甚。故往往有更变形容，改换声音，疮形紫黑，烦躁口干，甚至脑骨俱腐，片片脱下，狼狈之状，不可言语形容者，又何以救之耶！此证须问饮食若何，倘饮食知味，即可用药。名曰五圣丹：金银花八两，玄参、麦冬各三两，黄芪四两，人参二两。水煎服，四剂渐愈，改用十全大补汤，重四两，服四剂，又改用八味地黄汤，恣其酣饮，自可痊愈矣。此救九死一生之法，然舍此实无第二法也。此疽得于房术者居多，兴阳涩精，俱是丹石燥烈之品，霸阻精道，日积月累，真阴枯烁，髓竭火发，遂至溃顶而不可救，人又何苦博女子之欢，丧千金之命耶！"

二、病因病机

多由正气虚弱，腠理不密，外染风热邪毒；或过食醇酒炙煿、膏粱厚味湿热内蕴，火毒内生，攻发于项；或恼怒伤肝，气郁化火；或房劳过度，真阴亏损，相火炽盛，以致邪毒蕴积，攻发于项，气血壅结，热酿肉腐。正不胜邪，毒不外泄，反陷入里，内攻脏腑，而成败证。

三、辨证论治

1. **热毒蕴结证** 体实者发为阳证，初起如粟如豆，形似疖疮疔肿，顶高根束，日渐增大，七日成形，小者方圆2寸，大者上至枕骨，下至大椎，旁及两耳通肿，色红，焮热疼痛。伴头痛发热，舌质红，苔薄黄，脉浮数（图7-68）。证属邪毒蕴积肌表，气血壅结，尚未酿脓。治宜活血凉血，清热解毒。方用四物芩连汤加减：当归、川芎、生地黄、牛蒡子各10g，连翘、蒲公英、紫花地丁各30g，黄芩15g，黄连6g，栀子、甘草各9g。发热恶寒加柴胡、羌活；口渴加石膏；便秘加大黄；溲赤加木通，水煎服。

2. **毒盛酿脓证** 若病至十日后，疮形已成，疮肿渐局限高隆，疮顶溃破一口或疮头多个，形似蜂窝，脓栓阻塞，出脓不畅，皮色暗红，疼痛较重，发热，舌质红，苔黄，脉数（图7-69和图7-70）。证属毒邪结聚，气血壅结，邪正抗争，内已酿脓。治宜清热解毒，补气活血。方用八妙饮：当归、紫花地丁、黄芪、连翘各30g，金银花、蒲公英各60g，川芎、甘草各10g，水煎服。疼痛重加白芷、罂粟壳，脓出不畅加皂角刺，口渴加玄参，纳差加陈皮。

3. **正虚邪恋证** 若病至三候，腐肉渐脱，新肉渐生，肿消痛减热退，舌淡红，苔薄白，脉沉缓。证属大毒已去，正气耗伤。治宜补气养血托毒。方用托里消毒散加减调理。

4. **邪毒深陷证** 若素体虚弱，宿罹消渴，今患此病，多为阴证。初起如粟，周围渐肿，根盘散漫，上至枕上，旁及颈面，下达肩背，护场不清，皮色暗红紫滞，中间坚硬，外周宣浮，胀闷疼痛，彻脑牵背，颈项强直，转动不灵。二候疮不局限，三候内不酿脓，身热形寒，烦躁口干，舌质红，苔黄，脉沉而数（图7-71和图7-72）。证属正不胜邪，邪毒深陷，气血凝结。治宜和营清热解毒。方用和营解毒汤加减：当归、川芎、白芍、熟地黄各 10g，金银花 90g，连翘、蒲公英、紫花地丁各 30g，穿山甲粉 2g（冲服，现已禁用），皂角刺、甘草各 6g，水煎服。心烦加石决明，口干加玄参，气虚加黄芪，阴虚加北沙参，疼痛加乳香、没药，纳差加砂仁、陈皮。或用回生至圣丹加减：金银花 120g，蒲公英、玄参各 60g，当归 30g，黄芪、天花粉、连翘各 15g，甘草 10g，水煎服。若高热口渴，烦躁不安，神昏谵语，发痉发厥，为火陷证。治宜凉血清热解毒，养阴清心开窍。方用犀角地黄汤：茵陈、金银花各 120g，玄参、蒲公英各 60g，连翘、生地黄各 30g，牡丹皮 12g，犀角粉 2g（冲服，现已禁用），赤芍 15g，黄连、甘草各 10g，水煎多次频服。配合应用安宫牛黄丸、紫雪丹等。

5.正虚邪盛证　若病至三四候，疮内渐酿脓，疮形仍平塌，疮顶紫暗软陷，或内软外硬、中间软外围硬、软硬兼杂，或皮肉已坏而不腐，或肉腐而不溃，或溃口数个而腐不脱，脓秽色败，稀薄血水，肿痛不减（图 7-73），身热不退，纳食不香，自汗，心烦口干，边饮边渴，舌质红，苔黄，脉沉滑数。证属正虚邪盛，不能托毒于外。治宜补气活血，滋阴清热。方用五圣丹加减：金银花 120g，玄参 60g，麦冬 20g，黄芪 60g，人参、当归各 30g，甘草 10g，水煎服。若疮面漫肿平塌，或灰黄枯黑，腐而不脱，软陷无脓。出现高热烦躁，干哕，胁痛，气息粗促，神昏谵语，舌质红，无苔，脉虚数，为干陷证。治宜补养气血，托毒透邪，清心安神。运用上方随症加减，或托里消毒散加减，配服安宫牛黄丸。

6.气阴两虚证　若病至后期，腐肉已脱，新肉不生，状如镜面，光白板亮，脓水稀薄，口久不敛，面色㿠白，形体消瘦，低热不退，自汗盗汗，肢冷便溏，形神委顿，气怯懒言，舌质绛，无苔，脉细数或脉微欲绝。证属气血虚弱，阳闭阴脱，谓之虚陷。治宜补气血，续阴阳，扶虚益损（图 7-74）。方用大保安汤加减：当归 15g，川芎 9g，白芍、熟地黄各 15g，人参 30g，茯苓、白术、山药、牡丹皮、五味子、麦冬各 10g，制附子 6g，肉桂 3g，黄芪 30g，山茱萸 10g，大枣 2 枚，生姜片为引，水煎服。

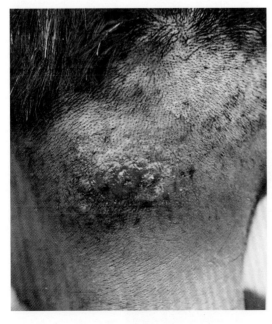

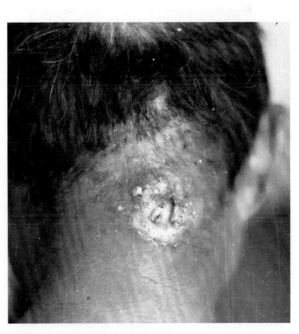

图 7-68　脑疽（1）　　　　　　　　　　图 7-69　脑疽（2）

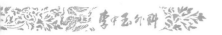

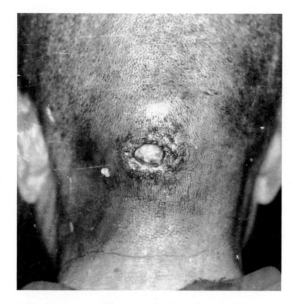

图 7-70　脑疽（3）

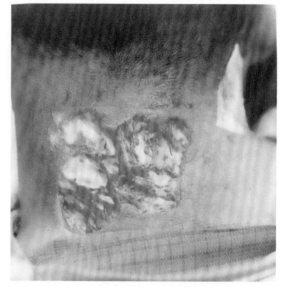

图 7-71　脑疽（4）

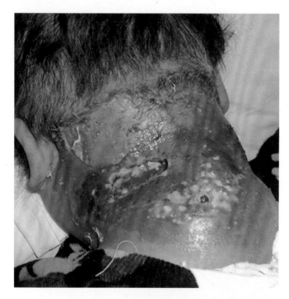

图 7-72　脑疽（5）

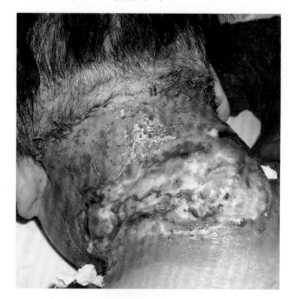

图 7-73　脑疽（6）

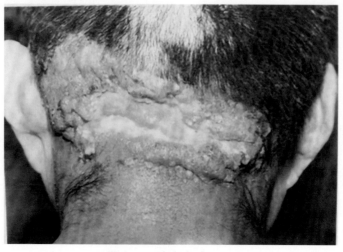

图 7-74　脑疽（7）

（二）中医外治

1. 若肿块未溃前，外用二号散结灵水湿敷，或一号散结灵水调金黄散敷于患处，每日2次。

2. 若溃口腐肉不脱，掺五五丹，溃口较小，脓栓阻塞，脓出不畅，可用刀剪扩创溃口，祛除腐肉。

3. 若肿块周围渐肿，根盘散漫，出现内陷证时，外用一号散结灵水调金黄散敷外围肿胀处，中间留空；中间溃烂处掺九一丹、八宝丹，外贴加味太乙膏。

4. 若出现干陷证时，溃口腐肉多者可用剪刀祛除，掺五五丹，敷败毒生肌膏，待腐肉脱新肉生，掺八宝丹，敷生肌玉红膏，或贴加味太乙膏。

四、预防调护

1. 忌食辛辣之物。

2. 注意调节情志，患病期间禁行房事。

3. 初期不要重挤压，勿过早切开，脓成宜及时切开，使之通畅，应取仰卧或侧卧位。

4. 后期皮肉不连出，现空壳者，应用压垫换药。

第七章
头面部疮疡

第八章 胸背部疮疡

第一节 胸壁胁肋部痈疽（胸壁胁肋部脓肿）

在古医籍中，疽生于"胸膛两旁肉高处，属肺经中府穴之下"，名甘疽；生于"心窝之上，两乳中央，属任脉经膻中穴"，名膻中疽；生于"心窝下两旁，属脾经食窦穴，名脾发疽"；生于"心窝，属任脉中庭穴"，名"井疽"。其实临床所见前胸壁患疽，不一定都发生在以上所述之特定经穴部位，其证候特点也大致相同，故仅以胸壁疽概述之。疽生于肋条骨间，名肋疽，又称夹荧疽；生于软肋，名胁疽；生于胁下，初起不红不硬，久则破溃有声，如婴儿啼状，名渊疽。近代医家常将以上三病一并论述，统称之为胁肋疽。此病多发于青壮年，男性多于女性。发病缓慢，漫肿平塌，低热，隐痛，日久酿脓，溃口难敛，可伤内膜及肋骨，病程可延续数月乃至几年，但一般预后良好。此病相当于西医学的胸壁结核、肋骨结核及胸壁脓肿。

一、古籍摘要

《灵枢·痈疽》云："发于膺（膺，胸两旁高起，亦谓之臆），名曰甘疽，色青，其状如穀实瓜蒌，常苦寒热，急治之，去其寒热。"

薛立斋云："胸发，生于正胸膛，去结喉三寸，与心窝不远，乃手足六经交会之所，其患最凶，丧人性命，宜速治。若三四日失治，则皮开肉裂，甚可畏也。若使长大，百不救一。宜用牛黄熊胆研细，香油调涂四边弦上，以免开花。如痛用乳香、没药为末，铺粗纸内外，以青布片卷好，蘸清油点着，在疮四围照之，痛自止矣。内服清热护心，祛毒镇心汤剂；若开花穿穴，神仙莫救。"

《证治准绳》云："膻中疽，生心窝上两乳中间，属任脉经膻中穴。盖膻中为气之海，气所居焉，能分布阴阳，若脏腑阴阳不和，七情不平，则发此证。稍迟则溃烂，恶证多者难治。"

"井疽，心窝生疽，初起如黄豆，肉色不变，名曰井疽，又名穿心冷。若冷气攻心……腹胀满者不治；若心燥如火，肌热如焚，不时盗汗，唇焦舌干黄色，渴饮冷水者，是正候也。"

"胁疽属手厥阴、心包络、足厥阴肝火热毒，怒气相并而作，宜速治，不然溃烂不敛，多致危殆。"

"脾发疽，生心窝下两旁，属脾经食窦穴，无论左右皆生。由多食煎煿，醉饱入房，以致毒聚脾经而成。稍迟则溃伤脾膜，脓如蟹沫者死。服药而呕，饮食不进者死。"

《外科正宗·胁痈》云："胁痈多从郁怒肝火者发之，肥胖内实者鲜此症。初起宜栀子清肝汤、柴胡清肝汤解郁泻火。已成者，托里消毒散加青皮、香附；脓已成者即针之，勿伤内膜。

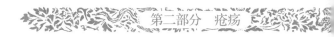

已破后八珍汤加牡丹皮、山萸、泽泻，兼滋肾水。又虚劳所得者，破流臭败稀脓，补托不应者必死。"

《外科理例》曰："胁痈即穿胁痈，左为痈，右为疽，乃风湿入于骨间，日久不散，渐觉皮麻骨痛，发于腰胁。气虚胃弱之人，切不可过与补阳之药，恐内受热剂则虚热愈盛，盛则透伤内膜，切宜慎之。"又曰："昔一人胁下生痈，后成漏疮，状如牛眼，脓血不止。治法以盐少许纳牛耳中，然后取牛耳中垢敷漏上，数次即瘥。如不用盐，牛耳不痒，垢亦难取，故取垢必须盐也。"

《疡医大全》云："胁痈：地榆、金银花（各五钱），川贝母、当归各二钱，穿山甲（冲服，现已禁用）、赤芍各三钱，皂角刺、连翘、白芷各一钱五分，甘草节一钱，夏枯草一两，先煎后入药，鼠粘子一钱五分，紫花地丁一两，煎滤汁再入鲜菊花根一两，捣汁和服。"

《外科大成》云："胁疽，一名夹荧疽。两胁发肿，甚则连及肩肘，其症在左，痛应于右，其患在右，痛应于左，急宜针砭，庶免内攻。脓多可治，无脓不治。肿赤痛甚，烦躁脉实而呕者，为有余，当下之。肿硬不溃，脉弱而呕者，为胃虚，宜六君子汤加砂仁、藿香补之。"

"胁疽，初生如李，渐大如杯。《灵枢》云：发于胁，名曰败疵。败疵者，女子之病也，灸之。由足厥阴肝经郁怒所致，初宜柴胡清肝汤，解郁泻火，已成者托里消毒散，加香附、青皮，脓成者针之，勿伤内膜，溃者八珍汤，加山茱萸、牡丹皮、泽泻，兼滋肾水。肥胖内实者鲜有是症，惟虚劳者患之。如破流臭败稀脓，托补不应者死。大抵脓血大泻，气血俱虚，法当峻补，虽有他症，当末治之。盖元气已复，诸症自退也。"

"渊疽：生胁下，初起不红坚硬，久则破溃而有声，如婴儿啼状。用膏盖之，则声止，去膏则声作。宜灸阳陵泉穴二七壮，其声即止，疮即愈。"

《外科心法要诀·胁疽》云："胁疽始发属肝经，火毒郁怒结肿形，紫痛梅李甚如碗，急宜针砭免内攻。注：此证一名夹荧疽，生于胁条骨间，由肝经火毒郁怒结聚而成。初如梅李，渐大如碗，色紫焮痛，连及肩肘。患在左，痛牵右胁；患在右，痛牵左胁。二十一日之内，脓溃稠黏者顺；届期不溃，既溃出清水者逆。初肿急宜瓷针砭出紫血，庶免毒邪攻里；砭后赤肿痛甚，烦躁脉实作呕，为有余之证，宜服双解贵金丸下之；肿硬不溃，宜服透脓散；脉弱作呕，此胃虚也，宜服香砂六君子汤补之。亦有痛伤胃气而作呕者，即同胃虚治之；若感受寒邪，及偶触秽气而作呕者，虽肿时尤宜壮胃助气为主。盖肿时作呕，因毒气内侵者十有一二，停饮内伤者十有八九，惟医人临证详辨之。脓熟用卧针开之，余按痈疽溃疡门治法。"

《疡医大全》陈远公曰："有胸间生疮，因不慎酒色，致成漏窍。生数头，流血，久则形神困惫，腰痛难伸，行同伛偻，人以为心漏也，谁知乃肾虚成漏乎！夫心肾本相通也，心气必得肾气以相生，肾气必得心气以相闭，心漏之成，成于肾气之泄也，安可不急治肾气之衰乎？然治肾而心气不闭，则补肾无益，盖有出气而无止气耳。或云漏疮多成于湿热，今补肾而不闭心窍，则漏不愈，闭心窍而不去湿热，只治心肾，漏亦不能愈也。然漏亦不同，漏在他处者，可泄其湿热，在胸间者，不可泄湿热也。盖漏既成于肾虚，肾虚则寒而非热也。肾虚者，肾水虚而非邪火盛也，补真阴而邪水自消，温肾寒而湿热自退耳。用温肾丹：鹿茸二具酥炙，附子二枚，人参、青盐各二两，瓦松二枝，红枣四两，煮枣捣丸，每空心酒下三十丸，服半月，腰疼少减，服月余而漏愈矣。此方奇在鹿茸，既能益肾中之水火，更能补心中之缺陷，加以附子之辛热，则无经不达，引鹿茸直入心肾，以填其空窍。青盐者，咸以软坚也。漏多孔窍流血必多，血得盐则止也。

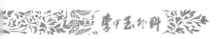

瓦松者消湿热于无形，心漏虽非湿热，然未可少有留存，则孔窍难塞，故兼用之，以防其变，又恐气虚不能运化，加参以生气于心肾之间，助茸、附之力，通达上下，尤易成功也。胁痈：地榆、金银花各五钱，川贝母、当归各二钱，穿山甲（冲服，现已禁用）、赤芍各三钱，皂角刺、连翘、白芷各一钱五分，甘草节一钱，夏枯草一两，先煎后入药，鼠粘子一钱五分，紫花地丁一两，煎滤汁再入鲜菊花根一两，捣汁和服。”

《冯氏锦囊》云："胸前有一孔，常出血水，名曰心漏。用嫩鹿茸去毛酥炙，附子炮去皮脐盐化，共为细末，枣肉为丸，每服三十丸，空心酒下。兼治肾虚腰痛如神。"

《外科心法要诀·渊疽》云："渊疽肝胆忧恚成，生于胁下硬肿疼，溃破有声内膜透，未溃当服护膜灵。注：此证因忧恚太过，以致肝胆两伤而成。生于胁下，初起坚硬，肿而不红，日久方溃，得稠白脓者顺，如豆浆水者险。疮口有声，似乎儿啼，此属内膜透也。即于阳陵泉穴，灸二七壮，其声即止，穴在膝髌骨外，下一寸陷中，蹲坐取之即得。内外治法，皆同胁疽。凡肋、胸、胁、腰、腹空软之处发痈疽者，当在将溃未溃之际，多服护膜散，可免透膜之患。

胁痈（附：疽）。胁痈焮红高肿疼，疽坚塌漫冷不红，皆属肝胆怒火结，迟溃败浆冷虚凶。注：此证生于软肋，有硬骨者为肋，肋下软肉处为季胁。痈疽二证，皆由肝、胆怒火凝结而成。多生于体虚之人，初如梅李，渐长如碗如盆，色红，焮痛，高肿，二七溃破，脓稠为痈。若坚硬平塌，漫肿木痛，不红不热，月余溃破稀脓为疽。若失治，届期不溃，攻击成脓，肿如鼓胀，破出败浆，腥臭脓者逆。痈疽二证，初肿时俱宜急服柴胡清肝汤解郁泻火；如已成者，服托里透脓汤；脓熟胀痛，俱用卧针开之；已溃，以排余脓、补气血为要。余按痈疽溃疡门治法，投补不应者，难治。"

《疡科心得集》云："胁痈又名穿胁痈，或发于左胁，或发于右胁。人之两胁乃足厥阴肝经气分出入之道路，一有阻滞，不得疏通，郁而为痛，故血亦为之凝聚矣。是以胁之上下发毒，皆属肝经。此证多因郁怒肝火而发，或因肝胆之气不平，而风火内搏，营逆血热结聚而发。惟虚怯人生之；若肥胖内实者，鲜此证也。初起宜栀子清肝汤解郁泻火，已成四妙汤加青皮、香附，脓成者即针之，勿伤内膜，溃后宜八珍汤加山萸肉、牡丹皮、泽泻，兼滋肾水。但气虚胃弱之人，亦不可过与补阳之药，恐内受热剂，则虚热愈盛，盛则透伤内膜，切宜慎之。又病因虚劳所得，如破流臭败，脓水清稀，补托不应者，是死证也。

肋痈生于肋条骨间，又名侠荧痈，亦由肝火郁怒结聚而成。初起骨间隐痛，渐渐肿起，后或大如杯碗，色或赤或白，疼痛难忍，内肠绞刺。患在左，痛牵右肋，患在右，痛牵左肋，体虚之人，难以胜受。惟此处痈疽，多是内毒却入攻而死者多。人染此患，急宜用针刺出脓血，防其内攻。若至二候，溃出稠脓为吉，溃出清水为凶。治法与前证参用。"

《外证医案汇编》曰："腋、胁、肋皆在身之侧。手厥阴包络之脉，过腋。足少阳胆、足厥阴肝、足太阴脾、足阳明胃四经之脉，皆行于胁肋之间，骨疏肉薄之处，与里膜最近。腋胁肋生痈，皆由肝脾郁积，气滞血壅，或肝胆火毒，郁怒而成，每生于体虚之人。先哲云：始终最忌寒凉。或云：始终当禁温热。鄙意思之，各有其因。身之侧者，躯壳经络之病也。寒凉温热直入中宫，与经络不得相关。脾为至阴湿土之脏，寒凉易于败脾戕胃，而伐生生之气。脾胃一败，哕呕泄泻，变症百出。肝为风木，胆为相火。风性喜窜，火性善炽。误投温热，不异抱薪救火。风火相搏，易窜易溃。倘里膜一穿，立见其危。古人治法，壮胃气者，藉谷气而生气血，即内托之法

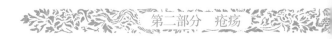

也。疏络者，使其血气流通，即外消之法也。今采十一方，皆疏肝理气，清热消瘀，和胃化痰等法，不犯温热寒凉之弊。再兼虫蚁之搜求络中之凝滞，小温中之利湿分消，皆出神入化之思。临证潜心体认，治法自有进阶矣。余听鸿注。"

二、病因病机

此病多由体虚之人外染风热邪毒，客之于肺，肺失肃降，痰浊内生，侵犯痹着于胸壁、肋骨，攻发于肌肤；或郁怒伤肝，木失条达，郁久化火，灼津为痰，凝滞于肝胆二经胁肋之处，以致气血痰浊积聚，日久酿化为脓；或劳伤经脉，气血瘀滞，日久化热酿脓。

三、治疗

（一）辨证论治

1. 肝郁痰火证　初起多在胸壁、胁肋处隐隐作痛，胀闷不适，继而渐见患处漫肿微隆，逐渐增大，小如杯口、手掌，大如覆碗覆盘，皮色不变，外软内硬，边界不清，轻度压痛。多伴低热，体倦乏力，纳呆，舌淡红，苔薄白或薄黄，脉沉弦（图8-1和图8-2）。初期以消为贵。治宜疏肝解郁，和营清热。方用疏肝和营汤：柴胡、黄芩各9g，金银花60g，当归、川芎、赤芍各15g，穿山甲（现已禁用）、皂角刺、乳香、没药各6g，陈皮、浙贝母、香附、川楝子、甘草各10g，水煎服。

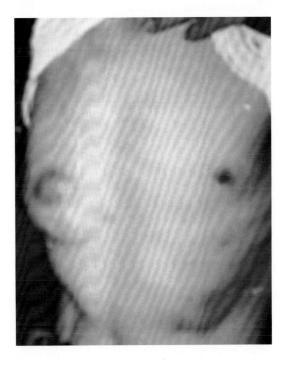

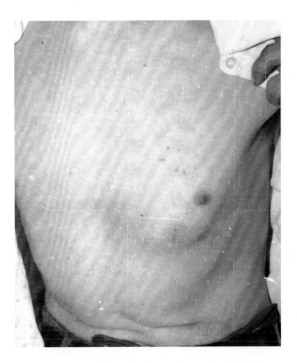

图8-1　胸壁疽（1）　　　　　　　　　图8-2　胸壁疽（2）

2. 毒盛酿脓证　若病至数周至数月，肿块局限突起，皮色暗红，质地里外均硬，或软硬兼杂，疼痛阵作且重，日晡发热、自汗，舌质红，苔薄黄，脉沉滑数（图8-3），此为酿脓期。治疗不宜攻消，宜补气活血，托透毒邪。方用黄芪托消散：当归20g，金银花、黄芪各30g，穿山

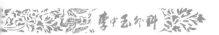

甲 3g（现已禁用）、皂角刺、香附、川芎、连翘、陈皮、白芷、党参各 10g，茯苓、白术各 15g，水煎服。或用托里消毒散加穿山甲（现已禁用）、肉桂、香附。若托消不效，肿块波动应指，溃后若出黄白稠脓，为顺证；若脓水稀薄，夹杂败絮样物或豆浆样脓，时流不止，或腐肉久久不脱，或胬肉外突，脓出不畅，余肿不消，为逆证（图 8-4）。

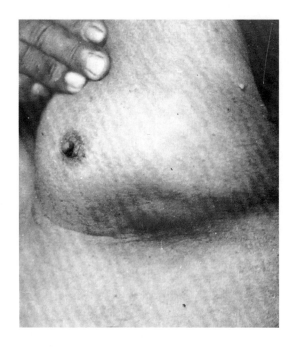
图 8-3　胸壁疽（3）

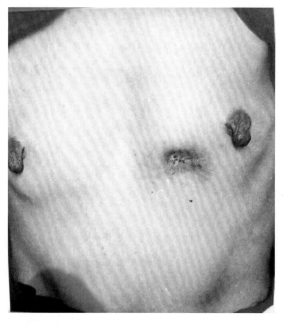
图 8-4　胸壁疽（4）

3.气血两虚证　若疮口随呼吸而溢泡沫，兼有响声，为透膜之候。此病后期多伴面色少华，形体消瘦，潮热盗汗，五心烦热，舌质淡，少苔，脉沉细等症。治宜补气血，调阴阳，托余毒。方用八珍汤，气虚加黄芪；阳虚加肉桂；阴虚加麦冬、五味子；血虚加龙眼肉、阿胶珠；虚热加牡丹皮、地骨皮、鳖甲；余毒不尽加金银花；胁痛加香附、陈皮、乳香；局部有硬块加丹参、红花，生姜 1 片、大枣 2 枚为引，水煎温服。

（二）中医外治

1.若肿块未溃前，外贴疽毒内消膏。

2.若肿块波动应指，为内脓已成，应沿肋骨方向切开排脓，因胸壁、胁肋部肌肉较薄，在切开时应注意勿伤内膜，脓水稠厚掺七三丹或生肌散；脓水稀薄掺五五丹；腐肉不脱，胬肉高突掺灵珍散，贴加味太乙膏。

四、预防调护

1.加强营养，忌食辛辣食物。

2.避免精神刺激，勿劳累，节房事。

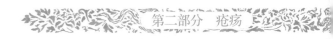

第二节　脐痔（脐中胬肉）

脐中突出一红赘如痔，故名脐痔。中医学文献中无此病名，将其概括于脐疮、脐中出水之病中，此病相当于西医学的脐中胬肉。此病多见于青少年，成人少见。

一、古籍摘要

《疡科心得集》云："漏脐疮，或因肾虚火亢而发；或因恼怒气郁而发。宜服补剂，外以生肌散敷之。又小儿脐中撒尿，因肝肾亏乏，气不宣化，是童痨败证，不治。"

二、病因病机

多由初生之时，脐带截留过长，残端闭合不全；或脐端娇嫩，湿热邪毒侵袭，脐中出水，潮湿日久，若菌之生，长出胬肉，突出于脐。

三、治疗

（一）辨证论治

脐窝中突出一鲜红色樱桃样赘物，根蒂于脐窝正中，与脐窝周围不粘连，时流黄水，破可出鲜血，微微痛，无全身症状（图8-5）。内服药物收效甚微。激光、液氮冷冻效果亦不好，往往使患者缠绵不愈。

（二）中医外治

应用平胬散、白降丹点涂，或用结扎疗法效果甚为满意，且操作简单，经济安全。结扎法：常规消毒后，用普鲁卡因或利多卡因于基底局部麻醉，翻开脐窝，在脐痔根部丝线结扎，盖以纱布敷料，渐见脐痔紫褐枯黑、脱落，清洁换药数次，脐窝中用棉球塞平。

四、预防调护

痊愈后要经常保持脐中清洁、干燥，以免复发。

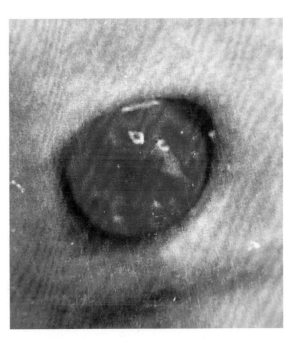

图8-5　脐痔

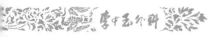

第三节　脐痈（脐周脓肿）

痈生于脐，故名脐痈。脐为胞蒂脱落之残端的陷窝，经属任脉，穴名神阙，此处患痈有阴阳之别，阳证红肿热痛易治，阴证易于成漏难疗。若痈毒内溃，亦可危及生命。

一、古籍摘要

《证治准绳》云："或问当脐生痈何如？曰：此即脐痈也。有心经积热流于大小肠，二经所致。宜何首乌散、活命饮加升麻，及紫金丹、三生散选用，壮实者，一粒丹下之。"

《疡科心得集》云："脐痈生于脐中，由心经积热流于小肠经，毒聚而成（心与小肠为表里，心移热于小肠，故发是毒）。肿大如瓜，高突若铃，或红或白。但脐为任脉神阙穴，禁针之所，宜早消散，否则恐其内溃。若有脓，即穿破出外为吉。初宜多服蜡矾丸，汤剂则用黄连解毒合五苓散治之，或导赤散加归尾、赤芍、金银花亦可。"

《外科大成》云："脐痈生于脐，大如瓜，突如瘤，属任脉与胃经，此由心经积热流入大小肠也，然脐为神门，禁用针灸，剞痈舍于内，惟叶攻之，勿脓为上。宜透脓散，痛加乳香，更宜蜡矾丸多服之。脐内出脓，四围坚硬。"

《外科证治全书》云："于脐为脐痈，为脐中出水，为腹皮痈；偏为箭袋，为少腹疽；旁内缓疽。"

《疡医大全》云："脐痈门主论：王肯堂曰：脐痈当脐生，由心经积热流于大小肠二经所致。脐为任脉神阙穴禁针之所，早消散之，免使见脓为上。"

《医宗金鉴·外科心法要诀》云："脐痈毒发在脐中，肿大如瓜突若铃，无红无热宜蒜灸，稠脓为吉污水凶。注：此证由心经火毒，流入大肠、小肠所致。生于脐中，属任脉经神阙穴，此穴禁针。肿大如瓜，高突若铃，无红无热，最宜隔蒜灸之。初宜服仙方活命饮加升麻消之；便结实者，内疏黄连汤通利之；将欲成脓，内外治法，俱按痈疽肿疡、溃疡门。溃后得稠脓者顺，时出污水臭秽者逆。亦有脐中不痛、不肿、甚痒，时津黄水，此属肠胃湿热积久，宜服黄连平胃散，外用三妙散干撒渗湿即愈。当忌酒、面、生冷、果菜，不致再发。若水出不止者，亦属逆。

黄连平胃散：黄连五钱，陈皮、厚朴（姜炒）各三钱，甘草（生）二钱，苍术（炒）一两，共研细末，每服三钱，白滚水调服。

三妙散：槟榔、苍术（生）、黄柏（生）各等分，共研细末，干撒肚脐，出水浸淫成片，止痒渗湿；又治湿癣，以苏合油调搽甚效。"

二、病因病机

本病多由心脾湿热火毒流之于小肠，结聚于脐；或脐中不洁，外染毒邪，先患脐疮，毒邪炽盛内攻，以致气血壅结，热酿肉腐为脓。

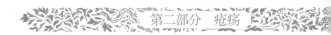

三、治疗

（一）辨证论治

1.湿热蕴阻证　初起脐中或绕脐隐隐疼痛，微肿微硬微红，逐渐加重，漫肿如瓜，或高突若铃，焮热疼痛，舌质红，苔薄黄，脉数（图8-6）。治宜活血清热，解毒利湿。方用四物芩连导赤汤：黄芩、黄连、黄柏、栀子、木通、大黄各9g，当归、赤芍、生地黄各10g，茵陈、金银花各30g，连翘12g，川芎、甘草各6g，水煎服。或仙方活命饮加减。

2.热盛酿脓证　若病至二候，疮已成形，内欲酿脓。方用透脓散加减。

3.正虚邪恋证　若治疗不当或素体虚弱，溃口久不敛，时流臭秽脓水，或余毒未尽，溃口愈合不久再发，反复多次，胬肉外翻，易成脐漏。内治补气活血托毒，方用托里消毒散加减。

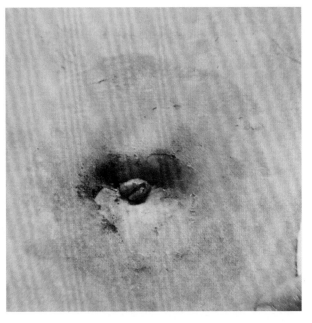

图8-6　脐痈

（二）中医外治

1.若肿块未溃前，外用猪胆汁调六黄散敷于患处，每日1次。

2.若肿块波动应指，待脓熟在脐周切开，按一般痈证处理，一般不难痊愈。

3.若溃口久不敛，余毒未尽时，首先探清窦道，下引流条，掺三仙丹，腐去后掺生肌散；或手术修剪。但二法均需谨慎操作，勿损伤内膜与肠管。若有痈毒内溃，常会出现腹部疼痛、板硬、高热等症，应立即剖腹手术治疗。

第四节　肩疽（肩关节周围脓肿）

疽生于肩部，谓之肩疽。在古医籍中肩疽证有很多名称，如疽生于肩中廉，名肩中疽；生于肩前廉，名干疽，又名疔疽；生于肩后廉，名过肩疽，又名筋疽；生于肩下腋之后外微上岐骨缝间，名髎疽；生于肩前腋之上骨缝开合凹陷中，名乐疽。正如《医宗金鉴》所说："疮势无论大小，惟在发源之处命名。"根据临床所见肩部患疽范围多广，部位较深，平塌散漫，常波及整个肩部，很难区分具体穴位、经络部位，治法上也大致相同，不必细分，而统以肩疽概括之。此病多发于青壮年，男性较女性多见，一般预后良好。

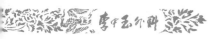

一、古籍摘要

《证治准绳》引《黄帝内经·灵枢》云："发于肩及臑，名曰疵痈。其状赤黑，急治之。此令人汗出至足，不害五脏，痈发四五日，逞焫之。

肩胛疽：或问：肩胛内痛渐至溃烂成疮何如？曰：此名太阴疽，即莲子发。属手太阴肺经，积热所致。宜活命饮加桔梗、黄芪；夺命丹、胜金丹、黄芪木香散选用。壮实者，八阵散、一粒金丹下之。赤色者可治，青黑者不治。喘嗽大渴胸满，脉微者死。

左右串：或问：左右搭串何如？曰：左肩骨上生疽，串于右者，可治；右肩骨，上生疽，串于左者难治。古有此说，愚谓不然。攻注左右者，气血不调，阴阳交错也。宜胜金丹、活命饮加羌活、桔梗。壮实者，八阵散、一粒金丹下之。七恶证少，何虑难痊，元气虚惫，治之何补哉。

缺盆疽：或问：一人年六十，肩前陷中生疽，寒热大作，饮食少进，肩背拘急，小水不利，胸腹膨胀何如？曰：是名缺盆，又名锁骨疽。属足阳明胃经、手少阳三焦经，宜隔蒜灸，先服紫金丹、夺命丹而恶证退，惟苦小水不利，投以六一散而利，后服十全大补汤而安。若治之稍缓，必致溃烂，是经少血多气，疮口不合，危笃者多矣。

肩后疽：或问：肩膊后骨上生疽何如？曰：此名上鼠疽，即上搭也。怒气积郁所致，属太阳兼少阳经。初觉宜隔蒜灸，活命饮加羌活、桔梗、柴胡。胜金丹、紫金丹、夺命丹选用。既溃，十全大补汤、黄芪木香散、人参养荣汤。

过肩疽：或问：肩后夹春，两边肿硬疼痛何如？曰：此名筋疽，亦名过肩疽。初得寒热似疟，但肿硬无头，急隔蒜灸，服活命饮加羌活。胜金丹、夺命丹汗之。壮实者，一粒金丹、万病解毒丹。选用。"

《疮疡经验全书》云："病肩疽者，因负重受伤动肩井穴，故生此疽。用内托散加乌药、青木香，外贴金丝膏。"

《外科理例》云："一人肩疽脉数，用槐花酒一服，势顿退，更与金银花、黄芪、甘草十余服而平。大抵肿毒，非用蒜灸及饮槐花酒先去其毒。虽服托里诸药，其效未必甚速。槐花治湿热之功最为神速，但胃寒人不宜过剂。"

《外科大成》云："过肩疽肿发两肩及两膊连胛骨者，一名干疽，一名丁疽。令人寒战口噤，身热不赤。此手足三阳交会之所由，风袭热郁所致。十日可刺，无血者死。"

《外证医案汇编》云："肩疽生足少阳胆经，负重气血凝结而成。"

《疡医大全》云："过肩疽门主论载王肯堂曰：过肩疽，又名筋疽，生肩后夹脊两边，肿硬痛疼，寒热似疟。但初起无头，急用灸法。"

《外科证治全书》云："肩痈肩疽，生肩正中。干疽，生肩前廉。过肩疽，生肩后廉。髎疽，生肩下腋之后。"

《医宗金鉴·外科心法要诀》云："此疽生于肩中廉，属三焦、胆二经，红活高肿，一名疵痈，坚硬平塌，为肩中疽。肩之前廉，属大肠经，名干疽，一名疔疽。肩之后廉，属小肠经，名过肩疽。疮势无论大小，惟在发源之处命名。总由湿热风邪郁成，亦有负重瘀血凝结而成。高肿红活，焮热速溃者顺；若平塌坚硬、无红无热、溃迟者险；甚则肿痛连及臂胛，口噤寒战，大痛不食，或兼绵溃便泻者逆。治法：初起有表证者，俱宜荆防败毒散汗之；有里证者，内疏黄连汤下之；汗下之后，肿痛不退，脓势将成，宜用托里透脓汤，脓熟开之。至于引经之药，惟在临证时因经加之。溃后，内外治法俱按痈疽溃疡门。"

二、病因病机

多由劳力负重，闪挫肩部经脉，气血瘀阻，瘀久化热酿脓；或外染风热邪毒，直客肩部肌肤，荣卫不和，气血壅结；或由肩部、腋下、颈项等处皮肤破损染毒，毒邪走窜，留结肩部而成此病。

三、治疗

（一）辨证论治

1. 火毒入营证　初起肩部有沉重疼痛感，继之结肿块，散漫平塌，逐渐加重，小者如手掌，大者全肩通肿，坚硬，皮色不变或微红（图8-7）。多伴发热、倦怠乏力，舌质红，苔黄，脉数，治宜和营散结，清热解毒。方用和营败毒汤加减：当归、川芎、赤芍各15g，金银花60g，连翘、蒲公英各30g，穿山甲（现已禁用）、皂角刺、甘草各6g，水煎服。体实便秘加大黄、黄连；疼痛较重加乳香、没药；口渴壮热加石膏；体虚加黄芪。

2. 毒盛酿脓证　若病至二候，肿块局限，隆起高突，阵阵跳痛，软硬兼杂，自汗发热，舌质红，苔黄，脉滑数，为酿脓期（图8-8），内服透脓散加减。待脓熟，局部麻醉下切开，内服四妙散或托里消毒散加减。

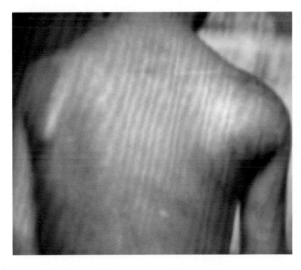

图8-7　肩疽（1）

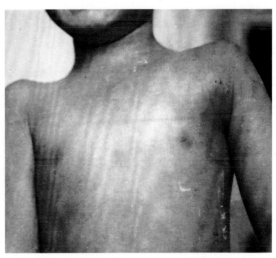

图8-8　肩疽（2）

3. 正虚邪恋证　若治疗不当或素体虚弱，溃口久不敛，时流臭秽脓水，或余毒未尽，溃口愈合，舌淡红，苔薄白，内治补气活血托毒，方用十全大补汤加减。

（二）中医外治

1. 若肿块未溃前，外贴疽毒内消膏。

2. 若肿块波动应指，待脓熟后，局部麻醉下切开，按一般疽证换药处理。

四、预防调护

1. 加强营养，忌食辛辣之物。
2. 调情志，忌房事。
3. 初期患处勿挤压。

第五节　脊背疽（背部脓肿）

疽生于脊背，名脊背疽。脊背肉阔皮厚，结肿块范围多大，漫肿平塌，易于旁窜，很难自愈，又多生于体虚之人，所以脊背结肿，疽多痛少。古代医家根据不同的病因病机、肿形证候特点，有不同的命名。如疽生于脊背旁，乍肿乍消，时软时硬，变化无常，谓之阴阳二气疽；生于背肋间，初发一处，继发数处，连发相串，谓之串疽；背部结肿，其色紫红，形如拳打之状，谓之禽疽。治法上基本一致，所以笔者不再分别论述，统以脊背疽概括之。若少数红肿热痛，易肿、易溃、易敛之阳证，治法可参考一般痈疮。

一、古籍摘要

《外科精要》云："凡觉背上肿硬疼痛，用湿纸贴肿上，看先干处，即是痈顶，可用大蒜十头，淡豉半合，乳香一块如龙眼大，细研，随疮头小，用竹片作圈子，竹片阔二分许，随其大小，顿在疮上，将所研药填平，铺艾灸之。若痛处，灸至痒为度；若痒处，灸至痛为度，亦以百壮为率。但头上见疽，及项以上见疽，千万不可用此法，灸之反增其疾。"

《外科理例》云："背疽㿏痛，或不痛，及麻木者，邪气盛也。隔蒜灸之，痛者灸至不痛，不痛者灸至痛，毒随火而散，再不痛者，须明灸之（不隔蒜灸），或用黄连解毒散之类。右关脉弱而肌肉迟生者，宜健脾胃。头痛拘急乃表证，先服人参败毒散一二剂。如㿏痛，用金银花散，或槐花酒，神效托里散，㿏痛肿硬，脉实者，以清凉饮、仙方活命饮、苦参丸。肿硬木闷，疼痛发热，烦躁饮冷，便秘脉沉实者，内疏黄连汤，或清凉饮。大便已利，欲得作脓，用仙方活命饮、托里散、蜡矾丸，外用神异膏。饮食少思，或不甘美，用六君子汤加藿香，连进三五剂，更用雄黄解毒散洗患处。每日金黄膏涂疮口处。候有疮口，即用纸作捻，蘸乌金膏入疮内。若有脓为脂膜间隔不出而作胀痛者，宜用针引之。腐肉堵塞者去之。若瘀肉腐动，用猪蹄汤洗。如脓稠或痛，饮食如常，瘀肉自腐，用消毒与托里药相兼服之，仍用前二膏涂贴。若腐肉已离好肉，宜速去。如脓不稠不稀，微有疼痛，饮食不甘，瘀肉腐迟，更用桑柴灸之，亦用托里药。若瘀肉不腐，或脓清稀，不㿏痛者，急服大补之剂，亦用桑柴灸之，以补接阳气，解散郁毒。大抵气血壮实，或毒轻少者，可假药力，或自腐溃。怯弱之人，热毒中膈，内外不通，针灸、药无全功。然此症若脓已成，宜急开之，否则重者溃通脏腑，腐烂筋骨，轻者延溃良肉，难于收功，因而不敛者多矣。"

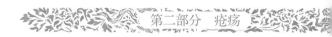

《证治准绳·疡医》云："阴阳二气疽，广阔满背，或大或小不常，肿热胀大，十日可刺，导引出脓，不拘深浅多少，发渴体倦，十日外不见脓不治。或问：背上麻木不常，时肿时塌，忽软忽硬，乍寒乍热何如？曰：此名阴阳疽，由七情内乖，阴阳不和也，此证必大渴，神清脉定者可治。宜活命饮加羌活，或胜金丹、夺命丹选用。昏迷躁乱，饮食不进者死。十日得黄白脓者可治，数日无脓者死。

筋疽，发夹脊两边大筋上，其色苍，八日可刺，有痛在肥肠中，九十日死。

禽疽，始发者如疹，数十处如拳打之状，发寒齿噤，如此者，十四日死。十日可刺，导引脓出，即愈。或问：背忽麻木，拘急不痛，十数处肉紫色，如拳触状何如？曰：此名禽疽。七日内，寒热口噤者死。急服活命饮加羌活、独活，胜金丹，夺命丹，得汗可治，无汗不治。神清脉和可治，神昏脉躁或微或代者死。漫肿不溃，宜服台阁紫微丸。

或问：背疽两头小，四边散何如？曰：此名两头发，又名满天星，一名广绵背发。因积怒蓄热所致，活命饮加羌活，紫金丹，胜金丹。壮实者，八阵散、一粒金丹下之。肿高红润者生，低陷黑暗者死。

或问：背胁之间，三两处发疽何如？曰：此名老鼠攒，一名游走血脾痈。由怒气积热所致，多发于足少阳、足厥阴二经。宜顺气清热之剂，服黄连解毒汤、活命饮，加黄连、栀子及服紫金丹。壮实者，一粒金丹下之。老弱者，黄芪木香散、内补十宣散选用。七日不见脓，黑陷及躁乱者死。

或问：背上生疽，肉色不变，麻木微痒，顽如牛领之皮，二三尺许何如？曰：此名竟体发，亦名椒眼发。由盛暑时，空腹感触秽气，及愤怒积郁所致。宜活命饮加羌活，或黄连解毒汤、胜金丹、乌金散选用。壮实者，八阵散、一粒金丹下之。七日内未成脓宜隔蒜灸，灸而起发，神清脉和者可治，灸而不起，腹胀神昏，脉微或促或代者死。服汗剂得汗者生，无汗者死。服补剂红润起发知痛者生，膨胀不食，干枯黑陷者死。

或问：背当心而痛，麻木不常，累累如弹如拳，坚硬如石，痛彻五内，遍身拘急何如？曰：此名酒毒发疽，由饥饱劳伤，炙煿、厚味所致。宜服黄连解毒汤，加羌活、干葛，或神效消毒散、内疏黄连汤、紫金锭、胜金丹选用。神昏脉乱，大渴狂言，有妨饮食者死，二便闭结者死。有因寒变而内陷者，用托里温中汤。

或问：背上细瘰无数，浸淫一二尺，如汤火伤。烦躁多渴何如？曰：此丹毒发疽也，因服丹石刚剂所致，红润者生，紫黯者死。恶证少者，宜服黄连消毒散、胜金丹、国老膏；恶证多，神昏脉躁，膨胀呕哕者死。

或问：背侧生疽，高二寸，长尺许，状如黄瓜，肉色不变何如？曰：此名黄瓜痈，一名肉龟。疼痛引心，四肢麻木是也，此证多不可治。急服紫金丹、胜金丹、活命饮加羌活、柴胡，及夺命丹、神仙追毒丸选用。脉微，自汗谵语者死。平塌黑色者，独姜散主之，服台阁紫微丸。

或问：第九椎两旁，忽肿痛而无头，寒热大作何如？曰：此名龙疽，即中搭也。属太阳经，由七情不和，愤怒积热所致。壮实者，急服一粒金丹，或八阵散下之，活命饮加柴胡、羌活、黄芩，水酒各半煎服。老弱者，黄芪木香散、内补十宣散、十全大补汤选用。色赤起发润泽者可治。色黑低陷，恶心眩晕，大便滑泄，小便如淋，谵语者死。"

《外科大成》云："禽疽，始发紫色如疹数十块，形如拳打，如七日内寒热口噤者，不治。按

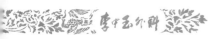

右诸症，发出则生，内陷则死。""痰注发形如布袋，坚硬如石，不红不热，此由伏痰积久而成。黄瓜痈形似黄瓜，高寸许，长尺许，一名肉龟，皮色不变，疼痛引心，四肢麻木。"

《医宗金鉴》云："阴阳二气疽：阴阳二气疽脊旁，肿消软硬变不常，七情内乖逆荣卫，如期脓溃自无妨。注：此证生于脊背之旁，乍肿乍消，时软时硬。由七情内乖，荣卫不和而生也。初发令人寒热往来，若大渴神清，高肿脉洪，二七脓成，溃破者顺；若不渴神昏，漫肿脉细，应期无脓，饮食不思者逆。初服夺命丹以退寒热，次服仙方活命饮。其余内外治法，俱按痈疽肿疡、溃疡门。

串疽：串疽生于背胁间，连发相串色依然，漫肿渐红多臋痛，积愤郁火是其原。注：此证生于背胁之间，初发一处，其后挨次发出二三处，形虽不同，而色仍同也。溃后多相串通，故又名老鼠钻，又名游走血脾痈。初发漫肿无头，皮色如常，渐肿渐透红色，多疼牵引旁处痛，因积愤郁火而成也。初服仙方活命饮，宣解郁毒。其次内外治法，俱按痈疽肿疡、溃疡门。

禽疽：禽疽毒由时气成，数块似疹色紫红，背生形如拳打状，拘急麻木不作疼。注：此疽之毒，由时气风热而成。始发，数块如疹，其色紫红，在背而生，形如拳打之状，脊背麻木拘急，并不作痛。神清脉和，服药得汗者顺；若神昏脉躁，或微或代，发寒齿噤者逆。初宜急服仙方活命饮加羌活、独活汗之，外敷二味拔毒散，或蝌蚪拔毒散消之。若漫肿不溃，即服托里透脓汤。其余内外治法，俱按痈疽肿疡、溃疡门。"

《疡医大全》云："背疽溃烂，但以草纸捻蘸麻油，以火点着，向疮照之，如灯光向外鼓动者，里膜已破矣。"

《疡科心得集》云："背疽、脐痈、腹痈、瘰疬，宜浅开之；若臂痈、胯疽，肉厚等处，宜深开之，使流出脓，以泄内毒，不可不知也。"

二、病因病机

多由素体虚弱，肌表不固，腠理不密，外感风热毒邪，毒邪深陷肌肤，气血壅结，热蕴肉腐；或劳力负重，跌打损伤，气血瘀结，化热酿脓；或过食肥厚味、醇酒辛辣之物，湿热内生，攻发于背，以致荣卫不和，气血结聚，热蕴为脓。

三、治疗

（一）辨证论治

此病多发于夏秋季节，好发于青壮年男性。

1. 热毒蕴结证　初起脊背某处沉闷胀痛，如负重物，继之渐肿渐硬，小者方圆三五寸，大者延串尺余，平塌无头，或皮色不变，质地多硬，发热体倦，舌质红，苔薄黄，脉沉数（图8-9和图8-10）。治宜和营散结，清热败毒。方用仙方活命饮加减：当归20g，金银花60g，穿山甲3g（现已禁用），皂角刺30g，乳香、没药各6g，陈皮、浙贝母各10g，赤芍、连翘各15g，蒲公英30g，甘草6g，水煎服。体虚者加黄芪；体实热毒较重者加黄芩、黄连；肿块坚硬，色暗红者，加桃仁、丹参、红花。或用神授卫生汤加减。

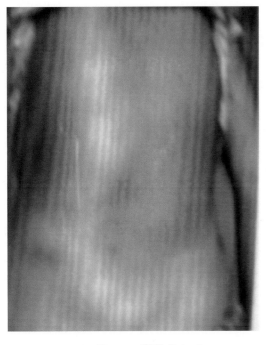

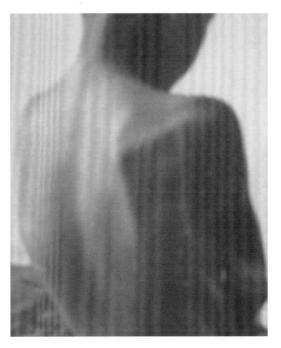

图 8-9　脊背疽（1）　　　　　　　　　　图 8-10　脊背疽（2）

　　2.毒盛酿脓证　若经三候左右，肿块逐渐局限，高突隆起，时而跳痛如雀啄，软硬兼杂，皮色暗红，发热自汗，纳差，舌质红，苔黄，脉沉滑数，为酿脓之象。治宜补气活血，托毒透脓。方用透脓散，重用黄芪；或托里消毒散加穿山甲（现已禁用）、肉桂。意在扶正祛邪，欲使肿块由大化小，脓毒由深移浅，促使局限早溃，亦有消散之可能。

　　3.正虚邪恋证　若治疗不当或素体虚弱，溃口久不敛，时流臭秽脓水，或余毒未尽，溃口愈合不久再发，反复多次，胬肉外翻，易成窦道（图 8-11 和图 8-12）。内治补气活血托毒，方用托里消毒散加减。

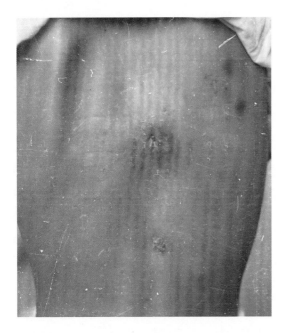

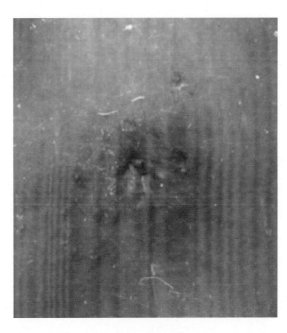

图 8-11　脊背疽（3）　　　　　　　　　　图 8-12　脊背疽（4）

第八章　胸背部疮疡

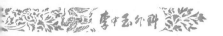

（二）中医外治

1. 若肿块未溃前，外贴活血拔毒膏、加味太乙膏。

2. 若肿块波动应指明显，应及时切开排脓。刀口宜在脓肿最低位纵行切开，排尽脓后，下引流条数日，用绷带缠绕，加压包扎，欲使皮肉粘连减小脓腔。

3. 若溃口久不敛，余毒未尽时，首先探清窦道，下引流条，掺三仙丹，腐去后掺生肌散，贴加味太乙膏。

四、预防调护

加强营养，忌食辛辣之物，调情志，忌房事。初患处勿挤压。

第六节　发背疽（背部蜂窝织炎）

疽生于背，迅速发大，名为发背；疽生于背，手可搭及，名为搭背；疽肿溃后，状若蜂窝，名为蜂窝发；疽肿溃破，形似莲蓬，名为莲子发。四证同属有头疽，只是因为患病部位、经属、形状不同罢了。发背患在背之正中，经属督脉。若因火毒伤肺，生于天柱骨下，为上发背，一名脾肚发。若火毒伤肝，生于背心，为中发背，一名对心发。若火毒伤肾，生于腰中，为下发背，一名对脐发。临床上发于脊背正中者甚为少见，即使发于正中，也多旁窜。搭背又名搭手，患在脊柱两旁，经属膀胱。患在肺俞穴，名上搭手；患在膏肓穴，名中搭手，一名龙疽；患在盲门穴，名下搭手。至于莲子发，又名太阴疽；蜂窝发又名竟体疽，均以形状而命名。此病好发于中老年男性，体实者病情多轻易治，预后良好。体弱者病情多重难疗，易于内陷，常可危及生命。所以为疮家重证，历来为人们所重视。

一、古籍摘要

《刘涓子鬼遗方·辨发背》云："夫人生最可忧者，发背也。其病有五：一曰阳毒，因风热而有，或患毒消渴，或先患伤寒，余有阳毒，触处蓄积，起于背脊膂之间，不问椎数，但从两夹脊起止腰上，满背焮热，状紫亦或赤如焰，脓毒难成，成后不止，止复痛不除，蓦忽数日之间，平复如旧，将谓肿消，乃是内攻内陷，不可疗矣。二曰阴毒，因气冷而作，初如黍米粒，起时情绪不快，惛惛而痛，直应前心，心恇松，头目昏重，寒热如疟；五七日后，引攻发肿，开阔难收，内即有脓，深沉迟缓未透。宜急以补气汤药内托，外以抽脓药贴之，即平愈无患。三曰有人多服金石烧炼之药，及恶流滞，成发背者。初起即惊人，热似汤火疮，面色如朱，心膈烦躁，渴多嗜冷，犹轻于阴阳二毒者，缘此有解金石药毒汤散治其内也，赖有根底分明，亦须急疗方妥。四曰有患酒食毒发者。此疾非近得之，久积脏腑，乘饥乘困而起，或因食之便睡，或多食酒肉，冷热黏滑，肥鲜炽腻，未下胸膈而恣意房事，或当风取快，脾脏气虚不能承受，发毒攻背两夹脊，不问椎数。初起痛头如小弹子，后大如拳，坚如石，痛遍四肢，加之拘急，口苦舌干，腹急，大

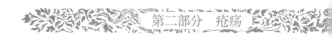

小便涩，十数日后，头面、手足虚肿及脏腑通泄如痢，内急痛者，是其证也。急用收肿发穴溃脓汤药，内实其气，外泄脓水。若放纵迟缓，则皮肉腐坏，伤骨烂筋，渐盛脓多，因而感邪内败者，死矣。五曰：人有服山岚瘴气，毒发于背者，先亦在脏腑，年月浸远，气血虚损衰弱。初肿色青黑，如靴皮色，渐深附筋骨彻髓，按之如木石，引手探里，方觉似有痛处，至五七日，毒气浮起，肿高色变青白，有拳打之状，寒似疟及有风候，头动口偏，手足厥逆，眼黑睛小，白多而慢。此内有邪气相搏，急破出青血三五升，方有黄脓白汁相和发泄，其皮不宽不慢，急胀痛亦不住，直至色退热消方愈。其药在后，并依次用，无不奏效。亦宜急追脓，赶毒外出为妙。"

《诸病源候论》云："痈发背候：夫痈发于背者，多发于诸腑俞也。六腑不和则生痈，诸腑俞皆在背，其血气经络于身，腑气不和，腠理虚者，经络为寒所客，寒折于血，则壅不通，故结成痈，发其俞也。热气加于血，则肉血败化，故为脓。痈初结之状，肿而皮薄以泽。又云：背上忽有赤肿，而头白摇根，入应胸里动，是痈也。又发背苦热，手不可得近者，内先服王不留行散，外摩背膏大黄贴。若在背，先破无苦，良不得脓，以食肉膏散，著兑头内痈口中。人体热气歇，服术散。五日后痈欲瘥者，服排脓内塞散。痈发背溃后候：此由寒气客于经络，折于血气，血涩不通，乃结成痈发背。痈脓出之后，眼白睛青黑而眼小，一逆也；内药而呕，二逆也；伤痛渴甚，三逆也；髆项中不仁，四逆也；音嘶色脱，五逆也。此等五逆者，皆不可治也。或热或渴，非仓促而急，可得渐治之也。凡发背，则热气流入腑脏，溃之后，血气则虚，腑脏燥热，渴而引饮，饮冷入肠胃，则变下利。胃虚气逆，则变呕也。呕逆若遇冷折之，气不通则哕也。其疮若脓汁不尽，而疮口早合，虽瘥更发，恶汁连滞，则变成瘘也。

痈发背后下利候：此是寒气客于经络，折于血气，血涩不通，乃结成痈。痈发后利者，由内热而引饮，取冷太过，冷入肠胃，故令下利不止，则变呕。所以然者，脾与胃合，俱象土，脾候身之肌肉，胃为水谷之海；脾虚则肌肉受邪，胃虚则变下痢。下利不止，气逆，故变呕；呕而遇冷折，气逆不通，则哕也。

痈发背渴候：此由寒气客于经络，折于气血，血涩不通，乃结成痈也。痈发背，五脏热盛虚燥，故渴而冷饮，入肠胃则变利也。

痈发背兼嗽候：肺主气，候于皮毛，气虚腠理受寒，客于经络，则血痞涩，寒气乘之，则成痈也。肺气虚，其寒复乘肺，肺感于寒，则成咳嗽，故发痈而兼嗽也。

痈发背大便不通候：此由寒客于经络，血气痞涩，则生热，蕴结成痈。气壅在脏腑，热入肠胃，故令大便不通也。

《外科精要》云："伍氏方论曰：痈疽发背者，五脏六腑不调所生也。五脏主里，气行经络而沉，六腑主表，气行经络而浮，二者皆因喜怒不测，饮食不节，阴阳不调，则脏腑不和，荣卫虚，腠理开，寒气客于经络之间，经络为寒所折，则荣卫稽留于脉。又曰：荣者，血也；卫者，气也。荣血受寒，则涩而不行，卫气从之，与寒相搏，壅遏不通。又曰：气者，阳也。阳气蕴积而生热，寒热不散，故积成痈脓。又曰：腑气浮行于表，故痈肿浮高易治，脏血沉寒主里，故疽肿平陷，状如牛颈之皮，因而内蚀伤骨烂筋，为难治。又曰：人五脏六腑俞穴，皆在背上，凡作疾证，易伤脏腑致坏病。又曰：人多服丹石及钟乳更生散；及炙煿酒面，温床厚被，并尽力房劳，精虚气耗，至中年有消渴、消中、消肾之病，多发痈疽。所以然者，体虚热而荣卫痞涩故也。又曰：疖者节也，痈者壅也，疽者沮也。一寸至二寸为疖，二寸至五寸为痈，五寸至一尺为

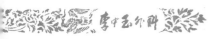

疽，一尺至二尺为竟体疽。大抵痈疽脉洪数甚者难治，脉微涩者易愈。治法，初觉便宜热拔毒，已溃则排脓止痛，脓尽则长肌敷痂，次序施治，切不可拘一法。酌量轻重，形证逆顺，寒则温之，热则清之，虚则补之，实则泻之，导之以针石，灼之以艾炷，破毒攻坚，以平为期，此谓至论。可服神仙追毒丸，利去毒根，次服排脓托里药调治。疽成脓则宜烙，可用银篦大二寸，长六寸，火上烧令赤，急手熨烙毒上，得脓利为效，亦服神仙追毒丸、排脓托里药调治。大抵痈疽一科，尤难于诸科，所谓菩萨心、刽子手是也。得非心传契妙，莫能臻此。"

《证治准绳·疡医》云："有发背痈，有发背疽，如毒勇猛而发，如火焚茅，易于败坏。初发即可如黍米粒大，三两日渐赤引肿，如手掌面大，五七日如碗面大，即易为攻。"

《外科证治全生集》云："发背，此乃痈疽中大患，缘其患位，对心对肺对脐耳。偏曰搭手，因手可搭而名。红肿痛甚者，应称背痈。"

《外科理例》云："疽发背上，以两手上搭着者，谓之左右搭。头多如蜂窠者，易治。以两手下搭著者，谓之腰疽，亦易治。以两手上下俱搭不著者，谓之发背。此证最重。"

《外科证治全书》云："发背乃痈疽中大患，因其患位对心对肺对脐耳。偏曰手搭发背，因手可搭而名。红肿痛甚者属阳，以阳痈治法。初起用五通丸、醒消丸早晚以散毒汤轮服，则皮皱痛息，再服至愈。如溃，即用内托散、醒消丸，亦早晚轮服，外贴洞天膏收功，此阳发背之治法也。色白肿痛或平塌不痛者属阴，以流注阴疽治法。初起用加味二陈汤加阳和丸，或即用阳和汤消之。皮色稍变，痛急难忍，惟服阳和汤以止其痛，消其未成脓之余地，使已成脓者至不痛而溃。既溃，贴阳和解凝膏，内服阳和汤，气虚者，兼加味保元汤，毒深兼犀黄丸，早晚轮服，至愈乃止。愈后或背上仍如负板，舒转不快者，用小金丹十丸，每日早晚两进，消其毒根自好，此阴发背之治法也。

《外科传薪集》云："铁箍散治发背，将溃已溃时，根脚走散，不收透者用此。铜绿五钱，明矾四钱，胆矾三钱，五倍子（微炒）一两，白及五钱，轻粉、郁金各二钱，麝香三分，研细末。用陈米醋一碗。勺内慢火热至一小杯，候起金色为度，待温。用上药末搅入膏内。每用炖温。用新笔涂。以棉纸盖上。根自全收不散。"

《外科心法要诀·上中下发背》云："三发火毒发督经，中发属肝对心生，上发属肺天柱下，下发属肾脐后凝。上、中、下三发背，俱属督脉经，皆由火毒而成。上发背火毒伤肺，生天柱骨下，一名脾肚发，其形横广如肚。中发背火毒伤肝，生于背心，一名对心发，其形中阔，两头有尖如瓜。下发背火毒伤肾，生于腰中，一名对脐发，其形平漫如龟。其初起皆形如粟米，焮痛麻痒，周身拘急，寒热往来，因循数日，突然大肿，气实者多焮痛，气虚者多麻痒。初起治法，不论虚实，即宜隔蒜艾灸，灸之不应，则就患顶当肉灸之，至知痛为效，以大化小，移深居浅。灸后用针当疮顶点破一孔，随用拔法，务使毒气内外疏通，庶不致内攻。如有表证，发热恶寒无汗者，宜荆防败毒散汗之；如有里证，发热、恶热、大便燥者，宜内疏黄连汤下之；表里证兼有者，宜神授卫生汤双解之，以减疮势。脓将成，必行托里。如溃破腐肉不去，外贴巴膏以化之。其余治法，俱按痈疽肿疡、溃疡门。盖此三证，无论老少，总以高肿红活、痛者为顺；若漫肿塌陷、焦枯紫黑者为逆。

上搭手：上搭手生肺俞穴，左右名同经有别，右属肺兮左属肝，总由气郁痰热结。注：此证生于足太阳膀胱经肺俞穴，在两肩骨之动处。无论左搭手、右搭手，其名虽同，而偏在左者属

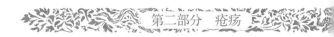

肝，偏在右者属肺，故曰：经有别也。总由气郁痰热凝结而成，初宜神授卫生汤双解之，次以逍遥散清之，兼以六郁汤调之。其余内外治法，俱按痈疽肿疡、溃疡门。

中搭手：中搭手生近膏肓，经属膀胱脊骨旁，七情不和愤怒火，虚实寒热细参详。

注：此证生在脊骨两旁，属足太阳膀胱经膏肓穴，一名龙疽。由七情不和，愤怒火凝而生。遇气寒而实，便燥不渴者，宜一粒金丹温下之；若气热而实，便燥大渴者，宜内疏黄连汤寒下之；若气血虚，疮不能发长者，宜内托黄散托补之。其余内外治法，俱按痈疽肿疡、溃疡门。

一粒金丹：木香、乳香各五分，巴豆霜一钱五分，沉香五分，各为细末和匀，用肥胶枣个半，去皮核捣烂，和药末为丸，如芡实大。每服一丸，细嚼用白滚水，一口将药送下。少顷，再饮白滚水一口，即泻一次；若饮滚水二口，即泻二次．遇胃气壮实，兼毒滞盛者，服药后连饮滚水三四口，即泻三四次，不可太过。毒滞泄尽，即以米饮补之。

方歌：一粒金丹疗恶疮，寒实不渴便燥良，木乳沉香巴豆肉，枣肉为丸服即康。

下搭手：下搭手生经膀胱，穴在肓门腰窝旁，房劳过度生毒火，紫陷腐烂透膜肠。注：此证发于腰窝旁开三寸，属足太阳膀胱经肓门穴。由房劳过度，有伤肾水，水竭不能制火，火旺以致荣卫不和，逆于肉里而生也。初发红活焮肿，令人寒热往来，口渴烦躁，百节疼痛，宜服仙方活命饮，宣解毒火；次服内托黄芪散，托毒发长。将溃内外治法，俱按痈疽肿疡、溃疡门。若初肿腰痛如折，不能俯仰者险；若色紫塌陷，腐烂孔深，透膜透肠者逆。

莲子发：莲子发名取象形，胆与膀胱毒化成，形斜平塌侵督重，形长高肿半背轻。注：此证一名太阴疽。生于脊背及两胁。属胆与膀胱经，火毒合化凝结而成。若形斜平塌，头侵督脉，尾站肋骨者，属毒重；若形长高肿，偏于半背，中不过督脉，旁不过肋骨，属毒轻。遇气实之人，初宜蟾酥丸，或麦灵丹汗之。次宜一粒金丹下之；遇气虚之人，初宜仙方活命饮宣解之，次宜内托黄芪散托补之。其余内外治法，俱宜按痈疽肿疡、溃疡门。

蜂窝发：蜂窝发似蜂房形，每在肩后脊旁生，此证最忌头向上，急清心火免内攻。注：此证多生肩后及脊旁，形似蜂房。由脾经积热，更兼心火凝结成毒。初起高肿如龟形，胖胀半背者轻；疮势横斜漫大者重。宜服内疏黄连汤。若头尖向上，属心火热极，防毒火内攻脏腑。亦有疮形长若尺许，根横满背，名为竟体疽，属毒甚险。初觉宜急服黄连消毒饮，清心解毒，庶免内攻。其余内外治法，俱按痈疽肿疡、溃疡门。

痰注发：痰注发如布袋形，按之木硬觉微疼，其发不红亦不热，湿痰七情郁滞成。注：此证发于脊背，长形如布袋，短形如冬瓜，按之木硬，微觉疼痛，不热不红，皮色如常。由湿痰、七情郁滞，凝结于肌肉之分，日积深久而成。初起宜服疮科流气饮，外贴金凤化痰膏消之。如此证久远疲顽，治之不消者，届期要溃。治法俱按痈疽溃疡门。

金凤化痰膏：凤仙花（去青蒂，研末）一捧，大葱自然汁一茶盅，好米醋一茶盅，广胶（切如米粒大，入葱汁内泡之）三钱，人中白（火微存性，研末）八钱，先将葱汁、米醋、广胶投入锅内熬化，次下凤仙花，共末熬成膏，再入人中白末，将锅离火不时搅匀。用时以重汤炖化，量痰包之大小，薄纸摊贴，候膏自落，再换新膏。方歌：金凤化痰消硬坚，湿痰串注贴更痊，凤仙中白广胶醋，葱汁同熬用纸摊。

肾俞发：肾俞发生肾俞穴，单者酒色兼湿热，房劳怒火则双生，红活黑陷顺逆别。注：此证生肾俞穴，在腰骨两旁陷肉处，有单有双。单者由酒色湿热而成，双者由房劳怒火而发。若疮

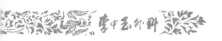

形红活高肿，十四日生脓属顺；若疮形紫黑，干枯坚硬，应期无脓属逆。或脓稀伤膜者，系真阳血气大亏，初宜服人参养荣汤，或加减八味丸以救其源。其顺逆内外治法，俱按痈疽肿疡、溃疡门。

酒毒发：酒毒发生满背间，皮色不变如弹拳，坚硬麻木痛彻内，药酒厚味使之然。

注：此证生于脊背、皮色不变，累累如弹如拳，坚硬如石，时麻时木，痛彻五内，二便涩滞，周身拘急，数日后头面手足虚肿，泄泻似痢，总由过饮药酒，更兼浓味积毒所致。初起宜服连翘消毒饮，次服内疏黄连汤。其证或消或溃，须宜速治为顺；若迁延日久，不消不溃，必腐烂筋骨，即成逆证。其余内外治法，俱按痈疽肿疡、溃疡门。

连珠发：连珠毒发贯珠形，在背微疼色淡红，发时尿闭少腹满，阴囊作肿百节疼。注：此证生于背，不论左右，连肿三五块，形若贯珠。由荣血火毒，或酒色过度而成。其疮微痛，皮色淡红，发时少腹胀满，小水闭涩，阴囊作肿，百节疼痛。初起宜服神授卫生汤加木通、车前。其余内外治法，俱按痈疽肿疡、溃疡门。"

《青囊秘诀》云："背痈论，人有背心间先发红瘰，后渐红肿，此发背之兆也，最为可畏。古人云：外大如豆，内大如拳；外大如拳，内大如盘；言其外小而内实大也。然而痈疽等毒，必先辨其阴阳：有先阴而后阳者，有先阳而后阴者，有先后俱阴者，有先后俱阳者。阳证虽重而实轻，阴证虽轻而实重。先阴而变阳者生，先阳而变阴者死。病证既殊，而何以辨之也？阳证之形，必高突而肿起；阴证之形，必低平而陷下。阳证之色必纯红，阴证之色必带黑。阳证之初起必痛，阴证之初起必痒。阳证之溃烂必多脓，阴证之溃烂必多血。阳证之收口，身必轻爽；阴证之收口，身必沉重。至于变阴变阳，亦以此消息之，断断不差矣。倘见红肿而高突者，乃阳证之痈也，乘其内毒初起，毒尤未化，急以败毒之药治之，可随手而解也。发背而至于横决者，皆因循失治，以至于破败而不可救，阳变阴者多矣。救痈如救火，宜一时扑灭，否则延烧屋庐，不尽不止，切勿见为阳证无妨，而轻缓治之也。方用急消汤：忍冬藤二两，紫花地丁一两，天花粉三钱，桔梗三钱，青蒿三钱，甘草三钱，茜草三钱，甘菊花三钱，贝母二钱，黄柏一钱。水煎服，一剂轻，二剂又轻，三剂全消，不必四剂也。此方消阳毒之初起者最神，既无迅烈之虞，大有和解之妙。世人不知治法，谓阳毒易于祛除，孟浪用虎狼之药，虽毒幸消散，而真元耗损于无形，往往变成别病，乃医者成之也。何若此方王霸并施，有益无损之为妙哉。

秘诀：背痈急消两地丁，花粉三钱与桔梗，蒿草茜菊同上用，忍冬二两齐煎冲，贝母二钱钱黄柏，初起三剂见奇功。

人有背心发瘰痒甚，已而背肿如山者，隐隐发红晕如盘之大者，此阴痈初起之形象也，最为可畏，非前证阳痈可比。盖阳证有可救之术，而阴岂无可生之理，亦在救之得法否耳。盖阴痈之证，必正气大虚，邪得而入之也。设正气不虚，邪将安入？故救阴痈之证，必须大用补气补血之药，而佐之散郁散毒之品，则正旺而邪自散矣。方用变阳汤：金银花八两，人参二两，黄芪二两，附子一钱，黑荆芥三钱，天花粉五钱，甘草五钱，白芍一两，柴胡二钱。水十碗，煎汁二碗，先服一碗后，少缓，再服一碗，服后阴必变阳而作痛；再一剂而痛亦消，再服一剂而痊愈，竟消灭于无形也。然而世人不致皮破血流，断不肯信，谁能用此等之药，以治发背之阴痈乎？无论病人不肯服，即医生亦不肯用。或医生知用此治疗，而病人之家亦不肯信，往往决裂溃烂，疮口至如碗大而不可收拾，始追悔参芪之迟用，晚矣！余所以既论此证，又多戒辞，劝人早服此

左侧竖排文字
第八章
胸背部疮疡

方，万不可观望狐疑，以丧人命也。盖阳毒可用攻毒之剂，而阴毒须用补正之味。此方用人参、黄芪以补气，气旺则阴幽之毒，不敢入心肺之间。而金银花性补善解阴毒，得参芪而其功益大。然非得附子则不能直入阴毒之中，而又出于阴毒之外。毒深者害深，又益以甘草以解其毒。然而毒结于背者，以气血之壅也，壅极者，郁之极也，故加柴胡、荆芥、白芍、天花粉之类，消其痰而通其滞，开其郁而引其经，自然气宣而血活，痰散而毒消矣。

秘诀：变阳阴疽初起方，银八参芪二附钱，荆芥三钱炒黑用，花粉五钱同在甘，白芍一两柴二钱，变阳三剂自无难。

人有背痈溃烂，洞见肺腑，疮口黑陷，身不能卧，口渴思饮者，人以为阳证之败坏也，谁知是阴虚而不能变阳乎？夫背痈虽有阴阳之分，及至溃烂之后，宜补内而不宜消外，则阴阳之证一也。溃烂而至于肺腑之皆见，此乃从前失补之故，使毒蕴而延烧，将好肉尽化为瘀肉耳。肉瘀自必成为腐肉，而腐则必洞见底黑，此等证候，九死一生之兆也。倘胃气健而能食者，犹可救疗；倘见食即恶者，断无生理。虽然，能用参、芪、归、熟，亦往往有可生者，正不可弃之而不救也。方用转败汤：金银花四两，白术四两，肉桂三钱，远志三钱，茯苓三钱，熟地二两，人参二两，黄芪二两，麦冬二两，当归一两，山茱萸二两，五味子一钱。水煎服。一剂而胃气大开者，即可转败为功也。倘饮之而稍能健饭，亦在可救。惟饮之而查无应验者，是胃气已绝也，不必再治之矣。或饮之而饱闷，少顷而稍安者，亦有生机。此方补其气血，而更补其肺肾之阴。盖阴生则阳长，阴阳生长，则有根易于接续，而后以金银花解其余毒，则毒散而血生，血生而肉长，肉长而皮合，必至之势也。倘日以解毒为事，而不补气血之阴阳，则阴毒不能变阳，有死而已，可胜悲叹哉！

秘诀：背痈危证转败汤，银花白术四两尝，桂志茯苓各三钱，二两熟地参与黄，麦冬山萸量同上，归两味钱一剂良。

人有背痈将愈，而疮口不收，百药敷之，绝无一验者，人以为余毒之未尽也，谁知是阴虚而不能济阳乎？夫痈疽初起则毒盛，变脓则毒衰，脓尽则毒化矣。疮口之不收者，乃阴气之虚，非毒气之旺也。世人不知治法，尚以败毒之药攻之，是已虚而益使之虚也，欲求肌肉之长，何可得乎？然亦有用补法治之而未效者，何也？以但用阳分之药以补其阳，而不用阴分之药以补其阴故也。盖独阴不长，而独阳亦不生也。凡痈疽至脓血已净，则阴必大虚。若止补其阳，则阳旺阴虚，阴不能交于阳矣。虽阳有济阴之心，而阴无济阳之力，所以愈补阳而阴愈虚，则疮口愈难合矣。治之法，必须大补其阴，使阴精盛满，自然能灌注于疮口之中，不用生肌外敷之药，而疮口之肉则内生矣。

方用生肤散：人参五钱，焦白术五钱，熟地二两，肉桂一钱，忍冬藤一两，麦冬一两，当归一两，山茱萸一两。水煎服。二剂而肉自长，又二剂而疮口自平，又二剂而痊愈矣。此方补阴之药多于补阳，使阴胜于阳也。然而补阳之药，仍是补阴之助，以其能入于阴之中，而交于阳之内也。忍冬藤非特其能解余毒，尚取其能领诸药至于疮间也。

秘诀：疮口不收生肤散，人参焦术整五钱，二两熟地一钱桂，忍冬麦归一两山，水煎连来六剂服，生肌长肉自不难。

人有背痈长肉，疮口平满，忽然开裂流水者，人以为疮口之肉未坚也，谁知是色欲恼怒之不谨乎？大凡疮痈之证，最忌者房事，其次者恼怒也。犯恼怒者，新肉有开裂之虞，犯房事者，新

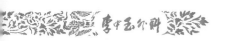

肉有流水之患，然此犹些小之疮节也。其在背痈，犯恼怒者不过疾病，而犯房事者必致死亡！

其疮口开裂者，必然色变紫黑；而流水者，必然肌肉败坏矣。当是时，必须急补气血，万不可仍治其毒。盖前毒未尽，断难收口，既经收口，复至朽坏，实新肉不坚，而自决裂也。况发背新愈之后，其精神气血，尽皆空虚，所以交合泄精，遂至变出非常，舍补气血，又安求生再活乎？然而即补气血，以些小之剂，欲收危乱之功，无异大厦倾颓，岂一木所能支哉？故又须大剂补之而后可。方用

定变回生汤：人参四两，黄芪三两，山茱萸一两，茯苓一两，忍冬藤二两，麦冬二两，白术二两，当归二两，五味子三钱，肉桂二钱。水煎服。一剂而肉不腐，二剂而肉生，三剂而皮合，四剂而疮口平复矣。切戒再犯，再犯无不死者，即再服此方，亦无益也，可不慎乎？此方实救疮疡坏证之仙丹，不止疗发背愈后犯色怒之败腐也。人疑泄精以致决裂，宜用熟地以大补之，何故反置而不用？以熟地补阴最缓，而证犯实急，所以舍熟地而用气血之药，急拯其危，非熟地不可用而轻弃之也。此方服数剂之后，各宜减半，而多加熟地，以为善后之计可耳。

秘诀：怒欲疮裂回生方，人参四两芪三两，萸苓一两桂二钱，忍冬麦术二两当，五味三钱四平复，再犯色戒定不长。

人有夏月生背痈，疮口不起，脉大无力，发热作渴，自汗盗汗，方用参芪大补之剂，更加手足逆冷，大便不实，喘促呕吐者，人以为火毒太甚也，谁知是元气太虚，补不足以济之乎？夫痈分阴阳，疮口不起者，乃阴证而非阳证也。脉大似乎阳证，大而无力，非阴而何？发热作渴，此水不足以济火，故随饮随汗也。既是阴证似阳，用参芪阳药以助阳，正气足以祛阴而返阳矣，何以愈补而反作逆冷呕吐之状也？此阴寒之气甚盛，而微阳之品力不能胜耳。非助之以附子辛热之品，何能斩关入阵，以涤荡其阴邪哉！方用助阳消毒汤：人参八两，黄芪一斤，当归四两，白术四两，附子五钱，陈皮五钱。水煎成膏，分作两次服。凡自汗盗汗、逆冷呕吐诸症，俱可顿除。连服数剂，疮起而溃减半，又用数剂而愈。此方非治痈之法也，然以治痈之法而轻治此等之证，鲜不立亡，可见治痈而不可执也。大约阳痈可服消毒化痰之药，而阴痈不可用消毒化痰之药，舍痈从症，实治痈之变法，医者不可不知也。

秘诀：夏月喘促背生疮，盗汗冷逆方无阳，急取消毒参八两，一斤黄芪四两当，白术亦四附五钱，陈皮二剂分服康。

"人有背生痈疽，溃烂之后，或发热，或恶寒，或作痛，或脓多，或流清水，自汗盗汗，脓成而不溃，口烂而不收，人以为毒气之未尽也，谁知是五脏亏损，气血太虚之故乎？凡人气血旺盛，阴阳和平，何能生毒？惟其脏腑内损，而后毒气得以内藏，久之外泄，及至疮痈发出，其毒自不留内。然而脏腑原虚，又加流脓流血，则已虚而益虚矣。观其外而疮口未敛，似乎有余；审其内而气血未生，实为不足。治之法，当全补而不宜偏补，恐脏腑致有偏胜之虞也。方用十全大补汤最妙，以其合气血而全补之耳。然而用之往往不救者，非方之不善也，乃用方之不得其法耳。夫背痈何等之症，岂寻常细小之剂所能补之乎？故必须多其分两，大剂煎服，始克有应验之效。余因酌定。

一方，以求正于同人：熟地黄二两，人参一两，当归一两，黄芪二两，肉桂二钱，全白芍五钱，茯苓五钱，白术五钱，川芎三钱，甘草三钱。水煎服，一剂有一剂之效也。世疑此方绝不败毒，如何化毒而生肉也？不知痈疽未溃之前，以化毒为先；既溃之后，以补正为急。即有余毒

未尽，不必败毒也。盖败毒之药，非寒凉之品，即消耗之味也。消耗则损人真气，寒凉则损人胃气。真气损则邪气反盛，胃气伤则谷气全无，何能生肌长肉哉？惟十全大补汤专补真气，以益胃气，故能收全效耳。且此方不特治背痈之未溃，即疮疡之已溃者，皆宜用之，惜世人未知之也。

三星汤：金银花二两，蒲公英一两，甘草三钱。水煎服，未破者，服之可消。已破者，三剂脓尽而肉生矣。秘诀：三星汤可治阳痈，二两银花一两英，甘草三钱服三剂，自然脓尽好肉生。

神效汤：当归一两，黄芪一两，人参一两，金银花二两，白芍一两，肉桂一钱，荆芥三钱。水煎服，一剂而血止，二剂而肉生，三剂而口小，四剂而皮合，再服二剂而痊愈矣。此方治各处痈毒，凡低陷不作脓而不能收口者，急服此药，无不神效，不止治对口之阴毒，善能收功也。诚以阳证可以凉泻，阴证必须温补故耳。秘诀：神效汤中归芪参，一两白芍二两金，桂一荆三水煎好，阴痈六剂可回春。"

二、病因病机

此病多由体虚不耐外邪，风热邪毒侵袭肌肤，邪毒凝结；或过食辛辣之物、醇酒炙煿膏粱厚味，湿热内蕴，火毒内生；或怒伤肝胆，七情郁结，气郁化火，痰热壅结；或房劳过度伤肾，水竭不能制火，以致荣卫不和，逆于肉理，气血壅结，酿化为脓。

三、治疗

（一）辨证论治

1. 风热蕴肤证　初期背部皮肤先起白疱如粟，周围微红、微肿、微热、微痒、微痛。三五日内肿势迅速蔓延，小者若茶杯，大者若掌面，逐渐高隆，焮热疼痛。常伴有恶寒发热，头身疼痛，舌质红，苔薄白或薄黄，脉数。治宜疏风清热解毒。方用四物芩连汤加荆芥、防风，水煎服。

2. 毒盛酿脓证　若初期失于调治，肿势日增，焮痛渐重，皮色赤红或薄皮剥起，下露数枚脓头如蜂仔内嵌，肿块仍硬，挤之出稠黄脓少许（图4-13）。多伴壮热口渴，便秘溲黄，舌质红，苔黄，脉滑数。证属邪毒炽盛，酿热化脓。治宜活血清热解毒，方用银花公英汤：当归15g，川芎15g，连翘15g，金银花60g，蒲公英50g，皂角刺10g，罂粟壳10g，大黄10g，石膏30g，甘草6g，水煎服。若无壮热口渴，去石膏，加黄芪30g。

3. 余毒不尽证　若发病至3周，肿块局限，顶端溃烂，脓头数个至数十个，形如蜂窝，脓液时流，腐肉渐脱，肿痛渐去，饮食渐增（图4-14和图4-15）。治宜补气活血托毒。方用托里消毒散加减，外掺七三丹或八宝丹，贴太乙膏。一般月余腐尽，口敛病愈。此为阳实之证，易于治疗，势大无虑。

4. 气虚毒滞证　若宿患消渴或年老体弱，所患多属阴证。初起一粟，麻痒不痛，周围板硬，皮色暗红，三五日内迅速作肿，小者若覆盘碗，大者可盈尺通背，散漫平塌，背如负石，胀闷疼痛，恶寒发热，纳呆体倦，舌质淡红，苔薄白，脉沉细而数。证属正不胜邪，毒邪深陷旁窜，气血凝结。治宜和营散结，清热解毒。方用神授卫生汤或仙方活命饮加减。若经治疗，肿高盘清，焮热疼痛，溃破流脓。方用六妙散加味：当归30g，蒲公英30g，黄芪30g，金银花100g，连翘15g，川芎9g，皂角刺6g，罂粟壳15g，陈皮10g，水煎服。

5.毒邪内陷证 多见于有头疽证起1～2周的毒盛期。局部疮顶不高，根盘散漫，疮色紫滞，疮口干枯无脓，灼热剧痛。伴壮热口渴，便秘溲赤，烦躁不安，神昏谵语，或胁肋隐痛，舌质红绛，苔黄腻或黄糙，脉弦数或洪数。证属毒陷营血，内攻脏腑，谓之"毒陷"。治宜凉血清热解毒。方用犀角地黄汤合黄连解毒汤加减：犀角粉（冲服，现已禁用）2g，赤芍10g，生地黄10g，牡丹皮10g，黄连10g，甘草10g，连翘10g，栀子10g，黄芩10g，蒲公英50g，金银花90g，水煎服。

6.干陷证 多见于有头疽证起2～3周的溃脓期。局部脓腐不透，疮口中央糜烂，脓少而薄，疮面晦暗，肿势平塌，散漫不聚，闷张疼痛或微痛，伴发热或恶寒，神疲纳呆，胁肋疼痛，神昏谵语，气喘息粗，舌质淡红，苔黄腻，脉象虚数；或体温反而不高，肢冷，大便溏薄，小便频数，舌质淡红，苔灰腻，脉沉细。若疮面枯黑，或软陷无脓，时流血水，死肌不腐，腐肉不脱，高热持续，烦躁不安，神昏谵语，是为"干陷"（图4-16）。非大补气血、滋阴降火不能回生。方用顾步汤加减：当归20g，人参30g，金银花30g，黄芪30g，石斛30g，熟地黄30g，陈皮10g，麦冬10g，白芍10g，炙甘草10g，水煎服。痛加罂粟壳，自汗肢冷加肉桂或附子。配服安宫牛黄丸。

7.虚陷证 多见于有头疽证起第4周的收口期。局部肿势已退，疮口腐肉亦尽，而脓水灰薄，或偶带绿色，新肉不生，状如镜面光白板亮，不知疼痛。全身出现虚热不退，形神委顿，纳食日减，或有腹痛便泄；自汗肢冷，气息低促，舌质淡红，苔薄白或无苔，脉沉细或虚大无力。旋即陷入昏迷厥脱，此属脾肾阳衰；若见舌光如镜，口舌生糜，舌质红绛，脉细数，此属阴伤胃败。若伴有日晡发热，自汗盗汗，心烦不寐，形寒肢冷，神志恍惚，或昏迷厥脱，舌质红绛光如镜，或口舌生糜，脉微细数。为"虚陷"，非大补不能复生。方用定变回生汤加减：当归12g，白芍12g，人参30g，黄芪50g，炒白术10g，茯苓15g，麦冬9g，牡丹皮9g，制附子6g，肉桂3g，熟地黄10g，五味子10g，炙甘草10g，水煎服。

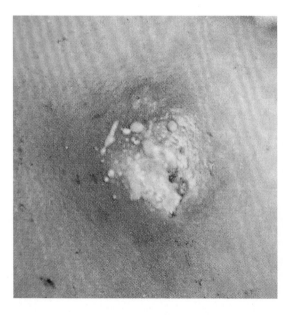

图4-13 发背（1）

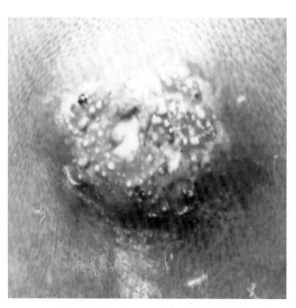

图4-14 发背（2）

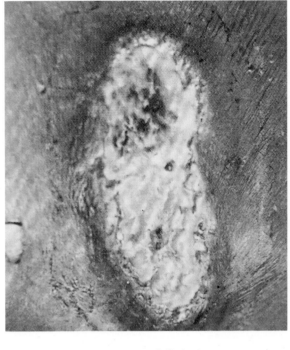

图 4-15　发背（3）

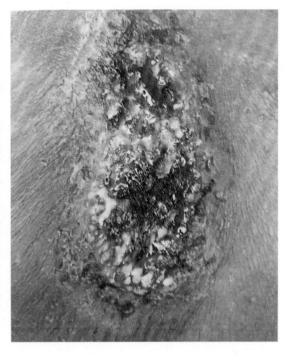

图 4-16　发背（4）

8.**气血两虚证**　若疮至后期，肿消痛止，腐肉已尽，新肉不生，状如镜面，光白板亮，脓水稀薄，溃口不敛，形体消瘦，面色㿠白，纳谷不香，腹胀便溏，五心烦热，舌质淡，少苔，脉沉细弱。证属久病、重病耗伤正气，气血两虚。治宜调阴阳，补气血。方用十全大补汤加麦冬、五味子、红花，生姜、大枣为引，水煎服。

（二）中医外治

1.若肿块未溃前，外用葱根水调金黄散外敷，或一号散结灵溻渍患处。

2.若肿块溃破后，二号散结灵水敷患处，或外掺七三丹或八宝丹，贴加味太乙膏。

3.若溃口脓出不畅，宜"十、井"字形切开，或锐剪祛除死肌，依次掺五五丹、七三丹、八宝丹，贴加味太乙膏。根据脓液多少决定换药次数。

（三）西医西药

1.早期给予足量抗生素，可选用青霉素、红霉素、先锋素及磺胺类药

2.对病情严重、体质较差者，给予输液、少量多次输血等支持疗法。

四、预防调护

加强营养，忌食辛辣之物，调情志，忌房事。初期勿挤压。

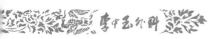

第七节　腰痛（肾周围炎）、腰疽（腰椎结核）

疽生于腰部两肾区，谓之腰疽，有称腰痛、肾痛、肾俞发、连肾发等，此病相当于西医学的肾周围炎或肾周围脓肿或腰椎结核。此病多发于青壮年，男性多于女性，农村多于城市。阳实之证发病较急，化脓较快，溃后口易愈合，一般预后良好。阴虚之人发病缓慢，肿块散漫平塌，皮色不变，部位较深，范围较大，化脓迟缓，甚或毒邪内陷，病程较长，故有腰疽命名。

一、古籍摘要

《外科启玄·腰疽》曰："腰疽，是足太阳膀胱经，多血少气，其疮生于胃俞胃仓二穴。托之得溃则安，若上赤下黑，二十日不溃即死。如青黑色无脓出血水者亦死。"

《证治准绳·疡医》曰："腰疽或问：十四椎旁，腰肾之间，发疽何如？曰：此名连肾发，即下搭也。由房劳太过，致伤肾水，令人口干，寒热大作，百节俱痛，急服胜金丹、黄芪内托散、活命饮，加羌活、黄芪治之，稍缓溃烂透膜者死。若见咳嗽呕哕，腰间似折，不能俯仰，饮食不纳者死。溃而脓水清稀，腐烂腥秽，迷闷不醒，厥逆者不治。

一妇产后，腰间肿，两腿尤甚，此瘀血滞于经络而然，不早治，必作痛。遂与桃仁汤二剂稍愈，更以没药丸数服而痊。亦有恶血未尽，脐腹刺痛，或流注四肢，或注股内痛如锥刺，或两股肿痛，此由冷热不调，或思虑动作，气乃壅遏，血蓄经络而然，宜没药丸治之。亦有或因水湿所触，经水不行而肿痛者，宜当归丸治之。凡恶血停滞，为患匪轻，治之稍缓，则为流注，为骨疽，多致不救。

府庠彭碧溪，患腰疽，服寒凉败毒之药，色黯不痛，疮头如铺黍，背重不能安寝，耳聩目白，面色无神，小便频涩，作渴迷闷，气粗短促，脉浮数重按如无。余先用滋肾水之药一剂，少顷，便利渴止，背即清爽。乃砭去瘀血，以艾半斤许，明灸患处，外敷乌金膏，内服参芪、归术、肉桂等药至数剂，元气稍复。自疑肉桂辛热，一日不用。手足并冷，大便不禁，仍加肉桂，及补骨脂二钱，肉豆蔻一钱，大便如常，其肉渐溃，更用当归膏以生肌肉，八珍汤以补气血而愈。

举人顾东溪，久作渴，六月初腰患疽，不慎起居，疮溃尺许，色黯败臭，小便如淋，唇裂舌刺，七月终请治。左尺洪数，左关浮涩，余谓：先渴而患疽者，乃肾水干涸，虚火上炎，多致不起。然脓水败臭，色黯不痛，疮口张大，乃脾气败而肌肉死也，小便如淋，痰壅喘促，口干舌裂，乃脾肺败而肾水绝也，左尺洪数，肾无所生也，左关浮涩，肺克脾也，况当金旺之际，危殆速矣！二日后果殁。盖此证既发于外，两月方殁者，乃元气虚不能收敛也。若预为调补，使气血无亏，亦有得生者。"

《洞天奥旨·腰痛》云："腰痛者，发于软肋下近腰带脉，乃玉枢、维道之穴也，属足少阳之经。初长之时，疼痛呼号，似乎阳证，然而腰肾乃至阴之发，未可作阳证治之。此症本生于过忍其精，欲泄不泄，以酿成火毒，似乎纯阴之证也。但火发毒成，则阴中有阳矣，未可以纯阴法治

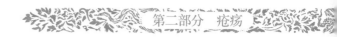

之，法宜阴阳并治为佳。倘不补阴而单治火毒，则肾气愈伤，而火毒难化。即补阴而不补阳，则阴无阳不生，火毒且深藏于肾宫，而不得外泄矣。惟合补阴阳，庶免偏胜之虞，而有解纷之妙也。两治汤，治腰眼生疽，疼痛呼号，毋论阳证、阴证，俱神效。白术一两，杜仲一两，当归一两，金银花三两，防己一钱，豨莶草三钱，水煎服。九灵汤，治腰痛：熟地黄二两，山茱萸一两，白术二两，防己一钱，紫花地丁一两，荆芥（炒黑）三钱，生地黄五钱，牡丹皮五钱，生甘草三钱，水煎服，一剂轻，四剂痊愈。"

《疡科心得集》云："肾俞发者，即腰疽，生于两腰内肾陷肉之间，或生两腰中间，最为险候。盖肾为性命根本，藏精藏气藏神；又乃受命先天，育女育男育寿。此必房劳过度，气竭精伤，欲火消阴，外阳扇动，以致真阴从此而耗，既耗之后，其脏必虚，所以诸火诸邪，乘虚而入。其证初起令人口干，寒热大作，百节俱痛。如本脏稍有真阴制火，疮形自可高肿红活为脓。治以人参养营汤加山萸肉、北五味、知母、黄柏，及加减八味丸，以救其源。若疮形紫黑干枯，坚硬不作脓者，为真阴内败，再无可生之理，死在十五日前后。"

《外证医案汇编》云："夫肾俞痈者，名曰连肾发。此肾经之外痈也，生于命门穴，脊之十四椎自下至上第七椎，即七节之旁中有小心处是也。此处其方在北，其卦在坎，本为寒水之地，内藏相火，如水底暗蛰龙雷，阴阳相抱，为先天之本，性命之根，精气神聚藏之所，生生化育，寿夭荣枯，皆在于斯。又在骨多肉馅空隙之处，靠里膜最近，与肾为比邻。此处生痈，故一经溃后，先自彷徨矣。先哲皆云：房劳过度，致伤肾水，鄙思耄耋襁褓，高僧节妇，皆有生此痈者，岂皆房劳乎？其中各有其因。寒郁则化火，阴虚则火生。或者操劳思虑有动乎中，必摇其精；或小儿先天不足：或房后肾经受寒、寒郁化火；或强制亢阳，阴精内消；或春方丹石，忍精入房，欲火内燔；或房劳不节，淋浊不休，梦遗滑泄，妇人淋带过度，脂液内竭；或膏粱厚味煿炙，热郁于中；或跌挫停瘀肾膜；或妇人漏经血崩，产后亡血过多，阴津内涸；或肝阳独旺，内烁肾阴，种种皆可肾俞生痈。然此证案汇治法最难。天地水向东流，肾本难实。未溃之时，难起难发，已溃之后，疮怯易成，元气易败。此处督脉，属阳上行。太阳寒水之脉下行。二肾之中，命门在焉。真水之中，相火藏焉。若不补阴，专治其毒，则肾水更伤，毒难速化。若专补阴而不通阳，则阴无以生，毒且深藏不能外泄。今辑八方。臂如肾俞痈灸后肿消，温补之中，夹熟地之填阴，青盐之引药入肾，参延胡消其已阻之瘀，此阴阳并补兼消之法也。虚损疮怯之渐，温补养阴之中，参以茯苓、车前、神曲、豆卷暗泄肾邪，去脾胃之温，防其胃困，亦一法也。如夹外邪，先理寒热，后商外疡，亦一法也。疡证平塌，神识昏颓，胃气困惫，专于补托，毫不夹消导渗泄之品，亦一法也。坚硬如石，皮色泛红，化痰软坚凉血，亦一法也。先生疡科调理之法，俱有层次，丝丝入扣。不但疡科，内科有几人能望及先生之项背与。余听鸿注。"

二、病因病机

多由素体虚弱，肾经亏损，外染风热邪毒，串结聚于肾区；或下焦湿热内蕴于肾，攻发于外；或劳伤闪挫肾区经脉，气血凝滞，化热酿脓而成此病。

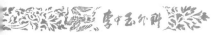

三、治疗

（一）辨证论治

1. 湿热火毒证 多发于一侧腰部肾区，初起自感腰部酸痛、隐痛、胀痛不适，逐渐加重。继之局部渐肿，散漫平塌或微隆，边界不清，皮色不变，外软内硬，压痛拒按。多伴高热恶寒，舌质红，苔黄，脉数。病之初期，疮肿有形，尚未酿脓（图 8-17 和图 8-18）。治宜和营清热，解毒利湿。方用七圣汤加减：当归 30g，川芎 10g，赤芍 10g，生地黄 10g，金银花 100g，紫花地丁 50g，蒲公英 50g，茵陈 50g，黄柏 9g，甘草 9g，水煎服。

2. 毒盛酿脓证 若病至 10 日后肿块局限，明显高隆，皮色不变或暗红，质地里软外硬，疼痛较重，高热不退，纳食不香，自汗，体倦，便秘溲黄，舌质红，苔黄，脉滑数，为疮已酿脓，尚未成熟（图 8-19 和图 8-20）。治宜补气血，解毒透脓。方用透脓散加减：当归 30g，蒲公英 30g，黄芪 30g，白芷 9g，金银花 30g，党参 15g，连翘 15g，穿山甲粉 6g（现已禁用），皂角刺 6g，茵陈 60g，泽泻 10g，川芎 10g，甘草 10g，水煎服。

3. 气虚血弱证 若溃后肿痛渐消，脓水稀薄，溃口不敛，倦怠乏力，纳食不香，舌淡红，苔薄白。为气血虚弱，治拟补气养血托毒。方用托里消毒散，八珍汤、十全大补汤加减。

4. 腰疽 若素体虚弱，发病较慢，肿块平塌散漫，酿脓迟缓，腐而不溃，溃而不敛，时流稀脓水，胬肉外翻，易成窦道。形体消瘦，五心烦热，颧红盗汗（图 8-21 ～图 8-23），多为疽证，诊治参考流痰证。

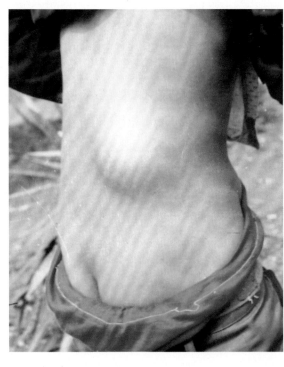

图 8-17 腰痈（1）

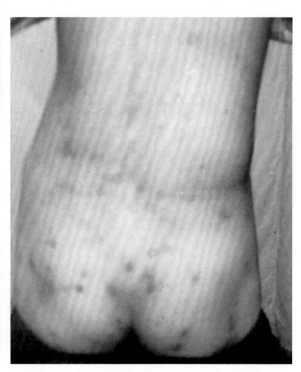

图 8-18 腰痈（2）

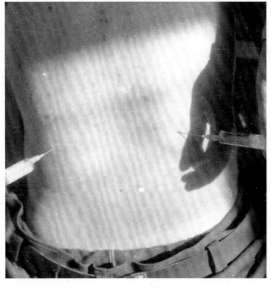

图 8-19 腰痈（3）

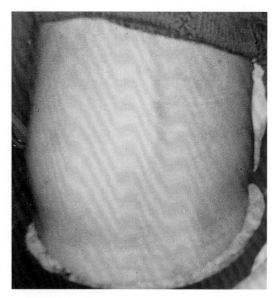

图 8-20 腰疽（4）

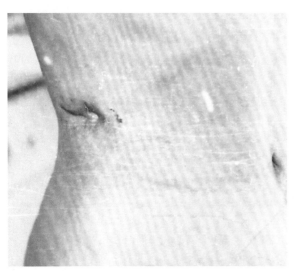

图 8-21 腰疽（5）

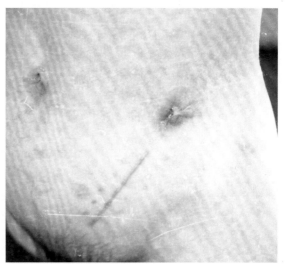

图 8-22 腰疽（6）

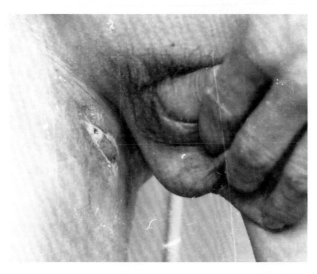

图 8-23 腰疽（7）

第八章 胸背部疮疡

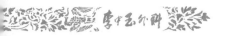

（二）中医外治

1.若病之初期，疮肿有形，尚未酿脓，可外贴活血拔毒膏。

2.若病至二候后，肿块由硬变软，波动应指明显，为酿脓已成。若脓肿较深，脓液较少，范围较大，或窜至髂腹部，不能用手触及者，可用穿刺法或做 B 超定位。若脓少可用穿刺法抽脓，再服上药，仍有消散之望。

3.若脓较多，或应用穿刺抽脓法无效，应及时切开排脓，脓出多稠厚，口下四黄纱条数次，待脓少撤去，掺八宝丹，贴太乙膏。

四、预防调护

忌食辛辣之物。卧床休息，应尽量保持仰卧位。

第九章　臀胯会阴部疮疡

第一节　臀痈（臀部脓肿或蜂窝织炎）

痈生于臀部，谓之臀痈。臀属阴中之阴，位远僻奥，气运难及，血亦罕达，肌肉丰厚宽阔，无论患阳痈、阴疽，肿块范围较大，部位较深，化脓敛口迟速不一，但一般预后良好。历代医家多把臀痈臀疽合并论治。为了便于区别疾病的轻重缓急，利于辨证论治，结合临床实际，把发病急、部位较浅、色红焮痛、易肿、易溃、易敛者，称之为臀痈，此病相当于西医学的臀部脓肿或蜂窝织炎。

一、古籍摘要

朱丹溪云："臀痈生于臀上胯下近大腿处，由湿热相侵，气血凝聚郁毒而成。"

《景岳全书》云："马益卿曰：臀痈证，臀居小腹之下，此阴中之阴也，道远位僻，虽曰多血，然气运不到，血亦罕来，中年之后，尤虑患此。才有肿痛，参之脉证，但见虚弱，便与滋补。"

《证治准绳》云："臀痈，或问：臀上生痈何如？曰：肿高根浅为痈，肿平根深为疽，俱属足太阳经，湿热所致。宜服内托羌活汤、内托复煎散加羌活主之；胜金丹、黄芪木香散选用。壮实者，一粒金丹、八阵散下之；老弱者，十全大补汤、人参养荣汤。先贤云：此疮当服补养之剂，若无补养之功，其祸多在结痂之后，治之难愈，切须戒谨，勿辍大补之剂。肿而不溃者，服台阁紫微丸。"

《立斋外科发挥》云："臀痈：焮痛，尺脉紧而无力者，托之。肿硬痛甚者，隔蒜灸之，更以解毒。不作脓而痛者，解毒为主。不作脓者，托里为主。不溃，或溃而不敛者，托里为主。

《疡医大全》云："臀痈门主方：臀痈，五爪龙草连根捣汁，酒冲服，日进四五次，脓从大便出。未成者立消，已成脓者以渣敷上，立消。洗臀痈溃后并治股疽。苦参、金银花、白芷、当归、黑皮硝（各等分），绢包，砂铫内煎浓汁，先熏后洗。消臀痈：金银花四两，甘草节一两，熬膏，每日空心和酒服。渣留煎汤熏洗。"

《外科正宗》云："臀痈生于小腹之后，位远僻奥，气亦罕到，血亦少来，凡生此者，湿热凝滞结聚乃成，得此毒必外发，庶不内攻。初起毒从五脏蕴积者，患必头红热，坠重如石，内必口干发热，宜内消沃雪汤通利积热，外以膏贴疮顶，四边以如意金黄散敷之，拔出瘀脓紫血，内兼托药自愈。常有不知，内服败毒寒剂，外敷凉药，气血冰凝，毒气不得外发，反致内攻，其疮头软陷无脓，根脚平散不痛，内热口干，烦躁谵语，痰喘气粗，恍惚不宁者，俱为不治。但此多从

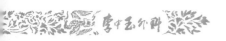

毒积于内，自里至表者十有八九，而从风寒暑湿自外至里者，百中一二，既出而复入里者，终为死候。

活血散瘀汤，活血散瘀汤枳壳，芎归苏木角红花，连翘花粉防风等，大黄赤芍一齐加。治臀痈初起，红赤肿痛，坠重如石及大便秘涩。川芎、当归、防风、赤芍、苏木、连翘、天花粉、皂角刺、红花、黄芩、枳壳各一钱，大黄二钱，水二盅，煎八分，食前服。便通者，去大黄加乳香。

黄芪内托散，黄芪内托散堪夸，山甲芎归皂刺加，金银花与甘草节，臀痈诸肿乐无涯。治臀痈已成，服前药势定者，欲其溃脓宜服之。黄芪二钱，当归、川芎、金银花、皂角刺、穿山甲（现已禁用）、甘草节各一钱，水二盅，煎八分，入酒一杯，食前服。"

《万氏秘传外科心法》云："臀痈生于臀突之上，上近腰肾，下近大腿。由湿热相侵，气血凝滞而生，形大如盘，上肿其腰，下肿其胯，此为阴中之阳，因血结而气不通矣。"

《疡科心得集》云："臀痈生于臀上胯下近大腿处，由太阳膀胱湿热流结，气血凝聚而成。形大如盘，肿阔盈尺，上覆其腰，下遮其胯。此为阴中之阴，务须宣热拔毒，大补气血，培养肾胃，滋补根源。如此，庶血易聚而脓易作，毒易出而热可宣；不然，经时累月中仍如故。疼痛日深，是以中年以后，尤虑患此。惟一见虚弱，即与滋补，可保终吉；若妄以清凉败毒，内服外敷，则气血得寒益凝，毒气不得外发，反致内攻，多至不救。治法，若初起患上有头，红热坠重如石，口干发热者，此毒从五脏蕴积，宜内消沃雪汤通利积热，外敷如意金黄散，拔出瘀脓紫血，内兼托药自愈；如漫肿色白，脉虚弱者，此寒凝湿滞，气血两虚，宜与桂枝和营汤，兼服万灵丹发汗，溃后服八珍、十全收口。"

《医宗金鉴》云："臀痈证属膀胱经，坚硬闷肿湿热凝，肉厚之处迟溃敛，最宜红活高肿疼。注：此证属膀胱湿热凝结而成。生于臀肉厚处，肿、溃、敛俱迟慢。初宜隔蒜片艾灸，服仙方活命饮消之；不应者，即服透脓散，脓熟针之。溃后，内中医外治俱按痈疽溃疡门。"

二、病因病机

此病多由内蕴湿热，下注于臀，凝聚气血；或久坐湿热之处，邪毒内侵，臀部气血阻逆；或肌内注射，外染毒邪及药毒内结，气血壅结，热酿为脓。

三、治疗

（一）辨证论治

1. 湿热火毒证　臀部结肿块，逐渐增大，小者若鸡蛋、鹅卵，较为局限，大者如拳头、覆碗，平塌散漫，皮色红赤，焮热疼痛，坚硬拒按。或初起一粟粒脓疱，周围绕以红晕，继之结肿块迅速蔓延，焮热疼痛。多伴发热恶寒，干哕，纳差，舌质红，苔薄黄，脉数。治宜清热解毒，活血利湿。方用活血败毒利湿汤：当归10g，川芎10g，赤芍10g，黄柏10g，牛蒡子10g，穿山甲6g（现已禁用），乳香6g，甘草6g，金银花30g，蒲公英30g，连翘15g，泽泻15g，茵陈25g，水煎服。

2. 毒盛酿脓证　若患病十日半月，肿块膨隆，皮色暗红，锥刺跳痛，软硬兼杂，发热口渴，舌淡红，苔黄，脉滑数，为酿脓期（图9-1～图9-6）。治宜补气活血，解毒透脓。方用透脓散加减。

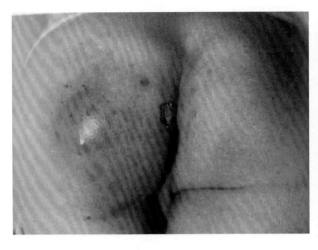

图 9-1　臀痈（1）

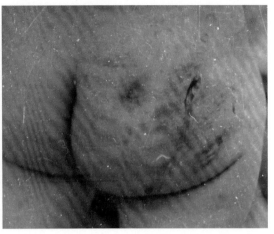

图 9-2　臀痈（2）

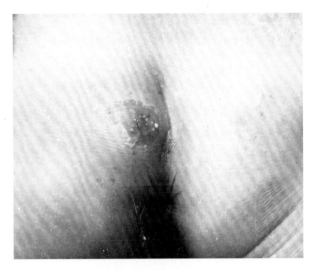

图 9-3　臀痈（3）

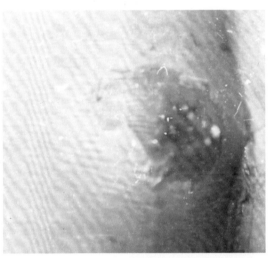

图 9-4　臀痈（4）

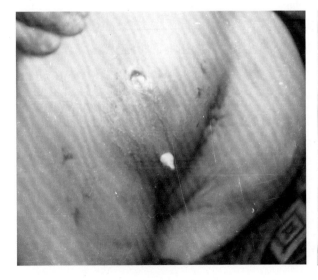

图 9-5　臀痈（5）

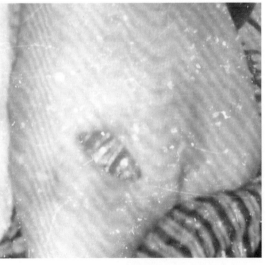

图 9-6　臀痈（6）

第九章　臀胯会阴部疮疡

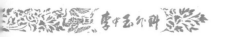

（二）中医外治

1. 若臀痈初期，可外贴活血拔毒膏或龙蟾雄黄酒调六黄散，每天换药一次。

2. 若酿脓期，可外贴太乙膏。若肿块局限，中软应指，内脓已成。应在局部麻醉下切开排脓，掺七三丹、下四黄纱条数次，腐尽脓少后撤去引流条，掺八宝丹，贴太乙膏。内服六妙散或托里消毒散善后。

四、预防调护

1. 因臀部肌肉运动可致病邪扩散，加重病情，患病后应卧床休息，限制患肢活动。

2. 肌内注射应严密消毒，防止细菌感染，避免不洁药液注入而发病。

3. 注意锻炼身体，调节饮食、情志，增强抗病免疫力，避免外感风寒暑湿之邪而致病。

第二节　臀疽（臀深部脓肿）

疽生于臀部，谓之臀疽。此病临床并不少见，其特点为发病缓慢，平塌无头，部位较深，范围较大，化脓迟缓，始终皮色不变，溃破敛口亦难，病程可缠绵数月之久。

一、古籍摘要

《证治准绳》云："肿高根浅为臀痈，肿平根深为疽，俱属足太阳膀胱经湿热所致。"

《外科启玄》云："臀疽：是足太阳膀胱经，多血少气，生于承扶二穴最痛，宜托之，三五日脓出瘥，如近大小便处者难治，生于实处者易治。"

《外科正宗》云："臀疽欲火消阴，外阳煽惑，以致真水真阴从此而耗散，既散之后，其脏必虚，所以诸火诸邪乘虚而入，既入之后，浑结为疮。"

《疮疡经验全书》云："臀疽，此痈受在肾经，而臀属少阳，后此阴中之阴，道远位僻药力所难及者，须预补之。皆因受虚寒湿毒，结聚成风，故生此症也。当用上下肋痛药治之：败毒流气饮、内托流气饮、内托羌活汤。"

《疡医大全》云："此为阴中之阴，务须宣热拔毒，大补气血，培养肾胃，滋补根源。如此庶血易聚而脓易作，毒易出而热可宣，不然经年累月，肿仍如故，疼痛日深。是以中年之后，尤虑患此。一见虚弱便与滋补，可保终吉。若妄以清凉败毒内服外敷，则气血得寒益凝，多致不救。"

二、病因病机

多由肌内注射，药毒内蕴，外染毒邪，凝聚气血；或闪挫跌打损伤，气血瘀结，瘀久化热；或湿热痰浊积聚不散，日久蕴热酿化为脓。

三、治疗

（一）辨证论治

1. 痰凝血瘀证　初起臀部出现疼痛，继而肿块形成。或肌内注射后先结肿块而后疼痛，肿胀疼痛，逐渐加重，散漫平塌，皮色不变，外软内硬，小如馒如拳，大若覆碗覆盘。可出现身热体倦，纳差，自汗，舌淡红，苔薄白，脉沉数（图9-7）。治宜和营通络，解毒散结。方用活血散瘀汤加减：当归15g，川芎15g，赤芍15g，红花10g，泽兰10g，皂角刺10g，陈皮10g，浙贝母10g，连翘10g，金银花30g，黄芪30g，穿山甲粉2g（现已禁用），乳香6g，甘草6g。

2. 毒盛酿脓证　若肿块日久，局限隆起，软硬兼杂，阵阵跳痛，日晡发热或高热不退，自汗盗汗，舌质红，苔黄，脉滑数，此为酿脓之特征。治宜补气活血透脓，方用透脓散或托里消毒散加穿山甲（现已禁用）、肉桂、连翘。

3. 气血两虚证　若年老体弱，重病久卧床，面色㿠白，五心潮热，腐肉脱尽，新肉不生，或口小内大，深达筋骨，脓多稀薄或如污水败浆，或内如空壳，外如缸沿，软陷无脓，肉芽淡白，溃口久不敛（图9-8和图9-9），舌质淡，苔薄白，脉沉细弱。证属气血两虚，治宜大补气血。方用十全大补汤、人参养荣汤加减。

（二）中医外治

1. 若肿块初期，可外贴活血拔毒膏。

2. 若酿脓，可外贴加味太乙膏。待肿块波动应指时（图9-10），在局部麻醉下切开排脓，切口不宜太小，应尽量清除坏死肌肉，切口下引流条，可根据腐肉多少，掺三仙丹、五五丹或七三丹，以祛腐生肌为度，待脓少腐尽撤去引流条，掺八宝丹，贴加味太乙膏，并注意应用压垫法。

3. 若溃口不敛，可外掺三仙丹或九一丹、生肌散，外贴太乙膏。

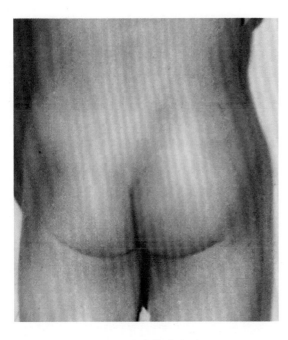

图9-7　臀疽（1）

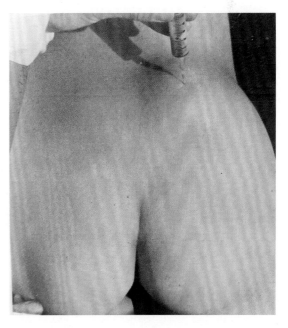

图9-8　臀疽（2）

第九章　臀胯会阴部疮疡

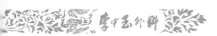

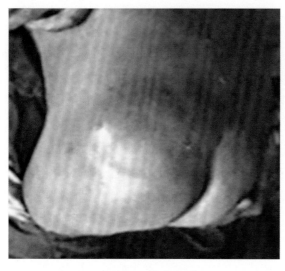
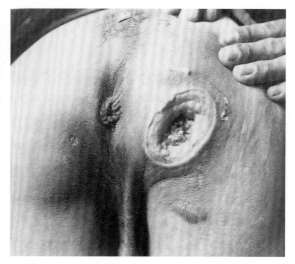

图 9-9　臀疽（3）　　　　　　　　　图 9-10　臀疽（4）

四、预防调护

1. 加强护理，保持臀部干燥、清洁卫生。

2. 调节饮食，忌食辛辣之物，增强抗病免疫力。

第三节　席疮（褥疮）

因重病久着席床而生疮疡，谓之席疮。此病相当于西医学的褥疮。多发于年老体衰危重患者，好发于骶尾、臀胯、足跟、外踝及腓骨小头等处。轻则局部暗红紫褐，溃烂表浅局限，重则大片肌肤枯黑腐烂，口不易敛。若复染毒邪，亦可危及生命。

一、古籍摘要

《子母秘录》曰："治小儿褥疮，嚼泽兰心封之。"

《疡医大全·席疮门主论》曰："席疮乃久病着床之人，挨擦磨破而成。上而背脊，下而尾间，当用马屁勃软衬，庶不致损而又损，昼夜呻吟也。病人但见席疮，死之征也。"

《医门补要》曰："一人患流注三处，卧床一月未见脓，独尾间穴已深烂，是名席疮。乃肌肉先死，辞不可治，寻亡。"

《外科真诠》云："席疮乃久病着床之人，挨擦磨破而成。上而背脊，下而尾间，当用软衬，外以参归鹿茸膏贴之，庶不致损而又损，昼夜呻吟也。但病人一沾席疮，皮肉先死，不治。"

二、病因病机

多因身患危重疾病昏迷，或半身不遂、截瘫，或年老体衰，长期卧床翻身困难，以致受压部位营卫不和，气血瘀滞，复因摩擦破损，潮湿浸渍，外染毒邪，而致肌肤溃烂。

三、治疗

（一）辨证论治

因此，病多伴发于内疾，故内治法应以治疗内疾为主，适当加益气、活血解毒及养阴等药。

（三）中医外治

1.气滞血瘀证　患处皮色暗红、紫褐、肿或不肿，无擦伤溃烂者。证属气血凝滞。治宜活血散瘀。方用：当归20g，川芎20g，赤芍20g，红花20g，桂枝20g，大黄20g，冰片10g，浸泡于75%酒精500mL中，1周后即可应用。用纱布蘸药水渍渍患处，并配合适当的局部按摩，每次10～30分钟，每日1～3次。

2.湿热火毒证　患处皮色紫黑、暗红，伴有表皮糜烂、渗液流水，或红肿焮热疼痛。证属气血凝滞，复染湿毒。治宜燥湿败毒。方用燥湿败毒散（滑石粉30g，枯矾30g，雄黄30g，黄连粉15g，冰片1g，共研极细），用棉球扑撒患处每日1～3次。若症见患处大片肌肤腐烂，外硬内软，坏而不腐，腐而不脱，新肉不生（图9-11～图9-13）。应刀割剪除坏死组织，掺以三仙丹或灵珍散。若腐肉渐脱，新肉渐生，脓液稠厚，掺以七三丹或八宝丹，外贴加味太乙膏，或败毒生肌膏。

3.气血两虚证　席疮日久，腐肉脱尽，新肉不生，或口小内大，深达筋骨，脓多稀薄或如污水败浆，或内如空壳，外如缸沿，软陷无脓，肉芽淡白（图9-14）。多属气血虚弱，不能荣养肌肤。方用猪蹄汤（净猪蹄一只，当归15g，川芎15g，黄芪15g，黄连10g，黄柏10g，大黄10g，五倍子10g，肉桂10g，甘草30g，冰片3g，加水2000mL，煮至猪蹄软烂，过滤去浮油，待温），纱布蘸药汁渍渍患处，每次10～20分钟，后掺以八宝丹，外敷生肌玉红膏。

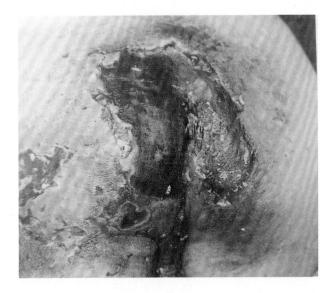

图9-11　席疮（1）

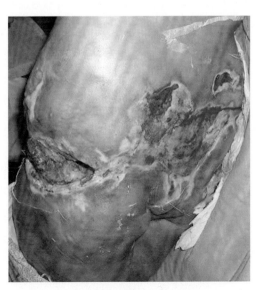

图9-12　席疮（2）

第九章　臀胯会阴部疮疡

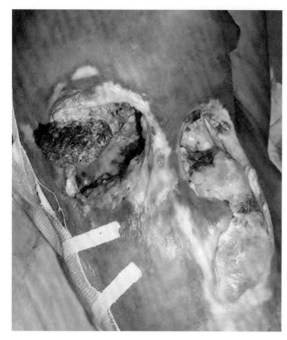

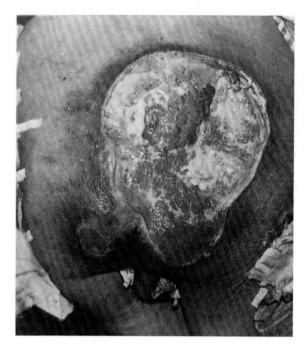

图 9-13　席疮（3）　　　　　　　　　　　　　图 9-14　席疮（4）

四、预防调护

注意变换体位，局部垫气垫或海绵圈，保持局部干燥清洁。

第四节　骑马痈（腹股沟脓肿）

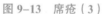

痈生于阴囊之旁，大腿根内侧股缝夹空中，为骑马夹摩之处，故谓之骑马痈，又称跨马痈、骗马坠。若痈生于左臀之下皱纹中，名上马痈；生于右臀之下皱纹中，名下马痈；生于尻骨略上，名坐马痈，证治大体同上，不再分述。此病临床并不少见，好发于青少年，男女患病率无明显差异，阳证多而阴证少，一般预后良好，很少发生内陷和致残。

一、古籍摘要

《外科大成》云："跨马痈生交裆，近积线之处。按：上症，皆生于前阴之后，后阴之前，以其形异而名亦异也。属任脉别络，夹督脉冲脉之会，由足三阴亏损，多兼志欲不遂之所致。轻则成漏，重而则殒，故麻木黑陷，泄泻呕哕，疲倦者，久延谷道，内溃脏腑者，皆不治。古云：阳气亢盛者宜坎离丸，取其苦寒能泻水中之火，令阳气衰则阴自生；阳气衰弱者宜六味地黄丸，取其酸温能生火中之水，使阳气旺则阴自生。然此症属阴精衰弱者十有八九，阳气亢盛者百中一二。初起肿痛，小便赤涩者，先服炙甘草一二剂，及蒜灸之，次服龙胆泻肝汤。已成不得内消者，托里消毒散加穿山甲、皂角刺。自破或脓胀痛者，针之。朝服六味地黄丸，午服十全大补汤，加牡丹皮、泽泻，或再加附子。久而成漏者，宜国老膏化汤吞蜡矾丸。"

《外科十法》云："九龙丹，治鱼口便毒、骑马痈、横痃，初起未成脓者宜此。儿茶、血竭、乳香、没药、青木香、穿山甲（炒）各一钱，上各等分为末，归尾三两，红花二两。酒煎膏，丸如桐子大，每服二钱。空心热酒送下，敷服自消。"

《疡医大全》云："骑马痈，皆由少年人不保重，或串花街柳巷，或贪倚翠偎红，忍精而战，耐饥而守，或将泄而提其气，或已走而再返其阳，或人方泄精，未经洗净，重与交合，皆足以生此恶毒也。治以七味圣神汤主之。盖此毒乃乘虚而入，必大补其血，而佐以逐邪之品，则病去如失，否则婉转流连，祸不旋踵，与其毒势弥漫，到后来发散，何不乘其初起正气未衰，一剂而大加祛逐之为快哉！方中妙在用金银花，而以当归补血为君，人参为佐，大黄为使，重轻多寡之得宜也。

七味圣神汤（岐天师）：金银花四两，蒲公英二两，人参、当归、甘草各一两，大黄五钱，天花粉二钱，水煎服。一剂即消，二剂痊愈，溃者三剂愈。

《医宗金鉴·外科心法要诀》云："跨马痈生肾囊旁，重坠肝肾火湿伤，红肿焮痛宜速溃，初清托里勿寒凉。注：此证一名骗马坠，生于肾囊之旁，大腿根里侧，股缝夹空中。由肝、肾湿火结滞而成。初如豆粒，渐渐肿如鹅卵，阴坠壅重，色红焮痛，暴起高肿，速溃稠脓者顺；若漫肿平塌，微热微红，溃出稀脓者险，多成串皮漏证。此处乃至阴之下，医治不可过用寒凉。初宜服仙方活命饮消之，次服托里透脓汤。既溃之后，外治法，俱按痈疽溃疡门。"

二、病因病机

多由下肢或二阴皮肤破损染毒，或素患疔疮、肿毒、脚湿气、下疳疮等病，毒邪炽盛，循经串行，毒邪气血结聚而成此病；也可由肝肾湿火下流所致。

三、治疗

（一）辨证论治

1. 火毒炽盛证　体实之人发病较快，大腿内侧近腹股沟处，初起如豆之核，数日内渐大若鹅卵，顶高根束，皮色赤红，焮热疼痛，发热恶寒，10日左右可渐酿脓，舌质红，苔黄，脉数（图9-15和图9-16）。治宜活血清热解毒，方用活血解毒汤加减。若内已化脓，但仍未熟，方用透脓散加减。

2. 热毒蕴结证　若体虚之人，发病较慢，初如痰核，多日方渐增大，小如蛤蜊，大如掌面，平塌散漫，皮色不变或微红，二三候后肿块仍硬，疼痛较轻，舌淡红，苔薄黄，脉沉数。治宜和营散结，清热解毒。方用仙方活命饮加连翘15g，蒲公英30g，黄芪10g，甘草10g。

3. 毒盛酿脓证　若肿块局限高突，跳痛如雀啄，软硬兼杂，皮色暗红，发热自汗，舌质红，苔黄，脉滑数，为酿脓期（图9-17和图9-18）。治宜补气活血，托毒透脓。方用透脓散加味。

4. 正虚邪恋证　待脓熟切开或自行溃破，出脓多稀薄，可内服托里消毒散或八珍汤、人参养荣汤加减。

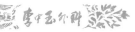

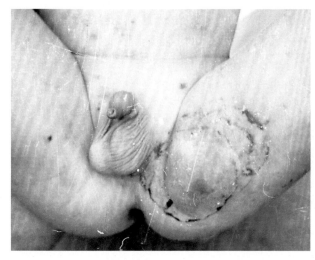

图 9-15 骑马痈（1）

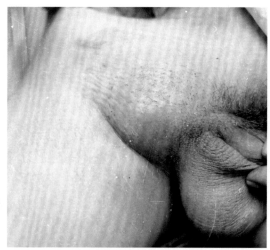

图 9-16 骑马痈（2）

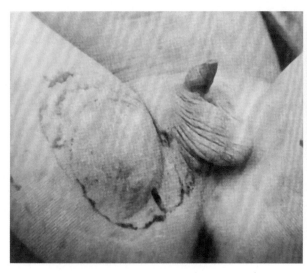

图 9-17 骑马痈（3）

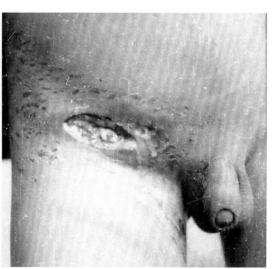

图 9-18 骑马痈（4）

（二）中医外治

1.若肿块初期，顶高根束，皮色赤红，焮热疼痛，可外贴加味太乙膏，每日1次。

2.待脓熟后切开，出脓多厚而黄，溃口下五黄纱条掺七三丹数日，腐尽脓少时掺五宝丹，贴加味太乙膏，可外贴活血拔毒膏。

3.待脓熟切开或自行溃破，出脓多稀薄，溃口掺五五丹，待腐尽脓少，掺五宝丹，贴加味太乙膏。

四、预防调护

初为臀核，尽早治疗，减少局部摩擦，禁食辛辣之物。

第九章
臀胯会阴部疮疡

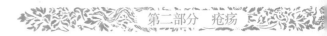

第五节　坐板疮（臀部脓肿性穿掘性慢性脓皮病）

疮生于坐板凳之臀部，或由于久坐板凳，瘀血蕴热所致疮肿，故名曰坐板疮，此病相当于西医学臀部脓肿性穿掘性慢性脓皮病。此病好发于青壮年男性，多见于长夏酷暑季节，一般限于皮肤，痒多痛少，若有染毒也可波及肌肉，红肿热痛化脓，或串通成瘘管。

一、古籍摘要

《外科启玄·坐板疮》云："此疮乃脾经湿热，湿毒郁久，以致生于臀部，最痛最痒，况至阴之所，血亦罕来，药力少至。治宜内疏脾经湿热，外宜火拈油布触之更妙。"

《外科大成》云："风疳生于臀腿俗名坐板疮，形如疥癣，破流黄水，先痒后疼，由风寒客于谷道所致，宜香白散等药敷之，令毒水出尽，即结痂而愈。香白散：枯白矾、轻粉各二钱，樟脑一钱，共为末。湿则干掺。干用生桐油调敷。一用丝瓜皮焙为末，烧酒调敷。或大蒜瓣烧存性，为末掺之。或用芫花根煎汤洗之。"

《外科方外奇方》云："黄丹（水飞炒紫）一两，铅粉一两，白龙骨一两，松香一两二钱，如前法制，共为细末，麻油调敷。专治肥疮生发中，黄水疮生周身，坐板疮生臀上等症。"

《外科心法要诀·坐板疮》云："坐板疮在臀腿生，形如黍豆痒焮痛，暑湿热毒凝肌肉，初宜烫洗油捻烘。注：此证一名风疳，生于臀腿之间，形如黍豆，色红作痛痒，甚则焮痛，延及谷道，势如火燎。由暑令坐日晒几凳，或久坐阴湿之地，以致暑湿热毒，凝滞肌肉而成，初宜芫花、川椒、黄柏熬汤烫洗即消；或毒盛痒痛仍不止者，宜用油缸青布三指宽一条，香油调雄黄末一钱，摊于布上，卷之燃着，吹灭焰头，向疮烘之，其痒痛即止，甚效。"

《洞天奥旨·坐板疮》云："坐板疮生于两臀之上，臀乃脾经之所属也，脾属至阴，而臀又至阴之地，脾经血少，血少则易生热矣，血少而热又加湿气浸之，则湿热两停，郁久不宣，臀乃生疮矣。"

《外科证治全书》云："在臀为臀痈，为臀疽，为坐板疮。坐板疮方：先用川椒煎水洗后，再用敷药，朱砂、雄黄各一钱，轻粉、枯矾、黄柏各五分，共为末敷之即愈。"

二、病因病机

本病正如前人所说，多由于在酷暑盛夏久坐湿热之处，压垫臀部，气血瘀阻，瘀而化热，热盛肉腐为脓，或久坐湿热之处，毛窍开张，腠理不密，外染邪毒，郁闭于内，蕴热酿脓。

三、治疗

（一）辨证论治

1.湿热内蕴证　初始可见臀部皮肤起数个或数十个大如赤豆，小若粟粒状结节，散在或成

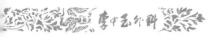

簇，疮顶有小黄白脓疱，破流黄白脂水，基底为红色，质地较硬，痒痛间作，轻则数日可愈，但常此伏彼起，连绵不绝，舌淡红，苔黄腻，脉濡数（图9-19和图9-20）。治拟清热解毒利湿。方用木通解毒汤加减，结节较大、较硬，为气血凝结，选加当归、赤芍、牡丹皮。疼痛较重加白芷，痒重加防风、苦参，大便干加大黄。

2. 脾虚毒结证　此证多有湿热内蕴证治疗不当，反复发作，导致气虚血瘀，余毒不尽，缠绵不已；或因素有脾虚，运化失司，湿热下注臀部，结肿酿化为脓。臀部皮肉之间结多个肿块，大如蚕豆，小若赤豆，皮色暗红，迟不作脓；或肿痛多日，质地软硬间杂，久不溃破；或溃烂脓出稀薄肿仍不消；或溃口流黄水，肉芽不鲜，口久不敛，旁窜深溃，大片空腔，形成窦道瘘管，臀部硬如板状。多伴有面色无华，倦怠乏力，纳食不香，便溏不爽，舌淡红，脉沉细缓等（图9-21和图9-22）。治拟补中益气，活血养血，利湿解毒。方用托里消毒散加减。若脾胃虚弱，中气不足，重用黄芪、白术、茯苓、党参，加木香、砂仁；若肿块仍硬、色暗红，有瘀血，重用当归、川芎、白芍，加红花、丹参；若疮仍有新发，红肿疼痛，余毒不尽，重用金银花，选加连翘、草河车、蒲公英；若有畏寒怕冷，阳虚证加肉桂；若有口干、盗汗、虚烦不眠，阴虚证者加麦冬、五味子。

（二）中医外治

1. 初起结节肿块者，外用败毒散扑撒患处，或败毒水湿敷，每日2次。较大肿块，外贴加味太乙膏，破口后掺八宝丹，一日一换，直至痊愈。

2. 肿块未溃破者外贴太乙膏，每天一换；肿块成脓，及时给予局部麻醉下切开引流，口不要小，要与肿疡等长，溃口掺五五丹，逐渐换为八宝丹；若肿块、溃疡串通相连，形成窦道瘘管者，给予三品一条枪插入管道，或局部麻醉下利刀彻底切开，或挂线切开，掺以红升丹、五五丹，祛除管壁、腐肉，促使新的皮肉再生。待腐脱将尽，皮肉渐生，溃口掺以八宝丹、生肌散，或九一丹，外贴加味太乙膏，或愈口灵膏，每日一换。

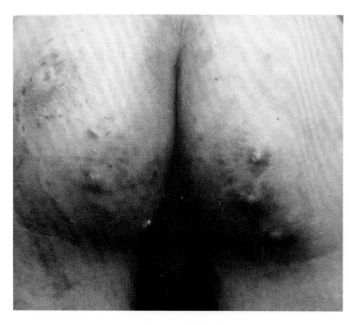

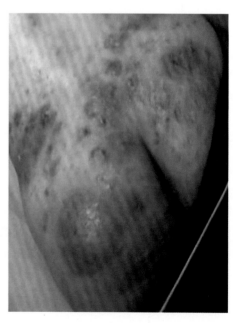

图9-19　坐板疮（1）　　　　　　　　　　图9-20　坐板疮（2）

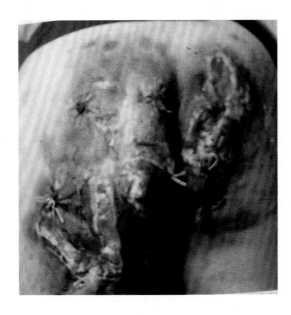

图 9-21　坐板疮（3）

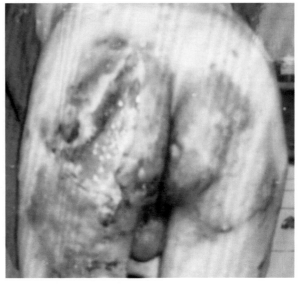

图 9-22　坐板疮（4）

四、预防调护

注意保持局部清洁卫生。忌食醇酒、辛辣及其他刺激物。

第六节　环跳疽（化脓性髋关节炎）

疽生于胯骨节间之环跳穴，谓之环跳疽，此病相当于西医学的化脓性髋关节炎。此病好发于青少年男性，因病变部位深在关节隙窍。疽毒易于损伤筋骨，所以治疗不当，常会造成关节强直，下肢屈伸不利，而致肢体残疾。

一、古籍摘要

《医宗金鉴》云："股阳疽、环跳疽：股阳疽生股外侧，内搏于骨不变色，环跳疽肿腿难伸，俱由风湿寒凝结。注：股阳疽生于股外侧，胯尖之后，其毒内搏骨节，脓深至骨，故漫肿不变色也。环跳疽生胯骨节间之环跳穴，所以腰难屈伸，漫肿隐痛也。此二证皆由风、湿、寒凝结而成，属足少阳胆经。初起宜服黄狗下颏方，更刺委中穴出黑血，其腿即能转动。若漫肿大痛者，俱宜服内托黄芪汤；痛而筋挛者，万灵丹汗之；痛止换服神应养真丹。遍身走注作痛，两脚面胖肿者，亦服万灵丹汗之；痛止则宜服大防风汤，倍加参、术、归、芪等药宣消之。若时时跳痛将溃，宜托里透脓汤服之；溃后脓清稀者，宜十全大补汤加牛膝，外以豆豉饼灸之。疮口紫陷者，十全大补汤加附子服之，外换附子饼灸之。食少者，胃弱也，诸虚皆禀于脾胃，宜香砂六君子汤减去砂仁加当归服之。俟胃口强盛，仍服十全大补汤。溃而反痛者，气血虚也，治宜峻补。中医

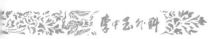

外治法，俱按痈疽肿疡、溃疡门。但环跳疽溃破，多成踒疾。"

《疡科纲要》云："凡先肿后痛者，其病浅。外疡之常态，而亦外疡之轻恙也。先痛而后肿者，其病深。非附骨着节之大证（如附骨疽、环跳疽、穿骨、穿踝、骨槽、鹤膝等皆是），即流痰流注内痈之属也。"

《疡科心得集·贴骨疽治法》云："贴骨疽患在环跳穴，又名缩脚疽，皮色不异，肿硬作痛者是。外用白芥子捣粉，白酒酿调涂。或以大戟、甘遂二末，白蜜调敷。内服阳和汤，每日一剂，四五服可消。消后或服子龙丸，或小金丹，以杜后患。大忌开刀，开则定成缩脚损疾。"

二、病因病机

多由跳跃玩耍，负重闪挫，劳伤筋脉，气血瘀积于关节隙窍，蕴热为毒酿脓；或风寒湿热邪毒侵袭，痹着关节隙窍，痰浊内生，气血凝滞，日久化热酿脓。

三、治疗

（一）辨证论治

1. 湿热火毒证　发病较快，自感臀胯部环跳穴处酸沉隐痛，髋关节活动受限，下肢屈伸不利，疼痛逐渐加重，渐见臀部外突，皮色不变，大腿略向外旋，环跳穴或髂窝处有压痛（图9-23）。常伴恶寒高热，舌淡红，苔黄腻，脉数。治宜和营通络，清热燥湿。方用和营败毒汤加减：当归尾15g，赤芍15g，穿山甲6g（现已禁用），皂角刺6g，乳香6g，没药6g，金银花60g，连翘10g，苍术10g，防己10g，黄柏10g，防风10g，茵陈30g，薏苡仁30g，甘草10g，水煎服。

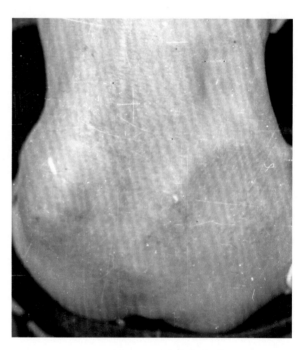

图9-23　环跳疽（1）

2. 正虚邪恋证　若病已至二候之后，髋部疼痛剧烈，腰髋部出现平塌散漫之肿块，皮色微红，压痛明显。高热不退，汗出不止，舌质红，苔黄，脉滑而数，多为内已酿脓。治宜补气血，托毒邪。方用托毒透脓汤：当归30g，蒲公英30g，黄芪30g，金银花100g，连翘15g，茵陈60g，穿山甲6g（现已禁用），皂角刺6g，川芎10g，白芷10g，甘草10g，水煎服。

3. 痰湿凝滞证　若髋部筋骨隐痛持续，关节屈伸不利病程至1～2个月，仍无明显肿块和高热。伴有畏寒怕冷，或日晡发热，自汗，身倦，面黄体瘦，舌质淡苔薄白，脉沉细数。证多属痰湿凝滞关节，气血不能托毒于外，或阳虚不能液化为脓。非温散不能通达，治宜温阳补气托毒。方用阳和汤加金银花30g，黄芪30g，当归30g，丹参15g，红花10g，甘草10g。

（二）中医外治

1.若未成脓，可外贴活血拔毒膏，配合牵引患肢。

2.若已成脓，可做关节穿刺，若抽出淡红色或淡黄色稀水，多为脓尚未成，抽尽后可注入抗生素，每日1次。若抽出黄白脓液，可用等渗盐水反复灌注冲洗。若脓液较多，经上法治疗，如无明显好转，应及时切开排脓，由髋后下棘前方斜行至大转子方向，分开大肌纤维，注意避开坐骨神经，再分开外旋肌群，切开关节囊，清除关节内脓液，冲洗创口，缝合关节囊和创口（可下引流管）。若关节囊已溃破，脓液已侵犯软组织，切口不宜缝合，可放下四黄纱条引流，待脓少渐拔除，掺生肌散，贴太乙膏（图9-24）。

3.若久不化脓，可外贴疽毒内消膏、火攻治疗、艾灸治疗。化脓后期治疗参照前疽证。

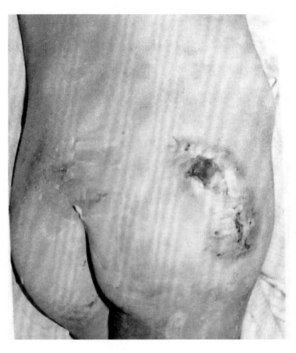

图9-24　环跳疽（2）

（三）西医西药

此病化验血，白细胞计数可增高至$20×10^9/L$以上，血沉增快。X线检查：早期由于关节液增加而关节囊肿胀，可见关节间隙增宽，骨端逐渐有脱钙现象。如关节面软骨有破坏，可见关节间隙变窄。有时可并发骨骺滑脱或病理性脱位。较晚期，关节面下骨质呈反应性增生，骨质硬化，密度增加。最后关节软骨完全溶解，关节间隙消失，呈骨性或纤维性强直，或并发病理性脱位。重症治疗可使用大量抗生素，如青霉素、红霉素、万古霉素、杆菌肽等。可给予输液等支持疗法。

四、预防调护

在治疗的同时，要给予患肢体位纠正，防止关节粘连、强直、残疾。后期应帮助病人加强髋关节屈伸功能锻炼。

第七节　髂窝流注（髂窝脓肿）

毒邪流行，结注于髂窝，肿痛化脓，谓之髂窝流注。因此病常致病侧胯部拘紧，脚上缩，不能直伸，故又称缩脚流注，此病相当于西医学的髂窝脓肿。此病临床较为常见，农村多于城市，男性多于女性，好发于青壮年，病发势重，化脓自溃难，可发生毒邪内陷。

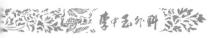

一、古籍摘要

《外科大成》云:"流者行也,由气血壮,自无停息之机。注者,住也,乃气血衰,是有凝滞之患。其形漫肿无头,皮色不变,毋论穴次,随处而生。此症所受之因不同,则先后之治亦异矣。如腠理不密外邪客之者,立应绀珠丹汗之;房劳为寒气所袭者;桂附八珍汤加木香温之;郁结伤脾,荣气不从者,归脾汤加香附、青皮散之;跌仆损伤,瘀血凝滞,散血葛根汤逐之;产后恶露不尽,流注经络者,通经导滞汤导之,暴怒伤肝,胸膈不利者,方脉流气饮调之;伤寒汗后,余邪未尽者,人参败毒散解之;解后尚有潮热,荣卫返魂汤加升麻、葛根、川芎、紫苏、独活。如无潮热者,只加独活,水煎和之。

上乃治初起将成之法也,外俱绀珠膏贴之。服药一服至三四服,其中有可消者十中五六。如服前药不得内消者,法当大补气血,培助脾胃,温暖经络,通行关节,如木香流气饮、调中大成汤、十全大补汤,俱加熟附子、香附,培助根本。则未成者自消,已成者自溃,已溃者自敛。而终无残败破漏不敛之虞。且如肿处有脓,宜急开之,庶免内坏,务使余肿俱要出脓,内热方退。慎用寒凉克伐内消等药,及火针之法。"

《医宗金鉴》云:"此证名虽无殊,其原各异。盖人之血气,每日周身流行,自无停息,或因湿痰,或因瘀血,或因风湿,或因伤寒汗后余毒,或因欲后受寒,积留于肌肉之中,致令气血不行,故名流注。"

二、病因病机

多由下肢、二阴等处皮肤破损染毒,或患有脓疱疮、疖、疔、肿毒,毒邪炽盛,迫于营血,流行结注于髂窝,壅结气血,蕴热酿脓;或玩耍跳跃、负重,劳伤经脉,气血凝滞,瘀而化热,肉腐为脓。

三、治疗

(一)辨证论治

1. 热毒蕴结证　初起患侧髂窝部酸沉疼痛,拘挛似扭伤,步履困难,逐渐加重。三五日后渐出现大腿向上收缩,髋关节呈屈曲位而不能直伸,髂窝处可有压痛,皮色不变,亦无肿块,伴发热恶寒,纳呆倦怠,舌淡红,苔薄黄,脉数(图9-25)。证属毒邪结聚,气血凝滞蕴热,尚未成形化脓。治宜和营清热解毒。方用和营解毒汤:当归30g,川芎15g,赤芍15g,连翘15g,皂角刺10g,黄柏10g,金银花90g,穿山甲9g(现已禁用),黄连9g,乳香9g,没药9g,陈皮9g,防风9g,甘草6g,水煎服。配服蟾酥丸。

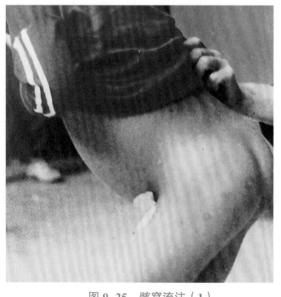

图9-25　髂窝流注(1)

2. 毒盛酿脓证　若病患二候，髂窝疼痛剧烈，髂窝或胯腰部肿胀，可触及硬块，压痛拒按，屈腿翘胯弓腰。高热持续不退，舌质红，苔黄，脉数，为疮已成形，热蕴酿脓，尚未成熟。治宜补气活血，解毒透脓。方用透脓散加减：当归 30g，蒲公英 30g，黄芪 30g，穿山甲 6g（现已禁用），皂角刺 6g，连翘 10g，川芎 10g，金银花 90g，白芷 9g，甘草 9g，水煎服。若成脓，可内服托里消毒散或四妙汤加减即可。一般脓出痛止、热退，纳食渐香，溃口半月左右可敛。

3. 气血两虚证　若溃口久不敛，时流稀薄脓水，面黄体瘦，日晡发热，自汗盗汗，舌质淡少苔，脉沉细弱，为气血两虚。治宜大补气血，调理阴阳。方用十全大补汤加麦冬、五味子、金银花，或人参养荣汤加减善后。

4. 余毒不尽证　若痛止口敛热退，但髂部强硬，下肢上缩，仍然屈伸不利（图 9-26），多为余毒滞留经络，治宜和营通络。方用活血通络饮：当归 15g，川芎 15g，赤芍 15g，丹参 30g，红花 10g，陈皮 10g，伸筋草 10g，穿山甲 6g（现已禁用），黄芪 12g，忍冬藤 12g，川牛膝 12g，桂枝 6g，甘草 6g，水煎服。

（二）中医外治

1. 初起髂窝部酸沉疼痛，可外贴活血拔毒膏或疽毒内消膏。

2. 若病至三候，患处痛如雀啄，日晡发热，自汗时流，脉滑数，多为内已有脓。因部位较深，用手常难测出波动应指，宜行穿刺抽吸，或 B 超检查。若脓液较少，可用 12 号针头抽出脓液，并用生理盐水反复冲洗，配

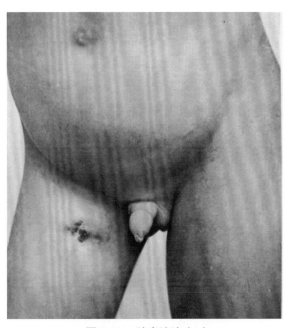

图 9-26　髂窝流注（2）

服上药，可吸收消散。若脓腔较大，或经抽吸 1 ～ 3 次后痛不减，发热不退，就应在局部麻醉下切开，应选在沿髂前上棘和腹股韧带上缘 1 ～ 2cm 处，由外上向内下做一长 4 ～ 5cm 斜形切口，切开皮肤和腹外斜肌腱膜，沿腹内斜肌和腹横肌纹分开肌纤维，将腹膜推向内上方，即达脓腔外壁，可先用粗针穿刺得脓后，针道做一小切口，然后用手指探入脓腔，向外侧扩大，注意勿向内侧扩大，以免撕破腹膜，引起腹腔污染，而致腹膜炎，并注意避开大血管等。排尽脓液，下四黄纱条或引流管，待脓少后拔去。

3. 若痛止口敛热退，但髂部强硬，下肢上缩，仍然屈伸不利，可并用活血通络饮，常以药水频频渍洗，或火攻治疗、艾灸治疗，一月左右多可恢复其正常功能。若病情较重，延误治疗，出现毒邪内陷，治法参阅"发背"内陷条。

（三）西医西药

此病早期可出现血白细胞和中性粒细胞计数增加。重症可选用抗生素输液支持疗法等。

四、预防调护

初起应卧床休息，后期应帮助患者加强髋关节屈伸功能锻炼。

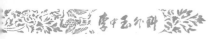

第八节　鹳口疽（尾椎部脓肿）

疽发生在尾闾穴高骨处，高突形如鹳嘴，故谓之鹳口疽，又称锐疽。此病属少见病，多发于幼儿和年老体虚者。治疗得当，多能很快痊愈，延误治疗，久不收口，易于成漏。

一、古籍摘要

《外科正宗》云："鹳口疽，乃三阴亏损，督脉之经浊气、湿痰流结而成。其患发在尾闾之穴，高骨头尖，初起形似鱼肫，久则突如鹳嘴，朝寒暮热，日轻夜重，溃后稀脓出而无禁，又或鲜血出而不停，凡发此者壮年犹可，老年为虑。初起宜滋阴除湿汤和之；已成未溃者，和气养荣汤托之；溃而不敛者，滋肾保元汤补之；久而成漏者，琥珀蜡矾丸兼先天大造丸服之甚妙。

滋阴除湿汤。滋阴除湿汤知母，白芍芎归熟地芩，柴陈贝母兼泽泻，骨皮甘草效多灵。治鹳口疽初起朝寒暮热，日轻夜重、如疟等症。川芎、当归、白芍、熟地黄各一钱，柴胡、黄芩、陈皮、知母、贝母各八分，泽泻、地骨皮、甘草各五分，水二盅，姜三片，煎八分，食前服。"

《外科大成》云："生于尻尾高骨尖处，一名锐疽，灵枢云：发于尻，初如鱼肫，久若鹳嘴，由督脉经湿痰流结所致。朝寒暮热，夜重日轻，溃出稀脓，或流鲜血，少壮尤可，老弱难医。"

《医宗金鉴》云："此证一名锐疽，生于尻尾骨尖处。初肿形如鱼肫，色赤坚痛，溃破口若鹳嘴，属督脉经，由湿痰流结所致。朝寒暮热，夜重日轻，溃出稀脓为不足；或流稠脓鲜血为有余。少壮可愈，老弱难敛，易于成漏。初起宜滋阴除湿汤以和之；已成不得内消者，用和气养荣汤以托之；气血虚弱，溃而敛迟者，滋肾保元汤以补之。若失治久而不敛者，宜服先天大造丸；兼服琥珀蜡矾丸，久久收敛。外治按痈疽肿疡、溃疡门。"

二、病因病机

多由久卧潮湿之尿布，床褥或压垫，气血凝结，复染邪毒；或三阴亏损，痰浊交阻，凝滞气血，蕴热酿脓而成。

三、治疗

（一）辨证论治

1. 火毒炽盛证　初起在骶椎尖处疼痛，结肿块，逐渐高突，形如鹳嘴，焮热疼痛。年老体弱者肿块散漫，皮色不变，发病较缓，年幼体实者，皮色赤红，发病较快（图9-27和图9-28）。可伴有发热恶寒，舌质红，苔薄黄，脉数等症。治宜和营通络，解毒散结。方用仙方活命饮加牡丹皮、泽泻、连翘。

2. 毒盛酿脓证　肿块至中期酿脓时，治宜活血补气，托毒透脓。方用透脓散加减。

3. 正虚邪恋证　若溃后，治宜补气血，调阴阳。方用托里消毒散或滋肾保元汤加金银花30g。

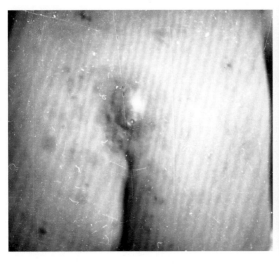
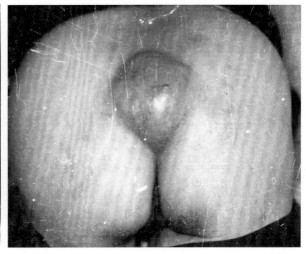

图 9-27　鹳口疽（1）　　　　　　　　　图 9-28　鹳口疽（2）

（二）中医外治

中医外治参阅"臀疽"。

四、预防调护

保持患处清洁卫生、干燥。体位应取侧卧位。

第九节　鱼口、便毒、横痃（腹股沟淋巴结炎或淋巴结结核）

左侧腹股沟结肿块，溃后口随身立身屈而张合，形似鱼嘴开合之状，故名为鱼口，又称勇疽。右侧腹股沟结肿块，多由淫欲秽毒、精搏血结所致，故名为便毒，又称便痈、血疝。结肿块形长如蛤，横于小腹之下、横骨（耻骨）之处，痃于阴毛之旁，故名为横痃，又称外疝。三病部位相近，证候相似，治法亦同，故合而论之。此病多发于青壮年男性。阳热实证者，易肿、易溃、易敛；阴寒虚证者，难肿、难溃、难敛。西医学的腹股沟淋巴结炎或淋巴结结核可参照此辨证治疗。

一、古籍摘要

《疮疡经验全书》云："左右便毒。夫便毒者，生于小腹两腿合缝之间，或行路远涉辛苦，或上或下，低闪肭气，或房事所伤，或男女大欲不得直遂其志，故败精滞血留聚中途，或梦寐之间而不泄，或妄想不能忘情息念，故结成毒。然肾者，作强之官，伎巧所出，一有所感，精血凝滞，此症遂生。初起之时，寒热交作，两腿牵绊肿起不能屈伸，乃症之渐也，急服龙胆汤。龙胆汤：龙胆草一钱，木鳖三枚，大黄三钱，瓜蒌一枚，桃仁、红花、归须各等分，水、酒各一碗，

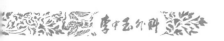

煎八分，去渣，夜露一宿，早空心温服，行利十余次。荆防败毒散：穿山甲、甘草、红花、羌活、当归、川芎、赤芍、生地黄、金银花、防风、木通、枳壳、乌药、天花粉各一钱，槐花末二钱，牛胶五钱。"

《外科正宗》云："左为鱼口，右为便毒。总皆精血交错，生于两胯合缝之间结肿是也。近之生于小腹之下、阴毛之旁结肿，名曰横痃，又名外疝是也。得之入房忍精，强固不泄，或欲念已萌，停而不遂，以致精血走动凝滞结而为肿。治当散滞行瘀、通利大小二便，九龙丹、山甲内消散是也。七日以后，服之根本坚固，恐其作脓，宜用火针法刺之亦妙；已出脓者，十全大补汤服之，庶易收敛。迟则恐生别症难愈。

山甲内消散，山甲内消散大黄，归尾僵蚕甘草当，木鳖牵牛同协力，鱼口便毒自无妨。治鱼口、便毒、骑马痈、横痃等证，初起未成脓者。当归梢、甘草节、大黄各三钱，穿山甲（炒）三大片，僵蚕、黑牵牛各一钱，土木鳖三个，水、酒各一碗，煎八分，空心服。渣再煎服，大便行三四次方吃稀粥，淡味饮食为妙。

九龙丹，九龙丹药真堪羡，血竭儿茶乳没炼，木香巴豆等分同，鱼便横痃立消见。治鱼口、便毒、骑马痈、横痃初起未成脓者服之。儿茶、血竭、乳香、没药、巴豆（不去油）、木香，上各等分为末，生蜜调成一块，瓷盒盛之，临时旋丸寒豆大，每服九丸，空心热酒一杯送下，行四五次，方吃稀粥。肿甚者，间日再用一服自消。"

《外科理例》云："便毒，内蕴热毒寒邪者，解散之；劳役而患者，补之；不遂交感，或强固精气致败而结者，解散之；湿热而致者，清肝导湿。"

《万氏秘传外科心法》曰："鲤鱼便毒即鱼口也，生于两胯之侧。阴头尽处，乃肾与膀胱之所司也，盖由湿热透于膀胱，酒色过度，伤于脾肾，治如便毒。"

《证治准绳·便毒》云："夫便毒生于小腹下，两腿合缝之间，其毒初发，寒热交作，腿间肿起疼痛是也。夫肾为作强之官，所藏者精与智也，男女大欲，不能直遂其志，故败精搏血，留聚经隧，乃结为便毒矣。盖腿与小腹合缝之间，精气所出之道路也，或触景而动心，或梦寐而不泄，既不得偶合阴阳，又不能忘情息念，故精与血交滞而成肿结也。初起切不可用寒凉之药，恐气血愈滞，不得宣通，反成大患。惟当开郁散气，清利热毒，使精血宣畅，则自然愈矣。"

《外科枢要》云："便痈属厥阴肝经，内热外寒，或劳倦过度，或房欲不节，或欲心不遂，或强固其精，或肝经湿热而致。治法内热外寒者，双解散。劳倦过度者，补中益气汤。房欲不节者，六味丸料。欲心不遂者，先用五苓散加大黄，疏其精滞，后用地黄丸以补其肝肾，强固其精。或湿热壅滞者，宜用龙胆泻肝汤疏肝导滞。夫便痈血疝也，属厥阴肝经之络脉，冲任督脉之隧道。故妇人患此，多在两拗肿痛，或腹中结块，小便涩滞，苟治者得法，患者又能调摄，何难敛之有。若概用大黄等剂，以求其内消，或令脓从便下，损其气血，及不慎起居饮食者，皆为不治。"

《外治寿世方》云："鱼口便毒，初起便如小核桃。用瓦松花捣浓汁敷上即效，或焙干为末，以鸡子清调敷。"

《外科十三方考》云："便毒，此症在胯眼下有结核，初如弹子大，渐扩张大至鸡卵状，不甚痛。初起时服中九丸兼金蚣丸，外贴麻凉膏，即可内消；如不消时，可再以五虎下西川法主之：蜈蚣、全蝎、僵蚕、蝉蜕、穿山甲、当归、赤芍、黄芩、栀子、连翘、枳壳、金银花、防风、荆芥、生地黄、木通、猪苓、二丑、大黄、芒硝、黄连、白芷、甘草，上水煎空心服，日三次，其毒自消。如作脓时，以上肚角疽之排脓剂服之，或在放脓时以化肉膏贴之，至穿头，洗以熏洗汤，贴以解毒膏；脓尽后，用天然散以平口、生肌，须忌发物。

鱼口，此症生于胯间，与便毒相似，惟便毒圆而鱼口长，是其不同处，溃后则形同鱼口，故有是名。治法亦如便毒，敷服熏贴，生肌、平口。"

《外科大成》云："便痈生小腹之下，夹缝之间，乃精气所出之道路，属足厥阴肝经之分野，又为冲任督三经之隧道，其经多血，故名血疝，俗呼便毒，为不便处而生毒也。破为鱼口，为行动开合，如鱼口也。若横痃则生于夹缝之上矣。前贤云：因触景动心，梦而不泄，由精血交滞而成。"

《医宗金鉴》云："便毒生于腿缝间，忍精瘀血怒伤肝，坚硬木痛寒热作，初汗次下灸之痊。注：此证又名血疝，又名便痈，无论男女，皆可以生。发于少腹之下，腿根之上折纹缝中，经属肝、肾。由强力房劳，忍精不泄，或欲念不遂，以致精搏血留，聚于中途，壅遏而成；或为暴怒伤肝，气滞血凝而发。初如杏核，渐如鹅卵，坚硬木痛，微热不红，令人寒热往来，宜荆防败毒散汗之；若烦躁作渴，气郁者宜山甲内消散以消解之；若过于坚硬大痛者，宜红花散瘀汤疏通之。前药用之不应者，宜九龙丹攻之，若无痛无热，则不可攻下，宜阳燧锭日灸五七壮，以或软，或消，或溃为止。脓势将成不可强消，宜黄芪内托散托之；甚虚者，托里透脓汤。既溃宜八珍汤、十全大补汤、补中益气汤，因证用之。外用五色灵药撒之，化腐煨脓；兼琥珀膏、万应膏贴之，生肌敛口。斯证溃后，即名鱼口。因生于折纹缝中，其疮口溃大，身立则口必合，身屈则口必张，形如鱼口开合之状，故有鱼口之名。但此毒系忍精不泄，怒气伤肝而成。至于生杨梅而兼有便毒者，另详注于杨梅门。"

二、病因病机

阳热实证多由湿热下注，气血瘀阻；或皮肤破损染毒，或患有疖疔脓疱小恙，毒邪循经走窜，与气血结聚而成。阴寒虚证多由七情郁结，痰湿结聚，气血交阻而发此病；或强力房劳，忍精不泄，欲念不遂，败精瘀血，留聚经隧，壅塞气血；或交合不洁，欲火淫炽，秽毒诱发而成。

三、治疗

（一）辨证论治

1. 火毒炽盛证　发病较快，左右腹股沟处或外阴横骨之上，初如棋子髻核，不红微痛。三五七日，渐大若桃李、鹅卵，漫肿，硬而不坚，色赤红，焮热痛，舌质红，苔薄黄，脉弦数。治宜散滞行瘀，败毒清热。方用仙方活命饮加减：当归15g，穿山甲粉3g（现已禁用），皂角刺6g，甘草9g，防风9g，泽泻10g，乳香6g，没药6g，金银花30g，连翘30g，蒲公英30g，黄柏10g，赤芍10g，水煎服。

2. 正虚邪恋证　若病至十日半月，肿块不消，顶高根束，皮色暗红，软硬兼杂，跳痛阵作，发热，便秘，舌质红，苔黄，脉滑数（图9-29和图9-30）。治宜补气活血托毒。方用透脓散加减。

3. 阴寒虚证　发病缓慢，左右腹股沟处或外阴横骨之上，初起如髻核、蛋黄大肿块，不红

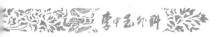

不痛，旬日月余半载，肿块逐渐增大，或如核桃，或如鹅卵，或三五枚大小不等融合成块，边界较清，光滑喜按，肿块根深，推之稍移，皮色不变，酸沉胀痛，牵引胯腹、前阴（图9-31和图9-32），无热或微热，舌淡红，苔薄白，脉沉弦。治宜和营通络，软坚散结。方用红花散瘀汤加减：当归尾15g，红花10g，僵蚕10g，连翘10g，石决明30g，穿山甲6g（现已禁用），乳香6g，浙贝母30g，大黄9g，牵牛子（黑）6g，牵牛子（白）6g，陈皮10g，香附15g，金银花30g，水煎服。

4.毒盛酿脓证　若日久肿块色红跳痛，为酿脓期。宜补气活血，托毒透脓。方用黄芪内托散去花粉，加穿山甲6g（现已禁用），肉桂6g。待脓熟波动应指，切开排脓后内服托里消毒散、十全大补汤。

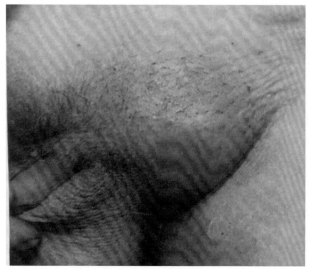

图9-29　鱼口（1）

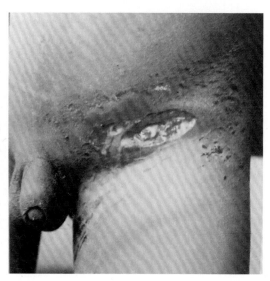

图9-30　鱼口（2）

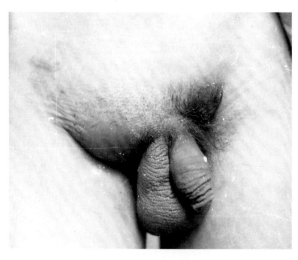

图9-31　便毒（1）

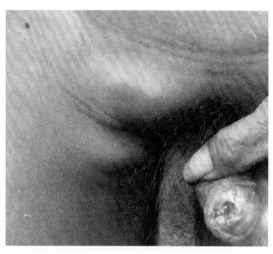

图9-32　便毒（2）

（二）中医外治

1.初起，红肿热痛者，可一号散结灵水湿敷，或外贴活血拔毒膏、加味太乙膏。

2. 待脓熟波动应指，切开排脓，剪祛腐肉死肌（图 9-33 和图 9-34），掺五五丹、九一丹。

3. 待溃口腐去新生时用八宝丹或蓝面药（珍珠粉 1g，轻粉 120g，石膏 120g，青黛 30g，冰片 1g，麝香 1g，共研为粉末）。若溃烂日久，孔深口小，皮肉不连，内有空腔，用压垫法换药。

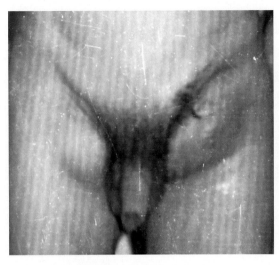

图 9-33 便毒（3）

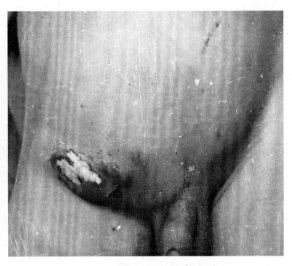

图 9-34 便毒（4）

四、预防调护

患病期间应禁行房事，卧床休息，勿食辛辣之品。

第十节 悬痈（会阴部脓肿）

痈生于会阴穴，肿垂若悬，故名悬痈。会阴穴又谓海底穴，悬痈溃后，口久不敛，经常流脓滴尿，故又称海底漏。此病多发于青壮年男性，阳热实证易肿、易溃、易敛，预后良好；阴虚之证难肿、难溃、口久不敛，易于成漏，其或成为痨证。此病相当于西医学的会阴部脓肿。

一、古籍摘要

《证治准绳》云："悬痈生于篡间，谓前阴之后，后阴之前，屏翳处也，即会阴穴属任脉别络，夹督脉、冲脉之会，痈生其间，人起立则若悬然，故名悬痈。属足三阴亏损之证，轻则为漏，沥尽气血而亡，重则内溃而即阴。若初起湿热壅滞，未成脓而作痛，或小便涩滞，用龙胆泻肝汤，肿焮痛甚，仙方活命饮，并以炙甘草佐之，如此虽患亦轻，虽溃亦浅。若不能成脓，或脓成不溃者，八珍散补之。若脓已成者，急针之。欲其生肌收敛，肾虚者，六味地黄丸。血虚者，四物加参术；气虚者，四君加芎归；脾虚者，补中益气汤；气血俱虚者，八珍汤，并十全大补汤。若用寒凉消毒，则误矣。"

《外科发挥》云："悬痈，焮痛或发热者，清肝解毒。肿痛者，解毒为主。肿痛而小便赤涩者，肝经湿热也，宜分利清肝。不作脓或不溃者，气血虚也，宜补之。"

《外科正宗》云："夫悬痈者，乃三阴亏损、湿热结聚而成。此穴在于谷道之前，阴器之后，又谓海底穴也。初生状如莲子，少痒多痛，日久渐如桃李，赤肿焮痛，欲溃为脓，破后轻则成漏，重则沥尽气血，变为痨瘵不起者多矣。初起时元气壮实，宜用九龙丹泻去病根；稍虚者内消沃雪汤利去湿热；亦有可消者，十中三四。如十余日后，肿势已成，不得内消，宜托里消毒散加山甲、皂角刺，服之自破。如肿高光亮，脓熟不破头者，用针急破之，秽脓一出，其患易安。如脓出之后，朝以六味地黄丸，午以十全大补汤加牡丹皮、泽泻温补滋阴。又有厚味膏粱气体壮实者，初服龙胆泻肝汤，溃服滋阴八味汤以清蕴热。体瘦房劳气血虚弱者，初服八珍汤加泽泻、炙甘草，溃后十全大补汤加牡丹皮、熟附子。脾弱者，补中益气汤以滋化源。日久成漏者，国老膏化汤吞服蜡矾丸。首尾误服寒凉，损胃伤脾，冰凝气血，以致患孔渐开，秽脓不止者，亦定变成虚羸痨瘵，终为难愈。

滋阴八物汤，滋阴八物汤生地，赤芍丹皮花粉归，甘草川芎泽泻等，灯心为引效堪推。治悬痈初起，状如莲子，红赤渐肿，悠悠作痛者。川芎、当归、赤芍、生地黄、牡丹皮、天花粉、甘草节各一钱，泽泻五分，大黄（便秘加，蜜炒）一钱，水二盅，灯心二十根，煎八分，食前服。

《外科证治全生集》云："悬痈治法，患在肛门前、阴茎后，两相交界之处。初起细粒，渐如莲子，数日如桃李大，俗呼偷粪老鼠。溃经走泄，即成漏生管，漏久成怯。如怯证人患此，乃催命鬼也。诸漏宜医，独此不可治，治则漏管愈大，致成海底漏不救。在于未成脓时，用生甘草、熟军各三钱，酒煎空心服，一剂即愈。如成脓，以醒消丸愈之。倘患色白者，小金丹愈之。"

二、病因病机

此病多由骑车、马摩擦，或久坐潮湿肮脏之地，外染湿热毒邪；或性交不洁，秽毒侵袭；或房欲过度，忍精不泄，败浊留积；或三阴亏损，湿热下注结聚不散，以致毒邪气血凝结，热酿为脓。

三、治疗

（一）辨证论治

1. 火毒炽盛证　初起形如粟粒，少痒痛。三五日内渐大若梅李，色红，焮热疼痛，溲黄，舌质红，苔黄腻，脉弦数（图9-35）。治宜凉血清热，解毒利湿。方用四物败毒利湿汤：当归10g，川芎10g，赤芍10g，生地黄10g，牡丹皮10g，大黄10g，黄连10g，黄柏10g，金银花30g，连翘15g，泽泻15g，甘草9g。

2. 湿热蕴结证　若初起形如莲子、蚕豆大结节，隐隐疼痛，逐渐增大若核桃、鸡蛋，

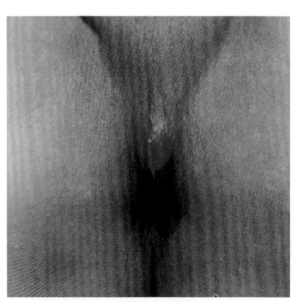

图9-35　悬痈

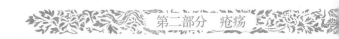

根脚散漫，质地坚硬，皮色暗红，疼痛牵引二阴，小便不利，低热体倦，舌淡红，苔白腻，或舌暗红，苔黄腻，脉沉弦。治宜和营利湿托毒。方用逐邪至神汤：金银花120g，蒲公英60g，连翘30g，当归30g，人参30g，甘草30g，大黄15g，泽泻15g，木通9g，黄芪15g，或用内消沃雪汤，水煎服。

3. 毒盛酿脓证　若肿块高突，根束盘清，跳痛如雀啄，肿块软硬兼杂，发热，舌质红苔黄，脉滑数，为内已酿脓。治宜补气血托毒透脓。方用滋阴内托散加减：当归10g，川芎10g，白芍10g，熟地黄10g，黄芪15g，穿山甲5g（现已禁用），皂角刺12g，泽泻12g，茯苓12g，金银花30g，连翘5g，甘草6g，水煎服。

4. 气血虚弱证　漫肿平塌，软陷不破溃，溃而腐不脱，腐脱口不敛，肉芽淡白，脓水稀薄，倦怠乏力，纳食不香，大便稀溏，低热盗汗，五心烦热，舌质淡或绛红少苔，脉沉细弱或数。治拟补气养血，滋阴续阳。人参养荣汤、十全大补汤加减。

（二）中医外治

1. 初起，焮热疼痛，可贴加味太乙膏，或用六黄散葱根水调敷。

2. 若根脚散漫，质地坚硬，可外贴活血拔毒膏。

3. 待脓熟局部麻醉下切开排脓，下引流条掺九一丹或五宝丹，且不可滥用腐蚀剂，以防伤及尿道，脓少后撤去引流条，掺八宝丹，贴太乙膏，穿紧身内裤压迫患处。

4. 若肿块外硬，小便出脓，为悬痈内溃，宜急切开外口。若溃后口不敛，时流脓水尿液，为尿道损伤成为海底漏，应用压垫法换药。若无效，可做尿道修补术。

四、预防调护

患病期间绝对禁房事。

第十一节　囊痈、脱囊（阴囊脓肿、阴囊坏疽）

痈生于阴囊，谓之囊痈，一名外肾痈、阴囊毒。阴囊溃烂尽脱，外露睾丸，谓之脱囊，又名囊发。二证在古医籍中多一并论述，认为囊痈是脱囊的轻证，脱囊是囊痈的坏证。此病相当于西医学的阴囊脓肿、蜂窝织炎或突发性阴囊坏疽。囊痈临床并不少见，由于医疗条件的改变，医疗水平的提高，目前已很少发生脱囊。

一、古籍摘要

朱丹溪曰："囊痈亦外肾痈也，此痈生阴囊上，其证最酷，阴道多亏，湿热相聚致生此毒，若不速治则囊裂睾丸外悬。"

《疮疡经验全书·阴囊毒》云："此证因肝经湿热不利，遂流毒于膀胱、肾经，感冒寒暑邪气，偏肾于阴之经络，以至血气凝聚，寒湿不散，阴囊上肿而痛，或溃烂皮脱，肾子悬挂，宜用

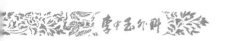

泻肝清热汤服之。龙胆草（酒拌炒）、当归梢、车前子（炒）、泽泻、生地黄、芍药、黄连、黄柏、知母、木通、淡竹叶、防风各二钱，甘草梢五分，上作一剂，水二碗，煎八分，食前服。外用铁箍散围之。"

《景岳全书·外科钤·囊痈》云："马益卿曰：囊痈者，湿热下注也。有作脓者，此浊气下流，入渗精道，因阴道或亏，水道不利而然，脓尽自安，不药可也，惟在善于调摄耳。又有因腹肿渐流入囊，肿甚而囊自裂开，睾丸悬挂外出。以麸炭末敷之，外以紫苏包裹，仰卧而养之。痛疽入囊者，予尝治数人，悉以湿热入肝经施治，而用补阴佐之，虽脓溃皮脱，睾丸悬挂，皆不死。

一男子患此，未作脓而肿痛，以加味龙胆泻肝汤，二剂少愈，更以四物汤加木通、知母、黄柏而愈。一男子㽲肿痛甚，小便涩，发热脉数，以龙胆泻肝汤倍用车前子、木通、茯苓，四剂势去其半；仍以前汤止加黄柏、金银花，四剂又减二三，便利如常，惟一处不消，此欲成脓也；再用前汤加金银花、白芷、皂角刺，六剂微肿痛，脉滑数，乃脓已成，令针之，肿痛悉退；投滋阴托里药，及紫苏末敷之而愈。儒者陈时用考试不利，一夕饮浇酒入房，其妻不纳，翌日阴囊肿胀㽲痛，遣人求治，与以清肝火、除湿热之剂，城门夜闭，不及归服。翌日报云：夜来阴囊悉腐，玉茎下面贴囊者亦腐。此肝火夹酒毒而湿热炽盛也，仍以前清火除湿之剂加参、芪、归、术，四剂腐肉尽脱，睾丸悬挂。用大补气血，并涂当归膏，囊茎全复而愈。"

《外科正宗》云："囊痈，夫囊痈者，乃阴虚湿热流注于囊，结而为肿。至溃后睾丸悬挂者，犹不伤人，以其毒从外发，治当补阴、清利湿热，取效者十有八九。近时人误用疝家热药，多致热甚为脓，虑难收敛。初宜龙胆泻肝汤，稍久滋阴内托散，外敷如意金黄散，俱可内消。又一种水疝，皮色光亮，无热无红，肿痛有时，内有聚水，宜用针从便处引去水气则安。如肿痛日久，内脓已成胀痛者，可即针之；内服十全大补汤加山茱萸、牡丹皮、泽泻治之，间以六味地黄丸服之亦愈。"

《外科大成》云："夫囊痈者，阴囊红热肿痛也。由肝肾阴虚、湿热下注所致，治以补阴为主，清热渗湿之药佐之。如初起肿痛，小便涩滞者，清肝渗湿汤，或送六味地黄丸。因寒中未经发散者，用绀珠丹汗之，次用滋阴清湿等药。㽲肿便闭者，服神授卫生散。已成者托里消毒散，去桔梗，加泽泻、穿山甲。外用如意金黄散，葱汤和蜜调敷。坚硬无脓，紫色作烂，欲外腐也，蟾酥锭为末，掺之，膏盖，服滋阴药。俟腐脱，搭红黑二膏。如余肿俱消，惟一处不消，欲作脓也，托里消毒散，倍用皂角刺透之，脓热作胀针之，以免遍溃其囊。法以油头绳扎住肾子，开海底穴，脓出自尽。服十全大补汤加牛膝、牡丹皮。脓出而仍肿痛者，热未解也，托里消毒散加胆草、栀子、柴胡。余肿俱退，只一条不消者，肝虚也。六味地黄丸去茯苓加五味子，兼补中益气汤加茯苓。口干便数者，肾虚也，六味地黄丸。囊痈与疝气相类，但痈则阴囊红肿热痛，内热口干，小便赤涩。若疝则小腹痛牵引肾子，少热多寒，好饮热汤为异耳。若水疝虽肿而光，虽痛有时不红不热，按之软而即起为异耳。宜以针引去水气则安，内服本门之药，不作。

忽然囊红发热，阴子一大一小，状若伤寒，其发迅速者，卵子瘟也。宜灸肩尖穴，七壮或九壮，即愈。患左灸右，患右灸左，取穴法，立棍一条，伸手扶棍，以手与肩平为则，则肩上有窝，窝即穴也。囊内睾丸上，忽然突出一点，坚硬如箸头，疼痛异常，身发寒热者，暗疗也（治见疗门）。因患痔漏久而窜及于囊者，肾囊漏也（治见漏门）。

清肝渗湿汤，治囊痈，发热肿痛，小水不利者。川芎、当归、白芍、生地黄、柴胡、胆草

（炒黑），栀子、天花粉、黄芩（各一钱），泽泻、木通、甘草（各五分），用水二盅，煎一盅，食前服。"

《外科证治全生集》云："囊脱治法，阴囊生毒烂破，肾子落出。外用紫苏汤日洗。取紫苏叶、梗为末，日敷，用青荷叶包裹，内服煎剂，黄连六分），归尾、连翘、黄芩各一钱五分，甘草、木通各一钱。"

《医宗金鉴》云："阴肿之证小儿生，久坐阴湿寒气凝，或因怒叫气结闭，寒热虚实择可行。注：此证即古名脱囊。由久坐阴湿之地，为寒气所凝而成；间或有因怒叫气闭，结聚于下而成者，俱宜用桃仁丸主之。若寒气客于厥阴、少阴者，则阴囊肿痛，腹痛，冷汗，引缩二子入腹，痛止方出，谓之内吊，宜乌梅散、匀气散主之。有阴茎全缩不见，或不缩而阴囊肿大光亮，不燥不疼者，肝肾气虚也，宜橘核煎汤，调匀气散服之。囊肿及四肢俱肿，二便不利者，膀胱蕴热，风热相乘也，宜白牵牛散主之。若女儿阴户肿胀者，心热相传也，宜导赤汤服之，或五苓散用薏苡、车前子煎汤调服。外治，俱敷立消散，甚效。"

《青囊秘诀·囊痈论》云："人有阴囊左右而生痈毒者，名曰便毒。生于肾囊之下，谷道之前，名曰囊痈。二者之间，便毒易治，而囊痈难疗也。以囊之下为悬痈，其皮肉与他处不同。盖他处皮肉，或横生，或直生，俱易合；而悬痈之处，横中有直，直中有横，一有损伤，不易收功。然治之得法，未尝难也。此等之症，皆少年贪于酒色，或入花街而酣战，或入柳巷而恣欢……往往多生此疮者，所谓'欲泄不泄精化为脓血'是也。治之法，必须大补其虚，而佐以化毒之品。以毒因虚而成，不治乎虚，痈安得痊？方用逐邪至神丹：金银花四两，蒲公英二两，当归二两，大黄五钱，人参一两，甘草一两，天花粉二钱，水煎服，一剂而毒消，二剂而痊愈，溃者三剂可以收功矣。此方用金银花、蒲公英佐之归参大黄之大料，未免过于霸道，况大虚之病，又用大黄以祛逐，似乎非宜？谁知毒气甚盛，乘其初起之时，正气未衰，而大补大泻之为得乎？倘因循失治，或畏缩而不敢治，及治流脓出血，正气萧索，始用参芪补气，往往有用至数斤而尚未能复元，何若早用于化毒之中，正气无伤，而毒又易散哉？此因势利导之法，又不可不知也。秘诀：逐邪神丹银四两，二蒲归分五大黄，一两参草二钱粉，水煎三剂消痈囊。"

二、病因病机

多由肝肾亏损，湿热下注，结聚于阴；或外染湿热邪毒，气血壅结，酿化为脓；或性交不洁，秽毒所染。

三、治疗

（一）辨证论治

1. 湿热蕴结证　初起多在阴囊一侧微肿、微红、微痛，三五日内全阴囊尽肿，皮紧光亮，色红焮热疼痛，牵引睾丸及少腹，多无全身症状，舌质红，苔黄腻，脉弦数（图9-36）。此属囊痈初期。治宜凉血清热，解毒利湿。方用清肝渗湿汤加减：当归10g，川芎10g，赤芍10g，生地黄10g，黄芩10g，黄连10g，黄柏10g，栀子10g，连翘30g，泽泻9g，木通9g，柴胡6g，甘草6g，水煎服。

2. 毒盛酿脓证　若病至一周，肿仍不消，疼痛不减，肿硬渐软，皮色暗红，发热，脉滑数，为酿脓期。治宜活血解毒透脓。方用滋阴内托散加减：当归10g，川芎10g，白芍10g，熟地黄10g，黄芪20g，蒲公英40g，金银花60g，连翘30g，穿山甲6g（现已禁用），皂角刺6g，泽泻9g，甘草9g。待脓熟切开，内服四妙散加牡丹皮、泽泻善后，旬日可愈。

3.湿热火毒证 发病急暴，1～2日内阴囊通肿，三五日内起疱湿烂或黑腐坏死，渐溃尽烂（图9-37），悬露睾丸，脓液恶臭，夹有泡沫，疼痛剧烈，尿急尿痛，发热恶寒，舌质红，苔黄腻，脉滑数，证属脱囊。治宜滋阴清热，解毒利湿。方用逐邪至神丹加减：当归15g，生地黄15g，金银花120g，蒲公英60g，连翘12g，黄柏12g，茵陈30g，车前子20g（另包），大黄10g，甘草10g，水煎服。发热恶寒加柴胡；壮热口渴加石膏；疼痛剧烈加罂粟壳；气虚体弱去大黄、车前子，加人参、黄芪。方用滋阴内托散去穿山甲（现已禁用）、皂角刺，加人参、茯苓、白术、牡丹皮。

4.气血虚弱证 阴囊溃烂，肿痛渐去，腐肉渐脱，脓水稀薄，肉芽淡白，口久不敛，舌淡红，苔薄白，脉沉缓。证属病之后期正气虚邪毒衰。治拟补气养血托毒。方用托里消毒散或十全大补汤加减。

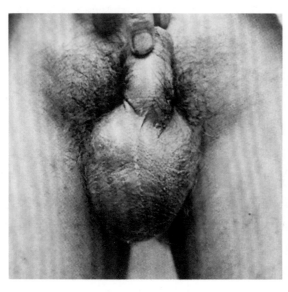

图9-36 囊痈

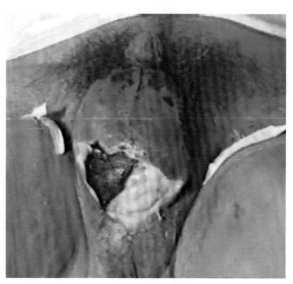

图9-37 囊脱

（二）中医外治

1.初起焮热疼痛，可外用二号散结灵水湿敷，或六黄散葱根水调敷。

2.待脓熟切开，轻柔挤尽，溃口掺蓝面药，贴太乙膏。

3.若阴囊起疱湿烂或黑腐坏死，渐溃尽烂外掺生肌散，敷四黄纱条包扎。待腐脱，新肉渐生，溃疡面掺八宝丹，外敷黄连膏、生肌玉红膏纱布，每日或两日换药一次。

（三）西医西药

1.全身治疗 早期给予广谱、强效、联合抗生素抗感染，待创面分泌物细菌培养结果报告后，即改用敏感抗生素。也可用少量激素，减少炎症反应及组织自溶。

2.局部治疗 早期清创，广泛切开皮肤、皮下，切开范围应超过受累组织，直至发现正常筋膜，切除坏死组织，敞开伤口，必要时可在24～48小时后再次清创；精索外筋膜以内多不受累，保护精索筋膜完整，防止感染通过腹股沟管扩散至腹膜后。

四、预防调护

忌食辛辣之物，保持阴囊部清洁卫生、干燥，卧床休息，托护阴囊，溃后包扎不要太紧。

第十二节　子痈（睾丸炎）

睾丸肿痛，谓之子痈，又称外肾痈，此病相当于西医学的急性睾丸炎或睾丸结核。此病临床并不少见，好发于青壮年，常患于一侧睾丸，也可双侧同患。治疗得当，多能消散。延误治疗，易成慢性，成年累月反复肿痛不已，严重者睾丸化脓溃烂，但一般预后良好。

一、古籍摘要

《疮疡经验全书·肾痈》云："此毒，年高者因宿有疝气疾，及感冒寒湿气，辛勤少壮，为因房事所得。初起阴囊赤肿，身发寒热，攻小注、归来二穴，痛不可忍。用手按之，皮宽不急，可用败毒散加入当归须、川楝子发散。用手按之急胀似火之热，急用阴囊毒之药治之，更服黄矾丸。倘或开刀，须待其熟，以油头绳扎住肾子，以小刀开海底穴，其脓血即流尽矣，外贴金丝等膏。少劳戒色，并避汤火风气及诸毒物。"

《外科证治全书》云："肾子作痛，下坠不能升上，外现红色者，子痈也。或左或右，故俗名偏坠，迟则溃烂莫治。当其未成脓时，用枸橘汤一服可愈。小儿偏坠，肾囊子或一个肿大，一个小，用香薷、厚朴、枳壳（姜汁炒）、木通、扁豆、生姜、甘草、车前叶煎服，或用万年青根五寸，去黑皮捣碎，白酒煎服，不吃渣，即愈。

枸橘汤：枸橘（全枚）、川楝子、秦艽、陈皮、赤芍、生甘草、防风、泽泻各三钱，上水煎，食前顿服（按此方当加柴胡一钱五分为妥，热痛者，更加栀仁一钱，或黄芩一钱）。"

《外科大成》云："肾痈之发，必先京门穴隐痛不已（穴在胁下季胁间，实胆之募也），发则胁下至小腹满。由房劳过度，外夹寒邪所致。惟八味地黄丸相宜，禁用寒凉等药。"

《外科证治全生集》云："如肾子作痛，而不升上者，外现红色子痈也。迟则成患，溃烂致命。其未成脓者，用枸橘汤一服即愈。"

二、病因病机

中医学认为，多由外染风温邪毒，或肝肾湿热下注，结聚于睾丸；或劳累努力，跌打损伤，肾子经脉，气血瘀滞；或性交不洁，秽毒所染，毒邪气血壅结而成。

西医学认为，睾丸与附睾炎症有时为单个器官，有时则为二者同时受累。睾丸附睾炎多继发后尿道炎、前列腺炎、精囊炎、前列腺切除术后、经尿道器械操作、频繁导尿等，当身体抵抗力低下时，大肠杆菌、葡萄球菌、链球菌等致病菌侵入而引发炎症，附睾最易受侵。患者附睾会有

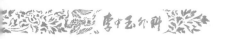

硬结，硬结大多发生在附睾头部或者尾部，发生在尾部者居多。睾丸具有丰富的血液和淋巴液供应，对细菌感染的抵抗力较强，细菌性睾丸炎大多数是由于邻近的附睾发炎而引起。睾丸附睾炎也可由病毒引起，病毒可以直接侵犯睾丸，最常见的是流行性腮腺炎病毒，这种病原体主要侵犯儿童的腮腺，但也极易侵犯睾丸，所以往往在流行性腮腺炎发病后不久，出现病毒性睾丸炎。也有少部分因外伤感染引起。

三、治疗

（一）辨证论治

1. 肝郁痰湿证　此病一般发病较急，一侧或双侧睾丸肿大若鹅卵或拳头，坠胀疼痛，牵引阴囊、少腹，皮色不变或微红，睾丸质地较硬，挤压痛明显。可伴发热恶寒，舌质红，苔薄黄，脉弦数（图9-38和图9-39）。治宜疏肝理气活血，清热利湿消肿。方用枸橘汤。热盛选加黄芩、黄柏、栀子，毒盛选加连翘、板蓝根、金银花，湿盛选加车前子、茵陈、香薷，瘀重选加桃仁、红花、牡丹皮，气滞选加青皮、延胡索，发热恶寒选加柴胡、龙胆草。或仙方活命饮加牡丹皮、泽泻、车前子。

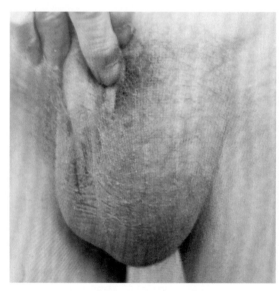 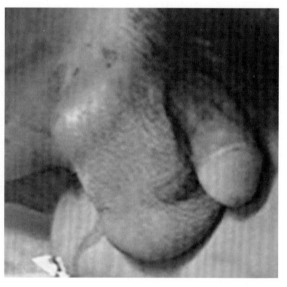

图9-38　子痈（1）　　　　　　　　图9-39　子痈（2）

2. 毒盛酿脓证　若病至2周，肾子肿大日增，阴囊皮紧光亮，色暗红，疼痛较重，发热，舌质红苔黄腻，脉滑数。为酿脓期。治宜活血解毒透脓。方用六妙汤加穿山甲6g（现已禁用）、皂角刺6g，泽泻10g，甘草10g，水煎服。溃后去穿山甲（现已禁用）、皂角刺，加黄芪、牡丹皮。溃口按一般痈证处理。

3. 正虚邪恋证　若睾丸肿痛慢性病程，溃后脓水稀薄，夹杂败絮样物或豆浆样脓，时流不止，或腐肉久不脱，或胬肉外突，脓出不畅，余肿不消，为逆证（图9-40）。伴面色少华，形体消瘦，潮热盗汗，五心烦热，舌质淡，少苔，脉沉细等症。治宜补气血，调阴阳，托余毒。方用八珍汤，气虚加黄芪；阳虚加肉桂；阴虚加麦冬、泽泻；血虚加龙眼肉、阿胶珠；虚热加牡丹皮、地骨皮、鳖甲；余毒不尽加金银花、黄柏；局部有硬块加牡丹皮。水煎温服。

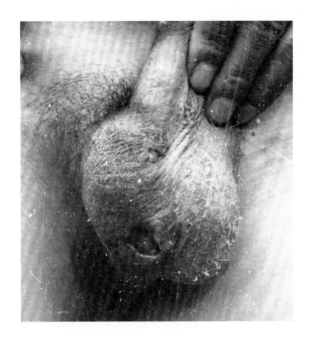

图 9-40　子痰

（二）中医外治

1.初期用一号散结灵水湿敷，若溃烂后，脓水稠厚，掺九一丹或八宝丹、生肌散。

2.脓水稀薄，掺五五丹。

3.腐肉不脱，胬肉高突，掺灵珍散，贴加味太乙膏或生肌玉红膏。

（三）西医西药

1.抗生素治疗　重视病因治疗，根据病原菌培养结果，选择敏感的抗生素治疗4～6周，及时复查彩超等检查评价疗效。

2.封闭治疗　应用利多卡因加入相应的抗生素，在患侧进行精索封闭缓解疼痛，一般情况下，隔日封闭1次，2周为1个疗程。

3.手术治疗　急性睾丸附睾炎形成脓肿者，宜早期切开减压，对缓解症状和减少睾丸附睾萎缩的发生有一定效果。对反复使用抗生素治疗效果差，局部肿胀明显并有脓肿形成的，也可施行病变切除术。

四、预防调护

卧床休息，护托阴囊，忌食辛辣之物，禁止性生活至痊愈后2周。

第十三节　蜡烛疳（包茎）

成人包皮口狭窄或包皮与阴茎头粘连，使遮盖阴茎头的包皮不能上翻，露不出尿道口或阴

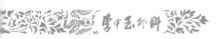

茎头，称为包茎。包皮盖没阴茎头，但能上翻，露出阴茎头，谓之包皮过长。3岁以前的幼儿包皮不能上翻，儿童的包皮常将尿道口盖没，均属于正常生理现象。包皮过长，易引起阴茎头包皮炎，阴茎头包皮炎又易引起包茎，反复发作，可诱发阴茎癌。所以已引起医家的重视，主张尽早做包皮环切术。龟头炎、包皮龟头炎、包皮炎为西医学名称，此病相当于中医学中的"袖口疳""瘙疳""蜡烛疳"。多发于青壮年，临床较为常见，一般预后良好。

一、古籍摘要

《外科启玄》云："袖口疳，此疳是龟头及颈上有疮。肿燃于内，而外则皮裹不见其疮，如袖口之包手故名之。似龟头之缩最难治之，何也？盖药不能搽至疮上，宜用眼药加冰片膏子入卵壳内，套在龟头上浸之，内服清肝利湿热药妙。"

《医宗金鉴》云："生茎之上者，名蛀疳；茎上生疮，外皮肿胀包裹者，名袖口疳；疳久而遍溃者，名蜡烛疳；痛引睾丸，阴囊肿坠者，名鸡膀疳；痛而多痒，溃而不深，形如剥皮烂杏者，名瘙疳；生马口旁，有孔如棕眼，眼内作痒，捻之有微脓出者，名旋根疳；生杨梅时，或误用熏、搽等药以致腐烂如臼者，名杨梅疳；又有生杨梅时，服轻粉、水银打成劫药，以致便尿，尿管内刺痛者，名杨梅内疳。诸疳原由有三：一由男子欲念萌动，淫火猖狂，未经发泄，以致败精浊血，留滞中途，结而为肿。初起必先淋漓，溲溺涩痛。次流黄浊败精，阳物渐损，甚则肿痛腐烂。治当疏利肝肾邪火，以八正散主之。一由房术热药，涂抹玉茎，洗擦阴器，侥幸不衰，久顿不泄，以致火郁结肿。初起阳物痒痛坚硬，渐生疙瘩，色紫腐烂，血水淋漓，不时兴举。治当泻火解毒，以黄连解毒汤主之。"

《冰鉴》云："龟头生疳疮，服败毒药，毒尽从二便而出，倘大肠燥结则败毒药不能走大肠，势必趋小便而出，小便口细，毒难尽泄，于是毒不留于肠中，而单结于外势，毒盛必发，安得不腐烂哉！往往连龟身烂尽，人多以药外敷，虽外药亦不可少，然不先消火毒，遽用外遏，不啻如石之压草也。故必先内治之，用散毒神丹：茯苓一两，黄柏、生甘草、黑栀仁各三钱，肉桂一钱，水煎服。四剂火毒盛尽从小便而出，疼亦少止；后用生势丹敷之，炒黄柏三两，儿茶、生甘草各一两，大黄三钱，丹砂（勿见火）、乳香、没药各一钱，冰片、麝香各三分，为末掺之，疼即止，数日脓血干，筋肉再长，一月痊愈，但不能长龟头也。愈后服十全大补汤一二月，则外势仍能伸缩，尚可种子，若多服败毒泻火之剂，无论命门寒冷而外势亦且冰冷，安得阳和之骤复哉！此治法之次序也。"

二、病因病机

多由肝肾湿热下注，包皮过长，内积污垢，湿热酝酿；或性交损伤，复染邪毒而成。

三、治疗

（一）辨证论治

1.湿热交阻证　初起龟头或包皮内侧面潮红，湿润呈浸渍样，微痒、微痛。继之出现小疱疹，糜烂渗液，或龟头剥脱如烂杏，流乳白色臭秽脓液，包皮肿胀，上翻困难，或包皮与龟头粘连，包皮口狭窄，影响排便（图9-41）。证属湿热交阻，湿重于热。治宜利湿清热解毒。方用龙胆泻肝汤加减。

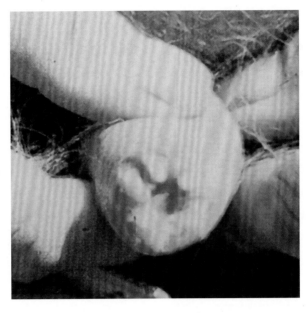

图 9-41 袖口疳

2.湿毒炽盛证 若龟头、包皮迅速红肿热痛，甚或蔓延至阴茎、阴囊、耻骨部，继之阴茎、龟头糜烂，残毁不全，表面附有灰白色稠脓液及腐肉死皮，臭秽难闻，溃疡边缘坚硬，向内陷入。腹股沟可出现痟核，疼痛，多伴有发热，纳差等症，舌质红，苔黄，脉滑数（图 9-42 和图 9-43）。此属湿热邪毒炽盛，热重于湿。治宜清热解毒，凉血利湿。方用四物败毒利湿汤加减：当归 10g，川芎 10g，赤芍 10g，生地黄 10g，连翘 15g，金银花 30g，蒲公英 30g，黄柏 9g，大黄 9g，茵陈 60g，木通 12g，泽泻 12g，甘草 6g，水煎服。待肿消痛减，热退腐脱，内服四妙汤加蒲公英 30g，茯苓 30g，甘草 10g，水煎服。

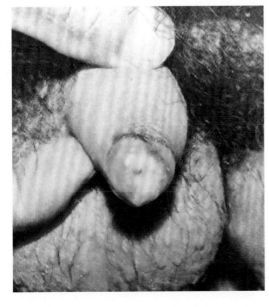

图 9-42 蜡烛疳

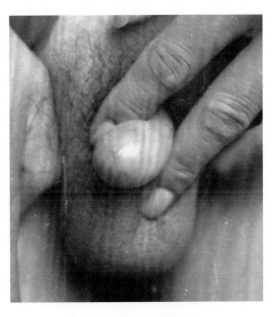

图 9-43 包茎

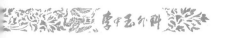

（二）中医外治

1. 初起，龟头潮红、糜烂、渗液者，可用甘草 30g，煎水 100mL，频洗患处，再掺以蓝面药。

2. 若化脓、腐烂，可外用黄连 30g，大黄 30g，甘草 30g，煎水 100mL，湿渍冲洗，掺蓝面药，涂以败毒生肌膏。

3. 若包皮长且口窄小，不能上翻，小便时潴留鼓如水囊，无红肿疼痛。治宜手术切除过长包皮。

（三）西医西药

手术方法：成人在局部麻醉下，小儿可加基础麻醉，若有包皮口狭窄或包皮与阴茎头粘连，应首先分离，暴露阴茎头，后用 1：1000 新洁尔灭或红汞灭菌。提起包皮，于皮肤需要切除处用止血夹住包皮做切除，剪去过长的包皮内板，止血缝合。包皮环切术后，可给镇静剂，以防阴茎勃起疼痛或继发出血。排尿时注意保持敷料干燥。第二种手术法：在包皮背侧和腹侧全层剪开至冠状沟处，然后从两侧剪去多余的包皮，止血缝合。

四、预防调护

包皮长应做环切术，术后卧床休息至痊愈。痊愈后应注意生殖器清洁卫生。

第十四节　包皮嵌顿

包皮上翻，紧紧嵌勒在阴茎冠状沟上，不能还纳于原位，谓之包皮嵌顿。这是西医学的名称，属于中医学的"下疳疮"的范畴。此病多见于青壮年，多伴有包皮过长或包皮口小。

一、古籍摘要

《医宗金鉴》曰："茎上生疮，外皮肿胀包裹者，名袖口疳；疳久而遍溃者，名蜡烛疳；痛引睾丸，阴囊肿坠者，名鸡肶疳；痛而多痒，溃而不深，形如剥皮烂杏者，名瘙疳。"

二、病因病机

多由自行玩弄阴茎，或新婚交合，将本来就紧束或过长的包皮上翻至冠状沟上，以致嵌顿不能还纳，包皮营卫失调，气血凝结，而致肿痛。

三、治疗

在包皮上翻嵌顿后，很快出现肿胀，似阴茎头后套一红色玉环，透明光亮，胀满疼痛，逐渐加重，重者可致包皮坏死溃烂（图 9-44 和图 9-45）。发病初期用手法复位多可还纳。方法：首先洗净龟头、包皮处不洁之物，涂以滑润剂，然后用手紧捏轻揉水肿处，欲使水肿稍消退，几分

第九章
臀胯会阴部疮疡

钟后，一手紧握包皮嵌顿处，缓缓用力下滑，另一手拇指可顶住龟头向上挤推，复位后再轻轻揉按。若包皮嵌顿时间较长，肿势较重，复位达不到目的，可先服清热利湿汤：当归10g，川芎10g，赤芍10g，生地黄10g，泽泻10g，木通10g，栀子10g，黄柏10g，甘草10g，车前子20g（另包），水煎服。待肿势减轻后，再用复位法。若极个别经用上法仍难以复位，可行手术切开紧勒的包皮口使其还纳。

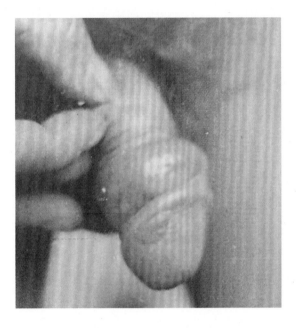

图 9-44　包皮嵌顿（1）

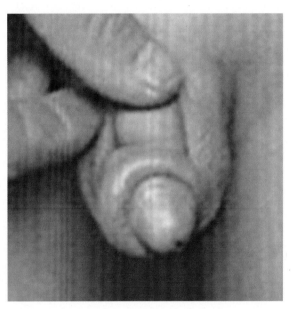

图 9-45　包皮嵌顿（2）

第十五节　肾岩（阴茎癌）

阴茎属肾，岩生于阴茎，谓之肾岩。溃后翻花故又称肾岩翻花、翻花下疳等。此病相当于西医学的阴茎癌。多发于中老年，好发于龟头、冠状沟和包皮内板。早期治疗得当，可痊愈或延寿多年。治疗不当，终成败证无救。

一、古籍摘要

《疡科心得集》云："夫肾岩翻花者，俗名翻花下疳。此非由交合不洁，触染淫秽而生，由其人肝肾素亏，或又郁虑忧思……初起马口之内，生肉一粒，如竖肉之状，坚硬而痒，即有脂水。延至一二年或五六载，时觉疼痛应心，玉茎渐渐肿胀，其马口之竖肉处翻花若榴子样，此肾岩已成也。渐至龟头破烂，凸出凹进，痛楚难胜，甚或鲜血流注……玉茎尽为烂去，如精液不能灌输，即溘然而毙矣。"

《外科正宗》云："初起形如牛奶，不肿不红，无焮无痛，行走不觉者轻。已成肿痛，有时遇

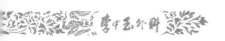

劳而发，或软或硬，头出黄水者轻。久如鸡冠、蜂窠、莲花、翻花等状，流脓出血不止者重。"

《疡医大全》云："龟头外肿如瘤者，名鸡嗉疳。疳久而偏溃者，名蜡烛疳。周文采曰：初生如饭粒，渐大而有根，头破血流，脓出肉反如花开之状，故名翻花疮。"

《外科十三方考》云："蜡烛花则必先有一小子，或作痒，或作疼，渐烂开，出脓水，周围渐大，长成肉球，其阴茎则烂而开花。治法先用化肉膏化去肉球，再用广锡二钱，水银一钱，于铁勺中熔化搅匀后，倾出冷定，研为细末，与天然散三钱和匀，干掺患处，内服中九丸。若烂至阴，则成斗精疮时，有如黄油或如肉之物斗出，乃淫精风火湿热所出成，可用天然散，加轻粉二钱，制儿茶一分，煅石膏一分，制铜绿一分，石青（醋煮）一分，共研细末，有水则干掺，无水则用公猪胆汁调搽，内服中九丸，即可渐痊。

中九丸，歌曰：中九丸来味不多，说破异药笑哈哈，任他诸般奇怪症，每服数丸起沉疴。处方：锅烈一钱，金丹一钱，银翠三钱，若脓寒加石青五分，制法：共研细末，用面糊趁热合药为丸，如凤仙子大备用。用法：每服一分，病重者，可由二分加至三分，用温酒或温开水送服，服至毒消尽时为止，忌食萝卜。如系阴证，可加石青一钱，余症不用；畏寒者，可加百草霜五钱。疔疮忌服，小孩量减。服丸之后，间有发现头晕者，不必畏惧，过一时即消失矣。

中九丸的又一配合法。处方：锅烈六钱，金丹三钱，石青四钱，银翠四钱，蟾酥二钱，熊胆三钱，珍珠二钱，麝香一钱，制法：以枣泥为丸，如小黑豆大，朱砂为衣。用法：每服二三丸，用龙眼肉包好，白糖开水送服，每日二次，病重者，可服三四丸。血燥之人可加牛黄，如无牛黄，可用九转胆星代之。

天然散。歌曰：天然散内铅粉神，各样疮毒可回春，畏痛加上轻乳没，止痒铜绿线末灵，煅炒铅粉研极细，临证加减任施行，诸般奇症知活用，走遍天涯何畏贫。处方：铅粉一两。制法：于锅中火炒黄色，贮瓶备用。用法：①痛者加轻粉一钱，制乳香一钱，制没药一钱，冰片一分。②痒者加铜绿三分（以灵药三分，儿茶煎水煮过，再煅成黄金色），药线末三分。③诸疮有水者，加海螵蛸一钱，文蛤一钱，灵药五分。④如诸疮不收口，不红只痒者，加银翠一钱。⑤如欲生肌平口者，加龙骨一钱，象皮一钱，再加煅牡蛎亦佳。"

二、病因病机

多由包皮过长，小水不利，湿热污垢蕴积而成。肝主筋，阴茎为宗筋之所聚，为肾之外窍、隶属肝肾之经，故前贤多责之于肝肾亏损、阴虚火旺，忧思恚怒，痰浊湿热毒邪积滞而成此病。

三、治疗

（一）辨证论治

初起在阴茎龟头、包皮内面、冠状沟、尿道口边缘出现丘疹、红斑、结节、疣状物，或浅小溃疡，逐渐增大，形状不一，大小不等，质地较硬。若有溃疡，局部常潮湿、糜烂、渗液流水、微痒或刺痛（图9-46）。经数月或数年，结节、肿物、溃疡渐大，堆积成块，凹凸不平，或外翻形似菜花、去皮石榴，阴茎肿胀，残毁变形，坚硬如岩石，溃烂时流恶臭污水，或擦破血出如注，疼痛剧，牵引少腹，胯腹部可出现肿块，形神疲惫，身体羸瘦，可危及生命（图9-47），此病一般不需内治。若有局部染毒，红肿热痛，体质尚实者，可用攻毒败毒，和营利湿之剂。方用四物芩连汤加减：当归 10g，川芎 10g，赤芍 10g，生地黄 10g，白花蛇舌草 30g，黄芩 10g，黄连 6g，黄柏 10g，甘草 10g，水煎服。疼痛加乳香 9g，没药 9g；肿块坚硬加穿山甲（冲服，现已禁用）3g，皂角刺 30g；湿烂加泽泻 10g，土茯苓 30g；出血加牡丹皮 10g，大黄炭 10g。后期体虚者，治宜补气养血为主。方用八珍汤加减。

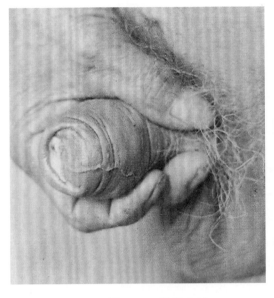

图 9-46　肾岩（1）

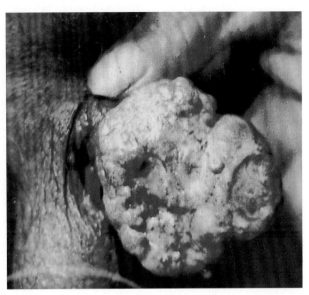

图 9-47　肾岩（2）

（二）中医外治

对肿块局限、浅表者，外用中九丸、白降丹点敷患处，并注意用凡士林纱条保护正常皮肉，待岩肿烂尽停用，掺灵珍散或蓝面珍珠散。也可应用激光、放射治疗。若岩肿波及阴茎海绵体，应用上述方法效果不佳者，应尽早行部分阴茎或全阴茎切除术。腹股沟淋巴结转移者，应做腹股沟淋巴结清除术。

（三）西医西药

对肿块应做病理检查，以明确诊断。

四、预防调护

保持患处清洁卫生，尽量减少患处刺激。

第十六节　水疝（鞘膜积液）

阴囊肿大，内为水液，谓之水疝、水颓，此病相当于西医学的鞘膜积液。又有狐疝、气疝，相当于西医学的腹股沟疝。可发生于任何年龄，其在男婴中发病率为 0.7% ～ 4.7%，大多数出生时出现，2 岁内会自行消退，成人发病率约为 1%。没有痛苦，预后良好。

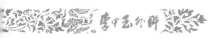

一、古籍摘要

《疡医大全》曰："夫疝者，是阴气积于内，复为寒气所袭而发，故《素问》以下论疝，皆以为寒，然不可单论曰寒。盖虽为寒郁而作，亦由醉饱无度，内蒸湿热，痰积流于厥阴，木性急速，又为寒束，是以痛甚。症虽见于胀肾，病实本乎肝，厥阴肝脉络于阴器耳，可一见内积湿热郁于中，外被寒邪郁束于外，且阳有痰饮、食积、死血郁结为病，故谓专主风肝经而与肾绝无相干也，其候睾丸牵引少腹，或无形无声，或有形如瓜，有声如蛙，激搏而痛，无有定处，不堪忍也。其证有七：寒、水、狐、血、气、狐、筋是也。《冯氏锦囊》。

陈实功曰：水疝，肾囊皮色光亮，无热无红，肿痛有时，内有聚水，宜用针从便处引出水气自安。如肿痛日久，内脓已成，胀痛者可即针之，内服十全大补汤加山萸肉、丹皮、泽泻。《外科正宗》。

林慕莪曰：或问气以疝称，其义何居？答曰：积土成山，积气成疝，疝者山也，其气日积月累，聚而不散而成疝，犹之积土成山，自小至大，由卑至高之义。但气本无形，因虚而凝聚不散，随其所聚之处为痛，故五脏遂皆有疝，盖即五脏之元气，失其温养生发之性，营运转输之常，虚则滞，寒则凝，自无而有，自微而著，自闭塞以至于不通而痛矣。《活人书》。

古人用五苓散内加行气之药，盖猪苓、泽泻分理阴阳，以和心与小肠之气，白术既渗腰脐间湿与死血，又助中气以佐运行药力，茯苓淡渗而利膀胱水，桂能伐肝邪而温散通行，茴香治小肠之气，金铃子、橘核去膀胱之滞，槟榔下气开导，少加木通以导小肠之火，立方之工稳极矣。盖疝证未有不因内虚外袭，然必先疏泄其气，所谓通则不痛，若骤加补益，攻心入腹，变成危证。

疝气偏坠门主方：疝疾重坠如斗。张师正《倦游录》薏苡仁，东壁土炒过，水煮为膏。服数次即能消。

偏坠疝气（凌氏）：葫芦巴半斤，炒香研细，每服三钱，白汤调服，安卧片时，数服即愈。"

《片石居疡科治法辑要》曰："鹅墩饮 专治鹅墩蛋，其患生在肾囊之下，形如鹅卵，疼痛异常，盖因暑湿积郁而成。青蒿二钱，木通半钱，车前子、泽泻、防己、赤苓各一钱，滑石三钱、甘草五分，加官私草汁一匙，同水煎服。"

二、病因病机

中医学认为，鞘膜积液属于"水疝""水㿗"等证的范畴。常见病因：①感受寒湿。久坐湿地，或冒雨雪，或寒冬涉水，感受寒湿之邪；或为痰湿体质，复感寒湿之邪，以致寒湿凝滞，结于睾丸而成。②先天不足。素体禀赋不足，肾气亏虚，气化失司，水液不归正化，聚于睾丸，而成水疝。③脾虚不运。素体脾阳虚弱，又感水湿之邪；或饮食不节，损伤脾胃，致使脾虚无力运化水湿，水湿停聚，结于睾丸而成水疝。④肝气失疏。情志抑郁，肝失条达，肝经气滞，疏泄失职，复感寒湿，气滞则水湿内停，下注睾丸而发本病。⑤外伤、染虫。睾丸外伤、丝虫感染，使血瘀络阻，脉络不通，水液不能正常运行，停聚于前阴而发本病。

西医学认为，鞘膜积液的病因有原发性和继发性两种。原发性无明显诱因，病程缓慢，可能与创伤和炎症有关。继发性则是由原发病引起，如睾丸炎、附睾炎、睾丸扭转、阴囊手术或高热、心衰等全身疾病导致的急性鞘膜积液，以及继发于梅毒、结核、睾丸肿瘤等的慢性鞘膜积液。在热带和我国南方地区可见由丝虫病、血吸虫病引起的鞘膜积液。婴儿型鞘膜积液与淋巴系统发育较迟缓有关。

三、治疗

（一）辨证论治

本病表现为阴囊内或腹股沟区囊性肿块。积液量少时多无自觉症状，多于体检时偶然发现。如积液较多、囊肿增大、张力高时，可引起下坠感、胀痛或轻度牵扯痛。巨大积液可使阴茎内陷，影响排尿及性生活，也可导致行动不便。交通性鞘膜积液其肿块大小可随体位变动而变化，立位时肿块增大，平卧后可缩小或消失。继发性鞘膜积液会有原发病的表现。根据鞘状突管闭合的异常，可将鞘膜积液分为如下 5 类。

1. 精索鞘膜积液　鞘状突两端闭塞，中间段即精索部局限积液，一般不与腹腔相通，但常并发其头侧端的鞘状突未闭塞。

2. 睾丸鞘膜积液　正常情况下，睾丸鞘膜囊内仅有少量浆液。如液体聚积增多，则形成睾丸鞘膜积液。

3. 交通性鞘膜积液　鞘状突未闭塞，完全开放，腹腔液体随体位流动。与腹股沟斜疝不同之处在于鞘膜囊与腹腔间通路狭小，肠襻不能进入。女孩鞘状突管闭合不全出现囊肿时，称为圆韧带囊肿，即 Nuck 囊肿。

4. 混合型鞘膜积液　睾丸鞘膜积液和精索鞘膜积液同时存在，但并不相通。

5. 婴儿型鞘膜积液　鞘状突在内环处闭合，精索和睾丸鞘膜腔内均有积液且相通（图 9-49 和图 9-50）。

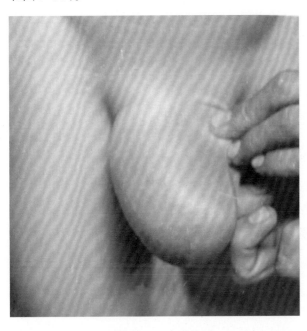

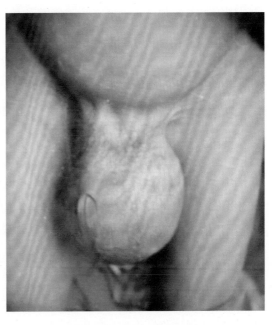

图 9-49　水疝（1）　　　　　　　　　　　图 9-50　水疝（2）

6. 狐疝　交通性鞘膜积液和腹股沟斜疝的形成和解剖关系是一样的，因疝囊内容物不同而诊断各异。患者站立时如见包块沿腹股沟管迅速突出，有时可见肠型或有肠鸣，则为疝，检查时其

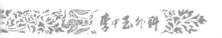

中可触及肠管，外环处精索粗大。交通性鞘膜积液则阴囊逐渐增大，腹股沟管无明显包块突出，精索不粗大，做透光试验时，要注意婴儿的肠管菲薄，虽然是疝，其透光仍为阳性，要细致检查，不可贸然进行穿刺，以免误伤肠管。鉴别是否精索鞘膜积液，应检查包块上端的精索是否粗大，若粗大则包块与腹腔相连，则为疝，不粗则可能为鞘膜积液，睾丸鞘膜积液时，包块占有一侧阴囊的全部，不能再摸到睾丸（图9-48）。

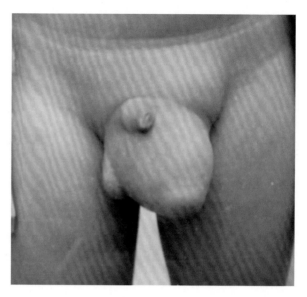

图9-48 狐疝

7.睾丸肿瘤　睾丸肿瘤的特点是质地较硬，可以有少量的鞘膜积液，B超检查可见肿块为实质性，在检查时，除体会包块重硬外，若在包块之后外方摸到附睾，则为肿瘤；若无附睾则可能是睾丸鞘膜积液，透光试验肿瘤为阴性，但厚壁的鞘膜积液也可以不透光，可进行穿刺以明确诊断。

水疝治疗以温阳散寒、健脾利湿、理气行水为主。多选用枸橘汤、香薷散加减。由于体质、地域、用药及气候等因素的不同，本病也可发生一些变化，如寒湿疝，郁久化热可转为湿热疝，湿热疝反复发作也可发展成为血瘀疝，或病久伤肾，出现肾虚水滞疝。故必须洞察疾病转归，及时调整治疗方法。本病治疗正确及时，大部分能痊愈，没有后遗症，但如果失治误治，缠绵不愈，则容易引起积液压力增高，鞘膜增厚而影响睾丸的供血及温度调节，引起睾丸萎缩，如果为双侧病变，则可导致男性不育。

2岁以内婴幼儿的鞘膜积液可自行吸收消退，不需要特殊处理。成年人较小的、无症状的、长期不增大的鞘膜积液，也不需要特别处理，定期随访观察。

其他疝气因多不内服药物治疗，不再赘述。可参考古籍中方药应用。

（二）西医西药

1.手术治疗　手术指征2岁以下儿童如合并腹股沟疝或积液量大，但无明显自行吸收者，需手术治疗。2岁以上患者如为交通性鞘膜积液或临床症状影响生活质量时，也需手术治疗。

2.注射治疗　穿刺抽液并注入硬化剂如鱼肝油酸钠等，使鞘膜发生炎性粘连，以消灭鞘膜腔。因此法反应较大，易复发和形成多房性鞘膜积液，目前很少使用。

四、预防调护

1.在治疗过程中，应注意休息，减少活动，防止用力负重，用阴囊托带兜起阴囊，以利积液吸收。注意保持阴囊清洁，防止感染。

2.注意保温，不宜过劳，保持情绪稳定，节制性交，忌食生冷及辛辣食物。

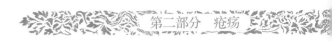

第十七节　阴肿（前庭大腺脓肿或囊肿）

妇女阴户肿痛化脓，谓之阴肿。因肿形如蚌，故又名蚌疽，此病相当于西医学的前庭大腺脓肿或囊肿。此病多发于已婚青年妇女，娼妓发病率较高，好发于一侧大小阴唇。一般预后良好，若治疗不当，可反复发作。

一、古籍摘要

朱丹溪云："阴肿者，忽然肿而作痛者，名曰阴肿，又名蚌疽。由劳伤血分所致。宜四物汤加牡丹皮、泽泻、柴胡、天花粉煎服。外用艾叶一两，防风六钱，大戟五钱，煎汤熏。"

《诸病源候论》云："阴肿者，是虚损、受风邪所为。胞络虚而有风邪客之，风气乘于阴，与血气相搏，令气血痞涩，腠理壅闭，不得泄越，故令阴肿也。"

《景岳全书》云："妇人阴肿，大都即阴挺之类。然挺者多虚，肿者多热。如气陷而热者，升而清之，宜清化饮，如柴胡、防风之属。"

《外科正宗》云："一妇人阴器肿痛，小水涩滞，遇晚寒热交作，此肝经湿热为患。以龙胆泻肝汤二服，小水通利；又以四物汤兼小柴胡加天花粉、木通、炒山栀服之而愈。

一妇人阴器半边肿痛，身发寒热，口干便秘，脉实有力。以内疏黄连汤一剂，大便通利，口干乃止，惟肿痛尤甚，此湿毒结聚欲为脓也。以四物汤加角针、泽泻二剂，脓熟胀痛，又以透脓散一服，出臭脓盅许，疼痛顿止；以八珍汤加牡丹皮、泽泻十余剂而安。

银杏散。银杏散内用杏仁，水银轻粉雄黄称，枣肉为丸绵裹成，阴中作痒功效灵。治妇人湿热下注，阴中作痒，及内外生疮并用。杏仁（去皮尖，研）、轻粉、水银（铅制）、雄黄各一钱，上各为细末，共和一处，每用五分、枣肉一枚和丸，用丝绵包裹，留一绵条拈线在外；用塌痒汤煎洗，药枣安入阴内，留线在外，恐小便取出再入，一日一换，重者只四五枚痊愈。仍兼服前药。"

《外治寿世方》云："阴肿，甘菊苗杵烂煎汤，先熏后洗。又作痒者，大蒜（三两）切片，煎汤洗之。"

《疡医大全》云："阴户毛际正中发毒，名曰阴盖毒，红肿疼痛，此乃肝火郁结而成。治当清肝养血，外用敷消，如已成脓，治同痈疽法。

又曰：阴户一边结肿，亦有两边结肿，其形如茧，名曰阴茧。内脓成自溃头，得之于肝火湿热，或新婚伤损，或交合不洁染毒，均成此证。

又曰：阴户内子宫肿痛溃烂，名廷孔毒。肝火郁结者重，交合所伤者轻，俱用海浮散油调灌入，仰卧良久，后换玉红膏调海浮散，以绵润透，插入自效。"

《外科证治全书》云："阴肿，阴户忽然肿而疼痛，由肝脾伤损，湿热下注。肝伤而翻突，如饼如鸡冠，或溃烂，四物汤加柴胡、山栀、牡丹皮、胆草主之。脾伤则闷肿坠痛，补中益气汤加

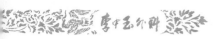

牡丹皮、山栀主之。外用甘菊苗叶，不拘多少捣烂，以滚水淋汁熏浸洗之。"

《外科真诠》云："阴户忽然肿痛名为蚌疽，由劳伤血分所致。宜用四物汤加牡丹皮、泽泻、天花粉、柴胡服之，外用艾叶一两，防风六钱，大戟五钱煎汤熏洗，徐以鲫鱼胆汁刷之。又有产后阴户两旁肿痛，手足不能舒伸，用四季葱入乳香末同捣成饼，安于阴户两旁，良久即愈。又有产户硬如石，衣若撞着，痛不可忍，用丝棉灰三钱，以青鱼胆汁七枚调匀，鸭毛刷上，其硬痛自愈。"

二、病因病机

此病多由七情郁结，肝经湿热下注；或性交不洁，外染邪毒，挤压过度，气血壅结，热酿为脓。

三、治疗

（一）辨证论治

1. **热毒蕴结证** 发病较快，初感阴部胀痛，继之一侧阴户迅速作肿，形如蛤蚌，皮紧光亮，色赤红，焮热疼痛，舌质红，苔黄，脉弦数（图9-51）。治宜清热解毒，和营利湿。方用四物泻肝汤：当归10g，川芎10g，赤芍10g，生地黄10g，黄芩10g，黄连10g，黄柏10g，栀子10g，连翘10g，茵陈30g，泽泻15g，车前子15g（另包），甘草6g，水煎服。

2. **毒盛酿脓证** 若病已五日后，肿块局限，皮色暗红，阵阵跳痛，为酿脓之证（图9-52和图9-53）。方用解毒透脓汤：当归10g，川芎10g，牡丹皮10g，黄芪10g，金银花30g，蒲公英30g，穿山甲粉2g（现已禁用），皂角刺6g，牛蒡子12g，连翘12g，白芷12g，泽泻12g，甘草6g，水煎服。待脓熟溃后，内服托里消毒散加牡丹皮、泽泻。

3. **湿热火毒证** 若突然阴部肿胀，皮色不变，无明显疼痛，长期不愈，穿刺内为清稀黄水，为西医学称之为巴氏腺囊肿。治宜利湿清热。方用八仙汤：薏苡仁120g，茵陈60g，香薷10g，厚朴10g，白扁豆30g，木通9g，车前子30g（另包），泽泻15g，水煎服。或手术切除。若小儿阴户作肿（图9-54），多由外染湿热毒邪，瘙痒抓搔而成。多为两侧阴唇宣浮肿胀，色淡红，光亮透明。治宜清热泻火，解毒利湿。方用加味导赤散：黄芩10g，黄柏10g，黄连10g，生地黄10g，木通10g，车前子20g（另包），栀子6g，甘草6g（成人量），水煎服。

（二）中医外治

待脓熟，于阴唇皮肤黏膜交界处纵行切开，切口大小与脓肿等长，出稠厚白黄或绿色脓，或出稀薄暗红色坏血水样脓，味恶臭。挤净脓后下凡士林纱条，掺三仙丹，2次后改掺八宝丹、蓝面珍珠散。若切口过小或自行溃破，出脓不畅，内存空囊，口虽愈合，余毒滞留，日后易于复发。

四、预防调护

注意会阴部清洁卫生，患病期间及愈后半月内禁止房事。

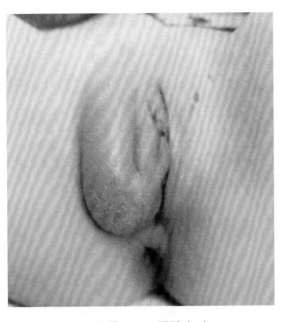

图 9-51　阴肿（1）

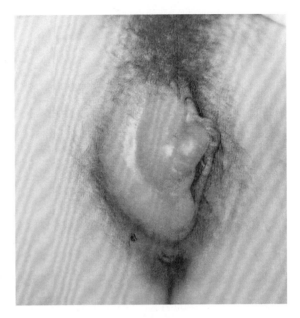

图 9-52　阴肿（2）

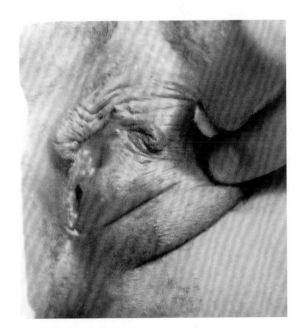

图 9-53　阴肿（3）

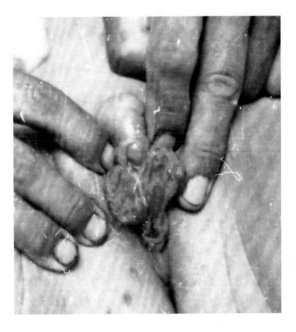

图 9-54　阴肿（4）

第九章
臀胯会阴部疮疡

第十八节　阴蚀（女阴溃疡）

本病是指阴部生疮，日久如虫蚀者，故名阴蚀。本病是指青年外阴部的急性炎症，其基本特点是发病急剧，外阴部溃疡，易于复发等。病情严重时还会伴有全身症状，此病相当于西医学的

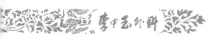

急性女阴溃疡，古称阴伤蚀疮。

一、古籍摘要

《诸病源候论》云："阴疮者，由三虫、九虫动作，侵食所为也。诸虫在人肠胃之间，若腑脏调和，血气充实，不能为害。若劳伤经络，肠胃虚损，则动作侵食于阴，轻者或痒或痛，重者生疮也。"

《肘后备急方》载《太平圣惠方》云："治伤寒狐惑，毒蚀下部，肛外如，痛痒不止。雄黄半两，先用瓶子一个口大者，纳入灰上，如装香火，将雄黄烧之候烟出，当病处熏之。"

《外台秘要》云："又疗阴疮有两种，一者作白脓出，名曰阴蚀疮，二者但赤作疮，名为热疮，若是热疮用此方：取黄柏、黄芩各一两，切，作汤洗之，用黄柏、黄连末粉之，云神良。"

《疮疡经验全书·阴蚀疮》云："夫阴蚀疮者，即下疳也。阴汗臊臭，故茎根生疳疮，此处乃肝经所属之分也。清湿泻肝汤：升麻、羌活、柴胡、知母、黄柏、生甘草、泽泻、青皮、川芎、生地黄、苍术、龙胆草、木通，水煎，热加黄芩，小便不利加车前子，虚加人参。小便疳疮大烂者：面粉一两，黄蜡八钱，白蜡一两，冰片一钱，先用麻油三两，火上熬化二蜡，随下面粉，次下冰片，为隔纸膏，贴之，五日后痛即止，肉即生矣。"

《外科正宗·阴疮论》曰："妇人阴疮，乃七情郁火伤损肝脾、湿热下注为患。其形固多不一，总由邪火所化也。阴中有如挺出一条蛇形尺许，坠重、流水、溺涩者，乃脾气下陷，肝火从之，朝服补中益气汤，晚服龙胆泻肝汤，外涂雄黄藜芦散，其患渐收。阴中突出如菌子、如鸡冠，四边肿痛者，乃肝郁脾虚所致，先以补中益气汤加山栀、茯苓、青皮，清肝补脾，兼升中气；更以归脾汤加山栀、川芎、茯神、香附、陈皮调理。阴户忽然肿突作痛，因劳伤血分，湿火下流，宜四物汤加牡丹皮、泽泻、天花粉、柴胡治之。阴中生蟸如小蛆者，乃心气郁而邪火所化，宜四物加黄连、胆草、木通、石菖蒲，以通散心窍郁滞，外以银杏散入阴中。阴器外生疙瘩，内生细虫作痒不可忍者，此虫食人脏腑即死；令人多发寒热，与痨瘵相似。有此症之妇人畏羞都不肯说，因循日久，面黄肌瘦，身发寒热，咳嗽生痰，往往不治者多矣。如有此症，急与逍遥散吞芦荟丸，早晚二服，外用银杏散绵裹塞入阴中，杀虫止痒，半月渐愈。阴户开而不闭者，忧思过也；逍遥散、归脾汤俱加柴胡、山栀、白芍、牡丹皮间服。交接出血者，肝虚有火，不能藏血，四物汤加胆草、黄芩、山栀、柴胡；新交房事伤而肿痛者，珍珠散猪脊髓调搽。又妇人久居寡室，淫火妄而又郁，郁而又妄，邪火久注，多致阴中作痒生虫，此虫食人内脏，阴中腐烂，攻刺疼痛，臭水淋漓，口干发热，形削不食，有此症者，非药能愈，终归于死。又名失合症也。"

《外科精义》云："夫阴疮者，大概有三等：一者湿阴疮；二者妒精疮；三者阴蚀疮，又曰下疳疮。盖湿疮者由肾经虚弱，风湿相搏，邪气乘之，搔痒成疮，浸淫汗出，状如疥癣者是也；妒精者，有壮年精气盈满，久旷房室，阴上生疮，赤肿作害，烦闷痒痛者是也；阴蚀疮者，由肾脏虚邪，热结下焦，经络痞涩，气血不行，或房劳洗浴不洁，以致生疮，隐忍不医，焮肿尤甚。由疮在里，措手无方，疼痛注闷；或小便如淋，阴丸肿痛是也；或经十数日，溃烂血脓，肌肉侵蚀；或血出不止，以成下疳。若身体壮热，烦渴恶寒，宜急治之，以大豆甘草汤渍之，溃毒汤等洗浴之，服五香连翘汤、漏芦汤等疏之，更以截疳抵圣散干掺之。"

《外科枢要》云："初起赤肿，久而腐溃或浸淫瘙痒，破而脓水淋漓。盖因饮食起居，亏损肝

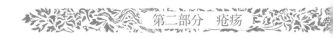

肾，初起恶寒壮热，肿焮作痛者，属湿热，用槟苏败毒散。"

《外科集验方》云："若妇人玉门生疮久不愈，因而浸淫，名曰阴蚀疮。"

《万氏秘传外科心法》云："阴蚀生于阴户之内，入门之中，一痒则酸麻彻骨，一痛则痛苦酸心，皆由产后保护不慎，以致风寒内逼，或月经调治失宜，遂延湿热中生，或产日未满而交合，或月经未住而行房，或惹男子疳毒，内生热证，种种不一。"

《外科证治全生集》云："硫黄：敲细粒，以萝卜捣烂绞汁煮，再换紫背浮萍汤煮，再煎角刺汤飞过，去尽毒臭，晒干研粉，色白，取猪脏淡煮烂熟，每日早晚各取一段，蘸粉分余食。治久痢滑泻，命门不足，虚损泄精，壮阳道，补筋骨，杀脏虫，长肌肉，治阴蚀。"

《医宗金鉴》云："湿痒杀虫疗阴蚀，熬汤熏洗不宜迟，苦参狼毒床归尾，猪胆威灵鹤虱施。"

二、病因病机

中医学认为，本病多因肝经湿热或肝肾阴寒兼感毒邪，蕴结皮肤，阻滞经络而发病；或过食辛辣之物，膏粱厚味，湿热内生，湿热之邪，随肝经所循而下趋于阴器，导致本病的发生；或因肝阳偏亢之人多急怒，脾气受损之人多忧愁，日久湿火下注，七情郁结，化热下注，遂生本病；或性交不洁，染毒蕴热，气血瘀结，热盛酿脓。脏腑虚弱是本，湿热下注为标。西医学认为，可能和感染粗大杆菌有关，也有可能是白塞病、结节性红斑、生殖器疱疹的一种临床表现。

三、治疗

（一）辨证论治

病变部位主要集中在大小阴唇的内侧和前庭的黏膜，轻者溃疡表浅。重者溃疡深大，发展较快，溃疡呈圆形、椭圆形或不规则形，边缘不整齐，脓苔灰白，周围焮红，触之柔软（软下疳型）。少数患者还有溃疡处覆有灰黄或黑脓苔，不易剥离（坏疽型）。或多个米粒大小的溃疡，多发于小阴唇，发病急且易愈合。

1. 肝火湿热证　其阴部焮红肿胀，溃烂，多量脓性分泌物，疼痛剧烈，伴发热，全身不适，舌质红，苔黄或腻，脉滑数（图9-55）。证属湿热下注，治宜健脾利湿，清热解毒。方用龙胆泻肝汤加减：龙胆草15g，苍术9g，黄芩10g，黄柏12g，柴胡6g，当归9g，生地黄15g，木通6g，车前子12g（另包），甘草9g，水煎服，日1剂。或四物汤、黄连解毒汤加减。

2. 肝肾阴虚证　初期阴部瘙痒，日久则阴部多处溃疡，缠绵不愈，腰酸腿软，五心烦热，口渴咽干，易怒，舌质红，少苔，脉沉弦。证属肝肾阴虚兼感毒邪（图9-56）。治宜滋补肝肾，清热解毒。方用知柏地黄丸加减：生地黄15g，熟地黄15g，山茱萸12g，山药15g，知母10g，黄柏12g，泽泻10g，土茯苓30g，菟丝子30g，巴戟天15g，水煎服。

（二）中医外治

1. 百部熏洗方　蛇床子60g，花椒10g，苦参30g，白矾15g，加水1500mL，水煎先熏后洗，每日2次。

2. 药栓治疗　桃仁10g（研泥），雄黄末少许，和匀做成药栓剂，外包一层纱布，洗后塞入阴中，每日换药1～2次。

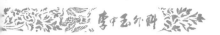

（三）西医西药

本病病因不明，无特效治疗方法。局部可给予糖皮质激素和抗生素软膏外用。

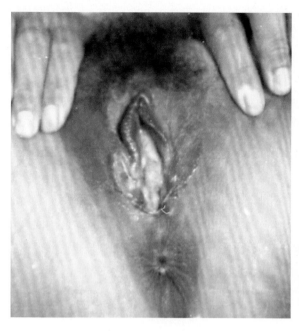

图9-55　阴蚀（1）

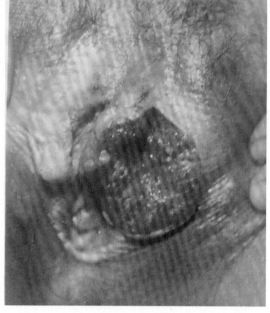

图9-56　阴蚀（2）

四、预防调护

1.经常洗涤外阴，保持局部卫生。

2.保持心情舒畅。

3.忌食辛辣、肥甘、鱼虾等食物。

第十九节　狐惑疮（白塞病）

白塞病，又称口－眼－生殖器三联征、贝赫切特病、丝绸之路病，是一种慢性全身性血管炎症性疾病。病变病因不明，主要表现为复发性口腔溃疡、生殖器溃疡、眼炎及皮肤损害，也可累及血管、神经系统、消化道、关节、肺、肾、附睾等器官。本病为慢性病，病程较长，反复发作，大部分患者预后良好，眼、中枢神经系统及大血管受累者预后不佳。属于中医学的"狐惑病"范畴。

一、古籍摘要

《金匮要略·百合狐惑阴阳毒病脉证治》云："狐惑之为病，状如伤寒，默默欲眠，目不得闭，卧起不安，蚀于喉为惑，蚀于阴为狐，不欲饮食，恶闻食臭，其面目乍赤、乍黑、乍白。蚀

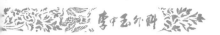
李中玉外科

第九章
臀胯会阴部疮疡

于上部则声喝（一作嘎），甘草泻心汤主之。甘草泻心汤方：甘草四两，黄芩三两，人参三两，干姜三两，黄连一两，大枣十二枚，半夏半斤，上七味，水一斗，煮取六升，去渣再煎，温服一升，日三服。蚀于咽部则咽干，苦参汤洗之。苦参汤方：苦参一升，以水一斗，煎取七升，去滓，熏洗，日三服。蚀于肛者，雄黄熏之。雄黄熏方：雄黄一味为末，筒瓦二枚，合之烧，向肛熏之。"

《脉经》云："病人或从呼吸上蚀其咽，或从下焦蚀其肛阴，蚀上为惑，蚀下为狐，狐惑病者，猪苓散主之。病者脉数，无热微烦，默默但欲卧，汗出，初得之三四日，目赤如鸠眼；七八日，目四眦黑。若能食者，脓已成也，赤小豆当归散主之。赤小豆当归散方：赤小豆（浸，令芽出，曝干）三升，当归三两，上二味，杵为散，浆水服方寸匕，日三服。"

《诸病源候论·伤寒狐惑候》云："夫狐惑二病者，是喉、阴之为病也。初得状如伤寒，或因伤寒而变成斯病。其状，默默欲眠，目瞑不得眠，卧起不安。虫食于喉咽为惑，食于阴肛为狐。恶饮食，不欲闻食臭，其人面目翕赤翕黑翕白。食于上部其声嘎，食于下部其咽干。此皆由湿毒所为也。"

《医宗金鉴》云："狐惑，牙疳、下疳等疮之古名也。近时惟以疳呼之，下疳即狐也，蚀烂肛阴；牙疳即惑也，蚀咽腐龈，脱牙穿腮破唇。"

《外科真诠·狐惑疮》云："狐惑，狐疑不决之状，内热生虫之候也。上唇生疮，则虫蚀其肺，名曰惑。下唇生疮，则虫蚀其肛，名曰狐。宜用雄黄丸治之。雄黄丸：雄黄七钱，当归三钱，槟榔五钱，君子十枚，芦荟三钱，芜荑三钱，山楂三钱，乌梅十个，研末洒丸，每服二钱，米饮下。"

《医学心悟·狐惑》曰："狐惑，狐疑不决之状，内热生虫之候也。上唇有疮，则虫蚀其肺，名曰惑。下唇有疮，则虫蚀其肛，名曰狐。雄黄丸主之。

雄黄丸：雄黄（研）、当归（炒）各七钱五分，槟榔五钱、芦荟（研）、麝香（研）各二钱五分，上捣研为末，煮面糊为丸，如桐子大。每服二十丸，粥饮下，日三服。"

二、病因病机

中医学认为，本病为劳倦过度，饮食不节，损伤脾胃，脾胃运化水饮功能失调，水湿内停，日久蕴而化热，湿热交阻而成。或因忧思过度，损伤肝脾，肝失疏泄，肝气郁滞，郁久化火；肝火循经，上熏于目。肝火与湿热相蒸，湿热下注，下蚀于阴。或因劳欲过度，损及肾精，肝肾阴虚，虚热内生，虚火上炎，目赤涩痛，口舌溃烂。虚火下行，阴溃肛蚀。

西医学认为，目前该病的发病原因不完全清楚，可能与遗传、感染（部分患者可能与结核感染相关）、生活环境都有关系，好发于古代"丝绸之路"沿线的国家和地区，包括中国、土耳其等。

三、诊断要点

1. 好发人群　该病可发于任何年龄，中青年更多见，男女均可发病。

2. 口腔溃疡　患者主要表现为反复口腔溃疡、疼痛，溃疡面较深，底部多为白色或黄色，可以同时在多个部位出现多个溃疡。多数溃疡可自行好转，但常反复发作，严重者疼痛剧烈，非常

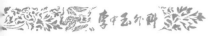

影响进食（图9-57）。

3.生殖器溃疡　男性及女性生殖器溃疡，这些部位的溃疡可较大，可以是单发的（图9-58和图9-59）。

4.眼部病变　部分患者还可表现为眼睛病变，出现眼睛红肿、疼痛、畏光或视力下降、视物不清，可以一只或两只眼睛受累。

5.皮肤表现　皮肤可出现类似"痤疮"，或类似于"疖子"的表现，可自行好转，但易反复发作。四肢可出现结节红斑。还有的患者在输液或抽血针眼局部会出现红肿或水疱或脓疱，多数在注射后24～72小时内出现，这种现象被称为"针刺反应"阳性（图9-60）。

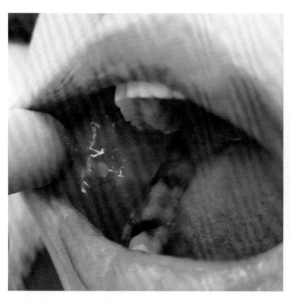

图9-57　白塞病口腔溃疡

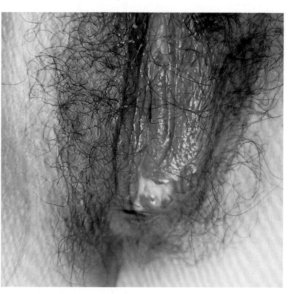

图9-58　白塞病外阴溃疡（1）

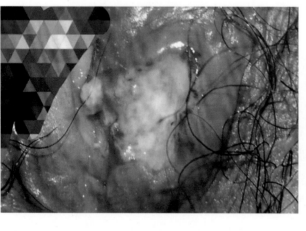

图9-59　白塞病外阴溃疡（2）

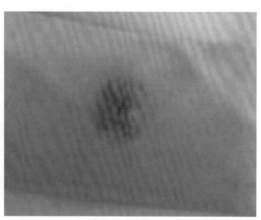

图9-60　白塞病 针刺反应阳性

6.关节病变　关节疼痛或肿胀，可以单个或多个关节，下肢关节多见，可以伴胳膊和腿痛，严重者出现关节积液、滑膜炎。

7.消化道病变　另外一个比较常见的表现是消化道症状，包括吞咽困难或吞咽时胸痛、反酸烧心、腹痛、腹泻、大便中有脓或血，或自己摸到腹部有包块，体重下降、消瘦，没有食欲，这些症状可都出现或只出现其中一个，做过胃镜或肠镜的患者会被告知有"溃疡"。

8. 血管病变　少部分患者可以出现血栓性静脉炎，以及深静脉血栓，严重者还可以并发肺栓塞，患者可出现活动后气短、憋气，胸口疼痛甚至晕厥。还有的患者可以出现动脉瘤，引起局部栓塞、缺血，动脉瘤破裂后可以大出血，甚至危及生命。

9. 神经系统病变　有的患者可有手脚不灵活、头痛头晕、恶心呕吐、手脚感觉麻木、疼痛或无力，还可出现一侧的手脚瘫痪，严重的可出现抽搐、翻白眼等类似"抽羊角风"的表现，这些有可能是白塞病损害了神经系统。神经系统最常受累的部位是脑干，也可见于脊髓、大脑半球、小脑和脑脊膜，可以出现脑萎缩。

10. 全身症状　不少患者伴乏力、纳差、低热和消瘦等全身症状。

11. 预后　病程较长，反复发作，多数预后良好，少数伴有全身症状的可危及生命。

国际白塞病协作组提出的诊断标准为：复发性口腔溃疡，每年至少发作 3 次，同时存在以下 4 项中的 2 项即可诊断：①复发性生殖器溃疡。②眼部损害（葡萄膜炎、玻璃体病变或视网膜血管炎）。③皮肤损害（结节性红斑假性毛囊炎、丘疹脓疱样损害或未接受糖皮质激素治疗者青春期后出现痤疮样结节）。④针刺反应阳性。

需注意的是，本病中有 2% 为"特殊类型"，即无口腔溃疡而有其他典型症状，主要表现为肠、中或大血管、神经系统及骨髓受累的损害。

四、鉴别诊断

1. 其他原因引起的口腔溃疡　无外阴溃疡、眼部症状、皮肤症状、关节疼痛及系统病变。

2. 急性女阴溃疡　好发于青年女性，发病急剧，损害为溃疡、坏疽，分泌物中有革兰阳性粗大杆菌，并发下肢结节性红斑及滤泡性口腔炎，自觉灼热、瘙痒、剧痛。分坏疽型、下疳型和粟粒型。

3. 结节性红斑　好发于小腿的急性炎症，皮下疼痛性结节，青年女性较多，春秋季多见，无口腔、阴部溃疡及眼部损害。

五、治疗

（一）辨证论治

1. 肝经湿热证　症见口腔、外阴溃疡，溃破处颜色鲜红，灼热疼痛，甚至糜烂腐臭。两目红肿疼痛，视物不清。伴发热，口苦咽干，心烦易怒，坐卧不安，口臭便秘，小溲黄赤。舌质红，舌边溃破，苔黄腻，脉象滑数或弦数。治法：清肝泻火利湿。方药：龙胆泻肝汤加减。

2. 阴虚火旺证　症见病情缠绵，口腔、外阴溃疡反复发作，疮面暗红，溃烂疼痛，目睛干涩羞明，视物不清。同时见有午后低热，手足心热，烦躁不安，头晕耳鸣，失眠多梦，腰膝酸软，面部潮红，小便短赤，大便燥结，舌质红，少津，或见裂纹。舌淡红，苔薄白或少苔，或光剥苔，脉弦细数。治法：补益肝肾，养阴清热。方药：知柏地黄丸加减。

3. 脾胃湿热证　症见口腔溃烂，且多而深，涎水淋漓，肿痛不适，不得饮食；外阴溃烂疼痛，赤白带下；肛门灼热；双下肢红斑，肿胀疼痛；身热不扬，脘闷纳呆，舌质红，苔黄腻，脉滑。治法：清热利湿泻火。方药：甘草泻心汤加减。

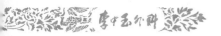

（二）中医外治

1.口腔溃疡可外用蓝面珍珠散、冰硼散、锡类散等。

2.生殖器溃疡可用苦参30g，黄柏15g，土茯苓30g，蛇床子30g，煎水洗浴患处，再外涂青黛膏或黄连膏，每日1次。亦可用生肌散或海浮散换药，每日1次。

（三）西医西药

口腔与外阴溃疡和皮肤损害可选用沙利度胺、羟氯喹或氨苯砜；眼部损害需系统或联合局部给予糖皮质激素；"特殊类型"需给予较大剂量糖皮质激素，联合沙利度胺及细胞毒药物，如环磷酰胺等效果更佳。

六、预防调护

1.避风寒，清淡饮食，畅情志。

2.注意口腔卫生，刷牙不可过于用力，以免损伤口腔黏膜。

第十章 性传染性疾病

第一节 下疳疮（淋病）

淋病为西医学名称，属中医学"毒淋""疳疮"范畴。由淋病奈瑟球菌（简称淋球菌）引起的泌尿生殖系统的化脓性感染，也可导致眼、咽、直肠感染和播散性淋球菌感染。近几年来临床最为常见，占性病第一位。多发于青壮年，男性较女性症状明显。及时治疗，多能很快痊愈；治疗不当，易成为慢性，反复发作，延绵不已，可引起鱼口、便毒等病。

一、古籍摘要

《丹溪心法》云："小便滴沥涩痛者谓之淋。"

《外科精义》云："治外阴蚀下疳，湮疮肿痛。甘草三两，赤皮葱三茎，大豆一合，上用水三升，煮豆熟为度，用槐条一握同煮，取清汁热淋浴，冷即再温。浸三二时为度，大效。"

《外科发挥》云："下疳：肿痛或发热者，肝经湿热壅滞也，清肝除湿。肿痛发寒者，邪气传表也，发散之。肿痛，小便赤涩者，肝经热湿滞，壅也，疏肝导湿。"

《外科正宗》云："下疳者，邪淫欲火郁滞而成。其来有三：一由男子欲念萌动，阳物兴举，淫火猖狂而未经发泄者，以致败精浊血，流滞中途，结而为肿者，一也；二由妇人阴器瘀精浊气未净，接与交媾，以致淫精传袭而成者，二也；三由……热药……多致火郁未发而成者三也。男子萌念火郁之证，初起先必涩淋，小便溺痛，次流黄浊败精，阳物渐损，甚则肿痛腐烂，法当疏利肝肾邪火，如八正散、清肝导滞汤之类是也。妇人阴器不洁，初起先从皮肿光亮，甚如水晶，皮破流水，肿痛日生，痒麻时发，治当解毒消风，如龙胆泻肝汤兼平胃散合而用之。男妇房术所伤，蕴毒所致，初起阳物痒痛，坚硬紫色，疙瘩渐生，腐烂渐作，血水淋漓，不时兴举，治当泻火解毒，如黄连解毒汤、芦荟丸之类是也。外以银粉散、珍珠散、人中白散选用。又有先发时疮，误用熏条擦药结毒于此者，详注结毒门，不在此类推之。"

《外科集验方》云："下疳者，乃男子玉茎生疮，此病皆由所欲不遂，或交接不洁，以致邪毒浸渍，发成疮毒，日久不愈或成便毒，或损烂阳物，甚不可轻，易多致不救。"

《疡医大全》云："下疳门主论。王肯堂曰：下疳疮生窍口。又曰：小腹到阴之下，玉茎之根痒极，沸汤沃之稍止而复作，有三四窍黄水淋漓，若幼时曾患恶疮，后来亦有此证，作结毒治之。

下疳门主方，珍珠散。下疳皮损腐烂，痛极难忍，及诸疮新肉已满，不能生皮。又治新婚玉茎损伤，新娶阴户伤痛，搽之极效。并治汤泼火伤，皮损肉烂，疼痛不止。

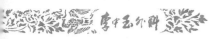

新白珍珠（入豆腐内煮数滚，研极细，以研至无声为度）一钱，上好花青（即青黛）五分，真轻粉一两，三味共研千转，细如飞面，瓷瓶收贮。初起搽之即愈，若腐烂疼痛，甘草汤洗净，猪脊髓调搽。又治妇人蚀疮极效。汤泼火伤痛者以玉红膏调搽：滑石、没药（去油）、龙骨各等分，上研极细，乘疮脓汁未干，掺之不可见水，自结痂矣。

又方，玉茎疳疮，或渐至蚀透，有烂去一半者，服此而愈。扁蓄四两，黄连二两，甘草一两，水煎，内服外洗。

圣粉散，下蚀疳疮，蚀臭腐烂，痛不可忍。密陀僧、黄丹、黄柏（蜜炙）、孩儿茶、乳香各三钱，轻粉一钱五分，研极细，用葱汤洗疮，湿则干掺，干则用香油调搽，兼治小儿疳疮。

下疳大烂，黄蜡八钱，白蜡、面粉各一两，冰片一钱，麻油三两，先将油与二蜡熬化，随下面粉，次下冰片和匀，作隔纸膏贴之，五日后痛自止，肉即生矣。

柯子灰散：黄柏（炒存性）、柯子灰各二钱，麝香少许，共研极细，掺患处令睡，睡醒服冷水两三口，切勿令阳道兴起，胀断疮㞘，二七即愈（一方无黄柏）。

银粉神丹（曹振先）：专治玉茎虫蚀，生长如初，止少元头者，或舌头被人咬去，抹上此丹，亦能长全，大有神功。"

《医学衷中参西录》云："毒淋汤：治花柳毒淋，疼痛异常，或兼白浊，或兼溺血。金银花六钱，海金沙三钱，石韦二钱，牛蒡子（炒捣）二钱，甘草梢二钱，生杭芍三钱，三七（捣细）二钱，鸦胆子（去皮）三十粒。上药八味，先将三七末、鸦胆子仁开水送服，再服余药所煎之汤，此证若兼受风者，可加防风二三钱。若服药数剂后，其疼瘥减，而白浊不除，或更遗精者，可去三七、鸦胆子，加生龙骨、生牡蛎各五钱。

盖鸦胆子味至苦，而又善化瘀、解毒、清热，其能消毒菌之力，全在于此。又以三七之解毒、化腐、生肌者佐之，以加于寻常治淋药中，是以治此种毒淋更胜于西药也。"

《杂病源流犀烛》云："其证茎中如刀割火灼，而溺自清利。惟窍端时有秽物，如米泔，如粉糊，如疮脓，如目眵。"

二、病因病机

中医学认为：①房事不洁，感染邪毒。湿热秽浊之邪由会阴窍口入侵，阻滞于尿道、膀胱等部位，致使局部气血运行不畅，气化失司，湿热熏蒸，精败肉腐。②肾虚阴亏，虚实夹杂。秽浊湿热之邪日久，伤精耗气，阻滞气机，导致肾阴亏虚，瘀热内结。病程日久，形成虚实夹杂之证。

西医学认为，淋球菌革兰染色呈阴性，人类是淋球菌唯一的天然宿主。一般消毒剂容易将其杀死。淋球菌主要侵犯黏膜，感染后侵入男性前尿道、女性尿道及宫颈等处，引起局部急性炎症，出现充血、水肿、化脓、疼痛等症状。如不及时治疗，可形成慢性炎症。淋病主要通过性接触传染，少数情况下也可以因接触含淋球菌的分泌物，或者被传染的用具传染，女性包括幼女，其因尿道和生殖道短，很容易被感染。新生儿经患病母亲的产道时，可引起新生儿淋菌性眼炎，妊娠期女性感染可累及羊膜腔，导致胎儿感染。

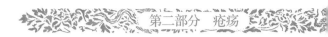

三、诊断要点

（一）流行病学史

有不安全性行为史，或性伴感染史，或多性伴史。新生儿患者的母亲有淋病史。潜伏期1～10天，常为3～5天。

（二）临床表现

1. 无并发症淋病　①男性淋菌性尿道炎最初症状为尿道口痒、有稀薄或黏液脓性分泌物，多数患者24小时后症状加剧，出现尿痛、烧灼感，分泌物增多，为黏稠的深黄色脓液，可伴有尿频、尿急。严重者可出现龟头、包皮内板红肿，有渗出物或糜烂，包皮水肿，可并发包皮嵌顿。查体可见尿道口红肿充血及脓性分泌物（图10-1和图10-2）。②女性症状比男性轻，部分患者可无明显症状。在成年女性淋病主要引起宫颈炎，可同时或单独有尿道炎，有症状者常出现白带增多、发黄，有的伴下腹痛、尿痛、尿频和尿急。妇科检查时宫颈充血、红肿，易接触出血，宫颈口有黏液脓性分泌物。女童患者表现为弥漫性阴道炎继发外阴炎，可见阴道口、尿道口、会阴部红肿，病变部位可出现糜烂、溃疡和疼痛，阴道有脓性分泌物，排尿困难等（图10-3～图10-5）。

2. 有并发症淋病　①治疗不及时部分患者可出现并发症，男性主要为附睾炎、睾丸炎和前列腺炎。附睾炎、睾丸炎发病急，初起时阴囊或睾丸有牵引痛，进行性加重，且向腹股沟处扩散，常有发热、全身不适。检查可见附睾、睾丸肿大、压痛，病情严重时可触及肿大的精索及腹股沟淋巴结。病变后期可引起附睾结缔组织增生、纤维化和输精管闭锁，引起不育。前列腺炎表现为发热、尿痛、尿频、尿急，有排尿不尽感和会阴胀痛，前列腺肛检有明显压痛和肿大。前列腺分泌物中有大量脓细胞、卵磷脂小体减少。此外，男性还可并发其他并发症，如尿道旁腺炎、尿道周围脓肿、海绵体炎、龟头炎或龟头包皮炎、尿道狭窄等。②女性并发症主要为盆腔炎，包括子宫内膜炎、输卵管炎、输卵管卵巢脓肿、腹膜炎等。好发于育龄妇女，多数患者有白带增多，且为脓性或血性。全身症状明显，如畏寒、发热、头痛、厌食、恶心、呕吐、双下腹痛。检查可见下腹压痛、触痛和肌紧张，尿道、宫颈等处有脓性分泌物。可发展为输卵管卵巢脓肿或盆腔脓肿，此时可在附件和阴道后穹窿处触及肿物，触痛明显，按之有波动感，如果脓肿破裂，则有腹膜炎甚至中毒性休克等表现，以后可造成输卵管粘连、阻塞，以至不孕症，或异位妊娠。此外女性还可并发前庭大腺炎，表现为前庭大腺红肿、疼痛，腺体开口处有脓性分泌物，大阴唇下1/2肿胀明显，还可伴有全身症状和腹股沟淋巴结肿大。

3. 泌尿生殖道外的淋病　①淋菌性眼炎、新生儿淋菌性眼炎、常为经患淋病母亲产道分娩时感染所致，多为双侧性，一般于生后3天内出现症状。成人淋菌性眼炎多为自我接种感染或密切接触被分泌物污染的物品所致，单侧或双侧。临床表现为睑结膜充血水肿，有较大量脓性分泌物，治疗不及时角膜可失去光泽，继而溃疡，甚至发生穿孔及全眼球炎，最后可导致失明（图10-6）。②淋菌性咽炎主要由于口交所致。多数患者无症状或症状轻微，少数可表现为咽部疼痛、灼热，吞咽困难。查体可见咽黏膜充血，扁桃体红肿，有脓性分泌物附着于咽后壁。③淋菌性直肠炎多见于肛交后。多数患者为无症状感染，少数表现为肛门瘙痒、疼痛或坠胀感，排便时加重，有脓性分泌物排出。查体可见直肠黏膜肿胀、充血、糜烂、渗血。

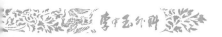

4. 播散性淋球菌感染　淋球菌通过血行播散至全身，临床罕见。表现为发热、寒战、皮损、关节疼痛等。皮损初起为红色小丘疹、红斑，继而出现水疱或脓疱。关节受累好发于膝、肘、腕等关节，表现为关节疼痛、局部肿胀、关节腔内积液和关节活动受限，即为淋菌性关节炎。可发生致命的并发症如淋菌性脑膜炎、心内膜炎、心包炎、心肌炎、肝周炎甚至败血症等。

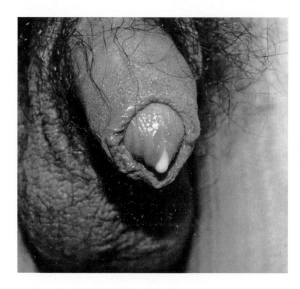

图 10-1　淋病（1）

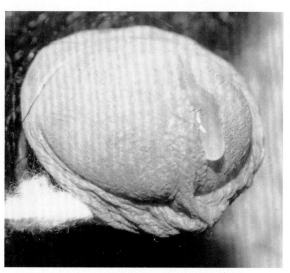

图 10-2　淋病（2）

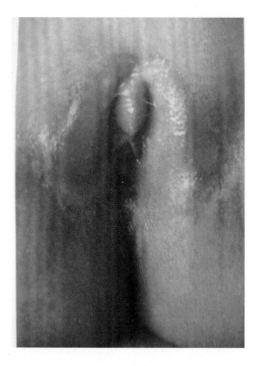

图 10-3　淋病（3）

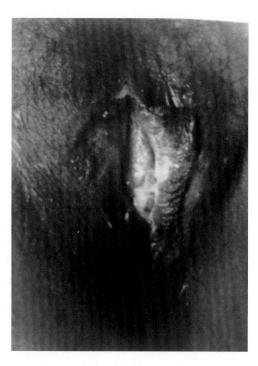

图 10-4　淋病（4）

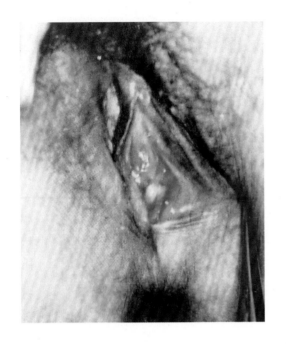
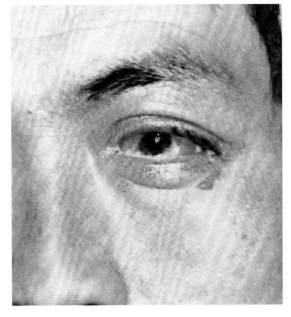

图 10-5 淋病（5）　　　　　　　　　　图 10-6 淋病（6）

（三）实验室检查

1. 涂片革兰染色镜检　临床疑似患者取分泌物，涂片，做革兰染色镜检，可见典型的多形核白细胞内革兰阴性球菌。有明显尿道症状的男性淋菌性尿道炎尿道分泌物标本镜检阳性有确诊价值。

2. 淋球菌培养　取尿道或宫颈分泌物，或其他临床标本做淋球菌培养，可从临床标本中分离到形态典型、氧化酶试验阳性的菌落。取菌落做涂片检查，可见革兰阴性球菌，糖发酵试验分解葡萄糖，不分解其他糖。

3. 淋球菌核酸检测　取尿液、尿道或宫颈分泌物标本做淋球菌核酸检测结果为阳性。

四、鉴别诊断

1. 非淋菌性尿道炎　淋病潜伏期为 2 ～ 3 天，分泌多，且为脓性，多伴有尿痛及排尿困难，急性期可伴有发热等全身症状，病原体培养为 G 双球菌。非淋潜伏期为 7 ～ 21 天，尿道分泌物较少，为稀薄黏液，尿道症状较轻，无全身症状，病原培养为沙眼衣原体或支原体。

2. 非特异性尿道炎　与性病无关的细菌性尿道炎，如继发于包茎的尿路感染，或继发于尿道导管插入术和其他尿道器械操作引起的损伤后感染。镜检常为革兰阳性球菌。

3. 念珠菌性阴道炎　外阴、阴道瘙痒，白带增多，呈白色凝乳样或豆腐渣样，可有异味，大小阴唇潮红肿胀，阴道黏膜充血水肿，有乳白色薄膜黏附，除去薄膜可见轻度糜烂，白膜镜检可见大量卵形孢子及假菌丝。

4. 滴虫性阴道炎　外阴瘙痒，有大量黄白色或黄绿色分泌物，呈泡沫状，有腥臭味，阴道黏膜及宫颈明显充血并有斑点状出血，宫颈可呈特征性草莓状外观，分泌物镜检可见毛滴虫。

5. 细菌性阴道病　白带增多，呈灰白色或灰绿色，均匀一致如面糊状黏附于阴道壁，有鱼腥

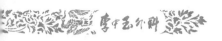

样恶臭，pH 增高，胺试验阳性，涂片可见乳酸杆菌减少，革兰阴性菌增多，有大量椭圆形短杆状加特纳菌，可查见线索细胞。

五、治疗

（一）辨证论治

1. 湿热毒蕴证　尿道口红肿溢脓，尿急，尿频，尿痛，淋沥不止，尿液混浊如脂；女性出现宫颈充血、触痛，有脓性分泌物，前庭大腺红肿热痛；伴发热等全身症状。舌红，苔黄腻，脉滑数。治法：清热利湿，解毒化浊。方药：芩连四物汤加减或八正散合龙胆泻肝汤加减。

2. 阴虚火旺证　小便短涩，淋沥不尽，女性带下多，或尿道口见少许黏液，食少，腰腿酸软，五心烦热，酒后或疲劳易复发。舌红，苔薄白，脉沉细弱。治法：滋阴降火，利湿祛浊。方药：八正散合知柏地黄汤加减。

3. 湿热火毒证　男性前列腺肿痛、拒按，小便溢浊或点滴淋沥，或有腰酸下坠感；女性有下腹部隐痛、压痛，外阴瘙痒，白带增多，或有低热症状。舌质红，苔薄黄，双脉滑数。治法：清热利湿，解毒化浊。方药：龙胆泻肝汤合散毒丹（散毒丹：土茯苓、黄柏、栀子、甘草、肉桂、金银花、草薢、石菖蒲、滑石粉、大黄、琥珀）加减。

（二）西医西药

1. 无并发症淋病　头孢曲松钠 250mg，肌内注射，单次给药；或头孢噻肟 1g，肌内注射，单次给药；或大观霉素 2g（女性 4g），肌内注射，单次给药。儿童给药剂量为头孢曲松钠 25 ～ 50mg/kg（最大不超过成人剂量），肌内注射，单次给药；或大观霉素 40mg/kg（最大剂量 2g），肌内注射，单次给药。

2. 有并发症淋病　①淋菌性附睾炎、前列腺炎、精囊炎。头孢曲松钠每次 250mg，肌内注射，每日 1 次，共 10 日；或大观霉素每次 2g，肌内注射，每日 1 次，共 10 日；或头孢噻肟每次 1g，肌内注射，每日 1 次，共 10 日。②淋菌性盆腔炎。头孢曲松钠每次 250mg，肌内注射，每日 1 次，共 10 日；加多西环素每次 100mg，每日两次，共 14 日；加甲硝唑每次 400mg，每日 2 次，共 14 日。

3. 淋菌性咽炎　头孢曲松钠 250mg，肌内注射，单次给药；或头孢噻肟 1g，肌内注射，单次给药。

4. 淋菌性眼炎　新生儿：头孢曲松钠 25 ～ 50mg/kg（总量不超过 125mg）静脉滴注或肌内注射，每日 1 次，连续 3 天。儿童：体重 ≥ 45kg 者，按成人方案治疗；体重 < 45kg 的儿童，头孢曲松钠 50mg/kg（最大剂量 1g）肌内注射或静脉注射，单次给药。成人：头孢曲松钠每次 1g，肌内注射，单次给药；或大观霉素每次 2g，肌内注射，每日 1 次，共 3 日。上述治疗注意同时用生理盐水冲洗眼部，每小时 1 次。

5. 孕妇淋病　头孢曲松钠 250mg，肌内注射，单次给药；或大观霉素 4g，肌内注射，单次给药。

6. 播散性淋病　头孢曲松钠 1.0g，每 12 小时静脉注射 1 次，5 天后改为 250mg，每天肌内注射 1 次，连续 7 天；或头孢噻肟 1.0g，每 8 小时静脉注射 1 次，5 天后改为 1.0g，每天肌内注射 1 次，连续 7 天。淋菌性脑膜炎和心内膜炎，头孢曲松钠 1 ～ 2g，静脉滴注，每 12 小时 1 次。

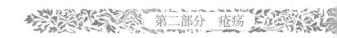

淋菌性脑膜炎为疗程 2 周，心内膜炎疗程至少 4 周。

六、预防调护

1. 加强宣传教育，普及性病防治知识；

2. 提倡使用安全套；洁身自爱，杜绝性乱。

3. 及时通知性伴侣做相关检查和治疗。

4. 治疗期间忌烟酒、熬夜及辛辣刺激、甜腻食品。

5. 忌食辛辣之物，所用衣物应严格隔离消毒。

第二节 臊疣（尖锐湿疣）

疣生于潮湿臊气之二阴处，故名为湿疣或臊疣。尖锐湿疣是由感染了人乳头瘤病毒所引起的，好发于外生殖器和肛门等部位，主要通过性行为传染的一种良性赘生物。本病属于中医学"瘙瘊""臊疣"范畴，是全球范围内最常见的性传播疾病之一，一般预后良好。

一、病因病机

中医学认为，因性滥交或房事不洁，感受秽浊之邪，下注二阴，经络阻滞，聚湿化毒，湿毒熏蒸，而发赘疣。湿毒秽浊，蕴阻阴窍，气血凝滞，化热生火，酿生火毒，热盛肉腐。

西医学认为，人类是乳头瘤病毒的唯一宿主。目前 HPV 分为 100 多种亚型，多数 HPV 感染无症状或为亚临床感染状态，临床可见的尖锐湿疣 90% 以上由 HPV-6 或 11 型引起，也可合并16、18、31、33 和 35 等高危型感染，后者与鳞状上皮癌前病变相关。

二、诊断要点

（一）病史

性接触史、配偶感染史或间接接触史。

（二）典型的临床表现

本病好发于外生殖器及肛周皮肤黏膜湿润区。男性好发于包皮、龟头、冠状沟、系带、阴茎、尿道口、肛周和阴囊等；女性为大小阴唇、阴道口、阴蒂、会阴、肛周、阴道壁、宫颈等；同性恋者可发生于肛周、肛管和直肠；口交者可出现在口腔。皮损特点：①初起为单个或多个散在的淡红色小丘疹，渐增多增大。②典型皮损可表现为乳头状、菜花状或团块状丘疹或团块，部分呈扁平状疣体；宫颈部位疣体通常较小，界限清，表面光滑或呈颗粒状、沟回状，妊娠时可明显增大增多。③疣体常呈白色、粉红色或污灰色，表面易发生糜烂，有渗液、浸渍及破溃，常可合并出血及感染（图 10-7 ~ 图 10-13）。

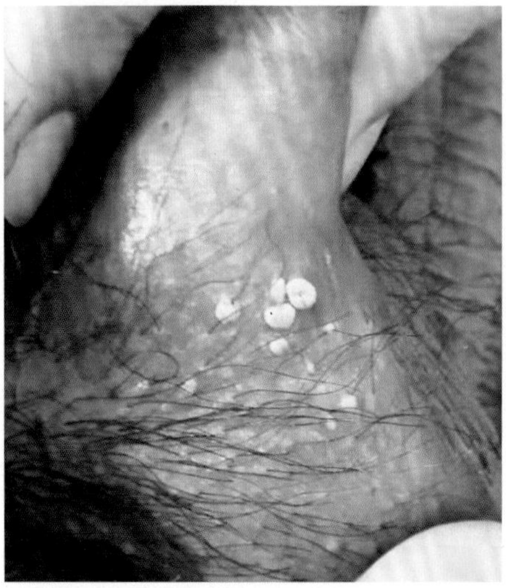

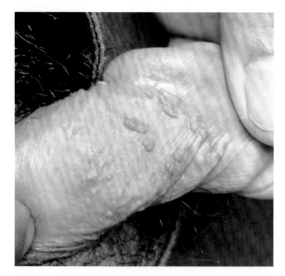

图 10-7 臊疣（1）

图 10-8 臊疣（2）

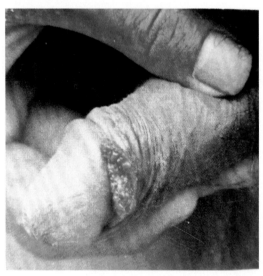

图 10-9 臊疣（3）

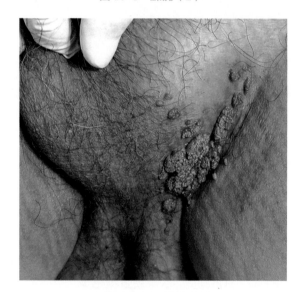

图 10-10 臊疣（4）

第十章
性传染性疾病

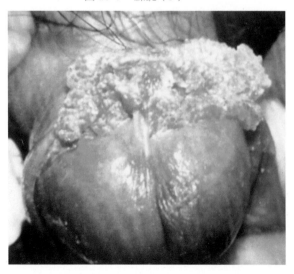

图 10-11 臊疣（5）

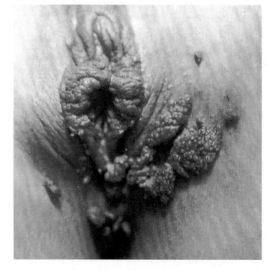

图 10-12 臊疣（6）

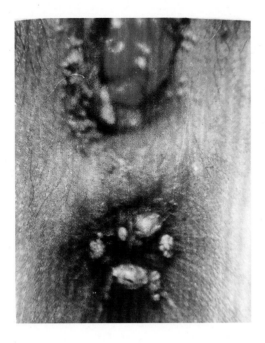

图 10-13 臊疣（7）

（三）实验室和组织病理学检查

对于不典型的皮损可给予醋酸白试验、HPV 检测或组织病理学检查。典型的组织病理学检查可表现为表皮乳头瘤样增生伴角化不全，颗粒层和棘层上部细胞可有明显的空泡形成，胞质着色淡，核浓缩深染，核周围有透亮的晕（凹空细胞），为特征性改变；真皮浅层毛细血管扩张，周围常有较多炎症细胞浸润。

三、鉴别诊断

1. 阴茎珍珠状丘疹　本病发生部位在男性龟头冠状沟边缘，为细小的圆锥状、排列呈单行或多行的、白色或淡红色小丘疹，不融合，无自觉症状，醋酸白试验阴性，无传染性。和尖锐湿疣有着明显的区别。

2. 扁平湿疣　本病是二期梅毒的一种特征性损害，为发生于生殖器部位的扁平湿润的疣状斑块，基底宽而无蒂，呈暗红色浸润，表面糜烂、渗出，暗视野显微镜可查到大量梅毒螺旋体，梅毒血清反应强阳性。二者不难鉴别。

3. 假性湿疣　常发生在女性小阴唇内侧及阴道前庭，为群集白色或淡红色鱼子大小的表面光滑的丘疹，无自觉症状，醋酸白试验阴性，二者不难鉴别。

4. 阴茎系带旁腺增生　发生在男性系带两侧的白色或淡红色小丘疹，数目少，醋酸白试验阴性。

四、治疗

（一）辨证论治

1. 湿毒下注证　外生殖器或肛周赘生物，色灰褐或淡红，质地柔软，表面潮湿，触之易出血，或表面秽浊伴异味；小便色黄或不畅。舌淡暗，苔厚腻，脉滑或弦数。治法：利湿化浊，清热解毒。方药：龙胆泻肝汤加减。

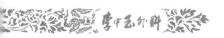

2.火毒炽盛证 外生殖器或肛周赘生物色淡红，易出血，表面有大量秽浊黄白色分泌物，恶臭或伴瘙痒、疼痛；小便短赤，口渴欲饮，大便干结。舌淡红，苔黄或黄燥，脉滑数。治法：泻火解毒，化浊利湿。方药：黄连解毒汤加减。

（二）中医外治

1.外用"祛疣灵" 此药为自主研发，效果较为理想。一号药可直接点涂疣体，尤其是根部，无痛苦，几天后即可脱落；二号药是消杀看不见的病毒细胞，适用一号去疣灵或激光、冷冻、光动力等祛除疣体后，涂于局部，包括尿道口内、阴道黏膜内疣体，也可用于疣周正常皮肤黏膜的消杀，防止疣的再生。可以预防复发而根治此病。

2.中药熏洗治疗 方药组成为木贼、香附、紫草、板蓝根、大青叶、山豆根、薏苡仁、重楼等，熬水熏洗患处附近，每日1次。对于疣体较大或老年患者可试用，需坚持治疗。

3.五妙水仙膏或鸦胆子捣碎点涂 以上药物点涂疣体处，注意保护正常皮肤。适用于疣体较小而少者。

（三）西医西药

1.物理治疗 可选用高频电刀、激光、冷冻等治疗祛除疣体；巨大尖锐湿疣可于手术切除。

2.光动力治疗 外敷氨酮戊酸散后给予激光照射皮损附近，可用于治疗无症状的亚临床感染者、潜伏感染者或病情反复发作者，对预防复发有较好的治疗作用。唯一的缺点是治疗相对较贵。

3.外用药物 5%咪喹莫特乳膏、0.5%鬼臼毒素酊、5% 5-氟尿嘧啶乳膏、重组人干扰素乳膏外用，注意局部不良反应及处理；妊娠者不宜使用。

4.抗病毒药物和提高免疫功能药物 可选用干扰素、转移因子或胸腺肽等。

五、预防调护

1.加强宣传教育，普及性病防治知识；使用安全套，避免不洁性交。

2.在治疗期间禁房事，患者衣物等用品应进行消毒处理，并与家人用品隔离。

3.患有本病时，性伴侣必须同时检查并治疗。

4.可给予HPV疫苗接种。

5.加强锻炼身体，勿饮酒，勿熬夜。

第三节 杨梅疮（梅毒）

梅毒，中医学称为"杨梅疮"。本病是由梅毒螺旋体引起的一种慢性、系统性性传播疾病。本病危害极大，早期主要侵犯皮肤和黏膜；晚期可侵犯全身各器官，特别是心血管和中枢神经系统；通过胎盘传播可引起死产、流产、早产和胎传梅毒。我国第一部梅毒专著是明代陈司成撰写的《霉疮秘录》，也是用砷剂治梅毒的首创者，对医学有杰出的贡献。

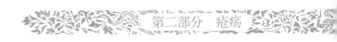

一、古籍摘要

明末医家陈司成对此病进行了专门的整理研究，撰写了著名的《霉疮秘录》，该书成书于1632 年。其记载："遂令膏粱子弟，形损骨枯，口鼻俱废，甚则传染妻孥，丧身绝育，深可怜惜……一感其毒，酷烈匪常，入髓沦肌，流经走络……或攻脏腑，或巡孔窍。"并提出用丹砂、雄黄等含砷的中药治疗方法。

《外科启玄》云："杨梅结毒，此疮结毒于生梅疮之后，或数年三五十年。皆因毒未发之净也。亦有父母生而遗及子孙，或自身结之甚，毒亦甚，结之微，毒亦微。始则筋骨疼痛，三两月知则表托解毒之药，再以艾火灸之则安。

杨梅癣疮，此癣因生梅疮时，食了牛肉，或又洗浴当风抓痒，或行房事，致令浑身腥臭，或干而起白屑，或腥水淋漓。治分上下身多少，分气血，受证用消风散，入于气血药中消息治之。外用粉霜搽之妙。

翻花杨梅疮，大抵翻花杨梅疮者是湿热之盛，表虚而毒猖獗，致令如此。宜解毒去湿热，实表补中益气加土茯苓等类治之。戒气怒，忌房事及发物，无有不安者。外用点药及粉霜如神效。

阴杨梅疮，夫阴杨梅疮与阳梅疮大不相同，此疮色红而不起不破，乃是血中受风热之毒。又云男子受女人梅毒之秽气相感而生。治法宜四物汤内加梅疮土茯苓等药，治之则瘥。

杨梅痘子，痘子者是毒气之微也，气体壮实。或感之轻也。宜用土茯苓汤加托里之药十数剂，令毒昼则安。宜戒房事，不然轻变重，重变危，亦或有之，不可不慎之也！切宜珍重之。

杨梅疳疮，因生梅疮后，托里不尽，其毒复，在上者鼻内蚀烂，至于塌陷破坏面目口鼻。在下者，则蚀其谷道坏烂，或蚀其玉茎至于断落，多丧其生也，宜珍保之，内服消疳汤药及丸药，再上红粉霜等药，治之则安。

杨梅圈疮，此圈疮是生梅疮时误食肝肠大脏等物，致令愈后复生，此圈疮是也。治宜土茯苓汤加消风散之药，则搽之粉霜则愈，若不早治，恐成癣矣。"

《立斋外科发挥》云："导水丸治便痈初起肿痛，及下疳大小便秘，又治杨梅疮初起，湿盛之际，宜先用此丸数服。大黄（酒拌炒）、黄芩（炒）各二钱、黑牵牛末（炒）、滑石各四两，为末糊丸，梧子大。每服五十丸，临卧，温水下。"

《本草纲目》云："近时弘治、正德间，因杨梅疮盛行，遂用轻粉药取效。"

《滇南本草》云："土茯苓，杨梅疮，服之最良。"

《外科正宗》云："夫杨梅疮者，以其形似杨梅。又名时疮，因时气乖变，邪气凑袭；又名棉花疮，自期绵绵难绝。有此三者之称，总由湿热邪火之化，但气化传染者轻，精化欲染者重。故气化乃脾肺受毒，其患先从上部见之，皮肤作痒，筋骨不疼，其形小而且干；精化乃肝肾受毒，其患先从下部见之，筋骨多疼，小水涩淋，其形大而且硬。如气化者，毒在皮肤，未经入里，宜服万灵丹洗浴发汗，解散皮肤之毒。精化者，毒在骨髓，未透肌肤，宜服九龙丹通利大小二便以泻骨中之毒，甚者二服皆可。行散之后，体实者升麻解毒汤，体弱者归灵内托散。服至筋骨不疼，疮根淡白，内毒已解，方用点药，轻者半年，重则一载，始方得愈。如患者不遵此法，欲其速愈，妄用熏条、擦药、哈吸等法，往往致成后患者多矣。患者熟思之。"

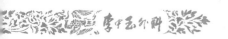

《外科证治全生集》云："杨梅疮，又谓棉花、广豆、广疮，因形而名。然其感毒无二，以化毒为贵，熏罨为忌，罨定复发难治。初发以三黄丸，每日五鼓取四钱，热陈酒送服，醉盖取汗。或以泻肝汤，每日早晚轮服。昔书所载升药为丸，雄黄为衣，粥饮送服，或点药条一根，口含冷水之法。万不可因此不费药资，害人命性，自召天诛。"

二、病因病机

中医学认为，多因交合不洁，精化传染，精泄时，毒气（梅毒螺旋体）乘肝肾之虚入里所致；或与患者密切接触，如同厕、接吻、同寝、共食等感染，毒从外入，内犯肺脾所致；或父母遗传，胎中染毒（即胎传）。

西医学认为，梅毒是因为感染了梅毒螺旋体所致。本病属于传染性疾病，常见的传播途径有性传播、母婴传播及血液传播。同时，也可经医源性途径、深接吻、哺乳或接触污染衣物、用具而感染。

三、诊断要点

梅毒的临床分型和分期见表 10-1。

表 10-1　梅毒的临床分型和分期

	感染时间小于 2 年	感染时间大于 2 年
后天梅毒	早期梅毒 一期梅毒 二期梅毒 早期潜伏梅毒	晚期梅毒 三期皮肤、黏膜、骨骼梅毒 心血管梅毒 神经梅毒 晚期潜伏梅毒
先天梅毒	早期先天梅毒（小于 2 岁）	晚期先天梅毒（大于 2 岁） 皮肤、黏膜、骨骼梅毒 心血管梅毒 神经梅毒 潜伏梅毒

（一）后天梅毒的诊断

1.一期梅毒　①有不洁性交史，潜伏期为 3 周。②典型症状：单个无痛的硬下疳，多发生在外生殖器（图 10-14）。③实验室检查：硬下疳处取材可查到梅毒螺旋体，梅毒血清实验阳性（硬下疳出现后 1～2 周开始阳性），早期可阴性。此两项检查有一项阳性，即可诊断为一期梅毒。

2.二期梅毒　①有不洁性交、硬下疳史。②多种皮疹，如玫瑰疹、斑丘疹、扁平湿疣、脓疱疹、黏膜损害，虫蚀状脱发、全身淋巴结肿大等（图 10-15～图 10-19）。③实验室检查：皮损处取材，可查到苍白螺旋体；梅毒血清试验强阳性。

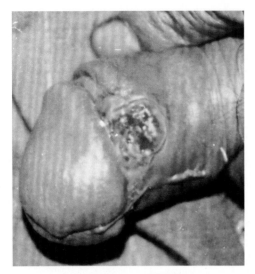

图 10-14　硬下疳

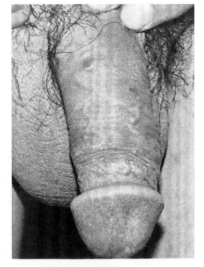

图 10-15　霉疮（1）

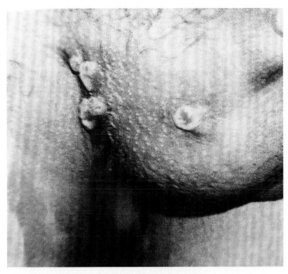

图 10-16　霉疮（2）

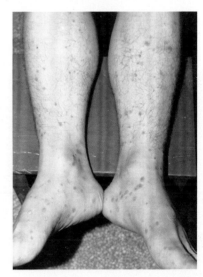

图 10-17　霉疮（3）

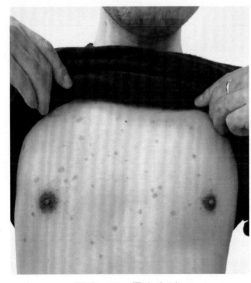

图 10-18　霉疮（4）

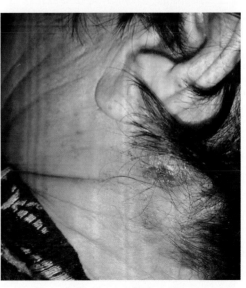

图 10-19　霉疮（5）

第十章
性传染性疾病

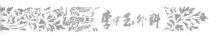

3.三期梅毒　①早期梅毒未经治疗或治疗不充分，病史大于 2 年者。②皮肤黏膜损害：结节性梅毒疹、梅毒性树胶肿和近关节结节。③骨梅毒、眼梅毒、其他内脏梅毒。④心血管梅毒。⑤神经梅毒，多在感染后 3 ～ 20 年发病，脑脊液梅毒抗原血清学试验阳性。⑥梅毒血清试验强阳性。

（二）先天梅毒的诊断

1.患儿母亲梅毒病史。

2.典型临床表现：如玫瑰疹、斑丘疹、扁平湿疣、脓疱疹、黏膜损害、虫蚀状脱发、全身淋巴结肿大等。

3.实验室检查：梅毒血清试验阳性。

四、鉴别诊断

1.软下疳　应与梅毒的硬下疳相鉴别。软下疳由杜克雷嗜血杆菌感染引起，梅毒由梅毒螺旋体引起。软下疳特点是多发、疼痛性、潜蚀性溃疡。早期梅毒的溃疡为单发、无痛性溃疡，疮面较清洁，4 ～ 6 周可自愈。故二者不难鉴别（图 10-20 和图 10-21）。

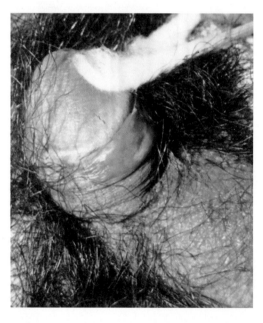

图 10-20　软下疳（1）

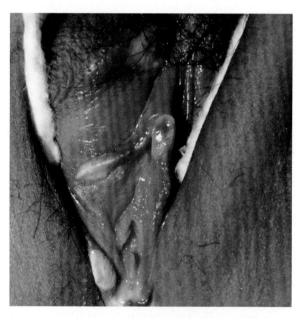

图 10-21　软下疳（2）

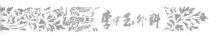

2.结核性溃疡　应与梅毒的硬下疳相鉴别。结核性溃疡为结核杆菌感染，梅毒由梅毒螺旋体引起。结核性溃疡好发于皮肤开口处，如口腔、肛门或外阴部，溃疡有疼痛感，触之易出血，不能自愈。早期梅毒的溃疡多发生于生殖器部位，为单发、无痛性溃疡，持续 4 ～ 6 周可自愈。故二者不难鉴别。

3.白塞病　白塞病无明确病因，梅毒病原体为梅毒螺旋体。白塞病皮肤病变呈结节性红斑、痤疮样毛囊炎、浅表栓塞性静脉炎等不同的表现。其中以结节性红斑最为常见且具有特异性。梅毒则不同。

4.尖锐湿疣　尖锐湿疣病原体为 HPV，梅毒也为性传播疾病，其病原体为梅毒螺旋体。尖锐湿疣好发于外生殖器及肛门附近的皮肤黏膜湿润区，皮损初为小而柔软的淡红疣状丘疹，逐渐增大增多，互相融合成较大丘疹，可呈乳头样、菜花样、鸡冠样或蕈样外观，表面较粗糙，呈灰白色或粉红色，易发生糜烂、渗出、出血。扁平湿疣是二期梅毒的一种特征性损害，为发生于生殖器部位的扁平湿润的疣状斑块，基底宽而无蒂，呈暗红色浸润，表面糜烂、渗出，暗视野显微镜可查到大量梅毒螺旋体，梅毒血清反应强阳性。

5. 玫瑰糠疹 玫瑰糠疹的皮损好发于躯干及四肢近端。初期首先出现母斑，之后周围出现子斑，皮损以被覆糠秕状鳞屑的玫瑰色斑丘疹为特征，皮疹的长轴常与皮纹走行的方向一致，自觉瘙痒。而梅毒皮损可分布于躯干、四肢、手掌足跖，以及生殖器和口腔黏膜，甚至病变可全身多系统受累。皮疹形态多样，尤其是二期梅毒，其皮疹为大小一致的铜红色斑疹，无或少鳞屑，常累及掌跖及黏膜。查梅毒螺旋体阳性。故二者不难鉴别。

6. 寻常型银屑病 二期梅毒疹易与银屑病混淆。银屑病可由创伤、感染、内分泌、药物等引起。梅毒病原体为梅毒螺旋体。银屑病的皮损累及头皮、躯干及四肢，一般不累及掌跖，皮损为红色丘疹、斑块、境界清楚，表面覆有白色鳞屑，奥氏征阳性。二期梅毒疹易与银屑病混淆，其特点为皮疹较常累及掌跖，鳞屑较少。

7. 斑秃 斑秃是一种非瘢痕性脱发，只表现为毛发的缺失，可自愈。而梅毒性脱发临床表现为虫蚀样的脱发，它往往是多个脱发斑。后者有不洁的性接触史。梅毒血清学试验阳性。故二者不难鉴别。

五、治疗

（一）辨证论治

1. 肝经湿热证 多见于一期梅毒，外阴疳疮，色红质硬，溃烂而润，或伴有横痃；伴心烦口苦，溲黄便结。舌淡红，苔黄腻，脉滑数。治法：清热利湿，解毒散结。方药：龙胆泻肝汤加减。

2. 血热蕴毒证 多见于二期梅毒。周身起斑疹、斑丘疹、丘疹、掌跖红斑、扁平湿疣等，斑疹色红如玫瑰，不痛不痒，或见脓疱、鳞屑等；兼口干咽燥，口舌生疮，大便秘结。舌红绛，苔薄黄或少，脉细滑或细数。治法：凉血解毒，泄热散结。方药：清营汤合黄连解毒汤。

3. 气血两虚证 多见于病程日久，疳疮破溃，腐肉败脱，久不收口，伴筋骨酸痛。舌淡，苔白，脉细无力。治法：益气养血，扶正固本。方药：十全大补汤加减。

（二）西医西药

1. 早期梅毒 ①苄星青霉素 240 万 U，分为两侧臀部肌内注射，每周 1 次，共 2 次；或普鲁卡因青霉素，每天 80 万 U，肌内注射，连续 15 天，总量为 800 万～1200 万 U。②头孢曲松钠，0.5～1g，每天 1 次，肌内注射，连续 10 天。③对青霉素过敏者可使用多西环素 100mg，每天 2 次，连服 15 天；或四环素 500mg，每天 4 次，连服 15 天（肝肾功能不全者禁止使用）。

2. 晚期梅毒 ①苄星青霉素 240 万 U，分为两侧臀部肌内注射，每周 1 次，共 3 次；或普鲁卡因青霉素，每天 80 万 U，肌内注射，连续 20 天为 1 个疗程，也可根据情况，停药 2 周后进行第 2 个疗程。②对青霉素过敏者，多西环素每次 100mg，每日 2 次，口服，连续 30 日；或盐酸四环素 500mg，每日 4 次，口服，连续 30 日（肝肾功能不全者禁用）。

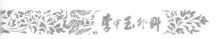

3.心血管梅毒　建议住院治疗。如有心力衰竭，应先控制，待心功能可代偿时，再行驱梅治疗。治疗推荐用水剂青霉素，但从小剂量开始逐渐增加剂量，以避免发生吉海反应，造成病情加剧或死亡，或者在治疗前加用醋酸泼尼松，预防吉海反应的发生。对青霉素过敏者，可选用多西环素或盐酸四环素。

4.神经梅毒、眼梅毒　住院治疗，注意避免吉海反应。①水剂青霉素，每日 1800 万～ 2400 万 U，静脉滴注，即 300 万～ 400 万 U/ 次，每 4 小时 1 次，连续 10 ～ 14 日。必要时，继以苄星青霉素 240 万 U 次，每周 1 次，分两侧臀部肌内注射，连续 3 次。②普鲁卡因青霉素，每次 240 万 U，1 次肌内注射，同时服丙磺舒，每次 0.5g，每天 4 次，连续 10 ～ 14 日。必要时，继以苄星青霉素，每次 240 万 U，分两侧臀部肌内注射，每周 1 次连续 3 次。③替代方案：可用头孢曲松钠，对青霉素过敏者，选用多西环素或盐酸四环素。

5.胎传梅毒

（1）早期先天梅毒　①脑脊液异常者：水剂青霉素，每天 10 万～ 15 万 U/kg。出生后 7 日以内的新生儿，每次 5 万 U/kg，静脉滴注，每 12 小时 1 次。以后每 8 小时 1 次；出生 7 日以后的婴儿，每 8 小时 1 次，总疗程 10 ～ 14 日。或普鲁卡因青霉素，每次 5 万 U/kg，分两侧臀肌内注射，每日 1 次，连续 10 ～ 14 日。②脑脊液正常者：用苄星青霉素，5 万 U/kg，1 次注射（分两侧臀部）。如无条件检查脑脊液者，可按脑脊液异常者进行治疗。对青霉素过敏者，可试用红霉素治疗。

（2）晚期先天梅毒　①水剂青霉素，每天 20 万～ 30 万 U/kg，每次以 5 万 U/kg，静脉滴注或肌内注射，每 4 ～ 6 小时 1 次，连续 10 ～ 14 日。②普鲁卡因青霉素，每日 5 万 U/kg，肌内注射，连续 10 日为 1 个疗程。对于年龄较大儿童，青霉素用量不应该超过成人同期患者的治疗用量。对青霉素过敏者，既往无头孢类抗生素过敏者，在严密观察下可用头孢曲松钠 250mg 肌内注射，每日 1 次，连续 10 ～ 14 日。8 岁以下的儿童禁用四环素。

（三）吉海反应

吉海反应是梅毒患者接受高效抗梅药物治疗后，TP 被迅速杀死并释放出大量异种蛋白引起机体发生的急性变态反应。常发生于首次驱梅治疗后数小时至 24 小时，可出现发热、头和肌肉及骨骼疼痛、呼吸加快、心动过速，全身不适及原发疾病加重。此反应常见于早期梅毒，在晚期梅毒中发病率虽不高，但反应较重，特别是在心血管梅毒和神经梅毒患者中可危及生命。泼尼松可用于预防吉海反应，通常在驱梅治前 1 天开始应用，每日 30 ～ 40mg，分次给药，驱梅治疗后 2 ～ 4 日逐渐停用。

六、预防调护

1.净化社会风气，禁止卖淫嫖娼，加强性病防治。

2.早诊断，早治疗，规范用药，坚持治疗。治疗后定期随访：第 1 年每 3 月复查 1 次；第 2 年每半年复查 1 次；第 3 年年底复查 1 次。

3.性伴侣应共同进行治疗，治疗期间禁止性生活，避免再感染或感染他人。

4.孕妇胎前检查，必要时避孕或终止妊娠。

第四节 生殖器疱疹

生殖器疱疹是由单纯疱疹病毒感染泌尿生殖器及肛周皮肤黏膜而引起的一种慢性、复发性、难治愈的性传播疾病。本病属于中医学"热疮"的范畴。

一、古籍摘要

《肘后备急方》云："又阴疮有二种，一者作白脓出，曰阴蚀疮，二者但亦作疮，名为热疮。"

《圣济总录》云："热疮本于热盛，风气因而乘之，故特谓之热疮。"

二、病因病机

中医学认为，本病因房事不洁，湿热秽浊，入侵阴窍，熏灼肌肤，发为疱疹。常见病因为湿热秽浊，蕴阻肝经，下注二阴，热炽湿盛，熏灼肌肤；脾气虚弱，失于运化，湿浊内生，下注阴窍；肝经湿热，日久伤阴，肝肾阴虚，虚火循经，熏蒸肌肤。

西医学认为，HSV 有 HSV-1 和 HSV-2 两个亚型。生殖器疱疹主要有 HSV-2 感染；但近年来口-生殖器性行为方式导致 HSV-1 感染的比例明显增加。发病机制：HSV 侵入机体后，首先在角质形成细胞内复制，引起表皮局灶性炎症和坏死，出现原发性感染的临床表现或轻微的亚临床感染表现。当原发性生殖器疱疹的皮损消退后，残留的病毒长期潜伏于骶神经节，机体抵抗力降低或某些诱发素作用下，可使潜存病毒激活而复发。

三、诊断要点

1.病史 不洁性接触史或性伴感染史。

2.临床表现 好发部位为生殖器及会阴部。男性多见于包皮、龟头、冠状沟等处（图 10-22 和图 10-23），女性多见于大小阴唇、阴蒂、阴阜、宫颈等处（图 10-24）；少见于肛周及阴囊；男性同性恋者多见于肛门、直肠。本病临床可分为：①原发性生殖器疱疹即首次感染者，潜伏期 2～14 天。皮损为簇集性或散在的小水疱，2～4 天后破溃形成糜烂或浅溃疡，自觉疼痛，最后结痂自愈。常伴腹股沟淋巴结肿痛、发热、头痛、乏力等全身症状。病程一般为 2～3 周。②复发性生殖器疱疹指原发性生殖器疱疹皮

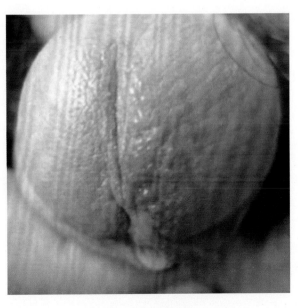

图 10-22 疱疹（1）

损消退后皮损复发，皮损类似于原发性生殖器疱疹，但病情较轻，病程较短，一般为 7～10 天，发疹前常有前驱症状（如局部烧灼感、针刺感或感觉异常等）。可间隔 2～3 周发作一次，或月余复发多次。③亚临床感染生殖器疱疹半数以上 HSV 感染者临床表现不典型，如生殖器部位出现小裂隙、溃疡等，易被忽略。

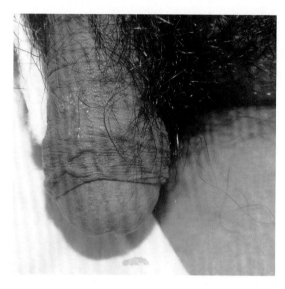
图 10-23　疱疹（2）

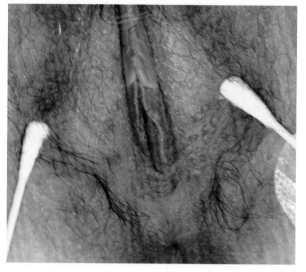
图 10-24　疱疹（3）

　　3. 实验室检查　　可采用皮损处 HSV 细胞培养和 PCR 检测，或采用特异性蛋白 G 为基础的血清学检测，对 HSV-1 和 HSV-2 进行病毒区分。

四、鉴别诊断

　　1. 白塞病　　为一种以血管炎为基础的慢性多系统疾病，75% 的患者可出现口腔、生殖器溃疡。其生殖器溃疡大而深、持续时间长，可出现皮肤结节性红斑、毛囊炎，常伴有眼色素膜炎和头痛、头晕、意识障碍、精神异常等中枢神经系统症状。实验室检查查不到 HSV（单纯疱疹病毒）或梅毒螺旋体等。

　　2. 固定型药疹　　有药物过敏史，发疹前有用药史，每次发病位固定且不限于外阴部，其他的肌肤，黏膜交界处也有危害，皮损主要为暗红斑上有厚壁水疱或大疱。

　　3. 硬下疳　　一般为单个圆形溃疡，境界清楚，周边稍隆起、质硬，无疼痛或触痛，伴有无痛性腹股沟淋巴结肿大。暗视野显微镜检查可见梅毒螺旋体，梅毒血清学试验多呈阳性。两者不难鉴别。

　　4. 软下疳　　溃疡较深，边缘不整齐，表面分泌物多，周围可有卫星状病变，常伴化脓性腹股沟淋巴结炎。涂片显微镜检查和细菌培养可检出杜克雷嗜血杆菌，实验室检查查不到 HSV（单纯疱疹病毒）。

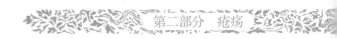

五、治疗

（一）辨证论治

1. 肝胆湿热证　外生殖器或肛周簇集性水疱，糜烂、渗出或溃疡；灼热疼痛，或伴瘙痒，小便黄赤，大便干结，口干口苦。舌边红，苔黄腻，脉弦滑数。治法：清热利湿解毒。方药：龙胆泻肝汤加板蓝根、薏苡仁、大青叶等。

2. 脾虚湿阻证　疱疹反复发作，水疱大而液清，易于溃烂，渗出明显，伴瘙痒，大便溏，口淡乏味，食少纳呆，面色无华，少气乏力。舌淡白，苔白或腻，脉沉细。治法：健脾利湿解毒。方药：除湿胃苓汤加蒲公英、板蓝根等。

3. 肝肾阴虚证　疱疹反复发作，水疱较小，易于干涸，伴腰膝酸软、口干心烦、失眠多梦或五心烦热、遗精早泄等。舌红少津，少苔，脉细数。治法：滋阴清热解毒。方药：一贯煎加板蓝根、虎杖、生甘草等。

（二）中医外治

1. 败毒散　干涂患处，1日1次。

2. 二号去疣灵　涂擦患处及周围皮肤黏膜，每日1次。

（三）西医西药

1. 系统治疗

（1）原发性生殖器疱疹　阿昔洛韦400mg，口服，每日3次；或阿昔洛韦200mg，口服，每日5次；或伐昔洛韦500mg，口服，每日2次；或泛昔洛韦250mg，口服，每日3次；以上药物疗程均为7～10天，如果经过10天的治疗仍无法完全治愈，可延长治疗时间。

（2）复发性生殖器疱疹　发作期的治疗需要在出现皮损1天内，或在疾病出现前驱症状时立即开始治疗。如阿昔洛韦400mg，口服，每日3次，共5天；或阿昔洛韦200mg，口服，每日5次，共5天；或阿昔洛韦800mg，口服，每日2次，共5天；或可选用伐昔洛韦、泛昔洛韦口服。

（3）复发性生殖器疱疹每日抑制疗法　阿昔洛韦400mg，口服，每日2次；或伐昔洛韦500mg，口服，每日1次；或泛昔洛韦250mg，口服，每日2次；疗程为4个月至1年。

2. 局部治疗

（1）外用阿昔洛韦软膏或喷昔洛韦软膏治疗。

（2）应保持清洁、干燥，预防继发细菌感染，可选用0.5%新霉素霜、复方多菌素B软膏；疼痛明显者，可外用5%利多卡因软膏。

六、预防调护

1. 尽量祛除诱发因素，如劳累、饮酒、熬夜等。

2. 加强宣传教育，普及性病防治知识；使用安全套，避免不洁性交。

3. 妊娠后半程，尤其是在分娩时感染HSV，可行剖宫产。

第五节　女阴白斑

女阴白斑是指女阴部发生白色角化性损害疾病，多见于更年期女性，一般以后良好，但日久有恶变之虑。中医学尚无确切病名，但从其症状多伴有阴痒、阴肿、阴痛来看，尚属妇女阴疮的某些类型，可能与内分泌有关。

一、病因病机

本病发于前阴。肝脉绕阴器，肾开窍于二阴，又因"前阴者，宗筋之所聚，太阴、阳明之所会"，又属脾与胃，因此，肝、脾、肾之脏与本病发生密切相关。虽病生于前阴，实为脏腑、经络失调在局部的表现，肝肾阴虚，脾肾阳虚，肝郁脾湿，气血两虚，均可导致本病发生。

二、治疗

（一）辨证论治

1.肝肾阴虚证　白斑干燥，分泌物少，自觉干涩，时痒不痛，伴有眩晕耳鸣，腰酸乏力，颧红咽干，舌淡红，苔薄黄，脉弦细数（图10-25）。治法：滋补肝肾。方药：生地黄15g，当归10g，山茱萸12g，墨旱莲15g，女贞子12g，茯苓9g，泽泻6g，赤芍、白芍各12g，水煎服。

2.肝郁脾湿证　外阴白斑边缘微红，奇痒，搔破红肿灼痛。伴有胁痛酸胀，胸闷太息，口苦食少，带下色黄，苔腻，脉弦（图10-26）。治法：疏肝清热利湿。方药：柴胡6g，龙胆草12g，栀子、当归各9g，茯苓12g，苦参、薏苡仁各15g，车前子9g（另包），水煎服。1日2次。

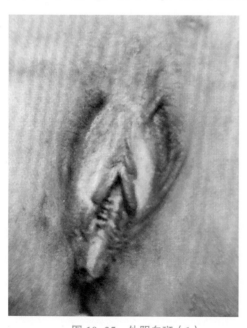

图10-25　外阴白斑（1）

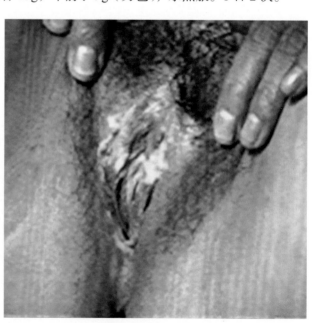

图10-26　外阴白斑（2）

3.气血两虚证 白斑色淡枯萎，伴有自汗，倦怠乏力，食少或夜寐不安，怔忡健忘，舌质淡，脉沉细无力。治法：补益气血。方药：熟地黄 15g，炒白芍 12g，龙眼肉 15g，炒酸枣仁 30g，生黄芪 18g，炒白术、桂枝各 9g，阿胶珠 6g（烊化），炙甘草 9g，枸杞子 12g，水煎服，1 日 2 次。

4.脾肾阳虚证 白斑枯萎或粗厚，阴冷喜热。伴有面色㿠白，四肢不温，腰痛或白带清稀，舌质淡，苔薄白，脉细。治法：温肾健脾。方药：熟附子 6g，仙茅 12g，淫羊藿 15g，炒白术 9g，炮姜、陈皮各 6g，菟丝子 30g，椿白皮 12g，水煎服，1 日 2 次。

（二）中医外治

除内服外，中医外治尚有：①肝郁脾湿证，配用茵陈、蒲公英各 30g，紫花地丁 15g，地肤子 30g，冰片 1.5g，水煎熏洗局部。②肝肾阴虚证，配用淫羊藿 30g，白蒺藜、川续断、当归、白鲜皮各 15g，明砂 9g，水煎熏洗局部。③气血两虚证，配用当归、地肤子各 30g，鹤风、补骨脂各 15g，防风、川花椒、淫羊藿各 9g，水煎洗患处。④脾肾阳虚证，配用桂枝、炮姜各 9g，桃仁、红花各 10g，当归 15g，川乌 6g，细辛 4.5g，艾叶 15g，水煎熏洗患处。⑤雄硫拔毒散：雄黄 30g，硫磺 30g，白矾 30g，一并研匀，干擦患处，一日一次。

第十一章　上下肢部疮疡

第一节　腋痈（腋窝化脓性淋巴结炎）

痈生于腋窝内，谓之腋痈，又名夹痈、夹肢痈，此病相当于西医学的腋下急性淋巴结炎或脓肿。此病临床较为常见，可发于任何年龄，但以儿童较为多患。腋窝之内筋多肉少，活动度大，经属足少阳、手少阳、手厥阴三经，结肿多难消散，易于化脓，预后良好。

一、古籍摘要

《证治准绳》云："或问：肩膊下隙内，生疽何如？曰：是名夹肢痈。属手少阴心经、手厥阴心包络，风热所致。宜服内托黄芪柴胡汤。壮实者，八阵散、一粒金丹下之，及紫金丹、胜金丹选用。老弱者，黄芪木香散、人参养荣汤、十全大补汤主之。"

《外科正宗》云："腋痈，俗称夹痈，此肝脾二经为患。肝经血滞、脾经气凝，共结为肿。初起皮色不变，漫肿无头，日久方疼，乃生寒热，此患难消，终必作脓。未破者，柴胡清肝汤。已破者，十全大补汤去肉桂加香附、陈皮。软肿胀痛者，针之、膏贴。但此证首尾温补，忌用寒凉也。"

《外科大成》云："腋痈生于腋，一名夹痈。初起皮色不变，漫肿无头，日久方疼，乃生寒热。此患难消，终必作脓。多由性躁所致。初宜柴胡清肝汤、加味逍遥散。脉虚病虚者，补中益气汤加羌活，俟少可去之。脓成胀痛者，针之。已溃者，八珍汤加黄芪、陈皮、香附，此以性情治证，不待专于攻毒也，始终忌用寒凉，亦不宜大热，惟宜温补。灸少海穴七壮，或灸间使穴。"

《医宗金鉴》云："腋痈暴肿生腋间，肿硬嫩赤痛热寒，肝脾血热兼忿怒，初宜清解溃补痊。注：此证一名夹肢痈，发于腋际，即俗名胳肢窝也，属肝脾血热兼忿怒而成。初起暴肿嫩硬，色赤疼痛，身发寒热，难消必欲作脓。初宜服柴胡清肝汤，外敷冲和膏；疼痛日增，宜服透脓散加金银花、甘草节、桔梗；脓胀痛者针之。已溃，内外治法俱按痈疽溃疡门。此证首尾忌用寒凉。中年易愈，老弱之人难痊。"

《洞天奥旨》云："腋痈（附马刀挟缨）：腋痈者，发于腋下天池之穴也。天池属手厥阴心包络，是经多血少气。此处发生痈疽，令人寒热大痛，掌热臂急，面赤，俗名挟痈，以手臂挟痈毒而称之也。《灵枢》谓：坚赤者，名曰米疽。可浅刺之，使火毒之外泄也，以其火毒之气不深，在于皮肤之间，故可外刺之而瘥也。若因循养痈，其势日大，恐火毒入脏，必至难治。入脏者，入于肝脾之二经也。肝经血滞，脾经气凝，非补气血而佐之内疏外托之味，未易奏功耳。若坚而不溃者，为马刀挟缨，亦须急治，则毒能消化。否则，年深日久，一发而不可疗也。"

金钱鼠粘汤：巫彭真君传。治腋痈、挟痈效甚。鼠粘子一钱，黄连二钱，当归一两，生甘草三钱，天花粉三钱，柴胡一钱五分，连翘二钱，红花一钱，玄参三钱，白芍三钱，金银花一两。水煎服，初起之时，二剂全消，无令其日久溃败也。若已溃败，此方不可服，当看阴阳治之。"

《疡科心得集》云："夹痈者，又名腋痈，生肩膊下窝内。若其皮色不变，漫肿无头，日久方痛，乃生寒热者，此由肝经血滞，脾经气凝所发。此患难消，终必作脓。未破者，用柴胡清肝汤；已破，则益气养营汤主之。首尾温补，切忌寒凉。三四日即头痛寒热者，此足少阳胆、手厥阴心包络、手少阴心三经，外感风热而发，首宜疏风散邪，兼和营通络，则邪热退而肿消矣。其有赤色坚肿者，名曰米疽。初起之时，其形如核，即寒热时作，亦由肝脾二经忧思恚怒，气凝血滞，并风温外袭而发。其治法即与前二证相参可也。"

二、病因病机

多由上肢或胸部皮肤破损染毒，或患有疔毒疮疡，毒邪循经窜至腋窝部，气血壅结；或由肝胆郁热，心经热盛，攻发而成。

三、治疗

（一）辨证论治

1. 肝郁化火证　初起腋下结肿如鸒核，微痛，二三日内迅速增大，形如鸡蛋或整个腋窝均肿硬，焮热疼痛，皮色不变或微红，压痛拒按。多伴发热恶寒，头痛，舌质红，苔薄白，脉数（图11-1）。治宜疏肝清热，活血散结。方用柴胡清肝汤加减：柴胡、栀子各9g，连翘、当归、川芎、赤芍各10g，蒲公英、金银花各30g，牛蒡子、黄芩、甘草各10g，水煎服。或仙方活命饮加蒲公英、柴胡、黄芩。

2. 热毒内蕴证　若7～10天，消之不应，肿势高起，根脚收束，皮色渐红，阵阵跳痛，或肿块软硬兼杂，发热汗出，脉滑数，证为酿脓。治宜活血清热托毒，方用透脓散加减：当归、川芎各10g，黄芪15g，穿山甲（现已禁用）、皂角刺各6g，金银花60g，蒲公英30g，牛蒡子、连翘各12g，白芷、甘草各9g。

3. 正虚邪恋证　若肿块局限，波动应指，溃后脓流不尽，脓液稀薄，肿热不退，或形成窦道、瘘管，反复发作，脉细数。治宜扶正祛邪，解毒敛疮。方用托里消毒散加减：黄芪、党参、当归、茯苓、金银花各15g，川芎、皂角刺、白术各12g，白芍、白芷各10g，桔梗、甘草各6g。

（二）中医外治

1. 早期肿块未溃前，若肿硬疼痛，外贴加味太乙膏。

2. 中后期若肿块局限，波动应指，在局部麻醉下切开排脓（图11-2），口不宜小，下引流条，掺七三丹。脓少时撤去引流条，以压垫法包扎，否则易成袋脓，窦道瘘管，皮肉不连（图11-3和图11-4）。

四、预防调护

患病后期，应注意肢体功能锻炼。

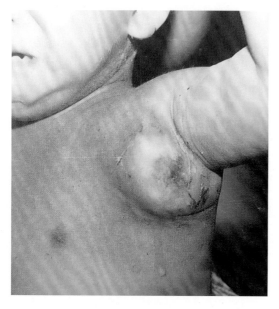

图 11-1　腋痈（1）

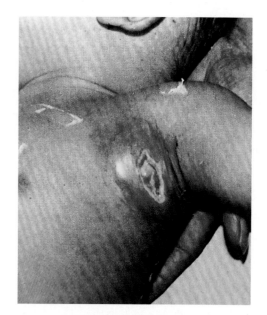

图 11-2　腋痈（2）

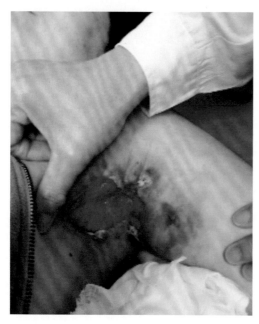

图 11-3　腋痈（3）

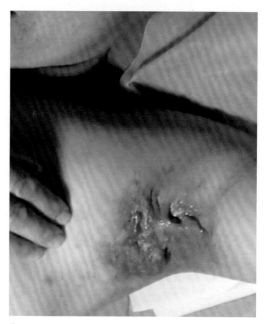

图 11-4　腋痈（4）

第二节　腋疽（腋窝淋巴结核）

　　疽生于腋窝，谓之腋疽，又名米疽、疚疽，俗称夹肢疽，此病相当于西医学的腋下淋巴结核或慢性淋巴结炎化脓。此病多发生于中老年，常伴有肺痨或瘰疬等病，病程缠绵，易于成漏，预后良好。

一、古籍摘要

《灵枢·痈疽》云："发于腋下，赤坚者，名曰米疽，治之以砭石，欲细而长，疏砭之，涂以豕膏，六日已，勿裹之。"

《疮疡经验全书》云："左腋疽：此左疽生于左腋下乳侧间，因喜怒不常，或饮食之间忽然被惊，或忍气而得之。若不速治，必成流注。

右腋疽：生于血堂之间，初起一小核，日渐长大成疽。急服内托散三五贴，外用围药，并服黄矾丸。再服十奇散三五服，方可用针刺破。"

《医宗金鉴》云："腋疽初起若核形，肝恚脾忧气血凝，漫肿坚硬宜蒜灸，日久红热溃先疼。注：此证一名米疽，又名疚疽。发于胳肢窝正中，初起之时，其形如核。由肝、脾二经忧思恚怒，气结血滞而成。漫肿坚硬，皮色如常，日久将溃，色红微热疼痛也。初宜艾壮隔蒜片灸法，内服柴胡清肝汤加乌药消之；虚弱之人，宜服香贝养荣汤，外用乌龙膏敷之。早治或有全消者，迟则脓成，宜服托里透脓汤；脓胀痛者，针之；脓出痛减，随患者虚实补之。其余内外治法，俱按痈疽溃疡门。此证初终，内外治法，禁用寒凉。中年易愈，衰老难痊。"

《外科真诠》云："腋疽一名米疽，生于胳肢窝正中。初起之时，其形如核，渐次肿大坚硬，皮色如常，按之疼痛，由肝脾二经气滞血凝而成。宜内用胡巴三钱、木瓜一钱，酒煎服二三剂，外用蜜调石决、三奈末敷，即可消散。若日久内脓已成者，宜内服托里散，使其速溃为贵。若初起红肿焮痛，寒热往来者，宜内服加减活命饮，外用乌龙膏敷，日后乃宜托里收功。"

二、病因病机

多由情志不遂，郁怒伤肝，气滞血瘀；或思虑过度，脾失健运，痰浊内生；或肺肾阴虚，阴虚火旺，炼津为痰，结于腋下；或外染毒邪，气血凝聚，郁而化热酿脓，而成此病。

三、治疗

（一）辨证论治

1.气滞痰凝证　初起腋下结核如瘰，一枚或数枚，逐渐增大，小如丸卵，大如拳头，皮色不变，质地较硬，边界清楚，推之移动，轻度挤压痛，多无全身症状，或有低热盗汗，体倦乏力，舌淡红，苔薄白，脉沉弦（图11-5）。治宜和营通络，理气化痰，软坚散结。方用活血化坚汤加减：当归、川芎、赤芍各12g，金银花、皂角刺、浙贝母各30g，陈皮、香附各15g，半夏10g，穿山甲（现已禁用）、柴胡、全蝎各6g，守宫4g，甘草10g，水煎服。

2.正虚邪盛证　若肿块积年累月，突然迅速增大，疼痛明显，皮色暗红，软硬兼杂，舌质红，苔黄，脉沉滑而数，为化热酿脓之象。治宜扶正祛邪。方用活血化坚汤加黄芪，或服透脓散、托里消毒散加穿山甲（现已禁用）。

3.气血两虚证　若自行溃破，或切口太小，脓出不畅；或虽已溃破，肿硬不减，腐肉不脱；或时流稀薄脓液夹杂败絮样物，滴漏不止，口久不敛；或腐肉已尽，内有空腔，皮肉不连，溃口不愈，口周紫滞。伴面黄体瘦，纳食不香，低热，自汗、盗汗等症（图11-6）。均属气血虚弱，不能荣养于内，托毒于外。治宜补气养血，敛疮生肌。方用托里消毒散或十全大补汤加减。溃口

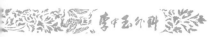

小者应开大，腐肉多者用五五丹蚀之，空囊皮肉不连者，用压垫法缠扎。

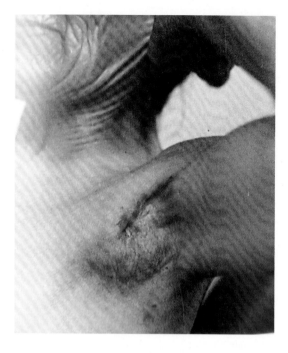

图11-5　腋疽（1）

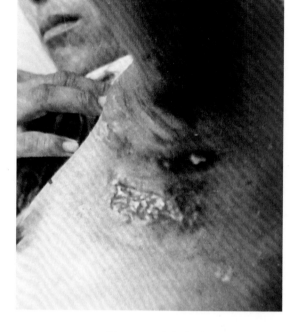

图11-6　腋疽（2）

（二）中医外治

1. 若肿块红肿疼痛者，外贴疽毒内消膏。

2. 若疼痛明显，正酿脓者，外贴加味太乙膏。待脓熟后切开排脓，根据脓及腐肉的多少，可分别选用五五丹、七三丹、灵珍散。

3. 若疮口不敛，腐肉不脱者，或溃口小者应开大，腐肉多者用五五丹蚀之，空囊皮肉不连者，用压垫法缠扎。

四、预防调护

加强营养，忌食辛辣，节制房事，调理情志。溃疡愈合后，注意上肢功能锻炼。

第三节　臂痈（上肢脓肿）

痈生于臂，谓之臂痈，此病相当于西医学的上肢脓肿。古人称上肢肩以下至肘为臑，肘至腕部为臂，所以痈生于臑名为臑痈，痈生于臂名臂痈。今人将肩以下至统称为臂，肘以上为上臂，肘以下为前臂，所以臑痈、鱼肚发、藕包毒、肘痈、臂痈等统称为臂痈，笔者亦赞同这种命名。

一、古籍摘要

《证治准绳·疡医》云："臂痈，《鬼遗》云：垂臂两处发，接骨下臂鹅上，起如鸡鸭卵大，皆由荣卫不调所为也。喜患实处而不透内，亦宜急消，或发穴早疗。《玄机》云：在臂外为痈。在臂内为鱼肚发，在臂上节肿连肩髃，为臂风毒。宜活命饮，加羌活、独活、桂枝、桔梗，水酒各半煎服，及夺命丹、紫金丹、胜金丹选用，壮实有里证者，一粒金丹、八阵散下之。若漫肿无头，服败毒之药不能消者，宜十全大补汤，加桂枝、桔梗托之，有呕吐而数日不食者，溃出脓则愈。"

《医宗金鉴·外科心法要诀》云："臂痈（附：疽）：臂痈臂疽绕臂生，平紫硬疽红肿痈，荣卫风邪逆肉理，甚则挛缩彻骨疼。注：此证生臂外侧，属三阳经；臂里侧，属三阴经。高肿红活，焮痛溃速者为痈；平陷紫暗，坚硬木痛，溃迟者为疽。俱由荣卫不周，感受风邪，逆于肉理而成。初起形如粟粒，憎寒壮热，宜服荆防败毒散汗之；焮痛烦热，宜服白芷升麻汤消之；脓势将成，宜服托里透脓汤，脓熟针之。若疽证木痛，无红无热，此属气血两虚，无论已溃、未溃，宜服十全大补汤托之。溃后，内外治法俱按痈疽肿疡、溃疡门。若挛缩筋不能舒，疼痛彻骨者，系溃深伤脉也，属逆。"

《洞天奥旨·臂痈》云："两臂生痈，乃肩贞、臑俞之穴也。其经属手太阳小肠，似非阴之部位，较颈、对口、背上少轻。然治之不得法，亦能杀人，故亦宜辨其阴阳也。痛而高突者，阳也；痒而平颇者，阴也。阳用三星汤，阴用消痈还阳汤。不可谓手足非腹心之疾，但有阳证，而无阴证也。手主动，动处而生阴疽，则动变为静矣。动变为静，即阳趋于阴矣，阳趋于阴，非生近于死乎？虽《内经》云：汗之则疮止。手臂生痈，似可发汗，使毒从汗出而散也。然阳痈可以汗散，而阴痈必须补散也，故吾特表而出之。消痈还阳丹，治两臂生痈，变成阴疽：人参三钱，白术一两，甘草三钱，天花粉三钱，生黄芪一两，金银花二两，肉桂一钱，当归五钱，乳香末一钱，水煎调服，一剂痒变痛，二剂痛如失，三剂全消。"

二、病因病机

此病多由手部外伤染毒，或初发疔疮，毒邪炽盛，循经上行，毒邪凝滞，气血壅结，酿化为脓；或劳伤筋脉，气血瘀滞，化热肉腐为脓。

三、治疗

（一）辨证论治

1. 风热壅结证　此病可发生于上肢的任何部位。发病较快，初起结一肿块，迅速增大，或长或圆，形状不一，可小如卵丸，局限高突，或漫肿通臂，焮热疼痛。可伴发热恶寒，舌质红，苔薄，脉浮数（图 11-7）。证属邪在肌表，气血不宣。治宜疏散风热，清热解毒，活血散结。方用活血败毒汤加减：当归、赤芍、牛蒡子各 12g，连翘 15g，蒲公英 30g，金银花 90g，黄芩、柴胡、甘草各 10g。

2. 热毒炽盛证　病至 5 日后，已无表证，肿块较硬，阵阵刺痛。舌质红，苔薄黄，脉弦数。治宜清热解毒，活血止痛。方用仙方活命饮加连翘、蒲公英。

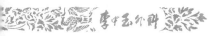

3. 正虚邪盛证　病至7～10天，肿块局限，根束盘清，痛如雀啄，皮色暗红，或软硬兼杂，舌质红，苔黄，脉滑数。治宜补气活血，托毒透脓。方用透脓散加减。若已溃，脓少时，内服托里消毒散善后。

（二）中医外治

1. 若红肿疼痛明显者，外贴活血拔毒膏，每天换药一次。

2. 若肿块局限，根束盘清，痛如雀啄者，外贴加味太乙膏。

3. 若已溃（图11-8），或待脓熟切开，下引流条，掺七三丹，待脓少时撤去引流条，掺八宝丹，贴太乙膏。

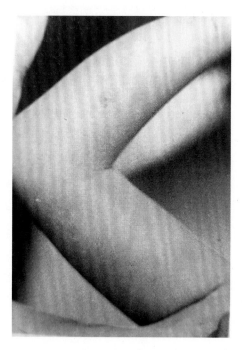

图11-7　臂痈（1）

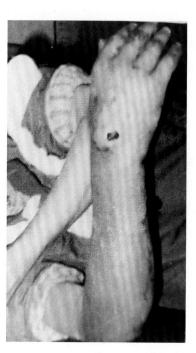

图11-8　臂痈（2）

四、预防调护

加强营养，忌食辛辣，节制房事，调理情志。

第四节　臂疽（上肢深部脓肿、骨髓炎）

疽生于臂，谓之臂疽。在古医籍中，疽生于肩至肘部名臑疽，生于肘尖名石榴疽、肘疽，生于肘至腕部称臂疽，生于手内侧动脉间名兑疽，生于掌后横纹上三寸两筋陷中俞穴名穿骨疽，生于臂外侧前廉大骨之后名骨蝼疽。尽管这些疽证因部位不同而名称各异，但都具有发病缓慢，疮肿平塌无头，坚硬色紫暗，疼痛彻骨，溃迟难敛等特点，治法大致相同，故不再分别论述，统以臂疽命名之，此病相当于西医学的上肢深部脓肿或骨髓炎。

一、古籍摘要

《诸病源候论》云："肘疽，是疽发于肘，谓之肘疽。凡诸疽发节解，并皆断筋节，而发肘者，尤为重也。此亦是寒湿之气客于肌肉，折于血气所生也。"

《疡医大全·骨蝼疽门主论》云："王肯堂曰：骨蝼疽生手臂阳明经分，生瘰初如粟米，渐大如赤豆，痛不可忍，旬日大如胡桃，枯紫色。若毒游遍身，拘急发搐，呕哕不食，冷汗自出，滑泄烦躁，脉乱者死。犯房劳怒气者死。此证乃七情不和，积怒积忧积热所致。真元虚败，不能胜邪，发之暴死之速，乃阴虚极而火独亢之故。治当滋化源，勿以扬汤止沸之法误之。

薛立斋曰：骨蝼宜生臂外前廉大骨之后，属手阳明大肠经，由忧郁暴怒凝结而成。初如粟豆，旬日大如桃李，肿硬疼痛。若紫晕开大，腐烂斑点串通肌肉，搐搦拘急，多见七恶者逆。"

《医宗金鉴》云："骨蝼疽：方歌：骨蝼疽生臂外廉，经属阳明忧怒缠，疮疼根束多善顺，紫晕腐串七恶难。注：此证生于臂外侧前廉，大骨之后，属手阳明大肠，由忧郁暴怒凝结而成。初如粟豆，旬日大如桃李，肿硬疼痛，疮根收束，多见五善之证者顺；若紫晕开大，腐烂斑点，串通肌肉，抽搐拘急，多见七恶之证者逆。始终内外治法，俱按痈疽肿疡、溃疡门。

蝼蛄串：蝼蛄串生臂内中，思伤脾气络络凝，筋骨如中流矢痛，内溃串孔似漏形。注：此证生于臂内中廉，属包络经。由思虑伤脾，脾伤则运化迟，故生浊液，流于肌肉，脾气滞郁不舒，凝结而成。此患初起，筋骨如中流矢，疼痛渐增，漫肿坚硬，不红不热，连肿数块，臂膊不能转动，日久其肿块渐次溃破，孔孔时流白浆，内溃串通诸孔，外势肿硬不消，脓水淋漓如漏，虚证悉添，如面黄、食少、瘦削，甚则午后寒热交作，而成败证也。初起宜服逍遥散，外敷太乙紫金锭；次服人参养荣汤，调和气血，扶助脾胃，十中可保二三。溃，按痈疽溃疡治法，若投药不效者属逆。"

二、病因病机

此病好发于青少年，上臂较前臂多见，多由劳累、跌仆损伤，气血凝滞而化热；或由上肢某处初患疗疮肿毒，毒邪炽盛，循经走行，深陷筋骨；或由七情不和，气血阻逆，瘀久化热，热蕴肉腐骨损。

三、治疗

（一）辨证论治

1. 气血凝滞证　初起臂内酸沉疼痛，继之从里至外结聚肿块，可限于臂之一段或一侧，亦可全臂通肿，散漫平塌无头，坚硬似附骨，皮色不变或暗红，逐渐加重。发热体倦，纳食不香，舌质红，苔薄黄，脉沉数。证属毒邪深陷筋骨，气血凝滞蕴热。治宜和营清热解毒。方用仙方活命饮加减：当归、川芎、赤芍、蒲公英、连翘各15g，金银花60g，乳香、没药、穿山甲各6g（现已禁用），皂角刺、浙贝母、白芷、防风各10g，黄芪15g，甘草6g，水煎服。

2. 正虚邪盛证　若病至2～3周或月余，臂痛彻骨，肿块局限隆起，软硬兼杂，皮色暗红，发热自汗，舌质红，苔黄，脉滑数，为内已酿脓（图11-9和图11-10）。治宜扶正祛邪，托毒

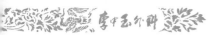

透脓。方用透脓散，重用黄芪 30～50g，金银花 60g。若已成脓，宜内服托里消毒散或六妙汤加减。

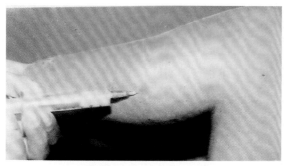

图 11-9　臂疽（1）

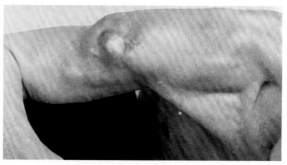

图 11-10　臂疽（2）

3. 气血两虚证　若溃破日久，脓出稀薄，常流不止，久不敛口，胬肉外突，余肿不消，触之骨质粗糙，或口敛后不久又溃，反复发作，常年不已，为内有死骨。面色萎黄，四肢乏力，舌淡，苔薄白，脉细弱。治宜补养气血托毒。方用托里消毒散或十全大补汤加减。

（二）中医外治

1. 若全臂通肿，散漫平塌无头，坚硬似附骨者，外用活血拔毒膏贴之，每日换药一次。

2. 若肿块已软，波动应指者，宜在局部麻醉下纵行切开排脓，下引流条，掺八二丹或七三丹，脓少后撤去引流条，掺八宝丹，贴太乙膏。若溃后脓出肿消痛止口敛（图 11-11），为顺证。

3. 若溃破日久，反复发作，内有死骨者（图 11-12），应探明钳出死骨，或溃口掺三仙丹，贴加味太乙膏，提拔死骨。往往待死骨出尽，方能痊愈。

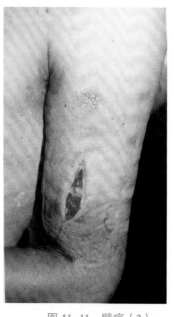

图 11-11　臂疽（3）

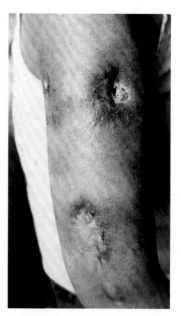

图 11-12　臂疽（4）

四、预防调护

加强营养，忌食辛辣，节制房事，调理情志。

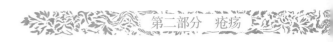

第五节 厥冷（雷诺病）

雷诺病，是一种由血管神经功能紊乱所引起的间歇性肢端小动脉痉挛性疾病，故又称肢端动脉痉挛病，这是西医学的名称。在中医学中属于"手足逆冷"或"脱指"的范畴。此病好发于女性，上肢末端最为常见，鼻尖、耳郭、下肢末端也可同时发生。一年四季均可患病，但以冬春寒冷时症状较为显著。其主要特点为肢端出现暂时性、变化性的苍白、青紫、潮红，伴麻木、疼痛或蚁行感。指垫消瘦，皮肤萎缩，指甲畸形，指尖溃烂等症。此病病程缓慢，易于反复，但很少出现患肢脉搏搏动消失，预后良好。

一、古籍摘要

《诸病源候论·气病诸候》云："冷气候：夫脏气虚，则内生寒也。气常行腑脏，腑脏受寒冷，即气为寒冷所并，故为冷气。其状或腹胀，或腹痛，甚则气逆上而面青、手足冷。"

《证治准绳·伤寒》云："厥（四逆尸厥附）：四逆者，四肢不温。厥者，手足冷。夫邪在三阳则手足热，传到太阴则手足温，至少阴则逆而不温，至厥阴则为之厥，甚于逆也。盖自热至温，而四逆至厥者，传经之邪也，四逆散主之。始得之便厥，是阴经受邪，阳气不足，四逆汤主之。"

《注解伤寒论》云："四逆者，四肢不温也。伤寒邪在三阳，则手足必热，传到太阴，手足自温，至少阴则邪热渐深，故四肢逆而不温也。及至厥阴，则手足厥冷，是又甚于逆也。故用四逆散，以散其传阴之热。"

二、病因病机

由情志抑郁，气滞血瘀；或脾肾阳虚，外感风邪；震动刺激，经络阻塞，气血阻逆所致。

三、治疗

（一）辨证论治

1.阳虚寒凝证　症见肢端瘦削，枯燥不荣，苍白、青紫、麻木疼痛，发凉如冰，遇寒加重，得暖皮色转红，诸症减轻，舌淡红，苔薄白，脉沉细迟（图11-13和图11-14）。治法：温阳散寒，祛风通络。方药：阳和汤加减。熟地黄30g，白芥子10g，麻黄、姜炭、肉桂各6g，阿胶9g，鱼鳔胶15g，全蝎6g，蜈蚣1条，白附子、羌活各10g，黄芪30g，红花、甘草各10g，水煎服。并用第三汁药先熏后洗患肢。

2.气郁血滞证　每当情绪激动，旋即出现肢端苍白、青紫、潮红，或出现持续性青紫或紫红，肢端肿胀，胀痛刺痛，常波及颜面、鼻准、耳郭，舌暗红有淤点，脉弦涩（图11-15）。治法：疏肝理气，和血通脉。方药：逍遥散加全蝎9g，地龙15g，陈皮9g，蜈蚣1条，红花、甘草各10g，生姜1片，大枣2枚，水煎服。

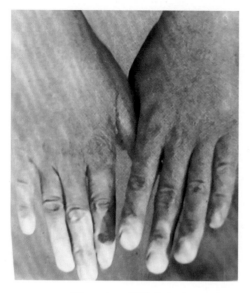

图 11-13　雷诺病（1）

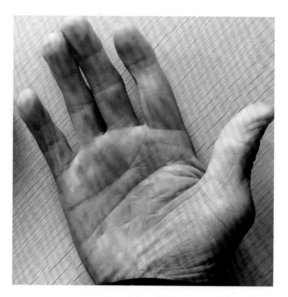

图 11-14　雷诺病（2）

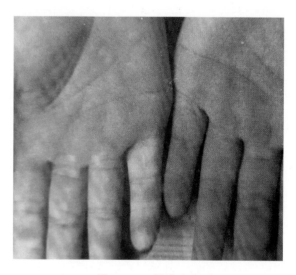

图 11-15　雷诺病（3）

　　3.血瘀蕴热证　症见肢端出现持续性苍白、青紫或暗红，肿胀明显，疼痛较重，指端起疱，溃烂流水，出现表浅性溃疡，遇寒热皆加重。舌质红，苔薄黄，脉数。治法：和营通络，清热解毒。方药：仙方活命饮加减。当归、丹参、金银花各 30g，乳香、没药、穿山甲各 6g（现已禁用），赤芍 15g，陈皮、红花、川芎、白芷各 10g，桂枝、甘草各 6g，水煎服。外用同脱疽。

　　（二）西医西药

　　可选用交感神经阻滞剂和血管扩张剂。如罂粟碱，每次 30mg，每日 3 次。妥拉苏林，每次 25 ～ 50mg，每日 3 ～ 4 次。脉络宁，每次 10mL，加 5% 葡萄糖水 250mL 静脉滴注。含利血平 1mg 盐水 2.5mL，注射入肘窝的臂动脉内，秋季一次注射，可避免本病在冬季复发，有溃疡时，此法尤其值得应用。

四、预防调护

调情志，勿激动，注意患肢保暖。

第六节　手发背（手背部蜂窝织炎）

发生于手背，谓之手发背，又名手背毒、手背发、蜘蛛背。手发背是发于手背部的急性化脓性疾病，此病相当于西医学的手背部蜂窝织炎。其特点是全手背漫肿，红、热、疼痛，迅速溃烂，若体弱则难敛，极少损筋伤骨。

一、古籍摘要

《外科启玄·手背发》云："此疮发于手背中渚、腋门二穴，系手少阳经，多气少血，初起时令人憎寒发热，或作呕及作痒痛。有五善七恶。内详照篇论治之。"

《洞天奥旨》云："手背发附手心发，手背发者，发于中渚、腋门之二穴也。二穴乃手少阳三焦经之脉，三焦无腑之形，而经脉实有形也，其脉起于关冲，而中渚、腋门，即关冲之第二穴与第三穴也，是三焦既无腑，而脉即其府也。此处生疽，即近于腑之谓也，故亦至重。况手少阳又多气少血之府，无血以化脓，往往阳变为阴。初起之时，令人憎寒发热，及变阴时，或作呕吐，则可危矣。须审五善七恶，以定吉凶，治法详照篇中之论治之。至发于手心者，乃发于劳宫之间也，其经属包络。初发时，红肿高突，变成一疽，疼痛非常，昼夜无间，俗名擎疽也。多是冤孽相寻，然亦因素有火热，蕴毒于中，乘机而窃发也。然火盛由于水衰，不大料滋水，惟小剂灭火，未易救疗。用释擎汤、蕊珠汤重剂煎饮，则未溃者自消，已溃者自生肌而愈。蕊珠汤，伯高太师传。治手背生疽。熟地黄一两，生地黄一两，麦冬一两，甘菊花一两，金银花一两。四碗水，煎一碗服，连服四剂。未溃者自消，已溃者亦生肌而愈。

释擎汤，岐伯天师传。治手心生擎疽。玄参二两，生地黄一两，金银花二两，当归一两，紫花地丁五钱，浙贝母二钱。水数碗，煎八分服，渣再煎服。一剂轻，二剂痛止。已溃者，再服四剂；未溃者，再服一剂，无不痊愈。"

二、病因病机

多由饮食不节，情志内伤，湿火内生；或局部外伤染毒，导致湿热结聚手背，气血壅滞，热盛肉腐所致。

三、治疗

（一）辨证论治

1.热毒壅结证　初起手背漫肿，皮色紫红，灼热疼痛或伴有怕冷、发热、苔黄、脉数等全身

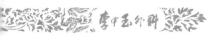

症状（图 11-16）。多为气血壅结，毒积蕴热。治宜和营通络，清热解毒。方用仙方活命饮、黄连解毒汤加减。

2. 湿热壅盛证　若数日内肿痛不减，热盛酿脓，或皮肤湿烂，脓液色白或黄，或夹有血水，舌淡红，苔黄腻者，为气血瘀结，毒热炽盛（图 11-17）。治宜活血利湿解毒，方用透脓散、黄连解毒汤加减。

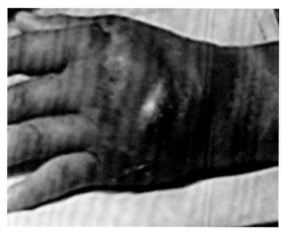

图 11-16　初期手发背

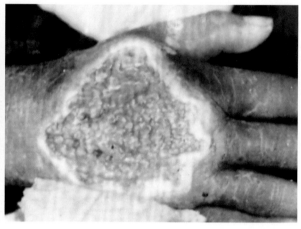

图 11-17　后期手发背

3. 正虚邪盛证　一般溃后，腐脱新生，肿消口敛。若日久肿势不趋局限，溃后脓液稀薄，疮口难愈；伴神疲乏力；舌质淡，苔薄，脉细。治宜补气和血托毒，方用四妙散或托里消毒散加减。若气血虚弱，毒邪炽盛，可至内陷危及生命，治疗参阅疽毒内陷证。

（二）中医外治

1. 若肿块初起，用二号散结灵水湿敷，或调金黄散外敷。

2. 若脓成，则切开排脓，八二丹药线引流，外贴太乙膏。

3. 若脓尽，改用八宝丹、生肌散、加味生肌玉红膏。

四、预防调护

加强劳动保护。患手忌持重，并用三角巾悬吊固定，手背朝下以利引流。及时治疗手部外伤，勿使毒邪从皮肤破损处乘隙而入。

第七节　大腿痈（股部脓肿）

痈生于大腿，谓之大腿痈。此病多发于青壮年男性，发病较急，部位较深，肿块范围较大，但不伤筋骨，预后良好，此病相当于西医学的股部脓肿。

一、古籍摘要

《诸病源候论·痈疽病诸候上》云："附骨痈肿候：附骨痈，亦由体盛热而当风取凉，风冷入于肌肉，与热气相搏，伏结近骨成痈。其状无头，但肿痛而阔，其皮薄泽，谓之附骨痈也。"

《疮疡经验全书·附骨疽痈论》云："夫贴骨痈者，即附骨痈也，皆附骨贴肉而生，字虽殊而病则一。此症之发，盛暑身热，贼风入于骨节，与热相搏，复遇冷湿所折。或居劳太过，两足下水；或坐卧湿地，身体虚弱而受寒邪。"

《疡科心得集·辨大腿痈阴包毒论》云："大腿痈之证，发于内侧者，属肝脾经；发于外侧者，属胆胃二经。或由于湿热不化，留滞经络，阻其气血而成；或由于风寒湿外邪侵袭，壅遏不行而结。须辨其色之赤白，审其证之阴阳，然后施治。势焮肿痛者，属湿热，宜清利解毒；平陷坚硬，色不变者，为阴邪凝结，宜疏散温发；脓溃后，均宜补托。阴包毒，生于大腿内阴包穴，是足厥阴肝经风热之毒，兼夹湿浊而成。肿高而硬，又名胕疽。俗言此疽坚硬无脓，殊不知内脓已成，一时不能透出皮肤，须用内托方溃脓，急即针之。宜服荆防败毒散，或黄芪柴胡汤，此汤治腿内近股痈疽，大有神效。"

《医宗金鉴·肚门痈、箕门痈》云："方歌：肚门痈在股肚生，股内近膝箕门痈；二证红肿焮热痛，膀胱脾经湿热成。注：此二证俱属湿热凝结而成。肚门痈生于大腿肚，属足太阳膀胱经；箕门痈生于股内近膝，属足太阴脾经。初起红肿焮痛者，宜服神授卫生汤；若焮肿便秘，烦躁之冷，脉数者，热淫于内也，宜内疏黄连汤，或双解贵金丸下之。"

《疡医大全·大腿痈门主论》载陈远公云："有腿上忽肿一块，其色如常不疼，人以为痈疽也，谁知气虚之故乎！夫痈成于肿，未有肿而不变为痈者，予谓气虚非痈，人谁识之。嗟乎！气所以行血者也，气行则血行，总有邪气，断难成肿，彼邪气之盛，每成于气血之衰，其肿为痈，每每作痛，色必变红赤也。今即不疼，色又不变，是有肿之名，无肿之实，全是气虚血无以养，非邪盛而气不能鼓也。治法补气以扶正，不必化毒以祛邪，用补中益气汤：人参五钱，白术一两，生黄芪一两，当归五钱，柴胡一钱，升麻五分，陈皮一钱，生甘草二钱，半夏二钱，茯苓三钱。水煎服。十剂肿消，此方益气圣药，非消毒之剂，何以用之消肿耶？盖真气夺则虚，邪气盛则实，真气既虚，邪气益盛，不用补气，气何以行，肿何以化耶！此方补气即所以消肿也，况益以化痰去湿之品，故更易收功耳。"

二、病因病机

此病可发生于大腿的任何部位，多由跌打闪挫，扭伤筋脉，气血瘀滞，化热肉腐；或足部、小腿等处外伤染毒，毒邪炽盛，循经流窜上行，结聚于大腿肌肉之中。

三、治疗

（一）辨证论治

1.热毒炽盛证　初患先有疼痛，继之出现肿块，发展较快，逐渐增大，小者若拳头、手掌，大者若覆碗覆盘，多散漫平塌无头，色红或不红，质硬，焮热疼痛，肿块多局限于一处或一侧大腿，全腿通肿者少见。常伴发热恶寒，舌质红，苔薄黄，脉弦数（图11-18）。治宜活血清热解

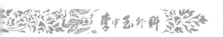

毒。方用和营败毒汤加减：当归、蒲公英各30g，赤芍、连翘各15g，金银花60g，黄芩12g，黄连、穿山甲（现已禁用）、皂角刺各6g，陈皮、甘草各10g，水煎服。恶寒发热加荆芥、防风，壮热口渴加石膏，便秘加大黄，疼痛加乳香、没药，肿块较硬加丹参、红花。

2.正虚邪实证　若病至十日后，多已进入酿脓期，渐见肿块局限，隆起明显，皮色暗红，疼痛阵作，肿块中间软硬兼杂，压痛拒按，发热日晡重，汗出，纳差，舌质红，苔黄，脉滑数（图11-19）。治宜补气活血，透脓托毒。方用透脓散加减。若切开排脓，或脓液少时，可内服托毒散：当归、川芎各10g，黄芪、金银花各30g，连翘、陈皮、党参各12g，皂角刺、甘草各6g，水煎服。切开引流后，一般10天左右口敛病愈。

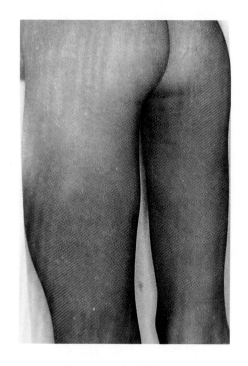
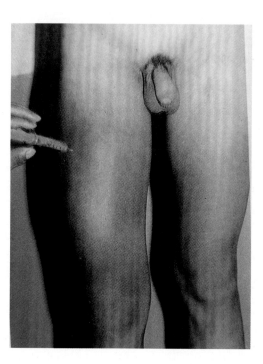

图11-18　大腿痈（1）　　　　　　　图11-19　大腿痈（2）

（二）中医外治

1.若肿块疼痛，散漫平塌无头者，外用一号散结灵水调金黄散敷于患处，每日换药一次。或贴活血拔毒膏。

2.若肿块局限，隆起明显，皮色暗红，疼痛阵作者，外贴加味太乙膏。

3.若肿块波动应指明显，可在局部麻醉下纵行切开排脓，脓出多稠，色黄白红相兼，或脓中有紫黑瘀血块，切口下四黄纱条，掺七三丹，待脓少撤去引流条，掺生肌散，贴太乙膏药。

第八节　附骨疽（急慢性骨髓炎）

疽毒深沉附着于骨，谓之附骨疽。因疽毒深贴于骨或溃后贴骨流脓水，故又称贴骨疽、贴骨

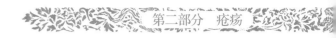

痛、贴骨流等。胡公弼云:"贴骨疽,即附骨疽,生大腿外侧骨上,高不见高,肿不见红,痛深至骨者是也。"有人认为此病不独生于大腿外侧,大腿内侧也可发生,包括《医宗金鉴》中说生于大腿内侧的咬骨疽,生于伏兔穴的伏兔疽,生于大腿根部的股阴疽,生于股外侧胯尖之后的股阳疽等,凡疽毒深沉而结聚于大腿骨者,统称为附骨疽,而张八卦外科先师李道周,惯用贴骨流一名。但将发生于小腿、手臂、腮腭、下颌等处的疮肿溃口出死骨者,另立病名或统以多骨疽名之,这与《外科正宗》的认识基本一致。近代医家认为,"附骨疽"与"多骨疽"同属一病,只是因发病部位不同,而命名不一罢了。现将二者合为一病,概以附骨疽辨证治疗。此病多发于青少年,好发于四肢长骨,以股骨最为常见。发病多急剧,毒邪深沉在骨,结肿平塌散漫,疼痛较重,化脓难自破,溃后口难敛,易成窦道,伤损骨质,病程较长,此病相当于西医学的急慢性骨髓炎。本辨证治疗仅以股部为例,其他部位可参照此辨证论治。

一、古籍摘要

《诸病源候论·痈疽病诸候下》云:"附骨疽者,由当风入骨解,风与热相搏,复遇冷湿;或秋夏露卧,为冷所折,风热伏结壅遏,附骨成疽。"

《外科启玄·骨痛》云:"骨痛,骨痛,此疮发作一二年不愈,常落出骨一片或一细骨,或有蛀蚀眼,或三五个月落一片,名曰多骨疮。非营气不从所生,乃母受孕后,复感精气故也。用飞过陀僧桐油调膏摊帛贴之效。"

《证治准绳·疡医》载丹溪云:"或问:附骨疽,何以别之?曰:凡患流注,表未尽则余毒附骨而为疽。在股外属足太阳、阳明经,在股内属足厥阴、足少阴经。又云:风湿折热,热结而附骨成疽。盖骨者肾之余,肾虚则骨冷而遂附着于骨也,骨冷则气愈滞而血愈积,但能为肿不能为脓。流注者伤寒之余毒,骨疽者,流注之坏证也。流注非伤寒之罪,乃医者表之未尽也,骨疽非流注之过,乃庸医凉药之误也。又云:久得浓味及醉后涉水;或履冰霜雪,寒入髀枢,积痰瘀血相搏而成疽,初时暂痛无时,乍寒乍热而无汗,久则痛深,入骨而不移处,按之痛不止者是也。初觉即隔蒜灸之,以多为上。宜胜金丹、乌金散汗之。壮实者,一粒金丹下之,或八阵散。久则极阴生阳,寒化为热,肉腐而成脓,脓成则宜烙,十全大补汤加牛膝、木瓜补之。有久溃毒结,留连辗转,经岁不已,腐出朽骨者,骨虽出而不愈,有终身之咎。视其白脓清稀者,碎骨初脱,肉深难取。脓白而稠者,碎骨将出,肉浅可取。大抵久腐出骨,不论强弱老幼,必须补益,使气血和畅,正气渐复,邪气渐退,自然收敛,十全大补汤、人参养荣汤,在所当用。未成脓者,以冲和膏贴之。盖有独活能动荡气血也。已溃者,宜服何首乌散,此药能调和阴阳也。薛立斋曰:附骨疽有因露卧,风寒深袭于骨者,有因形气损伤,不能起发者,有因克伐之剂,亏损元气,不能发出者,有因外敷寒药,血凝结于内者,凡此皆宜灸熨患处,解散毒气,补接阳气,温补脾胃为主。若饮食如常,先用仙方活命饮,解毒散郁,随用六君子汤,补托荣气。若体倦食少。但用前汤,培养诸脏,使邪不得胜正。若脓已成即针之,使毒不得内侵,带生用针亦无妨。如用火针亦不痛,且使易敛,其隔蒜灸,能解毒行气。葱熨法能助阳气,行壅滞,此虽不见于方书,余常用之大效,其功不能尽述,惟气血虚脱者不应。"

《外科正宗·附骨疽》云:"夫附骨疽者,乃阴寒入骨之病也。但人之气血生平壮实,虽遇寒冷则邪不入骨。凡入者,皆由体虚之人,夏秋露卧,寒湿内袭;或房欲之后,盖复单薄,寒气乘

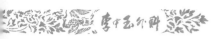

虚入里，遂成斯疾也。初起则寒热交作，稍似风邪；随后臀腿筋骨作疼，不热不红，疼至彻骨。甚者屈伸不能转侧，日久阴变为阳，寒化为热，热甚而腐肉为脓，此疽已成也。凡治此证，初起寒热作痛时，便用五积散加牛膝、红花，发汗散寒、通行经络，或万灵丹发汗亦可；次以大防风汤行经活血、渗湿补虚。又有生于尻臀部位漫肿作疼者，内托羌活汤；腿内近膝股，漫肿木痛者，内托芪柴汤；腿外侧者，内托酒煎汤。初起通用人参败毒散加木瓜、牛膝、苏木、红花，虚者十全大补汤加羌活、防己、牛膝；已成欲作脓者，附子八珍汤；脓成胀痛者，即针之；脓稠而黄，体实者，十全大补汤；脓清色白体虚者，保元大成汤；食少体倦者，香砂六君子汤；脾虚寒热者，补中益气汤，以此调理可也。又有风湿相乘之证，初起寒热交作，次传腿肿作痛，其形光亮微红，发热肿痛，按之如泥不便起者，宜当归拈痛汤或茯苓佐经汤，间服万灵丹和之。以上之证，皆由元气不足中来，不可误用损脾、泄气、败毒等药，外禁寒凉等法，如误用之，必致气血冰凝，内肉瘀腐，日久化为污水败脓，流而不禁者终死，又有房欲劳伤，寒热互变，气血乖违，经脉横解，受病日深以成斯疾者，其患大腿渐渐肿如冬瓜，上过胯腹，下连足底，牵连漫肿，皮色不红，日久溃脓，色白腥秽，肿仍不消，痛仍不减，元气日衰，身体缩小，唇舌干焦，二便枯秘，诸药不效，饮食不进者，终为不治。"

《外科精义·论附骨疽》云："夫附骨疽者，以其毒气深沉附着于骨也。此疾与贼风相类而不同，人不能辨治之误矣。盖骨疽者，由秋夏露卧，为冷折之，风热伏结，附骨成疽。贼风之候，由风邪之气搏于骨节，故其痛深彻骨髓，遇寒则痛甚。附骨疽痛而不能转，初按之应骨，皮肉微急，洪洪如肥状者是也。其贼风，皮骨不甚热，而索索恶寒，时复汗出，常欲热熨痛处，即得少宽。其附骨疽初时但痛无时，乍寒乍热而无汗者，经久不消，极阴生阳，寒化为热而溃也。贼风不治，久而变为弯曲偏枯，所以不同也。认是贼风，则服引越脾治风之剂，即得瘥矣。认是附骨疽，急宜服漏芦汤，或五香连翘散疏下之，次用内消升麻汤及渫溃膏贴之类，纵不能消，亦得浮浅。及有缓疽、石疽，与附骨疽亦相类矣。异者，盖缓疽、石疽，皆寒气所作，深伏于骨髓之间，有肿与皮肉相似。若疼而坚硬如石，故谓之石疽；缓疽，其热缓慢，积日不溃，久乃亦紫黯色，皮肉俱烂，故名曰缓疽。此二者其治，初觉便宜补虚托里温热之剂，以取消矣；其次调治，临疾制宜，故不复俱载矣。"

《外科大成·股部》云："股阴疽：生股内阴囊之侧，形长微赤痛甚，膝曲难伸。上发下，易治；下发上，难医。灸商丘穴七壮，或灸膝下外廉横骨尽处。阴疽：生夹缝之下三寸，在左，漫肿，痛连阴子，上及小腹，下及大腿。灸中都穴二七壮。玄疽：生夹缝之下，在右，灸蠡沟穴三七壮。伏兔：生胯下五六寸寒热，肿无头，疼痛彻心。肚门痈：生于大腿肚。

箕门痈：生股内近膝。股阳疽：生股外侧。灵枢云：肿不变色，内薄于骨。

环跳疽：生环跳穴。漫肿隐痛，尺脉沉紧，腿不能伸。

按上：证初起红肿焮痛者，神授卫生散；漫肿大痛者，内托黄芪汤；痛而筋挛，脉弦而紧者，绀珠丹汗之；痛止，易以神应养真丹；遍身走痛，两日后脚面结肿，腿股结块，脉浮轻重缓者，由寒邪外袭也。绀珠丹汗之；痛止，则宜托里，倍加参、术、归、芪；肿便闭，烦躁饮冷，脉数者，热淫于内也。内疏黄连汤、贵金丸下之；肿痛寒热，发渴，脉洪数而有力，饮食如常者，由足三阳之湿热壅滞也，槟苏败毒散。"

《疡医大全·附骨疽门主论》云："冯鲁瞻曰：如环跳穴即胯眼，及脚跟彻痛不已，外皮如

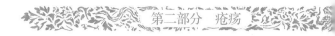

故，脉沉数或滑者，防生附骨疽。乃三阴经虚，寒湿流注，毒气附着于骨而成。究竟有何毒气，乃肾经阳和之气不足，故肾部隧道骨缝之间，气不宣行，阴血凝滞，内郁湿热，为溃为脓，所以有久服八味丸，令人无骨疽之语，谓骨暖气行血无壅滞，毒何生焉。又曰：凡一切附骨痈疽，皆起于肾，肾主骨，治宜温补肾气，骨得阳和则肿硬自能冰解矣。窦汉卿曰：附骨疽，又名贴骨疽。初起用箸头按患处，极痛是穴，以墨点定灸百壮为率，不拘壮数，总以艾壮爆起，乃其验也，可不必多灸矣。大法初宜灸之，方可保命，若待脓成，然后火针刺之，百人之中，能生几何？又曰：骨疽疮之发，皆由血凝气滞，彻骨酸疼，或房事过劳，或乘虚入水感风合寒，或风毒邪热侵乎荣卫，或忧郁伤于心、肝、胆、肾经，或醇酒炙煿，是以肿痛，日久成脓。初起宜灸百壮，以骨热为度。久宜用银火针破之。血脓元气盛易愈，白脓气弱难愈。

胡公弼曰：附骨疽，皮色不变，热不高阜，微觉痛痒，经久不溃，又无脓血者，发于骨髓，肾主骨，肾经虚愈，寒邪易入，入则骨气冷而患成疽毒，紧附骨而外无形证，是疽之根原起于肾也。宜用八味丸，多加附子以温肾气，更以十全大补汤助之，肾气一温，骨不寒而毒势外出，则疽不附骨，病者自得生机矣。汪省之曰：附骨疽，乃流注之败证也。如用凉药，则内伤其脾，外冰其血，脾主肌肉，脾气受伤，饮食必减，肌肉不生，血为脉络，血既受冰，则血气不旺而愈滞，宜用甘温大理脾气，脾气一健则中州不寒，而生机畅达，肌肉自长，气血自营运矣。按：《准绳》等书咸云，伤寒汗后余邪成流注，流注之坏证成附骨疽。夫汗后流注易愈，惟失治乃为坏证不能复生，似不能变成附骨疽。况附骨疽系调治可愈之证，若果数变之后，则坏而又坏矣，又岂能复有成功乎！是流注坏证变成附骨疽之说，存而不论可也。

陈远公曰：治法利湿清热，而主之补气血之药，骨自消矣。五神汤：茯苓一两，金银花三两，牛膝五钱，紫花地丁一两，车前子一两。水煎服。二剂轻，三剂骨消，四剂疮口平，五剂痊愈。此以车前、茯苓利水，地丁清热，牛膝、银花补中散毒，安得不奏功哉。《冰鉴》。

固本养荣汤，治骨疽已成，骨不吐出，或既出不能收敛，由气血之虚，脾胃弱也，宜服之。骨不出者自出，口不敛者自敛。大熟地、当归、白芍、川芎、牡丹皮、人参、山萸肉、白术、怀山药、黄芪（蜜炙）各一钱，北五味、炙甘草、肉桂各五分，水二盅，姜三片，枣二枚，煎八分，食前服。"

《外科证治全生集》云："贴骨疽治法：贴骨疽患在环跳穴，又名缩脚疽。皮色不异，肿硬作痛者是。外用白芥子捣粉，白酒酿调涂，或以大戟、甘遂二末，白蜜调敷。内服阳和汤，每日一剂，四五服可消。消后或服子龙丸，或小金丹，以杜后患。大忌开刀，开则定成缩脚损疾。"

《医宗金鉴·外科心法要诀》云："附骨疽、咬骨疽：附骨大腿外侧生，在腿里侧咬骨名。体虚寒湿乘虚入，寒热往来不焮红，痛甚彻骨难屈转，寒湿化热肿胖形。蒜灸起疱无疱逆，溃后最忌败浆脓。注：此二证生于大腿里外。外侧属足三阳经，里侧属足三阴经。附骨疽生于大腿外侧，咬骨疽生于大腿里侧。由体虚之人露卧风冷，浴后乘凉，寒湿侵袭，或房欲之后，盖覆单薄，寒邪乘虚入里，遂成斯疾。初觉寒热往来，如同感冒风邪，随后筋骨疼痛，不热不红，甚则痛如锥刺，筋骨不能屈伸动转，经久阴极生阳，寒郁为热，热甚腐肉为脓，外形肿胖无头，皮色如常，渐透红亮一点，内脓已成，凡治此证，初起寒热往来，觉痛时，轻者即服万灵丹，重者服五积散加牛膝、红花；痛处用雷火针针之，发汗散寒，通行经络；脓成开之。溃后余治俱按溃疡门。股阴疽：股阴疽发大股中，阴囊之侧坚肿疼，七情不和忧愤致，溃后缠绵功难成。注：此证

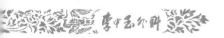

一名赤施，发生于股内合缝下近阴囊之侧，因偏在厥阴经，故名大股也。坚硬漫肿木痛，由七情不和，忧思愤郁，凝结而成。因在阴经，起长、溃脓，俱属迟缓，溃后尤见缠绵，收敛成功者甚少。初起与附骨疽治法同，肿溃俱按痈疽肿疡、溃疡门。伏兔疽：伏兔穴处忌生疽，肿硬针灸不相宜，疼痛彻心寒热作，胃火毒滞溃难医。注：经云：伏兔不宜生疮。盖伏兔乃胃经穴道，在膝盖之上六寸正中，用力大如掌，一堆高肉处，禁用针灸。始发，寒热交作，疼痛彻心，由胃火毒滞而成。溃后最难收敛。初治同附骨疽，溃按溃疡门。股阳疽、环跳疽：股阳疽生股外侧，内搏于骨不变色，环跳疽肿腿难伸，俱由风湿寒凝结。注：股阳疽生于股外侧，胯尖之后，其毒内搏骨节，脓深至骨，故漫肿不变色也。环跳疽生胯骨节间之环跳穴，所以腰难屈伸，漫肿隐痛也。此二证皆由风、湿、寒凝结而成，属足少阳胆经。初起宜服黄狗下颏方，更刺委中穴出黑血，其腿即能转动。若漫肿大痛者，俱宜服内托黄芪汤；痛而筋挛者，万灵丹汗之；痛止换服神应养真丹。遍身走注作痛，两脚面胖肿者，亦服万灵丹汗之；痛止则宜服大防风汤倍加参、术、归、芪等药宣消之。若时时跳痛将溃，宜托里透脓汤服之；溃后脓清稀者，宜十全大补汤加牛膝，外以豆豉饼灸之。疮口紫陷者，十全大补汤加附子服之，外换附子饼灸之。食少者，胃弱也，诸虚皆禀于脾胃，宜香砂六君子汤减去砂仁加当归服之。俟胃口强盛，仍服十全大补汤。溃而反痛者，气血虚也，治宜峻补。始终外治法，俱按痈疽肿疡、溃疡门。但环跳疽溃破，多成踵疾。"

《外科真诠·附骨疽·咬骨疽·多骨疽》云："有发于腿之里侧近膝者，属肝脾二经部位，宜服加味四妙汤加茯苓、薏苡仁。又有发于腿外侧近膝者，属胆经部位，宜服黄芪内消汤加柴胡。又有发于腿之正面近膝者，属胃经部位，头目晕眩，呕吐不食，胸膈不利，心烦热闷者，宜服胃苓汤加公英、银花。又有发于腿之后面，属膀胱经部位，腿足挛痹，关节重痛，憎寒发热，无汗恶风头痛者，宜服胃苓汤加麻黄、银花。

多骨疽生于大腿之中，疼痛高肿，溃后肉中生骨，以铁钳取出，已而又生，乃湿热凝结而成。初起宜内服化骨至神丹，外用冰翠散盖膏，后宜服托里散调理收功。此症老少皆生，亦有发于腮腭、牙床、眼胞、颏下、手足等处，乃因肾虚之人，生疮久溃，肿硬不退，口不收敛，外被寒邪袭入，与脓毒凝结，借人之气血，化成多骨者。又有初生落草，身肉之中按之有如脆骨，由胎元受之，精血交错而致，迨其人长大后，必于脆骨所生之处，突然发肿、溃后多骨脱出，其口方收。有多骨出之不休者，名曰骨胀，难愈。以上二因，治法俱宜外用附子饼灸之、内用桂附地黄丸服之。若朽骨内含，或出臭脓，或出涎泡，宜用金蟾化管丸去其朽骨，其口始易敛也。

化骨至神丹：茯苓一两，银花三两，牛膝五钱，车前一两，紫花地丁一两，白芍五钱，甘草一钱。水煎服四五剂。"

二、病因病机

此病多由玩耍跳跃，跌仆闪挫，劳伤筋脉，而致气血凝滞，瘀而化热，热酿脓毒，附骨入髓；或素体虚弱，欲后汗出，夏秋露卧，风寒湿邪侵袭，气血凝滞，阻于筋骨，日久化热，热酿脓毒，损伤筋骨；或外染风热邪毒，病后余毒内蕴，深沉于骨，毒邪炽盛，而成此病。

三、治疗

（一）辨证论治

1. **湿热瘀阻证** 若为外伤瘀血或风热邪毒所致者，发病多急暴。初感患肢酸痛隐隐，继则疼痛彻骨，呈持续性，日轻夜重，活动时尤甚。患肢渐胖肿，呈弥漫性，可限于大腿一侧，也可全大腿皆肿，平塌无头，皮色不变，病变局部外软内硬，压痛拒按。多伴寒战高热，舌淡红，苔黄，脉弦数（图11-20）。治宜活血清热解毒。方用和营败毒汤加减：当归、川芎、赤芍各12g，金银花90g，连翘15g，黄连9g，穿山甲（现已禁用）、皂角刺、乳香、没药、沉香各6g，白芷、甘草各10g，水煎服。配服蟾酥丸或犀黄败毒丸（犀黄1g，麝香3g，乳香、没药各30g，雄黄15g，蟾酥0.5g，冰片1g，红娘子2g，黄连30g。各加工为面混匀，水泛为丸），每次1g，每日服3次，黄酒为引，开水送下。

2. **热毒炽盛证** 若病至两周后大腿肿胀日增，患处渐高隆起，肿块里外俱硬或软硬兼杂，剧烈疼痛如雀啄，壮热持续，日晡加重，自汗时出，舌淡红，苔黄糙，脉滑数，为酿脓期。治宜补气活血，解毒透脓。方用透脓散加减：当归、川芎各15g，黄芪30g，穿山甲（现已禁用）、皂角刺各6g，白芷9g，金银花90g，连翘15g，蒲公英50g，牛蒡子10g，茵陈60g，甘草10g，水煎服。脓出后，服六妙汤或托里消毒散加减。

3. **脓毒蚀骨证** 若溃后出黄白稠脓，肿渐消，痛渐止，热渐退，食渐香，为顺证，1月左右可愈。若溃后出灰白色稀脓或暗红色血水，或米汤样黄水，淋漓不断，迁延数月或数年，久不敛口，窦道深至骨，胬肉外突，或溃口愈合不久再溃，往往需死骨出尽方能痊愈（图11-21）。这类患者由于久病耗伤气血，多伴形体消瘦，面色少华，低热乏力，自汗盗汗，舌质淡，苔薄白，脉沉细弱等。治宜补气血，续根本，托毒邪。方用固本养荣汤或人参养荣汤加减。

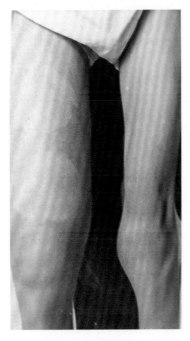

图11-20 附骨疽（1）

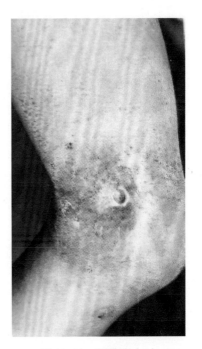

图11-21 附骨疽（2）

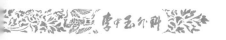

4. 寒湿凝滞证　若为寒湿凝滞筋骨所致此病，发病多缓慢。自感患肢酸沉胀痛，经数十天或数月方见患处肿胀，内可触及粗糙骨质或较硬肿块，肿块多局限，压痛轻度，皮色如常，多无全身症状。治宜和营通络散结。方用仙方活命饮加减：当归、川芎、赤芍各15g，制乳香、制没药、穿山甲（现已禁用）、皂角刺各6g，浙贝母、陈皮各10g，金银花20g，红花9g，丹参30g，甘草6g，水煎服。体虚加黄芪，形寒肢冷加肉桂、补骨脂、杜仲。

5. 正虚邪实证　若病之日久，蕴热酿脓，症见肿块增大，明显隆起，皮色暗红，软硬兼杂，疼痛阵作，发热自汗，舌淡红，苔薄黄，脉沉滑而数。治宜补气活血托毒。方用透脓散加减或托里消毒散加穿山甲（现已禁用）、肉桂。待脓熟切开，内外治法同急性附骨疽溃后。

（二）中医外治

1. 若为外伤瘀血或风热邪毒所致，或全大腿皆肿，平塌无头，皮色不变者，外贴活血拔毒膏。

2. 若触之波动应指或经穿刺见脓，应在局部麻醉下尽快切开排脓，切口不宜小，下四黄纱条，掺七三丹。

3. 若初溃，溃口掺七三丹、五宝丹，日久成漏者掺三仙丹、退骨散，溃口可探及死骨者，可用钳夹取出，死骨较大。不在溃口部位，可手术剔除。

（三）西医西药

此病早期就会出现白细胞计数增高，可达$20×10^9/L$以上，血沉快。X线检查2～3周后表现骨质疏松，一般在骨骺端有一模糊区和明显的骨膜反应，并可见到肿胀的软组织阴影，数周以后出现骨质破坏现象，周围骨萎缩，死骨和骨壳形成，以后出现硬化的死骨阴影。治疗此病可适当应用抗生素。在确定有脓时可尽早手术，开窗减压。或应用骨髓腔穿刺插管引流注药，方法：选准骨质破坏透明区，取髂后上棘为穿刺点，常规消毒，浸润局部麻醉达骨膜，右手持骨髓穿刺针，左手固定穿刺部位，用力慢慢转动进针至髓腔（当进入髓腔有阻力消失突空感），拔出针心，接注射器慢慢抽吸见有脓液带血脓液，抽至完全血液为止。取连续硬膜外麻醉，用硅胶管，从骨髓穿刺针内插入腔，退出穿刺针，用胶布固定硅胶管，硅胶管口用带针（2L）注射器固定。根据细菌培养和药敏试验，选择有效抗生素在抽吸尽脓液后注入髓腔，一般3～5天后抽不到脓液，可直接注入，每天1次，2周后拔管。此病后期骨质破坏，溃口成窦道，久不愈合，可采用病灶清除庆大霉素珠链置入术。手术方法：常规消毒，浸润局部麻醉，取窦道为中心上下延长切口，切开皮肤、皮下深筋膜，分开肌肉直达病灶部骨膜层。切开上下骨膜，并行骨膜下分离（注意剥离骨膜时范围不要太大，以免缺血继发死骨形成），显露骨质破坏区，用手摇钻在骨上下钻一长方形轮，并沿此轮廓用骨凿凿一骨槽，充分刮除腔内死骨、脓液、窦壁肉芽组织，反复冲洗后将庆大霉素链珠置入骨槽内，依次缝合各层，切口外留1～2枚药珠以利拔出。若骨质破坏较重，为防止合并病理性骨折，加用石膏托保护固定。

四、预防调护

急性期应卧床休息，后期勿剧烈活动，以免发生病理性骨折。饮食应加强营养，勿食辛辣之品。

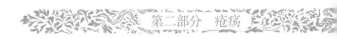

第九节 贴骨瘤（恶性骨肿瘤）

结肿块坚硬如石，附筋贴骨，谓之贴骨瘤，属于中医学"石疽""缓疽"的范畴，因其更具有肿瘤的特点，为了便于明确诊断，故以贴骨瘤名之。此病临床较为常见，好发于青少年，多发于股骨下段及胫骨上段，是一种恶性骨肿瘤，常致肢体残疾，甚至危及生命，此病相当于西医学的骨生肉瘤。

一、古籍摘要

《诸病源候论·石疽候》云："此由寒气客于经络，与血气相搏，血涩结而成疽也。其寒毒偏多，则气结聚而皮厚，状如痤疖，坚如石，故谓之石疽也。"

《证治准绳·疡医》云："若经久不消，极阴生阳，寒化为热而溃也。若被贼风所甚伤，患处不甚热，而洒淅恶寒，不时汗出，熨之痛少止，须大防风汤、火龙膏治之。又有挛曲偏枯，坚硬如石，谓之石疽。

石痈、石疽：谓痈疽肿硬如石，久不作脓者是也。

治石痈坚如石，未作脓者。上用生商陆根，不拘多少，熟捣敷之，干即易，取软为度及治湿漏诸疮疖。羊城人用此方取效者多。"

《疡医大全·石疽门主论》云："王肯堂曰：石疽生腰胯之间，肉色不变，坚硬如石，经月不溃者，此系属少阳、阳明二经积热所致。邪毒固结，元气不足，故不能起发。若黑陷不起，麻木不痛，呕哕不食，精神昏乱，脉散或代者死。"

《外科大成》云："石疽，肿不变色，漫肿疼痛，坚硬如石，此寒气之肿也。或捣生商陆根，加盐少下敷之。"

《医宗金鉴》云："上石疽，石疽生于颈项旁，坚硬如石色照常，肝郁凝结于经络，溃后法依瘰病疮。注：此疽生于颈项两旁，形如桃李，皮色如常，坚硬如石，肀痛不热。由肝经郁结，以致气血凝滞经络而成。此证初小渐大，难消难溃，既溃难敛，疲顽之证也。初起气实者，宜服舒肝溃坚汤；气虚者，宜服香贝养荣汤，外用葱白、蜂蜜，捣泥敷贴。日久不消者，以阳燧锭每日灸之，以或消、或软、或将溃为度。既溃法同瘰疬。

香贝养荣汤：白术（土炒）二钱，人参、茯苓、陈皮、熟地黄、川芎、当归、贝母（去心）、香附（酒炒）、白芍（酒炒）各一钱，桔梗、甘草各五分，姜三片，枣二枚，水二盅，煎八分，食远服。胸膈痞闷，加枳壳、木香。饮食不甘，加厚朴、苍术。寒热往来，加柴胡、地骨皮。脓溃作渴，倍人参、当归、白术，加黄芪。脓多或清，倍当归、川芎。胁下痛或痞，加青皮、木香。肌肉生迟，加白蔹、肉桂。痰多，加半夏、橘红。口干，加麦冬、五味子。发热，加柴胡、黄芩。渴不止，加知母、赤小豆。溃后反痛，加熟附子、沉香。脓不止，倍人参、当归，加黄芪。虚烦不眠，倍人参、熟地，加远志、枣仁。

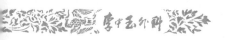

方歌：香贝养荣用四君，四物贝桔香附陈，气血两虚宜多服，筋瘰石疽效如神。

中石疽，石疽寒凝瘀血聚，生于腰胯最缠绵，坚硬如石皮不变，时觉木痛消溃难。注：此证由寒气瘀血凝结，生于腰胯之间，缠绵难以收功。其疽时觉木痛，难消难溃，坚硬如石，皮色不变。初宜内服没药丸，外用鲜商陆捣烂，贴于患处治之，随用艾壮当顶灸之，以软为度。溃后按痈疽溃疡治法。

没药丸：桃仁（炒）一两，乳香、没药、川芎、川椒（去目及合口者）、当归、赤芍各五钱，自然铜（火烧醋淬七次）二钱五分。共研细末，用黄蜡二两，火化开入药末，不住手搅匀，丸如弹子大。每用一丸，以好酒一盅，将药化开，煎至五分，趁热服下。方歌：没药丸治中石疽，乳没桃芎归芍宜，川椒自然铜黄蜡，用酒服之行血瘀。

下石疽在膝上生，坚硬如石牵筋疼，皮色如常难溃敛，证由血滞外寒凝。注：此证生于膝间，无论膝盖及左右，俱可以生。坚硬如石，牵筋疼痛，肿如鸡卵，皮色不变，并无焮热，难消难溃，既溃难敛，最属疲顽。由身虚，寒邪深袭，致令血瘀凝结，而成肿溃。内外治法，俱与中石疽参考。但此证肿溃俱凉，若凉化为热，见诸善证者始吉；仍见恶证者，难痊。"

二、病因病机

此病多发于膝关节上下，多由先天不足，肾亏髓空，痰浊积聚，骨生失常；或由跌打损伤，气血凝滞，结聚于骨；或风寒侵袭，痹着筋骨，气血阻滞，而致此病。

三、治疗

（一）辨证论治

初期仅感患处酸沉不适，2～3个月后渐感疼痛，结肿块深附于骨，渐大高突，小如拳头，大如覆碗，甚如升斗，皮色紫褐，青筋暴露，凹凸不平，坚硬如石；或软硬兼杂，似有波动应指，呈进行性加重（图11-22和图11-23）。半年后可出现剧烈疼痛，日轻夜重，肿块亦可溃破，血出如涌。可向他处转移，渐出现纳谷不香，面色萎黄，形体消瘦，终成败证。此病目前尚无理想的治疗方法。早期易误诊为附骨疽等病，明确诊断，难能可贵。内服中药可以减轻症状，控制发展速度，延长生命。治宜和营通络止痛。方用仙方活命饮加减：当归、川芎、赤芍各15g，乳香、没药各6g，穿山甲粉2g（冲服，现已禁用），皂角刺30g，白芷10g，金银花30g，浙贝母、红花各10g，丹参30g，杜仲、陈皮各12g，甘草6g，水煎服。气虚选加党参、黄芪，阳虚选加麻黄、肉桂、白芥子、附子，有阴虚选加熟地、鹿角胶，脾虚选加炒白术、茯苓。或内服四虫没药丸（全蝎30g，蜈蚣60条，水蛭30g，守宫100g，麝香、冰片各3g，雄黄6g，红花30g，乳香、没药各50g，蟾酥1g，血竭30g，当归50g，白芷30g，川芎、赤芍各50g，自然铜10g，桃仁30g，黄芪50g，洋金花30g，杜仲50g，各为细末，水泛为丸），每次服3～5g，每日3～5次。

（二）中医外治

商陆乳香膏（商陆100g，乳香、没药各30g，麝香3g，洋金花30g，冰片10g，各研为末，醋调为膏），敷于患处，两日换药一次。

（三）西医西药

早期可出现轻度贫血，白细胞计数增多，血清碱性磷酸酶增加。X线示：骨肉瘤可出现三角

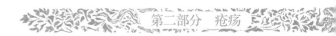

形骨膜新骨形成，其次为日光放射样骨膜反应；软骨肉瘤，有时长骨干骺端被肿瘤组织破坏而呈透明的假囊样肿，囊内散在少许钙化点和骨化。有时瘤组织所产生的大量棉絮状钙化块遮蔽着被破坏的骨缺损处，而形成致密的钙化阴影，有时可发现三角形骨膜。治疗：早期仍主张以彻底祛除肿瘤为主，行截肢、关节离断术。

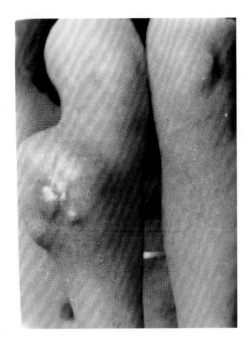

图 11-22　贴骨瘤（1）

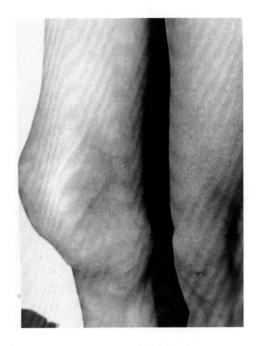

图 11-23　贴骨瘤（2）

四、预防调护

患病期间禁止剧烈活动。做好患者思想工作，增强抵抗疼痛的能力和战胜疾病的信心。

第十节　委中毒（腘窝脓肿）

膝后腘窝委中穴处，患疮肿溃后流脓稀薄如毒水，故谓之委中毒，又称腘中毒，俗称曲鳅。膝为筋之府，八溪之处。委中穴位于膝后腘窝陷中褶纹处，经属膀胱，少气多血，阴寒湿盛，筋多肉少，相邻关节。少气者疮肿难于起发，肉少者则溃脓稀薄，湿盛者则病程缠绵，邻筋骨者则易残疾。所以本病发病急而发展迟缓，肿而难腐，腐而难溃，溃而难敛，病程较长，此病相当于西医学的腘窝脓肿。

一、古籍摘要

《证治准绳·疡医》云："或问：一女年十四，往来寒热，膝后腘内约纹中，坚硬如石，微红

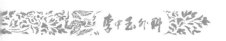

微肿何如？曰：此名委中毒。此穴在膝后折纹中，属太阳胆经，由脏腑积热，流入膀胱而发。用八阵散，下瘀血斗许而消。若治之稍迟，溃则筋缩，必成废疾。"

《疡科心得集》云："委中毒，生于膝弯内委中穴（穴在膝后中央褶纹陷中），属膀胱经，经曰腘中。由胆经积热流入膀胱，壅遏不行而成。夫膀胱为聚湿之所，热入混淆，注于络脉生痛，则莫非湿热凝结为患。初起木硬肿痛微红，屈伸艰难，故又名曲鳅，寒热不退则成脓矣。治宜清湿热，活血化瘀，舒筋散邪。若不速治，恐筋缩，遂成废疾。"

《医宗金鉴·外科心法要诀》云："委中毒在腘纹生，屈伸木硬微肿红，胆热流入膀胱遏，速宜活血刺委中。注：此证生委中穴，穴在膝后腘中央约纹，动脉陷中即是。约纹者，折纹也，又名血郄，穴属膀胱经，俗名腿凹，经曰腘中。由胆经积热，流入膀胱，壅遏不行而成。木硬肿痛、微红，屈伸艰难。治宜速用活血散瘀汤，逐下恶血为效，缓则筋缩而成废疾。诸书皆云：兼刺委中穴出血自消，然刺穴必兼有腰痛不能转移者，方可刺之，即出血亦不可过多，多则令人身扑，面见脱色。其余内外治法，俱按痈疽肿疡、溃疡门。亦有焮痛、色赤、溃速者，由湿热凝结所致，治法亦按肿疡、溃疡门。"

二、病因病机

此病多见于青壮年，多由脏腑积热流于膀胱，湿热交阻，注于络脉，壅结腘窝；或寒湿下注，凝滞经脉，蕴热酿脓；或由闪挫扭伤，气血瘀滞，化热肉腐；或小腿、足部肌肤破损、皲裂、湿毒、脚湿气染毒，邪毒走窜，结聚于腘窝而成。

三、治疗

（一）辨证论治

1. 湿热壅结证　初感腘窝中酸沉疼痛，难于站立行走，继之结肿块较硬，肿不见高，腿屈难伸，皮色不变或暗红，可伴发热恶寒，舌质红，苔黄腻或白腻，脉沉数（图11-24）。治宜和营清热利湿。方用仙方活命饮加泽泻、茵陈、黄柏。或服活血利湿败毒汤：当归、赤芍各15g，牡丹皮、川芎、黄柏、泽泻各10g，薏苡仁、茵陈、金银花各30g，连翘、甘草各9g，穿山甲（现已禁用）、皂角刺、川牛膝各6g，水煎服。

2. 正虚邪盛证　此病至三四周后方化脓，肿块逐渐增大胀满腘窝，小腿亦可肿胀。若治疗得当，肿块渐局限隆起，皮色暗红，中间软而周围硬，阵阵跳痛，发热自汗，舌质红，苔黄腻，脉滑数。治宜补气活血，利湿托毒。方用黄芪托里散加味：当归、川芎、泽泻各15g，穿山甲（现已禁用）、皂角刺各6g，金银花、茯苓、蒲公英、黄芪各30g，连翘、甘草各10g，水煎服。或白芷排脓饮加减。排脓时或脓少时，可内服托里消毒散加泽泻、牡丹皮。

3. 气血两虚证　若脓肿自行溃破，口小，或切口较小换药不当，出脓不畅，疮内空陷，滋水淋漓，疮色紫褐，新肉不生，口久不敛（图11-25）。内服药在补气血托余毒的基础上，重用健脾渗湿之剂。若肿消痛止口愈，腘窝内稍硬，小腿屈而难伸，此为余毒凝滞经筋。仍服活血通络之剂，方用桃红四物汤加减。

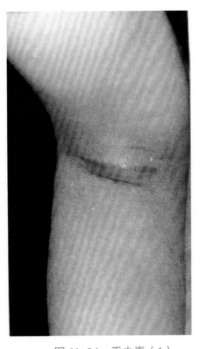

图 11-24 委中毒（1）

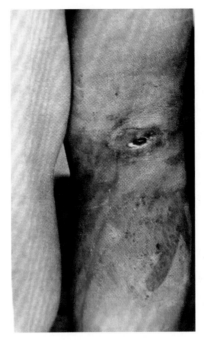

图 11-25 委中毒（2）

（二）中医外治

1. 若肿块肿胀隆起，跳痛者，外贴加味太乙膏。

2. 若脓熟，可切开排脓，切口不宜小，下引流条，掺七三丹。溃口小者要重新开大，有空陷者要用压垫法，使肉皮相连无藏脓之地。初出脓液质稠，渐出稀薄脓水，待脓少时停下引流条，掺珍珠八宝丹。

四、预防调护

患病期间一定要卧床休息，忌食辛辣之物；溃疡渐愈时，应注意肢体功能锻炼。

第十一节 水鹤膝（膝关节滑膜炎）

膝关节突然肿大如仙鹤之膝，内积为水，谓之水鹤膝、膝眼风，此病相当于西医学的膝关节滑囊炎。此病临床较为常见，发病急暴、迅速肿胀、内有积液为其特点。中药治疗此病有其独特疗效。肝肾亏损，感受风寒湿邪，痰浊凝结者为鹤膝风，此病相当于西医学的膝关节滑膜炎，膝关节结核。参阅流痰一病。

一、古籍摘要

《疮疡经验全书》云："鹤膝风。鹤膝风，痢风、鼓槌风之类也。气血相并而行，周于一身，得寒则行迟而不及，得热则行速而太过，内伤七情，外伤六淫，则血气之运，或迟或速而病作

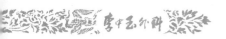

矣。多因日久得热，已自沸腾，后复感冒湿热，血受邪郁，为瘀滞，不得运行，所以作痛。夜则痛甚，行于阴也。治以辛温，兼以辛凉，流散寒湿而积热得发，其血自行，与气相和，其病乃止。或因涩药取效，性急作劳，常享厚味，感冒风雨，腿肿则痛甚，皆瘀血流于经隧，行久不治，恐成偏枯，以致膝肿筋缩，大痛，两足无力，脚弱渐细，髀胫枯槁，拘挛不能屈伸，治宜祛风顺气，补血壮筋，养阴除湿，则气血通畅，自然愈矣。"

《万氏秘传外科心法》云："鹤膝风生于膝头之上，由肾肝积热伤筋，或坐卧湿地，或热足过水，或为风热所伤而生。初起如拳，久如盘样，治之若缓，遂成漏膝。"

《疡科心得集·辨鹤膝风人面疮论》云："鹤膝风者，以膝肿而胻腿枯细，如鹤膝之形而名之也。此证有二：有发之暴者为水鹤膝，有发之缓者为旱鹤膝。"

《外科真诠》云："膝上肿痛，症非一端，须要辨明。两膝内外皆肿痛如虎咬之状，寒热间作，股渐细小，膝愈肿大，名鹤膝风。但一膝痛引上下，不甚肿而微红，名游膝风。膝之两旁肿痛名膝眼风。膝盖上肿痛为膝痈。"

《疡医大全》云："鹤膝风门主方，神方（岐天师）：黄芪八两，薏苡仁四两，白术、白茯苓各二两，防风五钱，上肉桂三钱，水十余碗，煎二碗，分作二服。上午一服，临睡一服，服后以厚被盖之，必大汗，不可轻去其被，令汗自干，即愈。一服可也，不必再服。此方妙在用黄芪以补气，盖两足之所以能动而举步者，气以行之也。今鹤膝之病，则人之气虚不能周到，行步自然艰难，今用黄芪半斤，则气旺极矣，又佐之肉桂以通其气，又佐之防风以散邪，始相恶而相济，又佐之白术、薏苡仁以去其寒湿之气，邪气去则正气自固，此功之所以速成也。若以为人不能受，畏而不用，则反害之矣。

又方：黄芪四两，薏苡仁二两，防风、川萆薢各三钱，牛膝二两，上肉桂一钱，秦艽一钱五分，水八大碗，煎四碗，作早中晚三次服，不必盖汗，服下自有汗出，闭坐房中，不可见风，俟汗干再出房门。"

二、病因病机

此病多由蹲位劳动，载物负重，剧烈运动，闪挫扭伤膝部膝关节，致津血外溢，积于关节隙窍，亦可由风寒湿邪侵袭，痹着关节所致。

三、辨证论治

1. 湿热壅结证　外伤所致者，发病较急，数小时内关节迅速肿胀，以髌骨前上下方为著，可大如碗，关节屈伸困难，酸沉疼痛，皮色不变，触之内有囊性波动，髌骨漂浮，轻度压痛。若穿刺可抽出红色或淡黄色黏液，少则几十毫升，多达几百毫升（图11-26），抽液后肿消，旋踵肿复如故，多无全身定状。治宜活血利湿清热。方用三妙散加薏苡仁120g，茵陈30g，金银花、当归、泽泻各15g。若胀痛较重，亦可

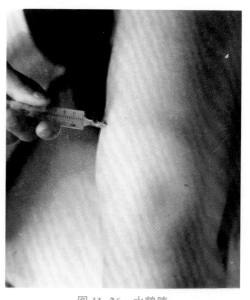

图11-26　水鹤膝

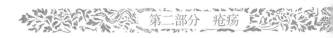

穿刺抽液一次，并用绷带缠缚。

2.寒湿凝滞证 若患病日久，或由风寒湿邪所致，关节肿大，内为积液，色黄浊呈米汤样，股胫萎细，关节活动受限，行走跛拐，酸沉重感，畏寒怕冷，舌质淡，苔薄白，脉沉细，治宜温经散寒，健脾燥湿。方用阳和汤，选加苍术、防己、泽泻、薏苡仁、黄芪、川牛膝，水煎服，并用第三汁药液频频温洗患处。

四、预防调护

绝对卧床休息，待肿消尽方能活动。病愈后应注意勿剧烈活动，否则有复发之可能。

第十二节 小腿痈（小腿脓肿）

痈生于小腿，谓之小腿痈，此病相当于西医学的小腿脓肿。在古医籍中，发生于小腿部的阳性疮疡记载有鱼肚痈、三里发、腓肠发等。但真正患于其特定部位者甚少，而发生于小腿其他部位又无相应的名称。为便于辨证治疗，执简驭繁，切合实用，故将发生于小腿部之红肿热痛化脓之疮疡，统以小腿痈命名之。

一、古籍摘要

《证治准绳·疡医》云："胫阴痈，或问：足小肚内侧，微红微肿，坚硬如石三四寸许，痛楚难禁，何如？曰：此名黄鳅痈。属足太阴与足厥阴二经湿热，又积愤所致。宜服五香汤、流气饮，加牛膝、木瓜、防己、黄柏。壮实者，一粒金丹下之，或万病解毒丹。不足者，十全大补汤加牛膝、木瓜。若过时溃出清水，虚火上升，呕吐不食者不治。

《医宗金鉴》云："腓腨发在小腿肚，憎寒烦躁积热成，焮肿痛溃脓血吉，漫肿平塌清水凶。注：此证发于腓腨，即小腿肚也。由肾水不足，膀胱积热凝结而成，古方云不治。若焮赤高肿疼痛，溃出正脓而兼血者吉，为顺；或漫肿平塌，紫暗臖痛，溃出清水者凶，为逆。初服仙方活命饮，溃服八珍汤。气血虚者，服十全大补汤；下虚者，以桂附地黄丸补之。"

《疡科心得集·辨鱼肚毒腓腨疽黄鳅痈论》云："鱼肚毒，生于小腿肚上，属足少阴与足太阳二经。初起憎寒壮热烦躁，结肿焮痛。皆由肾经素亏、膀胱湿热下注而成。宜服清利湿热、凉血和营之剂；成脓后即宜刺破，勿使毒气蔓延，致久难收口；虚则以补剂托之。

如小腿肚漫肿坚硬下塌，紫暗臖痛者，即名腓腨疽。穿溃后，出稠脓兼血者为顺，出清水者为凶。初服仙方活命饮，或萆薢化毒汤；溃后宜八珍汤、十全大补之属，补其气血。

黄鳅痈，生于小腿肚里侧，又名胫阴疽，由肝脾二经湿热凝结而成。微红微肿，坚硬如石，三四寸许，痛楚难禁。如期溃出稠脓者，吉；如溃流污水败酱者，凶。治同痈疽。"

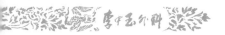

二、病因病机

此病可发生于任何年龄和性别，好发于胫之两侧和后位。多由脏腑湿热下注或跌仆损伤经脉，气血瘀滞；或外染湿热毒邪，气血壅结，酿化为脓。

三、治疗

（一）辨证论治

1. 湿热壅结证　发病较快，先起一块硬结，逐渐增大，小者如鸡蛋或手掌，局限高突隆起；大者平塌散漫无头，常可波及半个小腿，色赤红，焮热痛，常朝轻暮重，活动后尤甚。多伴发热恶寒，舌质红，苔黄腻，脉数（图11-27）。治宜活血清热，解毒利湿。方用仙方活命饮加牡丹皮、泽泻，或活血解毒利湿汤加减：当归、赤芍、车前子、连翘各15g，金银花、茵陈各30g，黄连6g，黄柏、黄芩、牡丹皮、牛蒡子、甘草各10g。

2. 正虚邪实证　若病至十日后，多为酿脓阶段。症见肿块局限高隆，跳痛，色暗红，质较硬或中间微软。治宜益气托毒。方用透脓散加减。待脓出后，可内服四妙散或六妙汤加减善后。一般不伤及筋骨，预后良好。

（二）中医外治

1. 若红肿疼痛者，外用一号散结灵调金黄散湿敷于患处，每日2次，或贴加味太乙膏。

2. 若脓熟，可切开排脓，按一般痈疡换药法处理（图11-28～图11-30）。

四、预防调护

卧床休息，注意体位，忌食辛辣之物。

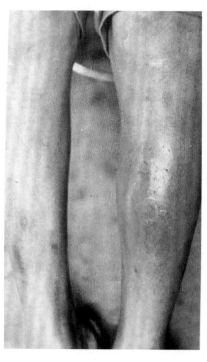

图11-27　小腿痈（1）

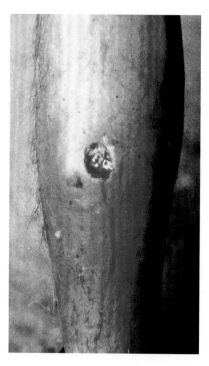

图11-28 小腿痈（2）

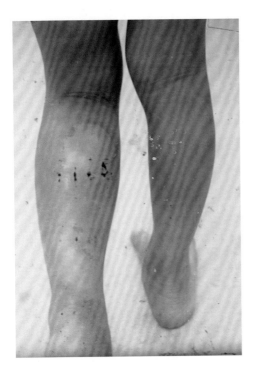

图 11-29 小腿痈（3）

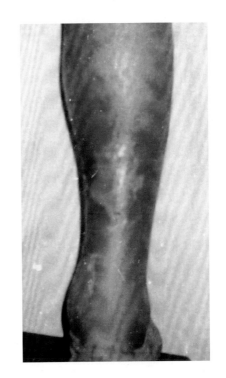

图 11-30 小腿痈（4）

第十三节　小腿疽（小腿部深部脓肿、骨髓炎）

疽生于小腿谓之小腿疽。此病首见于明代王肯堂《证治准绳》，但未详述。以外科文献中将疽证溃后出死骨者名多骨疽，发于小腿外侧者名合阳疽，发于小腿内侧者名附阴疽，发于小腿肚者名腓腨疽等。因这些病都具有病变范围大、部位深、腐溃慢、口难敛、易损筋骨等特点，而在治疗上亦无大差异，所以不再各立篇章，而统以小腿疽命名。此病相当于西医学的小腿部深部脓肿及骨髓炎。

一、古籍摘要

《疮疡经验全书·骨疽疮》云："骨疽疮之发，皆由血凝气滞，彻骨酸疼，或房事过劳，或乘虚入水感风合寒，或风毒邪热侵乎荣卫，或忧郁伤于心、肝、胆、肾经，或饮醇酽烧酒、煎炒炙煿等物，或远行又伤于酒色，自然肿痛，日久成脓。初起宜灸百壮，以骨热为度。久宜用银火针破之。血脓元气盛易愈，白脓气弱难愈。"

《证治准绳·疡医》云："胫疽：《灵枢》曰：发于胫，名曰兔啮。其状如赤豆至骨，急治之，不急治害人也。

多骨疽：或问：足胫生疽，既溃甚，久而不愈，腐烂出骨者何如？曰：此名多骨疽，亦名剩骨，又名朽骨。盖因毒气壅盛，结成此骨，非正骨也。宜服胜金丹、十全大补汤加牛膝、防己，

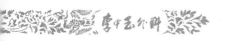

紫金丹、乌金散、人参养荣汤加木瓜、牛膝、防己，相间服。此疽因未溃之前，补剂太过，故结毒而不散耳，宜授仙纸黄龙膏贴之。"

《外科正宗》云："多骨疽者，由疮溃久不收口，乃气血不能营运至此，骨无荣养所致。细骨由毒气结聚化成，大骨由受胎时精血交错而结，日后必成此疽也。但肾主骨，宜服肾气丸、十全大补汤先补脾肾；次用艾附饼灸之令温暖，腐毒朽骨自然脱尽，生肌敛口而愈。

多骨疽治验：一男子小腿正面臁骨肿痛二年，诸药不应，此多骨疮也。后破出骨一块，肌肉腐烂，元气虚弱，以十全大补汤加山茱萸、牛膝、木瓜，服至两月余不敛；每日以神灯照法将火气助之，又出朽骨一块，上有蛀眼数十孔，以二骨炭火煅红为末，入生肌药中用之收敛。问曰：用骨者何？此骨原禀气血结成，故用之复还元气也。后人闻之，知理合天然之数矣。"

《外科证治全生集》云："诸书惟《冯氏锦囊》内附阴疽论，与余家遗秘相符，独无消疽之方，惟以温补兼托为法。且疽初起，即如平塌，安可用托？托则成患。余家之法，以消为贵，以托为畏。"

《外科大成》云："附阴疽生于内踝以上三寸。灵枢为兔啮。初起小疱，渐生赤肿，痛能彻骨，如无脓者不治。"

《疡科心得集》云："如小腿肚漫肿坚硬下塌，紫暗痛者，即名腓疽。穿溃后，出稠脓兼血者为顺，出清水者为凶。

辨踹阴疽接骨发论：踹阴疽，生内踝上三寸，初生小疱，疼痛日增，坚硬赤肿，渐如鸡卵，破流血水。系三阴交会、湿热积聚而成。治同痈疽。但三阴交系纯阴之穴，收敛迟缓，调理不可不慎。"

《洞天奥旨·骨痈》云："痈生之后，其口不收，腐烂之中，忽长一骨，疼痛难熬，俗以为多骨痈也，谁知乃湿热之毒所化乎。夫多骨之痈，随处能生，不止长强之穴。其先起于过飧水果生冷之物，其终成于因循失治，使湿壅而添热，热盛而化骨。往往有一二年而不愈，常落骨一片，或一细骨，或有蛀蚀之眼，或三五月落骨一片，以铁镊取出，而口仍不生肉，已而又生骨，终朝呼号，望其痊可，杳无期也。此其故何欤？盖止知外治，而不知内治也。外治难化而内治易化者，以多骨之痈疽，无形之所化也，非肉中真有骨在，乃似骨而非真骨。真骨非内治可化，似骨而非骨，骨治又何难化乎？内用五神汤，或九转神丹，利其湿热而又不耗其气血，不必化骨而骨自化。倘必欲奏功甚速，外用飞过密陀僧，桐油调膏摊贴，亦相得益彰，而最效尤捷也。

五神汤：统治多骨痈。茯苓一两，车前子一两，金银花三两，牛膝五钱，紫花地丁一两。水煎服，六剂骨消，再服十剂愈。

九转神丹：治多骨痈。白矾二钱，茯苓一两，车前子五钱，黄柏三钱，紫花地丁五钱，连翘三钱，牛蒡子三钱，穿山甲一片，萆薢五钱。水煎服，四剂骨消，再用加味四君子汤调理。"

二、病因病机

此病多发生于青少年，以胫前两侧较为常见。多由寒湿或湿热邪毒下注，凝滞于经脉，深陷入筋骨；或跌仆闪挫，损伤经脉筋骨，气血壅结，化热酿脓而成此病。

三、治疗

（一）辨证论治

1. 湿热毒蕴证 临床发病有急、慢性之不同。急性者，患病突然，小腿疼痛，彻骨及筋，继之小腿肿胀，可限于一侧或一片，亦可全小腿通肿，肿块外软内硬，压痛拒按，皮色微红或不变（图 11-31）。伴发热身倦，舌质红，苔黄腻，脉数。治宜活血清热，解毒利湿。方用加味五神汤：当归、赤芍各 15g，金银花 90g，蒲公英、紫花地丁、薏苡仁各 30g，黄柏、连翘、甘草各 10g，水煎服。若肿块外周湿肿明显，按之凹陷，加茵陈 60g，车前子 15g；痛重加乳香、没药各 6g。欲化脓时加穿山甲 3g（现已禁用），皂角刺 6g。脓熟时，应切开排脓（图 11-32），排脓后，可内服六妙散或托里消毒散加减。

2. 湿热瘀阻证 慢性者，初起无任何感觉，或仅感患处酸沉胀痛，很久才见肿块坚贴于骨，逐渐增大，平塌散漫，皮色不变。数月后肿块方高突隆起，疼痛加重，皮色暗红（图 11-33 和图 11-34）。多无发热恶寒，舌淡红，苔薄白，脉沉弦。治宜和营通络，清热散结。方用仙方活命饮去天花粉，加丹参、红花。体虚加黄芪；化热加蒲公英、连翘；有湿加茵陈、萆薢。

3. 气血两虚证 若溃后出灰白色稀脓或暗红色血水，或米汤样黄水，淋漓不断，迁延数月或数年，久不敛口，窦道深至骨，胬肉外突，或溃口愈合不久再溃，往往需死骨出尽方能痊愈（图 11-35 和图 11-36）。这类患者由于久病耗伤气血，多伴形体消瘦，面色少华，低热乏力，自汗盗汗，舌质淡，苔薄白，脉沉细弱等。治宜补气血，续根本，托毒邪，方用固本养荣汤或人参养荣汤加减。

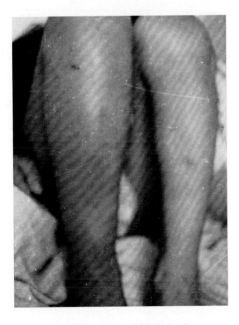

图 11-31 小腿疽（1）

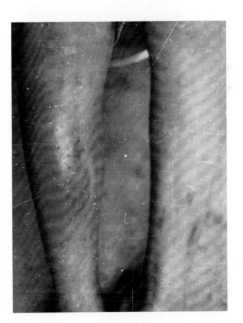

图 11-32 小腿疽（2）

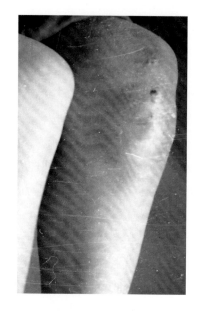

图 11-33　小腿疽（3）

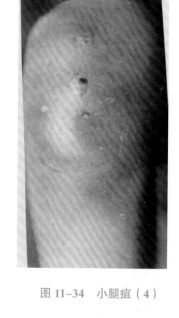

图 11-34　小腿疽（4）

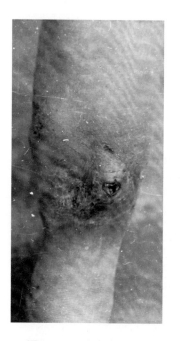

图 11-35　小腿疽（5）

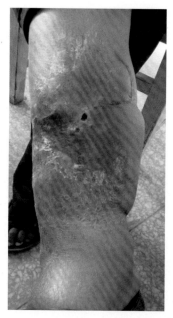

图 11-36　小腿疽（6）

（二）中医外治

1.若急性起病，小腿肿胀疼痛，拒按者，可外用一号散结灵调金黄散敷于患处，每日 1 次。

2.若病 1 个月左右，肿块高隆局限，色红，软陷，跳痛为脓熟，应纵行切开排脓。

3.初溃，溃口掺七三丹、五宝丹，日久成漏者掺三仙丹、退骨散，溃口可探及死骨者，可用钳夹取出。死骨较大，不在溃口部位，可手术剔除。

四、预防调护

患病期间应卧床休息，适当抬高患肢，溃后放置小腿，以便于出脓为度。后期若有骨质破坏，应限制做剧烈活动，防止发生病理性骨折。

第十四节　足踝疽（踝部脓肿）

疽生于足踝部，谓之足踝疽。因发病部位、特点不同，在古医籍里又有不同的名称。如疽患于内踝者，名内踝疽，又称鞋带疽；疽患于外踝者，名外踝疽，又称脚拐毒、穿拐毒；疽患于内踝而穿通至外踝者，名穿踝疽。近代医家则统以足踝疽命名之。此病相当于西医学的化脓性踝关节炎或踝部脓肿。

一、古籍摘要

《证治准绳·疡医》云："内踝疽：《灵枢》云：发于内踝，名曰走缓。其状痈色不变，数石其输而止其寒热，不死。或问：足内生疽，何如？曰：此名鞋带痈，由寒湿滞足于阳明，与足厥阴肝经，血涩气阻所致。初宜隔蒜灸之，服流气饮加牛膝、木瓜、防己。壮实者，一粒金丹下之。老弱者，十全大补汤、内托黄芪柴胡汤主之。

外踝疽：或问：足外踝生疽何如？曰：此名脚拐毒。属少阳胆经、足太阳膀胱经，湿热下注，宜服内托羌活汤、黄连消毒散、内托复煎散选用；胜金丹、乌金散、紫金丹，皆可用。"

《外科正宗》云："穿踝疽，乃足三阴湿热下流停滞而成。初起内踝肿痛，疼彻骨底，举动艰辛，甚则窜及外踝通肿。有头者属阳，易破；无头者属阴，难溃。此二者初起必寒热交作，宜荆防败毒散加牛膝散之。日久脓成胀痛者针之。腐而不敛，孔大者，玉红膏贴；形体虚弱者补之。此症若不早治，因循致成废疾也有矣。"

《外科活人定本》曰："脚拐毒：此症生于螺蛳骨之上，由湿热侵骨，风湿伤脾，故生斯毒。或因夹棍所伤，或因失跌所破，终久不愈而成此症。法宜万灵膏祛彻脓水，脓水将尽，用盐茶再洗，上生肌散，再用万灵膏贴之可愈。不然，脓血流根不息，而成跛烂矣。"

《疡医大全》云："澄曰：内踝疽即鞋带疽，属足三阴经脉络。外踝疽即脚拐毒，足三阳经脉络，皆生两足踝近腕之处，俱由寒湿下注，血涩气阻而成，初宜隔蒜艾灸。"

《医宗金鉴》云："内外踝疽：内外踝疽湿寒成，血涩气滞阻于经，三阳外侧三阴里，初用宣通蒜灸灵。"注：此二证生两足踝近腕之处，在内踝者名走缓，又名鞋带疽；在外踝者名脚拐毒。盖内踝骨，属三阴经脉络也；外踝骨，属三阳经脉络也。俱由湿寒下注，血涩气阻而成。其坚硬漫肿，皮色不变，时时隐痛，难于行立者，初服疮科流气饮加牛膝、木瓜、防己，以宣通之，外用蒜片灸法以消之。发三阴经者，服内托黄芪汤；发三阳经者，服内托羌活汤。若虚弱将欲作脓，跳痛无时者，俱服十全大补汤，外敷乌龙膏。其肿溃治法，俱按痈疽、溃疡门。

穿踝疽：穿踝疽由脾湿寒，里发窜外踝骨间，有头属阳阴闷肿，溃出清水废疾缠。注：此证由脾经湿寒下注，血涩气阻而成。先从里踝骨发起，窜及外踝，致令里外通肿，以有头为阳，易破；若闷肿无头为阴，难溃。其证初起寒热往来，有红晕兼有热也，宜服荆防败毒散；皮色不变

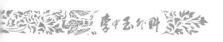

者，服万灵丹。其余肿溃治法，俱同内、外二踝疽。若溃出清水，或投方不应，缠绵日久者，必成废疾，难治。"

《外科大成》云："内踝疽：生于内踝骨上，一名鞋带痈，《灵枢》为走缓，色不变而石，属肝胃二经湿热。外踝疽：生于外踝骨上，属胆与膀胱虚热。穿踝疽：初则内踝肿痛，久则窜及外踝，内外通肿也，由足三阴经虚热下注，初宜绀珠丹、荣卫返魂汤。脓成者针之，溃者补之，补而不应者，必成废疾。"

《疡科心得集》云："外踝疽，即脚拐毒，俗名穿拐毒，属足三阳经脉络也。由湿热下注、血凝气滞而成。初起外踝焮肿，疼痛彻骨，举动艰难，寒热往来。"

二、病因病机

本病多由脏腑湿热余毒下注于踝，气血阻逆；或寒湿凝聚，痹着关节，日久化热；或跌撞扭伤瘀血；或外染湿热邪毒，以致气血结聚，热蕴酿脓而成此病。

三、治疗

（一）辨证论治

1. 湿热壅结证　阳证、实证多表现为湿热，发病较快，内踝或外踝迅速漫肿，色红，焮热疼痛，肿胀可波及脚或小腿下段，中间硬痛拒按，外周软按之凹陷，活动后诸症加重（图 11-37 和图 11-38）。可伴发热，头身疼痛，舌质红，苔黄腻，脉数。治宜活血清热，解毒利湿。方用祛湿消邪汤：当归 15g，薏苡仁 60g，金银花、蒲公英各 30g，甘草 10g。湿盛选加茵陈 30g，车前子 15g；热盛加连翘 15g，黄柏 12g，黄连 6g；瘀重加赤芍 15g，川芎、牡丹皮各 10g；疼痛加乳香、没药各 9g。若肿块局限坚硬或有部分应指，内已酿脓，加穿山甲 3g（现已禁用），皂角刺 10g，水煎服。排脓后，可内服上方加黄芪 30g，或用托里消毒散加牡丹皮、泽泻。一般脓出肿消痛止，两周内可愈。

2. 寒湿凝结证　若阴证、虚证，早期多表现寒湿证，终归蕴热酿脓。发病多缓慢，先感足踝内酸沉胀痛，继之出现踝周漫肿，皮色不变，外软内硬，逐渐加重，月余方出现疼痛彻骨，踝部高隆，皮色暗红，关节强直，活动受限（图 11-39）。多无全身症状，亦可出现低热体倦，舌淡红，苔白腻，脉沉缓或数。治宜和营祛湿败毒。方用仙方活命饮加减：当归、赤芍各 15g，乳香、没药、穿山甲各 6g（现已禁用），白芷、防己、苍术、黄柏各 10g，薏苡仁 80g，金银花 30g，浙贝母 12g，甘草 6g，水煎服。体虚加黄芪 15g。若肿块局限，高突跳痛，软硬兼杂，内已酿脓，方用透脓散。若脓出稀薄，可内服托里消毒散或十全大补汤加减。

3. 气血瘀滞证　若溃口虽愈，踝部仍有肿胀，皮色暗紫，关节强直，活动不利，或有酸痛不适。为余邪滞留经络，气血仍有瘀滞。治宜活血行气，通络止痛。方用仙方活命饮加丹参 30g，红花 10g 善后。

（二）中医外治

1. 若红肿疼痛者，可外用加味太乙膏，或一号散结灵水调金黄散敷于患处。

2. 若漫肿疼痛，皮色不变者，可外贴疽毒内消膏。

3. 若脓熟，可切开排脓。若脓出稠黄，按阳证外治法处理。若脓出稀薄，腐而不脱（图 11-

40），掺三仙丹或灵珍散，待腐脱新生，易八宝丹或生肌散，贴加味太乙膏。

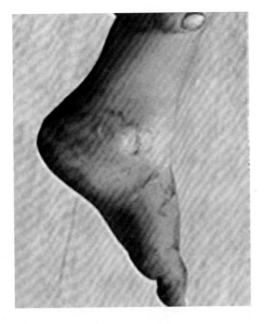

图 11-37 内踝疽

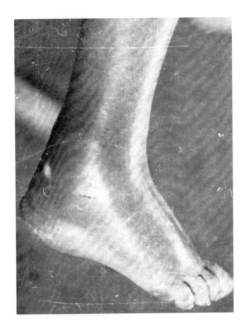

图 11-38 外踝疽

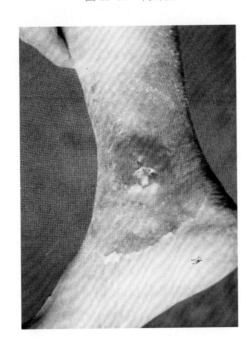

图 11-39 内踝疽初起

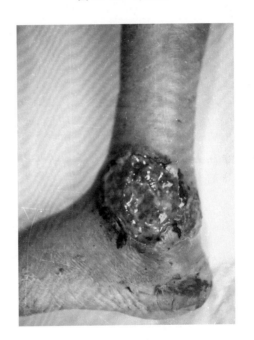

图 11-40 内踝疽溃后

四、预防调护

早期应卧床休息，注意体位。后期应注意关节功能锻炼。

第十五节　接骨发（足跟部脓肿）

胫骨下端与足骨相接处肿痛，谓之接骨发。《医宗金鉴》云："此证生于腿肚之下，接骨之上，胫骨与足后跟骨相接处，故名接骨发。此病相当于西医学的足跟部脓肿。属膀胱经湿热凝结而成，初如核桃，其硬如物打磕蹦之状，急胀微痛，色红漫肿。脓宜速治，迟则脓毒损筋，筋脉既伤，腿缺踵行。踵行者，不能全足践地，惟恃足指着力而行也。"

《疡科心得集》云："接骨发，生于小腿肚之下，胫骨与足后跟骨相接处，故名之。此属膀胱经湿热凝结而成。初如核桃，坚硬漫肿，色红、急胀、微痛，脓宜速溃，迟则脓毒损筋，筋脉既伤，腿缺踵行。踵行者，不能全足踏地，惟恃足指着力而行也。治同痛疽。"

以上论述已详尽地指出了此病的特点（图11-41）。治疗参阅穿踝疽。

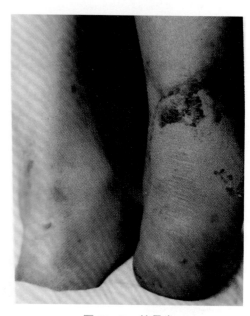

图11-41　接骨发

第十六节　足跟疽（跟骨骨髓炎、骨结核）

疽生于足跟，谓之足跟疽，又名兔啮、啮疽。此病相当于西医学的足跟部脓肿或跟骨骨髓炎、骨结核。此病多发于中青年男性劳动者，由于阳证阴证不同，足跟肿疼轻重不一，病程长短有异。

一、古籍摘要

《疮疡经验全书》云："跟疽（一名牛茧蚕，一名土栗）。此毒生于脚跟之上……形如琉璃色，无脓，惟有紫色，便不可刺破。先用金箍散或铁箍散敷之，避风戒色，不宜行动。先服蠲毒流气饮，后服除湿木瓜汤：苍术、白术、茯苓、甘草、木瓜、薄桂、泽泻、薏苡仁、柴胡、青皮、蝉蜕、当归、白芍、生地黄、乌药、牛膝、黄柏、知母、防风。痛加乳香，如虚加人参、黄芪，冬加附子。待其将溃，用针挑破，出脓水，贴金丝、紫金二膏药。"

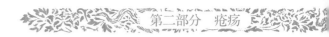

《景岳全书》云："立斋曰：俗云，兔啮疮者，盖猎人被兔咬足跟，或疮久而不敛，必气血沥尽而死。若人脚跟患此，亦终难愈，因名兔啮也。"

《万氏秘传外科心法》云："脚跟发，生于脚跟之上，由汗脚涉水，或远行伤筋，或湿热流注而成，初起，勿视容易，始生多痒，多将艾灸，十余日自愈。不然，则脓血淋漓，经年不敛。以万灵膏贴之，以生肌散敷之，如痒，以椒茶朴硝汤洗之，内服六味五味子汤可愈。"

《疡科心得集》云："足跟疽，生于足跟骨下。由脏腑积热，或汗足涉水，远行伤筋而成。初起赤肿疼痛，脓成有头可刺，出黄白色脓者易治；若初起便破，黑色而烂者难治。此处属足太阳膀胱经申脉穴，乃阳跷发源之所，肾经所过之地；疮口久溃不合，阳跷脉气不能冲发，肾气由此而泄，以致患者益虚，恐遂成终身之疾。初宜用隔蒜灸法；内服仙方活命饮加肉桂、牛膝；溃后宜补中益气汤、人参养营汤、桂附地黄丸，随证滋补治之。"

《医宗金鉴·外科心法要诀》云："足跟疽：足跟疽生脚挛根，状如兔咬紫红嫩，阳跷积热溃难敛，初宜隔蒜艾灸勤。注：此证生足跟，俗名脚挛根，由脏腑积热，汗出涉水，远行伤筋而成。初肿红紫疼痛，溃破脓水淋漓，状如兔咬。经云：兔啮状如赤豆，至骨急治，迟则害人。盖谓毒之深恶也。属足太阳膀胱经，穴名申脉，即阳跷脉发源之所，又系肾经所过之路，疮口久溃不合，阳跷脉气不能冲发，肾气由此漏泄，以致患者益虚，初起宜隔蒜片灸之，服仙方活命饮加肉桂、牛膝；溃后宜补中益气汤、人参养荣汤、桂附地黄丸随证滋补治之。余按痈疽溃疡门。海藏云：兔啮久不收敛，用盐汤洗之，白术研末撒之，两日一易，谨戒一切劳碌即效。"

二、病因病机

多由脏腑湿热下注，或外染风寒湿热邪毒，痹着于足跟筋骨，气血阻逆；或劳伤筋脉，气血凝滞，蕴热酿脓而成此病。

三、辨证论治

1. 热毒壅结证　阳证发病迅速，足跟赤肿，焮热疼痛。数日后酿脓溃破，脓出多稠黄，脓尽肿消痛止，溃口渐敛（图 11-42 和图 11-43）。初起治宜活血止痛，清热解毒祛湿。方用四妙勇安汤加减：当归、玄参、金银花、茵陈、蒲公英各 30g，黄柏 10g，连翘、甘草各 15g，水煎服。若内已酿脓，上方去黄柏、玄参、茵陈，加穿山甲（现已禁用）、皂角刺；若脓成溃破后，去穿山甲（现已禁用），加黄芪、茯苓；外治同一般痈。

2. 湿热凝滞证　阴证发病较慢，初感足跟部隐隐酸痛，不能行走，渐见足跟漫肿坚硬，疼痛彻骨，皮色不变（图 11-44）。月余或更长时间才渐酿脓，常难自溃，溃破脓出多稀薄，或脓出肿不消，溃口久不敛，可有死骨形成，病程缠绵。初期宜和营通络，清热利湿。方用仙方活命饮加连翘、蒲公英、红花。若内已脓，服透脓散。溃后服托里消毒散或十全大补汤加减。外治参考一般疽证。

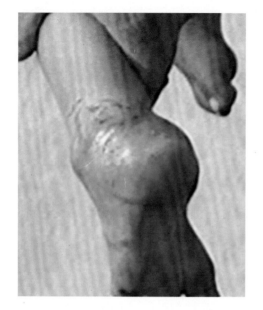

图 11-42　足跟疽（1）

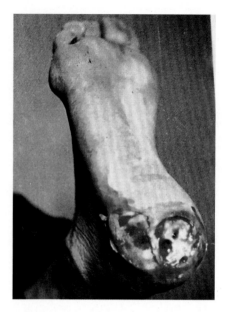

图 11-43　足跟疽（2）

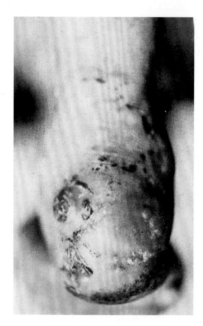

图 11-44　足跟疽（3）

第十七节　脚发背（足背蜂窝织炎）

脚背部肿疼溃烂，迅速增大，谓之脚发背，亦称足发背。足面古谓之跌，故又名足跌发等。此病临床较为少见，其特点与手、乳、背发一样，发病急，发展快，肿烂范围大，口不易敛，可致内陷，此病相当于西医学的足部蜂窝织炎。

一、古籍摘要

《外科启玄》云："此疮发于足背，衡阳陷谷二穴，乃足阳明胃经，多血多气。初发时令人发热作呕，痛痒麻木。俱照前篇中可灸之可托之，以平为善也。"

《证治准绳·疡医》云："《灵枢》云：发于足上下，名曰四淫。其状大痈，不急治之，百日死。发于足旁，名曰厉痈。其状不大，初如小指发，急治之，去其黑者；不消辄益，不治，百日死。薛立斋曰：脚发之证，属足三阴经，精血亏损，或足三阳经湿热下注。若色赤肿痛而溃脓者，属湿热下注，为可治。若色微赤微肿，而脓清者，属精血亏损，为难治。若黑暗，不肿痛，不溃脓，烦热作渴，小便淋沥者，阴败未传，恶证也，为不治。其法湿热下注者，先用隔蒜灸，活命饮以解壅毒，次服益气汤、六味丸以补精气。若色暗不痛者，着肉灸，桑枝灸以行壅滞助阳气，更用十全大补汤、八味丸壮脾胃，滋化源，多有复生者。若专治其疮，复伤元气，吾未见其生者。"

《万氏秘传外科心法》云："脚背发，生于脚背之上，筋骨之间，乃足少阴所属也。比手发尤甚，因湿热相搏，血滞而成。或赤脚沾惹蛇毒虫毒，或撞破皮而成，或染秽物触犯而成者，始觉宜铁箍散，次用后药，再用万灵膏彻脓，生肌散收口。"

《疡科心得集》云："足发背，一名足跗发。经云：三背不宜生疮。惟足背多筋少骨，肉少皮薄，又在至阴之下，发疮疽者，升发迟缓，所以为险候也。其证或由于足三阴精血亏损，或由于足三阳湿热下注而生。若初起寒热作呕，坚硬红肿，疼痛作脓者，属湿热，为可治；又或有因物搐伤，初起一粒，渐渐加大，寒热交作，日重一日，而成斯证者，亦因湿火之盛而然。必俟热退，肿势方收止而渐消，此与烂皮乳痈相似。掺以珍珠散，贴以白玉膏可愈。若色微赤微肿而脓清者，属精血亏损，为难治；若黑暗，不肿痛，不溃脓，烦热作渴，小便淋沥，阴败未传，恶证也，为不治。治法：湿热下注者，先用隔蒜灸；内服活命饮，以解壅毒；次用托里消毒散；溃后服益气汤、六味丸，以补精气。若色暗不痛者，着肉用桑枝灸，以行壅滞、助阳气，更用十全大补汤、八味丸，以壮脾土、滋化源，多有复生者。若专治其疮，复伤生气，吾未见其生者。"

《外科心法要诀》云："此证一名足跗发。凡足背虽行三阳，而偏在胆胃二经居多。证由七情内郁，或兼六淫外伤而成。经云：三背不宜生疮。惟足背多筋多骨，肉少皮薄，又在至阴之下，发疮疽者，升发迟慢，所以谓为险候也，宜别五善、七恶而分顺逆。发背者，大疮之通名也。须当细辨，或疽或痈，顺逆既分，则生死定焉。初宜服仙方活命饮，及隔蒜灸之。令疮速溃。余与肿疡、溃疡门治同。"

《洞天奥旨·足发背附足跟疽、足心发》云："青紫饮（巫彭真君传），治足背生痈疽，疼痛高突。牛膝三钱，青蒿三钱，紫花地丁一两，玄参五钱，蔷薇根五钱，当归五钱，炙甘草二钱，茯苓二钱。水三碗，煎一碗，空腹，连服数剂必消。此方初起、已溃俱效。"

二、病因病机

本病多由足部皮肤破损、外染湿热秽毒，或足之三阳湿热下注，气血壅结，湿热交阻，毒邪炽盛，而致肉腐溃烂。

三、治法

（一）辨证论治

1. 湿热下注证 初始脚背部皮肤起一黄豆大白疱，周围绕以红晕，微肿、微痒、微痛，1～2日内脚背通肿，赤红光亮，焮热疼痛。继之脚背起疱，破流清水，并迅速紫黑湿烂（图 11-45）。常伴有发热恶寒，头身疼痛，口渴等症。舌质红，苔黄腻，脉滑。治宜清热解毒，利湿和营。方用利湿败毒汤加减：金银花、茵陈各 50g，蒲公英 30g，黄柏 10g，连翘、泽泻各 15g，车前子、当归各 20g，甘草 6g，水煎服。若病至一周后，脚肿局限，足背大片腐烂，流稠厚黄白脓液，热渐退。痛减轻，上方去黄柏、车前子，加黄芪、茯苓。

2. 气血两虚证 若腐肉已脱尽，溃疡面大，脓水稀薄，肉芽淡白，或肉芽紫滞，皮肤暗褐，日久不敛，舌淡红，苔薄白，脉沉细（图 11-46）。治宜补气养血，生肌敛口。方用十全大补汤加减。

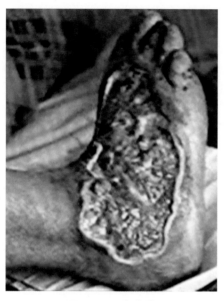
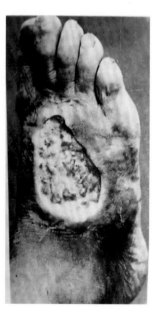

图 11-45 脚发背（1）　　　　　　　　图 11-46 脚发背（2）

3. 血热瘀滞证 初起一粟粒脓疱，或一钱币大暗红斑点，逐渐肿胀漫延全脚或波及小腿下段，足背肿块较硬，皮色暗红，疼痛较轻，伴低热。治宜活血清热解毒。方用四物败毒汤加减：当归、川芎、赤芍各 15g，金银花、茵陈各 30g，黄连、牡丹皮、甘草、黄柏各 10g，车前子 20g，薏苡仁、蒲公英各 30g，水煎服。

4. 正虚邪实证 不久足背原发处溃破一小口，流稀黄水。约至半月后，足背肿块内里方软，阵阵跳痛，为酿脓期。治宜补气活血，托毒透脓。方用透脓散加减，待脓熟切开。

5. 脾虚湿盛证 若脓熟未切开，可从原口溃烂，迅速增大，或口旁再数口，口口串通，内成空腔，皮肉不连，脓水稀薄，脓流不止，或腐肉不脱，余肿不消，病多缠绵。内治以补气活血托毒为主，兼以健脾化湿。方用托里消毒散加牡丹皮、红花、泽泻。或救腐汤加减：当归 20g，黄芪、金银花、党参、薏苡仁各 30g，白芍、陈皮、泽泻、白术、甘草各 10g，水煎服。

（二）中医外治

1. 若初始红肿疼痛明显者，外用芒冰金黄散（金黄散加等量一号散结灵），葱根水调敷。

2. 若疮口溃烂流脓，溃口掺七三丹，贴太乙膏药，每日1次。一般腐肉很快脱净，肉芽渐生，溃口掺九一丹或八宝丹。

3. 若腐肉已脱尽，溃疡面大，口久不敛者，溃口掺八宝丹，外贴太乙膏，或用生肌玉红膏纱条盖后包扎。

4. 若腐肉不脱者，掺五五丹，有新生肉芽后换八宝丹。有空腔皮肉不连者，用压垫法包扎。

四、预防调护

患病期间应卧床休息，勿食辛辣之品。

第十二章　流注疽、流痰疮疡

第一节　流注疽（多发性脓肿）

流者，行也，言毒邪循经脉流动走窜。注者，住也，谓流动的毒邪留止，与气血凝结作肿。因此，本病的特点是发无定处，流走不定，此起彼伏，连发数肿，所以又有流肿、走散流注、瓜藤流注、气毒流注、九连灯疽等名。近代医家又根据病因病机和发病部位，分类论述，如发生在夏秋之交者，名暑湿流注；由初患疔疮、疖肿继发流注者，名余毒流注；因产后或跌打损伤所致者，名瘀血流注、伤筋流注；发生于髋窝处者，名缩脚流注等，此病相当于西医学的多发性脓肿。此病多发生于青少年，夏秋季节多见，好发于四肢躯干等肌肉丰厚之深处，头面、前后二阴、踝腕之远端甚为少见。

一、古籍摘要

《诸病源候论·伤寒病诸候下》云："伤寒毒流肿候。人阴阳俱虚，湿毒气与风热相搏，则荣卫涩，荣卫涩则血气不散，血气不散则邪热致壅，随其经络所生而流肿也。"

《仙传外科集验方·服药通变方》云："流注起于伤寒，伤寒表未尽，余毒流于四肢，经络涩于所滞，而后为流注也。"

《景岳全书》云："立斋曰：流注之证，多因郁结，或暴怒，或脾气虚湿气逆于肉理，或腠理不密，寒邪客于经络，或湿痰，或闪仆，或产后瘀血流注关节，或伤寒余邪未尽为患，皆因真气不足，邪得乘之，故气凝血聚为患也。"

《外科精要·论生死形证》云："其流注之证，或因饮食劳倦，房室阴虚，或七情内动，六淫外侵，以致血虚，互相凝滞，或产后血瘀，随虚流注，或结块，或漫肿，宜用益气养荣汤以固元气，佐以葱熨解散凝滞，更以豆豉饼祛散寒邪，溃久内有瘀肉，用针头散腐之，多有生者。设若不守禁调摄，多致不起，慎之！"

《外科正宗·流注论》云："夫流注者，流者行也，乃气血之壮，自无停息之机；注者住也，因气血之衰，是以凝滞之患。故行者由其自然，住者由其瘀壅。其形漫肿无头，皮色不变，所发毋论穴道，随处可生。凡得此者，多生于体虚之人，勤劳之辈，不慎调燮，夏秋露卧，纵意取凉，热体当风，图身快爽；或中风邪，发散未尽，或欲后阴虚，外寒所侵。又或恼怒伤肝，郁结伤脾，荣气不从，逆于肉里；又或跌打损伤，瘀血凝滞；或产后恶露未尽，流缩经络。此等种种，皆成斯疾也。既成之后，当分表里、寒热、虚实、邪正、新久而治之。初因风寒相中，表证发散未尽者，人参败毒散散之。房欲之后，体虚寒气外侵者，五积散加附子温之。劳伤郁怒，思

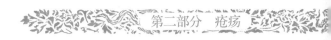

虑伤脾而成者，归脾汤加香附、青皮散之。跌仆伤损，瘀血凝滞而成者，复元活血汤逐之。产后恶露未尽，流注经络而成，木香流气饮导之。此皆初起将成之法，一服至三四服皆可；外俱用琥珀膏敷贴，其中亦有可消者，十中五、六。如服前药不得内消者，法当大养气血，培助脾胃，温暖经络，通行关节，木香流气饮、十全大补汤俱加熟附子、香附培助根本；此则未成者自消，已成者自溃，已溃者自敛，而终无残败破漏不敛之证。且如有脓宜急开之。患者又当慎起居，戒七情，远寒就温，俱可保全；若误用寒凉克伐、内消等药，终致不救者多矣。"

《疡科心得集·辨流注腿痈阴阳虚实异证同治论》云："夫流注腿痈，证虽殊而治则一，要在辨其阴阳，明其虚实而已。若因于风寒客热，或暑湿交蒸，内不得入于脏腑，外不能越于皮毛，行于营卫之间，阻于肌肉之内，或发于周身数处而为流注（有生于四肢关节者，有生于胸腹腰臀者），或发于腿上而为腿痈，此属实邪阳证。初起憎寒壮热，或微恶寒发热，遍身骨节疼痛，其肿处渐渐加大，斯时宜以发散透解，或亦可以消散。如身热无汗，即能成脓（大抵阳证流注出脓，即似伤寒之出汗）。其色虽白，不可认作阴证虚证（流注腿痈，大率皆色白）。或亦有根盘白而顶微红者，此必脓已成（流注腿痈成，即顶色白而脉见滑数，按之软熟，其脓已成），即欲开之，以泄其邪，邪泄后方得热退身凉，而元气自然来复，脾胃亦醒，饮食有加，数日间气血充盈，即能收口矣。其有体虚之人，元气不足，或因郁结伤脾，暴怒伤肝，气凝血滞，或湿气逆于肉腠，或寒邪入于筋络，或湿痰阻于经隧，或瘀血注于关节，又或病后余邪发散未尽，种种病由，皆因真气不能营运，使邪气壅滞而为患也。其发为流注也，或结块，或漫肿，或一或三或五或七（流注总是仄数），此犹未穿，彼又肿起，外候则恶寒发热，饮食减少，脉来细弱。此必培其脾胃，祛其寒湿，调其营血，脾胃健则血自生而气自运行，岂可不固其本根，妄用寒凉克伐之剂，而蹈虚虚之戒哉！其发为腿痈也，则漫肿无头，皮色不变，乍寒乍热，时痛时酸，筋屈不伸，不能转动。苟非大补气血，温经通络，何以能使之消散？更何以使之速起速溃，易敛易愈也？此虚证属阴之治法，异证同揆，惟贵学者审察而明辨之耳。

阳证流注腿痈，必欲辨明风寒暑热，客于何部经络，总以发表和营。如正旺邪实，宜万消化坚丸攻透，方能无脓即消，有脓即溃，屡用屡验，切勿以药味峻猛而避之；如溃脓后，急欲调和脾胃；若久不敛口者，方可补托；如阴寒着骨而发，足不能伸舒，或身不能转动，必须用阳和汤温经通络，溃后调治与前同。"

《外科理例·流注》云："暴怒所致，胸膈不利者，调气为主；抑郁所致而不痛者，宜调经脉补气血；肿硬作痛者，行气和血；溃而不敛者，益气血为主；伤寒余邪未尽者，和而解之；脾气虚，湿热凝滞肉理而然，健脾除湿为主；闪朒瘀血凝滞为患者，和气血、调经络；寒邪所袭，筋挛骨痛，或遍身痛，宜温经络、养血气。

大抵流注之证，多因郁结，或暴怒，或脾虚湿气逆于肉理，或腠理不密，寒邪客于经络，或闪仆，或产后瘀血流注关节，或伤寒余邪未尽为患，皆因真气不足，邪得乘之。常治郁者开之，怒者平之，闪仆及产后瘀血者散之，脾虚及腠理不密者，除而补之，伤寒余邪者，调而解之。六要以固元气为主，佐以见证之药。如久而疮口寒者，更用豆豉饼或附子饼灸之，有脓管或瘀肉者，用针头散腐及锭子尤效。若不补血气，及不慎饮食起居七情，俱不治。"

《证治准绳·疡医》云："或生于四肢关节，或生于胸腹腰臀，或结块，或漫肿，或作痛，皆元气亏损所致。"

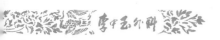

《外科枢要》云："流注，或因饮食劳倦，脾胃伤损；或因房劳阴虚，阳气凑袭；或因营气不从，逆于肉理；皆因气虚血注而凝也。或生于四肢关节，或生于胸腹腰臀，或结块，或漫肿，或作痛，皆由久而不敛，佐以豆豉饼、琥珀膏，祛散寒邪，补接阳气。若内有脓管而不敛者，用针头散腐化之。经云：形伤痛，气伤肿。又曰：真气夺则虚，邪气胜则实。若不补气血，节饮食，慎起居，戒七情，而专用寒凉克伐，其不死者幸矣。"

《外科证治全生集·流注治法》云："流注，色白肿痛者是也，毒发阴分，盖因痰塞清道，气血虚寒凝结，一曰寒痰，一曰气毒。其初起皮色不异，惟肿惟疼，虽身体发热，内未作脓，以二陈汤加阳和丸同煎，数服全消。消后接服小金丹七丸，杜其续发。如皮色稍变，极痛难忍者，须服阳和汤以止其痛，消其未成脓之毒气。使已成脓者，至不痛而溃，此乃以大疽变小之法。如患顶软，即为穿之。脓多白色，以阳和膏日贴。但此证溃后，定增毒痰流走，患生不一。故初溃之后，五日内仍服小金丹十丸，以杜后患。接用犀黄丸、阳和汤，每日早晚轮服，使毒痰消尽，不补，可必收功。倘幼孩不能服煎剂者，初起以小金丹化服，至消乃止。但成脓者，亦日服以消其余硬，使患不痛自穿。俟其毒气去尽，用保元汤，芪、草宜生忌炙，加入肉桂五分，日服收功。如孕妇患之，当问怀胎月数，倘未满六个月，犀黄丸有麝香不可服，服防堕胎，当以阳和汤愈之。愈后再服三四剂，以代小金丹，杜其流走。"

《医宗金鉴》云："流注原有证数般，湿痰瘀风汗后寒，发无定处连肿漫，溃近骨节治难痊，此证本由脾胃弱，留结肌肉骨筋间。"

二、病因病机

此病多由初发疔疮、疖肿治疗不当，毒邪走散，迫于营血，流窜他处，壅结作肿；或由夏秋之交，腠理不密，房劳体虚，汗出当风，夜卧取凉，暑湿毒邪所侵，以致湿热毒邪交阻，营卫不和，气血壅结；或产后恶露不尽，败血循行经脉流散；或跌打损伤，瘀阻经脉，气血凝滞，瘀久化热，热盛肉腐。

三、治疗

（一）辨证论治

1. 余毒流注证 初起身体某处先患疔疮、疖疮、脓疱肿毒，将愈之际，四肢、躯干肌肉丰厚之处相继出现疼痛，结肿块，小如核桃、馒头，大如覆碗。肿块可同发数个，或此伏彼起，连发数枚，皮色不变，外软内硬，边界不清，明显压痛（图12-1和图12-2）。伴高热、纳差等症，舌质红，苔黄，脉数。证属毒邪炽盛，客于营血，气血壅结。治宜和营清热解毒。方用四物败毒汤加减：当归、川芎、赤芍、牛蒡子各12g，蒲公英30g，连翘15g，金银花90g，黄芩、黄连、陈皮、甘草各10g，水煎服。配服蟾酥丸。若肿块较大，平塌散漫，发热，汗出不止，纳食不香，面色黄，舌质淡，脉沉数。多属正气虚，毒邪盛。上方加黄芪或六妙汤加味：当归、黄芪各30g，金银花100g，川芎10g，连翘、蒲公英各30g，黄连6g，甘草9g，水煎服。

2. 暑湿流注证 临床特点与余毒流注基本相同，不同的是余毒流注四季均可发生，暑湿流注仅发生在夏秋之间，无疔疮、疖肿病史。突出表现为身热不扬，胸闷作呕，渴不欲饮，舌淡红，苔白腻或黄，脉濡数。治法基本与余毒流注相同，但应选用清暑化湿之药。

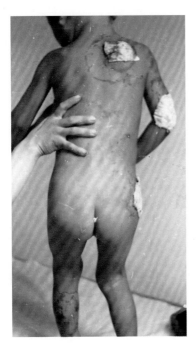

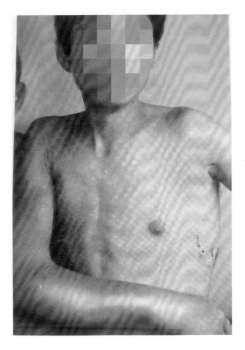

图 12-1 流注疮（1）　　　　图 12-2 流注疮（2）

3.瘀血流注证　此证发生于产妇恶露未净之际，或跌打扭挫损伤之后，出现一个或数个肿块，大小不一，皮色不变或青紫，肿块较为局限，质地较硬，刺痛或隐痛，化脓前一般无发热等全身症状，舌质暗红，脉弦紧。治宜活血散瘀，清热解毒。方用桃红四物汤加金银花、连翘、蒲公英、丹参、陈皮，或仙方活命饮加丹参、红花，水煎服。产后体虚加党参、黄芪。

4.气虚流注证　肿块若至十日后，肿块局限，阵阵跳痛，皮色透红一点，或肿块软硬兼杂，发热自汗，脉滑数，为酿脓之象，不宜再用苦寒之药，治宜补气活血托毒。方用透脓散加减。若脓成切开排脓时，应用清热解毒，和营散结之消法，或用补气活血托毒之剂。具体应按患者体之虚实、邪之盛衰而灵活掌握，不可拘泥于肿疡用消、溃疡用托之常法治疗。病至后期，若脓出肿消，热退痛止，饮食渐增，口不难愈合，若溃后余肿不消，脓流不止，新肉不生，溃口不敛，按一般疮疡治法，服用托里消毒散或十全大补汤加减。

（二）中医外治

1.若初起疼痛，结肿块者，外贴加味太乙膏。

2.若肿块一旦波动应指，宜及时切开排脓，引毒外泄（图 12-3 和图 12-4）。

3.若病至后期，肿块溃前用活血拔毒加味太乙膏外贴，溃后溃口掺八宝丹，贴加味太乙膏。

（三）西医西药

检查血白细胞总数可增至 $20×10^9/L$ 以上。病情急骤严重者，可应用大量抗生素、激素和输液等支持疗法。

四、预防调护

患者应加强营养，勿食辛辣之品。

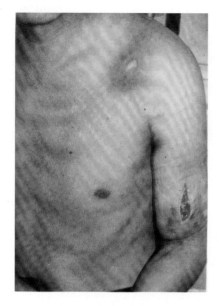

图12-3 流注疮（3）

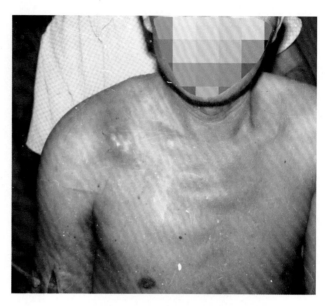

图12-4 流注疮（4）

第二节　流痰（骨与关节结核）

病发在骨与关节，毒水脓液可流窜他处，溃后脓液稀薄如痰，故名流痰。因病位在骨，后期常出现骨蒸潮热虚痨证候，故又以骨痨命名之。由于发病部位不同，形状不一，所以临床又有不同的名称。如发于脊背部者，名龟背痰；发于腰间者，名肾俞虚痰；发于髋关节者，名缩脚流痰；发于膝关节者，名鹤膝流痰；发于踝关节者，名穿拐痰；发于腕关节者，名穿骨流痰。在清代以前病名更不一致，常常混淆于流注、附骨疽、骨瘘、附骨痰等阴疽中。此病多发于青少年，其他年龄也可发生，男女性别无明显差异，好发于脊椎、髋、膝、踝及腕关节。临床特点为发病缓慢，化脓亦迟，溃后口不易敛，多损伤筋骨，容易造成关节强直，肢体残疾，是一种较为难治的阴寒疽证，此病相当于西医学的骨与关节结核。

一、古籍摘要

《证治准绳·疡医》云："鹤膝风。或问：两膝肿痛，股渐小何如？曰：此名鹤膝风，一名鼓槌风。起于中湿，或因痢后，脚弱缓痛，不能行履，名曰痢风。或伤寒余毒，不能发散，风寒湿气结于经络，血脉不流，以致筋愈缩而股愈瘦，属足少阳、足阳明经，宜用玉龙膏，酒调敷腿上，以住痛回阳，又宜冲和膏涂足跗，以引气行血，服大防风汤、追风丸，倍加乳香，以住痛舒筋，亦宜隔蒜灸之。或问：膝上肿痛，何如？曰：此非一端，要须明辨。若两膝内外皆肿，痛如虎咬之状，寒热间作，股渐细小，膝愈肿大，名鹤膝风。急隔蒜灸，服大防风汤。但一膝，痛引上下，不甚肿而微红，名膝游风。宜服圣授丹、换骨丹、防风通圣散加牛膝、木瓜。但膝之两旁肿痛，憎寒壮热，昼夜偏剧，肿处手不可近，为膝眼毒；膝盖上肿痛者，为膝痈。此二证，宜服

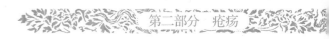

胜金丹，或紫金丹、八阵散、活命饮加牛膝。

大防风汤，治足三阴经亏损，外邪乘虚，患鹤膝风或附骨疽，肿痛或肿而不痛，不问已溃未溃，用三五剂后，更用调补之剂。附子、牛膝各一钱，白术、羌活、人参、防风各二钱，川芎一钱半，辣桂、黄芪、白芍、杜仲、熟地黄、甘草（炙）各五分，上水煎服。"

《外科枢要》云："鹤膝风乃调摄失宜，亏损足三阴经，风邪乘虚而入，以致肌肉日瘦，内热减食，肢体挛痛，久则膝大而腿细，如鹤之膝，故名之。若伤于脾胃者，补中益气汤为主。伤于肝肾者，六味丸为主。"

《万氏秘传外科心法》云："鹤膝风生于膝头之上，由肾肝积热伤筋，或坐卧湿地，或热足过水，或为风热所伤而生。初起如拳，久如盘样，治之若缓，遂成漏膝。"

《疡医大全·鹤膝风门主论》云："冯鲁瞻曰：膝间肿痛不消，防成或鹤膝风，以膝肿如鹤足胫细，脉多弦紧是也。乃三阴经虚寒湿流注为患，人多误为湿热，乃至脓成，气血大亏，已不可救矣。不知此证与附骨疽俱肾虚者多患之，因真气虚衰，邪气得以深袭，前人用附子者，以温补肾经，又能行药势散寒邪也。

神方（岐天师）：黄芪八两，薏苡仁四两，白术、白茯苓各二两，防风五钱，上肉桂三钱，水十余碗，煎二碗，分作二服。上午一服，临睡一服，服后以浓被盖之，必出大汗，不可轻去其被，令汗自干，即愈。一服可也，不必再服（此方妙在用黄芪以补气，盖两足之所以能动而举步者，气以行之也。今鹤膝之病，则人之气虚不能周到，行步自然艰难，今用黄芪半斤，则气旺极矣，又佐之肉桂以通其气，又佐之防风以散邪，始相恶而相济，又佐之白术、薏苡仁以去其寒湿之气，邪气去则正气自固，此功之所以速成也。若以为人不能受，畏而不用，则反害之矣）。"

《疡医大全·小儿龟背》云："龟背者，多因未满半周，强令早坐，失护背脊，以致客风吹扑，传入于髓，寒则体痿，故变成斯证。又谓五脏皆系于背，凡五脏受过而成五疳，久则虫蚀脊髓，背骨似折，高露如龟矣。书曰：腮肿疳还盛，脊高力已衰，肾无生气，骨无坚长，故为恶候矣。"

《疡科心得集·辨外踝疽内踝疽论》云："若其皮色不变而漫肿无头者，此名穿拐痰，由三阴亏损，寒湿注聚阻络所致；幼儿因先后天不足而发。初起宜温通，溃后宜补托，第此证属虚，每难速效。"

《外证医案汇编·流痰》云："流痰者，方书皆云流注。流者，流行。注者，住也。人之气血与天地合同，周流不息，循环无端。《内经》云：天宿失度，日月薄蚀；地经失纪，水道流溢，草萱不成，五谷不殖，径路不通，民不往来，巷聚邑居，则别离异处，血气犹然。气滞血壅，则生痈肿，以痈疽概而言也，气血注而为痈，发无定处，随在可生，八九、四五、二三块不等，无穴可以立名，故曰流注。先哲已有深意焉。吾吴中皆曰流痰，更有精义。人之津液，灌溉肌肉、经络、筋骨之间，如天地之水，无微不及，遇隙即入，遇壑即归。一有壅滞，阻而不行，经脉涩而不通，卫气归之，不得复反。肌肉脉络骨节骨空等处，一有空隙之处，津液乘虚渗入，如水之遇隙而入，遇壑而归也，如海道回薄之处，蓄则凝结为痰，气渐阻，血渐瘀，流痰成矣。痰阻于皮里膜外，气多肉少之处，无血肉化脓，有形可凭，即成痰块、痰胞、痰核、痰疬等证。痰凝于肌肉筋骨骨空之处，无形可征，有血肉可以成脓，即为流痰、附骨阴痰等证。况流痰一证，脾虚湿痰凝滞最多，或病后余毒，稽留肌肉之内，或欲后寒气，袭于经络之中，或因气阻，或因血

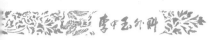

凝，若正气盛，阳气宣通，随阻随散。正气虚，经脉涩滞，随注随壅，屡发屡止，或溃或愈，虽云外证，俱从内生，为内科者，不得不究心焉。立方无一定章程，何也？天有寒暑，地有燥湿，人有虚实，病有新久，部位有上下之分，经络有脏腑之别，年有长幼强弱，症有阴阳浅深。今数百方中，采择妥善醇正之方四十九首，用药总总不同。寒者温之，热者清之，虚者补之，坚者软之，结者散之，损者益之，气滞理之，血瘀行之，痰凝消之。临时施治，随证变通，如作文之平淡奇浓，诸法悉备，潜心契默，满纸玲珑，开圆活灵动之法门，化拘滞偏执之津梁也。质之高明，勿以平淡而忽焉。余听鸿注。"

《外科证治全书》云："鹤膝风（一名游膝风，一名鼓槌风），初起膝盖骨内作痛，如风气一样。因循日久，膝肿粗大，上下股胫枯细，形似鹤膝，总由足三阴亏损，风寒湿流注之为病也。大防风汤主之，不论已成未成，已溃未溃，但逐渐服之可愈。外用白芥子研细粉，白酒酿调涂患处，至愈乃止。此证经久溃烂出水，渐致偏枯，或成漏证及脉大消渴者不治。

人有足胫渐细，足膝渐大，骨中酸痛，身渐瘦弱，此鹤膝风证也。其证有二：一本于水湿之入骨，一本于风湿之入骨，大约水湿之证入骨重难移，风湿之证入骨轻可走，至于酸痛则一也，然亦有微别：水湿之痛在一处而不迁，风湿之痛移来移去而无定。二者治法不同，水湿用蒸膝汤，风湿用散膝汤。

又有泻痢久而成此证者，红肿作痛成脓，用补中益气汤。

小儿患鹤膝风，非必为风寒所痹，多因先天所禀，肾气衰弱，阴寒凝聚于腰膝，现于外可知其内也。用六味丸补肾中之水，加鹿茸补肾中之火，加牛膝引至下部骨节，而壮其撷裹之筋，乃治本之良方也。

蒸膝汤：生黄芪八两，金钗石斛二两，牛膝五钱，苡仁二两，肉桂二钱。水煎二碗，先服一碗，即拥被而卧，觉身有汗意，再服二碗，两足如火热，任其出汗，切不可坐起张风，俟汗出到脚底涌泉之穴，始可去被。一剂病减大半，再剂痊愈。

散膝汤：黄芪五两，防风三钱，肉桂五钱，茯苓一两。水煎服，服后亦拥被卧出汗，汗出愈多，病去愈速。要知邪由汗出，而正自复也。风湿用薏苡防桑汤亦效。

薏苡防桑汤：防风三钱，桑叶二两，陈皮一钱，补骨脂二钱，苡仁一两。水煎服，亦必大汗而愈，只消一剂也。

白芷膏（存验）：用鲜白芷酒煎至成膏，瓷瓶收贮，每日取膏二钱，陈酒送服。再取二三钱涂患处，至愈乃止。"

《医宗金鉴·外科心法要诀》云："此证一名游膝风，一名鼓捶风，痢后得者为痢风。单生者轻，双生者最重。因循日久，膝肿粗大，上下股胫枯细。由足三阴经虚，风、寒、湿邪乘虚而入为是病也。膝内隐痛寒胜也，筋急而挛风胜也，筋缓无力湿胜也。初肿如绵，皮色不变，亦无焮热，疼痛日增，无论单双，俱宜服五积散汗之。次服万灵丹温散之，外敷回阳玉龙膏；常服换骨丹，或蚖丸，以祛其邪。若日久不消，势欲溃者，宜服独活寄生汤，或大防风汤补而温之，痛甚加乳香。溃后时出白浆，浮皮虽腐，肿痛仍前，不可用蚀药，只宜芙蓉叶、菊花叶各五钱，研末，大麦米饭拌匀贴之，亦可止疼，或用豆腐渣蒸热捏作饼，贴之亦可。此证系外证中之败证也，收功甚难。

蚖虫蝲丸：蚖虫蝲（即全蝎生者）一个，白芷、桂心、安息香、阿魏（以上各用童便、酒炒熟）、威灵仙、白附子（童便，酒炒）、当归、羌活、桃仁（童便、酒炒）、牛膝、北漏芦、地骨皮、白芍（酒炒）各一两，乳香、没药（二味用童便、酒炒）各七钱五分。共研末，炼蜜为丸桐子大。每服三钱，空心温酒送下。方歌：蛴虫蟣螂丸治鹤膝风，芷桂安息魏威灵，白附归羌桃乳没，膝漏骨皮芍蜜成。"

《外科证治全生集·鹤膝风治法》云："鹤膝风初起，膝盖骨内作痛，如风气一样，久则日肿日粗，而大腿日细者是也。因形似鹤膝而名。专治之法，取新鲜白芷，用酒煎至成膏，收贮瓷瓶，每日取膏二钱，陈酒送服。再取二三钱，涂患至消乃止。否则，用阳和汤日服，外以芥子为粉，白酒酿调涂亦消。"

二、病因病机

儿童多由父母遗传或先天禀赋不足，三阴亏损；或幼体筋骨柔嫩，后天失于调护，如强坐太早，或不慎损伤，以致精血凝滞，经脉阻塞，气血津液积聚，痰浊内生，损伤筋骨而成。成人多由肝肾不足，或素体虚弱，风寒邪毒乘虚侵袭，痹着筋骨；或素患肺痨，邪毒内蕴，窜流关节；或跌仆扭挫关节筋骨，以致经脉阻塞，气血凝滞，营卫不和，邪毒积聚，痰浊内生，筋骨关节失于荣养，坏损酿热为脓。

三、发病部位及名称

1. 龟背流痰 流痰发生在胸椎，致使脊背后凸呈龟背状，故名龟背流痰。此病多见于儿童或老年，好发于胸椎下段。初起可无明显症状，或仅出现脊背酸沉重感，患儿常出现不时啼哭。日久渐感脊背酸痛，俯仰活动不灵，不能负重，继之脊椎畸形，渐至背伛呈龟背状（图 12-5）。在椎体正中或椎旁，或两软肋下、腹部可出现肿块，溃后流脓不止，形成窦道，久不愈合（图 12-6～图 12-8）。此病除了会出现骨痨之外，还可出现下肢麻木，疼痛，疲软无力，甚而发生瘫痪，二便失禁。此病诊治贵在于早，应及时拍片、化验。卧硬板床休息。

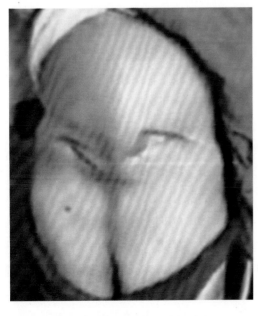

图 12-5 龟背流痰（1）

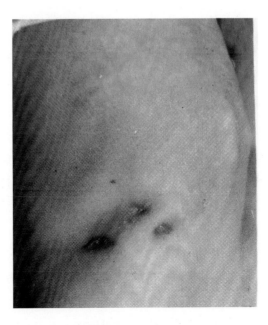

图 12-6 龟背流痰（2）

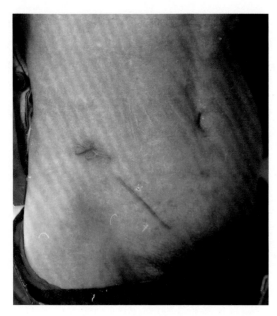
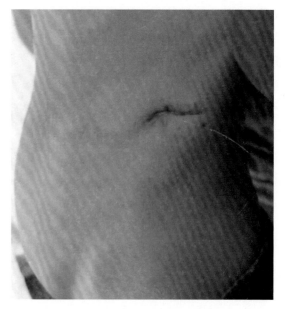

图 12-7　龟背流痰（3）　　　　　　　　　　图 12-8　龟背流痰（4）

2. **肾俞虚痰**　流痰发生在腰椎，两肾俞穴出现脓肿者，名肾俞虚痰。先师称之为腰疽（详见腰疽）。因溃后时流脓汁，滴漏不止，俗称腰漏，是脊椎中多见的一种病。此病多发于成人，始为腰部酸沉疼痛，继之腰椎强直板硬，久立久坐及劳累后加重，弯腰拾物困难，蹲位起立需手扶腿。常在两肾俞穴处出现脓肿，两少腹部、髂窝、股内侧也可肿痛溃破流脓，可形成窦道。同时，可罹患肺痨、环跳流痰等病。

3. **髋部流痰**　流痰发生在髋部，名髋部流痰，又称附骨痰、穿骨流痰、环跳流痰、缩脚流痰。此病多发于青少年，男性多见，跌打闪挫是其主要原因。本病早期一出现酸沉疼痛，就会影响走路而出现跛行，逐渐加重，以致不能行走，患肢呈屈曲拘缩之状。环跳穴或股上段内外侧可出现脓肿，溃后口不敛。后期常出现臀部、患肢肌肉痿软松弛，或下肢缩短，屈曲外旋，翘臀，脚跟不能着地，而致残疾。在治疗此病时，应适当选用骨牵引或皮牵引。在病愈后期，应加强肢体功能锻炼。

4. **鹤膝流痰**　流痰发于膝关节，膝肿而股胫枯细，形如仙鹤之膝，故名鹤膝流痰，又称鹤膝风、游膝风、鼓槌风。此病多由风寒湿邪侵袭，痹着关节；或跌仆扭挫损伤筋骨所致。多见于儿童和青壮年，常为单发，双膝患病者少见，可有其他部位痨病史。症见膝关节逐渐肿大，硬或不硬，酸痛或不痛，皮色不变，日久股胫肌肉萎细，软弱无力，呈鹤膝之状（图 12-9 和图 12-10）。由于肿胀，关节拘缩屈曲，活动受限，行走跛拐。中后期膝肿渐热，疼痛加重，皮色暗红，软硬兼杂，易在腘窝或膝之两侧溃破流脓，一口或数口，脓液稀薄，夹有败絮样物，或为米汤样黄水，疮口久不敛，疮周色暗褐，愈后肿亦难消尽，长期屈膝不伸，导致步履艰难。

5. **穿踝痰**　流痰病在踝关节，名为穿踝痰，一名穿拐痰。在下肢关节中发病率最低。其病因也主要与风寒湿邪侵袭，痹着关节；或与跌打闪挫、损伤筋骨有关。多见于儿童及青壮年，男性多于女性。初起无任何症状，在剧烈活动或扭伤后出现酸沉疼痛。继之踝部渐肿胀，呈弥漫性，质软如绵，皮色不变。日久行走跛拐，关节强直，踝周肿胀，由软变硬，或软硬兼杂，皮色渐现暗红，可溃破一口或数口，脓水稀薄，淋漓不断。可致足下垂或内翻畸形，影响功能，但很少出现骨痨败证。

6. 蝼蛄串　流痰发于腕关节，肿溃串通多处，如蝼蛄串穴，故名蝼蛄串。又名穿骨流痰。此病多发于青壮年男性，劳累、外伤为诱因。初患自感腕关节酸沉疼痛，继之逐渐漫肿，肿硬溃破流脓，脓出不畅，沿手臂内廉两筋中间上串，连发数肿，溃破数口，时流败絮样稀脓，如蝼蛄串穴。后期腐尽肿消，前臂可出现肌肉萎缩，腕关节强直，活动不灵（图 12-11～图 12-13）。

7. 蜣螂蛀　流痰发于手指关节，背面通肿，形如蝉肚者，称为蜣螂蛀，其临床特点：初起指节肿胀，不红不热，日久方痛，溃腐后肿痛不消，久则成疮之证。此病相当于西医学所称的指关节结核，多发于 10 岁以下的儿童（图 12-14）。

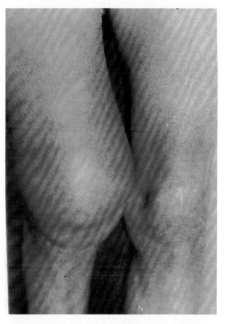

图 12-9　鹤膝流痰（1）

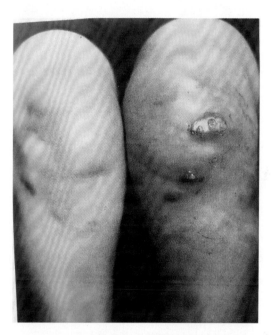

图 12-10　鹤膝流痰（2）

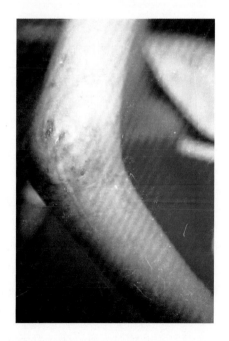

图 12-11　肘部流痰

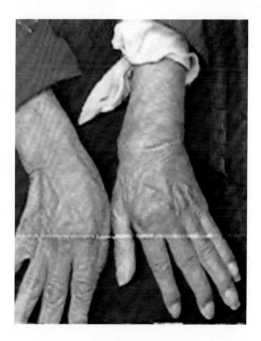

图 12-12　手腕部穿骨流痰

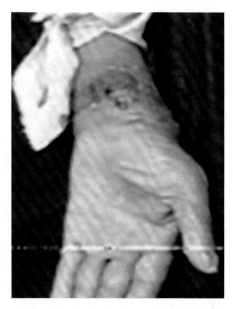
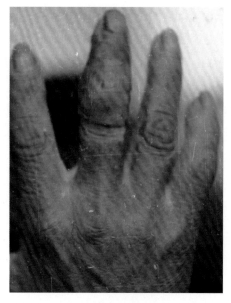

图 12-13　手腕部流痰　　　　　　　　图 12-14　手指部流痰

四、治疗

（一）辨证论治

1.阴虚痰凝证　患处无明显肿胀，仅有酸沉胀感，或隐隐疼痛，发展缓慢，逐渐加重，以致出现关节强直，屈伸不利，活动受限，全身症状不明显，舌质淡红，苔薄白，脉沉缓或沉弦。此时风寒邪毒痹着筋骨关节，经脉阻塞，气血凝滞，营卫不和。筋骨多无实质性损坏，治疗也比较容易、理想。治宜和营通络，温经散寒。方用仙方活命饮去天花粉，加羌活、肉桂、丹参、红花。脊椎加杜仲，下肢加川牛膝。若病延数月后，诸症逐渐加重，仍无肿胀或患处漫肿，皮色不变，触之不硬，面黄体瘦，肢体痿软，畏寒怕冷，舌质淡，苔薄白，脉沉细。证属风寒湿邪痹着筋骨关节，痰浊内生，积聚隙窍，气血凝结，筋骨关节失于荣养。非温通不能解其寒凝，非温补不能导引阳气。治宜温经通络，散寒化痰，补气和血，强筋壮骨。方用阳和汤加黄芪30g，防风、补骨脂、杜仲各10g，当归、金银花各30g。在膝、踝加黄柏、薏苡仁、萆薢。

2.肝肾亏虚证　若早期失治、误治，病情逐渐加重，疼痛明显，关节强直，患处凸隆，肿胀明显；或他处又起肿块，漫肿平塌，皮色不变。伴低热，自汗盗汗，纳差体倦，舌淡红，苔薄黄，脉沉数或滑数。此时骨与关节已有损坏，关节隙窍内凝滞积聚之痰浊气血邪毒瘀久，已化热，酿化为脓，或流窜他处作肿。治宜补气活血托毒。方用温补透毒汤：当归20g，川芎12g，黄芪30g，肉桂、穿山甲各5g（现已禁用），皂角刺、白芷各9g，金银花30g，党参、甘草各10g。

3.气血两虚证　若脓肿已经切开或自行溃破，肿硬不减，时流稀薄脓水，或夹杂豆腐渣样物质，挤之不出，不挤自流。其治仍应补气血，托余毒。方用托里消毒散加减。若溃破已久，肿消痛止，疮口凹陷，胬肉外突，疮周紫滞，时流稀薄黄水，形成窦道，溃口不敛。伴有形体消瘦，面色无华，畏寒怕冷，盗汗自汗，心悸失眠，纳食不香，腹胀便溏，小便清长，舌淡红，苔薄白，脉沉细或虚大。证属久病气血耗伤，非大补气血不能续接元阳。治宜大补气血。方用十全大补汤或人参养荣汤。如伴有午后潮热，颧红，骨蒸盗汗，心烦不寐，口燥咽干，遗精滑泄，女子经水不来，或咳嗽痰血，舌质红，少苔，脉沉细数。证属阴虚火旺之骨痨重证。治宜大补气血，滋阴清热。方用知柏地黄汤加味，或大补阴丸合清骨散，或十全大补汤加麦冬、牡丹皮、五味子。

（二）中医外治

1. 若仅有酸沉胀感，或隐隐疼痛者，外贴疽毒内消膏。

2. 若肿块波动明显或虽无明显波动，经穿刺证实有脓，应及时切开排脓。

3. 若脓肿已经切开或自行溃破者，溃口掺三仙丹、五五丹，外贴加味太乙膏。

4. 若溃破已久，形成窦道，溃口不敛者，溃口外掺三仙丹或七三丹，外贴加味太乙膏。

五、预防调护

1. 牵引或固定支架保护可防止病理性脱位，并可整复脱位和矫正畸形。

2. 加强营养，忌食辛辣之物，节制房事。为避免病变扩散，防止畸形，及时让患者卧床休息。

第十三章　烧伤

烧伤是指因热液、烈火、电、放射线或化学物质作用于人体而引起的一种意外损伤。中医学又称火烧伤、汤火伤、火疮、汤泼火伤等，总称水火烫伤。在日常生活中，烧伤一般以火焰和热液烫伤为多见。烧伤不仅伤及皮肤或相邻组织，并能影响全身重要内脏器官。尤其大面积烧伤常并发感染及休克，死亡率很高。中华人民共和国成立以来，我国烧伤防治工作取得了很大的成绩，在中西医结合方面积累了不少宝贵的经验，Ⅲ度烧伤面积超过 90% 的特重型病例抢救屡获成功，在数千名严重烧伤伤员中治愈率达 90% 以上。

一、古籍摘要

《诸病源候论·伤疮病候》云："汤火疮候。凡被汤火烧者，初慎勿以冷物及井下泥、尿泥及蜜淋渫之，其热气得冷即却，深搏至骨，烂人筋也，所以人中汤火后，喜挛缩者，良由此也。"

《备急千金要方》云："论曰：凡火烧损，慎以冷水洗之，火疮得冷，热气更深转入骨，坏人筋骨难瘥……治火烧闷绝不识人，以新尿冷饮之，及冷水和蜜饮之，口噤撬开与之，然后以下方治之。治火疮方：栀子四十枚，白蔹、黄芩各五两，上三味，咬咀，以水五升，油一升合煎，令水气歇，去滓待冷，以淋之，令溜去火热毒，则肌得宽也。作二日，任意用膏敷，汤散治之。又方：熬油麻为末，和栀子仁涂之，惟浓为佳，若已成疮者，烧白糖灰粉之，即燥立瘥。"

《外科正宗》云："汤泼火烧，此患原无内症，皆从外来也。有汤火热极，逼毒内攻；又有外伤寒凉，极毒入里，外皮损烂者，以清凉膏、粟壳膏涂之；毒气入里，烦躁口干，二便秘涩者，四顺清凉饮下之；泡破，珍珠散搽之自愈。

四顺清凉饮：四顺清凉饮赤芍，防风羌活共连翘，当归甘草山栀等，大黄加上热俱消。治汤泼火烧，热极逼毒入里，或外被凉水所汲，火毒内攻，致生烦躁，内热口干，大便秘实者服。连翘、赤芍、羌活、防风、当归、山栀、甘草各一钱，大黄（炒）二钱，上水二盅，灯心二十根，煎八分，食远服。

罂粟膏：罂粟膏医汤火烧，麻油白蜡共煎熬，将凝加上真轻粉，涂于患上痛随消。治汤泼火烧，皮肉损烂，疼苦焮热，起泡流水者。麻油四两，罂粟花十五朵，无花以壳代之，浸油内煎枯滤清，将油再入杓内，下白蜡三钱熬化，倾入罐内，待四边将凝时，下真轻粉细末二钱，搅匀，水内顿冷取起。临用将泡挑破，用抿脚挑膏手心中捻化，搽患上，软绵纸盖扎，日换二次，其疼即止。次日将软帛挹净腐皮，再搽之自愈。"

《石室秘录》云："雷公真君曰：凡人有无意之中，忽为汤火所伤，遍身溃烂，与死为邻。我有内治妙法，可以变死而生，方名逐火丹。用大黄五钱，当归四两，荆芥三钱（炒黑），生甘草五钱，黄芩三钱，防风三钱，黄芪三两，茯苓三两，水煎服。一剂痛减半，二剂痛全减，三剂疮口痊愈，真至神至圣之方也。"

《洞天奥旨》云："火烧疮，遍身烧如黑色者难救，或烧轻而不致身黑者，犹可疗也。然而皮焦肉卷，疼痛难熬，有百计千方用之而不验者，以火毒内攻，而治之不得法也。故治火烧之证，必须内外同治，则火毒易解也。

汤烫疮，乃百沸汤、滚热油与滚粥等物，忽然猝伤，因而遭害，遂至一时皮漓肉烂成疮也。此等之疮，正所谓意外之变，非气血内损也，轻则害在皮肤，重则害在肌肉，尤甚者害在脏腑。害在脏腑者，多至杀人，然内治得法，亦可救也。内用托药，则火毒不愁内攻，外以蚌津散汁数扫之，即应验如响。如焮赤溃烂，用归蜡膏拔毒止痛，尤易生肌。

祛火外消汤，岐天师传。外治汤烫、油烧等证神验。地榆五钱，白及三钱，柏叶三钱，炒栀子二钱，白芍五钱，当归五钱，生甘草一钱。水煎服，二剂。伤轻者药减半。"

二、病因病机

由于强热的作用，侵害人体，以致皮肉腐烂而成。轻者，仅使皮肉损伤，不影响内脏；严重者，则不仅皮肉损伤，而且火毒炽盛，热盛肉腐，毒热入里，或热毒内攻脏腑，以致脏腑不和，或伤及体内阴液，阴阳平衡失调，伤阴损阳，甚至亡阴亡阳。

三、诊断要点

1. 伤情判断

（1）烧伤面积计算法 ①手掌法。患者五指并拢时手掌的面积，约占其全身体表面积的1%。此方法简便，用于小面积或散在的烧伤计算。②中国九分法。将全身体表面积分为11个9等分，如头、面、颈部为9%，双上肢2×9%＝18%，躯干前后包括外阴为3×9%＝27%，双下肢包括臀部为5×9%＋1%＝46%。

（2）儿童烧伤计算法 在各个不同年龄期的婴儿和儿童，身体各部体表百分比本不同，年龄越小，头部相对体表面积越大，而下肢体表面积越少，其他部位相对体表面积与成人大致相同，计算公式如下：①头颈面部。烧伤面积（%）＝9＋（12－年龄）。②双下肢。烧伤面积（%）＝41（12－年龄）。

（3）烧伤深度计算法 深度一般采用三度四分法，即Ⅰ度、Ⅱ度（又分浅Ⅱ度、深Ⅱ度）和Ⅲ度烧伤（图13-1～图13-12），具体见表13-1。

第十三章 烧伤

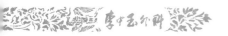

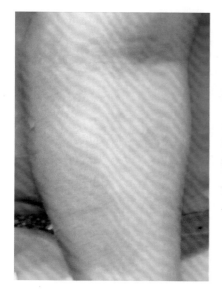

图 13-1　Ⅰ度烫伤（1）

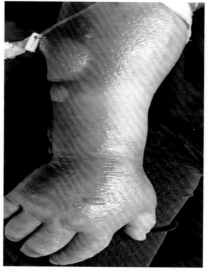

图 13-2　Ⅰ度烫伤（2）

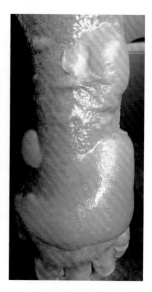

图 13-3　浅Ⅱ度烫伤（1）

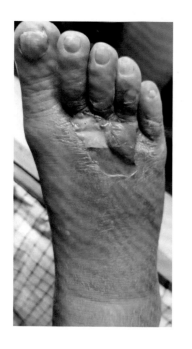

图 13-4　浅Ⅱ度烫伤（2）

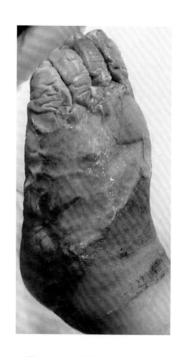

图 13-5　浅Ⅱ度烫伤（3）

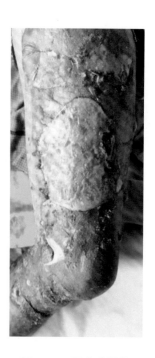

图 13-6　深Ⅱ度烫伤

第十三章

烧伤

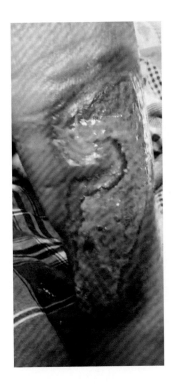

图 13-7　Ⅲ度烫伤（1）

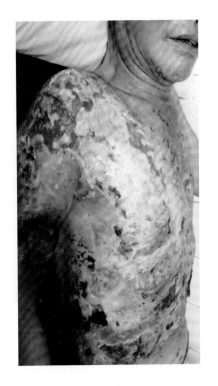

图 13-8　Ⅲ度烫伤（2）

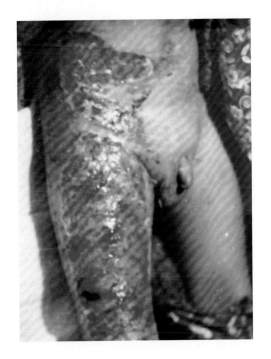

图 13-9　Ⅲ度烫伤（3）

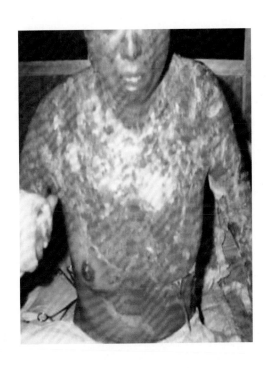

图 13-10　Ⅲ度烫伤（4）

第十三章

烧伤

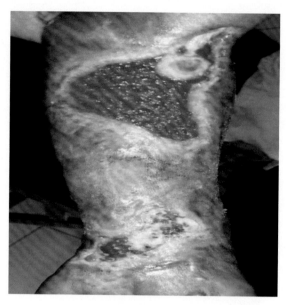

图 13-11　Ⅲ度烫伤（5）

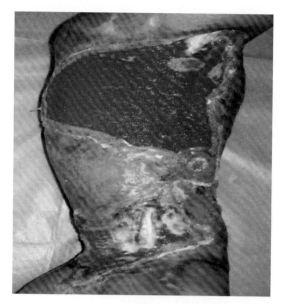

图 13-12　Ⅲ度烫伤（6）

表 13-1　烧伤深度与局部表现

分度		损伤程度	创面表现	创面无感染时的愈合过程
Ⅰ度红斑型		达角质层，生发层健在	红肿热痛，感觉过敏，表面干燥	2～3天愈合，无瘢痕
Ⅱ度水疱型	浅	达真皮浅层，部分生发层健在	剧痛，感觉过敏有水疱、基底部呈均匀红色、潮湿，局部肿胀	1～2周愈合，无瘢痕，有色素沉着
	深	达真皮深层，有皮肤附件残留	痛觉迟钝，有水疱，基层苍白，间有红色斑点、潮湿	3～4周愈合，有瘢痕
Ⅲ度焦痂型		皮肤全层包括皮下组织、肌肉和骨骼	痛觉消失，无弹力，坚硬如皮革样，蜡白，焦黄或炭化，干燥，干后皮下静脉阻塞如树枝状	2～4周焦痂脱落，形成肉芽创面，除小面积外，一般均需植皮才能愈合，可形成瘢痕和瘢痕挛缩

（4）伤情分类　烧伤严重程度除取决于烧伤的面积、深度之外，尚与烧伤部位、原因、体质、年龄和并发症等各种因素有密切关系。判断烧伤的严重程度可分为五类：①轻度烧伤。总面积在10%（儿童5%）以下的Ⅱ度烧伤。②中度烧伤。总面积在11%～30%（儿童6%～15%）之间的Ⅱ度烧伤。或Ⅲ度面积在10%以下（儿童5%以下）。③重度烧伤。总面积为31%～50%或Ⅲ度烧伤在11%～20%之间，小儿总面积为15%～25%或总面积不到30%，但有复合伤或已有休克，以及上呼吸道烧伤。④严重烧伤。总面积在51%～80%（儿童26%～40%）之间，或Ⅲ度面积在21%～50%之间（儿童11%～25%）。⑤特重烧伤。总面积在80%以上（儿童40%以上），或Ⅲ度面积超过50%（儿童25%）的。

2.临床分期　在烧伤整个过程中，由于各个时期的临床表现不同而显示出具有一定的阶段性，一般可分为休克期、感染期、修复期三个阶段。

（1）休克期 一般成人烧伤面积超过15%，小儿超过10%，就可表现剧烈的全身反应，甚至产生休克。烧伤致休克是由于毛细血管通透性增加，大量血浆从血管向组织间隙或创面渗出，造成血液浓缩，血容量减少，于伤后6～8小时速度最快，伤后36～48小时渗出液总量达最高峰，烧伤创面水肿最明显。因此，通常将临床上烧伤48小时内作为休克期。休克期患者临床表现有烦躁不安，心率加快，血压下降，末梢循环不良和尿量减少等。常在早期出现酸中毒和血红蛋白尿。

（2）感染期 烧伤创面常因细菌（以金黄色葡萄球菌、大肠杆菌、绿脓杆菌最为多见）污染而发生感染。烧伤后2～4天可出现毒血症，其发生原因是组织破坏产生的毒素，以及细菌毒素被吸收的结果。在烧伤创面完全愈合之前，皆可能引起败血症。一般好发于伤后5～7天（水肿液回吸收，患者抵抗力低）及伤后第2～3周（开始溶痂，细菌繁殖侵入血液循环）。初期感染，患者表现有高热，畏寒，脉速及白细胞增多。当发展成败血症时，出现有寒战，高热，脉快，神昏谵语，呼吸急促和腹胀等症状。此外，烧伤结痂很快液化，分泌物增多。创面周围呈炎性反应，有时血液培养可找到化脓菌。

（3）修复期 烧伤创面的修复在伤后不久即开始。创面越浅，修复越快。Ⅱ度烧伤无染的创面，依残存上皮再生，痂下愈合；Ⅲ度烧伤或有感染烧伤创面在伤后2～3周开始与健康组织分离（自溶性离痂）；小面积烧伤创面，可由周围上皮向内生长愈合形成瘢痕；大面积烧伤的创面，则须植皮使之愈合。

四、辨证论治

1. 火热伤津证 临床症见：发热，口干引饮，便秘，尿短而赤，唇红而干，舌苔黄或黄糙，或舌光无苔，舌质红而干，脉洪数或弦细而数。治宜养阴生津，清热解毒。方选黄连解毒汤、银花甘草汤、清营汤、犀角地黄汤加减。

2. 阴伤阳脱证 临床症见：体温不升，呼吸气微，表情淡漠、神志恍惚、嗜睡，语言含糊不清，四肢厥冷，汗出淋漓，舌质红绛或紫暗，舌面光剥无苔或舌苔灰黑，脉微欲绝。治宜扶阳救逆，顾护阴液。方选参附汤合生脉散、四逆汤。若冷汗淋漓者，加煅龙骨、煅牡蛎。

3. 火毒内陷证 临床症见：壮热烦渴，躁动不安，口干唇焦，大便秘结，小便短赤，舌苔黄或黄糙，或焦干起刺，舌质红或红绛而干，脉弦数等。治宜清营凉血解毒。方选清营汤、黄连解毒汤合犀角地黄汤、清瘟败毒饮加减。

4. 气血两伤证 临床症见：低热或不热，形体消瘦，面色无华，神疲乏力，食欲不振，夜卧不宁，自汗盗汗，创面皮肉难生，舌淡红或胖嫩，边有齿痕，苔薄白或薄黄，脉数或濡缓等。治宜调补气血、扶正祛邪。方选八珍汤加黄芪、托里消毒散加减。

5. 脾胃虚弱证 临床症见：口舌生糜，口干津少，嗳气呃逆，纳呆食少，腹胀便溏，光剥无苔或舌淡胖，苔白，脉细数或细弱。治宜健脾和胃，益气生津。方选益胃汤、参苓白术散加减。

五、创面处理

烧伤创面是烧伤后一系列严重变化的根源，故创面的正确处理是很重要的，必须保持创面清洁，预防和控制感染，不同的创面、不同的阶段，选用不同的方法。

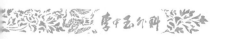

（一）西医外治

1.清创术　首先行清创术，剔除创面及其附近的毛发（头发、胡须、腋毛、阴毛等）。创面周围污染严重时，肥皂水中可加入等量的过氧化氢，以利去污。创面用清水或等渗盐水冲洗洁净，除去脱落表皮。并以1：1000新洁尔灭消毒创面及其周围正常皮肤或以1：2000洗必泰溶液浸湿的纱布，擦拭创面清除污物和脱落表皮。小水疱可不予处理，大水疱可予抽空或剪小孔放液。保留疱壁，但须注意保护Ⅱ度残留上皮组织，促进创面愈合，减少瘢痕形成。清创后根据烧伤部位、深度、面积及病室条件，采取暴露疗法或包扎疗法。①包扎疗法。使创面得到充分引流及保护。此外，还能保温，有利于制动和固定，便于使用外用药物、运送和护理。包扎疗法宜用于四肢及躯干部位。清创后用烧伤药物，如磺胺嘧啶银或纳米银凝胶等外敷创面，外面加脱脂纱布多层或脱脂棉垫后，用绷带以均匀压力包扎。初期敷料的厚度为3～5cm，包扎范围尽可能超出创面5cm，包扎肢体各关节时，应尽量使关节保持在功能位。根据创面渗出液情况，调整敷料厚度。植皮术后为了固定皮片，敷料要适当铺厚一些。②暴露疗法。适应于头、面、颈、会阴及躯干部。烧伤早期创面潮湿，为细菌生长繁殖提供良好条件。暴露疗法有迅速使创面干燥，结成一层干痂，减少病菌繁殖，便于观察创面和节约敷料等优点。浅Ⅱ度烧伤创面伤后1～2天停止渗出，开始结痂，可痂下一期愈合。深Ⅱ度烧伤创面在2～3天结成棕黄色痂皮。

2.感染创面处理　创面感染多数为绿脓杆菌、金黄色葡萄球菌、大肠杆菌或变形杆菌等，前两种混合感染较多见。创面受压部位因潮湿，易被绿脓杆菌感染并引起败血症。创面处理时，应剪去坏死组织及痂皮，充分引流，经常变换体位，减少创面受压，是减小感染和防止感染扩散的有效方法。同时，创面可采用湿敷疗法，用2%～3%高渗盐水，0.1%新洁尔灭和25%～50%新霉素等，每日2～3次。应根据创面的培养菌种，对抗生素的敏感性而选用抗菌药物治疗。绿脓杆菌感染之创面被覆绿色脓苔，或发现敷料被绿染，并有特殊霉腥味，应及时将感染的创面暴露，涂10%磺胺米隆冷霜，按绿脓杆菌感染治疗。

3.Ⅲ度焦痂的处理　焦痂早期具有防止细菌侵入、减少创面渗出、保护痂下创面的作用。在焦痂自然分离前，痂下易于发生感染与积脓，引起脓毒血症和败血症，应及时早期脱痂，进行自体皮或异体皮移植。早期正确处理创面，促进愈合，是预防感染、减少瘢痕的主要措施。脱痂有两种方法：①自然脱痂法。当Ⅲ度烧伤焦痂坏死组织自溶，与基底新生肉芽组织分离时，边切除坏死痂皮，边进行植皮。②手术切痂。采用手术一次或分次早期切痂植皮，此法可缩短疗程，预防感染可收到良好效果。

（二）中医外治

由于中西医理论不同，中医药外治法治疗烧伤多以消肿止痛、化腐生肌为治法。中医有"煨脓长肉""有脓则生，无脓不长"的临床理论，所以，不能因烧伤创面有脓而畏之，更不能因无菌观念而过度地对创面进行清创和消毒，而是要充分利用创面的脓液，为创面的愈合提供有益的生长环境。中医药外治烧伤是根据烧伤创面的不同而选择不同的中药及剂型。同时，要根据烧伤部位和创面情况而选择包扎或暴露疗法，不同的治疗方法需要根据情况进行灵活应用。

1.水疱型创面　烧伤创面水疱较多，渗出较多，疼痛明显。常用水剂、膏剂、油剂等，还有虎黄液（黄连、虎杖、大黄、藤黄、黄柏、地榆、刘寄奴、忍冬藤等）、虎黄烧伤油（虎杖、大黄、黄连、白及、地榆、乳香、没药等）、清凉膏（生石灰、清水、香油）、地黄油（地榆粉、大黄粉、麻油）等，用生理盐水冲洗创面后，把水疱挑破，放出泡液，保留泡壁，清除游离泡皮，用上述药液浸泡无菌纱布，湿敷创面或外涂，每2～4小时一次，或每日3～4次。根据不同的部位可采取包扎或暴露疗法，同时，根据创面情况进行清创和用药，避免痂下积脓，形成脓痂或焦痂。

2. 皮肤脱落及感染创面　烧伤创面有较多黏稠脓液或白色坏死组织，则以化腐生肌为主，生理盐水清洗创面后，用化腐生肌膏（乳香、没药、黄连、珍珠、儿茶、白芷、紫草、花蕊石、海浮石、冰片、黄蜡、麻油）、黄连膏（黄连、生地黄、黄柏、姜黄、当归、黄蜡、麻油）等药物，用压舌板涂药膏，要薄厚均匀，不宜过厚，无菌纱布覆盖包扎固定，每日1次，使坏死组织逐渐液化为脓，每次换药时需用生理盐水清洗创面，清除已液化脓液。对于易暴露部位，不易包扎部位，可采取暴露疗法。

3. 脓痂及焦痂创面　烧伤创面覆有大面积脓痂或焦痂，色黑亮，质坚硬，难以清除，且痂下有较多坏死组织附着。常用膏剂以溶痂，如黄连紫草膏（黄连、黄柏、姜黄、生地黄、当归、紫草、黄蜡、麻油）、溶痂膏（黄连、大黄、虎杖、生地黄、玄参、黄精、生石膏、当归、紫草、松香、黄蜡、麻油）等药物，用压舌板直接涂药膏，要薄厚均匀，宜厚涂创面以溶痂，无菌纱布包扎固定，每日1次，待脓痂或焦痂逐渐软化后，以蚕食法逐步清除已软化脓痂或焦痂。直至创面脓痂或焦痂全部清除，再根据创面情况调整用药。

虽然中医药外用具有较好的抗感染作用，用中医药方法换药时，不需要过度地清创和消毒，但也要避免交叉感染。同时，在关节部位的烧伤创面，也需要保持功能位。

（三）黄水东医生治疗烧伤经验

黄水东医生为河南省鲁山县黄氏中医烧伤疗法第五代传承人。黄氏中医烧伤疗法经过五代人的传承、创新与发展，已形成独具特色的中医药治疗烧伤的方法，其治疗烧伤的系列药品，是由经过严格筛选、精心炮制的矿物、动物、植物三大类中药组成，再将这些药材再进行分类炮制，并制成根据不同病情，分别选择使用具有止痛、消肿、止痒、祛腐生肌等功效的止痛药、排毒药、生肌药、止痒药等。剂型系列分别有喷剂、粉剂、膏剂、油剂、油膏剂等。

1. 喷剂　采用薄荷、白矾，石膏、白菊花、金银花、艾草等中药材加水配制而成，具有消肿止痛、清热解毒等功效，用于烧伤早期的创面处理，最适合用于Ⅰ度烧伤。

2. 粉剂　采用珍珠、麝香、冰片、广丹、没药、蛴螬、艾炭、血余炭、血竭、象皮等中药材制成，具有止痛、排毒、祛腐、结痂、生肌等功效。适用于烧伤创面中期及中后期，并可用于多种溃疡创面等。

3. 膏剂　采用植物油、珍珠、白蜡、象皮、白芷、乳香、没药、石膏、松香等中药材，具有止痛、排毒、祛腐、生肌等功效。用于Ⅱ度以上的烧伤创面及具有红肿、溃烂或不溃的感染创面等。

4. 油剂　采用植物油、紫草、白芷、当归、白矾、冰片等中药材，具有止痛、排毒、祛腐、生肌、湿润软化创面等功效。用于Ⅱ度、Ⅲ度烧伤或烧伤初期、后期等。

5. 油膏剂　采用植物油、广丹、白蜡、麝香、蓖麻籽、乳香、没药、松香、血竭等中药材，具有祛腐生肌、活血消肿等功效。用于各种感染创面等。

治疗烧伤的理念需要配合传统的中医药综合疗法。

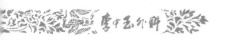

综上所述，根据每个患者体质、烧伤病源的不同，用药也不同。比如电击伤、开水烫伤、化学烧伤、石灰烧伤等，所造成的烧伤创面深度、严重程度及渗出液是不同的，用药也不相同，要根据烧伤病源及创面情况，选择不同的外用剂型。如干痂型创面用药以油膏为主，后期加用粉剂促进创面愈合。开水烫伤用喷剂止痛消肿，后用粉剂排毒收湿生肌等。烧伤的愈合过程就好比一粒种子，在土地中有一个从发芽到收获的过程。开始需要适当的温度、水分、营养等，才能发芽出土；中期可根据气候的变化，旱了浇水，涝了排水，并适当地补充肥料等；后期收获，因气温、天气的变化，从而选择最佳的收获期。这是个自然的生长过程，我们在治疗烧伤的过程中，因每个人的体质不一样，基础体温不一样，饮食、心情、护理等因素的不同，都可能引起五脏六腑不同的反应及变化，从而影响创面的愈合。因此，在烧伤创面用药方面，需要根据每天创面的温度、症状、渗出及愈合情况等，有针对性地选择用药及进行药物配伍。后期脱痂期，要根据创面情况变化而选择祛痂，有自行脱痂，有软化脱痂等，可根据个人体质、气温、季节、天气、结痂时间等而定。总之，大面积烧伤的治疗过程，使用单一药剂很难治愈，创面在愈合过程中是在不断地变化着的，所以要根据情况，因人因时因地制宜。同时，饮食和护理也是非常重要的。

六、西医西药

1. 现场急救　急救的原则是消除致伤原因，使创面不受污染，防止进一步遭受损伤。应尽快扑灭伤员身上的火焰，使伤员迅速脱离现场，并给予止痛药。对大面积烧伤患者，可从静脉给止痛剂，既迅速镇痛，又可避免休克纠正后，使大量止痛剂进入血流，从而引起药物中毒。然后脱去或剪开衣服，不要强扯，以免加重皮肤损伤。用消毒或清洁敷料、被单或衣服等简单覆盖创面，避免污染和再损伤。严重烧伤患者，应立即补液。

若是酸碱烧伤，应立即用大量清水冲洗，并特别注意有无眼睛的损伤，以便及时处理呼吸道烧伤。出现呼吸困难时，应即行气管切开。合并有大出血者，应迅速给予止血。有骨折者予以固定等。

2. 休克的防治　轻度烧伤多不发生休克，烧伤越重，休克出现越早，期限越长，病情也越重。严重烧伤多在伤后 6～12 小时发生休克，如烧伤面积在 70% 以上，可在伤后 2 小时内发生休克。休克期的处理原则是应尽快恢复血容量，方法如下：烧伤可进食者，口服烧伤饮料（每 100mL 开水加氯化钠 0.3g，碳酸氢钠 0.15g，糖适量），或口服盐粥汤，少量多饮，逐渐增加，且应以含盐饮料为主。重度烧伤的伤员，应以静脉补液为主。休克期补液的计算方法及公式如下：补液总量＝胶体液＋电解质液＋生理需水量，胶体液＝烧伤面积×千克体重×0.75mL，电解质液＝烧伤面积×千克体重×0.75mL，即：烧伤后 24 小时内每千克体重，烧伤面积每 1% 补给胶体液（血浆、全血、右旋糖酐等）0.75mL，以及同等量的电解质溶液（等渗盐水或其他电解质液），并加上正常人每日生理需水量 2000mL（可用 5%～10% 葡萄糖溶液）。举例：Ⅱ度、Ⅲ度烧伤面积 40%，体重 50kg 的伤员第一个 24 小时补液量：电解质液为 40×50×0.75 ＝ 1500mL，胶体液为 40×50×0.75 ＝ 1500mL，5% 葡萄糖溶液为 2000mL，全日补液总量为 5000mL，液体输入时间分配见表 13-2。

表 13-2 不同时段各种液体输入量表

输入液体	第一个 8 小时（总量 1/2）	第二个 8 小时（总量 1/4）	第三个 8 小时（总量 1/4）
胶体液	750mL	375mL	375mL
电解质液	750mL	375mL	375mL
5% 葡萄糖溶液	1000mL	375mL	375mL

第二个 24 小时，胶体、电解质液各补充第一个 24 小时实际输入量的一半，生理需要量仍是 2000mL；第三个 24 小时后补液看病情需要而定。控制补液量的原则是在满足抗休克的要求下尽量少给。

补液的临床观察指标：①尿量一般能反映有效血容量及肾功能。成人每小时要求尿量 30mL 左右为宜，婴儿要求每小时维持 10% 左右，儿童约 20mL。②脉搏：心率的变化往往发生在血压变化之前，要求成人每分钟 120 次以内。③血压：收缩压可维持在 90mmHg 以上，中心静脉压应在 10～12cm 水柱。④末梢血液循环，可观察肢端的温度和毛细血管充盈情况。

3.败血症的防治 败血症是造成烧伤死亡的主因，其防治原则如下。

（1）坚持严格的消毒隔离制度，做好床边隔离，减少或防止细菌的侵入，尤其是绿脓杆菌和耐药性金黄色葡萄球菌的交叉感染。

（2）积极增强机体抵抗力，这是防治败血症的基础，必须十分重视。首选应注意营养的维持，调理脾胃，增进饮食，维持水、电解质平衡，补充多种维生素，适当输入新鲜全血、血浆，以纠正贫血和低蛋白血症，必要时肌内注射两种球蛋白，合理安排休息，以提高机体的抵抗力。

（3）正确处理创面是防治感染的关键。根据创面的变化，采取积极有效措施，以防治和控制创面感染。对于被疑为败血症病灶的焦痂，尤应充分引流，或将焦痂切除后植皮。

（4）合理使用抗菌药物以防治感染，要做到用得早，用得准，剂量足，联合应用。一般 2～3 天可用广谱高效抗生素；大面积烧伤患者，在体液回吸收期可用广谱抗生素。可根据创面脓液细菌培养，血培养结果，选择对细菌敏感的药物。

七、预防调护

1.在日常工作中，严格按照规章制度和操作规范进行工作，及时排查工作中的安全隐患。

2.在日常生活中，及时排查和更换老化的电线、燃气灶、电器、插座接头等。

3.在家用电器方面，要购买合格的家用电器，并按说明正确操作和使用家用电器。

4.在日常保健中，严格按照操作流程进行操作，避免在拔火罐、艾灸等过程中造成皮肤烧伤，甚至严重烧伤。

5.在预防幼儿烧伤方面，不要让幼儿单独停留在浴室和厨房，让孩子远离热源，把热液放到幼儿不易触摸到的地方。

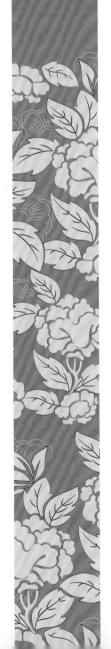

第三部分　乳房病

第十四章　乳房病概论

第一节　乳房病中医四诊

中医的"望、闻、问、切"四诊内容非常丰富，方法也很独特，可以说是临床诊断中的核心，也是一个临床医生整体水平的重要组成部分。每位医生对每个患者只有通过四诊综合分析，才能得出诊断结论。因此，四诊在乳房病的诊断中是不可缺少的，但对于四诊内容，每一种疾病都有其特殊性。本章仅介绍与乳房病相关的四诊内容。

乳房位居前胸体表，患病后除了主诉较为特殊外，有些症状特征还能通过望而见之，触之可及，甚至仅凭四诊中的一种方法就可做出印象诊断。总体而言，比内脏病的诊断更为容易，但每一种疾病尽管都有其规律性。有些疾病看上去很容易做出明确诊断，但也许它还伴有隐现的其他疾病，很容易造成误诊或漏诊。因此，只有通过临床四诊，全面系统地了解疾病病史，掌握疾病的特征，才能做出明确的诊断，并准确地预测疾病的发展、转归，确立完整有效的治疗方案。

一、问诊

问诊是通过询问患者或家属，以了解患者的主诉、现状和病史，以及与发病有关的诸多内容。问诊是了解疾病的第一步，是收集临床资料的重要手段，通过详细而系统的问诊，对许多乳房病的鉴别诊断已经有了初步印象，甚至可以做出印象诊断，比如说一个年轻哺乳期的女性，述说她乳房中有肿块，疼痛伴发热数天，你的第一印象诊断是什么？难道不是急性乳腺炎吗？再如一个非哺乳期中年女性，主诉双乳房中有肿块，疼痛数年，随喜怒而消长，月经前加重，月经后减轻，请问什么乳房疾病有此特点？答案是乳腺增生病。当你有了初步的印象诊断之后，就可以有重点有目的地询问深层次的病史内容，但一定不能带有片面性和经验主义，以免造成漏诊或误诊。

问诊是十分必要的，但要讲究方法方式，一定要让患者理解：问诊是为了对其疾病做出明确诊断，要与患者沟通思想，交流感情，增加患者对医生的信任，在亲切、友好、坦诚、充满爱心、充满希望、毫无忌讳的情况下进行，才能获取完全真实可靠的临床资料。问诊的内容仍以常规采集病史内容为主，以有了印象诊断的病种内容为重点。

（一）一般情况

1.姓名　要填写患者的真实姓名，以便以后追访。

2.性别　从总体上讲，绝大多数乳腺病发生于女性乳房，但也有一些乳房病，如乳腺癌、乳房良性肿瘤，也可见于男性乳房。再如乳房异常发育症，男女发病相差无几，而男性乳房发育症

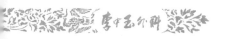

只见于成年男性。

3.年龄　询问患者年龄，力求准确无误，因为人在各个年龄段都有其生理特点和病理特征。例如，刚出生数月的婴儿，可能会出现乳晕部硬结，这是母体胎盘带给婴儿的雌激素导致的婴儿乳腺一时变化，应属生理现象；到了7～11岁青春前期，也会发现部分儿童乳晕部结有围棋子大肿块，触痛明显，多会自然消失，这也是性功能发育活动的一时性紊乱；到了青春期后的15～30岁年轻女性，是乳房纤维腺瘤的高发年龄组；25～45岁则是乳腺增生病的多发期；而45岁以上中老年女性，患乳腺癌者占乳腺病中的首位。这仅能作为一般规律看待，且不可忘记极少数人的特殊性。

4.职业　一个人的职业不同，所处的环境不同，也会发生不同的乳房病，据大量临床研究证明，社会地位高，文化层次高，经济较富裕，脑力劳动者，患乳腺癌者相对较高，工人、农民体力劳动者患乳腺癌者相对较低。但并不是绝对的，一个国家，一个地区，乃至一个单位，都有着很大差别。

5.地址　要详细了解患者的工作单位、住所地址，包括患者的电话，这些很有必要，除了能够了解某地区、某单位、某种疾病发病率的区别外，还可建立病历档案，对患者进行追踪、观察、随访，不但有利于患者的预防治疗，亦利于积累临床资料，进行科研活动。

（二）乳房病现病史

1.患者了解乳房病的发病原因、发病时间、发展速度、变化特点和突出症状，以及与此病有关的诸多因素。

2.诊治经过：主要了解患病后的诊疗过程，如已做过的红外线扫描、钼靶X线、超声、CT、内分泌测定等检查结果，为明确诊断提供线索。再了解前后所用治疗方法、药物效果如何，为下一步确立治疗方案时参考。

（三）既往史

主要询问既往病史，包括患者既往的健康状况和过去曾经患过的疾病，特别是与本次乳房病有着密切关系的疾病，为诊断现有疾病时参考。例如，曾有过外伤史，现在伤处见有皮肤凹陷现象，应想到脂肪坏死症；有乳腺纤维腺瘤手术摘除病史现又复发者，不仅要考虑腺瘤的复发，而且应考虑存在恶变的可能；导管内乳头状瘤已做部分导管切除术，如乳头又有溢血，既应考虑乳头状瘤复发的可能，还应考虑有乳头状癌的可能；乳腺囊性增生病手术后，如肿块复现硬度增加，应想到有恶变的可能。

（四）月经史

月经与乳腺生理和病理关系都很密切，月经是乳房病必须详细了解的重要内容。如月经初潮年龄，闭经日期，月经周期的迟缓长短，规律有无紊乱，经期的天数是否正常，经量的多少与经质的变化，经色的淡、红、褐、黑之不同，月经前后对乳房肿块、疼痛的影响大小，都与乳腺病的诊断与鉴别诊断、辨证治疗及进一步研究密切相关。据诸多研究证实，乳腺增生病多有月经不调的情况。月经初潮早于12岁，绝经晚于50岁，乳腺癌的发生危险性会明显增加。

（五）婚产病史

1.结婚生育史　了解是否结婚，包括性生活史，结婚年龄，妊娠次数，分娩次数、时间，人工、药物或自然流产的次数、时间；是否哺乳，哺乳的时间长短，哺乳婴儿的个数、年龄等；未

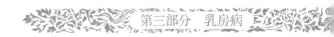

婚、未育、未哺乳的原因；有无离异、丧偶等。乳腺癌与独身、结婚迟、结婚维持时间短、生育晚、不生育、未哺乳或哺乳时间短有一定关系。

2. 妇科病史　产道、子宫、附件、乳房都是下丘脑－垂体－卵巢性轴的靶器官，生理病理息息相关。据诸多研究发现，有妇科病史的患者，包括阴道炎、附件炎、子宫内膜炎、子宫内膜异位症、子宫肌瘤等疾病，乳腺增生病的发病率高于无妇科病史者。

（六）家庭与工作史

主要了解家庭的组合是否和谐，生活习惯有无规律，情绪是否稳定，精神有无压抑，总之，要了解患者生活质量如何。同时，要了解患者的工作、单位、身份、工作性质、处境好坏、紧张程度、精神状态，以及对病情的影响。例如，一些乳腺增生病多有在单位或家庭精神抑郁，心愿不遂等原因；乳腺癌患者亦常见于多愁善虑，长期郁闷不乐者。

（七）家族史

一般认为，乳腺癌多与母系亲属家族史有关。据研究发现，凡有乳腺癌家族史者，其家族女性的乳腺癌发病率较无家族史者高出 3 倍；第二代患乳腺癌的平均年龄较一般人提早 10 年；有乳腺增生病者，患癌的危险度比正常人高 3 倍左右；患"非典型增生"者比正常人高 7～10 倍；而既有非典型增生又有乳腺癌家族史者，乳腺癌发生危险度较正常人高 22 倍。可见，了解有无乳腺癌家族史，对防治乳腺癌有着重要意义。

（八）药物史

药物史是指患者曾患过某些病，用过某些药后引起的乳腺病。如应用氯丙嗪、多巴胺、利血平、吗啡，都会影响垂体前叶的功能，导致泌乳。据一些报道，过量口服避孕药（雌激素类），亦可引起溢乳症、乳腺增生症，并增加发生乳腺癌的危险度。

总之，问诊是每位医生接诊每一个患者的第一道程序，尽可能多地了解病史，筛选病史，对书写病历和印象诊断至关重要，因此，必须认真、负责、耐心、细致地进行，千万不可草率马虎，以免造成失误。

二、望诊

望诊是通过医生的眼睛去观察患者一举一动的形态、精神活动、皮肤、舌象之变化，全身或局部的特殊表现，经过综合分析判断，得出明确的结论，故称此为"望而知之谓之神"。望诊在乳房病的诊断中非常重要。当医生在问诊结束后，接着就要对患者进行检查，其中望诊是首先要做的，望神色，望形体，望舌象，在此不再赘述，仅阐明有关乳房部分的望诊内容。

（一）乳房的位置及大小

正常乳房位于胸部第 2～6 肋间，内达胸骨旁线，外达腋中线。乳头平第 4 或 5 肋间。但较大的乳房上可达锁骨，下达肋缘，内至胸骨内缘，外达背阔肌前缘。正常人的乳房可有稍微差别，若双侧乳房相差太大，就要考虑是病态，要找出哪一侧是正常，哪一侧是异常。在青春期女性，乳房发育不好可见于一侧，也可为双侧；有一些成年男性，乳房一侧或双侧呈弥漫性增大，若女子样乳房，这是男性乳房发育症；也有年轻女性乳房迅速增大，超过正常，下垂平脐，甚至达耻骨，此为乳房肥大症；有些乳房纤维腺瘤或乳腺癌肿块较大时，都可导致乳房增大，这要结合其他诊断方法，做出综合判断。

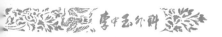

（二）望乳房的数目

在正常情况下，每个人只有一双乳房位居胸部，但也有在胚胎时形成的 6～8 对乳腺始基在出生前退化不全，形成不同部位的多乳房症，有些只有乳腺体无有乳头，有的则只有乳头没有腺体，还有的人既有乳头又有腺体。这种多个乳房多位于乳尾部、腋前、腋下，或胸腹部，称之为副乳或多乳房症。

（三）望乳房外形

观察乳房是否对称，发育情况如何，乳房外形有无异常表现，应从以下几方面观察辨别正常与否。

1. 乳房皮肤色泽　乳腺炎急性期多有皮色红且有肿痛肿块；炎性乳腺癌多为紫红色充血样改变及橘皮样变，乳房质地韧，压痛不明显且不化脓；若见乳头周围皮肤起疱糜烂，基底起颗粒状硬结，淡红无痒，应考虑湿疹样乳腺癌。

2. 乳房皮肤凹陷　正常乳房皮肤平坦、光滑，无凹陷。最常见的皮肤凹陷为"酒窝征"，这是乳腺癌的特征，是因为乳腺癌肿块较大，侵犯了连接腺体与皮肤的纤维韧带即库珀（Cooper）韧带，不能随乳房病变组织的增大而延长，故出现乳房表面的凹陷点。酒窝征也可见于脂肪坏死症，此病多有局部外伤史。

3. 橘皮样变　橘皮样变也是乳腺癌的特征之一，是由于乳腺癌中后期，肿瘤细胞阻塞了肿瘤表面皮肤的淋巴管后，引起局部淋巴回流受阻，表现出乳房表面水肿，毛囊孔变粗大出现凹陷，像橘子皮样改变，故名橘皮样变。

4. 菜花样改变　此症也是乳腺癌晚期的特征，是由于乳腺癌肿块增大侵及皮肤出现溃烂，以致出现很多大小不等的肿块呈菜花样凹凸不平改变。

5. 慢性窦道　当急性乳房脓肿切开排脓后，因乳管损伤及处理不当，致使溃口长期不愈合或愈合后反复发作，形成窦道，中医称之为"乳漏"。

6. 乳头改变　正常人双侧乳头高低大小基本对称。若自幼乳头凹陷，内无肿块，无疼痛者多为先天性畸形；若乳头凹陷，内有肿块，伴流血水，可能为乳腺癌后期；乳头凹陷，内有肿块，红肿热痛可能为炎性肿块；若乳头根部有裂口，小儿哺乳时剧疼，为乳头皲裂症。

乳头内陷可分为三度。Ⅰ度内陷：乳头轻度回缩，乳头基底有一个陷沟。Ⅱ度内陷：乳头中度回缩，乳头已陷入乳晕之内。Ⅲ度内陷：乳头重度回缩，折叠凹入，似手套倒翻样。

7. 乳头溢液　正常乳房非哺乳期，有时可挤出少量无色浆液。若乳头溢液为多孔，量少，无色，或淡黄色，乳汁样，多属正常，或良性病变；若为单孔见有脓性溢液，多属乳腺导管炎；若单孔溢液较多，且呈淡红色，可能为乳腺导管扩张症；若单孔溢液，呈血红色，乳晕部可触及小结节，或无结节，要考虑为乳腺导管内乳头状瘤或乳腺导管癌。应进一步检查，以明确诊断。

三、闻诊

闻诊，是医生通过耳听患者的声音变化，鼻嗅病者的气味异常变化来辨别病症，尽管闻诊在乳房疾病的诊疗过程中应用范围较小，但也是四诊中不可缺少的组成部分。

（一）听声音

临床医生在接诊每一位患者的过程中，通过患者身心痛苦的自然反应、声音变化和医生向

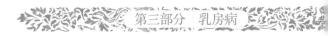

患者询问所得到的答复言语中，或在医生检查乳房病变局部时患者的反应声音中，获得辨证论治的依据。乳腺增生病患者一般并无特异性声音变化，仅有少数患者有善"太息"，但在病者的言语中可以闻知她是偏于烦躁易怒，情绪易激动，言之不休，肝气郁结之实证；或是少言寡语，忧虑重重，情绪低落，肝郁脾虚证。再者，从乳房的触诊反应中，也能获得辨证论治的信息，如肝气郁结的患者，触摸乳房肿块时病者常发出疼痛的痛苦反应；痰血凝结之肿块，触摸时多无任何异常反应。再如急性乳腺炎患者，发热，头身疼痛，乳房局部红肿热痛，自然会反映出痛苦的呻吟，触摸病变局部时反应会更明显。若毒邪炽盛，内陷入里还会出现谵语等声音变化。再如乳腺癌患者，在早期肿块较小，可无任何痛苦，声音可无任何改变，到了晚期，肿块较大，也会出现剧烈疼痛的呻吟呼号。若有癌肿远处转移，或久病体弱，后期可出现少气懒言，声音低微等声音异常变化。

（二）嗅气味

乳房疾病溃后的脓液，组织坏死的病理产物会有特殊的臭味。乳腺癌肿溃烂后污血渗漏会有腐肉腥秽，异臭难闻，乳腺炎脓液及浆细胞性乳腺炎前期乳头乳酪样分泌物也会有异臭味。

四、切诊

切诊包括乳房局部的触诊和切脉两部分。乳房疾病生于体表，多有肿块可触及，医生可通过自己的双手感觉，接触病变形体，测知病变的位置、数量、形态、光滑度、硬度、移动性和脉象，以确定乳腺病的性质、程度。切诊是一门应用范围很广，不须任何费用，无任何损伤，技术性很强，艺术性很高，诊断价值很大的诊断方法。一个外科医生或者一个乳腺病外科医生，切诊的手上工夫如何，衡量着医生的技术水平高低和分析判断能力的强弱。如果触诊水平到位，对乳腺病的诊断与鉴别诊断，以及辨证论治用药，都有着很大影响。同时，可以为患者省去很多不必要的仪器检查，减少患者的损伤和费用，有着不可估量的价值意义。所以，笔者一再鼓励年轻的乳腺病工作者，一定要摆脱掉依赖仪器诊断疾病的习惯，一定要努力练好手上工夫，积累临床经验。如果能够做到四诊应用得心应手，诊断的准确率会不亚于目前的很多先进仪器。

（一）乳房触诊

1. 乳房触诊的姿势与顺序　乳房触诊的姿势主要有坐式和卧式。坐式适用于中小乳房的检查，尤其适宜乳晕区浅层乳腺的检查。坐式为让患者端坐，脱去上衣，充分暴露上半身，检查乳房内上象限时，双上肢自然下垂，放于身体两侧；检查外上象限时，让患者以手叉腰，肘部向后倾；检查乳房下半部时，双臂上举外展，若检查乳房深部时，可让病者上半身前倾，双臂向前伸直，使乳房呈下垂位。卧式适用于较大乳房的检查。取平卧位，身体平躺，全身放松，手臂上举放于项后，必要时腰下垫一枕头，胸部抬高，这样更便于乳房的触诊。

检查乳房的顺序为：先查乳房内上象限，再依次查外上象限→外下象限→内下象限→乳晕区→乳尾部→腋下及外肋缘淋巴结→锁骨上窝淋巴结→锁骨下窝淋巴结→颈部淋巴结。

2. 乳房触诊的手法技巧　乳房触诊时，术者食指、中指、无名指、小指自然并拢，用四指指腹平放于乳房，轻柔地进行触摸。一般的规律是先整体法触摸，即用并拢的手先托起乳房，感觉整个乳房的整体结构有无变化，再按次序大体触摸整个乳房，以求较快发现病灶部位，然后就要用分解法，以指腹最敏感处重点触摸乳房局部，有时需要反复触摸，并与周围正常组织对照，仔

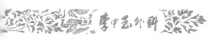

细辨别病灶的部位、数量、大小、界限、光滑度、质地硬度、活动度等。

要想了解乳房中的疾病，首先要了解每位女性乳房的正常类型。每一位女性由于遗传基因的个体差异、年龄大小、生育、哺乳与否、营养状况和保养的不同等诸多因素，每个人的乳房结构形态都会有其特异性。乳房主要由乳腺导管、乳腺小叶、腺泡及周围结缔组织、脂肪组织组成。某一种组织的多少与分布结构如何，决定着乳房的形态结构类型，也与乳房病的发生有着密切关系。

柔软型乳腺：这种乳房由于乳腺腺体、小叶腺泡、结缔组织、脂肪发育都比较良好，分布均称，乳房外形多大小适中，丰满挺拔，触之像海绵、水囊，柔软而富有弹性，均匀而无阻挡。常见于年轻女性或未婚、未哺乳者。乳房中若有病变，很容易摸到，一般不容易漏诊。

颗粒型乳腺：这种乳房除了乳腺腺泡发育功能欠佳，其导管小叶、结缔组织、脂肪大小都正常。所以乳房外形也接近柔软型乳腺，触诊时表浅及中层柔软而有弹性，疏松而无阻力，但深层可触及多发小颗粒结节，散在、均匀分布于整个乳房，光滑，质韧，无挤压痛。较易与乳腺囊性增生、小纤维腺瘤混淆。此型乳腺常见于年轻女性未育或未哺乳者。

软带型乳腺：这种乳腺多为乳腺小叶、腺泡退化萎缩，脂肪组织填充不佳，相对乳腺导管及周围结缔组织分布集中。可见乳房外形不饱满，多松弛下垂，触之韧性大而弹性差，且欠柔软。此种类型如果有很小的结节病灶，容易包埋于腺体、结缔组织中隐蔽，不易分辨，较易造成漏诊。这种类型乳腺常见于哺乳后的中年女性。体形瘦弱者尤著，但与乳房大小不成正比。

脂肪型乳腺：这种乳房由于大部分乳腺组织已经退化，完全由脂肪组织所代替，乳房外形可仍显饱满，但触诊时感觉到整体柔软度差，韧性较大。乳房中尤其中央区乳晕下、外上象限乳尾部，脂肪颗粒较大，分布欠均匀，且韧性大，有时较易与小囊肿、结节混淆，检查时应仔细分辨。此类乳腺主要见于绝经后老年患者。

3. 乳房触诊的目的

（1）确定病灶部位　乳房中有无病变，病灶在哪个部位，这是肯定要搞清楚的问题，同时对辨别是哪种好发病也有一定意义。例如，60% 左右的乳腺癌发生于乳房外上象限，有 12% 发生在乳晕下，12% 发生在内上象限，10% 发生在外下象限，其余 6% 发生在内下象限。乳腺增生病也多发生于外上象限，但多呈双乳对称性；乳腺导管内乳头状瘤和乳头漏管又多发生乳房中央区，那如何描述患病部位呢？临床医生一般多用象限形容，笔者认为这种方法只能指出病灶的大体部位，尤其对很小的结节定位尚嫌不足，所以笔者有时用画图描述，有时用象限法另加时钟点射法；即在象限分割法的基础上，再套用钟表时针，分为 12 个点向乳晕区放射，另把乳房乳晕区外缘，乳房外缘及乳晕区外缘至乳房外缘的中位画三个同分圆线，乳晕区内称内区，乳晕区外称中区，中区以外称外区。这样又把乳房分割成多个区域，一般定位描述较为准确。例如，描述肿块的位置；乳房外上象限 2～3 点间中区，可触及一肿块约 2cm。

（2）确定肿块的数量　患病是一侧乳房或双侧乳房，病灶肿块是一个或是多个，乳房很多病都可以是单发也可以是多发。一般来讲，能够准确确定个数的都尽量用多少个确定量词进行描述，如果碰到很多小结节、小囊肿，在不能简单地进行计算的情况下，可以使用“很多”“多发”等形容词。

（3）确定肿块的大小　在描述乳房肿块时，在古医籍中常用实物形容它的大小，如枣大、拳

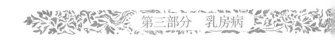

大、碗大等，西医学多不提倡使用，谓其不够准确，常用厘米（cm）测定大小。但有时候发现有很多小颗粒结节，不可能每一个都测量描述，也可用石榴籽大、高粱粒大等实物形容。

（4）确定肿块的形态　常用圆形、椭圆形形容乳房纤维腺瘤，常用扁平肿块、团块、结节、条索状、不规则肿块形容乳腺增生病，常用岩石、岩穴、姜块等形容乳腺癌，常用围棋子形容乳房异常发育症的中央硬结等。

（5）确定肿块的边缘清晰度　常用边界清形容乳腺良性肿瘤、积乳囊肿等，常用边界尚清形容乳房异常发育症中央肿块或慢性乳腺炎性包块等，常用边界不清形容急性乳腺炎性肿块、乳腺增生病等。

（6）确定肿块的光滑度　肿块的光滑度对判定肿块的性质有着很高的价值。例如，乳房纤维腺瘤和积乳囊肿，肿块的外膜多光滑，而乳腺癌性肿块则多毛糙欠光滑；慢性炎性肿块虽不光滑，但肿块边界多不清且多有压痛。

（7）确定肿块的软硬度　评价描述肿块的软硬度方法很多，一般常用三度分级，即低度硬如唇，中度硬如鼻，高度硬如额。笔者则常用坚硬、硬、较硬、稍硬、韧硬、韧而稍硬、韧、稍韧、囊韧、软来形容各种软硬程度不同的肿块。例如，乳腺癌性肿块无论大小，多用坚硬（炎性乳腺癌、髓样癌除外）；乳腺纤维腺瘤多用韧硬，乳腺囊性增生病多用韧，乳汁囊肿多用囊韧等形容进行分级。

（8）确定肿块的活动度　肿块的活动度是指肿块与胸壁、皮肤有无粘连。良性病变大多移动性大、无粘连，乳腺癌大多与皮肤胸壁粘连，相对移动性小，当然也要看肿块的大小、部位，要结合其他条件进行综合判断。

（9）确定疼痛与否　很多乳房病除了有主诉的疼痛外，乳房肿块触诊时也会有疼痛，也有的肿块触之无疼痛，还有些乳房病主诉无疼痛，触诊时也无疼痛。例如，红肿热痛的乳腺炎性肿块压痛都很明显；乳腺增生病平时可自感疼痛，但触诊时可有疼痛，也可以无触痛，乳腺肿瘤（晚期例外）平素多无明显疼痛，触诊时也多无疼痛。

（10）确定肿块与乳头溢液的关系　乳晕周围的肿块结节，常与乳头溢液伴随，因此，辨别乳头溢液与肿块的关系，对某些病的诊断有着决定性意义。例如，某个女性乳晕部触到一结节，挤压结节时乳孔中溢出鲜红色液体，那么就要考虑患者是否患有乳腺导管内乳头状瘤或导管癌；如果挤压肿块结节，乳管中溢出为脓液样物或粉刺样物，就要考虑患者所患的应是浆细胞性乳腺炎。

（二）腋窝及锁骨上下淋巴结的触诊检查

检查者坐在患者对面，用左手查右侧，用右手查左侧。检查时肘关节屈曲，并拢的手指伸进腋窝顶部，嘱受检查者肘关节屈曲90℃，前臂放在医生的前臂上，或让患者将手放在头顶上，均能使腋窝前缘的胸大肌和背阔肌松弛，然后用食中指的掌面触摸。先从腋窝顶部开始，用稳定的滑行移动，在胸壁侧面自上而下地触摸中央区组和腋窝前臂胸肌组。再站其身后，让患者上臂向前上方抬起，触摸背阔肌的前内面的肩胛下组。最后站在患者前面，检查患者锁骨上下淋巴结。检查锁骨上淋巴结时，头倾向对侧，使皮肤放松，才能触及深部。也可站在身后，以四指紧贴颈根部，滑动触摸锁骨上淋巴结。如恶性肿瘤，锁骨上有肿大淋巴结，则表明肿瘤已属晚期。锁骨下淋巴结不易摸到，但可见该区较为饱满。对增大的淋巴结，应注意数目、大小、硬度、散

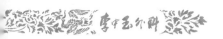

在或粘连、移动度、触痛与否、有无波动等。

（三）切脉

脉诊是四诊中重要的诊断方法之一，但必须结合望、闻、问三诊同时进行，才能全面地分析病因和判定病证的性质，从而得到正确的诊断，来指导具体的治疗。现就乳房外科有关常见的脉象，归纳分述于下。

1. 浮脉　肿疡脉浮有力，主风寒、风热在表，风邪热毒袭于上部。见于外吹乳痈早期。溃疡脉浮，主邪毒未净，则有脓肿续发可能，可见于传囊乳痈。

2. 沉脉　肿疡脉沉，主邪气深闭，病在深部，为瘀滞痰凝阻于络道。可见于乳癖肝郁脾虚型，可见于乳岩或乳房良性肿瘤。溃疡脉沉，表示毒邪深闭内伏，病无起色，见于乳疽后期，乳腺癌晚期。

3. 迟脉　肿疡多是寒邪内蕴，气血衰少，见于乳房结核。溃疡脉迟，多是脓已外泄，邪去正衰，见于乳痈脓肿切开术后。

4. 数脉　肿疡脉数，表示病进，为热邪蕴结，其势正盛，或为酿脓，见于急性乳腺炎成脓期。溃疡脉数，为热邪未尽，毒邪未化，正气未衰，见于乳疽（肉芽肿性乳腺炎）酿脓期、浆细胞性乳腺炎溃脓期、传囊乳痈。

5. 滑脉　肿疡滑而数，为热盛、有痰，或为酿脓，见于乳痈、乳疽（肉芽肿性乳腺炎）酿脓期。溃疡脉滑而大，为热邪未退，或痰多气虚，见于乳痈溃后引流不畅或乳房残留脓肿。

6. 涩脉　肿疡脉涩，为实邪窒塞，气血凝滞，肿块僵硬，见于乳腺增生病、乳腺纤维腺瘤、慢性乳腺炎。溃疡脉涩，为阴血不足之象，见于乳房结核溃后及浆细胞性乳腺炎瘘管期。

7. 大脉　肿疡脉大，为邪盛正实，见于乳房后位脓肿、乳发。溃疡脉大，为邪盛病进，其毒难化，见于复杂性浆细胞性乳腺炎溃后、晚期乳腺癌溃后。

8. 细脉　肿疡见细小脉，为正不胜邪，见于产后血亏外吹乳痈。溃疡脉细小，大多属气血两虚、乳痈溃后新肉不生，疮口不敛。

9. 弦脉　乳癖（乳腺增生）患者多见弦脉，弦紧多为肝郁气滞，弦涩多为肝郁血滞，弦滑多为肝郁痰凝，弦数多为肝经郁热，弦细多为肝肾亏损，弦缓多为肝郁脾虚。

以上所述的几种脉象是乳房病临床上常见的。脉象的辨证参考必须结合乳房疾病的局部变化和全身情况，必须从整体出发，综合辨证，才能收到较好的疗效。

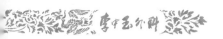

第二节　乳房疾病的辅助检查

乳房疾病多种多样，症状、体征千变万化，再高明的临床医生也不可能仅凭经验就可对全部疾病做出确切诊断。随着时代的发展，科学技术的进步，一些高科技先进仪器、方法相继产生和完善，为提高诊断水平提供了可靠保障。辅助检查包括乳腺近红外线扫描、钼靶 X 线、超声检查、CT 检查、磁共振检查、细胞学检查、活体组织检查等。现简要介绍，以供临床医生选择应用。

一、乳房近红外线扫描检查

乳腺近红外线扫描，也称乳腺近红外线透照检查（CDI）系统，是20世纪90年代发展最快、应用最广泛、安全、方便、有效、价廉的检查方法，也是普查筛选乳腺癌的第一道关卡。研究应用红外线对乳腺的扫描的历史已有百年，在我国胡永生、刘金州1986年率先开展了近红外线扫描的临床应用研究，为推动我国近红外线乳房扫描知识的普及，筛查防治乳腺癌作出了重要贡献。由于现代科技经济的发展，彩超的应用较为普及，乳腺近红外线透照检查（CDI）系统等也使用减少，在此不再赘述。

二、乳腺 X 线检查

早在1895年，德国科学家伦琴首次发现了一种能量穿透力很强的射线，可以使荧光特制发光，由于当时对这种射线性质知之甚少，故名 X 射线。至1913年，又有了投照乳房 X 线装置，试图利用 X 线摄影技术进行乳房疾病的影像学诊断，只是效果不甚理想。原因是临床传统使用的 X 射线装置，其 X 线球管的阳极靶面系金属钨制成，所发射的 X 线波长为 0.008～0.031nm，波长短，穿透力强，称为硬射线。随着时代的发展，乳腺摄影技术也逐渐得到提高和完善，目前被广泛应用的钼靶 X 射线机，是应用金属钼作为 X 线球管的阳极靶面，所发射的 X 线波长为 0.063～0.071nm，波长较长，穿透力较弱，称为软射线。此射线波长是投照软组织的合适谱线。钼靶 X 线乳腺摄影术（mammography）由固定阳极发展到旋转阳极，缩小了投照有效焦点，大幅度提高了照片的分辨率，增强了乳腺图像的清晰度，使临床诊断有了较为可靠的依据。更难能可贵的是，通过摄片能够发现临床没有任何症状、乳腺触诊没有任何阳性体征的极小病灶或钙化灶，为早期发现微小乳腺癌、隐性乳腺癌提供了重要信息。据国内外报道，钼靶 X 线诊断乳腺癌的敏感性为91%，阳性预测值达11%。由于钼靶 X 线能够清晰准确地显示乳腺癌细微的结构异常变化，具有直观可视性、客观可比性和长期可存性，因此，不但有利于乳腺疾病的诊断，更有利于病程前后追踪观察、科学研究、综合评价，是一种术前诊断乳腺疾病准确率较高的影像学方法。

（一）钼靶 X 线机与投照体位

钼靶 X 线摄影图片质量高低，影响着诊断的准确度。摄影图片的质量，取决于钼靶 X 线机和胶片的性能与质量。相对而言进口机性能好，自动化程度强，操作较为方便，进口专用乳腺胶片属单面药膜正色胶片反差高且速度快，配有感绿增感屏，其高反差特性能很好地显示细微解剖结构和细小钙化。目前国产机胶片的性能质量也在逐渐提高，基本能够满足临床诊断需要，其价格便宜。

1. 侧位　是乳腺摄片的常选位置，具有操作方便，腺体组织显示比较全面的优点。操作时应注意压迫器的调节，并防止皮肤出现皱褶。理想的乳腺侧位片乳头应处于切线位，乳腺组织分布均匀，尽可能显示乳腺全貌。

2. 轴位　即头足位或上下位，是常用的投照位置。与侧位片相结合可增强乳腺病变的细节显示。对于乳腺内侧病变，轴位投照可避免外上象限丰富的腺体组织重叠，以获取较为清晰的

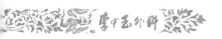

影像。

3. 斜位　是在侧轴位的基础上辅助检查位置，目的是更清楚的显示病灶。尤其对靠近胸壁的肿瘤检出率较高。肿块移至切线位可避免与实密腺体的重叠，并与皮下脂肪形成对比，对观察肿块边缘形态及内部结构非常有利。

4. 腋下位　当乳腺癌患者被疑有腋下淋巴结转移时，投照腋下位，可明确腋淋巴结有否肿大及肿大淋巴结的数量和大小，对于评价预后和治疗效果很有价值。

5. 局部加压位　在经过以上体位拍照后，图片显示乳腺某处有异常改变，但病灶影像模糊欠清晰，难以做出结论性诊断，这时可选择病灶局部加压拍照，以增强病变局部影像的清晰度。

（二）钼靶 X 线机投照注意事项与禁忌证

1. 在接诊拍照前，应首先预检机器的运行情况，防止在摄像中出现故障。

2. 给患者拍照的时间最好避开月经前一周至经期后，因为这时乳房充血水肿，不但会影响图片质量，也常使患者挤压拍照时疼痛加重。

3. 钼靶 X 线，对人体有一定损害，不宜作为普查用，尤其年轻女性未婚未育者，应尽量少拍照。

4. 对怀孕期间的女性，绝对禁止拍照。

5. 对哺乳期女性也应慎重使用。

6. 应用钼钯 X 线第二次距第一次拍照时间不宜少于 3 个月。

（三）正常乳腺 X 线表现

乳腺的实质结构随着年龄和不同生理时期发生变化，熟悉掌握不同年龄段的乳腺 X 线表现及各种变异，是正确诊断乳腺疾病、减少漏诊的基础。

1. 幼儿乳腺　幼儿时期乳腺从外表到体内均处于相对停滞发育状态，乳头微小且乳晕颜色很淡，仅表现微突出胸部的脂肪组织和少量的腺管，X 线表现少量的索条影。此年龄段男女儿童最多发生乳房异常发育。X 线表现半圆形致密团，其内可能混合有不规则的透亮区，说明间质伴随生长，组织学为腺体组织及脂肪和纤维结构，很少有成型导管结构。

2. 青春期乳腺　由于青春期乳腺腺体发达，间质组织成分相对稀少，X 线所见几乎完全是致密的腺体影，形状呈半球形或圆锥形。皮下脂肪层很薄，与皮肤之间形成一条透明弧线，乳晕增厚，所以比其他乳房皮肤表现致密。

3. 妊娠、哺乳期乳腺　由于妊娠期乳房代谢旺盛，毛细血管充血，血运量增加，动静脉血管扩张，淋巴液增多，皮肤变厚，乳腺增长迅速，导管上皮细胞增大，甚至有乳汁成分形成，所以 X 线所见密度增高。有乳头状和团块状致密结节，形似肿块高密度影。哺乳开始后，乳汁分泌增加，腺小叶极度扩张并向皮下膨突，在侧位片上可见到凹凸不平的圆形和半圆形突起，Cooper 韧带（乳房悬韧带）变粗，而腺体内由于乳汁使小叶外形变模糊，X 线所见呈磨玻璃改变。

4. 非哺乳期乳腺　指非哺乳至绝经期。乳汁停止分泌后腺小叶收缩，乳腺致密度减低，腺体与脂肪再度形成对比。

5. 退化期乳腺　乳腺退化的真正含义是在更年期以后，卵巢子宫萎缩，排卵停止，缺乏雌激素支持，乳腺实质开始萎缩，腺泡的数量减少以至完全消失，导管上皮退化逐渐失去自身功能。同时，乳房皮下脂肪增厚，乳腺小叶和叶之间的脂肪等间质组织也开始增加，并逐渐代替乳腺实质的空间，X线所见透明度增加，在脂肪组织对比下乳腺小梁和血管结构清晰，呈退行性改变。

（四）乳房的局部结构X线影像

1.皮肤　正常情况下皮肤厚度均匀，为0.5～1.5mm，平均1mm，乳晕区及乳房下折叠至胸壁处较厚。正常皮肤表现为弧线形高密度影。乳晕处因有汗腺、皮脂腺及毛囊存在而显皱缩粗糙。

2.乳头　为一结节状高密度影，位在上下象限皮缘交界。乳头可以突出于皮缘连线，呈勃起状，亦可表现平坦甚至陷于皮缘连线以下。

3.脂肪　脂肪分为两部分，一是位于前面皮下将皮肤与腺体结构分开，称之为皮下脂肪；二是位于深面，介于乳房腺体及胸壁深筋膜与肌肉之间者，则构成乳后间隙。皮下脂肪厚度及显著程度因人而异，多数情况下，其厚度为0.5～2.5mm，表现为一条透亮的带影，其中可显示有粗大而浅表的静脉。乳头处无脂肪组织而被乳腺导管及导管周围组织所占有。乳后间隙在侧位片中呈一细的透亮线，将乳腺与胸壁分开。腺体丰富致密时，其厚度不超过0.5mm，而乳腺组织脂肪组织较多时，乳后间隙往往不能显示。显示乳后间隙的意义在于：①表现摆位准确，胸壁遮盖乳腺最少。②有乳腺癌时，如果后间隙被肿瘤闭塞，则表明癌肿已浸润胸壁。

4.乳管　表现为边缘不清的稍高密度，开口于乳头且于乳晕处相对集中。对于腺体及间质组织少者，X线上可见到网状分布的乳管，其小分支则表现为不透X线的不规则斑点。

5.Cooper韧带　表现为介于皮肤与腺体之间，透过皮下脂肪的细条带影。

6.乳腺血管　乳腺静脉的大小分布，个体差异很大，但同一个体双侧乳腺应是基本对称。普通X线仅可显示粗大的乳腺静脉，位于皮下脂肪内。乳腺小动脉由于其细小又有搏动，故在普通X线上不显示。在有动脉硬化或钙化时动脉才能被显示。

（五）正常乳腺X线分型

正常乳房的X线表现，某种程度上取决于乳房内腺体、脂肪和纤维组织所占的比例，由于地域、基因、年龄等个体差异，乳房的正常结构也有很大差别，呈现出不同的类型。按照胡永升教授根据X线表现的乳腺实质和间质形态、结构、密度，以组织病理学为基础，通过统计学量化标准，其划分为4种类型。各种类型以组织和病理学改变的程度不同，每一类型又分成2～3个亚型。

Ⅰ型——致密腺体型：含Ⅰa、Ⅰb，2个亚型。

Ⅱ型——透亮脂肪型：含Ⅱa、Ⅱb，2个亚型。

Ⅲ型——索带导管型：含Ⅲa、Ⅲb、Ⅲc，3个亚型。

Ⅳ型——中间混合型：含Ⅳa、Ⅳb、Ⅳc，3个亚型。

1.Ⅰ型——致密腺体型　腺体为主质结构，间质成分比例较小。X线表现：皮下脂肪透亮带不超过1cm。腺体呈半圆形或圆锥形致密团。腺体前缘光滑，密度均匀为Ⅰa型；腺体前缘不规则，凹凸不平，密度不均匀，出现致密团和透亮区，Cooper韧带呈锯齿状为Ⅰb型。此型大部分为小叶增生、瘤样增生、囊性乳腺增生等改变，属于病理型。

2.Ⅱ型——透亮脂肪型　乳腺实质退化被脂肪和纤维组织取代。X线表现：乳腺透亮度增强及纵横交错细条状乳腺小梁。此型以60岁以后的老年女性或肥胖性女性居多。据统计此型在绝经期以后妇女中占60%左右。腺体退化较彻底为Ⅱa型；腺体退化不良，残留斑片状或结节状

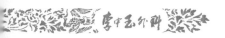

致密影及蜂房样透亮区，乳腺实质呈退行性变、慢性囊性乳腺病等为Ⅱb型。

3. Ⅲ型——索带导管型　乳腺导管退化不良导管增生型，实质中腺体已大部分退化，但导管上皮增生成复层，重度增生使导管形成柱状扩张，以其增生导管的变形程度划分为三级。①Ⅲa型：导管增生，但管径和形态无明显变化，以正常解剖排列，细条索状致密影。②Ⅲb型：导管增生的数量增多，占据大部分主导管，部分导管扩张、变形，病理切片可见导管上皮细胞明显异形性变。③Ⅲc型：导管普遍扩张，波及主导管和分支导管，与残留的退化不良的小叶形成串珠样改变。导管可能发生纤维化或互相粘连，形成柱状高密度影，若直径大于0.5cm称其为大导管相。病理切片可见导管增生，高度异形性，非典型增生及小囊样扩张等改变，据统计此型于50～60岁以后癌变率较高。

4. Ⅳ型——中间混合型　此型为前3种类型的混合型，也属各型间的转化过渡型，以X线表现划分为三级。①Ⅳa型：乳腺实质正在退化过程，皮下脂肪和乳腺间质脂肪逐渐增多，皮下脂肪变厚，腺体密度降低、均匀，前缘较光滑。②Ⅳb型：腺体退化不良，出现片状球形和条索状致密影，腺体边缘凹凸不平，Cooper韧带呈锯齿状。病理切片可见腺体增生及囊性扩张、瘤样增生及慢性囊性乳腺病。③Ⅳc型：腺体退化不良，导管增生和腺体增生融合，形成不规则的团块状、雪片状、串珠状及蜂房样透亮区。病理切片可见乳腺囊性增生伴导管增生，组织结构不良，实质由聚集大量变形细胞及非典型增生。此型为腺体导管间质混合增生型，40～50岁时乳腺癌发病率最高。

（六）乳腺病的X线诊断

1. 乳腺增生病的X线表现　乳腺增生病的X线表现可从形态、密度和结构几方面来表达。其种类较多，概括起来有以下几种：

（1）结节状型　孤立，密集，或散在的结节平均颗粒直径3～4mm，密度与腺体相似，或稍高于腺体，这种图像以腺小叶增生为主。

（2）小片状、小球形或半圆形致密团型　密度较高，为瘤样增生表现。

（3）大片状、肥厚型　累及一个大叶或几个大叶增生，密度不均匀，以高致密为主，边界清楚或部分清楚，致腺体向皮下脂肪膨出，形成对周围的挤压改变，同时合并乳腺间质改变。

（4）肿瘤型　从外形和密度上看都很难与乳腺实质肿瘤进行区别，所以容易与纤维腺瘤混淆，仔细观察区别之处，可能在密度的均匀度上有细微的差别，肿瘤型增生密度不够均匀。

（5）乳房悬韧带（Cooper韧带）增粗、变形型　说明乳腺增生已引起乳腺结构的改变，增生已累及乳房悬韧带和周围的纤维组织，其增生程度加重，病理切片可能出现非典型增生改变。

（6）条索状型　导管增生的X线表现，可根据导管扩张的程度和密度，判断其增生的程度。导管的密度低，不变形，是轻度增生表现；重度增生致使导管呈柱状扩张、变形、密度增高等表现。

（7）串珠状和棉球状型　重度增生，非典型增生，癌发病率最高类型。

2. 慢性纤维囊性乳腺病X线表现　此病的组织病理学改变实属于乳腺增生病，不同处在于以囊性变为主；末梢导管扩张形成囊肿，内容物为乳汁样分泌物及特殊化脂肪球，肉眼观察呈淡黄色或粉红色透明体，荧光灯下反射出浅蓝色光。颗粒大小不同，多为2cm以下。X线表现：单发或多发，周围有致密的包膜，中心透亮，形状多为圆形、椭圆形。多发性囊性变互相连接形成网状，如蜂房样改变。单发的大囊，外壁较厚形似肺结核纤维空洞。少部分致密形囊性变形似假瘤。

3.乳腺炎与脂肪坏死的 X 线表现

（1）急性乳腺炎的 X 线表现

1）由于急性乳腺炎炎性细胞的渗出，所以形成片状或整个乳房结构不清，呈磨玻璃样致密模糊影。

2）炎性肿块多为脓肿和血肿，大多都有清楚的包膜，或仅显示其中一部分边界，形状以圆形、椭圆形、花瓣形等为主。

3）脓液吸收以后，可能形成"气化"后的空洞，X 线显示周边致密，中心透亮的圆形和椭圆形阴影，广泛和多发透亮区形成蜂窝状。

4）厚皮征，浅表性乳腺炎容易引起皮下水肿，形成皮肤增厚。

5）皮下静脉血管扩张屈曲。

（2）慢性乳腺炎的 X 线表现

1）炎症性肿块，常见的有圆形、椭圆形分叶状等，与乳腺良性肿瘤表现大致相似。

2）片状或结节状致密影与乳腺增生病类同。

3）容易见到"漏斗征"，这是与一般良性肿瘤和增生病的区别点。慢性炎症与恶性肿瘤的漏斗征主要鉴别点：①乳头正常或轻度内陷。②极少出现大导管相，钙化等其他间接征象。③漏斗征的边缘光滑，边界比较清楚。

（3）浆细胞性乳腺炎 X 线表现　浆细胞性乳腺炎与其他炎症性改变有其相似之处，片状或结节状模糊的致密影。病变主要发生在导管，所以会出现条索状致密影，与周围乳腺小梁纠集时形成毛刺状条状影，但中心无实质性肿块，可与乳腺癌进行区别。

（4）脂肪坏死的 X 线表现　脂肪坏死容易形成肿块，呈圆形，分叶状和毛刺状，很容易与乳腺癌相混淆，要仔细分析两者的特点。恶性肿瘤毛刺的形成是癌灶扩散所致，大致可分为癌床带、炎性细胞浸润带、结缔组织增生带。由三带构成一个根部粗，尖端细的齿状致密影；另外有导管型、血管型和淋巴管型毛刺等，皆有形态特点。但是脂肪坏死形成毛刺向外扩散，主要是与周围乳腺小梁粘连或纤维条索形成的假毛刺。所以这种毛刺既没有根粗尖细的特点，也没有导管及血管的外形。另外，恶性毛刺状肿块极容易合并钙化、大导管和异常血管等间接征象，而脂肪坏死不合并上述征象，此点非常重要，可作为鉴别指标。

4.乳腺囊肿的 X 线表现　囊肿是乳腺常见病，触诊可摸到质韧圆形肿块。以组织学划分，可分为积乳囊肿、分泌性囊肿、大汗腺囊肿、单纯囊肿和假性囊肿等。囊内容物各自不同，有水样液、浆液性、血性、乳汁样、膏糊样、脓液及坏死的脂肪组织等。以病理学可划分为两类：病理性沉积物和非病理性沉积物。如乳汁样和油样脂质物为非病理性沉积物，血性脓性均为病理性。囊肿钙化极易发生不同形状的钙化团和"乳石症"，触诊时质地坚硬，容易误诊为乳腺癌。X线表现：大部分囊肿密度低于腺体，但由于囊内物不同，也可使密度增加，如囊血性溢液，或囊包膜较厚，含钙化等，极易误诊为乳腺实质性肿瘤。

主要鉴别点：外形光滑，多为圆形和花瓣形，而乳腺癌的外形不规则，出现有毛刺等。乳石症为囊肿钙化之特殊型，临床体征几乎都会误诊为乳腺癌肿块。但 X 线很容易进行鉴别诊断，

第十四章　乳房病概论

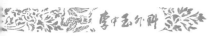

形状奇特，出现球形、分叶状、核仁状等高密影。

5. 纤维腺瘤的 X 线表现

（1）肿块形状　纤维腺瘤边界清楚，包膜光滑锐利，形状似圆形、椭圆形、半圆形和花瓣形为主要特征，分叶状不规则性，属少见类型。其他还有多发型、巨大型纤维腺瘤等。

（2）致密度　肿瘤细胞密集，所以瘤体的影像较致密。但体积小的肿瘤在致密的腺体内可能密度相对变低，所以只显示肿瘤的外形轮廓，呈圆形透亮影。

（3）钙化　可见圆形、圆圈形点状、小斑片状和条状等，是良性肿瘤钙化特征，并可与恶性肿瘤的泥沙样、小杆状、小叉状灶作为鉴别诊断的指征。

（4）肿块的数量和体积　分单发和多发两类，微小者可几毫米，巨大者可超过 20cm 以上。

（5）青春期纤维腺瘤　为纤维腺瘤特殊型，生长较快，密度低于一般纤维腺瘤。

6. 脂肪瘤的 X 线表现

（1）形状　圆形或分叶状，包膜极薄，内有细条状分隔或少量腺导管结构。

（2）密度　密度低于腺体，与脂肪组织透亮度相似，所以在腺体退化的乳房内，只能看到脂肪瘤的包膜外形。

（3）钙化　脂肪瘤合并钙化常有发生，呈球形、条状或斑片状。

7. 乳腺结核的 X 线表现

乳腺结核的 X 线表现与组织病理结构有密切关系，如结核性浸润，溃烂和坏死及结核性肉芽肿，结核球，结核性钙化等。

（1）浸润型　局限性或片状模糊影，结构和边缘模糊，呈磨玻璃样改变，密度高低不均。

（2）结节状　单个或多发性致密结节，仅以形态和致密观察与乳腺增生相似。

（3）肿块型　圆形、椭圆形、分叶状等不同形状。

（4）毛刺状肿块　结核病灶向周围浸润，形成毛刺状肿块。

（5）钙化灶　结核性钙化灶呈球形、条状或斑片。

（6）结核性窦道　结核性脓肿，干酪样坏死组织。浸润形成窦道，可做瘘管造影进一步确诊。

8. 再生性肉芽肿的 X 线表现

（1）肿块型　散在或密集卵石状肿块，边缘光滑，边界清楚，密度均匀。

（2）钙化型　球形或半圆性钙化灶。

（3）浸润型　发生在充填物于腺体或皮肤之间，毛刺状改变，皮肤反应及厚皮征等。

9. 错构瘤的 X 线表现　肿块外表呈卵圆形或分叶状。外周有完整的包膜，边界清楚，密度不均匀，可能看到腺体结构和钙化团等，肿块巨大时将压迫腺体，出现占位性改变。

10. 男性及儿童乳房异常发育症的 X 线表现　X 线表现以乳晕为中心半圆形膨突，致密，边缘光滑，边界清楚。肿块型或结节状，片状致密影。男性囊性乳腺病亦会出现蜂房样改变。儿童与成人 X 线表现有所不同，几乎整个乳腺形成致密团，很少有导管和小叶结构。

11. 乳腺癌的 X 线表现　从乳腺恶性肿瘤病理大切片中发现两种类型 X 线征象：直接征象和间接征象。

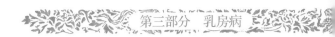

（1）直接征象

1）毛刺状肿块　特征为以高密度肿块影为中心向周围呈放射状分布的条索状，根粗尖细致密影，形似毛刺。由于形成毛刺的病理因素不同，加之构成毛刺的组织各异，所以，毛刺肿块的形态也多种多样。①癌组织浸润型毛刺：毛刺直接由癌组织向外扩散形成。有根粗尖细的特点，肿块和毛刺看上去形如星状。病理大切片可见毛刺由三带不同性质的细胞和组织构成。a.毛刺根部为癌床，是癌细胞向外浸润的基础，部分深在肿块内，部分露出肿瘤表面。高倍镜下观察以癌细胞为主，其间合并少量的炎性细胞和纤维组织。b.毛刺中段为炎性细胞渗出带，主要是结缔组织和大量的炎性细胞、淋巴细胞及少量的癌细胞。c.毛刺尖部为纤维组织增生带，少量的炎性细胞、淋巴细胞，极少见癌细胞。②淋巴管型毛刺：以肿块为中心，从周围淋巴管向外浸润，形成放射形的细条状致密影，与根粗尖细的浸润性毛刺不同，呈细条状。病理切片可见淋巴管扩张，以及大量细胞及癌栓形成。③导管型毛刺：由肿块周围相接壤的导管受到癌细胞的浸润所致。这种毛刺比其他类型既粗且长，而且容易合并导管内钙化及大导管相。④血管型毛刺：由肿块供血血管，部分新生血管及扩张的毛细血管组成的以肿瘤为中心向周围放射的血管群。⑤悬韧带型毛刺：肿瘤与乳房悬韧带连接，或由于癌细胞浸润所致。毛刺短粗，呈牛角状。

2）分叶肿块　肿块周边凹凸不平，形成深浅不等，形状不规则的沟陷。肿块密度不均匀，肿块内常会出现不规则的透亮区或透明的分隔线。通过X线与病理大切片对照，形成分叶状肿块，有以下几种因素。①肿瘤的多中心生长：癌瘤与良性肿瘤在生长方式上有所不同。良性肿瘤基本上从一个中心开始生长，而恶性肿瘤往往从开始就是以多中心发病。从大切片可以看到同时有几个小叶和导管有癌灶生长，在几个不同的大叶内发现有"独立"癌灶的病例也不鲜见。乳腺癌的这种生长方式，使得当诸多的小癌灶逐渐长大以后，通过导管、淋巴管等浸润融合，形成外形很不规则的分叶状肿块。从X线与大切片对照分析：有多小叶生长型、大叶生长型和多大叶生长型。②肿瘤生长的不平衡性：恶性肿瘤糖酵解代谢旺盛，呈快速增长，但也受到组织、解剖结构影响，使每部分的增长发育极不平衡，有些部位癌细胞密集，肿块倍增加快；有些部分表现发育不良，甚至出现坏死，导致周边增高的不平衡，形成凹凸不平的沟陷。③肿瘤周围组织的影响：恶性肿瘤在生长过程中，因周围组织的疏密程度和结构不同，直接影响肿瘤向外扩张。从大切片可以意外发现瘤旁一支大血管，常常可以阻碍肿瘤的发育，使其绕行，血管两侧向外突出生长。另外，纤维韧带、大导管等都有可能影响肿瘤的初期生长。④肿瘤出现囊样改变，使肿块内形成不规则的透亮区，在做病理大切片时会出现部分肿瘤"空洞"。

3）透亮环肿块　肿块周围环绕一圈低密度的透亮带，俗称"晕轮征象"——透亮环。根据病理大切片分析，组织成分有纤维细胞、浆细胞、淋巴细胞、巨噬细胞等活性结缔组织所形成一层水肿环，其外层被脂肪包绕。由于大部分属于低密度组织，与肿块对比，形成一道密度减低的透亮带。触诊时透亮带的质地大致与肿瘤相似，所以临床触及肿块体积均大于X线所见其比例大致在2：1或3：1之间。透亮环的形状和大小很不一致，环内肿块的形状有毛刺状、分叶状、圆形、模糊肿块等不同类型。

4）钙化型肿块　乳腺肿瘤容易合并钙化，可以根据钙化的类型鉴别肿瘤的性质。恶性钙化型肿块有小叉状、小杆状（针尖样）、泥沙样及团簇状钙化灶。恶性钙化灶多散布在导管和腺泡等实质内，良性钙化灶多以间质居多。

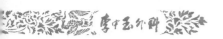

5）模糊肿块　肿块无明确的边界，边缘模糊，X线表现磨玻璃样致密影。从病理大切片观察，造成肿块模糊的主要原因是大量的炎细胞渗出，出现水肿和癌组织破坏等所致。尤其发生在肿瘤周边部位时，使整个肿块边缘模糊不清，可结合间接征象进行诊断。

6）囊壁肿块　据统计切除的囊肿，10%～15%可合并肿瘤，肿瘤生长在囊的内壁，或囊壁外。从肿瘤的形状大概可以判断肿瘤的性质，圆形和圆形乳头状多倾向良性肿瘤，毛刺状和分叶状则恶性为多。从病理大切片观察，形成囊壁肿瘤的原因，一是在囊腔形成以后有囊壁向外突出生长形成肿块；另一种是在肿瘤生长中形成囊肿。后者囊腔小而不规则，容易多发。

7）花瓣形肿块　肿瘤外形像花瓣样规则地生长，边缘光滑，多为良性肿瘤之特征，但其中亦有恶性者。尤其在肿块周围出现异常血管，钙化灶等应引起注意。

8）圆形肿块　圆形和椭圆形肿块为良性肿瘤的特征。如果合并恶性钙化灶等间接征象时，其结果可能完全相反。从病理大切片分析腺癌、黏液癌、乳头状瘤及肉瘤等，最初多呈圆形生长，当肿块超过2cm以后，开始出现毛刺等改变。

（2）间接征象　乳腺癌X线间接征象中，共有7种征象通过病理大切片证实，并且有诊断价值。形成间接征象，有些属于癌周围组织被浸润续发而成；有些由于癌发生时引起乳腺代谢障碍及生理功能异常所致。研究乳腺癌X线间接征象，一方面可配合直接征象做出明确诊断，另一方面也可作为早诊指标。通过X线与病理大切片对照研究，几乎大部分恶性肿瘤均有间接征象，在7种间接征象中有些可为单项诊断，有些只能作为辅助诊断。

1）恶性钙化灶　乳腺恶性肿瘤特有的小叉状、小杆状（针尖样）、泥沙样及团簇状钙化灶。癌细胞代谢旺盛，有氧和无氧糖酵解比正常细胞活跃，生化过程中产生出 CO_2、H_2O，很容易在腺泡和导管内有钙盐沉积，因为癌细胞内有丰富的钙、磷元素。钙化颗粒细小，直径5～500μm，最大直径1000μm。病理切片可能找到小叶原位癌的钙化颗粒仅5μm。在X线下肉眼可视钙化颗粒直径50μm以上，实际在X线上显示的钙化灶，大部分是重叠聚集的钙化团。对照统计X线显示出钙化灶仅为实际病灶内钙化颗粒的30%～40%，而病理切片的显示也只有60%～80%。

通过病理大切片分析，钙化与肿瘤的组织类型有关，容易发生钙化的有导管癌、粉刺癌、单纯癌、大汗腺癌与髓样癌等；而黏液癌、腺癌、早期髓样癌，良性肿瘤恶变等则较少合并钙化。另外，需要与良性钙化鉴别的钙化为团块状、条状和珍珠样钙化。由于肿瘤的部分坏死引起出血，局部含铁血黄素增加，形成钙化颗粒，其钙化形状多为斑片状和团簇状。由于钙化灶对乳腺癌诊断有较高的特异性，所以应严格区分两类不同性质的钙化灶，其主要区别点如下。①钙化颗粒形状：恶性钙化灶颗粒有以下4种：a. 小叉状，"Y"和"U"字形，钙化纤细，短小；b. 小杆状，如折断的针头，平均长度为1～2mm；c.泥沙样，颗粒细微而均匀的小点状，密集成堆；d. 团簇状，形状不规则，球形钙斑混合有其他小叉状、小杆状和泥沙样钙化灶等。良性钙化的形状繁多，绝大部分都可以与恶性钙化灶鉴别。圆点状或圆圈形（句号征），长条状、双轨样、片状、团球形等良性特征，少量或散在泥沙样、珍珠状钙化应与恶性鉴别。②钙化密度：恶性钙化密度偏低而且均匀。良性钙化密度偏高，且不太均匀。③钙化数量：恶性钙化灶的数量分两类。一类为数量多，密集难以计算，如泥沙样钙化；另类颗粒少，数颗或十几颗，如小叉状或小杆状钙化等；良性钙化颗粒稀少，仅珍珠样钙化数量多，但分布松散。④钙化发生的部位：恶性钙化灶发生乳腺实质内，泥沙样钙化灶发生在小叶腺泡内，小杆状钙化灶多发生在导管内，小叉状钙化多发生在末支小导管内。良性钙化多发生在纤维组织、脂肪、血管、大汗腺、皮肤等乳腺间质。

2）大导管相　导管扩张 X 线显示管径大于 0.5 cm。乳腺导管有单层的低柱状上皮构成，与腺体密度相似，所以正常导管一般在 X 线下不显示。导管上皮增生成复层，管腔堵塞，形成柱状，可在脂肪型乳腺被显示，但形成大导管相者不多见。通过 X 线与病理大切片对照，大导管是由数条导管粘连而致。导致大导管主要有两种原因：炎症及癌症。由慢性炎症所引起的导管扩张，周围的淋巴管回流不畅，胶原质堆积及大量炎性细胞，导管粘连、扭曲，形成大导管相，多发生在乳晕处主导管。癌症引起的大导管相有两种：导管原发癌所致导管扩张和癌浸润导管，形成"癌桥"，而组成 X 线所见大导管相。两种大导管的鉴别方法：①外形区别：恶性大导管相互相粘连、变形、扭曲，边缘不光滑，出现毛刺等。良性大导管相密度高而均匀，边界清楚，较光滑，不与周围组织粘连。②乳头与乳晕改变：癌浸润大导管容易使乳头乳晕受累，牵引向内收缩，形成漏斗征等；慢性炎症局限导管本身，一般乳头、乳晕无明显改变。③并发症：恶性大导管相容易合并钙化灶、厚皮征、血管改变及肿物等；良性大导管相很少有并发症。

3）漏斗征　乳头陷于乳晕内形成外宽内窄三角形的致密影，形似漏斗故名。与病理大切片对照，乳晕内胶原质、炎性细胞及淋巴细胞增多。X 线良恶性鉴别：①恶性漏斗征，乳头和乳晕变形明显，组织破坏形成边缘不整的三角形致密影，乳晕附近皮肤增厚，出现橘皮样改变。恶性漏斗征常合并大导管钙化灶、淋巴管癌栓、毛刺及肿块等。②慢性炎性漏斗征，边界清楚，光滑，合并其他间接征象较少；多合并有先天性或持续乳头内陷病史。

4）异常血管　肿瘤和癌周的变异血管。这种血管外形比较特殊，迂曲扩张，密集形成网状分布，或沿肿块周围呈放射状或排笔状密集排列。通过 X 线与病理大切片对照，正常乳房血管大多双侧呈镜面像，有内外两侧支及肋间支血管向乳晕延伸，以正常解剖结构的走向分布，癌发生以后，癌细胞产生促血管生长因子，毛细血管丛生，伴肿瘤生长、扩张，构成一种特殊的血管类型。大致有两种因素所致，一种直接是从肿瘤向外生长，血管密集可能合并有血管内癌栓，构成血管型毛刺。另一种是肿块牵拉附近血管，呈向心性集中，使血管失去正常走向。从切下的乳腺癌标本可以看到大量的血管残端，高倍镜下观察毛细血管密集，数量增多。乳腺癌 X 线显示的异常血管：有放射状、排笔状、毛刺型。但确定是否由于恶性肿瘤导致的血管异常，还应该与肝病和心脏病血管曲张进行鉴别。另外，大乳房哺乳期、月经期等血管扩张和个体差异不应视为异常血管。

5）厚皮征　乳房皮肤异常增厚，超出正常乳房皮肤组织厚度，其中部分由于乳腺癌浸润引起的 X 线间接征象。厚皮征从内皮层、基底层开始增生，逐渐向棘层、颗粒层和角质层漫延，因此，X 线发现皮肤改变，比临床发现橘皮征可提早 3～6 个月。通过病理切片发现大部分厚皮征并非癌细胞直接扩散到皮肤，系由于淋巴管回流障碍，基底层细胞增生，大量的炎性细胞渗出胶原质堆积，导致皮肤增厚。所以恶性厚皮征的内皮层常会看到很多淋巴管的阴影，形似毛刺样。可能合并钙化灶等其他间接征象。良性厚皮征多由炎症和瘢痕所引起，表面光滑，边界清楚，可与恶性厚皮征进行鉴别。

6）牛角征　乳房悬韧带（Cooper）增生、扭曲并向上翻起，形状如牛角，故名牛角征。病理大切片的组织结构与乳腺癌浸润型毛刺相似，即癌床、炎性细胞渗出、纤维组织增生三带

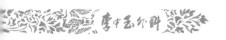

结构。

正常乳房悬韧带不显影或呈细锯齿状，但某些良性病患亦可引起牛角征，所以应注意鉴别诊断。乳腺癌引起的牛角征比较致密，容易合并钙化等间接征象。

7）塔尖征　癌细胞沿淋巴管扩散，形成癌栓，淋巴管扩张在肿块周围产生细条状的致密影，此征若发生在乳腺顶尖部的粗大淋巴管时，会形成笔直的杆状致密影，形似塔尖，故名塔尖征。此征对判断肿瘤的性质和有无淋巴转移有重要参考价值。

（七）乳腺导管造影

乳腺导管造影是在乳腺造影中临床最为常用的方法，主要应用于乳头病理性溢液检查。由于乳腺导管病变体积小，临床触诊多为阴性体征，X线又很少有阳性影像被发现，所以只有导管造影才能较为清晰地显示导管内细微结构及病变范围和形态，才能对一些乳头溢液的疾病做出明确诊断。导管造影方法简单、安全、无副作用，对乳腺病的诊断，尤其是发现早期乳腺癌，有着重要的实用价值。

1.乳腺导管造影的适应证和禁忌证　原则上讲，除分泌性乳头溢液外，所有病理性乳头溢液，包括血性、浆液性、淡黄色、清水样溢液等，都可作为导管造影的适应证。年轻女性多孔溢液，溢液为乳白色，多为分泌性溢液；中老年女性单孔溢液，溢液呈血性、浆血性、脓性、淡黄色或清水样，多为病理性。急性炎症期、妊娠期、哺乳期，对造影剂过敏者应禁用和慎用。

2.乳腺导管造影术前准备

（1）皮肤消毒用品，消毒巾，手套，棉球，胶布等。

（2）5～10mL注射器工具，特制钝针头（5号半、6号、7号）一套，也可用一般注射针头剪去针尖，磨去锐角。

（3）60%泛影葡胺或泛影酸钠。

3.乳腺导管造影术造影方法

（1）先给患者做造影剂皮试，也可用眼角滴入试验，确认无过敏后方可施行造影术。

（2）让患者坐位或仰卧位，暴露乳房，清除乳头表面分泌物，常规消毒铺巾。

（3）术者戴手套后，轻轻挤压乳头，找出乳头溢液的乳孔，将针缓缓插入，（也可在乳头末端注射利多卡因等麻醉剂，进针时可无疼痛），插入1cm左右即可，不可过深，防止穿破导管，使导管造影剂溢入间质。

（4）首先，吸净导管内残流液体（也可用手轻轻挤出），换上装好造影剂的针管，抬高后用力回抽乳孔内气体，观察不再有气泡，即可注射造影剂1～2mL，在注射造影剂时，压力不可过大，以防造影剂冲破导管进入间质。

（5）注射造影剂后，拔除针头，用棉球或胶布包裹乳头，随即拍照侧位片和轴位片，必要时加拍其他位片。

4.乳腺导管正常分布与造影分型　一个乳房中有15～20支主导管，然后再分支成二级导管、三级导管、四级导管。主导管分3～4支分支导管和若干小分支导管与末支导管，管径由2～3mm逐渐变细。各支导管通畅、舒展，直至末发盲管和小叶。导管萎缩后可能只显示分支导管，或只显示主导管。X线所见可分为3种类型：①主干型：主导管显影。②支干型：主导管和分支导管显影。③支叶型：主导管，分支导管，小分支导管和末支小叶全部显影。

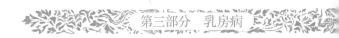

5.乳腺导管造影X线诊断

（1）良性肿瘤　最常见的为导管内乳头状瘤，其次有腺瘤、息肉、小囊肿等。好发于主导管的壶腹部、输乳窦分支、支导管的交叉处或导管其他部位。肿瘤由管内壁向内突出生长，形似乳头状、圆形或卵圆形，充盈缺损，导管被不完全性堵塞后，近侧导管明显扩张，断端呈光滑杯口状或砂钟样改变。

（2）导管扩张症　导管扩张可发生于主导管、分支导管、小分支导管和末支导管任何部位。影像显示导管变粗长形的柱状或圆形、卵圆形囊状，也可柱状、囊状兼有，呈单发或多发，失去正常形态。

（3）囊性乳腺增生　主导管增生使管腔狭窄堵塞，小导管轻度扩张，一些末梢导管盲端呈囊状扩张。

（4）导管增生及炎症　导管狭窄，呈锯齿状或不规则状或导管扩张等。

（5）导管恶性肿瘤　导管内恶性肿瘤以其浸润性向外扩张，多中心破坏性生长。肿块本身不清楚，或形状不规则。X线诊断着重于导管被肿瘤破坏的改变。导管内肿瘤不规则生长，造成狭窄或扩张；内壁失去光滑，变成凹凸不平，形状为虫蚀样改变。当造影剂通过肿瘤间隙渗入时，可以看到造影剂呈断断续续充盈——断续征。导管内有癌栓形成，使管腔变窄，造影剂呈鼠尾状充盈。肿瘤破坏导管，会出现造影剂渗漏，出现片状等造影剂外溢现象。

三、乳腺病的超声检查

自20世纪50年代初，超声技术开始应用于乳腺疾病的诊断以来，乳腺的超声检查方法经历了几次重大革新。20世纪60年代用双稳太超声仪行乳腺检查，由于组织分辨力差，不能分辨乳腺组织的层次，未能被普遍接受。20世纪70年代，由于灰阶及实时技术的发展，大大提高了超声显像对乳腺疾病的正确诊断率，尤其是高频超声的出现，使得超声能清晰显示乳腺组织层次和病变内部结构。20世纪90年代，彩色多普勒超声的应用，对鉴别乳腺的良恶性肿块有很大帮助。近年来，许多新的超声诊断技术，如三维成像、二次谐波背向散射、声学造影等也用于乳腺疾病诊断。超声诊断以其简便、无创等优点，已成为乳腺疾病无创检查的首选方法之一。超声引导下细针穿刺乳腺细胞学、组织学检查、乳腺囊性肿块穿刺囊液生化检查也已广泛应用于临床。

（一）检查方法

为避免生理状态对乳腺的影响，以月经结束一周后检查为宜，本检查应先于乳腺导管造影及针吸活检，以免影响图像。检查前患者一般无须特殊准备，取仰卧位，两臂自然外展上抬，充分暴露乳房，乳房偏薄者取侧卧位。目前多采用高频探头进行直接探测，探头频率在7.5～12MHz之间，将探头直接置于乳房上进行检查，此法操作灵活、方便，图像清晰。在无高频探头的情况下，亦可在探头与乳房之加一水槽、水囊或衬垫进行间接探测。探测时探头长轴以乳头为中心，呈放射状从1～12点顺或逆时针方向，连续转动至整个乳房，然后探头短轴以乳头为中心，由中心向外区放射状探查。

（二）正常乳房声像图

乳腺结构与内分泌激素变化有着密切关系，自青春期开始性成熟后，随着月经周期、妊娠期、哺乳期的改变，直至绝经后，乳腺声像图亦有所改变。

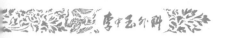

1.正常乳腺声像图　乳房由浅入深可分为五层结构。

第一层：为皮肤及浅筋膜，厚2～3mm，呈一强回声亮带。

第二层：为皮下脂肪，呈相对低回声。乳腺组织的周围除乳头外，均被脂肪性皮下组织覆盖，越靠近外缘脂肪组织越厚，脂肪层内可见Copper韧带，呈条索状强回声，牵拉乳腺小叶，穿过脂肪与皮下浅筋膜相连，使乳腺腺体表面呈波浪形。

第三层：为乳腺腺体层，厚约10±3mm，腺体实质由导管系统和间质组成。导管呈低回声管腔，无管壁；间质呈相对强回声。导管长轴切为条索状低回声，间夹相邻稍强回声间质；导管横切为低回声断面，与间质交叉呈强弱不等蜂窝状回声。

乳腺导管系统：小乳管细小，起自乳腺小叶，从边缘向乳头汇合成输乳管，内径逐渐增粗达中心区，呈轮辐状向乳头集中，开口于乳头；乳头根部输乳窦呈索型膨大的低回声，与开口于乳头的输乳管相接。乳头为圆形低回声，周围6～10个环行分布的输乳管呈放射状围绕乳头，似"火山口"或"莲蓬头"样。

乳腺间质：含乳腺小叶、少量脂肪和结缔组织，呈不均匀的相对强回声，间夹于乳腺导管间。

第四和第五层：为胸肌及肋间肌，呈条索状回声，易于分辨。

2.乳腺超声分区　为了更好地从解剖及组织学基础上识别正常乳腺结构的声像图，为超声检查乳腺提供更为科学合理的方法，有学者提出了乳腺的超声分区。

中心区：乳头至周围30mm区域，包括乳腺导管系统，输乳窦、输乳管及乳头，间质较少。输乳管在乳头周围，长轴呈放射状排列的管状低回声，横断面呈筛孔状低回声。中心区厚约16.4±3.0mm。

外区：乳头外30mm至乳腺边缘，为相对低回声为主，小叶间质回声稍高，尚均匀，较密，呈中粗小点状回声，边缘区厚约10.43±2.4mm。

3.乳腺超声分型

（1）乳腺质地按乳腺组织内导管与间质的比值，可分为三型。

导管型：以低回声的乳腺输乳管为主，腺管显示较长，管径较粗，腺管内径最大可达2.16±0.25mm，此型占46.7%。

间质型：以相对强回声的乳腺结缔组织为主，间夹的低回声乳腺腺管较细，此型占30%。

中间型：乳腺结缔组织的稍强回声与乳腺腺管低回声大致相等，此型占23.3%。

（2）按乳腺组织结构的回声特征，可分为三型。

弥漫性均质型：乳腺组织呈均匀细密，中等强度的点状回声，多见于中老年妇女。

微小囊泡型：在乳腺组织中弥漫存在1～2mm的囊泡状暗区，年轻妇女多见。

混合型：以上两型的混合表现，各年龄组无明显差异。

（三）乳腺疾病超声像图

1.乳腺炎　多发生于产后哺乳期，以初产妇为多。由于金黄色葡萄球菌的感染，而引起急性乳腺炎。炎症多位于乳腺的外下限，形成肿块，肿块内部回声增强，分布不均，肿块边界不清，边缘局部增厚。形成脓肿时，内部呈不均质的无回声，但边界增厚而不光滑，可与囊肿壁薄光滑鉴别。慢性炎症或脓肿液化不全时，内部可呈现不均质的光点或光团，与乳腺癌声像图相似，但结合临床可以鉴别。

2.乳腺囊肿 乳腺一个腺叶的导管系统阻塞，乳汁排出受阻，致导管扩张成囊状。表现为乳腺组织内见圆形或椭圆形无回声区，多为单发，边界清晰、整齐、光滑；内均质，透声好，后壁回声增强，呈"蝌蚪征"，有侧边声影。如在囊壁发现乳头状不规则隆起，须警惕与恶性病变鉴别。

3.乳腺纤维腺瘤 为腺体和间质组织的局部结节状增生。在乳腺内见一圆形或椭圆形弱回声肿块，内部回声均匀。轮廓清，边界整齐，有光滑的包膜，后方回声多数增强，如伴有钙化时，钙化点后方可出现声影。肿块一般较小，偶见较大超过5cm，肿块较大时，内可呈囊性变，可出现无回声暗区。

4.乳腺癌 乳腺癌是由导管上皮及末梢导管上皮发生的恶性肿瘤。超声一般表现为弱回声肿块，部分可表现为等回声或强回声，边缘凹凸不平或角状突起，无包膜，或呈锯齿或呈蟹足状。肿块后壁回声减弱或消失，肿块后方回声亦呈声衰减暗区。肿块中心如有液化坏死时，内可见低回声或无回声区。不同类型的乳腺癌有一些不同的声像图特征。

（1）癌的超声分型 根据乳腺癌肿块的声学特征，可分为三型：①衰减型：常见于含胶原纤维多的硬癌。此型因有声影，为乳腺癌中诊断率最高的一类。②透声型：见于髓样癌或黏液腺癌，当肿块较小时，易被误诊为良性病变。③中间型：肿瘤的声学特性介于上述两者之间。

（2）同类型乳腺癌的声像图特点

1）乳头状导管癌 肿块位于乳腺导管内，内部回声不均，呈中低回声，边界不清，有蟹足样浸润，后壁常呈衰减暗区，常伴有导管扩张。多具有较典型的声像图特征。

2）髓样癌 体积相对较大，往往呈膨胀性生长，常表现为边界清楚，但无包膜，质地较软，多位于乳房的深部。部分较大的病灶（大于3cm）常呈分叶状。髓样癌内部的成分较单一，主要是大量弥漫排列的肿瘤细胞成分，间质成分少，因此，透声性较好为低回声或极低回声，后方回声增强或无改变，但无侧方声影。因肿块大而软，易坏死而发生破溃，内部可见散在光点伴无回声区。由于髓样癌临床及超声表现异于一般类型的乳腺癌，常被忽视而误诊为纤维瘤。

3）乳腺硬癌 硬癌为乳腺癌中最常见的一种，硬癌的癌细胞少，大多数为纤维组织，积成索状或片状，超声表现为低回声肿块，形态欠规则或不规则，边界不清，呈毛刺状或蟹足状，内部及后方回声明显衰减。具有典型的恶性肿瘤的声像图特征。

4）乳腺叶状肿瘤 又称乳腺叶状囊肉瘤，由间质纤维和上皮所形成的一种特殊类型的乳腺肿瘤，组织学结构显示间质纤维异常增生和细胞异型性，临床少见。本病起病隐匿，病史较长，肿块一般较大，类圆形或分叶状，边界清晰，可见包膜回声，有侧方声影。内部回声低于乳腺腺体，略高于皮下脂肪层，呈中低回声，多欠均匀，肿块后方回声有不同程度的增强。肿块可压缩性差，有一定活动度。无论是形态特征、组织学结构及二维声像图表现，都与乳腺纤维腺瘤相似，两者相比，乳腺叶状肿瘤的二维声像图无特异性，但叶状肿瘤的彩色多普勒血流丰富，属于中等量血流级和丰富血流级。

5.乳腺增生症 乳腺增生症又称乳腺结构不良，为乳腺的主质和间质不同程度的增生性病变，并由此伴发的一系列形态变化。其病理变化多样，分类复杂，致使超声图像亦呈多样性。超声显示病变多发，回声多样，病灶多种形态。根据乳腺结构不良WHO病理分类，声像图可分为

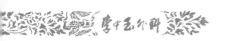

五型。

（1）导管增生型　小叶内和小叶外的部分，大导管和小导管上皮增生，但以小导管为主。超声表现为输乳管的低回声呈不规则增粗，多为中小导管扩张延至乳头，局部散在或不规则沟通，最大可达 40mm×15mm。伴有导管上皮实性团样增生者，其扩张的管腔壁上可见实性小隆起。

（2）小叶增生型　乳腺小叶数目增多及小叶内导管或腺泡的数目增多，但小叶内纤维间质无明显增生。超声表现为乳腺组织增厚。单纯小叶增生为主时，表现为长轴为小管道状低回声，横断呈细筛状。以腺性小叶增生为主时，可见乳腺实质内回声增强或减弱的结节、团块，边缘不清；或团块内部呈强弱不等回声，似"豹纹征"；或呈散在小低回声，边界欠清，与周围乳腺组织回声相近。

（3）囊肿型　乳腺组织内可见局限性或弥漫性分布大小不等液性无回声区，多呈圆形或椭圆形，一般为数毫米至 1～2cm 大小，内透声好，边界清，后壁回声增强。如囊肿破裂引起周围组织炎症反应，出现胆固醇结晶和大量泡沫细胞、慢性炎症细胞浸润、肉芽组织形成及囊壁钙化时，此时的肿块往往表现为液性浑浊或混合性肿块回声，液性暗区壁较厚或外围呈实性低回声，欠规整，肿块内可见散在细小光点、絮状物，或见细分割光带，少部分肿块壁上有小点状强回声光斑。有些病例囊肿太小，超声难以显示，乳腺组织呈现强回声区与弱回声区镶嵌状。

（4）局灶纤维化型　轻度增生时，仅表现为小叶内纤维细胞稍增生；继之，小叶内与小叶间纤维组织融合；最后，小叶结构消失。超声表现为乳腺组织内见较大的结节，斑块状，形态不规则，回声较强而不均匀。

（5）纤维腺瘤样增生　间质纤维组织增生形成结节状。超声表现为乳腺组织内见规则、欠规则或不规则肿块，可呈圆形、椭圆形、片状或三角形。肿块的边界可清晰，比较光滑，也可有角状突起。肿块常有压缩性，压之无明显逆向运动，此可与乳腺纤维腺瘤鉴别。肿块内部多为低回声、稍低回声、等回声或稍强回声，均匀或不均匀。低回声肿块与乳腺癌相比，回声相对稍强，球体感弱，压之或变动体位可变形，可与乳腺癌进行鉴别。

以上为乳腺增生症的典型声像图表现，但往往是两种或两种以上病变多部位同时存在，超声图像上多种表现可同时出现。随着年龄的增长，病变类型亦有所变化。小叶增生型、导管增生型为较早期病变，发病年龄偏低；局灶纤维化与纤维腺瘤样增生型为相对晚期，发病年龄偏高。乳腺增生症的类型与乳腺质地有关，导管增生型以间质型与中间型乳腺质地多见；小叶增生型以中间型为多；局灶纤维化型和纤维瘤样增生均亦以中间型为多。乳腺增生症的发病率亦与乳腺质地有关，间质型与中间型病变发生较多，而导管型发病率偏低。

（四）乳腺良、恶性肿块的鉴别

1.乳腺病变的超声图良、恶性鉴别要点　乳腺病变的超声图像是根据病灶的形态学、病理及组织学特征而定。乳腺良、恶性病变有其不同的特征，因而有不同的声像图表现。下表为张缙熙总结的六点二维超声对乳腺良、恶性病变的鉴别要点。见表 14-1。

表 14-1　乳腺良、恶性病变鉴别要点

	良性	恶性
边缘及轮廓	整齐、光滑，多有侧方声影	不整、粗糙，侧方声影罕见
包膜	有	无
内部回声	无回声或均质回声	分布不均，呈实性衰减
后壁回声	整齐，增强，清晰	不整，减弱，不清
皮肤浸润	无	有
组织浸润	无	有

2.乳腺恶性肿瘤的诊断指标　二维超声除了从形态学和组织学来鉴别乳腺病变的良、恶性外，还可根据恶性肿瘤的一些特征性表现来作为乳腺恶性肿瘤的诊断指标。

（1）微小钙化　乳腺肿块常伴有钙化，肿块伴钙化者患乳腺癌的相对危险性是没有钙化的4.5倍，钙化分良、恶性两种。良性钙化较恶性钙化大，呈短线状或弧型钙化，它与乳腺导管扩张等分泌性疾病有关。恶性钙化为组织异常而产生的钙盐沉积，为营养不良性钙化，此钙化为多个微小钙化点，呈簇状分布。目前的超声仪器能够发现在低回声肿块中大小为 $10 \sim 50\mu m$ 的微小钙化点，其后方无声影。虽然超声显示微小钙化点不如 X 线，但如在肿块中发现微小钙化，肿块很可能为恶性。微小钙化作为诊断如乳腺癌的指标，敏感性为72.2%，特异性为96.3%，准确性为84.8%。

（2）肿块纵横比　恶性肿瘤的前后径往往大于横径。有学者用前后径大于横径作为恶性肿瘤的诊断指标，敏感性为41.6%，特异性为98.1%，准确性为88.7%。燕山等报道乳腺癌纵横比大于1，而良性肿瘤小于1。

（3）毛刺状边缘　恶性肿瘤呈浸润性生长，边缘毛糙，呈毛刺状。超声可发现垂直于肿块表面的放射状低回声短线，高分辨超声能分辨这一特征。周边毛刺状改变是乳腺癌的典型表现，特异性为99.4%。

典型的乳腺癌声像图特征明显，容易鉴别，但有的乳腺良恶性肿块声像图表现部分重叠，二维超声诊断不能单凭其中任何一条指标而诊断，需要综合考虑。

（五）彩色多普勒超声在乳腺疾病的应用

近年来，连续多普勒、脉冲多普勒及彩色多普勒显像已先后应用于乳腺检查，使超声对乳腺疾病的诊断有了进一步发展，但研究的焦点仍然是良、恶性疾病的鉴别。正常乳腺内血管较细，分布稀少，常在皮下脂肪层及韧带处显示，或腺体内显示。能够显示的多为静脉血流，无病变时仅能记录到极微弱的多普勒血流信号。恶性肿瘤能分泌一种"肿瘤血管生成因子"的物质，刺激肿瘤血管生长，使肿瘤部位形成丰富的血管网络。肿瘤新生血管数目多，形态不规则，粗细不均；血管结构异常，壁薄，缺少肌层，局部易受压，并易形成动－静脉瘘。这些特点为彩色多普勒显像用于乳腺良、恶性病变的鉴别诊断提供了病理学基础。

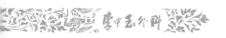

1. 彩色多普勒显像（CDFI） Adlar 等用彩色多普勒显像半定量法来判断病灶内血流丰富程度，判定标准为：①无血流。②少量血流：可见 1～2 处点状血管。③中量血流：可见一条主血管和几条小血管。④丰富血流：可见 4 条以上血管。55 例乳腺癌中，45 例呈中量或丰富血流，仅两例未见血流信号。国内有报道，对于乳腺良性病变，如乳腺增生病和乳腺纤维腺瘤，多为无血流和少量血流；乳腺癌则为中量血流和丰富血流，与 Adlar 的结果相符。

2. 能量多普勒显像（CDE） Raza 等用能量多普勒观察乳腺肿块内血流情况。CDE 为能量成像，不受角度影响，无混叠现象，对肿块内部及周边血流显示率高于 CDFI。Raza 发现乳腺恶性肿瘤多为穿入型血管分布，少数为周边型血流；良性肿瘤的血流信号则多表现为周边型血流，极少数为穿入型血流。Raza 认为穿入型血流的存在这一指征可作为恶性病变的诊断标准。CDE 的诊断敏感性为 68%，特异性为 95%，阳性预测值为 85%，阴性预测值为 88%。韩增辉等报道 92% 恶性肿瘤有穿入型血管，而良性肿瘤仅 27% 有穿入型血管。穿入型血管对乳腺癌有较高的敏感性，结果还表明，同一切面 CDE 显示的血管数目比 CDFI 多，同一血管显示长度比 CDFI 长，能更好地显示血管内径。但 CDE 也有其局限性，对软组织运动敏感，易产生闪烁伪差。

3. 血流频谱特征 根据乳腺肿块内部血流速度、血流阻力指数和脉动指数的不同变化，可以鉴别肿瘤的良、恶性。有学者报道，乳腺恶性肿瘤内呈典型高速、低阻血流，具有诊断的特异性，其机制是恶性肿瘤内血管易形成动-静脉瘘，从理论上讲，肿瘤新生物血管缺乏肌层，而且没有毛细血管，其血流应为低阻血流。但也有学者的研究结果与此相反，却是为高速、高阻血流，提出以 $RI > 0.7$，$PI > 1.3$ 为阈值，以此区别乳腺病灶的良恶性，可能的解释为肿瘤血管管径小，走行迂曲不规则，加上乳房恶性肿瘤生长快，生长过程无序、无限制，更容易使内部血管受压，导致阻力较高。有时在同一病灶内几条血管的阻力指数 RI 值可能不同，说明不同部位血管受压程度不一致，但相比之下，恶性肿瘤的血管阻力相对要高一些。这要求在检测中多点取样，统一取样标准，避免人为误差。

（六）乳腺超声诊断新技术

近年来，许多超声新技术均应用于乳腺疾病的诊断。

1. 超声造影

（1）经静脉造影 CDFI 以乳腺肿块内部"有或无"血流信号来判断肿块的良、恶性，但有其局限性。随着仪器敏感性的提高，纤维腺瘤腺体成分较多时，血流丰富，炎症也可见到血流信号。近年来，开始应用超声经静脉造影技术研究乳腺肿块血管的特征性表现。

在人为条件下，在血液内加入声阻抗值与血液截然不同的介质，使血流内出现明显不同的界面，增强血流信息的强度，这是声学造影成像的基本原理。目前乳腺超声造影使用的是微气泡造影剂，微泡的表面张力低于血液时，有利于微泡的生存与运载，从而加强造影效果。利用微气泡增强血流信号的原理，提高血管与周围组织的信噪比，增强显示肿块内血流情况。

Kedar 等观察乳腺癌和乳腺良性病变注射造影剂前后血流信号的增强情况，乳腺癌增强效果比良性病变明显。除血流信号增强外，超声造影剂还能突出癌血管的特征：癌滋养血管从肿瘤周边伸入内部，走行弯曲，缺乏正常末梢血管渐细的特点。且癌血管排列不规则，分支亦不规则，壁薄、缺乏肌层，易形成袋状盲端及动-静脉瘘。

Huber 等研究静脉注射造影剂后，用计算机获得彩色像素密度，分析乳腺肿瘤 Doppler 增强

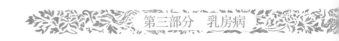

强度。乳腺癌增强曲线峰值高于纤维腺瘤等良性病变，峰值出现时间早于良性病变。超声造影剂有助于乳腺肿瘤的鉴别诊断。

（2）乳腺导管造影　超声引导下乳腺扩张导管内注射透声良好的液体，如生理盐水、庆大霉素或利多卡因，使扩张导管进一步增宽，以便清晰显示导管走行、腔内情况、管壁厚薄及光整程度。乳腺导管内癌和乳腺导管扩张症常表现为乳头溢乳，二维超声均可表现为导管扩张，经导管造影后，则可显示二者不同的声像图特征。乳腺导管内癌超声显示导管正常管道状结构消失，走行不自然，管壁不规则增厚、紊乱，彩色多普勒超声显示管腔内病灶血流信号较丰富；乳腺导管扩张症则表现为乳腺导管扩张，管壁呈均匀致性增厚、毛糙、管腔内无占位性病灶，与乳头状瘤不难鉴别。

2.三维超声　二维超声可以显示乳腺肿物的系列纵断面和横断面，但通常对乳腺冠状面的显示较困难。三维超声将二维超声获得的一系列断面图像进行空间定位，经计算机处理后，可获得立体数据库，并可对任意断面进行重建和显示。但由于受定位装置性能和后处理技术的限制，目前三维重建平面图像的质量稍逊于常规二维超声图像，但可迅速提供全新的重建冠状断面图像，用以对乳腺肿物和周围组织进行分析。

三维重建冠状断面图像可显示乳腺肿物与周围组织的关系。乳腺癌中，52.8%的冠状断面上可见肿块呈不同程度的强回声"会聚征"，即冠状断面上出现肿块周围呈放射状向肿块聚集的中强回声，可出现在几个、多个甚至全部冠状断面上，而良性肿物有此征的仅5.7%。此征象对乳腺恶性肿瘤的诊断具有特异性，达94.3%。发现此征应首先考虑恶性肿瘤，其阳性预测率达90.4%。良性肿物则表现为与周围组织存在着"完整的界面回声"，即由前至后的连续观察在所有冠状断面上，肿物和周围组织间均可见到一圈完整，或基本完整的中强回声界面。此征对良性肿物的诊断特异性也较高，达94.4%。

在二维图像上观察乳腺肿物形状、边界特点、回声均匀性和纵横径比值等，加上三维重建冠状断面观察肿物形状、边缘特点和"会聚征"等，对乳腺肿物良、恶性的鉴别有较大价值。三维超声重建冠状断面图像是对二维超声的良好补充。

3.超声引导下的穿刺活检　近年来，由于乳腺普查的广泛开展，临床触摸不到的小病灶发现率明显提高，这些微小病灶往往缺乏影像学特征，多数须通过影像引导下穿刺活检才能明确诊断。超声由于其无损，操作方便，超声引导下穿刺活检是目前首选的方法之一。

常用的活检方法：

（1）细针穿刺活检　细针穿刺对组织创伤小，并发症少，患者容易接受。包括细针穿刺细胞学活检和细针穿刺组织学活检。

1）细针穿刺细胞学活检　可选用20～23G（外经0.6～0.9mm）超声引导针吸细胞学检查对恶性肿瘤的确诊已被公认，其敏感性达90%，特异性接近100%，即一般无假阳性。但对恶性肿瘤，除少数几种外，难以做出确切的组织学分类，对良性病变难以提示组织病理诊断。

2）细针穿刺组织学活检　用18G（外经1.2mm）作经皮穿刺组织学活检仍然是安全的，也可获得较满意的标本。对恶性肿瘤，能明确组织学类型及分化程度，对某些良性改变可做出具体的组织病理诊断，还可用作组织化学或免疫组织化学等特殊检查。超声引导下细针穿刺能使80%以上的病变得到准确的组织病理学诊断。

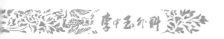

（2）髓芯活检　此法可取得病理组织标本，对乳房的损伤比手术活检小，并发症少，一般不会产生术后瘢痕，其诊断的准确率较细针活检高（一般大于90%）。缺点是比起手术活检有时会低估乳腺癌的恶性程度。虽然髓心活检很适用于多中心起源的乳腺癌，但病理诊断为导管不典型性增生时，不能除外同时合并导管原位癌；当髓心活检病理诊断为导管原位癌时，不能排除同时合并浸润性导管癌。

（3）真空吸引辅助活检　可克服髓芯活检低估乳腺癌恶性程度的不足。在进针切割的同时，真空吸取组织于容器之内，故一次进针可连续获取不同点的组织标本，获得的标本量相对较多，病理诊断的准确率几乎可达100%。多组真空负压吸引活检对乳腺恶性程度的估计与手术病理活检基本相同，是今后影像引导下穿刺活检的发展方向。

（4）金属丝线定位手术活检　触摸不到的微小病灶，手术前可以用带钩的金属丝线穿刺定位，这样可以帮助手术时迅速、准确地切除病灶，减少不必要的损伤。

（七）乳腺超声的临床意义

1.良、恶性病变的鉴别　二维超声加上彩色多普勒，可根据乳腺病变的形态学、组织结构特征病变内部及周围的血供情况进行综合判断，鉴别乳腺病变的良恶性。Kobayashi从1970～1979年统计了9位作者的材料。超声诊断乳腺病变的正确率：良性为83.1%，恶性为85.2%；按病理结果分类统计：乳腺硬癌的正确率为96.5%，乳头状癌为78%，髓样癌为87%；按国际乳腺癌TNM（TNM是肿瘤学中对肿瘤的一种分期形式，T是原发灶，N是淋巴结，M是远处转移）分类法统计超声诊断的正确率：T_1期为79.2%，T_2期为90.7%，T_3期为92.3%。

国内1983年统计了几位学者应用超声对乳腺疾病的观察，经组织学证实的超声诊断正确率：董宝玮，良性率为84.2%，恶性率为92.2%；张缙熙，良性率为86.2%，恶性率为91.8%；郝凤鸣，良性率为76.5%，恶性率为90.7%。

2.乳腺超声与其他影像诊断的比较

（1）无创性　超声检查无创、方便，实时动态，价格适中，是其他影像检查方法所不能比的，可作为乳腺疾病的常规检查和乳腺普查的方法之一。

（2）鉴别肿物的性质　超声能准确鉴别乳腺囊性或实性肿物，超声可发现2mm大小的囊肿，特别在哺乳期的乳腺肿物，超声可以区分是积乳、乳腺炎或肿瘤。

（3）致密型乳腺　当乳腺腺体组织结构过于致密，肿瘤位置贴近胸壁，常常不能被钼靶X线发现，而超声则能提供这种致密型乳腺的诊断信息。

（4）淋巴转移　超声可以显示乳腺癌的腋窝、锁骨下肿大淋巴结，显示淋巴结的大小、位置，但受检查者的技术程度影响，且费时，对淋巴转移转移情况的了解不够全面、准确。对肿块周围组织的浸润程度及乳腺癌的分期不如CT和MRI。

（5）早期乳腺癌　对于触诊阴性乳腺癌的敏感性较低，小于1cm的乳腺癌，超声常常不能显示而漏诊，但X线可以显示。对乳腺恶性病变有特征性的微小钙化，超声的敏感性不如X线。

（6）与年龄的关系　随着年龄的增长，腺体组织一般逐渐被脂肪组织所替代，超声对腺体内的低回声结节难以与脂肪组织鉴别，故对于年龄＞50岁的乳腺病变者，钼靶X线诊断准确率高于超声检查。相反，乳腺腺体组织较厚者，超声则更易显示病灶。

四、乳腺疾病的磁共振成像检查

20 世纪 70 年代开始将 MRI 应用于乳腺组织的研究，20 世纪 80 年代开始了 MRI 检查乳腺病变的临床应用。随着 MRI 技术的不断改进，特别是脂肪抑制技术和对比增强的应用，使 MRI 诊断乳腺疾病的敏感性和特异性大为提高。MRI 有良好的软组织对比特性，同时能很好地显示肿瘤的形态学和血流动力学特征。MRI 由于其价格昂贵，不适合作为乳腺疾病的常规检查手段，目前 MRI 的临床主要适应证：乳腺 X 线和 B 超均不能诊断的乳腺病变，尤其是腋下淋巴结转移而找不到原发病灶时；现有诊断技术常常漏诊的多中心病灶和多灶性病变；精确确定肿瘤的大小、数目、边缘，帮助乳腺癌分期及手术方案的选择；保留乳房乳腺癌切除术后的疗效监测；乳房假体植入术后乳房的评价；多次手术有瘢痕的乳腺。

（一）扫描方法

乳房扫描可以采用仰卧位，用体线圈，能够同时扫描双侧乳房；也可采用俯卧位或侧卧位，让受检者一侧的乳房接触在表面线圈上。脉冲序列用自旋回波（SE）T_1 加权和 T_2 加权，层厚 5 ～ 8mm，间隔 0.5mm。常规行矢状位和横轴位方向扫描，一般不用冠状位。采用表面线圈可以提高图像的信噪比，使病变显示更清楚。

（二）正常乳腺的 MRI 表现

乳房主要由腺体组织、乳腺导管、脂肪组织、结缔组织及血管、淋巴网构成。MRI 以其极高的软组织分辨力，能清晰地区分乳房皮肤、皮下脂肪、正常腺体。脂肪在 T_1 加权像上呈非常高的信号，T_2 加权像上为中等信号，很容易识别。由腺体、导管构成复合结构的信号在 T_1 加权像上明显低于脂肪组织，但略高于肌肉组织的信号。乳房内的血管在 T_2 加权像上由于偶回波增强的效应，常表现为线状的高信号，互相连接组合成网。乳腺导管最终汇集于乳头，导管的 MRI 表现在矢状位显示较好。乳头的显示视情况而不同：乳头突出时显示较好，反之则不易显示。胸壁的肌肉很容易识别，呈长 T_1 短 T_2 信号。

（三）异常乳腺的 MRI 表现

1. 乳腺囊性增生病　本病临床表现和组织结构的复杂性决定了其 MRI 表现的多样性。典型的 MRI 表现为乳腺导管的扩张，形状不规则整，边界不清晰。扩张导管的信号强度在 T_1 加权像上低于正常腺体组织，病变可以局限在某一区域，也可弥散于较大区域甚至整个乳房。但也有的病变 MRI 表现与乳腺癌类似，或与正常乳腺组织无明显差异。病变内还可含有更高或更低的信号区。此病的 MRI 表现多种多样，比较可靠的征象是通常为对称性改变的特点。

2. 乳腺囊肿　乳腺囊肿种类繁多，其中主要为单纯囊肿和乳腺积乳囊肿。MRI 的表现特点是单个圆形，边界光滑规整的均质结构，在 T_1 加权像上呈低信号，T_2 加权像上呈高信号。部分囊肿可发生出血，MRI 表现则依据囊肿所含内容物不同可以有不同的表现。由于 MRI 是断层图像，它能较 X 线摄像更容易发现多发的囊肿，但囊壁的钙化不为 MRI 显示。

3. 乳腺纤维腺瘤　当肿瘤周围为脂肪组织所包绕时很容易被 MRI 显示，无论用什么序列显示在脂肪包绕、衬托下的实性肿块，边界光滑、清晰。相反如果肿块起源于腺体组织中，除非肿块的信号与正常腺体组织有明显的差异，否则很难显示。当肿瘤周围的腺体伴有结构不良时，MRI 更难将肿块从扩张的导管内区分出来，这时 MRI 可能仅做出囊性乳腺病的诊断而发现不了

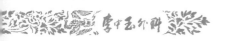

乳腺纤维腺瘤。肿块内的钙化也不易为 MRI 显示。作 Gd-DTPA 增强扫描，乳腺纤维腺瘤的强化表现与乳腺癌类似。

4. 乳腺恶性病变 乳腺恶性病变以乳腺癌最常见，它的 MRI 表现及诊断要点是形态学改变。绝大多数的乳腺癌边界不清晰，形态不规则，边缘呈针刺状或放射状改变。当肿瘤被脂肪组织所包绕时，其形态学改变更加清晰。肿瘤在 T_1 加权像上呈低信号，T_2 加权像上内部信号不均匀，高信号和低信号混杂存在。行 Gd-DTPA 增强扫描，肿瘤有中等度异常对比增强，内部结构仍不均匀，有不增强区域存在。肿瘤周围正常的导管组织结构明显紊乱。当肿瘤侵及深层软组织或皮肤时，MRI 能较清晰、准确地显示其侵犯的范围、程度。

平扫 MRI 能清晰地显示病变的边界、形态、内部结构及与周围组织的关系。对于良性乳腺病变，MRI 能够非常清晰、特征性地显示囊性病变；对良性实性肿瘤和乳腺腺病，其作用就大大降低；对于恶性病变，由于平扫 MRI 的信号无特异性，还不能靠其做出确切诊断。但对一些小病灶或多中心、多灶性病变，或对侧隐匿癌，敏感性较高，有其优势，并能观察胸肌筋膜及胸壁侵犯的情况，对胸骨后、纵隔及腋淋巴结转移显示良好。因此，目前平扫 MRI 的主要作用在于显示病变与周围结构的解剖关系、病变范围及对深部组织的侵犯程度。

（四）乳腺病变动态 MRI 检查

近年来，有关乳腺动态增强 MRI 的研究越来越多，均表明动态增强 MRI 对乳腺病变的检出和定性诊断均有相当大的临床价值。增强 MRI 虽不能做出准确的组织学判断，但对乳腺良恶性肿瘤的鉴别有较高的准确率，较其他影响学诊断能更精确地反映病变的病理状况。在确定病灶大小、数量、边界等方面，与病理学所见的符合率较其他检查更高。

1. 病灶的形态学 乳腺的良、恶性病变在 MRI 上不仅可按照病灶的形状、轮廓加以识别，而且可以借助病灶与正常乳腺的信号差异来区别，特别是在经过减影技术处理的 MRI 图像上区别。恶性病灶强化较明显，内部信号不均匀，呈星芒状或蟹足样强化，出现坏死、囊变时，则呈不规则环状或周边强化，尤其是浸润性导管癌呈星状、辐射状，周围可见较长的毛刺，有时可见"触角征"；有的可见条索状强化影伸入病灶，或与皮肤及胸肌筋膜相连，累及乳头及输乳管时，可出现"乳头凹陷征"或"桥征"；少数病例可见侵犯胸壁及腋淋巴结。良性肿瘤病灶的形态规则，多为圆形或类圆形，边缘光滑，内部信号均匀一致，呈局灶性或弥漫性强化，极少累及周围组织。病灶与周围结构接壤区的形态如显示不清、水肿等，对乳腺良、恶性病变的鉴别非常重要。

2. 病灶的强化模式 由于恶性肿瘤（主要是乳腺癌）的周边区肿瘤细胞增殖活跃，瘤内微血管密度较高，增强后病灶的边缘于早期即出现显著强化，相反，病灶的中心区则因出现继发改变，如出血、坏死等致微血管密度减少，而呈现延迟强化或不强化。恶性病灶的周边强化不规则，厚薄不一，且强化后信号不均匀。良性肿瘤强化常始于中心区，继而向病灶周边区扩散，延迟后整个病灶呈较均匀的强化。乳腺纤维腺瘤中部分呈"恶性强化模式"，即由周围区向中心强化，但周边的环形强化非常规则一致，中心强化较轻。这一征象对鉴别乳腺良恶性肿瘤有较大的价值。

3. 时间-信号强度曲线 采用动态增强的图像分析，观察病灶内的强化情况。

（1）强化出现时间 观察病灶出现强化时间的早晚。恶性病变由于其瘤内微血管密度大，微

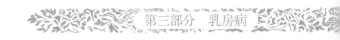

血管的基底膜极不完整，内皮细胞间的间隙较大，即肿瘤的细胞外间隙明显增大，使病灶局部的灌注量明显增大，通常早期病灶即出现非常显著的迅速强化。相反，大多数的良性肿瘤病灶内微血管密度小，内皮细胞较恶性者明显完整，早期良性病灶常轻度或无明显强化，表现为延迟强化。

（2）强化滞留时间　观察含对比剂的血液在病灶内滞留时间的快慢。恶性病灶的肿瘤血管丰富，代谢极快，通常表现为早期强化并迅速达到峰值，随后在1分盅内信号即显著下降，呈"快进快出"表现；良性者则出现持续强化。乳腺病灶增强后中、晚期信号改变规律对病变的定性诊断具有较大价值。

MRI在乳腺疾病的诊断中有其局限性。MRI不能明确地显示乳腺癌中微小钙化，而微小钙化在乳腺良、恶性病变的鉴别中有重要作用。增强MRI对乳腺癌的敏感性较高，但特异性欠佳，良、恶性病变增强表现有部分重叠，如有些恶性肿瘤不表现为"快进快出"的典型征象，有些良性病变可迅速强化；局灶性不规则强化结节可以是癌，也可以是局灶性乳腺增生、腺病等。因此，对非典型强化表现的良、恶性病变MRI诊断较困难。这些都有可能影响MRI的定性诊断，但若将病灶的形态学信息和其血流动力学特征有机地结合起来分析，便可最大程度地发挥MRI在乳腺疾病诊断中的作用。

五、乳腺疾病的 CT 检查

随着CT技术的不断改进，由于其扫描速度快，解剖结构清晰，对乳腺病变的检查越来越受到关注。CT可进行横断面薄层扫描，从而没有重叠干扰，可以发现0.2cm大小的病灶。CT具有高密度分辨力，能充分显示乳房结构，通过CT值的测定，明确病灶的性质及周围组织结构。增强CT扫描，尤其是快速动态增强扫描有助于对隐性乳腺癌的发现、良恶性肿块的鉴别及肿瘤供血血管的显示。但CT价格昂贵，增强扫描时需使用碘造影剂，且X线曝射量大，目前仍然不作为乳腺疾病的常规检查手段。

（一）乳房良性疾病的诊断

1. 乳腺增生症

（1）腺性增生　患侧腺体较对侧腺体厚，腺组织丰富致密，乳腺间质减少，乳腺组织密度均匀，乳腺结构可正常，无脂肪间隙变形。常伴有其他乳腺疾病，CT的诊断率要高于钼靶。

（2）纤维性增生　CT表现为乳腺间质中见较多的纤维条索灶，腺体组织较为稀少。单纯的纤维增生较少。

（3）囊性增生　CT表现为多囊状的病灶，亦可是单囊状，类圆形，病灶内密度低于腺体，呈水样密度。CT诊断及显示情况优于钼靶X线。

（4）混合性增生　乳腺腺体分布不均匀，可见有乳腺间质中纤维条索灶，以及囊性病灶混合存在。由于腺体分布不均匀，容易与乳腺癌相混淆，需要CT增强扫描加以鉴别。

2. 其他乳腺良性疾病

（1）乳腺纤维腺瘤　患侧乳腺较对侧厚，乳房内见类圆形、边缘光整、密度均匀的肿块，病灶周边可有脂肪形成透明晕，或肿块边缘对脂肪间隙形成的钝压迹，病灶内可有环状或斑点状钙化，病灶根据纤维瘤形成时间的长短，可以是等密度或稍高密度，病灶可以强化或不强化，强

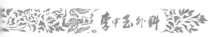

化程度在 20HU 左右。

（2）乳腺炎　表现为皮肤增厚，皮下脂肪模糊，脂肪密度增高，呈网格状及蜂窝状改变，腺体组织结构模糊，密度亦增高。

（3）积乳囊肿　乳腺组织内可见等密度的类圆形阴影，CT 值可在 30HU 左右，增强后边缘可以强化，常伴有皮肤的改变，在 CT 上易误为纤维瘤，必要时穿刺可以证实。

（二）乳腺癌的诊断

1.乳腺肿块　乳腺组织内见圆形、椭圆形或不规则形肿块，边缘有伸向周围脂肪间隙的毛刺。肿块内呈低密度灶，CT 值均 > 20HU。乳腺囊肿也可表现为肿块中心低密度灶，CT 值均 < 20HU，并表现为多发、圆形、密度均匀、边缘光滑的病灶，与乳腺癌较易鉴别。

2.周围组织浸润　当肿块向周围浸润时，可引起周围脂肪间隙变形，部分有导管牵拉征，部分可见 Copper 韧带受累，胸壁粘连破坏或局部皮肤受累。

3.腋窝淋巴结转移　CT 有助于腋窝淋巴结转移情况的术前分析。

（1）淋巴转移的个数及站点　乳腺癌的淋巴转移有其规律和特点，以腋下为乳腺癌淋巴转移的主要途径，也多为转移的第一站，一般先侵犯下部 1/3，然后中部，进而上 1/3。CT 可显示肿大淋巴的个数、大小、部位。

（2）淋巴包膜外浸润　即转移癌穿出淋巴结包膜达到淋巴结周围脂肪间隙内。有包膜外浸润的淋巴结，可见其边缘不整、毛刺状及周围脂肪密度增高征象。

4.增强动态扫描　乳腺癌增强扫描有"快进快出"的特点，与平扫比较，在注射造影剂后用螺旋 CT 分别于第 1、3、8 分钟扫描，第 1、3 分钟时病变明显强化，8 分钟扫描后不再继续强化，敏感性高达 100%，特异性达 83.3%。也有报道用 1.5 倍或 2 倍造影剂量，注射后 15 ～ 30 分钟扫描，可见乳腺癌延迟强化。

CT 对乳腺癌的诊断，能显示病灶形态、大小和部位，还可了解肿块对皮肤和胸壁的浸润程度，了解腋窝、胸骨旁和纵隔有无肿大淋巴结，是其他方法所不能比拟的，这对乳腺癌术前的分期，选择最适当的治疗方案提供了全面而可靠的依据。但乳腺癌的淋巴结转移情况术前估价较困难，CT 未发现肿大淋巴结并不能排除肿瘤早期转移。

第十五章　乳腺炎性疾病

第一节　乳痈（急性乳腺炎）

痈生于乳房，谓之乳痈，又称吹乳、吹奶、妒乳、乳毒、聚奶、积奶等。此病若发于哺乳期名外吹乳痈，发于妊娠期名内吹乳痈，发于未婚女子、老年妇女，名席风呵乳或谓干奶子。此病是乳房部最为常见的化脓性疾病，好发于初产妇，多患于一侧乳房，可一囊、多囊结肿块，亦可全乳通肿。其特点为乳房突然红肿热痛，易脓、易溃、易敛，预后良好。若病情严重，治疗不当，亦可发生毒邪内陷或成乳漏。此病相当于西医学的急性乳腺炎。

一、古籍摘要

《针灸甲乙经》云："乳痈有热，三里主之。"

《肘后备急方》云："凡乳汁不得泄，内结名妒乳，乃急于痈。"

《诸病源候论·乳痈候》云："肿结皮薄以泽，是痈也。足阳明之经脉，有从缺盆下于乳者，劳伤血气，其脉虚，腠理虚，寒客于经络，寒搏于血，则血涩不通，其血又归之，气积不散，故结聚成痈者。痈气不宣，与血相搏，则生热；热盛乘于血，血化成脓；亦有因乳汁蓄结，与血相搏，蕴积生热，结聚而成乳痈者。"

《诸病源候论·论妒乳候》云："此由新产后，儿未能饮之，及饮不泄；或断儿乳，捻其乳汁不尽，皆令乳汁蓄积，与血气相搏，即壮热大渴引饮，牢强掣痛，手不得近是也。初觉便以手助捻去其汁，并令傍人助嗍引之；不尔成疮有脓。其热势盛，则成痈。"

《外台秘要·妒乳疮痛方一十四首》云："集验论，疗妇人妒乳，乳痈，诸产生后，宜勤挤乳，不宜令汁蓄积不去，便不复出，恶汁瘀内引热。温壮结坚掣痛，大渴引饮。乳急痛，手不得近，成妒乳，非痈也。始妒乳，急灸两手鱼际各二七壮，断痈脉也，便可令小儿手助将之。则乳汁大出，皆如脓状，内服连翘汤汁自下，外以小豆散薄涂之痈处，当瘥（千金同）。又产后不自饮儿，及失儿无儿饮乳，乳蓄喜结痈，不饮儿令乳上肿者方。以鸡子白和小豆散，涂之乳房，令消结也，若饮儿不泄者，数捻去之，亦可令大者子含水，使漱口中冷，为嗍取乳汁吐去之，不含水漱。令乳头作疮，乳孔寒也（千金同）。又疗妒乳乳痈，连翘汤方：连翘、升麻、杏仁（去皮尖）、射干、防己、黄芩、大黄、芒硝、柴胡（各三两），芍药、甘草（炙，各四两），上十一味切，以水九升，煮取三升，分服，忌海藻菘菜（千金同）。又方：取葵茎烧灰捣散，服方寸匕，日三即愈（千金同）。又疗妒乳生疮方：蜂房、猪甲、中土车辙中土各等分，末，苦酒和涂之，良（千金同一方又有车毂上脂一味）。又疗妇人女子乳头生小浅热疮，搔之黄汁出，浸淫为长，

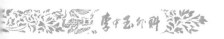

百疗不瘥者，动经年月，名为妒乳病，妇人饮儿者，乳皆欲断，世论苟抄乳是也。宜以赤龙皮汤及天麻汤洗之，敷二物飞乌膏及飞乌散佳。始作者可敷以黄芩漏芦散，及黄连胡粉散并佳，方如下：赤龙皮汤方。槲皮切三升，以水一斗，煮取五升，夏冷用之，秋冬温之。分以洗乳，亦洗诸深败烂久疮。洗毕敷膏散（同千金）。"

《妇人大全良方》云："夫妇人乳痈者，由乳肿结聚，皮薄以泽，是成痈也。足阳明之经脉则血涩不通，其血又归之，气积不散，故结聚成痈。《千金》云：年四十以下治之多愈，年五十以上宜速治之即瘥。若不治者，多死中年。又怀胎发乳痈肿及体结痈，此必无害也。盖怀胎之痈，病起于阳明。阳明者，胃之脉也。主肌肉，不伤脏，故无害也。"

《外科精义》云："皂蛤散治妇人因露风，邪气外客于乳内，始为吹奶，积久不消，以为奶痈。"

《太平圣惠方》云："妇人乳汁不出，内结肿，名乳毒。"

《儒门事亲》云："夫乳痈发痛者，亦生于心也，俗呼曰吹乳是也。吹者，风也。风热结薄于乳房之间，血脉凝注，久而不散，溃腐为脓也。可用一法禁之。咒曰：谨请东方护司族，吹奶是灰奶子。上用之时，当先问病人曰：甚病？病人答曰：吹奶。取此气一口，但吹在两手坎字文上，用大拇指紧捏定，面北立，一气念七遍，吹在北方，如此者三遍。若作法时，以左右二妇人，面病人立，于病乳上痛揉一二百数，如此亦三次则愈。"

《证治准绳》云："夫妒乳者，由新产后儿未能饮之，及乳不泄，或乳胀捏其汁不尽，皆令乳汁蓄结，与血气相搏，即壮热大渴引饮，牢强掣痛，手不得近是也。初觉便知以手挼捏去汁，更令旁人助吮引之，不尔，或作疮有脓，其热势盛，必成痈也。轻则为吹乳、妒乳，重则为痈。虽有专门，不可不知。连翘汤治产后妒乳并痈。连翘、升麻、芒硝、玄参、芍药、白蔹、防风、射干、大黄、杏仁、甘草（各一钱）上作一服，水二盏，煎至一盏，食后服。"

《秘传外科心法》云："乳痈生于正乳之上，乃厥阴阳明经之所属也。初起必痒，用艾灸十余壮可消。若成大毒，法同乳吹。"

《经效产宝》云："产后宜勤去乳汁，不宜蓄积。不出恶汁，内引于热，则结硬坚肿，牵急疼痛或渴思饮，其奶手近不得。若成脓者，名妒乳，乃急于痈，宜服连翘汤。利下热毒，外以赤小豆末，水调涂之便愈。或数捏去乳汁，或以小儿手摩动之，或大人含水嗍之，得汁吐之，其汁状如脓。若产后不曾乳儿，蓄积乳汁，亦结成痈。"

《疮疡经验全书》曰："乳房属阳明经，乳头属厥阴经。此毒因惊忧郁结乳间成痈，初起二三日，即用鹿角散。鹿角、乳牛角、穿山甲烧过，三味为末，好酒调服外用金箍散，蜜水调敷。若不能痊，急用荆防败毒散，加瓜蒌子、天花粉，水二盏，煎服。若五七日不散，服内托散、加白芍、金银花。

外吹乳者，小儿吮乳，吹风在内故也；内吹乳者，女人腹中有孕，其胎儿转动，吹风在外故也。煎药中须用保胎之剂，以治乳发之药同治之。"

《洞天奥旨》云："乳肿最大者，名曰乳发；肿而差小者，名曰乳痈；初发之时即有疮头，名曰乳疽。以上三证，皆令人憎寒壮热，恶心作呕者也。受孕未产而肿痛者，名曰乳吹；已产儿而乳肿痛者，名曰奶吹。三证皆宜急散，迟则必至出脓，转难愈也。老妇郁结，乳中有核不消，天阴作痛，名曰乳核。因循失治，破而内溃，脓水淋漓，日久不愈，名曰乳漏。妇人无子，爱养螟

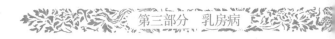

蛉，强将双乳与儿吮咂，久则成疮腐烂，乳头状似莲蓬，名曰乳疳。无故双乳坚硬如石，数月不溃，时常疼痛，名曰乳岩。乳上赤肿，围圆无头，名曰乳疖。以上乳证，约有十种，大抵皆阳证也，不比他痈有阴有阳，不必别分阴阳以定治法，但当别先后为虚实耳。盖乳痈初起多邪实，久经溃烂为正虚。然补中散邪，实乃万全之道也。按，乳房属足阳明胃经，乳头属足厥阴肝经，况生乳痈，则阳明之经未必能多气多血，厥阴之经未必不少气血也。不补二经之气血，乳痈断不能痊。不可谓是阳而非阴，一味止消火毒，致肌不能生，筋不能续耳。

和乳汤，上生痈，初起发寒热，先痛后肿。贝母三钱，天花粉三钱，蒲公英一两，当归一两，生甘草二钱，穿山甲一片，为末煎服，一剂即消。

消化汤，治乳房作痛生痈。金银花二两，紫背天葵五钱，天花粉三钱，当归一两，生甘草三钱，通草一钱。水煎服，一剂即消。"

《外科集验方》云："夫乳痈者，内攻毒气，外感风邪，灌于血脉之间，发在乳房之内，渐成肿硬，血凝气滞，或乳汁宿留，久而不散，结成痈疽。丹溪云：乳房所属阳明胃经，乳头所属厥阴肝经，乳子之母，或忿怒伤肝，或厚味积热，以致气不流行，窍不得通，汁不得出，则结为肿为痛。阳明之经血热，则化为脓。又有儿口之气，吹而燉热，次结成核，初起时，须便忍痛揉散令软，血脉通和，自然消散矣。失此不治，则成痈脓。治法：初起则当发散流气之药；若已成脓，又当内托排脓，养血顺气。慎勿妄用针刀，引惹拙病则难治矣。连翘饮子治乳痈，连翘、川芎、瓜蒌仁、皂角刺、橘叶、青皮、甘草节、桃仁（各二钱）上作一服，用水二盏，煎至一盏，食远服。"

《景岳全书》云："产后吹乳，因儿饮乳，为口气所吹，致令乳汁不通，壅结肿痛，不急治之，多成痈肿，速服瓜蒌散，外以南星末敷之，更以手揉散之。势甚者，惟连翘金贝煎最妙。产后妒乳，因无儿饮乳，或儿未能饮，余乳蓄结作胀，或妇人血气方盛，乳房作胀，以致肿痛，憎寒发热，不吮通之，必致成痈，若肿不消，用麦芽二三两炒熟，水煎服，立消。一方：用陈皮一两，甘草一钱，水煎服。"

《外科正宗·乳痈论》云："初起红赤肿痛，身微寒热，无头眩，无口干，微痛者顺。已成燉肿发热，疼痛有时，一囊结肿，不侵别囊者轻。已溃脓黄而稠，肿消疼痛渐止，四边作痒，生肌者顺。溃后脓水自止，肿痛自消，新肉易生，脓口易合者顺。"

"初起一乳通肿，木痛不红，寒热心烦，呕吐不食者逆。已成不热不红，坚硬如石，口干不眠，胸痞食少者逆。已溃无脓，正头腐烂，肿势愈高，痛势愈盛，流血者死。溃后肉色紫黑，痛苦连心，呃气日深，形体日削者死。"

"初起发热恶寒，头眩体倦，六脉浮数，邪在表，宜散之。发热无寒，恶心呕吐，口干作渴，胸膈不利者，宜清之。忧郁伤肝，思虑伤脾，结肿坚硬微痛者，宜疏肝行气。已成燉肿发热，疼痛有时，已欲作脓者，宜托里消毒。脓已成而胀痛者，宜急开之。又脾胃虚弱，更兼补托。溃而不敛，脓水清稀，肿痛不消，疼痛不止，大补气血。结核如桃不知疼痛，久而渐大，破后惟流污水，养血清肝。"

"牛蒡子汤：牛蒡子汤瓜蒌仁，银花山栀甘草陈，黄芩连翘柴花粉，青皮牛子角针平。治乳痈、乳疽，结肿疼痛，毋论新久，但未成脓服。陈皮、牛蒡子、山栀、金银花、甘草、瓜蒌仁、黄芩、天花粉、连翘、角针（各一钱），柴胡、青皮（各五分），水二盏，煎八分，入酒一杯和

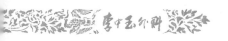

匀，食远服。

橘叶散：橘叶散内有柴陈，川芎山栀青皮迎，石膏黄芩连翘行，甘草加之效有灵。治妇人有孕，胎热为内吹，有儿吃乳名外吹。致乳结成肿痛，寒热交作，甚者恶心呕吐，并服之。柴胡、陈皮、川芎、山栀、青皮、石膏、黄芩、连翘（各一钱），甘草（五分），橘叶（二十个），水二盅，煎八分，食远服，渣再煎服。

清肝解郁汤：清肝解郁汤陈芍，桔半芎归贝茯神，青皮生附并苏叶，通草山栀远志评。治一切忧郁气滞，乳结肿硬，不疼不痒，久渐作疼，或胸膈不利，肢体倦怠，面色萎黄，饮食减少。陈皮、白芍、川芎、当归、生地黄、半夏、香附（各八分），青皮、远志、茯神、贝母、紫苏叶、桔梗（各六分），甘草、山栀、木通（各四分），水二盅，姜三片，煎八分，食远服。鹿角散：鹿角散效独称雄，消乳专于建大功，每服三钱酒调下，能教肿痛永无踪。治乳痈新起，结肿疼痛，憎寒发热，但未成俱效。鹿角尖三寸，用炭火内煅稍红存性。碾末，每服三钱，食后热酒一茶盅调服，甚者再一服，必消。"

"治乳便用方：治乳蒲公英常说，同酒煎来趁热啜，再加葱汤催汗泄，消肿犹如汤泼雪。治乳痈初起，肿痛未成脓者。用蒲公英春秋间开黄花似菊，取连根带叶二两捣烂，用好酒半斤同煎数沸，存渣敷肿上，用酒热服，盖睡一时许，再用连须葱白汤一茶盅催之，得微汗而散。此方乡村偏僻无药之所用之极妙，亦且简便。"

《外科发挥·乳痈》云："暴怒或儿口气所吹肿痛者，疏肝行气。焮痛发寒热者，发散表邪。肿焮痛甚者，清肝消毒，未成脓者，疏肝行气。不作脓，或不溃，托里为主。溃而不敛，或脓清者，宜大补气血。

一妇人禀实性躁，怀抱久郁，左乳内结一核不消，按之微痛，以连翘饮子二十余剂，少退；更以八珍汤加青皮、香附、桔梗、贝母，二十余剂而消。

一妇人因怒，两乳肿，兼头痛寒热，以人参败毒散，二剂表证已退；以小柴胡汤加芎、归、枳壳、桔梗，四剂而消。

一妇人郁久，右乳内肿硬，以八珍汤加远志、贝母、柴胡、青皮，及隔蒜灸，兼服神效瓜蒌散，两月余而消。

一妇人左乳内肿如桃许，不痛，色不变，发热渐消瘦，以八珍汤加香附、远志、青皮、柴胡百余剂，又间服神效瓜蒌散三十余剂，脓溃而愈。尝见患者，责效大速；或不戒七情，及药不分经络虚实者，俱难治。大抵此症，四十以外者尤难治，盖因阴血日虚也。

一妇人因怒，左乳内肿痛发热，表散太过，致热益甚，以益气养荣汤数剂，热止脓成，欲针之。彼不从，遂肿胀大热，发渴，始针之，脓大泄，仍以前汤，月余始愈。大抵乳房属阳明胃经，乳头属厥阴肝经，若忿怒伤肝，或厚味积热，以致气不行，窍不通，乳不出，则结而为肿为痛。阳明之血热甚，则肉腐为脓。若脓一成，即针之，以免遍溃诸囊之患。亦有所乳之子，膈有滞痰，口气焮热，含乳而睡熟，热气所吹，遂成肿痛，于初起时须吮咂通，或忍痛揉散，失治必成痈患，宜青皮以疏厥阴之滞，石膏以清阳明之热，甘草节以行污浊之血，瓜蒌子以消肿导毒，或加没药、橘叶、皂角针、金银花、当归；更宜随症消息，加减而服，少酒佐之；更隔蒜灸之，其效尤捷。若有脓即针之，否则通溃，难于收敛。"

《疡医大全·乳痈》云："陈远公曰：有乳上生痈，先疼后肿，寻常发热，变成痈痛，此证男

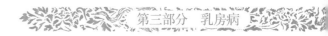

妇皆有之，而女人居多。盖女人乳儿之时，偶尔贪睡，儿以口气吹之，使乳内之气闭塞不通，以至作痛，即以解散药治之，随手而愈。若因循失治，而乳痈成矣。惟男子则不然，乃胃火炽盛，不上升于口舌，而中壅于乳房，乃生此证，故乳痈乃阳证也，不比他痈，有阴有阳。治法不必分阴阳，但分先后为虚实耳。盖乳痈初起为实邪，久经溃烂为正虚，然邪之有余，仍是正之不足，于补中散邪，乃万全之道，不必先攻而后补也。用和乳汤：贝母、天花粉各三钱。一剂乳房通肿消，不二剂也。此方以贝母、天花粉消胃中壅痰，痰壅而乳房不通，今化其痰，则胃火失势，后以公英、山甲解热毒，利其关窍，不攻自散，恐药过于迅逐，加归、甘草补正和解，正既无伤，火毒不致变为乳岩也。"

冯鲁瞻曰："妇人之乳，男子之肾，皆性命之根也。人之气血，周行无间，寅时始于手太阴肺经，出于云门穴，穴有乳上，丑时归于足厥阴肝经，入期门穴，穴在于乳下，出于上入于下，肺领气，肝藏血，乳正居于其间也。其足阳明之脉，自缺盆下于乳，又冲脉者起于气街，并足阳明夹脐上行至胸中而散，故乳房属足阳明胃经，乳头属足厥阴肝经。妇人不知调养，有伤冲任，且忿怒所逆，郁闷所遏，厚味所酿，以致厥阴之气不行，阳明之血热甚，或为风邪所客，则气壅不散，结聚乳间，或硬或肿，疼痛有核，乳汁不出，名曰妒乳。渐至皮肤焮肿，寒热往来，谓之乳痈。风多则硬肿色白，热多则焮肿色赤，不治则血凝，气为壅滞，而与乳内津液相搏腐化为脓。治之之法，凡初起寒热焮痛，即发表散邪，疏肝清胃，速下乳汁，导其壅塞，则病可愈。若不散则易成脓，宜用托里；若溃后肌肉不生，脓水清稀，宜补脾胃；若脓出反痛，恶寒发热，宜调荣卫；若哺热焮肿作痛，宜补阴血；若食少作呕，宜补胃气；切戒清凉解毒，反伤脾胃也。"（《冯氏锦囊秘录》）

又曰：有因妇人所乳之子，膈有滞痰，口气焮热，含乳而睡，热气吹入乳房，凝滞不散，遂生结核。若初起时忍痛揉软，吮去乳汁，即可消散，失此不治，必成痈肿。亦有因小儿断乳后，不能回乳，或妇人乳多，婴儿少饮，积滞凝结。又或经候不调，逆行失道，又有邪气内郁，结成痈肿。初起时切勿用凉药，盖乳本血化，不能漏泄，遂结实肿，乳性清寒，又加凉药，则阴烂宜也。惟凉药用之，既破之后则佳，如初发时，宜用南星姜汁敷之，可以内消，更加草乌一味，能破恶血逐块，遇冷即消，遇热即溃，更加乳香、没药以定痛，内则用瓜蒌十宣散、通气散间服之。然年四十以下者，治之多瘥，以气血旺故也。五十以上，慎勿治之，多死，以天癸绝也。不治自能终其天年。若欲加治，惟调气血为主。

又曰：若郁怒肝火炽盛，为肿为痛者，自当疏肝散郁，兼以养血和血，则肝阳不强，而肿自退。若郁结弥甚，血滞不舒，更由乳汁壅积，溃而成脓，则为乳痈矣。气血大伤，尤宜重为滋补，少佐疏肝解毒。若专事清解，则溃者难脓，而脓者难长矣。

胡公弼曰：妇人乳有十二穰，始生乳痈，只患一穰，脓血出尽，又患一穰，逐穰轮流，伤至七穰，即传次乳。次乳患遍，则危而不救者多矣。初起每早服元寿丹，可保余穰不受传毒。

又曰：忧怒伤肝，肝气滞而结肿者，初起必烦渴呕吐，寒热交作，肿痛疼甚者，牛蒡子汤主之。厚味饮食，暴怒肝火结肿者，橘叶汤主之。

又曰：男子乳头属肝，乳房属肾。女子乳头属肝，乳房属胃。

又曰：不乳儿妇人，患乳名曰害干奶子。"（《冯氏锦囊秘录》）

陈实功曰：乳房属阳明胃经所司，乳头属厥阴肝经所主，多血少气，有乳之妇，名曰外吹；

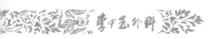

怀孕之妇，名曰内吹。（《外科正宗》）

汪省之曰：如怀孕八九个月，患内吹乳，虽脓出腐脱，肌生必待分娩，而后始能收口。（《外科理例》）

申斗垣曰：胎气旺而上冲，致阳明乳房作肿，名曰内吹，又名里吹奶。（《外科启玄》）

冯鲁瞻曰：乳痈者，俗呼曰吹乳。吹者，风也。风热结泊于乳房之间，血脉凝泣煽痛，胀溃稠脓涌出，此属胆胃热毒，气血壅滞，又名乳痈，为易治。用青皮疏厥阴之滞，石膏清阳明之热，甘草节解毒而行污浊之血，荆、防散风而兼助药达表，瓜蒌、没药、青橘叶、皂角刺、金银花、土贝母、当归及酒佐之，无非疏肝和血解毒而已。加艾隔蒜灸二三十壮，于痛处最效，切忌刀针伤筋溃脉，为害不小。（《冯氏锦囊秘录》）

澄曰：更有寡妇，并无儿女吮乳，而乳房或肿煽痛者，此为席风呵奶，当同干奶治法。

陈自明曰：怀孕患乳曰内吹，乃胎气旺而上冲，致阳明乳房作肿，宜石膏散清之，亦可消散，迟则迁延日久，将产出脓，乳汁亦从脓窍流出，其口难完。（《外科精要》）

锦囊新定消乳痈神效方（冯氏）：金银花（二两），蒲公英（一两），甘草节（三钱），没药（去油二钱），当归尾（六钱），水酒各三碗煎一碗，食后服；渣再煎，绞汁服。

神效瓜蒌散（《外科集验》）：治乳痈、乳疽、奶劳。川当归（酒洗，去芦焙切）、生甘草（各五钱），滴乳香（去油，另研一钱），苦瓜蒌（子多者一个，去皮，焙为末，如急用只须研烂），明没药（去油，另研，二钱五分），无灰酒三升，同药入银石器中，慢火熬取一升，清汁分为三服，食后服之。如奶劳便服此药，杜绝病根；如毒气已成，能化脓为黄水；如毒未成即消。甚者再服，以退为度。治乳之方甚多，独此一方神验，万无一失。

消乳痈神方：大当归（一枝，洗去泥），蒲公英（四两），金银花（四两），甘草节（五钱），酒水同煎三大碗，渣再煎服，以一日夜服尽自消，历试历验。

乳痈未成即散，已成即溃，立刻止痛，神效无比，名橘香散。陈皮（去白净，五钱），麝香（一分），研细酒调服二钱，被盖出汗。

乳痈初起二三日立消，天下第一仙方：活鲫鱼一尾头骨生捣极烂，香蜡糟一小团，再研匀敷上一日，待消小即取下，不消再贴，如神。

乳痈（周鹤仙方）：苦瓜蒌（两个，每个入酥炙穿山甲一钱，人弱者用五分），粉甘草（六钱装入瓜内），用好酒二斤，水二斤，同煎至一大碗，临卧热服。渣捣烂，再用酒水各一斤煎服，将渣趁热敷满乳上，用布捆住，盖被出汗，无不立愈。不论已破未破，只用一服，神效无比。

《外科十法》云："乳痈者，乳房痛作脓，脓尽则愈。其初起宜服瓜蒌散，敷以香附饼，实时消散。若已成脓，则用太乙膏贴之。若溃烂，则用海浮散掺之，外贴膏药，吸尽脓而愈。"

《疡科心得集》云："夫乳痈之生也，有因乳儿之时，偶尔贪睡，儿以口气吹之，使乳内之气闭塞不通，以致作痛（此即外吹证），因循失治而成者；有因所乳之子，膈有滞痰，口气煽热，贪乳而睡，热气吹入乳房，凝滞不散，乳汁不通，以致结核化脓而成者；亦有忧郁暴怒伤肝，肝气结滞而成者；又有肝胃湿热凝聚，或风邪客热壅滞而成者。始时疼痛坚硬，乳汁不出，渐至皮肤煽肿，寒热往来，则痈成而内脓作矣。凡初起当发表散邪，疏肝清胃，速下乳汁，导其壅塞，则自当消散；若不散成脓，宜用托里；若溃后肌肉不生，脓水清稀，宜补脾胃；若脓出反痛，恶寒发热，宜调营卫；若晡热煽肿作痛，宜补阴血；若食少作呕，宜补胃气，切戒清凉解毒，反伤

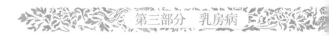

脾胃也。况乳本血化，不能漏泄，遂结实肿，乳性清寒，又加凉药，则肿硬者难溃脓，溃脓者难收口矣。其药初起如牛蒡子散、橘叶汤、逍遥散之类；溃后则宜益气养营汤。又若半夏、贝母、瓜蒌消胃中壅痰，青皮疏厥阴之滞，公英、木通、山甲解热毒、利关窍，当归、甘草补正和邪，一切清痰疏肝、和血解毒之品，随宜用之可也。"

《医宗金鉴·外科心法要诀·内外吹乳》云："吹乳乳毒乳肿疼，内吹胎热痛掀红，外吹子鼻凉气袭，寒热烦渴结肿疼。注：乳房属胃，乳头属肝，而有内吹、外吹之分。内吹者，怀胎六七月，胸满气上，乳房结肿疼痛，若色红者，因多热也；不红者，既因气郁，且兼胎旺也。多热者，宜服柴胡清肝汤；气郁者，宜服逍遥散，外俱敷冲和膏必消。或初肿失于调治，或本人复伤气怒，以致大肿大痛，其势必欲成脓，宜用逍遥散加黄芪、白芷、连翘以养血排脓治之。脓溃之后，宜调养血气，待生产后，按溃疡治法，方得收口。妊娠用药禁忌，另有歌诀，详载首卷。外吹者，由乳母肝、胃气浊，更兼子吮乳睡熟，鼻孔凉气，袭入乳房，与热乳凝结肿痛，令人寒热往来，烦躁口渴。初宜服荆防牛蒡汤，外用隔蒜灸法；俟寒热退仍肿者，服橘叶瓜蒌散，外敷冲和膏消之。其肿消之不应者，将欲作脓，即用透脓散。其余内服、外敷之法，俱按痈疽肿疡、溃疡门。又有至如内未怀胎，外未行乳而生毒者，系皮肉为患，未伤乳房，此肝、胃湿热凝结而成乳毒也，法当按疮疖治之，无有不效者。"

"荆防牛蒡汤：荆芥、防风、牛蒡子（炒，研）、金银花、陈皮、天花粉、黄芩、蒲公英、连翘（去心）、皂角刺（各一钱），柴胡、香附子、甘草（生）（各五分），水二盅，煎八分，食远服。方歌：荆防牛蒡乳外吹，寒热肿疼俱可推，银花陈草柴香附，花粉芩蒲翘刺随。"

"橘叶瓜蒌散：橘叶（二十个），瓜蒌（量证用半个或一个），川芎、黄芩、栀子（生，研）、连翘（去心）、石膏（煅）、柴胡、陈皮、青皮（各一钱），甘草（生，五分），水二盅，煎八分，食远服，渣再煎服。紫肿掀痛用石膏，红肿者去之。方歌：橘叶瓜蒌吹乳证，凉袭热乳凝结成，芎芩栀草连翘等，石膏柴与陈皮青。"

《医宗金鉴·外科心法要诀·乳疽乳痈》云："乳疽乳痈乳房生，肝气郁结胃火成。痈形红肿掀热痛，疽形木硬觉微疼。痈发脓成十四日，疽发月余脓始成。未溃托里排脓治，已溃大补养荣灵。注：此证总由肝气郁结，胃热壅滞而成。男子生者稀少，女子生者颇多，俱生于乳房。红肿热痛者为痈，十四日脓成；若坚硬木痛者为疽，月余成脓。初起寒热往来，宜服瓜蒌牛蒡汤；寒热悉退，肿硬不消，宜用复元通气散消之。若不应，复时时跳动者，势将溃脓，宜用托里透脓汤；脓胀痛者针之，宜服托里排脓汤；虚者补之，如人参养荣、十全大补等汤，俱可选用，外敷贴之药，俱按痈疽肿疡、溃疡门。

瓜蒌牛蒡汤：瓜蒌仁、牛蒡子（炒，研）、天花粉、黄芩、生栀子（研）、连翘（去心）、皂角刺、金银花、甘草（生）、陈皮（各一钱），青皮、柴胡（各五分），水二盅，煎八分，入煮酒一杯和匀，食远服。方歌：瓜蒌牛蒡胃火郁，憎寒壮热乳痈疽，青柴花粉芩翘刺，银花栀子草陈皮。"

《圣济总录·乳痈》云："然此病产后而有者，以冲任之经，上为乳汁，下为月水，新产之人，乳脉正行，若不自乳儿，乳汁蓄结，气血蕴结，即为乳痈。"

《外科证治全书》云："乳房内结一块，红肿热痛，大则言痈，小则言疖，由忿怒郁结，或多食厚味，致厥阴之气不行、窍不通，阳明之血壅怫于内故也。初起用开解散五钱，陈酒送服，一服即愈。如溃，用醒消丸一服酒送，以止其痛，外贴洞天膏。如溃久，或老年人气血衰伤，脓出

第十五章
乳腺炎性疾病

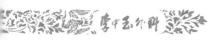

反痛，恶寒发热者，须用八珍汤补之自愈。吹乳者，所乳之子，口气燃热，含乳而睡，热气鼻风吹入乳孔，气逆乳凝，遂致结肿。和乳汤（治吹乳）：贝母（三钱），花粉（三钱），当归（一两），蒲公英（一两），生甘草（二钱），穿山甲（土炒，研，一钱五分，或二钱）水煎服，一剂乳通，肿消。此方用贝母、天花粉消胃中之壅痰，痰壅而乳房之气不通，化其痰则胃火失其势，用蒲公英、穿山甲解其热毒，利其关窍，自然不攻而散矣。又恐前药过于迅逐，加入当归、甘草补正和解，正气无伤，而邪退舍矣。"

《仙传外科集验方》云："初发之时，切不宜用凉药冰之。盖乳者血化所成，不能漏泄，遂结实肿核，其性清寒，若为冷药一冰，凝结不散，积久而外血不能化乳者，方作热痛，蒸逼乳核而成脓。"

《片石居疡科治法辑要》曰："吹乳奇方：治内外吹乳，并妙。生白明矾一两，研末。上矾末一岁用一厘，先将鸡蛋一个，凿一小孔，纳矾于内，绵纸封固，饭上蒸熟，空心下。"

二、病因病机

中医学认为，此病多有情志不畅，厥阴气滞；或素食膏粱厚味、辛辣炙煿之物，阳明经蕴热；乳头凹陷、畸形，小儿吮吸困难；或乳头皲裂，乳房不洁，外染邪毒；或乳汁较多，小儿吮吸不尽；或乳儿含乳而睡，口中热毒之气侵入乳孔，致使乳络郁滞不通；或跌打压挤，损伤乳络，乳汁积聚；或身孕怀子，胎气旺盛，气机失于疏泄，邪热蕴蒸阳明，或令儿假吸，诱发染毒等，以致乳窍阻塞，气血壅结，乳汁积聚，蕴热酿脓。

西医学认为，本病的发生除与产妇抵抗力下降外，多有细菌感染和乳汁淤积。细菌多通过破损的乳头经淋巴道侵入乳腺组织；或通过输乳孔潜伏于乳腺导管内，以致乳汁淤积而加重感染。也可因为身体其他部位有感染灶，通过血液循环将细菌至乳腺组织而发病，致病菌多为金黄色葡萄球菌，偶见大肠杆菌。

三、诊断要点

1. 多发于产后 1 个月以内的妇女，初产妇尤为多见。
2. 乳房结块，红肿热痛，7 ～ 10 日化脓，脓出后肿痛随之减轻。
3. 常有乳汁排泄不畅或乳头破碎。
4. 可伴有恶寒发热，头痛骨楚，胸闷纳呆，大便干结等全身症状。

四、鉴别诊断

1. 粉刺性乳痈　多发生于非哺乳、非怀孕期，大部分患者伴有先天性乳头溢液，乳头凹陷等畸形，最后成乳瘘。全身症状较乳痈为轻，但病程长。

2. 乳疽　多发生于非哺乳期，肿块范围较大，化脓迟缓，溃破口不易敛，或溃后肿不消他处再溃，七疮八孔不相通，可伴有小腿结节性红斑，关节疼痛等症。

3. 炎性乳腺癌　病变范围常累及整个乳房的 1/3 或 1/2 以上，并迅速波及另一侧，病变部位红肿显著，但色略红或紫红，肿胀有一种浸润感，毛孔深陷呈橘皮样，局部压痛轻，同侧腋窝常可扪及明显肿大的淋巴结，全身炎症反应轻微，预后较差，必要时可做组织病理学检查，以明确诊断。

五、治疗

（一）早期

1.乳窍阻塞，乳汁淤积证　此病初起多突然，乳房疼痛，或轻或重，触压痛轻度；乳房中有肿块，或大或小，边界不清，稍硬或不硬，触痛轻度，皮色不变（图15-1和图15-2），皮温不高，乳头可有乳头糜烂（图15-3）、白疱痂膜（图15-4）、裂口（图15-5）、白点（图15-6和图15-7），无寒热身痛。舌淡红，苔薄白，脉弦。证属乳窍阻塞，乳汁淤积，治宜疏通乳络。方以手法排乳为主。方法为：①患者平卧或侧卧，乳头用酒精常规消毒，医生洗净手，用左手捏住患病乳头，右手持皮试针头小心挑破乳头小白疱痂膜（无有白疱痂膜不穿）。②医生用右手拇指、次指、中指末端捏住患侧乳头，轻柔地来回搓动片刻，使乳头段阻塞的乳窍扩张开通而便于手法排乳。③医生用右手拇指、次指、中指末端揪捏住患侧乳头至根部，反复、适当、牵拉、松开，频率以每分钟80～100次为度，但要根据乳汁排出多少灵活调整，术者左手可放在乳房肿块处，适当按摩加压、松开，与右手动作呈交替配合，即右手牵拉乳头，松开时左手按压稍用力，右手牵拉乳头时，左手按压松开，反复进行，直至肿块消失。这种类型按摩排乳大多可收到立竿见影的效果，有时不用任何药物都能痊愈。有时手法不能排开，可用细探针认真仔细慢慢通开堵塞导管。内治可内服通乳透窍之药，穿山甲粉6g（现已禁用），鹿角粉10g，开水冲服。有热加金银花50g，蒲公英50g。

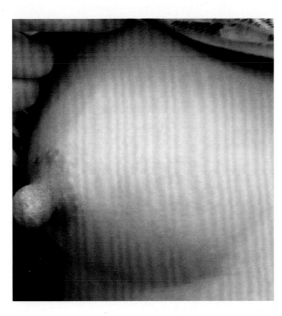

图15-1　乳痈（1）

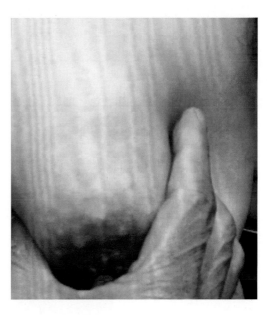

图15-2　乳痈（2）

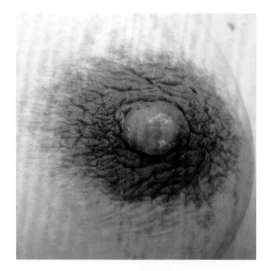

图 15-3　乳头糜烂

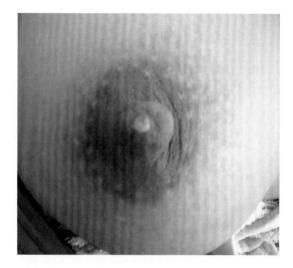

图 15-4　白疱痂膜

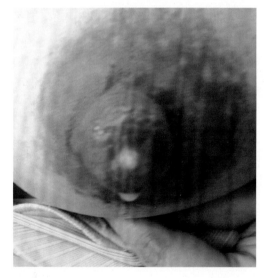

图 15-5　乳头裂口

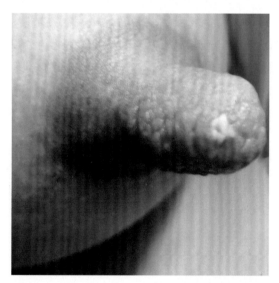

图 15-6　乳头白点（1）

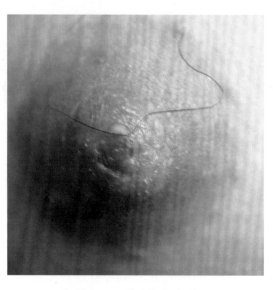

图 15-7　乳头白点（2）

2.**热毒炽盛，乳汁淤积证** 若突然乳房疼痛，结肿块，触痛明显，硬或不硬，皮色鲜红、灼热，可较为局限或波及全乳（图15-8～图15-13），伴恶寒、发热，头身疼痛，干哕纳差。舌淡红，苔黄，脉浮紧而数。证属热毒炽盛，乳汁淤积。治拟疏泄厥阴，清热解毒。方用牛蒡子汤加味：金银花30g，蒲公英50g，连翘15g，瓜蒌仁、天花粉、牛蒡子、栀子、青皮、陈皮、柴胡、黄芩各10g，黄连、穿山甲（现已禁用）、皂角刺、甘草各6g。每日1剂，水煎服。可按摩排乳，但只可操作捏揪乳头，乳房红肿处且不可按摩，以防毒邪走散。也不可热敷，可用一号散结灵或芒冰金黄散外敷。

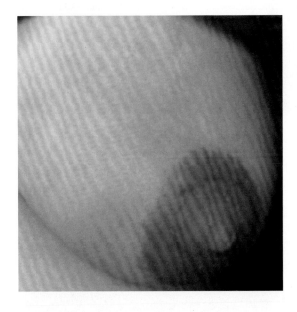

图 15-8 乳痈（1）

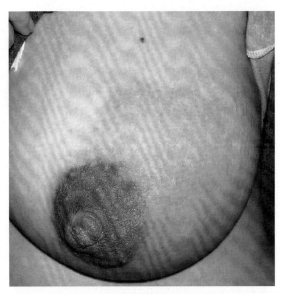

图 15-9 乳痈（2）

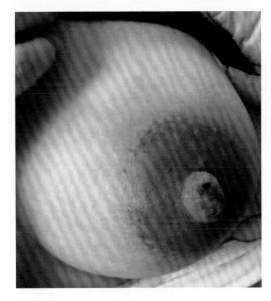

图 15-10 乳痈（3）

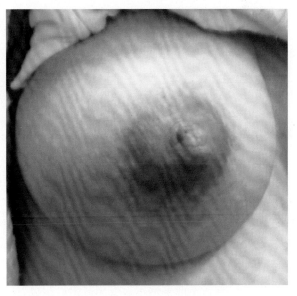

图 15-11 乳痈（4）

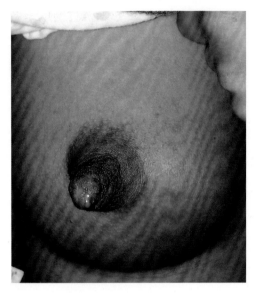

图 15-12　乳痈（5）

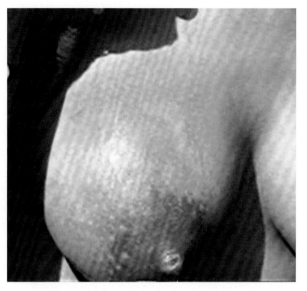

图 15-13　乳痈（6）

3.乳络阻塞，乳汁积聚证　乳络不通，乳汁积聚，乳房作肿，时大时小，久不化脓，皮色不变或微红，轻度压痛，舌淡红，苔薄白或薄黄，脉弦（图 15-14 和图 15-15）。证属乳络阻塞，乳汁积聚蕴热。治拟活血疏络，通乳解毒。方用和乳汤加减：当归 10 ～ 30g，穿山甲粉 3g（冲服，现已禁用），金银花 30g，蒲公英 50g，天花粉 10g，浙贝母、甘草各 10g。每日 1 剂，水煎服。外治可外贴太乙膏或金黄膏、外敷散结灵等。

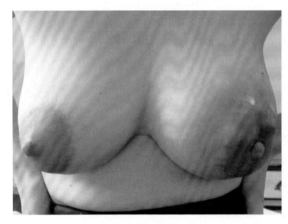

图 15-14　乳痈（1）

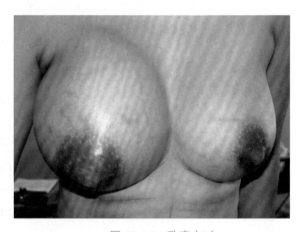

图 15-15　乳痈（2）

4.积乳蕴热证　小儿哺乳后乳汁仍残留很多，积聚成块，疼痛，皮色发红，甚至发热。人们常常以乳腺炎积乳反复疏通排乳，症状暂时得以缓解，但很快复发，加之日久致乳汁量多，有的乳儿吃饱后，仍能排出 1000 多毫升乳汁，或乳汁自溢，不能控制，或积聚成肿块，全乳高度膨胀，胀痛难忍（图 15-16 和图 15-17）。或给予抗生素等治疗，多为暂时疗效，致使乳妇不敢吃有营养饮食，不敢多喝水，希望减少产出乳汁，甚至要停止哺乳都很困难。因为大多都是人为所致，笔者认为，这种乳腺炎是受到"乳儿吃后再排空"理念的误导，导致"积乳肿块后反复多次排乳，治疗不当，喂养不当"。产妇产后素体本虚，因怕乳汁增多，不敢吃高蛋白、高营养饮食，加之大量排出乳汁所造成的消耗，一些产妇出现产后极度虚弱，面色苍白，倦怠乏力，动辄大汗淋漓，舌淡红，少苔，脉沉细弱，证属"气虚血弱"。在生理情况下，乳房是一个乳汁"储藏库"，会根据婴儿大小，需要多少，乳房排出多少，按需排乳，像泉水一样出入循环，从而保持动态平衡。治疗时不能一味地扬汤止沸，要釜底抽薪，塞源止流。一是要补虚，当然是首先饮食补，鸡鸭鱼肉蛋都可以吃；二是只要没有感染性高热，一定不要再疏通排乳，暂时的胀痛要忍耐；三是中药治疗要以补养气血、健脾和胃、解毒回乳为原则。基本方以四神汤加味，笔者将其命名为"安乳汤"：当归10g，党参15g，黄芪30g，炒麦芽120g，炒山楂50g，蒲公英50g，金银花30g，甘草10g。每日1剂，水煎服。根据乳汁减少的程度，即恢复正常状态，决定是否减少使用麦芽，是否停止服药。

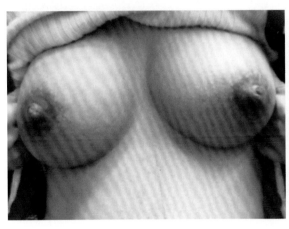

图 15-16　乳痈（1）

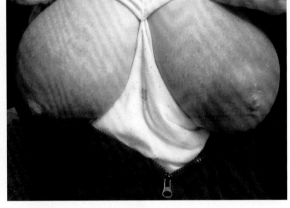

图 15-17　乳痈（2）

方中当归补血养血，党参、黄芪补中益气，气血足则固摄有力；炒麦芽、炒山楂健胃消食回乳，补中有疏；金银花、蒲公英清热解毒，甘草和中，为佐使之剂。如此共奏补养气血、固摄回乳之功，临床应用，屡建奇功。

外治可使用一号散结灵外敷，每日2次。

5.胎气旺盛，蕴热证　若病发于妊娠期，一般病程较慢，肿块多局限，皮色微红，质地软硬兼杂，触痛轻度，可伴有恶寒发热，胸满气逆，舌质红，苔薄黄，脉滑数（图15-18）。证属胎气旺盛，气血蕴结。治拟理气、清热、安胎。方用橘叶散加味：橘叶、黄芩、柴胡、青皮、陈皮、栀子、连翘、川芎、甘草各10g，石膏、蒲公英、金银花各30g。每日1剂，水煎服。外用一号散结灵水湿敷。

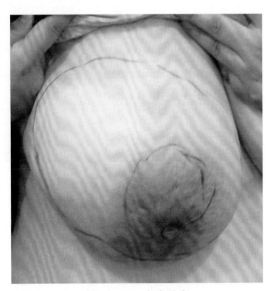

图 15-18　内吹乳痈

6.肝郁气滞，蕴热证　见于老年人，乳房作肿，宣浮肿胀，如气吹之状，隐隐胀痛，皮色不变或微红（图15-19～图15-21），舌淡红，苔薄白或薄黄。证属肝气郁结蕴热。治拟疏肝解郁清热。方用逍遥散加味：当归、白芍、茯苓、柴胡、黄芩、香附、浙贝母、陈皮、白术各10g，蒲公英30g，甘草6g。每日1剂，水煎服。外治可外贴加味太乙膏或外敷散结灵。

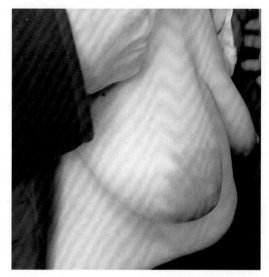

图 15-19 老年性乳痈（1）

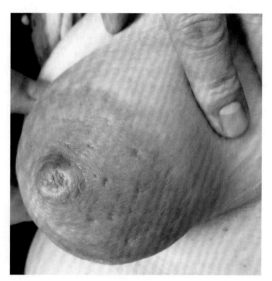

图 15-20 老年性乳痈（2）

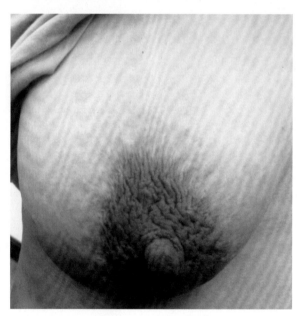

图 15-21 老年性乳痈

（二）中期

1.气血壅结，蕴热证　若 3～5 日后疼痛不减，肿块不消较硬且不局限，皮色暗红或不红（图 15-22 和图 15-23），舌淡红，苔薄黄，脉沉涩或弦滑。证属乳汁积聚，气血壅结，热毒内蕴。治拟活血通络，解毒散结。方用仙方活命饮加减：当归、金银花、蒲公英各 10～30g，连翘、赤芍、陈皮、川芎、浙贝母、白芷各 10g，穿山甲（现已禁用）、皂角刺、乳香、没药、甘草各 6g。每日 1 剂，水煎服。外治可外敷金黄膏，或贴鸡骨膏。

2.气血壅结，蕴热酿脓证　发病在 5 日后，疼痛较重，呈阵阵雀啄跳痛，肿块较硬，或软硬兼杂，皮色红，肿块局限或散漫，发热或不发热，自汗或无自汗，舌暗红或淡红，苔黄腻，脉滑数或沉滑（图 15-24～图 15-26）。证属气血壅结，蕴热酿脓。治拟活血补气，清热解毒。方用透脓散加味：当归、金银花、蒲公英各 30g，黄芪 10～20g，川芎、牛蒡子、连翘、白芷、桔梗各 10g，穿山甲（现已禁用）、皂角刺各 6g。每日 1 剂，水煎服。外治可外贴加味太乙膏。

　　3. 气血虚弱，蕴热酿脓证　若素体虚弱，或产后失血较多，乳房结肿块，散漫平塌，皮色不变或微红，隐隐胀痛，过候不腐不消，软硬兼杂，发热自汗，舌淡红，苔薄白或薄黄，脉沉细数。证属气血虚弱，不能托毒于外。治拟补气养血托毒。方用四妙散加味：当归 10 ～ 30g，黄芪 30g，金银花 30 ～ 50g，穿山甲 6g（现已禁用），皂角刺 6g，蒲公英 30 ～ 50g，连翘 10 ～ 20g，甘草 10g。每日 1 剂，水煎服。外贴加味太乙膏。若病在两候后肿块散漫，软硬兼杂，皮色不变，肿而不消，痈成不腐（图 15-27 ～图 15-29），午后发热，自汗盗汗，纳差，舌淡红，苔薄白，脉沉滑。证属气血虚弱，不能托毒于外。治拟培脾土，补气血，托毒邪。方用托里消毒散加穿山甲（现已禁用）：当归、川芎、白芍、白术、白芷、茯苓、党参、桔梗、金银花各 10g，黄芪 10 ～ 30g，穿山甲（现已禁用）、皂角刺、甘草各 6g。每日 1 剂，水煎服。外贴加味太乙膏。

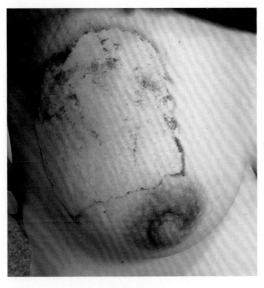

图 15-22　乳痈（1）

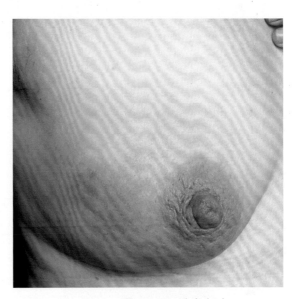

图 15-23　乳痈（2）

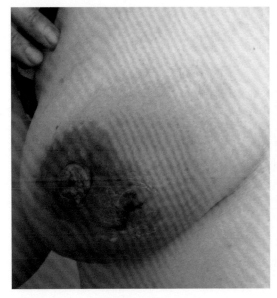

图 15-24　乳痈（3）

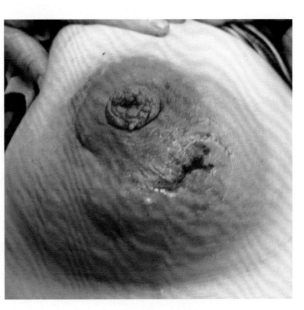

图 15-25　乳痈（4）

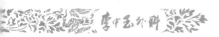

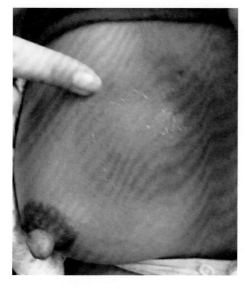

图 15-26　乳痈（5）

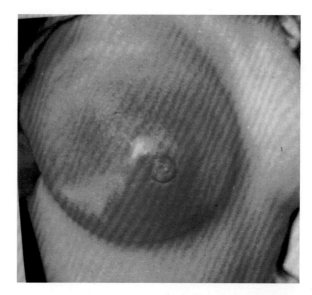

图 15-27　乳痈（6）

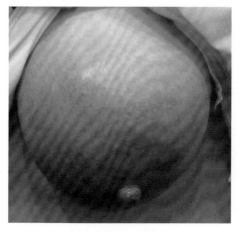

图 15-28　乳痈（7）

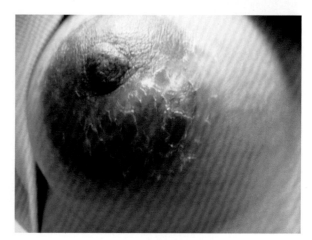

图 15-29　乳痈（8）

病若两候，乳房肿块局限、高突，中间变软应指或软硬兼杂，皮色暗红，舌红，苔薄黄，脉滑数，为酿脓已成。应及时切开排脓。

（1）飞刀点刺法　是指对脓肿表浅，皮肤局部麻醉效果不好，在患者不知不觉中持刀片快速点刺脓肿皮肤最薄、部位最低、易于排脓的部位，这种方法在古代基层医生中最便捷、最经济，痛苦并不比局部麻醉大，属于传统切开法。

（2）火针点刺法　也是对脓肿表浅，皮肤局部麻醉效果不好的脓肿破开方法之一。即用细针在酒精灯上烧红，快速刺到脓肿皮肤最薄、部位最低、易于排脓的部位，这种方法也是古代基层医生中常用的传统切开法。

（3）手术方法　戴手套，常规消毒，铺巾，用普鲁卡因或利多卡因局部浸润麻醉，在脓肿最宜于引流的部位（尽量远离乳头、最低部位，与乳头呈放射性切口，切口大小以引流通畅为度，尽量一次性排净脓液，下四黄纱玉红膏纱条或凡士林纱布条，掺红升丹、五五丹少许，每日1次，数日后撤去引流条，引流条不可久用），掺八宝丹或九一丹，贴加味太乙膏。此期可内服托里消毒散。一般7～10天即可痊愈。

（三）后期

1. 余毒不尽型 若切口过早，腐而不脱，肿硬不消；或切口过小、过浅，脓出不畅，余毒内隐，旁穿深溃（图 15-30 和图 15-31）。治疗宜用透脓散加味，或托里消毒散加减，血瘀重者重用当归；气虚重者重用黄芪；热毒重者重用金银花；至于采用清托或是补托，应依据局部症状和全身证候而辨证论治。

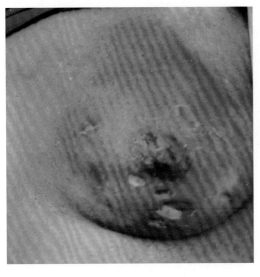
图 15-30 乳痈（1）

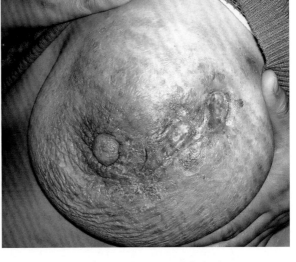
图 15-31 乳痈（2）

2. 乳漏型 若脓肿切开或自行溃破，损伤乳络较多，或脓肿切开后长期填塞引流条，或余毒不尽，溃口久不敛，或气血虚弱，肉芽不生，均可导致溃口久不愈合，乳汁自溃口外溢，可点点滴滴，或呈喷射状（图 15-32～图 15-34）。此型患者内治应辨证论治，外治也有着非常重要的作用。首先，应停止使用任何引流条，在脓毒已尽的情况下，可掺七三丹少许，贴加味太乙膏，每天换药一次，2～3 天后改用八宝丹或九一丹，外贴太乙膏，用压垫法包扎，2～3 天换药一次多可痊愈。当然，停止哺乳，也不失为一种选择。

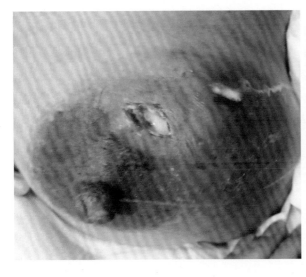
图 15-32 乳漏型（1）

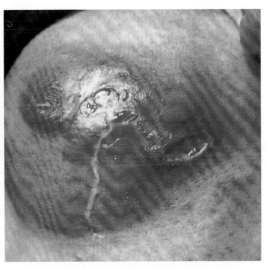
图 15-33 乳漏型（2）

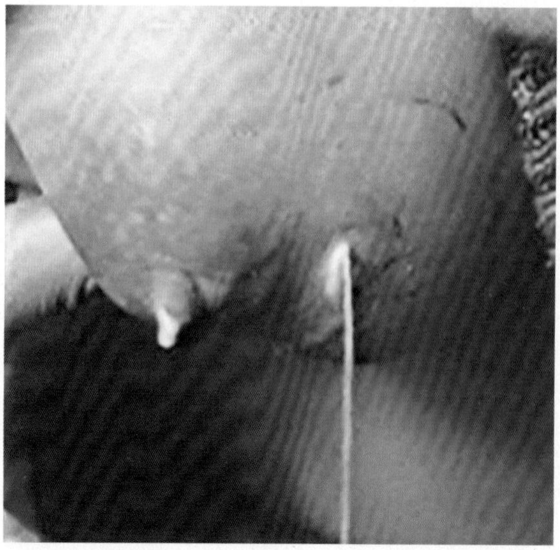

图 15-34　乳漏型（3）

六、预防调护

1. 妊娠后注意纠正乳头内陷，保持乳房清洁卫生，哺乳期可经常用温清水擦拭乳头。

2. 及时治疗乳头破碎，杜绝病邪侵入。

3. 注意乳儿口腔清洁，有口腔病者应及时治疗，勿使乳儿长期含乳而睡。

4. 保持心情舒畅，忌食辛辣之物，节制膏粱厚味。

5. 注意母亲睡姿，勿压挤乳房。

第二节　乳汁少

乳汁少，指产后乳汁甚少或全无，又称产后缺乳。多发生在产后数天至半个月内，也可发生在整个哺乳期，属西医学乳汁分泌及排出失常范畴。由于现代孕妇的产式，生活环境、条件、习惯、喂养方法的改变，影响着乳汁的分泌多少，有很多患者产后乳汁缺少，也有乳汁太多而成为病态，这就需要我们普及生、育、养的基本知识，使年轻的妈妈们轻松地哺养孩子，使之茁壮成长。

一、古籍摘要

《诸病源候论·产后乳无汁候》云："既产则水血俱下，津液暴竭，经血不足者，故无乳汁也。"

《备急千金要方》列出了"治妇人乳无汁共二十一首下乳方"，其中有的药物沿用至今，如通草、漏芦、栝楼根，以及猪蹄、鱼等催乳食物。

《三因极一病证方论》将本病分为虚实两类，其云："产妇有二种乳汁不行，有气血盛而壅闭不行者；有血少气弱涩而不行者。虚当补之，盛当疏之。"

《儒门事亲》提出，还有一种是"本生无乳者不治"，此病相当于临床所见的先天性乳腺乳头发育不良所致的产后缺乳，药物治疗常难奏效。

《景岳全书·妇人规》云："若产后乳迟乳少者，由气血不足；而犹或无乳者，其为冲任之虚弱无疑也。"并提出"肥胖妇人痰气壅盛，乳滞不来者"的观点。

《傅青主女科·产后气血两虚乳汁不下》云："气旺则乳汁旺，气衰则乳汁衰，气凋则乳汁亦凋，必然之势也。世人不知大补气血之妙，而一味通乳，岂知无气则乳无以化，无血则乳无以生。不几向饥人而乞食，贫人而索金乎？治法宜补气以生血，而乳汁自下，不必利窍以通乳也，方名通乳丹。"

《傅青主女科·产后郁结乳汁不通》云："壮妇产后，虽云亡血，而阳明之气，实未尽衰。必得肝木之气以相通，始能化成乳汁，未可全责之阳明也。盖乳汁之化，全在气而不在血，今产后数日，宜其有乳，而两乳胀满作痛，是欲化乳而不可得，非气郁而何？明明是羞愤成郁，土木相结，又安能化乳而成汁也。治法宜大舒其肝木之气，而阳明之气血自通，乳亦通矣，不必专去通乳也，方名通肝生乳汤。"

《沈氏女科辑要·乳汁不通》云："涌泉散：山甲炮研末，酒服方寸匕，日二服，外以油梳梳乳即通。"

《妇人良方大全》云："予妇食素，产后七日，乳汁不行。赤小豆一升，煮粥食之，当夜即行。一妇乳汁不行，煎当归八钱服，即通。王不留行、白通草、穿山甲是要药。"

《女科证治准绳》云："乳少（大）凡妇人乳汁或行或不行者，皆由气血虚弱，经络不调所致也。乳汁勿令投于地，虫蚁食之，令乳无汁。若乳盈溢，可泼东壁上佳。或有产后必有乳，若乳虽胀而产后作者，此年少之人，初经产乳，有风热耳。须服清利之药则乳行。若累经产而无乳者，亡津液故也。须服滋益之药以动之。若虽有乳，却又不甚多者，须服通经之药以动之，仍以羹引之。盖妇人之乳资于冲脉，与胃经通故也。有屡经产而乳汁常多者，亦妇人血气不衰使然也。大抵妇人素有疾在冲任经者，乳汁少而其色带黄，所生之子怯弱而多疾。

产妇有二种乳脉不行，有气血盛而壅闭不行者，有血少气弱涩而不行者。虚当补之，盛当疏之。盛者当用通草、漏芦、土瓜根辈；虚者当用炼成钟乳粉、猪蹄、鲫鱼之属，概可见矣。（薛）前证若气血虚弱而不能化生，宜壮脾胃。怒动肝胆而乳肿汁出，宜清肝火。夫乳汁乃气血所化，在上为乳，在下为经。若屡产无乳，或大便涩滞，当滋化源。漏芦散疗乳妇气脉壅塞，乳汁不行，及经络凝滞，奶乳胀痛，留蓄邪毒，或作痈肿。此药服之，自然内消，乳汁通行。漏芦（二两半），蛇蜕（十条，炙），瓜蒌（十枚，急火烧焦存性）上为末，温酒调下二钱，无时候。服药后即以猪蹄羹投之。《经验方》有牡蛎，烧存性。一方只用牡蛎末酒调。

又方：葵菜子（炒香）、缩砂仁（各等分）上为细末，每服二钱，热酒调下。滋益气脉荣卫，行津液。上蔡张不愚方，常用极有验。

一方：瓜蒌一枚，熟捣，以白酒一斗，煮取四升，去渣温饮一升，日三。

成炼钟乳散：疗乳妇气少血衰，脉涩不行，乳汁绝少。成炼钟乳粉（研细）浓煎漏芦汤，调下二钱。《灵苑》下乳汁立效方：粳米、糯米（各半合），莴苣子（一合，并淘净），生甘草（半

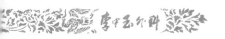

两），用水二升，煎汁一升，去滓分三服，立下。

又方：猪蹄一双，通草四两，水一斗，煮作羹食之妙。（薛）一产妇因乳少，服药通之，致乳房肿胀，发热作渴。余谓血气虚，以玉露散补之而愈。

玉露散：治乳脉不行，身体壮热疼痛，头目昏痛、大便涩滞等证。川芎、桔梗、白芷（各二钱），芍药、当归（各一钱半），人参、白茯苓、甘草（各一钱）上作一服，水二盏，煎至一盏，食后服。如头热甚，大便秘者，加大黄三钱。罗氏涌泉散：治妇人乳汁因气绝少。瞿麦穗、麦冬（去心）、龙骨、穿山甲、王不留行各等分，上为细末，每服一钱，热酒调下，后吃猪蹄羹少许。又用木梳于左右乳上各梳三二十梳。日三服，根据前法。又方，治奶汁少：栝楼根、薄荷干身等分，上为粗末，先吃羊蹄汁一碗，次服药，后再吃葱丝羊羹汤少许，立效。有人乳汁不行，已十七日，诸药无效，遇有人送赤豆一斗，遂时常煮粥食之，当夜乳脉通行。又方：麦冬不拘多少，去心焙为末，以酒磨犀角约一钱许，暖犀角酒调门冬末二钱服之，不过两服，乳汁便下。"

《疡医大全·乳少门主论》云："冯鲁瞻曰：乳汁不行有二，有气血盛而壅闭不行，有气血虚而燥涩不行。虚者补之，如十全、八珍之类是也；盛者疏之，如麦冬、瓜蒌仁、葵子、猪胰、木通、漏芦、猪蹄之类是也（《冯氏锦囊秘录》）。

产妇冲任血旺，脾胃气壮，饮食调匀，则乳足而浓，以生化之源旺也。若脾胃气弱，饮食少进，冲任素亏，则乳少而薄，所乳之子，亦怯弱而多病。其乳以浓白光彩，入盏中上面莹然如玉为上，黄色清薄为下，不可哺儿。乳母宜择肥瘦适中，无病经调善食者佳，太肥则多痰，太瘦则多火，儿饮其乳亦复如是。如一儿昏睡，竟日不醒，举家惊惶，求医投药罔效，一高医诊之曰：此儿中酒，得乳母曾痛饮乎，询之果然，停药而醒，可见利害相关明矣。然李时珍曰：人乳无定性，随饮食性气而变。故饮食调摄乳母，不可不慎也。

乳少门主方。通脉汤：治乳少或无乳。生黄芪一两，当归、白芷各五钱，七孔猪蹄一对，煮汤，吹去浮油，煎药一大碗服之。覆面睡，即有乳。或未效，再一服，无不通矣。如新产无乳者，不用猪蹄，只用酒水各一半煎服，体壮者加好红花三五分，以消恶露。

乳少，红豆煮熟连汤吃，乳如涌泉。

下乳天浆饮：当归、白芍药、川芎、麦冬、通草、穿山甲（炒）、漏芦、天花粉、甘草、白茯苓、熟地黄、王不留行各一钱，白水煎。

又方，通草煨猪前蹄，连汤食之。

又方：穿山甲、王不留行各等分，研细末热酒调服三钱。

催乳，穿山甲（煅赤色，五钱），陈皮（酒制三钱），研细末分三服，米泔水调下，一日夜服完。

产后乳脉不行，身体壮热，宜玉露散（《妇人大全良方》）：桔梗、川芎、白芷、赤芍、人参、赤茯苓、当归、甘草，水煎服。

又方：莴苣子、糯米各一半，细研，水一碗搅匀，入甘草末一钱煎，频频呷服。

催乳，当归、生黄芪、通草（各二钱），木通（一钱），穿山甲（炒研）、瞿麦（各一钱五分），王不留行（一钱二分），雄猪七星蹄酒煮连汤饮。

产后无乳，穿山甲七片炒研，王不留行三钱，犍猪蹄七星者一只，同煮汁饮之，其乳如泉。

乳少，雄猪外肾一具，阴阳瓦焙存性研末，无灰酒冲服，乳汁必多。

乳汁清稀，产妇初生三日，用炭灰少许和粥内食之，乳汁自稠。

下乳，莴苣五根煎汤服。

下乳，穿山甲五钱烧存性，研细末酒调服。"

二、病因病机

1. 养护不当 剖宫产后，气血虚弱，母子隔离，缺少吸吮；初乳未足，婴儿哭闹，过早给予奶粉，使幼儿养成依赖快饮奶粉习惯，以致母乳产少，产生恶性循环；或产后缺乏喂养经验，懒于适时喂养，过多地依赖保姆，喂养奶粉，导致乳汁不足。

2. 气血虚弱 产后耗伤，气血亏损，失于调养；或思虑伤脾，气血生化不足，乳汁化生乏源，故而乳汁缺少。

3. 肝郁气滞 产后忧郁寡欢，情志不舒，肝气郁结，肝失条达，气机不畅，乳络不通，则乳汁运行受阻，而致乳汁缺少。

4. 痰气壅阻 素体脾肾阳虚，水湿不化，聚湿成痰；或产后恋食膏粱厚味，脾失健运，痰湿内生，痰湿阻于乳络，乳窍闭塞，乳汁不行而致乳少。

5. 冲任虚衰 先天肾气不足，冲任虚衰，导致乳腺乳头发育不良、内陷、畸形，乳窍闭塞不通，必然缺乳，即所谓"本生无乳"也。

西医学认为，先天性乳腺发育不良或手术创伤等损伤乳腺，均可导致产后乳汁分泌障碍，哺乳方法不正确，如产后开乳过迟，或哺乳不定时，或乳汁不能排空，或未成熟儿吸吮力差，对乳头吸吮刺激弱等，降低了对垂体的反射性刺激，导致垂体分泌催乳素减少，而乳汁留腺腔内，可使腺上皮受压而萎缩变性，均可造成乳汁分泌减少。再者，产妇焦虑、恐惧等不良情绪，可抑制垂体释放催乳素和催产素，可使乳汁分泌减少，又使乳腺腺泡和导管壁肌上皮细胞的收缩力减弱，影响乳汁的排出，导致乳汁不足。

三、诊断要点

1. 多见于产后数天至半个月。

2. 乳汁稀少或全无，乳房不胀不痛，或可伴胀痛、结块。

四、治疗

1. 气血虚弱证 产后哺乳时乳汁不足，甚或全无。乳房无胀感而柔软，乳汁量少清稀。伴面色无华，神疲倦怠，纳食量少，舌质淡白或淡胖，苔薄白，脉细弱。证属气血虚弱，乳汁产少。治宜补气养血催乳。此方为先师李道周传授，经大量临床应用，疗效确切。方药：当归（不满月不用当归尾）、川芎（不满月不用）、炒白芍、熟地黄、党参、炒白术、黄芪（量宜大）、通草、穿山甲（现已禁用）、王不留行、漏芦、鹿角霜、甘草。每日1剂，水煎服。

2. 肝郁气滞证 产后突然为七情所伤，乳汁骤减或点滴皆无。乳汁量少质稠，乳房胀硬而痛，或伴结块，或有微热。伴精神抑郁，胸胁胀满，食欲减退。舌质暗红或尖边红，苔薄或微黄，脉弦。证属肝郁气滞，气血失和。治宜活血理气通乳。方药：逍遥散加减，当归（不满月用当归身或不用）、川芎（不满月不用）、炒白芍、炒白术、茯苓、陈皮、香附、柴胡、通草、穿山

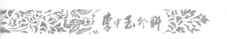

甲（现已禁用）、王不留行、漏芦、甘草。每日 1 剂，水煎服。

3.痰气壅阻证　乳汁稀少，或点滴皆无，乳房丰满，按之柔软无胀感，伴形体肥胖，胸闷呕恶，或食多乳少，或大便溏泄。舌质胖，苔白腻，脉沉细。方用：当归、川芎、炒白芍、炒白术、茯苓、陈皮、香附、通草、穿山甲（现已禁用）、麦芽、王不留行、漏芦、甘草。每日 1 剂，水煎服。

4.乳头异常证　对于乳头轻度凹陷、畸形者，产前给予人工矫正。

五、预防调护

1.对于乳汁缺少的患者，要合理安排食谱，既要加强营养，又不宜过分油腻，多食鲫鱼、鸡汤、排骨汤、青菜等食物。

2.保持心情舒畅，少思无虑，随小儿而充分休息。

3.产后初乳期要让婴儿早吸吮、多吸吮。

4.母乳隔离期间时间尽量缩短，其间可自行排挤或使用吸奶器，由催乳师协助，争取早日开乳。不要过早喂养奶粉，十分需要可少量与之，但不可以奶粉代替母乳。

5.对于乳汁缺少，在内服药的情况下，乳房疏通催乳也很有必要，有时可以单用手法调理，不药而多乳。要懂得乳房本来就是婴儿饮食的"大仓库"，需要多少它就会产出多少，又像水井，取出多少，它很快便会恢复原量，"哺乳后再排空残留乳汁"，对少乳的患者给予刺激，可能有益再多生乳汁，但对乳汁过多的患者，不但没有必要，而且要禁止，否则可能出现多乳症。

第三节　乳头瘘（浆细胞性乳腺炎）

乳头瘘，此病相当于西医学的浆细胞性乳腺炎，亦称乳腺导管扩张症、粉刺性乳腺炎、闭塞性乳腺炎等，是一种非细菌性炎症反应性疾病。在中医古医籍中很难找到与此病相对应的病名。早期症状的乳头溢液，可属"乳衄""乳泣"的范畴；中期乳房中有肿块，难消、难腐、难溃，又与乳疽证相似；后期肿块溃破，久不收口，或旁窜深溃，此起彼伏，反复发作，亦可称之为"乳漏""粉刺性乳痈""乳头漏"等。早期的乳头溢液、内陷畸形，出现乳房肿块，易误诊为乳腺癌；急性期的乳房红、肿、热、痛，易误诊为细菌性乳腺炎；化脓后创口常不易愈合，或旁窜深溃，日久成瘘，常作为结核性溃疡治疗。近年来发病率逐渐提高，是一种病程较长，病情多变较为复杂，疗效较差，损毁乳房组织较大，但预后良好的乳腺病。

一、古籍摘要

在历代中医文献中，至今未查阅到与本病相类似的病证记载。1958 年，顾伯华在国内首先将本病形成瘘管时命名为"慢性复发性伴有乳头内缩的乳晕部瘘管"，采用中医挂线疗法、切开疗法和外用药治疗，取得满意疗效。至 20 世纪 80 年代，顾伯华、陆德铭等将本病命名为"粉刺

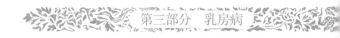

性乳痈"，并对其病因病机、临床表现及治疗方法等做了较为详细的阐述。

二、病因病机

乳管堵塞，排泄不畅，是引起该病的重要原因。此病多有乳头发育异常、畸形，乳窍阻塞，厥阴气滞，或内有湿热，外染邪毒，气血壅结乳房，蕴热酿脓，溃破日久成漏。

西医学认为，先天性发育不良，乳头畸形、凹陷、外伤、不洁，引起乳管阻塞，非哺乳期有分泌物排泄障碍而潴留，继而引起导管扩张，导管的管壁变薄、破裂，淤积的分泌物或其分解的产物外溢，刺激导管壁或周围组织，产生化学性炎性反应；或中老年女性卵巢功能减退，乳腺组织发生退行性改变，乳管肌上皮细胞退化而收缩无力，导致管内分泌物积聚；或自身免疫和内分泌功能失调等致乳管内脂性物质积聚外溢，刺激乳管周围组织而引起的炎症反应，在此基础上可以并发细菌性炎症，形成肿块，坏死液化成脓，继之溃破成漏。

病理提示，大体标本上可见质地中等偏硬、大小不等的肿块；切面呈灰白、灰黄色，有时有混浊的坏死灶，可以见到乳晕下乳房组织中有许多扩张的乳腺导管，并可挤出棕黄色或乳白色的浓稠物质。导管腔中阻滞的中性脂肪类物质刺激管壁，使纤维组织增生，进而破坏管壁。表现为导管管腔增大、变直，皱襞消失，上皮变薄，管腔纤维组织增厚，管腔内有潴留物。在导管扩张的基础上，有大量浆细胞浸润，伴灶状组织溶解坏死，局灶有中性粒细胞浸润。乳腺组织呈非特异性炎症性病变，伴局灶小脓肿形成，局部有乳腺化脓性肉芽肿性炎，伴大量浆细胞浸润，乳腺非特异性化脓性炎性病变中可见较明显的脂肪坏死，脂肪坏死导致的小型油性囊肿及小型化脓性肉芽肿形成，偶见不典型的静脉炎，部分区域有浆细胞浸润。特殊染色未检见霉菌，但此种病变可能为霉菌或特殊感染所致。有作者报告浆细胞性乳腺炎急性脓肿期17%伴有厌氧菌感染，而慢性脓肿期85%伴有厌氧菌感染。

三、诊断要点

1. 多发生在非哺乳期或非妊娠期的女性。

2. 大多数伴有先天性乳头全部或部分凹陷，并有白色带臭味的脂质样分泌物。

3. 单侧乳房发病多见，也有双侧发病者。

4. 乳头溢液或乳晕部肿块，可发生红肿疼痛，7～10天化脓。溃破后脓中夹杂脂质样物质，久不收口。或反复红肿溃破，形成瘘管，常与输乳孔相通。

5. 有时肿块不红肿，但与皮肤粘连。或反复发作，瘢痕形成，乳头凹陷更明显。

6. 红肿化脓时，可伴恶寒发热等全身症状，一般较轻。

7. 乳腺靶X线、肿块针吸细胞学检查等有助于诊断。

四、鉴别诊断

1. 乳岩　浆细胞性乳腺炎肿块期的炎症表现要与炎性癌鉴别。炎性癌多发生于妊娠期或哺乳期，病变发展迅速，皮肤呈紫红色，没有明显肿块可及，对侧乳房不久即被侵及，转移甚广，患者常于数月内死亡。浆细胞性乳腺炎肿块期还应与硬癌鉴别，后者发病年龄相对较大，肿块常与胸壁固定，一般无疼痛，X线显示其肿块影密度较高，边界相对清晰且有毛刺，范围常比临床扪

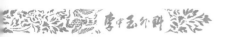

及的肿块要小，或可见泥沙样钙化点，一旦溃破则常流血水，与浆细胞性乳腺炎创口流脓或脓血，有时可暂时愈合的特点不同。

2.乳痈　多发生于哺乳期或妊娠期妇女，炎症表现典型，全身症状较明显。溃破后脓出黄稠，收口相对快。

3.乳疽　多发于非哺乳期年轻女性，突发乳房肿块，范围较大、化脓较迟，脓肿常呈多灶性，腐肉难脱，溃口难敛，可伴发小腿结节性红斑、关节疼痛等症。

4.乳痨　从肿块到化脓常需数月之久，脓出稀薄，夹有败絮样物质，疮口边缘多呈潜行性空腔，必要时可做病理检查以进行鉴别。溃后形成的窦道多位于乳房部，常与胸壁固定，一般不与乳头孔相通。并常有身体其他部位结核病史，可伴有低热、盗汗、疲倦、消瘦等。

五、治疗

（一）辨证论治

1.纯乳头溢液期　此病多发于 25 ～ 50 岁非妊娠非哺乳期女性，男性极少发生；病程多为慢性或急性发作，但也可无慢性病程而急性发作者；临床多见有乳头畸形、凹陷，或部分、单个乳腺管凹陷，亦可无乳头畸形、凹陷等病变者；乳头溢液多为首诊症状，多为单侧乳房、单孔乳头溢液，也可见双乳、多孔乳头溢液者。乳头溢液可为淡黄色浆液性，也可见黄白色、脓液样、粉渣样，淡红、暗红或脓血样分泌物（图 15-35 ～图 15-38）。乳头畸形、凹陷严重者溢液较少，且较黏稠，无明显乳头畸形、凹陷者，溢液较多且稀薄。此类病症尚属早期、轻度，属较小范围病变，病理改变为乳腺导管上皮不规则增生，导管分泌功能失调，使输乳管内大量含脂质的分泌物积聚化学反应，从而引起导管壁弹性纤维遭受破坏，导管扩张，导管周围炎性浸润较轻，故临床出现浆液性、脓性、血样等乳头溢液；导管壁的纤维化，以致引起乳头内陷。因其炎性病症不明显，故称其为"单纯乳头溢液型"或"隐匿型"。此型称其为"乳腺导管扩张证"最为合适。在只有乳头溢液而没有其他症状的情况下，乳腺导管造影是诊断乳腺导管扩张症的可靠方法，造影显示粗条状影为柱状扩张导管，小结节影为扩张导管扭曲处和局限囊状扩张处。也可做导管内视镜检查，排除乳腺导管内乳头状瘤、乳头状瘤病、乳腺癌等病，才能明确诊断。超声、钼靶、红外线等其他检查没有特异性。

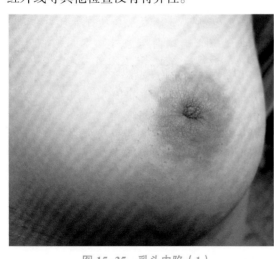

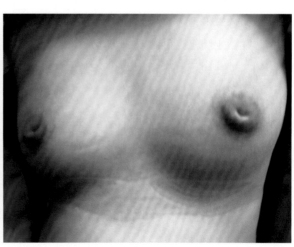

图 15-35　乳头内陷（1）　　　　　　　　　图 15-36　乳头内陷（2）

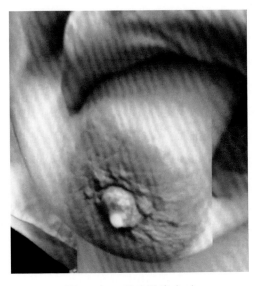

图 15-37 乳头溢液（1）

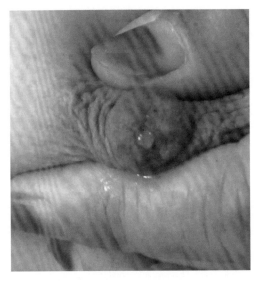

图 15-38 乳头溢液（2）

（1）中医中药治疗 辨别乳头溢液的色泽、形态、多少、气味等，结合舌象、脉象辨证论治。如乳头溢液为淡黄色浆液性、脓液性，舌淡红，苔薄黄或白腻，脉数或弦、滑等，多属肝胃二经湿热，治拟疏肝健脾，清热利湿。方用外科逍遥散加减：当归、白芍、白术、柴胡、黄芩、茯苓、龙胆草各 10g，蒲公英、车前草各 30g，薄荷、甘草各 6g。每日 1 剂，水煎服。或用龙胆泻肝汤加减；若乳头溢液为红色血样，舌红，苔黄，脉弦数，多为乳络蕴热，迫血妄行。治拟凉血清热。方用生四物汤加味：当归、川芎、白芍、生地黄、栀子、黄芩、龙胆草、牡丹皮、车前草、槐花、甘草各 10g，鲜瓦松、藕节为引。每日 1 剂，水煎服。亦可选用导管冲洗疗法。

（2）碘酊灌注法 适用于浆液性、血性单纯导管扩张症。先做碘过敏试验（碘过敏者禁用），乳房常规消毒、铺巾，持 5mL 一次性空注射器，选准乳头溢液孔窍，将针头（剪去针尖，磨平后针头消毒备用）缓缓插入 1～2cm，尽量挤净或抽净导管内液体后，换上另一注射器，抽取 2% 碘酊 2～5mL，缓缓推注至不时溢出后拔掉针头，停 3～5 分钟后将注入导管内碘酊挤出即可。若一次不愈者，1 周后重复使用。若两次无效者，停止使用。

应用碘酊灌注疗法，应首先明确诊断为隐匿型乳腺导管扩张症，即单纯性乳腺导管扩张症。单纯性乳腺导管扩张症唯一的临床症状是乳头溢液，而乳头溢液又不是乳腺导管扩张症的特有症状，必须与乳腺导管内乳头状瘤、乳头状瘤病、导管癌、高泌乳素性溢乳等疾病进行鉴别。此方法只适宜于治疗已经明确诊断为乳腺导管扩张症而无肿块、脓肿、溃疡及窦道者。应用碘酊灌注疗法治疗乳腺导管扩张症的基本原理，一是利用碘酊具有良好的杀菌消炎作用，以其冲洗，可清除导管内积存留滞的腐败分泌物，起到清洁消毒作用；二是利用碘酊刺激作用于导管壁，而使其细胞暂时性脱水、变性，减少组织间液的渗出，继之产生暂时性无菌性炎症样改变，促使扩张乳腺导管缩小或闭合。

（3）抗生素等药冲洗法 适用于乳头溢液为脓性者。可选用生理盐水、奥硝唑、左氧氟沙星、地塞米松等药物冲洗。乳房常规消毒、铺巾，持 5mL 无尖一次性空注射器，选准乳头溢液孔窍，将针头缓缓插入 0.5～1.5cm，尽量挤净或抽净导管内液体后，换上另一注射器，抽取所用药物，缓缓推入，反复冲洗病变乳腺导管。

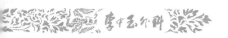

（4）**手术切除法**　选择单孔乳头溢液及导管扩张明显而无乳腺肿块，或肿块为隐匿形者。根据患者病情需要和适应证选择麻醉，常规消毒，找准病变乳腺导管，用钝针头注射器抽取美蓝少许，缓缓注入乳腺病变导管，以外溢为度，从乳晕外沿导管呈放射状切口，切口长度以导管造影或内视镜所确定的病变部位为准，切开皮肤、皮下组织，由浅入深地解剖分离美蓝染色导管全部病变及部分周围组织，用弯止血钳绕过乳头基部，将病变乳腺导管自乳头基部切断，除去导管组织，保留乳头乳晕下腺体组织，严密止血后用肠线在乳头基部做一荷包缝合，为不阻碍血运，结扎不可过紧，使乳头外翻，放置橡皮膜引流，间断缝合乳腺组织，关闭空腔及皮肤。术后适当应用抗生素治疗。早期治疗，损伤乳腺组织较少，预后较好，一般不影响美观。

2.**乳房肿块期**　当乳窍阻塞，邪毒积聚，气血壅结，蕴热酿脓，即导管内淤积的脂质物质分解，其产物可渗出管外，造成导管周围组织炎症样改变，常波及多个小导管和乳腺小叶，可形成肉芽肿，重者可出现坏死灶，故此时临床症状以坚硬肿块、疼痛为主，故称其为"肿块型"。肿块可见于乳房任何象限，但好发于近乳晕的中央区；肿块大小不一，小者可在方寸，大者可波及一个象限，可缓慢发生由小渐大，亦可突然发生迅速增大；肿块可伴有疼痛，以隐痛、刺痛、闷胀疼痛为主；肿块初始皮色微红或不红，日久皮色渐红，可致乳头牵拉凹陷，亦可与皮肤粘连；肿块触痛明显或轻度，初始边界不清，日久可渐局限，质地初始硬实不坚，液化为脓后常软硬兼杂，或曾经溃破，现已经愈合，又有新的肿块（图15-39～图15-46）；肿块可伴同侧腋下淋巴结肿大、发热、自汗、盗汗等症。中医中药治疗在辨肿、辨痛、辨色、辨脓的基础上，结合整体体质、舌象、脉象辨证论治。总的治疗原则：初始实证者以消为贵，治拟和营通络，软坚散结，清热解毒。方选消法的代表方仙方活命饮为基础方辨证加减；外治可以一号散结灵外敷，亦可外贴鸡骨膏、加味太乙膏。若消之不应，欲化脓者，应使用补气养血，扶正祛邪，移深易浅，促使局限，托毒外出之方透脓散为基础方辨证加减。外贴加味太乙膏。若肿块消之不完，较为局限，炎症较轻，可选择乳房肿块、乳腺导管切除术，乳房区段或象限切除术。

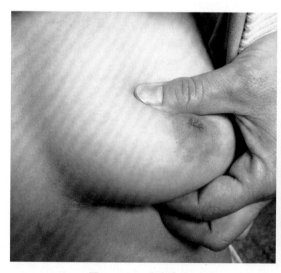

图15-39　乳头瘘（1）

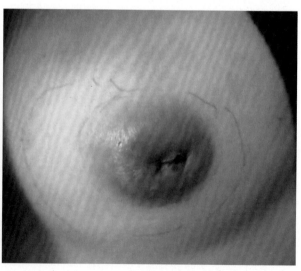

图15-40　乳头瘘（2）

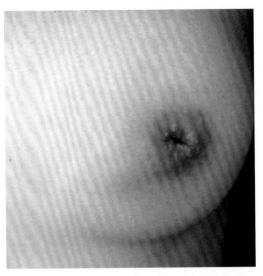

图 15-41 乳头瘘（3）

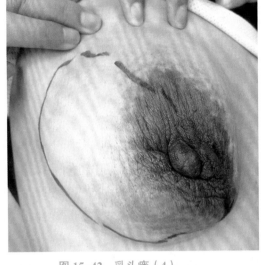

图 15-42 乳头瘘（4）

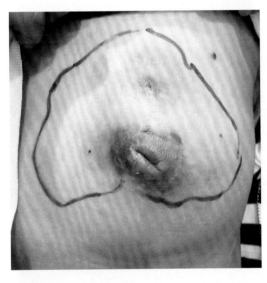

图 15-43 乳头瘘（5）

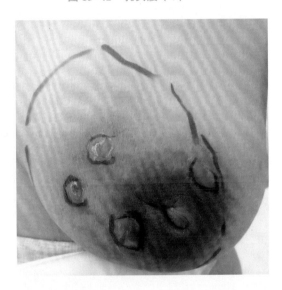

图 15-44 乳头瘘（6）

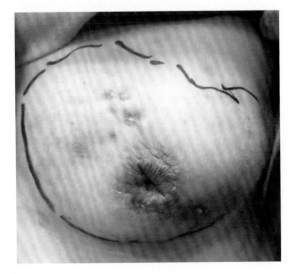

图 15-45 乳头瘘（7）

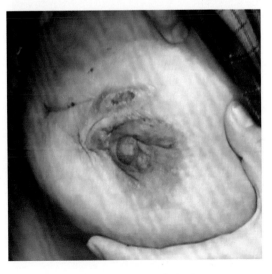

图 15-46 乳头瘘（8）

第十五章 乳腺炎性疾病

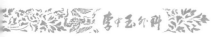

3.乳房脓肿期　到目前为止，对此病尚无特异性的药物和方法，一旦肿块形成，尤其是较大肿块，完全消散的可能较小，若延误治疗或治疗不当，就会化脓。肿块大小不一，形态各异，有的化脓较快，有的成脓很迟。若肿块较为局限，皮色暗红（图15-47～图15-52），逐渐变软，波动应指，午后发热，自汗，舌红，苔黄，脉滑数，为脓已成，应及时切开引流。切口应够大，以等于脓肿为度。如果脓肿距乳头较近，切口一定要延长至乳头，并将乳头病变导管一并切开，尽量清除净坏死组织，掺红升丹少许，填塞凡士林纱布，覆盖敷料，一天换药一次，3～5日后改为掺五五丹、七三丹或九一丹，两天换药一次，直至溃疡愈合。对此溃疡换药的关键：有残留坏死组织较多者，掺白降丹少许，或红升丹（用量可多一些），以无明显疼痛为度；残留坏死组织较少，红升丹量就掺少一些，根据坏死组织、新生肉芽的多少，适时选用五五丹、七三丹或九一丹，填塞凡士林纱布应自始至终，一定要使溃疡基底部肉芽上长至疮面平覆再长皮层，决不能出现假性愈合，以免再次复发形成窦道。

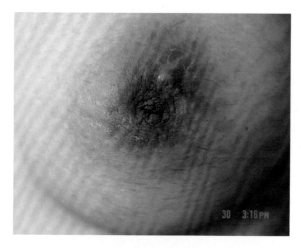

图15-47　乳头瘘（9）

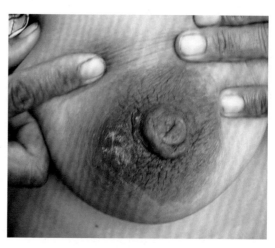

图15-48　乳头瘘（10）

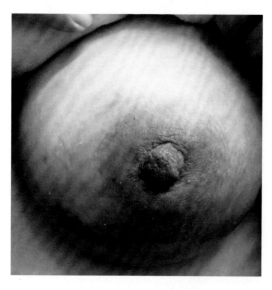

图15-49　乳头瘘（11）

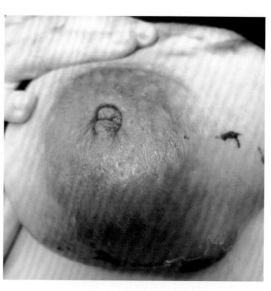

图15-50　乳头瘘（12）

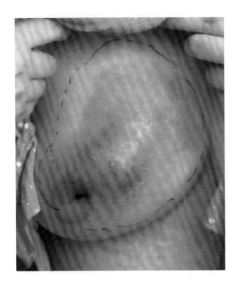

图 15-51　乳头瘘（13）

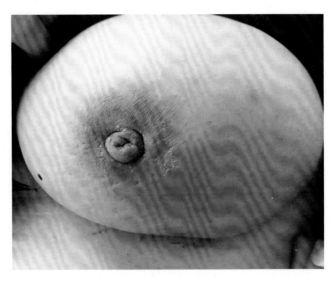

图 15-52　乳头瘘（14）

4.乳房瘘管期　瘘管型浆细胞性乳腺炎，多由早期延误治疗或治疗不当，由脓肿形转化而成，其临床特点为乳房结肿块、溃烂流脓，单个或多个瘘管和（或）窦道，溃口久不愈合（图 15-53～图 15-69），或暂时愈合后不久又反复发作，病程较长，少则数月，多则数年。瘘管型浆细胞性乳腺炎，药物治疗多难痊愈，大多需要手术治疗。

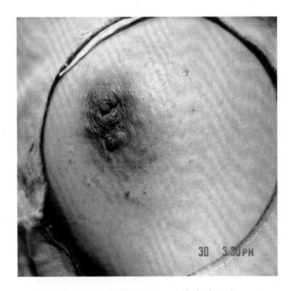

图 15-53　乳头瘘（15）

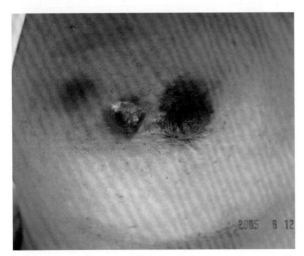

图 15-54　乳头瘘（16）

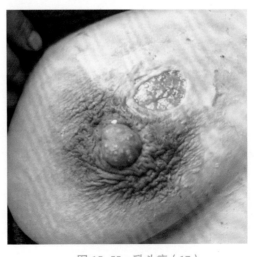

图 15-55　乳头瘘（17）

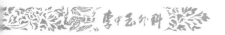

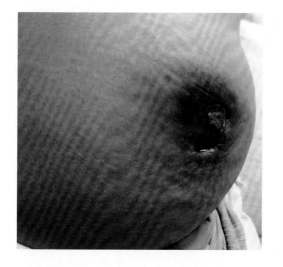

图 15-56　乳头瘘（18）

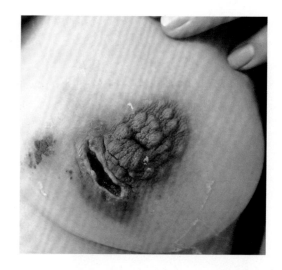

图 15-57　乳头瘘（19）

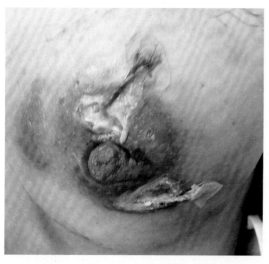

图 15-58　乳头瘘（20）

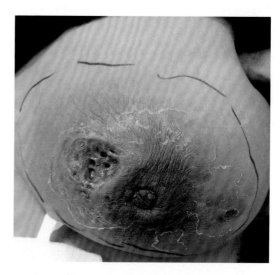

图 15-59　乳头瘘（21）

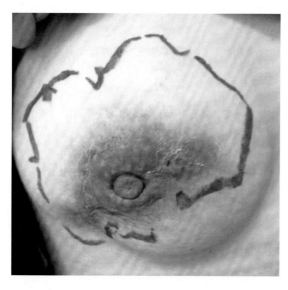

图 15-60　乳头瘘（22）

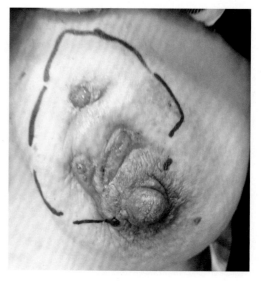

图 15-61　乳头瘘（23）

第十五章
乳腺炎性疾病

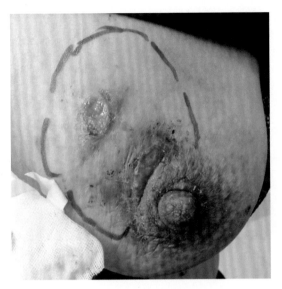

图 15-62　乳头瘘（24）

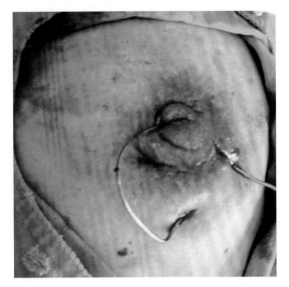

图 15-63　乳头瘘（25）

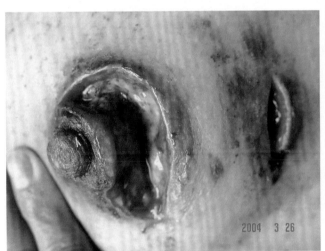

图 15-64　乳头瘘（26）

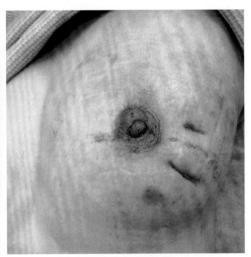

图 15-65　乳头瘘（27）

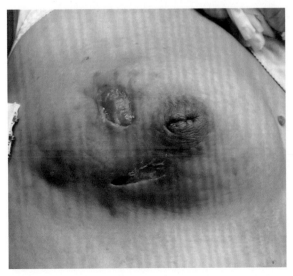

图 15-66　乳头瘘（28）

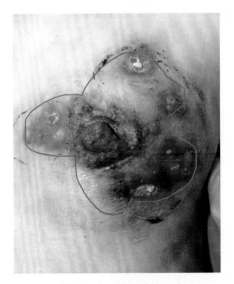

图 15-67　乳头瘘（29）

第十五章　乳腺炎性疾病

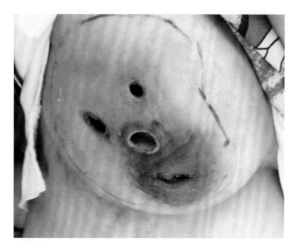

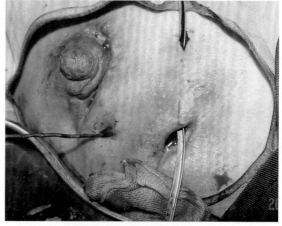

图 15-68　乳头瘘（30）　　　　　　　　　　　　　图 15-69　乳头瘘（31）

（二）中医外治

手术切开后掺祛腐生肌药，方法：常规消毒，2% 利多卡因局部浸润麻醉，用有头探针探清窦道、瘘管走向。若窦道单管、炎症肿块较为局限者，采用瘘管或窦道局部切开或切除术，炎症不明显者给予一期缝合；炎症明显者敞开创口，掺红升丹少许，填塞凡士林纱布，覆盖敷料，一天换药一次，3～5日后改为掺五五丹或七三丹，两天换药一次，直至溃疡愈合。对多发复杂性瘘管或窦道，采用手术切开加用中医祛腐生肌药，即由瘘口插入有槽探针，沿瘘管自然走行方向手术完全切开窦道或瘘管，刮除瘘管内肉芽组织，掺红升丹少许，填塞凡士林纱布，覆盖敷料，一天换药一次，3～5日后改为掺五五丹，一天或两天换药一次，3～5日后改为掺七三丹，两天换药一次，直至溃疡愈合。术后适当应用抗生素，可以减少切口感染的发生。

若在基层医疗单位，由于手术条件所限，可选用传统挂线法：常规消毒，2% 利多卡因局部浸润麻醉，用有头探针探清窦道、瘘管走向，将系有一粗丝线及橡皮筋之探针插入乳头病变导管，沿窦道、瘘管至远端而引出橡皮筋，继之绷紧橡皮筋后粗丝线环绕结扎，一周左右瘘管挂开，创面掺红升丹，填塞凡士林纱布，覆盖敷料，一天换药一次，3～5日后改为掺五五丹或七三丹，一天或两天换药一次，待腐肉逐渐脱尽，新生肉芽为主时，掺九一丹或八宝丹，两天换药一次，直至痊愈。

所用红升丹，一名三仙丹，由火硝、白矾、水银烧炼而成，加少许冰片研极细。高纯度、大量使用，具有较强的腐蚀作用，可清除瘘管、窦道管壁及不良肉芽组织；可使蛋白质脱水、变性、凝固，故亦有很好的消毒杀菌作用。五五丹，是五份红升丹加五份熟石膏研极细，七三丹为三份红升丹加七份熟石膏研极细，九一丹为九份熟石膏加一份红升丹研细。二者加了不同剂量的赋形剂，对组织的刺激也相对减少。五五丹可促进坏死组织的脱落，七三丹可促进新生组织细胞的生长。中医瘘管挂线法加掺祛腐生肌药的最大优点为损伤破坏乳腺组织较少，但对一些已经坏死的组织形成的肿块尚未为脓者，用腐蚀法患者痛苦较大，若待其自然液化脱落疗程较长。笔者采用西医瘘管切开或肿块局部切除法加中医祛腐生肌药，吸取了中西医治疗方法的长处，弥补了各自的不足，减少了对乳腺组织的破坏，减轻了患者的痛苦，缩短了疗程，提高了治愈率，收到了较好的效果，优于单独应用西医治法和中医治法，值得推广应用。

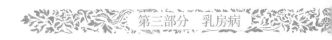

（三）西医西药

在排除结核性病变后，多选择在瘘管外口愈合或使炎症得到控制分泌物很少的静止期，行瘘管或窦道及其周围炎性组织完整切除术；若经久不愈的瘘管周围肿块、瘢痕组织增生严重，影响伤口愈合者也一并切除；如果炎症广泛侵及整个或大部分乳房，皮肤已有严重粘连，形成较多瘘管者，可做单纯乳房切除，或皮下单纯乳房切除术。西医学的治疗方法最大优点为疗程短，效果好，可谓立竿见影。不足之处：炎症得不到控制，分泌物较多的非静止期无法手术；瘘管周围肿块较大，瘢痕组织增生严重，炎症广泛波及整个或大部分乳房，皮肤已有严重粘连，形成较多瘘管者，手术损伤破坏乳腺组织较多；若只做瘘管切开，损伤乳腺组织较少，但有遗留慢性炎性肿块，或有瘘管复发的可能。

六、预防调护

有乳头凹陷者应提前矫正；有乳头溢液者应早诊断、早治疗。

第四节　乳疽（肉芽肿小叶性乳腺炎）

西医学所称的"肉芽肿小叶性乳腺炎"，根据其发病急骤，肿块较大，皮色不变，质地坚硬，肿而难腐，腐而难溃，溃而难敛，反复发作，病程较长等特点，应属于中医学"乳疽"的范畴。

此病在20世纪前很少见到，近十多年来发病率越来越高，由于人们对它的发病原因、病理变化缺少明确的认识，到目前为止，尚没有规范理想的诊治方法，甚至很多乳腺专业医生对此病亦认识不足，多混淆于浆细胞性乳腺炎中。因为本病病因、病理、病机不明，目前尚没有规范满意的治疗方法。尽管名字称炎症，有学者研究发现棒状杆菌等，但是使用各种抗生素，却看不到明显疗效。有很多学者认为，自身免疫在发病过程起着重要作用，应用皮质醇激素和免疫抑制剂疗效显著，但是停止用药后的复发问题，长期大量使用后出现的副作用问题，一直困扰着人们，总体弊大于利。抗结核药的长期应用，的确没有用药依据，是无奈的治疗方法，也许会有痊愈的病例，很可能收到的是随着时间空间而自然痊愈的结果。公认的最有效的手术切除治疗，有很高的治愈率，疗程较短，但手术方式也存在不足。小范围病灶清除，很难清除彻底，容易造成切口愈合困难及术后复发，虽然较大范围病灶彻底清除，能减少可能的复发率，但手术会留下巨大创面，造成乳腺空洞，严重破坏乳房外形，给患者留下永久性残缺的心理阴影。以至于成为乳腺疾病中的疑难病，有"不死的癌症""炎症中的癌症"之说。中医中药治疗此病，有其独特的功能和特色，尽管病程较长，但可以不住院，费用低，方便就医，毒副作用小；不需大损伤性手术，完全可以痊愈，能基本保全乳房外形美观。

一、古籍摘要

"疽"证，最早见于2000多年前的《黄帝内经》。《灵枢·痈疽》云："何谓疽？岐伯曰：热

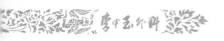

气淳盛，下陷肌肉，筋髓枯，内连五脏，血气竭，当其痈下，筋骨良肉皆无余，故命曰疽，疽者，上之皮夭以坚，上如牛领之皮，痈者，其皮上薄以泽，此其候也。"

《诸病源候论》云："肿而皮强，上如牛领之皮，谓之疽也。足阳明之脉，有从缺盆下于乳者，其脉虚则腠理开，寒气客之，寒搏于血，则血涩不通，故结肿；而气又归之，热气洪盛，故成疽也。热久不散，则肉败为脓也。"

《外科正宗》云："疽者，沮也，为阴，属五脏毒攻于内，其发缓而所患深沉，因病原禀于阴分中。盖阴血重浊，性质多沉，故为伤筋蚀骨难治之症也。"

《外科理例》云："有乳疽一症，肿硬木闷，虽破而不溃，肿亦不消。尤当急服此散及膈蒜灸。"

《疡科心得集》曰："若其始生硬肿，即有头出，后复旁生数头，头中有脓不多，此名乳疽。是为阳明痰热之毒，兼夹肝胆之火结成。治当清理痰气，疏通肝邪，解毒和营。"

《外科证治全书》云："乳房结肿一块，皮色不异，坚硬木痛，治法同流注。倘遇溃烂之甚者，按溃烂不敛治法，七日后接服大枣丸，日服收功。"

《外科证治全生集》云："红痈乃阳实之证，气血热而毒滞；白疽乃阴虚之症，气血寒而毒凝。"

《医宗金鉴·外科心法要诀·乳疽乳痈》云："乳疽乳痈乳房生，肝气郁结胃火成。痈形红肿焮热痛，疽形木硬觉微疼。痈发脓成十四日，疽发月余脓始成。未溃托里排脓治，已溃大补养荣灵。注：此证总由肝气郁结，胃热壅滞而成。男子生者稀少，女子生者颇多，俱生于乳房。红肿热痛者为痈，十四日脓成；若坚硬木痛者为疽，月余成脓。初起寒热往来，宜服瓜蒌牛蒡汤；寒热悉退，肿硬不消，宜用复元通气散消之。若不应，复时时跳动者，势将溃脓，宜用托里透脓汤；脓胀痛者针之，宜服托里排脓汤；虚者补之，如人参养荣、十全大补等汤，俱可选用，外敷贴之药，俱按痈疽肿疡、溃疡门。"

在古代外科中，以疽证命名的很多，如腰椎结核为"腰疽"，髋关节结核、髋关节炎的"咬骨疽"，血栓闭塞性脉管炎为"脱疽"，股骨骨髓炎为"附骨疽"等。但在乳房病以疽命名者，首见于《诸病源候论》，其云："疽发乳候，热久不散，则肉败为脓。"

二、病因病机

中医学认为，正气虚弱，禀赋不耐，外染邪毒，或外伤损络，痰浊淤积，气血凝结，蕴热成毒，热盛肉腐为脓，发而为疽。

西医学认为，肉芽肿性乳腺炎（granulomatous mastitis，GM）又称肉芽肿性小叶性乳腺炎（granulomatousLobular mastitis，GLM）、原发性肉芽肿性乳腺炎（idiopathic granulomatous mastitis，IGM）、非哺乳期乳腺炎（non-puerperal mastitis，NPM）等，是一种非细菌感染的非干酪样坏死，以病变局限于乳腺小叶、形成肉芽肿为主要特征的良性、慢性、非特异性乳腺炎。笔者认为这是一种现代病，因为在20世纪前很少见到，而近几年则成倍增长。据文献记载，1972年Kessler和Wolloch首先发现并提出这一新病种，一直到1986年国内才有马国华首先报道6例，至1996年尚不足百例，近十多年越来越多，而现在呈爆发趋势。诸多研究共识认为，可能与以下因素有关。

1.自身免疫性疾病：由乳汁所引起的局部免疫现象及局部超敏反应。非细菌性感染，与口服避孕药的应用有关。也可能由感染、创伤、化学刺激引起炎症，毁坏导管上皮，腔内容物进入小叶间质，引起肉芽肿反应，并进一步破坏小叶结构有关。

2. 可能由于导管内的乳汁、分泌物及角化上皮逆向外溢于小叶间质内，引起局部的炎症反应及超敏反应，导致肉芽组织的形成。

3. 病变中可见微脓肿、上皮样巨噬细胞及异物肉芽肿形成，认为本病的发生为局部感染、创伤及化学物质引起炎症，因炎性损伤导致导管上皮破坏，管腔内容物质进入小叶间质，引起肉芽肿性炎症。可培养出棒状杆菌。

体质虚弱，产妇乳汁积聚，外伤、感染等这些人体生理、病理因素，很多自古以来都会存在，为什么没有类似症状发生，而至近代才有？种植、饲养、生活各种激素的应用，自然环境的破坏，饮食结构、生活习惯的改变，导致乳腺残留乳汁质的变异和应激能力的变化，也许是值得重视的重要原因。

三、诊断要点

1. 多发生于孕育年龄，已婚经产的妇女，以 27 ～ 40 岁年龄段较多，50 岁以上也有，平均年龄为 33 岁左右。

2. 多发生于停止哺乳后 6 个月至 7 岁，平均年龄为 3 岁左右。

3. 多发生于一侧乳房，也可双乳皆患病。

4. 多突然发病，出现乳房疼痛，继之出现肿块，多由乳房一个象限波及其他象限，多由外周腺体（乳腺小叶）波及乳晕区。

5. 肿块较大，边界不清，质地较硬，可与皮肤粘连。开始皮色不变，化脓明显时皮色渐红，有挤压痛或明显挤压痛。

6. 部分病例可有乳头凹陷、溢液，发热，咳嗽，荨麻疹，关节疼痛，下肢结节性红斑等并发症。

7. 肿块大多化脓，快者一周或半个月，慢则数月不等；可一处脓肿溃破至愈，亦可多个脓肿同时或先后发生，此起彼伏，连绵不绝；溃破脓液可为黄白稠厚，亦可淡红、暗红、淡黄、淡白浆液性清水样。

8. 脓肿溃破后，可脓出肿消口敛，亦可脓出肿不消，或胬肉外突高出皮外，或深邃窦道久不愈合。

9. 可参考彩超、白细胞计数及中性粒细胞计数、红细胞沉降率、C 反应蛋白等异常变化，最可靠的是病理报告。

四、鉴别诊断

1. 乳腺炎　多发于哺乳期女性，发病急，乳房肿胀疼痛，小儿哺乳时疼痛明显，伴发热，头身疼痛。乳房中有肿块范围较大，边界不清，质软硬不一，皮色红或不红，挤压痛明显，数日内多可消散，治疗不当也可化脓溃破。溃口久不愈时流乳汁为乳漏。

2. 浆细胞性乳腺炎　病灶围绕乳头周围大导管，多发生于非哺乳期、非怀孕期，大部分患者伴有先天性乳头溢液、乳头凹陷等畸形，最后成乳瘘。没有小腿结节性红斑，全身症状较乳痈为

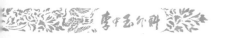

轻，但病程长。

3.乳汁囊肿　发病于哺乳期，发病较快，主要症状为乳房中有肿块，小者可数厘米或更小，大者可达十数厘米，边界较清、光滑，小者多韧硬，大者多囊韧有波动感，可移动，无挤压痛，穿刺可抽出乳汁或乳膏样物。

4.乳腺癌　多发于40岁以上中老年女性，多为一侧乳房中有肿块（很小时为结节），形状不规则，边界清，凹凸不平或毛糙不光滑，质地坚硬如石，易与胸壁皮肤粘连，移动性小，可有乳头溢液，多为血性溢液。中后期可有"酒窝征""橘皮样变"和乳头内陷。晚期肿块可突出于乳房，溃烂后形如岩穴，时流血水，可出现腋下、锁骨上下淋巴结肿大。炎性乳腺癌特征为皮色暗红，发病急，进展快，肿块边界不清，质韧如象皮，呈进行性加重，不化脓，应与急性乳腺炎进行区别。

五、治疗

《素问·阴阳应象大论》中说"善诊者，察色、按脉，先别阴阳。"《疡医大全·论阴阳法》说："凡诊视痈疽，施治，必须先审阴阳，乃医道之纲领，阴阳无谬，治焉有差。医道虽繁，而可以一言蔽之者，曰阴阳而已。"

对于乳疽（肉芽肿性乳腺炎）的治疗，也要遵循中医学治疗的原则大法，运用望、闻、问、切四诊所取得临床资料，从整体观念出发，结合局部症状，确定证属阴阳、寒热、表里、虚实，进行辨证施治。外科的总治则不外消、托、补三法。所谓消法，是指运用各种消散的治法方药，使肿疡在初起阶段得以消散于无形。如《临证指南医案·疮疡》中说："大凡疡证虽发于表，而病根则在于里，能明阴阳虚实寒热，经络腧穴，大症化小，小症化无，善于消散者，此为上工。"也是人们最期望的理想结局，如目前在临床中使用的仙方活命饮和阳和汤。所谓托法，正如《外科启玄·明内托法论》说："托者，起也，上也。"就是应用补益气血扶助正气之药，佐以透脓败毒祛邪之剂，托毒外出，移深居浅，促使局限，以免毒邪内陷的一种治疗大法。适应于肿块已成，消散不能，酿脓未熟，正气已虚，毒邪尚盛阶段，或正气已虚，毒邪已衰之际，例如，透脓散、托里消毒散。所谓补法，即《外科启玄·明补法论》说："言补者，治虚之法也。"就是运用调理脏腑功能，补气养血平衡阴阳的药物恢复元气，助养生机，运用于溃疡的后期，毒势已去，精神衰疲，元气虚弱，脓水清稀，疮口难敛者，例如，八珍汤、十全大补汤。

肉芽肿性乳腺炎分期分型：临床肉芽肿性乳腺炎的分型，是医生根据疾病的症状、体征、病因、病理、病机，综合分析判断，辨证论治。因为肉芽肿性乳腺炎病情较为复杂、多变，临床会出现很多证型，不同证型往往会互相转化，所以，以下辨证只是针对常见证型的总结，还需要每个医生据证用药，灵活变通，才能收到满意疗效。

（一）肿块早期

1.阳虚血瘀证　相对病发时间较短（病在两周以内，亦有数月者），即肿块未化脓前。突然一侧或双侧乳房结肿块、胀痛，很快波及一个象限或多个象限，边界不清，质地韧硬，皮色不变，挤压痛明显，可伴有畏寒怕冷，倦怠乏力，发热或不发热。若肿块中间硬，外周散漫，边界不清，皮色不变，挤压痛不明显，面色萎黄，舌淡红，苔薄白或白腻，脉沉缓或沉细（图15-70～图15-78）。

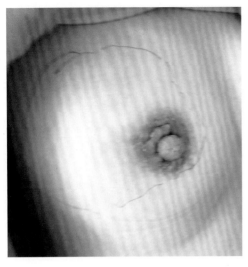

图 15-70　乳疽（1）

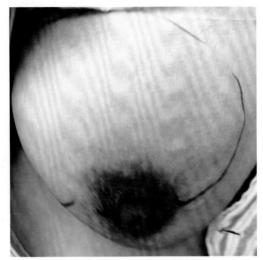

图 15-71　乳疽（2）

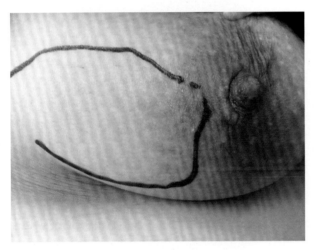

图 15-72　乳疽（3）

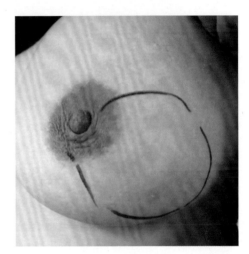

图 15-73　乳疽（4）

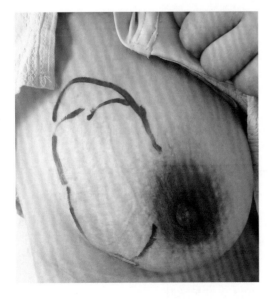

图 15-74　乳疽（5）

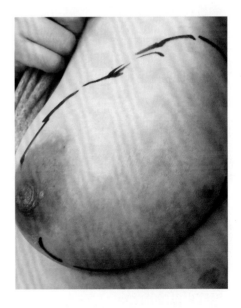

图 15-75　乳疽（6）

第十五章　乳腺炎性疾病

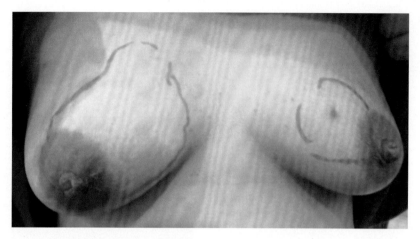

图 15-76 乳疽（7）

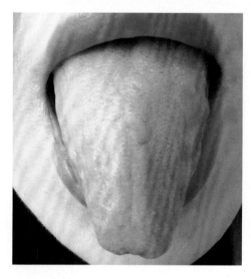

图 15-77 舌苔（1）

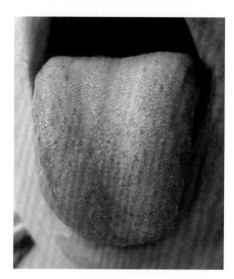

图 15-78 舌苔（2）

病机：邪毒侵袭乳络，经脉阻滞，痰血凝结。

治则：滋补气血，温经通络，化痰散结。

方药：阳和汤，《外科证治全生集》原方：熟地黄一两，麻黄五分，鹿角胶三钱，白芥子二钱（炒研），肉桂一钱，生甘草一钱，炮姜炭五分，不用引。

此方主治骨槽风、流注、阴疽、脱骨疽、鹤膝风、乳岩、结核、石疽、贴骨疽及漫肿无头，平塌白陷，一切阴凝等证。麻黄得熟地不发表，熟地得麻黄不凝滞，神用在此。

阳和汤常用量：大熟地 30g，麻黄 2～5g，白芥子 5～10g，肉桂 2～5g，姜炭 3～5g，鹿角胶（烊化）6～10g，甘草 10g。每日一剂，水煎服

方解：阳和汤由清代外科温热派王洪绪所创，具有滋阴补血、温阳散寒、通滞散结之功。方中肉桂、姜炭味辛性热，一行肾经血脉，一走阳明中焦，温中散寒，通脉解凝以为君药。大熟地滋阴补血，伍以血肉有情之鹿角胶，则大补阴血，填精益髓，益肾助阳，且制约辛热之药之燥烈，两药相伍，补血助阳，同为臣药；麻黄辛温走表，宣通腠理以散腠理之寒邪，白芥子散寒开结，专除皮里膜外之痰，二味合用，既能助肉桂、炮姜炭温通全身经脉，使气血宣通，又可使大

熟地、鹿角胶补阴而不腻滞，为方中佐药。甘草解毒为使，调和诸药必选。诸药合用，化阴凝，布阳和，则阴疽诸证自除。据《外科证治全生集》载"治疗鹤膝风、贴骨疽及一切阴疽"。笔者曾应用此方加减治疗流痰（骨关节结核）、脱疽（血栓闭塞性脉管炎）、风寒痹证（风湿性关节炎）、皮痹（硬皮病）、恶性肿瘤等病，疗效确切。肉芽肿性乳腺炎早期加减应用此方，有很大一部分可以完全消散，避免了肿痛溃烂之苦。但是，若乳疽化热成脓期应慎重使用，有助火炎上加重肿痛的可能。

因为鹿角胶在此方中是大补阴血，而肉芽肿性乳腺炎临床表现多为气虚、阳虚，真正阴虚、血虚的很少，加之鹿角胶价格高昂，所以笔者常以黄芪代替，常用量30g。大熟地为补阴补血要药，立方家特言麻黄得熟地不汗，笔者减去不用，亦未见麻黄发汗之出。三者，黄芪是补气"霸主"，且有托疮生肌、止汗固表之效，也许是使麻黄不汗之力，所以黄芪可起到"一箭三雕"之功；因"痈疽原是火毒生，经络阻膈气血凝"，所以笔者常常加当归15g，川芎10g，活血行血，散瘀消肿；加金银花30g，清热解毒，以防瘀久化热之势；再加穿山甲粉2g（冲服，现已禁用），穿通经络，消坚散结，的确可以收到未成者消散、已成者早溃的功效。

应用此方治疗肉芽肿性乳腺炎，疗效确切。但还有一些中医医生认为肉芽肿性乳腺炎为热证、实证、痈病，不善于使用阳和汤，或不敢放手大胆使用；很多西医同行在西药不能满足临床应用，疗效不佳的情况下，也常常想试用阳和汤，但总不像学术上说的那样有效，难免心生迷茫。原因在于他们只是敢用原方药、原药量，但缺少辨证论治的思维，以至于浅尝辄止。

临床加减：有瘀血证加当归、川芎；有疼痛加乳香、没药、白芷；肿块硬加穿山甲（现已禁用）；有气虚证加黄芪、党参；有阳虚证加附子；有风寒证加防风；有风湿证加苍术、防己、薏苡仁；有蕴热证加金银花、蒲公英。

2.气血瘀结证 若病发初期，迁延时日，乳房疼痛，结肿块质地较硬，皮色不变或微红，挤压痛明显，舌淡红，苔薄白微黄，脉沉滑。

病机：乳络阻塞，气血凝滞（图15-79～图15-86）。

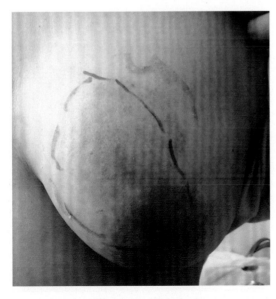

图 15-79 乳疽（1）

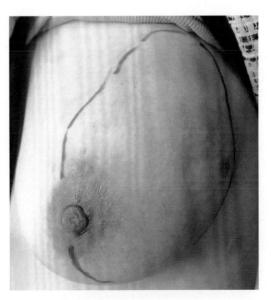

图 15-80 乳疽（2）

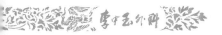

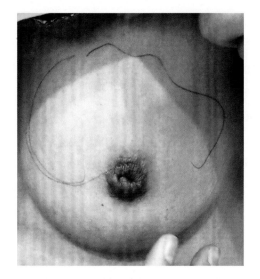

图 15-81 乳疸（3）

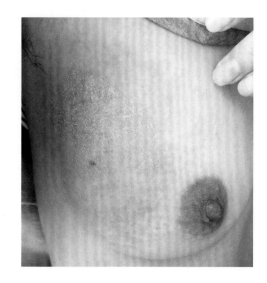

图 15-82 乳疸（4）

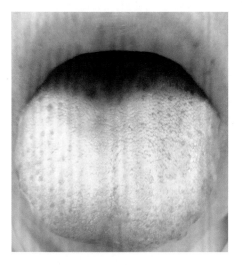

图 15-83 舌苔（1）

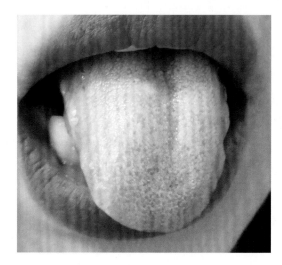

图 15-84 舌苔（2）

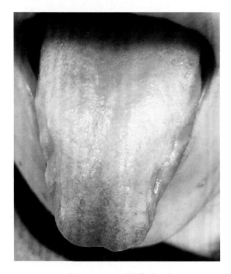

图 15-85 舌苔（3）

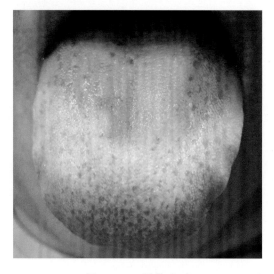

图 15-86 舌苔（4）

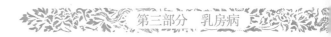

治则：和营通络，解毒散结。

方药：仙方活命饮，明薛己《外科发挥》：仙方活命饮治一切疮疡，未作脓者内消，已成脓者即溃，又排脓止痛，消毒之圣药也。穿山甲用蛤粉炒黄色、甘草节、防风、没药、赤芍、白芷、当归尾、乳香各一钱，天花粉、贝母各八分，金银花、陈皮各三钱，皂角刺（炒黄）一钱。作一剂，用酒一碗，同入瓶内，纸糊瓶口，弗令泄气，慢火煎数沸，去渣。分病在上下，食前后服之。饮酒者，再饮三二杯尤好。

偈曰："真人妙诀世间稀，一切痈疽总可医，消毒如同汤沃雪，化脓立见肉生肌。"

仙方活命饮常用量：当归10g，赤芍10g，乳香6g，没药6g，穿山甲粉2g（现已禁用），皂角刺6g，白芷10g，金银花10g，防风10g，陈皮10g，天花粉10g，川贝母10g，甘草10g。

方解：仙方活命饮，又名神功活命汤、神仙活命饮、真人活命饮、真人夺命散等。方始见于宋《女科万金方》，由当归等十三味药组成。当归、赤芍、乳香、没药行走厥阴，活血行血，调营止痛，为方中主药；白芷、防风、陈皮辛香走窜，彻内彻外，宣通腠理，理气疏滞；穿山甲粉（现已禁用）、皂角刺剽悍锐利，穿通经络，破积除结；金银花、天花粉、川贝母、甘草甘凉平剂，清热解毒，开郁化痰，散结消肿；取酒温通善行之性，引诸药直达病所。如此共奏通经之结、行血之滞、解毒清热、消肿止痛之功。纵观是方，组织缜密，性平稳妥，表里兼顾，气血贯通，攻散不伤其正，味杂不乱其旨，确是消散痈疽的良方。历代医家对此方有较高的评价，谓"此疡门开手攻毒之第一方""神功浩大，不可臆度""疮家之圣药，外科之首方"。阳和汤是外科和营消法的代表方，应用范围广泛，善于应用此方加减变化，更是老师李道周张八卦外科的特点。

临床加减：应用此方治疗肉芽肿性乳腺炎，笔者常将原方中具有滋阴清热功能的天花粉减去，因其寒凉也；也常常不用具有穿通经络、透脓外出的皂角刺，该药价格偏高。有瘀血重用当归15～30g，有热毒重用金银花15～30g。

若肿块中间硬外周散漫，皮色暗红或不变，挤压痛明显或不明显，倦怠乏力，咳嗽，低热，面色黄，舌淡红，苔薄白或稍黄，脉沉缓或沉细，属气虚血瘀证，方用仙方活命饮加麻黄、肉桂、白芥子或黄芪等。若在气虚血瘀证的基础上，伴有关节酸沉疼痛，畏寒怕冷，遇寒加重，舌暗红，苔白黄腻，则转为寒湿血瘀证，方用仙方活命饮选加肉桂、薏苡仁、防己、苍术等。若肿块较硬，皮色红，挤压痛明显，伴有小腿皮肤结节性红斑（图15-87和图15-88），舌质暗红，苔白黄厚腻，脉沉滑，湿热血瘀证，方用仙方活命饮，重用金银花，选加连翘、苍术、黄柏、泽泻、车前子。若乳房肿块，伴有皮肤丘疹、风团，时隐时现，瘙痒无度，舌淡红，苔薄白，属风热血瘀证，方用仙方活命饮重用防风，加地肤子、白鲜皮、黄芪。

外治：患处贴敷加味太乙膏，每日1次；肿块较大，有蕴热之证，结节性红斑，孕妇，哺乳期或对太乙膏过敏者，可外用二号散结灵湿敷。

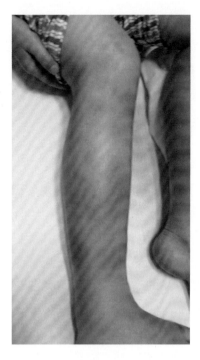

图 15-87　结节性红斑（1）

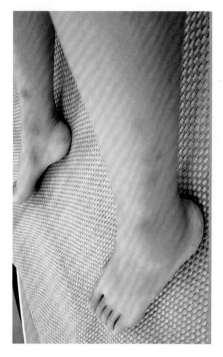

图 15-88　结节性红斑（2）

（二）酿脓期

　　气虚血瘀证：若病发日久，肿块没有消散，肿高局限或平塌散漫，肿块仍硬或软硬兼杂，皮色透红一点或暗红一片，疼痛阵作，或午后低热、自汗、倦怠乏力等，或彩超检查提示已经有化脓特征，属于肿块化热酿脓期（图 15-89 ～图 15-100）。

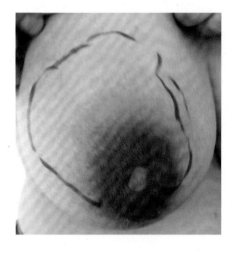

图 15-89　乳疽（1）

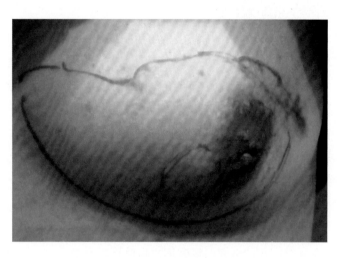

图 15-90　乳疽（2）

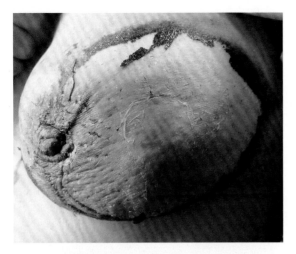

图 15-91　乳疽（3）

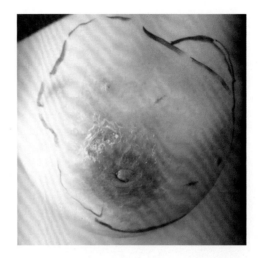

图 15-92　乳疽（4）

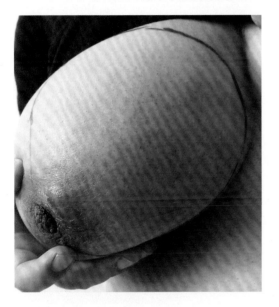

图 15-93　乳疽（5）

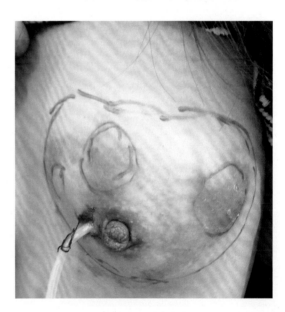

图 15-94　乳疽（6）

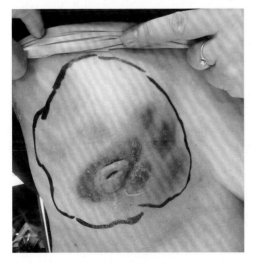

图 15-95　乳疽（7）

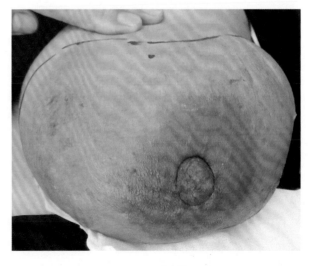

图 15-96　乳疽（8）

第十五章　乳腺炎性疾病

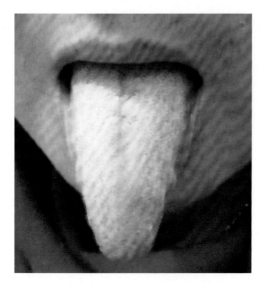

图 15-97　舌苔（1）

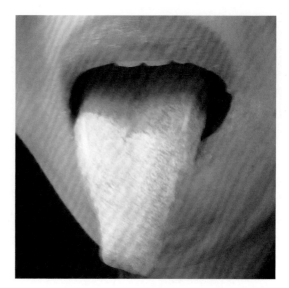

图 15-98　舌苔（2）

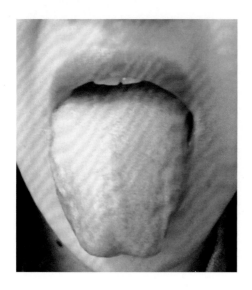

图 15-99　舌苔（3）

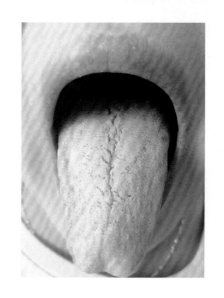

图 15-100　舌苔（4）

　　病机：气虚血瘀，瘀久化热，热盛肉腐为脓。

　　治则：补气和血，托毒透脓。

　　方药：透脓散（《外科正宗》）。透脓散内用黄芪，山甲芎归总得宜，加上角刺针头破，何妨脓毒隔千皮。治痈疽、诸毒，内脓已成不穿破者宜。服之即破。黄芪四钱，山甲炒末一钱，当归二钱，川芎二钱，皂角针一钱五分，水二盅，煎一半，随病前后服，临入酒一杯亦好。

　　张八卦外科透脓散常用量：当归 10 ～ 30g，川芎 10g，黄芪 10 ～ 50g，金银花 10 ～ 50g，牛蒡子 10g，连翘 10g，白芷 10，穿山甲粉 2g（现已禁用），甘草 10g，桔梗 10g，皂角刺 6g。

　　方解：此方是河南张八卦外科祖传经验方，与《中医外科学》教材中的透脓散有较大出入，教材中透脓散是《外科正宗》的经验方药，由当归、川芎、黄芪、穿山甲（现已禁用）、皂角刺五味药组成。陈实功立方原意是"内脓已成不穿破者宜，服之即破"，而张八卦外科据此方又加了金银花、牛蒡子、连翘、桔梗、甘草，是在补气养血透脓的基础上，力求达到解毒散结之功。

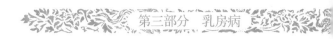

前者适宜于气血虚，毒气盛，脓已成，无力自溃者；后者适宜于气虚、血壅、毒盛，痈疽酿脓但尚未成熟者。前者可谓"透托"，后者应为"消托""清托"。方中黄芪大补元气，托疮生肌，疮家圣剂，气虚非此不能补，故为君药；伍以当归，养血补血，活血化瘀，虚能补，结能散，疮肿非此不能消，得川芎则其行散之力更强；臣以金银花、连翘、牛蒡子甘寒平剂，清热解毒，无伤脾胃之忧，体之虚实皆可使用；佐以穿山甲（现已禁用）、皂角刺穿通经络，散结排脓，白芷宣通肌肤，止痛排脓；使以桔梗，引领诸药祛邪而排脓，舟楫之剂，甘草一以解毒，一以调和诸药。合而用之，共奏补气和血扶其正，清热解毒散其结，以达毒热得解、脓肿消散之效。经过笔者几十年临床观察，一些已经化脓的肿块应用此方治疗，的确能够完全吸收消散，或使肿块移深居浅，收束局限。可以说是张八卦外科治疗痈疽疮疡酿脓期肿块"清托法"，或者说是"消托法"方剂的独创贡献。笔者最常用此方加减变化治疗肉芽肿性乳腺炎，疗效颇好，有时一方不变直至痊愈，效如桴鼓。

临床加减：若热毒重则重用金银花，加蒲公英；瘀血重则重用当归，加赤芍；气虚重则重用黄芪，加党参；寒凝重则稍加肉桂、白芥子；湿浊重则加茯苓、薏苡仁；湿热重则加苍术、黄柏、车前子；有风寒加麻黄、防风；有脾虚加茯苓、炒白术；纳食不香加山楂、砂仁等。

外治：彩超检查，寻找病灶，定位穿刺；寻找脓肿，破门逐寇，切口引流。口不宜大，厘米左右，深达病灶，横扫隔膜，随肿局限，渐撤引流；膏药药膏，辨证选用，灵活掺药，生肌敛口。

肿块酿脓，除了内治，外治也很重要。对于一个有临床经验的外科医生，完全可以根据辨肿、辨脓、"波动应指"等体征，明确判断出脓肿的位置、深浅、数量、稀稠，以及脓腔的走向，能参照乳腺超声检查更好。

处理方法有五：①多穿刺抽脓法。适应于脓腔较小，脓液稀薄和局限浅表脓肿。可根据脓液多少，决定几天穿刺一次，有时需要结合压迫包扎法。如果临床经验丰富，不需要彩超定位，不需要麻醉。②切开引流，常规换药。即常规局部麻醉或全身麻醉下切开引流，下引流条，切开脓肿越早越好，切口不宜太大，不必过多切除没有完全坏死的乳腺组织，但是对多病灶、多脓肿之间隔离壁一定要打通，必要时行对口引流法，便于坏死组织分泌物的流出，换药时要保证脓腔引流通畅，这对于尽快消肿很重要，避免再切开的后顾之忧。以后每天换药一次，待脓液很少，肿消痛减，应适时拔除引流管，以免久塞成瘘。当然，更不能脓未净闭塞再发。适应于一切确定有脓液的较大、较深、较早的肿块脓肿。③局部用药，待其自溃。即在脓肿顶端涂少许具有腐蚀性的白降丹，贴太乙膏药，使其自行溃破出脓。适用于脓肿浅表，麻醉药效果差，惧怕手术者。药上在哪个部位，药量多少，溃后怎样处理，一定要把握好度，让患者清楚明白。最好有医生亲自使用、指导。④飞刀刺破放脓。即在患者不注意的情况下，医生暗藏利刀，选好部位，飞快刺入切开脓肿，放出脓液，这是古老传统的手术法，现代要求无菌、知情，所以最好与患者沟通好后进行。适用于脓肿浅表局限或多个脓肿，麻醉药效果差。⑤火针点破出脓。即是利用酒精灯，将适当粗细的针具烧红，迅速直刺适当的脓肿区，然后斜托慢出，根据脓肿大小深浅，一刺或多刺，以脓出为度。是否局麻，要根据需要而定。适应于脓腔较小，局限浅表脓肿。也有病之后期，大肿块已经消散，溃口已经愈合很久，余留有很小的结节，也不化脓，药物治疗消散很慢，可用火针刺之，加速化脓或消散，

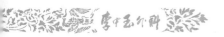

切开引流后，外治的关键是"祛腐生肌"，即换药时要彻底清除坏死组织，才能生长新鲜的肉芽组织，且保证新生的肉芽组织一定是从基底部长起，防止过早敛口闭门留寇，或换药不当，形成窦道。具体方法：在溃口处下生肌玉红膏纱条，掺用红升丹（根据坏死组织多少酌情），外敷纱布块，每天换药一次，3～5天后换用五五丹，后期随坏死组织的减少，再换用八二丹、九一丹、生肌散。贴膏药法：适应于切开引流下引流纱条后，脓液不多，可以撤去引流条，直接掺药面后贴太乙膏，每日1次，如果溃疡脓液尚多，为了方便溃口脓液外出，可在所贴膏药溃口处剪个小口，外盖纱布敷料。对溃疡较多，有胬肉、糜烂、瘙痒、肿不局限、孕妇、哺乳期患者，外用二号散结湿敷。对溃疡无脓结痂，自行溃破或切开引流后，可掺红升丹，于引流条上或直接掺在溃疡腐肉局部，主要是拔脓祛腐，一般用一至两周后改用五五丹，再用一至两周后改用祛腐生肌的八二丹或九一丹，或外贴太乙膏，每天换药1～2次。如果对膏药、红升丹过敏，或溃疡腐肉少而新生肉芽新鲜，可掺八宝丹，溃疡面较大者，外涂加味生肌玉红膏。

（三）溃疡期

气虚虚弱，余毒不尽证：一般来讲，炎性肿块化脓溃破多在一至两周后，但是肉芽肿性乳腺炎化脓期长短不一，参差不齐，短者两至三周即可溃破，长者数月保持不变，或此处溃破将愈而他处又起，连绵不绝。此期脓肿溃后，一般气血已虚，余毒不尽，肿痛渐减，腐肉渐脱，新肉渐生，脓水稀薄，是为顺证。但是也有很多患者肿块切开引流或自行溃破后，仍有红、肿、痛、脓，不随脓出肿消、痛减、口敛。这就是正气虚不能托毒于外，舌淡红，舌苔薄黄白，脉沉细缓（图15-101～图15-117）。

病机：邪正交争，正虚毒衰，气血虚弱，不能托毒于外。

治则：补气、养血、托毒。

方药：托里消毒散（《外科正宗》）。托里消毒散人参，芎芍芪归术茯苓，角针白芷银花等，桔梗甘草效如神。

治痈疽已成不得内消者，宜服此药以托之，未成者可消，已成者即溃，腐肉易去，新肉易生，此时不可用内消泄气、寒凉等药，致伤脾胃为要。

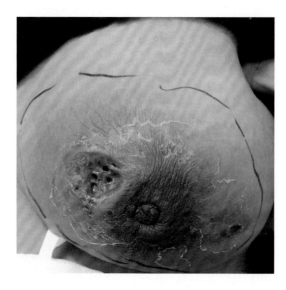

图 15-101　乳疽（1）

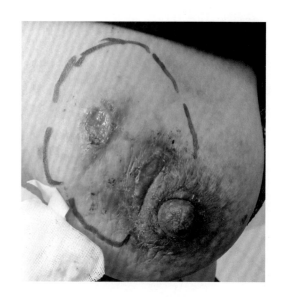

图 15-102　乳疽（2）

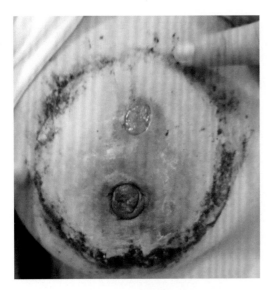

图 15-103 乳疽（3）

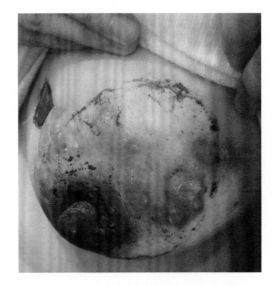

图 15-104 乳疽（4）

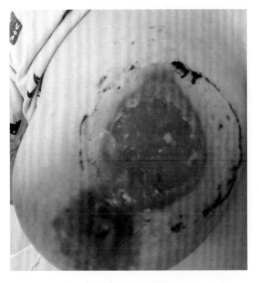

图 15-105 乳疽（5）

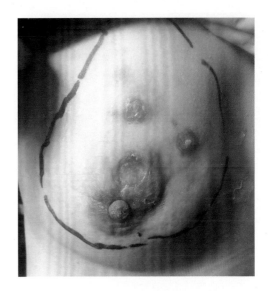

图 15-106 乳疽（6）

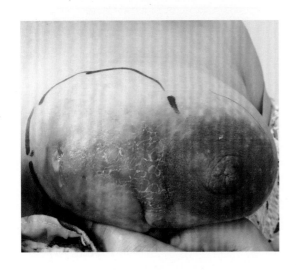

图 15-107 乳疽（7）

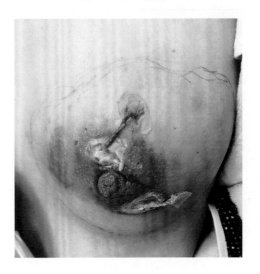

图 15-108 乳疽（8）

第十五章 乳腺炎性疾病

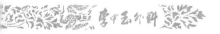

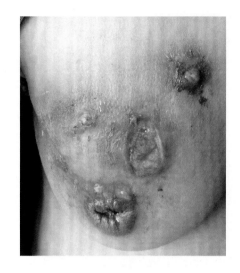

图 15-109　乳疽（9）

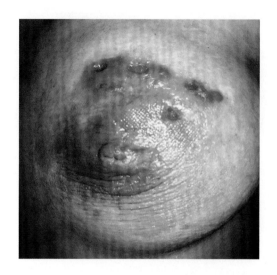

图 15-110　乳疽（10）

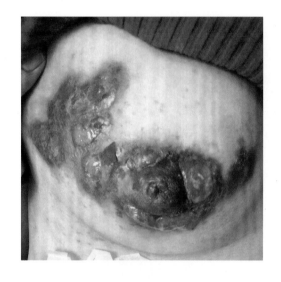

图 15-111　乳疽（11）

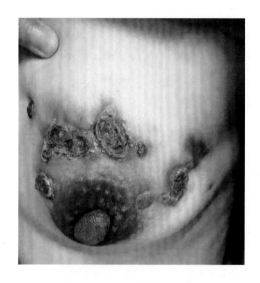

图 15-112　乳疽（12）

第十五章
乳腺炎性疾病

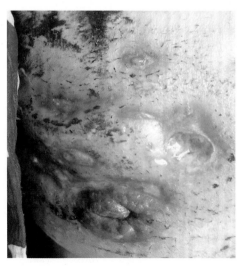

图 15-113　乳疽（13）

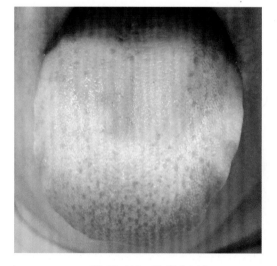

图 15-114　乳疽（14）

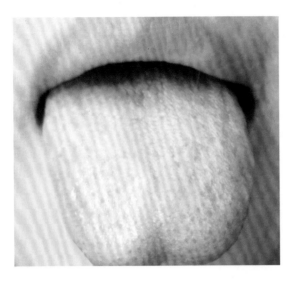

图 15-115　乳疽（15）

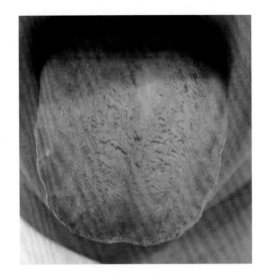

图 15-116　乳疽（16）

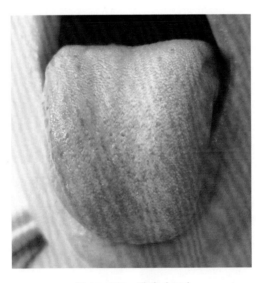

图 15-117　乳疽（17）

人参、川芎、白芍、黄芪、当归、白术、茯苓、金银花各一钱，白芷、甘草皂角针、桔梗各五分。水二盅，煎八分，食远服。脾弱者去白芷、倍人参。

托里消毒散常用量：当归 10g，川芎 10g，白芍 10g，黄芪 10g，茯苓 10g，党参 10g，白术 10g，金银花 10g，白芷 10g，皂角刺 6g，桔梗 10g，甘草 10g。

方解：托里消毒散是扶正祛邪的补托方剂。方中人参、黄芪甘温，大补元气，续接阴阳，当是君药；得以白术、茯苓健脾生血之助，中气得复，正气强盛，不战而邪毒自退；臣以当归、川芎、白芍活血、行血、养血，助补气药生化无穷。何况三药在痈疽疮疡之中，无论早期、中期、后期，阴证、阳证、实证、虚证、寒证、热证，皆可贯穿始终，若将帅领兵，纵横战场，功不可没；佐以金银花，味甘微凉，量大亦无伤正之忧，清解余毒，独担重任，唯其莫属；佐以白芷、皂角刺、桔梗穿透、排脓、止痛，专药专用，功效神奇；使以甘草，一以解毒，一以调和诸药；共奏和补气血、扶正祛邪、托毒生肌之效。

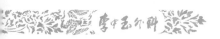

临床加减：若溃后仍有肿痛硬块瘀血者，则重用当归；有红肿热痛毒盛者，则重用金银花，加蒲公英；若溃后脓水稀薄，肉芽淡红，气虚重者，重用黄芪、党参；溃后脓水淡红稀少，肉芽暗褐，寒凝重者，加肉桂；溃后脓水稀薄量多，肉芽淡白，皮肤肿胀，湿浊重者，加茯苓、薏苡仁；纳食不香者，加陈皮、山楂、砂仁。

外治：溃口可掺生肌之药，如九一丹、八宝丹、生肌散等，外贴加味太乙膏，或加味生肌玉红膏。溃口有胬肉者，外掺去胬散。

（四）恢复期

气血虚弱证：乳疽后期，红肿热痛已瘳，溃疡腐肉已脱，肉芽淡白或暗红，脓水稀薄，或伴有倦怠乏力，低热，自汗、盗汗，面色㿠白，畏寒怕冷，舌淡白，苔少，脉沉细。

病机：久病必虚，元阳不足，气血虚弱，缺少生机。

治则：健脾，补气，养血。

方药：八珍汤、十全大补汤、人参养荣汤等。

所谓恢复期，就是溃疡近于愈合，或溃疡愈合良好后，仍余留有质地韧硬肿块（图15-118～图15-132），即毒邪已去，但仍有经脉阻塞，气血凝滞。同时，治疗时与初发病时的肿块治则不同，初期多是毒邪盛，正气实；后期则是毒邪去，气血虚。初期多用活血攻伐消散之剂，后期应用活补气血消散之味。常有溃口已经愈合，仍余有大小不一的韧硬肿块，气虚血瘀证，上方加丹参、红花；若余有很小结节，久不消散，常称它为"顽固潜伏之敌"，上方加麻黄、肉桂、白芥子，或火针刺之，加速温热腐化，使它要么"缴械投降"，散之于无形，要么加速化脓，溃破外出，亦可手术切除。

外治多选用药灸治疗、火攻治疗、中药溻渍治疗，可用加味太乙膏，活血化瘀，温通经脉，宣通腠理，以求完全消散。

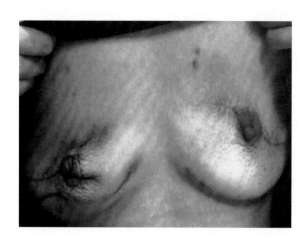

图 15-118 乳疽手术后（1）

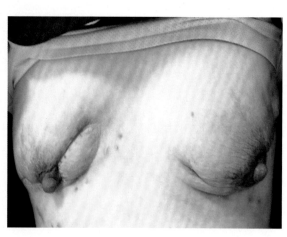

图 15-119 乳疽手术后（2）

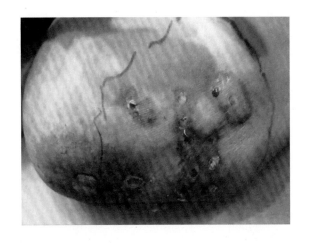

图 15-120 乳疽手术后（3）

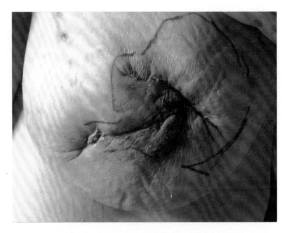

图 15-121 乳疽手术后（4）

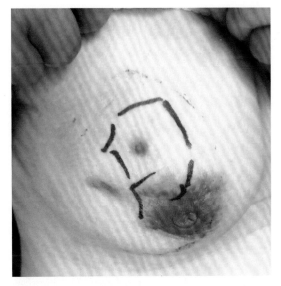

图 15-122 乳疽（1）

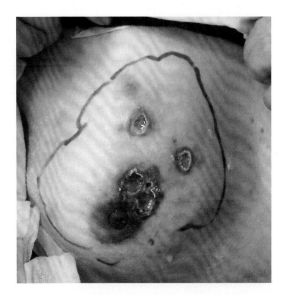

图 15-123 乳疽（2）

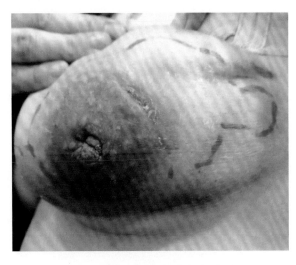

图 15-124 乳疽（3）

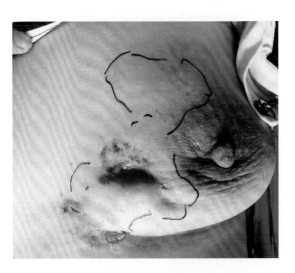

图 15-125 乳疽（4）

第十五章 乳腺炎性疾病

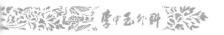

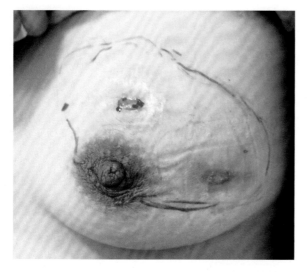

图 15-126 乳疽（5）

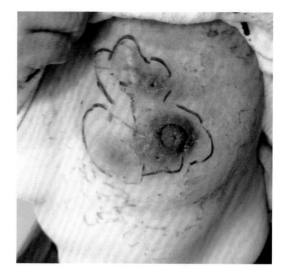

图 15-127 乳疽（6）

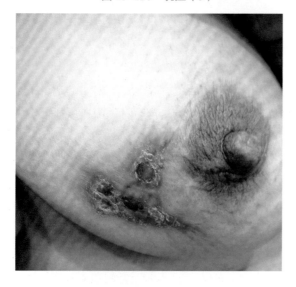

图 15-128 乳疽（7）

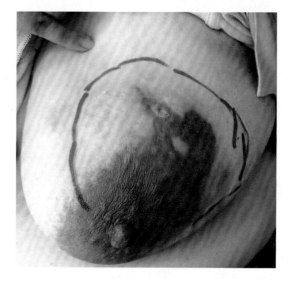

图 15-129 乳疽（8）

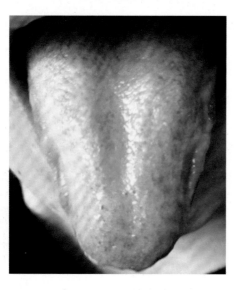

图 15-130 舌苔（1）

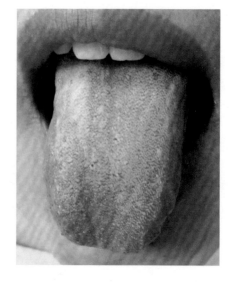

图 15-131 舌苔（2）

第十五章
乳腺炎性疾病

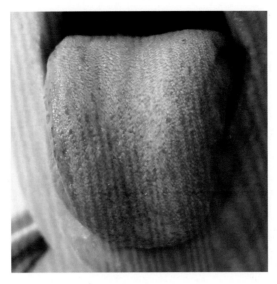

图 15-132 舌苔（3）

五、西医西药

西医西药治疗，包括手术、激素、抗生素、抗结核药等治疗，医家多有自我选择性应用，疗效观察结果不一，尚没有规范的使用方法。

（一）手术治疗

手术治疗是根据病变肿块大小，全身情况及患者及家属要求，适当选择。

1. 小切口药线引流术。适用于乳房小脓肿。

2. 清创、盐水纱布或凡士林纱条引流。适用于脓肿范围较大。

3. 微创搜刮，后植入橡皮管负压引流。适用于多灶性房性脓肿。

4. 肿块切除，缝合，术腔置引流管负压引流。适用于肿块硬，具体直径小于4cm。

5. 慢性溃疡修复的分段手术。肿块较大，直径大于4cm，行病变清除，黄柏液纱布或碘伏盐水纱布填塞，2～3天换药一次，待肉芽等新生组织填满术腔后，修复创口缝合。

6. 病变组织区段切除。肿块较大患者，强烈要求手术或激素治疗后复发的病例。

（二）激素治疗

常用的激素治疗药物有泼尼松、甲基强的松龙、地塞米松、注射甲强龙、甲泼尼龙等。具体用法各家不一，有口服、肌内注射、静脉用药、局部封闭等。文献报道用法较多，大体有以下几种：

1. 大剂量冲击疗法用3～5天。如甲泼尼龙80mg+5%葡萄糖注射液100mL，静脉滴注，连续3～5天。

2. "温水煮青蛙式"，小剂量长期应用1～3个月。如口服甲泼尼龙20mg，每日1次（早）。2周后依次减少药量至16mg/d、12mg/d、8mg/d、4mg/d。

3. 阶梯并平台式，从大到小逐次减量应用12天。泼尼松片4片，日3次，连用3天后减为3片，每日3次，直到每次1片，每日1次。

评价：临床效果较好的只是少数病例，大部分效果一般，而且停药后容易反复，令人痛苦不

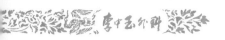

堪。也见有好多报道，激素加手术疗法可以缩短整体治疗疗程，但服用激素的患者手术出血的风险远远高于不用激素者。

多数医生使用激素疗法，用于肉芽肿性乳腺炎肿块期，病变范围较大，肿块超过乳腺 1/3～1/2，乃至全部乳腺，想争取尽早手术机会的患者；或者是伴发皮肤结节状红斑，疼痛发热等较重的患者。一般患者尽可能不用，因为用激素治疗属治标，且易反弹，很难从根本上解决问题。

（三）抗生素治疗

总结不同的报道所见，肉芽肿性乳腺炎脓液标本培养：无细菌生长。有时改变培养方式也可培养出致病菌，如棒状杆菌 大肠埃希菌、链球菌、金黄色葡萄球菌、铜绿假单胞菌、表皮葡萄球菌、分枝杆菌、混合细菌感染等，偶尔可见多重耐药菌菌株。很多医生也是试用性选择应用。

1.喹诺酮类抗生素 具有抗菌谱广、杀菌力强、作用迅速、体内分布广泛，以及与其他抗生素之间无交叉耐药性等特点，预防和治疗细菌性感染及支原体病有良好的效果，对包括绿脓杆菌、克雷伯菌、大肠杆菌、肠杆菌属、弯曲杆菌属、志贺菌属、葡萄球菌、支原体属和衣原体也有效。如诺氟沙星、氧氟沙星、左氧氟沙星、莫西沙星。其中氧氟沙星目前较常用。

2.大环内酯类抗生素 通常所说的大环内酯类抗生素，是指链霉菌产生的广谱抗生素，对革兰阳性菌和革兰阴性菌均有效，尤其对支原体、衣原体、军团菌、螺旋体和立克次体有较强的作用。主要分为三类，即红霉素类、麦迪霉素类和螺旋霉素类。红霉素及其（酯）衍生物（如琥乙红霉素、依托红霉素、罗红霉素、克拉霉素、地红霉素和氟红霉素）。克拉霉素见有报道治疗肉芽肿性乳腺炎。

3.头孢类抗生素 本类抗生素为广谱抗生素，抗菌谱较青霉素 G 广，对金黄色葡萄球菌、化脓性链球菌、肺炎双球菌、白喉杆菌、肺炎杆菌、变形杆菌和流感杆菌等有效。共有四代，第一代头孢菌素，如头孢唑啉（原名先锋 V 号）为代表的第一代头孢菌素兼备青霉素，主要应用于革兰阳性菌感染，治疗革兰阴性杆菌感染常，需与氨基糖苷类抗生素联合应用，目前使用较少。第二代头孢菌素，扩大和提高了对革兰阴性杆菌作用，如头孢孟多、头孢替安和肟型的头孢呋辛。第三代头孢菌素，其抗菌谱更广，抗菌活性更强，特别对革兰阴性杆菌的抗菌谱广、抗菌作用强，包括氨噻肟型和哌嗪型两类。氨噻肟型头孢菌素包括头孢噻肟、头孢唑肟、头孢曲松钠和头孢他啶等。肉芽肿性乳腺炎可用。第四代头孢菌素，对多种 β 内酰胺酶的稳定性很好。抗菌谱极广，对多种革兰阳性菌（包括厌氧菌）和阴性菌（包括厌氧菌）都有很强的抗菌作用。我国一般将其作为三线抗菌药物（特殊使用类）进行使用，以治疗多种细菌的混合感染，或多重耐药菌感染引起的疾病。代表药品有头孢匹罗、头孢唑南等，一般用于多种耐药菌感染。

肉芽肿性乳腺炎的患者，取其脓液培养，大部分为无细菌生长。有时也可培养出球菌和杆菌，因为这类疾病病因复杂，常根据经验选用抗菌药物。

4.用法 可单用，也可联合。①单用，如左氧氟沙星 100mL，静脉滴注，连续 5～7 天）二代或三代头孢，如头孢替胺 2.0g+0.9% 氯化钠 100mL，静脉滴注，或头孢唑肟 2.0g+0.9% 氯化钠 100mL，静脉滴注，连续 5～7 天。②联合：以上两种联合，连续 5～7 天。

评价：抗生素可用于发病急，伴发热、红肿、疼痛的患者。慢性发病的，效果欠佳，且不缩短总疗程。只能短期使用，根据临床观察，用药 1 周和 2 周后，患者整体状况改善没有明显差异。

（四）抗结核药治疗

1.常用抗结核药　异烟肼、利福平、吡嗪酰胺、乙胺丁醇

2.用法　异烟肼0.3g（每日1次）+利福平0.45g（每日1次）+吡嗪酰胺0.75g（每日1次），三联疗法，连用1～3个月，乃至6个月不等。

评价：虽然有多家报道，但效果一般，且副作用较大，如过敏、贫血、恶心、肝肾功能损伤、周围神经炎、听神经损伤等。

（五）免疫治疗（少见）

1.甲氨蝶呤，口服5～10g，每日1次，每周1～2次。服药时间根据病情而定。

2.评价：免疫方面报道的较多，但都不是真正的免疫治疗，而是有关抗体、补体在肉芽肿性乳腺炎中检测，通过不同方法检测治疗前患者血液中IL2、IL4、IL6等细胞因子、CD68、CD163、CD57、IgG4等在肉芽肿性乳腺炎发生发展中的作用，治疗后它们的变化情况，但真正免疫治疗的用药情况报道不多，疗效不能确定，副作用较大，如胃肠道反应（恶心、呕吐）、口腔炎、肝肾功损伤、骨髓抑制、过敏等。

六、体会

由于肉芽肿性乳腺炎是一种现代病，尽管有像杜玉堂、黄汉元、丁华野等教授的大力推广普及，就目前来说，还有很多病理医生和乳腺临床专业人员对此病认识不清，常常与浆细胞性乳腺炎等疾病相混淆。肉芽肿性乳腺炎临床症状与浆细胞性乳腺炎在乳房肿块、疼痛、化脓、溃疡、窦道、病程等方面确有很多相似之处，但由于病变部位不同，病理变化有异，证候特点有别，治疗原则方法不一，各自已成为一个有相对独立的疾病。诊断肉芽肿性乳腺炎，对一个有临床经验的乳腺专科医生而言，只要多看看肉芽肿性乳腺炎的有关资料，了解掌握其诊断要点，利用"五诊"，即中医的望、闻、问、切，加上医技检查，综合分析，明确诊断并不困难。如果一直固守自己的既往经验，不去学习新知识，不去接受他人的新经验，那只能是"认识上不足，概念上糊涂，诊断上混淆，治法上迷茫"。

截至目前，肉芽肿性乳腺炎由于病因、病理、病机不明，尚没有规范满意的治疗方法。可以说，中医领域诊治"百花齐放"，认知诊断不明，治则或清热，或祛风，或利湿，或温阳，或滋阴，或活血，或疏肝，或健脾，或补虚，或泄实，治疗缺少共识。西医诊断相对明确，但离不开各种仪器检查，患者经济负担加重。治法或抗生素，或激素，或抗结核药，或免疫制剂，或不当手术，或等待自愈，缺少规范化治疗方案。

对肉芽肿性乳腺炎的治疗，中医中药疗效确切。对于初期发病，乳腺组织没有坏死的肿块，通过中药内服外用，可以完全消散；肿块坏死化脓后，尽管难以完全消散，治疗大法依然遵循以"消"为贵的原则，力求使疼痛消失，肿块减小；一旦发现有酿脓体征（包括彩超检查），治疗应以"消托"为宜，应用既有使肿块消散的药物，又有补气养血托毒外出功能的药物，力求促使毒邪移深居浅，肿块局限，使已经坏死的组织尽早液化为脓；如果触诊肿块波动应指（有脓体征），或彩超提示有脓，建议尽早切开引流，减压治疗，可减少毒邪侵犯外周组织。如果患者不愿接受手术切开引流，那可以内服"透托"之方，外用拔毒提脓之剂使其自溃。肉芽肿性乳腺炎与一般

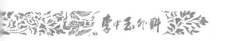

肿块脓肿不同，可能是乳房小叶的生理因素，使病变坏死的多灶性常常像房间一样多区域隔离，一处成脓切开或自溃后，其他区域肿块不一定串通或消散，很可能是此起彼伏，连绵不绝，这就要求医生一定要详细地了解病情，缜密地制订外治方案，辨证灵活地实施外治方法。

肉芽肿性乳腺炎脓肿是否需要切开引流？脓肿是否切开？无论中医、西医，有三种不同认识。第一种认识：很多医生，尤其是西医医生认为，无论任何部位的炎性肿块，只要发现有脓肿体征（包括彩超检查），就要及时切开引流，以防止脓毒吸收扩散，从而引起全身中毒。切开引流是为了引流脓液，减轻炎症，消肿止痛，促进疾病早日痊愈。第二种认识：一些医生认为，脓肿体征明显（即俗语所说的"成熟"），才能切开，比如肿块不局限，波动应指不明显，即便穿刺、彩超检查提示有脓液，也不宜切开引流，否则容易导致毒邪（炎症）扩散，主张继续保守治疗，期望有吸收消散可能，或待肿块收束局限时再切。第三种认识：不要切开引流，因担心切开后溃口不愈合。其实，前两种观点都有一定道理，也都有弊端。对于第三种认识：若是年龄较大，鉴于医疗条件和技术水平，基层中医或顺应患者心理要求，可以情有可原；但对于医疗机构的专科医生，应当改变这一治疗理念。在一般痈疽脓肿的治疗上，笔者是以第二种认识的坚持者，但在乳疽的治疗中，笔者更倾向于第一种观念，甚至对于已有乳腺坏死组织，尚没有明显脓肿的早期肿块，建议可以小切口开窗减压，这样可以减轻肿痛。即使以后患者会出现脓肿窦道，待到坏死组织全部液化为脓出尽，创口便完全可以愈合。笔者在临床中观察到，很多早期乳房肿块，医生给予穿刺活检，导致一些肿块从穿刺口流脓，不但没有加重病情，反而使肿痛减轻，不至于形成大脓肿，治疗效果很好，这有待同道在临床中深入研究，并加以规范。在笔者上千例的临床治疗中，无论切开引流，或是自行溃烂，都是可以愈合的，而且表皮修复良好，不影响形态的美观。那种担心手术切开引流，溃疡不能愈合的顾虑，完全是不必要的。值得研讨的是，肉芽肿性乳腺炎脓肿切开引流或溃疡愈合后，常有很大的肿块存在，只是较初期肿块缩小、局限，这时完全适合西医学的病灶彻底切除术，这样可以缩短病程，但是对于较大的肿块，经常难免因过多地祛除病灶组织，而使乳房塌陷变形，影响形态的完美。经过临床经验证实，后期合理使用补气、理气、和血、养血的中药治疗这类余毒肿块，完全可以达到逐渐消散的作用，免去手术之苦。这可能是在药物的辅助下，激发自身的免疫代谢功能，促使濒临坏死的可逆性乳腺组织恢复至生理状态。

在治疗肉芽肿性乳腺炎的过程中，熟练掌握并灵活运用外治法，也是很关键的。消散法、腐蚀法、敛口法，都属于外治法。例如，白降丹、红升丹、八二丹、九一丹、八宝丹等，都有其适应证和使用方法。另外，如火攻法、火烙法、药灸法、溻渍法、穿刺法、切开引流法、掺药法、贴敷法等，都有其独到之处，听起来、看上去非常简单，但要灵活掌握，熟练操作，必须亲自操作，勤于思考，方能得心应手。

七、预防调护

为减少乳房外来伤害，有乳头凹陷畸形者，应尽早进行诊治。同时，要加强营养，不吃辛辣和海鲜之物。此外，当节制房事，适当休息。

第十五章 乳腺炎性疾病

第五节 乳发（乳房部坏疽）

乳发，又名"发乳""乳脱""脱乳壳痈""湿火乳痈"，临床较少见。以迅速出现广泛的乳房红肿热痛和坏死溃烂为特征。多发于哺乳期妇女，发病来势凶险，一般预后良好，治疗不当，可热毒炽盛，内攻脏腑，病情危重，此病相当于西医学所称的乳房部急性蜂窝织炎或乳房部坏疽。

一、古籍摘要

《刘涓子鬼遗方》云："治发背发乳，四体有痈疽，虚热大渴，生地黄汤。"

《诸病源候论》亦称之为"发乳"。

《仙传外科集验方》中有"妇人乳发"的记载。

《外科启玄》云："乳肿最大者名乳发，次曰乳痈。"

《医宗金鉴·乳发乳漏》云："乳发如痈胃火成，男女皆生赤肿疼，溃久不敛方成漏，只为脓清肌不生。注：此证发于乳房，焮赤肿痛，其势更大如痈，皮肉尽腐，由胃腑湿火相凝而成。治法急按乳痈：未成形者消之，已成形者托之，腐脱迟者黄灵药撒之。"

《疡科心得集》云："又有湿火夹肝阳逆络，或时疫，或伏邪聚而成者，起时乳头肿硬，乳房焮红漫肿，恶寒发热，毛孔深陷，二三日后，皮即湿烂，隔宿焦黑已腐，再数日后，身热退而黑腐尽脱，其新生肉如榴子象，掺以珍珠散，以白玉膏盖之，内服疏肝清湿热之剂以收工，此湿火乳痈也。"

二、病因病机

多由产后体虚，外染邪毒，直克乳房肌肤，正不胜邪，邪毒炽盛；或过食辛辣膏粱厚味，脾失健运，湿热内蕴，集结乳房肌肤；或七情郁结化火，搏结于乳房，以致毒邪鸱张，肌肤坏死，溃烂脱落。

三、诊断要点

1. 多见于哺乳期体虚妇女，或平时不注意卫生的妇女。

2. 病势凶险，伴恶寒发热、骨节酸楚等全身症状。

3. 乳房焮红肿胀疼痛，病变范围大，毛孔深陷，迅速发黑腐烂，多局限于皮肤层不伤乳络。

四、鉴别诊断

1. 乳痈　多见于初产妇，病变范围较乳发小，多形成脓肿，一般少见皮肤湿烂征象。

2. 炎性乳腺癌　乳房肿胀色暗红或紫红，触痛轻，全身中毒症状轻，病变常迅速波及对侧乳房，预后差。

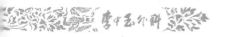

五、辨证论治

初起在乳房结以红肿热痛肿块，酷似乳痈，伴寒战发热，肿块多迅速增大，可蔓延至全乳，肿块较硬，色赤如涂丹，毛孔深陷，疼痛剧烈，伴恶寒发热，骨节酸楚，大便干结，小便短赤，舌质红，苔黄，脉数。证属肝胃蕴热，毒邪结聚，治宜凉血清热，泻火解毒。四物败毒汤：当归、川芎、赤芍、生地黄、牛蒡子、连翘、黄芩、黄连、栀子、金银花、蒲公英、甘草。若伴有湿热起疱、渗液，选加茵陈、车前子。也可选用龙胆泻肝汤加减。外用二号散结灵溶水调金黄散敷患处，一日两次。

若病至5日后，肿块表皮紫红，渐见起内含淡红色液体的松软大疱，疱壁塌陷后基底皮肤大片枯黑坏死，继之腐烂流脓（图15-133）。多伴壮热口渴，头身疼痛，干哕纳差，甚至出现烦躁、神昏谵语等毒邪内陷之证。舌质红，苔黄腻，脉滑数。证属湿热交阻，火毒炽盛。治拟凉血败毒利湿，方用犀角地黄汤、黄连解毒汤加减。外用同上。

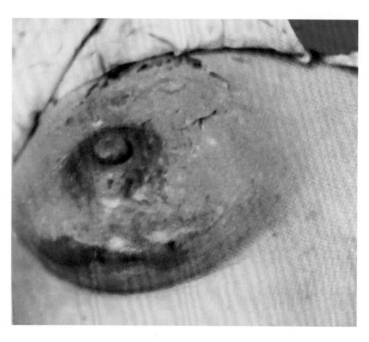

图 15-133　乳发（1）

若病至10日后，热减退，疼痛渐减，腐肉渐脱，新肉渐生（图15-134），肿块局限，舌淡红，苔薄黄或白，脉沉滑。证属正虚邪衰，余毒不尽。治拟补气托毒，方用四妙散加减，或托里消毒散加减。外治溃疡可剪除坏死组织，外搽五五丹、九一丹、生肌散，外贴加味太乙膏。

若病至半月后，疮面腐肉渐脱，脓水稀薄，肉色淡红或灰白，日久不敛（图15-135）。伴神疲乏力，面色无华，舌质淡红，苔薄白，脉细。治宜调补气血，生肌收口，选用八珍汤加减。

外用八宝丹、生肌散、生肌玉红膏盖贴，每日换药一次。

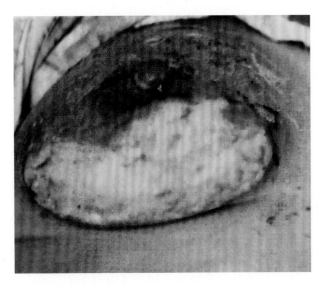

图 15-134 乳发（2）

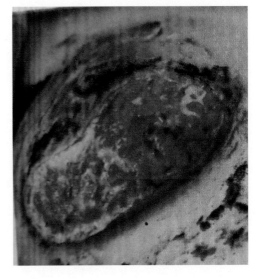

图 15-135 乳发（3）

六、预防调护

1. 产妇要注意调养，保持心情舒畅，合理增加营养，提高抗病能力。

2. 注意个人卫生，保持乳头清洁，及时治疗乳头破碎等。

第十六章　乳腺肿瘤性疾病

第一节　乳核（乳腺纤维腺瘤）

乳中结核，形如丸卵，边界清楚，表面光滑，质地韧硬，推之活动，谓之"乳核"，是发生在乳房部最常见的良性肿瘤，此病相当于西医学的乳腺纤维腺瘤。历代文献将本病归属"乳癖""乳痰""乳中结核"的范畴。

一、古籍摘要

《疮疡经验全书》云："奶病，此疾因女子十五六岁经脉将行，或一月二次，或过月不行，致生此疾。多生寡薄，气体虚弱，宜服败毒散加地黄，再服黄矾丸，其毒自然而散，不致损命。每乳上只有一个核，可治；若串成三四个，即难疗也。治法逍遥调经汤、开郁顺气解毒汤加减用之。

开郁顺气解毒汤：青皮、当归、甘草、抚芎、生地、柴胡、香附、陈皮、栀仁、赤芍、连翘、砂仁、桔梗、天花粉、乌药、黄芩、羌活、金银花，冬天加桂、延胡索。再用夏枯草四两，水三四碗，砂罐煎服。

逍遥调经汤：当归、生地、白芍、陈皮、丹皮、川芎、熟地、香附、甘草、泽兰、乌药、青皮、延胡索、黄芩、枳壳、小柴胡。煎服。"

《医宗金鉴·乳中结核》云："乳中结核梅李形，按之不移色不红，时时隐痛劳岩渐，证有肝脾郁结成。注：此证乳房结核坚硬，小者如梅，大者如李，按之不移，推之不动，时时隐痛，皮色如常。由肝脾二经气郁结滞而成。形势虽小，不可轻忽。若耽延日久不消，轻成乳痰，重成乳岩，慎之慎之！初起气实者，宜服清肝解郁汤，气虚宜服香贝养荣汤。若郁结伤脾，食少不寐者，服归脾汤，外俱用木香饼熨法消之甚效。"

《外科真诠》曰："结核生于皮里膜外，结如果核，坚而不痛，由风火气郁结聚而生。宜用五香流气饮治之，其核自消。若误投苦寒之剂，必致溃破。或服之而反甚者，其势将溃，不可强消，以耗其气，宜用托里散治之，外敷乌龙膏，溃后用浮海散盖膏。

结核在于乳者，用南星、贝母、连翘、甘草等分，瓜藤委倍之，青皮、升麻减半，水煎，加酒服。

五香流气饮：银花、僵虫、连翘、羌活、独活、瓜蒌、小茴、藿香、丁香、沉香、木香、甘草。"

《外证医案汇编》曰："乳症，皆云肝脾郁结，则为癖核；胃气壅滞，则为痈疽。乳头属肝，乳房属胃，男子乳房属肾，此乃先哲大概言也。大匠诲人，与规矩而已，况乳疡证名甚多，有群

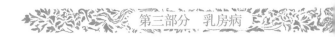

书可考。然治法之巧，在临证施治之人，余细思之，胸中所过经络甚多，其症之始，各有其源。若不知经络病因虚实，如治伤寒不辨六经，茫无头绪，聊将经络病因录之，幸乞高明指正。《内经》曰：脾之大络，名曰大包，出渊腋下三寸，布胸胁。胃之大络，名曰虚里，贯膈络肺，出左乳下，其动应衣。脾胃之大络，皆布于胸中。足太阴脾脉，络胃，上膈。足阳明胃脉，贯乳中，下膈，属胃络脾。脾胃二经之脉，皆过其间。足厥阴肝脉上贯膈，布胁肋。足少阳胆脉合缺盆，下胸中，络肝，循胁里。手厥阴心包之脉起于胸中，循胸出胁，下腋。手太阴肺脉循胃口，上膈，横出腋下。经云：冲脉任脉皆起于胞中，任脉循腹里，上关元，至胸中。冲脉夹脐上行，至胸中而散。乳房之部位属脾胃，乳之经络属肝胆。胸中空旷之地，而行气血。心主一身之血，肺主一身之气，心肺皆在胸中。谷入于胃，以传于肺，五脏六腑皆以受气。清者为营，浊者为卫，营气行于经隧之内，卫气行于皮肤分肉之间。乳汁生于脾胃之谷气，故其味甘。疏泄主于肝胆木气，肝主疏泄是也。乳汁厚薄，主于冲任之盛衰。冲任为气血之海，上行则为乳，下行则为经，妇人哺乳则经止。男子之乳房属肾，何也？男以气为主，女以血为先。足少阴肾之脉络膀胱，其直者从肾上贯肝膈，入肺中。水中一点真阳，直透三阴之上。水不涵木，木气不舒，真阳不能上达，乳中结核，气郁，无血液化脓，比女子更甚。虽云肝病，其本在肾。鄙见治乳症，不出一气字定之矣。脾胃土气，壅则为痈。肝胆木气，郁则为疽。正气虚则为岩，气虚不摄为漏，气散不收为悬，痰气凝结为癖、为核、为痞。气阻络脉，乳汁不行，或气滞血少，涩而不行。若治乳从一气字着笔，无论虚实新久，温凉攻补，各方之中，挟理气疏络之品，使其乳络疏通。气为血之帅，气行则血行。阴生阳长，气旺流通，血亦随之而生。自然壅者易通，郁者易达，结者易散，坚者易软。再辨阴阳虚实，譬如内吹、外吹、乳痈、乳疽，属阳者多。乳岩、乳悬、乳痞、乳劳等，属虚者多。乳核、乳癖等坚硬，属气郁者多。何经之症，参入引经之药。今采四十方，皆内科手笔，平淡中自有神奇。当细心参而玩之，采以群书，加以巧思。临证操纵有权，治法自然可得。余听鸿注。"

二、病因病机

1. 发育异常，情志内伤，肝气郁结，或忧思伤脾，运化失司，痰湿内生，气滞痰凝。
2. 冲任失调，气滞血瘀痰凝，积聚乳房而成。

三、诊断要点

1. 多发于青年女性。
2. 肿块可单个发生，也可为多发，在单侧或双侧乳房同时或先后出现。
3. 肿块呈渐进性增大，大多为慢性病程。
4. 肿块为圆形或椭圆形，边界清，质地韧硬，移动性好。
5. 无疼痛，不化脓。
6. 超声检查：肿块边界清楚和完整，有一层光滑的包膜。内部回声分布均匀，后方回声多数增强。
7. 钼钯 X 线：可见边缘整齐的圆形或椭圆形致密肿块影，边缘清楚，四周可见透亮带，偶见规整粗大的钙化点（图 16-1 ～图 16-8）。

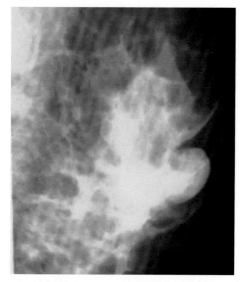

图 16-1　乳核钼靶 X 线（1）

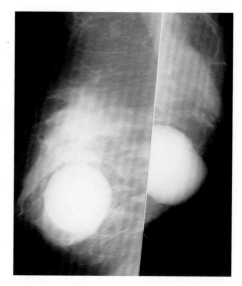

图 16-2　乳核钼靶 X 线（2）

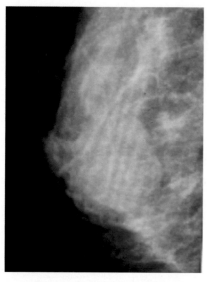

图 16-3　乳核钼靶 X 线（3）

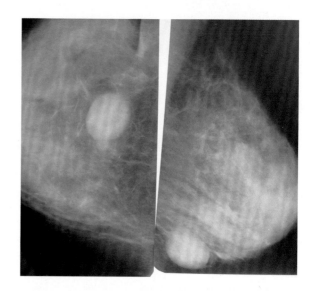

图 16-4　乳核钼靶 X 线（4）

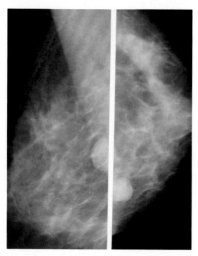

图 16-5　乳核钼靶 X 线（5）

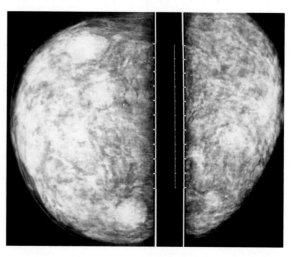

图 16-6　乳核钼靶 X 线（6）

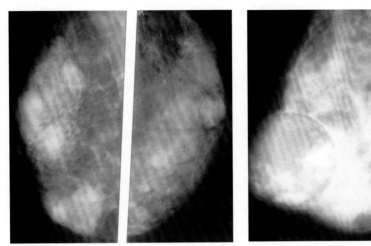
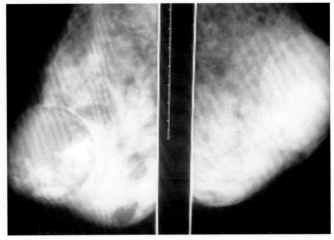

图 16-7 乳腺囊肿钼靶片（7）　　　　16-8 乳腺囊肿钼靶片（8）

四、鉴别诊断

1. 乳腺囊肿　积乳囊肿或乳腺增生病形成的囊肿，肿块与纤维腺瘤很难鉴别。须借助超声波检查，查囊肿大多可显示液性暗区。有时囊肿其内容物呈乳酪样物，则超声波也无法区别，肿块穿刺可抽出乳酪样物质。

2. 乳岩　多发于 35 至 60 岁女性，男性也有极少数患病。乳房中有肿块呈进行性增大，质地坚硬，边界不清，移动性小。乳房皮肤可见酒窝征、橘皮征，或乳头糜烂，乳头溢液多为血性。红外线、彩超、钼靶、病理可明确诊断。

3. 乳腺增生病　好发年龄为 30 至 45 岁女性，肿块多为扁平片块状或颗粒状，常见多个肿块或双侧乳房发病，大多数患者伴乳房疼痛，而且肿块和疼痛随月经周期和情绪改变而变化，有时在乳腺增生病的基础上，可有乳腺纤维腺瘤形成，常需借助 X 线、超声等检查进行区分。

五、治疗

对于乳核，其中属多发，小于 1cm，生长缓慢，患者年龄小者，通过保守治疗，可以起到控制肿瘤生长，甚至消除肿块的作用；对于肿块较大，生长较快，患者年龄较大者，建议手术治疗。对于多发结节手术后者，为减少复发，可给予中药治疗。

（一）辨证论治

1. 肝气郁结证　小结节、多发结节或手术后，伴有烦躁易怒，胸闷叹息，乳房胀痛，舌淡红，苔薄白，脉弦。治拟疏肝解郁，化痰散结。方药：逍遥散加三棱、莪术、瓜蒌子、穿山甲（现已禁用）。每日 1 剂，水煎服。外贴中玉牌乳腺贴，两天换一次。

2. 肝郁脾虚证　小结节、多发结节，或手术后，伴有情志抑郁，倦怠乏力，乳房疼痛，月经不调等。舌暗红，苔薄腻，脉弦滑或弦细。证属肝郁脾虚，痰血凝结。治拟疏肝健脾，理气活血化痰。方药：柴胡白芍逍遥散加红花、山慈菇、三棱、莪术、全蝎、蜈蚣。每日 1 剂，水煎服。

结节丸（经验方药）：当归、川芎、赤芍、柴胡、青皮、山慈菇、三棱、莪术、全蝎、蜈蚣等。选用道地药材，精心炮制，破壁微粉，制成水丸。每日 3 次，一次 10g，开水冲服。3 个月

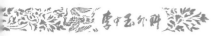

为 1 个疗程，彩超监测结节变化。

（二）西医西药

西医学认为，乳腺纤维腺瘤的病因主要有两个方面：一是乳腺小叶内纤维细胞对雌激素的敏感性异常增高，可能是这些纤维细胞所含雌激素受体的数量增多或者质地异常；其二是由于雌激素的过度刺激所致，纤维腺瘤多发生在卵巢功能期，极少发生在月经初潮前和绝经后，这一点足以证明雌激素刺激在其发病中的重要性。乳腺小叶内纤维组织不同于一般的结缔组织，在青春期乳腺小叶发育成熟时，作为支架的纤维组织也迅速增长，如果有雌激素过度刺激，则对雌激素敏感的纤维细胞特别容易在此时过度增生而形成肿瘤，故临床上 20 ～ 25 岁年龄段纤维腺瘤发病率最高。在妊娠早期，乳腺小叶内腺泡间质再次处于快速生长阶段，所以这时期原来微小的纤维腺瘤可能加快生长，或者有新的纤维腺瘤形成。典型的纤维腺瘤与周围乳腺组织分界清楚，呈膨胀性生长，肿瘤压迫周围组织，使之发生纤维变性，可在肿块周围形成一层纤维包膜，有时其包膜在某一部位与邻近组织无分界。有报道发现，约 10% 纤维腺瘤来自小叶增生，认为部分纤维腺瘤可能是小叶在激素刺激下先发生腺体增生，继而间质增生而形成的。纤维腺瘤的腺上皮可以发生不典型增生，甚至癌变，其纤维成分也可有肉瘤变，但一般认为其恶变率很低，约为 0.2%。

对单发纤维腺瘤或多发较大的纤维腺瘤的治疗，以手术切除为宜（图 16-9 和图 16-10）；对较小、多发或术后复发性纤维腺瘤，可使用中药治疗，可起到控制肿瘤生长，减少肿瘤复发，甚至消除肿块的作用。

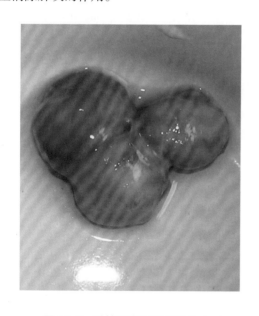
图 16-9　乳核手术取出肿块片（1）

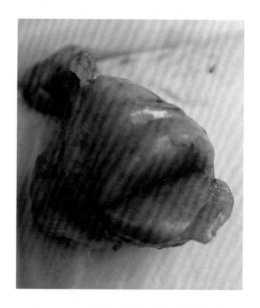
图 16-10　乳核手术取出肿块片（2）

六、预防调护

1. 调摄情志，避免郁怒。

2. 定期检查，发现肿块及时诊治。

3. 适当控制厚味及炙煿食物。

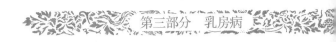

第二节　乳腺结节症

近年来，许多新的超声诊断技术，如三维成像、二次谐波背向散射、声学造影等，用于乳腺疾病诊断，它具有检查方便、敏感性强、无损伤、无副作用、价格适中等优点，目前已成为乳腺疾病无创检查的首选方法。它能清晰显示乳腺组织层次和病变内部结构，尤其能发现数毫米大小的病灶，所以对乳腺组织微小病灶的检出率相当高，应用"乳腺结节"作为对微小肿物的报告词，成为常规结论。乳腺结节是什么性质？怎样治疗乳腺结节病？怎样预防乳腺结节的再生？这些是患者最关心的问题，也是笔者目前研究的重点之一。乳腺结节症，无论古代与现代都没有这个病名，应该属于"乳核""乳岩"的范畴。笔者认为，乳腺结节并不是疾病的名称，也不是对疾病的定性，只是超声诊断形容乳腺中微小肿物的通称，即对乳腺中微小肿物的定义，所以只能称其为乳腺结节症。

那乳腺结节究竟是什么性质的疾病呢？据大量病灶切除手术取出物病理报告：分别有乳腺纤维腺瘤、乳腺腺病、乳腺增生病、乳腺增生伴纤维腺瘤形成，乳腺囊肿，乳腺导管内癌、浸润性导管癌，导管内乳头状瘤等。也就是说，临床医师通过对小结节肿块手术取出物的病理证实，包括乳腺纤维腺瘤等良性肿瘤，"乳腺腺病"增生性病变和较少数恶性肿瘤"乳腺癌"。乳腺中的微小结节病灶，可以说是乳腺小肿块，是乳腺疾病的早期征象，可以说是肿瘤的幼苗状态。所以，不可掉以轻心，应引起重视，积极主动治疗。

一、病因病机

乳腺结节是乳房中微小肿物，是乳腺生理代谢过程中的病理表现，发病率有逐年上升的趋势，这同饮食习惯、生活节奏、环境、情志异常，以及劳逸无度等因素有关。可能由于内分泌紊乱导致乳腺生理上的代谢失常，病理细胞堆积而形成肿物的病理性病灶。结节是一种乳腺疾病的存在体，包括乳腺纤维腺瘤、乳腺纤维腺瘤等良性肿瘤，乳腺腺病增生性病变，或恶性肿瘤乳腺癌，它的病理机制与上述相关乳腺疾病有关。

二、诊断要点

原则上说，乳腺肿块结节的性质应以病理诊断为依据，但临床上患者常需要医生给出印象性诊断，建议参考以下指标。

1. 从年龄判断　年龄偏小者，良性病变可能性较高；年龄偏大者，相对恶性可能性较大。

2. 家族史　没有母系亲属乳腺癌家族史者，良性病变可能性较高；有母系亲属乳腺癌家族史者，相对恶性病变可能性较高。

3. 结节数量　结节多者良性可能性大，单发结节相对存在恶性乳腺癌的可能。

4. 结节形态、硬度、光滑度、压痛度、活动度　触诊肿块结节呈圆形、椭圆形，边界清晰，

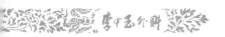

光滑，质韧，活动度好，无压痛或有压痛，良性可能性大。结节形态不规则，边界不清，不光滑，质地坚硬，活动度小，无压痛。腋下淋巴结肿大明显，有发生乳腺癌的可能。

5.结节的生长速度　肿块结节生长速度较慢者，良性可能性大，肿块结节生速度较快者，恶性概率较高。

6.彩超检查　乳腺组织内见可呈圆形、椭圆形、片状或三角形的规则、欠规则或不规则结节回声。结节的边界清晰，比较光滑，多有侧方声影，也可有角状突起。肿块常有压缩性，压之无明显逆向运动，CDFI无血流或少量血流信号，则多表现为周边型血流，极少数为穿入型血流，回声均匀，后壁回声整齐、增强、清晰，多为乳腺良性病变；乳腺组织内见形态欠规则或不规则结节回声，边界不清，呈毛刺状或蟹足状，侧方声影罕见，后壁回声不整、减弱、不清，CDFI中量血流和丰富血流信号，多为穿入型血管分布，少数为周边型血流，多为乳腺恶性病变（图16-11）。

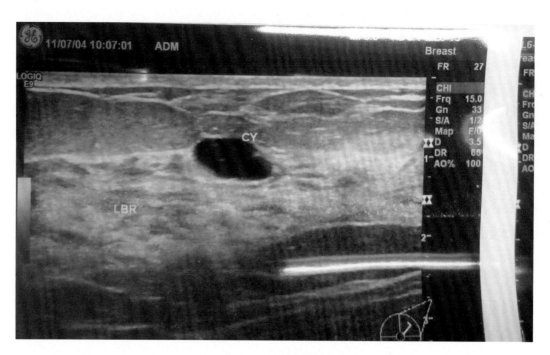

图16-11　结节彩超报告单

BI-RADS分类数字是从1到6，此外还有0，具体如下：

0类：指检查不完全、评估不充分，比如做钼靶检查外，还要结合磁共振、超声等检查。

1类：指阴性，没有看到异常病变，恶性可能性为0。

2类：指良性病变，没有恶性征象，比如纤维腺瘤等。

3类：指可能是良性疾病，需要大家引起注意；通常建议短时间内进行随访，如3个月或者6个月复查1次，恶性概率比较低，危险性不到2%。

4类：指疑似恶性，恶性概率可能为2%～95%。

5类：指95%以上均是恶性病变，此患者要积极诊断。

6类：指已经通过病理学检查证实为恶性病变。

BI-RADS分类，1～2类为良性，3类有小于2%的可能恶性，4类或5类有较高恶性风险。

Alder 分级标准是目前半定量的判断血管丰富程度的方法，其判定标准为：CDFI 血流信号分级判定，可按 Adler 方法进行。

0 级：肿块内未发现血流信号。

Ⅰ级：为少量血流，可见 1～2 个点状或细棒状肿瘤血管。

Ⅱ级：为中量血流，可见 3～4 个点状血管，或一个较长的血管穿入病灶，其长度可接近或超过肿块半径。

Ⅲ级，为多量血流，可见 ≥5 个点状血管或 2 个较长血管。

0～Ⅰ级判定为良性病变；Ⅱ～Ⅲ级判定为恶性病变。

采用弹性成像评分 5 分法进行评价。评分标准：紫色（1 级）、蓝色（2 级）、绿色（3 级）、黄色（4 级）和红色（5 级）。影像学意义：≥4 分诊断为恶性病变，≤3 分诊断为良性病变。

7. 钼靶检查　结节呈圆形、椭圆形、半圆形和花瓣形，边界清楚、光滑，有包膜，或孤立、密集、散在的结节，密度与腺体相似，或稍高于腺体。见圆形、圆圈形、点状、小斑片状和条状钙化灶，多为良性。结节呈不规则形，边界不清，无包膜，边缘粗糙，呈毛刺状，密度高，内可见有小叉状，小杆状（针尖样）泥沙样及团簇状钙化灶。结节周围可见迂曲扩张，密集形成网状分布的异形血管。

三、治疗

由于乳腺结节病为乳腺中实质性肿物，包括良性肿瘤、乳腺增生瘤样变、乳腺癌，自行消散的可能性很小，目前除了做病理切片诊断外，仅靠无损伤性诊断，尚难明确其性质。绝大多数患者既担心其恶变的可能，又恐惧手术切除，且担心术后再发。据临床观察，大多数结节为双侧乳房多发性、散在性，给予手术后，再生再发性很强，甚至多次手术反复发作，既损伤了乳腺组织，也破坏了乳房的美观，令患者身心疲惫。近年来，应用中医中药治疗，取得了较为满意的成效，笔者的治疗方法：根据病史、参考"五诊"（中医四诊加医技检查），对资料信息综合分析，在判断良恶性基础上，再进行辨证论治。

（一）辨证论治

1. 肝郁气滞证　乳腺结节多发，小于 10mm，或乳腺结节术后预防减少复发者。伴有乳房疼痛，胀重痛轻，走窜多变，痛无定处。疼痛常随喜怒而增减，可伴胸胁胀满，烦躁不安，夜不安寐，口苦，月经不调，量少，色暗，舌红，苔黄，脉弦。证候：肝气郁结，痰血凝滞。治则：疏肝解郁，活血化痰。方药：清肝解郁汤：当归、川芎、白芍、陈皮、柴胡、川贝母、三棱、莪术、全蝎、蜈蚣、甘草、青皮。用法：每日 1 剂，水煎服。

外治：外贴中玉牌乳腺贴。

2. 肝郁脾虚证　乳腺结节多发，小于 10mm，或乳腺结节术后预防减少复发者。多发于 35 岁以上中年女性，病程多长，多由妇人境遇不佳，烦闷在心，情志抑郁，久虑不伸所致。常有多愁善感，悲伤欲哭，心慌心悸，梦多纳差，倦怠乏力，月经错乱，量少，色淡等。舌质淡，脉沉弱。证候：肝郁脾虚，痰血凝结。治则：疏肝健脾，化痰通络。方药：柴胡白芍逍遥散：柴胡、白芍、党参、白术、当归、川芎、陈皮、茯神、瓜蒌仁、浙贝母、三棱、莪术、全蝎、蜈蚣、甘草。用法：每日 1 剂，水煎服。

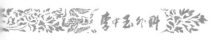

3.**冲任失调证** 乳腺结节多发，小于10mm，或乳腺结节术后预防减少复发者。此型多见于青年女性，乳房偏小，或婚后不孕，多伴月经前后错，量少色淡，或闭经不行，腰膝酸软，头晕，耳鸣，面黄体瘦，舌淡，少苔，脉沉濡细。证候：肾虚冲任失调。治则：益肾填精，调理冲任，通络化痰散结。方药：当归、白芍、熟地黄、党参、白术、杜仲、仙茅、淫羊藿、三棱、莪术、穿山甲（现已禁用）、益母草、红花。用法：每日1剂，水煎服。

4.**气血痰凝证** 乳腺结节多发，小于10mm，或乳腺结节术后预防减少复发者。多发于35岁以上中年女性，病程多长，多为其他类型转化而成。症见一侧或双侧乳房疼痛，呈刺痛、钝痛，向肩背胁肋部放射，也可无任何疼痛；结节形态各异，大小不一，单发或多发不等，部位较深，边界较清，质地韧硬，移动性小，挤压痛轻度，与月经周期、情绪波动无明显关系。舌质暗，脉弦或滑。证候：气血痰凝。治则：疏肝解郁，通经导滞，化痰散结。方药：癖瘕汤（经验方）：当归、川芎、赤芍、桃红、红花、乳香、没药、穿山甲（现已禁用）、陈皮、瓜蒌、海藻、昆布、三棱、莪术。每日1剂，水煎服。

（二）中成药

因为乳腺结节或纤维腺瘤多为多发性，再生性很强，无论是常规手术或是微创手术，再生复发者很多，尤其年轻人多发手术后再复发，令患者和医生都很无奈。目前市场上缺乏治疗乳腺结节的有效药物，我们对此作为重点项目进行研究，即应用中医中药、生物制剂，内服外用，达到软坚散结的效果，使肿瘤细胞凋亡，结节肿块萎缩消失的目的。通过临床观察，确实有一部分结节肿块（1cm以下）可以完全消失，一部分肿块、结节明显减小，手术后患者服用后阻止了再生，复发者显著减少。

1.**凋瘤散结丸（经验方）** 柴胡、青皮、香附、白芍、红花、丹参、穿山甲（现已禁用）、全蝎、蜈蚣、山慈菇、三棱、莪术等。

上药部分药物直接烘干粉碎、过筛，部分药物水煎过滤，浓缩烘干、粉碎。诸药调匀，精制为水丸，灭菌。

功能：活血理气，通络化痰，软坚散结。

主治：乳腺增生病，乳腺纤维腺瘤，多发乳腺结节。

用法：每日3次，每次15g，饭后开水冲服。

乳核虽发于外而实根于内，肝郁气滞，脾失健运，肾气不足，冲任失调等，导致气、血、痰三者凝结而致病，故遣方用药时应随证施用。方中柴胡、白芍、青皮、香附疏肝理气，解郁化痰；红花、丹参、血竭活血祛瘀，调经止痛；如此理气中兼有活血，解郁中兼有祛瘀。穿山甲通经络透乳窍，软坚散结；全蝎、蜈蚣通络化痰，软坚散结；三棱、莪术、山慈菇利水化痰，软坚散结；如此共奏通、透、散、消之功。

2.**外治乳腺贴** 用法：贴于结节局部，两天更换一次。

（三）西医西药

1.**手术治疗**

（1）**小创伤美容手术法** 即对较大肿块（＞1cm）、手可触及的单发或多发肿块，建议常规手术治疗。但手术时力求做到小切口，准确定位，沿瘤体边缘钝性分离，不损伤或少损伤乳腺组织，仔细认真美容缝合，预后不留疤痕，不影响哺乳功能。术后为阻止、预防肿块结节再生，内服凋瘤散结丸等药物调理内分泌功能，从而治愈本病。

（2）微创手术法　即对不可触及、散在、多发微小结节，患者治疗急切者，可在超声引导下，选择麦默通微创刀头，通过计算机控制的真空辅助高速旋切技术清除病灶。精确定位：准确切除病灶，随着高频彩色多普勒超声影像技术的普遍使用，乳腺小肿块的检出越来越多，对临床不能扪及的乳腺小肿块的定性和切除，已成为当代乳腺外科的新难点。传统手术方式是借助影像学定位后手术切除病灶，其手术漏切、错切时有发生，或需进行大范围切除。麦默通微创旋切系统配合高频超声精确定位，完整切除病灶，其过程为实时监控，与传统方式的凭手感盲切相比较，其精确度高不言而喻，切口微小，美容效果好。女性乳腺肿块尤其是多发肿块的发病率有逐年上升趋势，这同饮食习惯、生活节奏、环境等改变有关。采取传统开放手术，切口较多，术后疤痕明显，乳房外形改变发病率高，导致很多年轻女性延误就诊。相对于传统手术 3 ～ 5cm 的切口，麦默通微创旋切手术切口只有 3 ～ 5mm，无须缝合，不留疤痕；而且同一侧乳房多个病灶，可以通过一个切口切除（3 个以下，距离不超过 10cm）。避免了切开皮肤、皮下组织和正常腺体，组织损伤小，恢复快，对于乳腺深部肿物和肥胖患者，优势尤为明显：①高科技设计确保安全。独特的空心穿刺针设计，手术全程只穿刺一次，避免重复多次穿刺导致肿瘤细胞脱落的针道转移。②诊断更准确。对可疑病灶的活检可取得大而连续的标本，一次穿刺所取样本量为传统空心粗针的 8 倍，降低了病理的假阴性率 50%（因标本量少且局限，造成恶性肿瘤细胞不被发现，而误诊为阴性）；而且活检部位可放置标记夹，随时观察病灶有无恶变（图 16-12 ～图 16-15）。③感染率低，更经济。常规手术切口应用电凝止血，容易引起脂肪液化，手术缝线作为异物存留于切口中，均易引起切口感染和愈合不良；麦默通微创旋切手术对正常组织的损伤小，无任何异物残留人体，感染风险显著降低，节约抗感染成本。④手术快速、方便。手术时间短、疼痛轻，可在门诊操作，单个肿物 10 ～ 30 分钟，术后即自由活动。

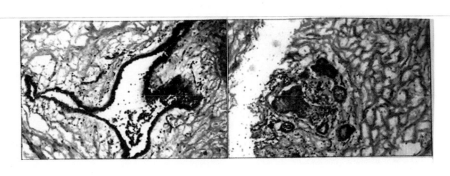

肉眼所见：　（右乳肿物）灰白灰黄条索状组织一堆，大小3.5×2.5×0.8cm。

病理诊断：　冰余组织：
　　　　　　（右）乳纤维腺瘤，伴腺病，导管上皮普通型增生、乳头样增生及局灶钙化。
　　　　　　免疫组化：②+③CK5/6(+)，P63(+)，Calponin(+)，ER(+)。

图 16-12　病理结果（1）

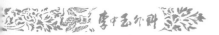

显微图片：

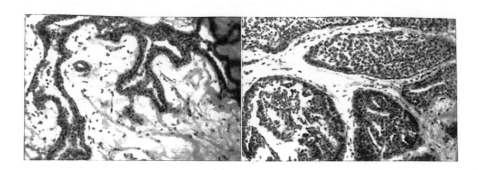

肉眼所见：

病理诊断：　（右）乳腺病伴局灶导管上皮增生，纤维腺瘤样变伴钙化。

图 16-13　病理结果（2）

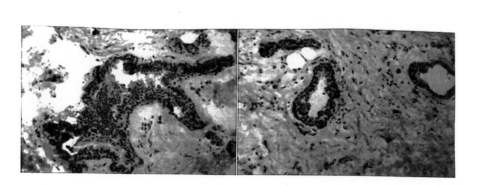

肉眼所见：

病理诊断：　（左）乳腺病。

图 16-14　病理结果（3）

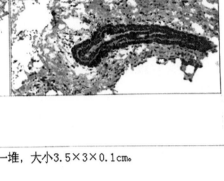

肉眼所见： （左乳肿物）灰白灰黄条索状组织一堆，大小3.5×3×0.1cm。

病理诊断： 冰余组织：
（左）乳腺病伴局部纤维腺瘤样变、导管内乳头状瘤形成、局部柱状上皮增生、导管上皮普通型增生，另见硬化性腺病改变。
免疫组化：CK5/6(灶+)，P63(+})，Calponin(+)，ER(+)。

图 16-15 病理结果（4）

四、预防调护

1. 调摄情志，避免郁怒。适当控制厚味及炙煿食物。

2. 对结节较小，生长较慢者，不必治疗；对结节较多，生长较快者，要积极治疗。3 个月至半年做一次彩超对比，密切观察变化。

第三节 乳岩（乳腺癌）

乳房中有肿块，坚硬如石，凹凸不平，形如岩穴，故名乳岩，又名奶岩、乳栗等，此病相当于西医学的乳腺癌。有关资料显示，全世界每年约有 150 万乳腺癌发病，约有 50 万人死亡。由于居住环境、饮食结构、生活习惯的改变，近年来乳腺癌的发病率在迅速地逐年上升，而发病年龄较西方国家约提前 10 年。现在乳腺癌已经成为女性发病率最高的恶性肿瘤，由于早期乳腺癌（不痛、不痒、肿块小）缺乏明显的自觉症状，不易引起人们的重视，因此，目前由门诊检出的乳腺癌患者中，有 75% 以上患者的病期已属中晚期，早期病例不足 25%。虽然近年来乳腺癌的

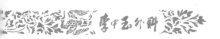

治疗手段有了长足的进展，但总体治疗效果并不理想，10年生存率并不尽如人意。大量的研究证明，只有积极开展针对病因的一级预防，以及以"早发现、早诊断、早治疗"为主要手段的乳腺癌二级预防工作，改善乳腺癌治疗效果的目标才能实现。因此，普及防癌知识，提高妇女的防癌意识，以及对乳腺癌前病变的干预治疗，正越来越成为医学专家研究的课题。

早期诊断是乳腺癌治疗的关键，而规范治疗又是提高临床治愈率的关键。西医原则上以手术治疗为主，辅以化疗、内分泌治疗、放疗等。中医药治疗晚期乳腺癌，特别对手术后放、化疗，以及乳腺癌的复发转移患者，有着独特优势和肯定疗效。通过活补气血，调理阴阳，扶正祛邪，增强体质，激发自身免疫功能，减轻放化疗药物的毒性，增强其疗效，抑制肿瘤生长，改善临床症状，对延长生存期和提高患者生存质量等，有着相当不错的功效。

一、古籍摘要

《诸病源候论》云："乳石痈之状，微强不甚大，不赤，微痛热，热自歇。是足阳明之脉，有下于乳者，其经虚，为风寒气客之，则血涩结成痈肿。而寒多热少者，则无大热，但结核如石，谓之乳石痈。"

乳岩的病名，首见于宋代《妇人大全良方》，其云："若初起，内结小核，或如鳖、棋子，不赤不痛，积之岁月渐大，巉岩崩破，如熟石榴，或内溃深洞，此属肝脾郁怒，气血亏损，名曰乳岩。"

《外科集验方》云："有妇人积忧结成隐核，有如鳖棋子大，其硬如石，不痛不痒，或一年、二年、三五年，始发为疮，破陷空洞，名曰乳癌。以其深凹有似岩穴也，多为难治。得此证者虽曰天命，若能清心远虑，薄滋味，戒暴怒，仍服内托活血顺气之药，庶几有可生之理也。"

《景岳全书》云："乳岩属肝脾二脏郁怒，气血亏损，故初起小核结于乳内，肉色如故，其人内热夜热，五心发热，肢体倦瘦，月经不调，用加味逍遥散、加味归脾汤、神效瓜蒌散，多自消散。若积久渐大，巉岩色赤出水，内溃深洞为难疗，但用前归脾汤等药可延岁月。若误用攻伐，危殆迫矣。大凡乳证。"

《外科发挥》云："又一外家，乃放出宫女，乳内结一核如粟，亦以前汤。彼不信，乃服疮科流气饮及败毒散。三年后，大如覆碗，坚硬如石，出水不溃，亦殁。大抵郁闷则脾气阻，肝气逆，遂成隐核，不痛不痒，人多忽之，最难治疗。若一有此，宜戒七情、远厚味、解郁结，更以养血气之药治之，庶可保全，否则不治。亦有二三载，或五六载，方溃。陷下者，皆曰乳岩，盖其形岩凸，似岩穴也，最毒，慎之！"

《外科正宗》云："有忧郁伤肝，思虑伤脾，积想在心，所愿不得志者，致经络痞涩，聚结成核，初如豆大，渐如棋子，半年一年，二载三载，不痛不痒，渐渐而大，始生疼痛，痛则无解，日后肿如堆栗，或如覆碗，紫色气秽，渐渐溃烂，深者如岩穴，凸者若泛莲，疼痛连心，出血则臭，其时五脏俱衰，四大不救，名曰乳岩。凡犯此者，百人百必死，如此症知觉若早，只可清肝解郁汤或益气养荣汤，患者再加清心静养，无挂无碍，服药调理只可苟延岁月……惟初生核时，急用艾灸核顶，待次日起泡挑破，用披针针入四分，用冰蛳散条插入核内，糊纸封盖；至十三日，其核自落，用玉红膏生肌敛口，再当保养不发。"

《疮疡经验全书》云："乳岩：此毒阴极阳衰，奈虚阳积而与血无阳，安能散？故此血渗于心

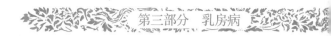

经，即生此疾。若未破可疗，已破即难治。捻之内如山岩，故名之。早治得生，若不治，内溃肉烂见五脏而死。未破，用蠲毒流气饮，加红花、苏木、生地、熟地、青皮、抚芎、乌药、甘草、小柴胡、瓜蒌仁。"

《医宗金鉴·外科心法要诀·乳岩》云："乳岩初结核隐疼，肝脾两损气郁凝，核无红热身寒热，速灸养血免患攻。耽延续发如堆栗，坚硬岩形引腋胸，透顶紫光先腐烂，时流污水日增疼。溃后翻花怒出血，即成败证药不灵。（注）此证由肝、脾两伤，气郁凝结而成。自乳中结核起，初如枣栗，渐如棋子，无红无热，有时隐痛，速宜外用灸法，内服养血之剂，以免内攻。若年深日久，即潮热恶寒，始觉大痛，牵引胸腋，肿如覆碗坚硬，形如堆栗，高凸如岩，顶透紫色光亮，内含血丝，先腐后溃，污水时津，有时涌冒臭血……五脏俱衰，即成败证，百无一救，若患者果能清心涤虑，静养调理，庶可施治，初宜服神效瓜蒌散，次宜清肝解郁汤，外贴季芝鲫鱼膏，其核或可望消。若反复不应者，疮势已成，不可过用克伐峻剂，致损胃气，即用香贝养营汤。或心烦不寐者，宜服归脾汤。潮热恶寒者，宜服逍遥散，稍可苟延岁月。如得此证者，于肿核初起，即加医治，宜用豆粒大艾壮，当顶灸七壮，次日起疱，挑破，用三棱针刺入五六分，插入冰螺散撚子，外用纸封糊，至十余日其核自落，外贴降珠膏、生肌玉红膏，内服疏肝养血、理脾之剂，生肌敛口自愈。"

冰螺散：硇砂二分，大田螺（去壳，线穿晒干）五枚，冰片一分，白砒（即人言，面裹煨熟，去面用砒）一钱二分，将螺肉切片，同白砒研末，再加硇片同碾细，以稠米糊，搓成撚子，磁罐密收。用时将撚插入针孔，外用纸糊封，贴核上勿动，十日后四边裂缝，其核自落。

方歌：冰螺撚消诸核病，硇砂螺肉煨白砒，再加冰片米糊撚，乳岩坚硬用之宜。"

《外科证治全书》云："乳岩者，于乳房结成隐核，大如棋子，不痛不痒，肉色不变，多由忧郁患难惊恐，日夕累积，肝气横逆，脾气消沮而然。积二三年后，方成疮陷，以其形嵌坳似岩穴之状，故名岩，至此则不可救矣。须于初起时用犀黄丸，每服三钱，酒送下，十服即愈。或用阳和汤加土贝母五钱，煎服数剂，即可消散。如误服寒剂，误贴膏药，定致日渐肿大，内作一抽之痛，已觉迟治。再若皮色变紫，难以挽回，勉以阳和汤日服，或犀黄丸日服，或二药早晚兼服，服至自溃而痛，则外用大蟾六只，每日早晚取蟾破腹连杂，将蟾身刺数十孔，贴于患口，连贴三日，内服千金托毒散，三日后，接服犀黄丸、十全大补汤，可救十中三四。如溃后不痛而痒极者，无一毫挽回，大忌开刀，开刀则翻花，万无一活，男女皆然。"

《医学心悟》云："若乳岩者，初起内结小核，如棋子，不赤不痛，积久渐大崩溃，形如熟榴，内溃深洞，血水淋漓，有巉岩之势，故名曰乳岩。此属脾肺郁结气血亏损，最为难治。"

《外科证治全生集·乳岩治法》云："初起乳中生一小块，不痛不痒，证与瘰疬、恶核相若，是阴寒结痰。此因哀哭忧愁，患难惊恐所致。"

《疡科心得集》云："乳疡之不可治者，则有乳岩。夫乳岩之起也，由于忧郁思虑，积想在心，所愿不遂，肝脾气逆，以致经络痞塞结聚成核，初如豆大，渐若棋子，不红不肿，不疼不痒，或半年一年，或两载三载，渐长渐大，始生疼痛，痛则无解日，后肿如堆栗，或如覆碗，紫色气秽，渐渐溃烂，深者如岩穴，凸者如泛莲，疼痛连心，出血则臭，并无脓水，其时五脏俱衰，遂成四大不救。凡犯此者，百人百死。如能清心静养，无罣无碍，不必勉治，尚可苟延。当以加味逍遥散、归脾汤，或益气养营汤主之。此证溃烂体虚，亦有疮口放血如注，即时毙命者，

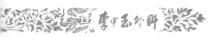

与失营证同。"

《疡医大全·乳岩》云："陈远公曰：有生乳痈，已经收口，因不慎色，以至复烂，变成乳岩。现出无数小疮口，如管如孔，如蜂窝状，肉向外生，经年累月不愈，服败毒之剂，身益狼狈，疮口更腐烂，人以为毒深结于乳房也，谁知气血大亏乎？凡人乳房内肉外长而筋束于乳头，故伤乳即伤筋也。此处生痈，原宜急散，迟恐有筋弛难长之患，况又泄精损伤元气，安得不变出非常乎！当失精后，即大用补精填髓之药，尚不至如此之横，今既阴虚而成岩，又因岩而败毒，不亦益虚其虚乎？治法必大补气血，以生其精，不必泄毒，以其无毒可泄耳。用化岩汤：人参、黄芪、忍冬藤、当归各一两，白术二两，茜草、白芥子各二钱，茯苓三钱。水煎服。二剂生肉，又二剂脓尽疼止，又二剂漏管重长，又二剂痊愈，再二剂不再发也。此方全补气血，不去败毒，虽忍冬乃消毒之味，其性亦补，况入于补药亦纯于补矣。惟是失精以变岩，似宜补精，今止补气血何也？盖精不可速生，而功又缓，不若大补气血，反易生精，且乳房属阳明，既生乳岩而阳明必无多气多血矣。今补气血则阳明经旺，自生精液以灌乳房，又何必生精以牵制参之功乎？所以不用填精之味也。"

冯鲁瞻曰："妇人有忧怒抑郁，朝夕累积，脾气消阻，肝气横逆，气血亏损，筋失荣养郁滞于痰，结成隐核，不赤不痛，积之渐大，数年渐大，内溃深烂，名曰乳岩，以其疮形似岩穴也。慎不可治，此乃七情所伤，肝经血气枯槁之证。治法焮痛寒热初起，即发表散邪，疏肝之中，兼以补养气血之药，如益气养荣汤、加味逍遥散之类，以风药从其性，气药行其滞，参芪归芍补气血，乌药、木通疏积利壅，柴防、苏叶表散，白芷腐脓，通荣卫，官桂行血和脉，轻者多服自愈，重者尚可延年。若以清凉行气破血，是速其亡也。"

《疡医大全》窦汉卿云："女子已嫁未嫁俱生此候，乃阴极阳衰，虚阳与血相积，无阳积安能散，故此血渗入心经而成此疾也。若未破可治，已破即难治。"

胡公弼云："乳岩乃性情每多疑忌，或不得志于翁姑，或不得意于夫子，失于调理，忿怒所酿，忧郁所积，厚味酿成，以致厥阴之气不行，阳明之血沸腾，孔窍不通，结成坚核，形如棋子。或五七年不发，有十余年不发者，或因岁运流行，或因大怒触动，一发起烂开如翻花石榴者，名曰乳栗，凡三十岁内血气旺者可治，四十以外气血衰败者难治。"

乳岩门主方：内消乳岩、乳癖奇方：将壁上活壁蟢用针扦住，乘活以竹纸包如小球，食后白汤吞下。每日服一次，不过数日，乳内即痒，如蜘蛛走状，其核自消。

又方：生蟹壳砂锅内炒脆，磨极细末，热酒调服二钱，或打糊为丸，每服三钱，酒下不可间断，消尽为止。

乳吹、乳痈、乳岩并一切无名大毒：黄牛大角内嫩角（火煅存性一两）、鹿角（火焙黄色八钱）、枯白矾（三钱）和研极细末。热酒调服三钱。

乳中有小块不消不痛不痒，即名乳岩，宜早治，至六七年后，溃烂不救（钱青抡）。川贝母、连翘、瓜蒌仁、当归、炙甘草（各二钱）、柴胡、金银花、白及、何首乌、白芷、蒲公英、半夏（各一钱五分），川黄连（酒炒）、漏芦（各一钱）、金橘叶（四十片）、半枝莲（捣碎二两），先将夏枯草半斤和酒水五碗，煎至三碗，去渣入前药同煎就一大碗，加去油乳香、没药细末各七分，不拘时服，外用五倍子焙干为末，醋调服。

消乳岩丸方（钱青抡）。夏枯草、蒲公英（各四两），金银花、漏芦（各二两），山慈菇、雄鼠粪（两头尖）、川贝母（去心）、连翘、金橘叶、白芷、甘菊花、没药（去油）、瓜蒌仁、乳香（去油）、茜草根、甘草、广陈皮、紫花地丁（各一两五钱）。上为细末，炼蜜为丸，每早晚食后送下二三钱，戒气恼。一方去瓜蒌仁加天花粉、桔梗、广胶，用夏枯草熬膏为丸。

乳岩初起（钱青抡）：青皮、甘草（各等分）共研细末，每服二钱，用人参汤入生姜汁调，细细呷之，一日夜五六次至消乃已，神验。年壮者不必用人参。"

《外科十三方考·乳腺癌》云："此症生于乳头之下，其发生时如豆大，或如枣核，渐渐扩大时可如鸡卵，其硬如石，但不红肿，如受风热或气恼时，即红肿而痛，经六七日后，又复如常，不可针破，若不慎而针破后，即血出不止，或弦翻不收，病遂危矣。治法在初起一二年者，服中九丸多次后，则渐渐消化，或用阳和汤送服中九丸亦可。若年久自溃者，则百无一生。"

二、病因病机

1. 情志失调　认为七情，即"喜、怒、忧、思、悲、恐、惊"等精神状态异常，可致气血运行失常，脏腑功能失调。女子以肝为先天，肝主怒，性喜条达而恶抑郁，肝属木，克脾土。情志不畅，所愿不遂，肝失条达，气机不畅，气郁则血瘀；肝郁横克脾土，运化失职则痰浊内生，肝脾两伤，经络阻塞，痰瘀互结于乳房而发病。

2. 饮食失调　乳头属足厥阴肝经，乳房属足阳明胃经。久嗜厚味炙煿，熏蒸脏腑，则湿热蕴结脾胃，化生痰浊，随气流窜，以致经络不通，气血不行。气滞、痰凝、血瘀等病理产物滞于乳络而为病。这与西医学的饮食结构与肿瘤发生有相关性的研究观点颇为一致。

3. 冲任不调　冲为血海，任主胞胎，冲任之脉隶属于肝肾。冲任失调，则气血失和，月经不行，气郁血瘀，阻塞经络，结于乳中而成乳岩。乳岩多发于行经早，绝经迟，不婚、不育、不哺乳，流产多，月经错乱，绝经期前发病率高，故与冲任失调有密切关系。

此外，在正气虚弱的情况下，感受风寒邪毒之气，阻塞经络，气滞血瘀痰凝，亦可导致乳岩。《诸病源候论》曰："积聚者，由阴阳不和，脏腑虚弱，受于风邪，搏于脏腑之气所为也。"指出脏腑亏虚，功能失调，气血运行失常，或者先天不足，脏腑虚损，均是导致乳腺癌发生的重要病理机制。这一观点与西医学关于机体自身免疫功能下降，导致肿瘤发生的理论不谋而合。

总之，乳岩的发病是情志失调，饮食失节，冲任不调，及外感风寒之气或先天禀赋不足，引起机体阴阳平衡失调，脏腑失和而发病。

西医学对乳腺癌的流行病学及病因学研究表明，与乳腺癌病因有关的因素较多，但目前还不能用已知的单因素及多因素来完全解释乳腺癌的发生和发展。常见的女性乳腺癌危险因素：初潮年龄早于12岁，绝经年龄迟于55岁，初产年龄大35岁或不育、未哺乳；有母系亲属家族遗传史；有乳腺增生等良性疾病史；不好的饮食习惯，包括高脂肪、高热量饮食、饮酒等及肥胖、内分泌因素及激素、电离辐射、不良生活习惯、病毒感染等；精神心理因素，包括长期抑郁、紧张、焦虑等。

三、诊断要点

1. 年龄：多发于35至60岁女性，近年有提前倾向。

2. 性别：发生于女性，男性也有极少数患病。

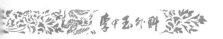

3.乳房肿块：乳房中有肿块，呈进行性增大，质地坚硬，边界不清，移动性小。

4.乳房皮肤可见酒窝征、橘皮征，或乳头糜烂。

5.乳头溢液多为血性。

6.可通过红外线、彩超、钼靶、病理明确诊断。

四、鉴别诊断

1.乳房纤维腺瘤 多发于18～30岁青年女性；可单个肿块见于一侧乳房，也可双侧乳房中发生多个；小者可为数毫米、数厘米，大者可达十数厘米；圆形、椭圆形、分叶形，形态不一；肿块边界清、光滑，可呈分叶状，质地韧硬，移动性大，无明显挤压痛，生长较慢，较少恶变。

2.乳腺导管内乳头状瘤 主要症状也是乳头单孔溢液，多为红色血样，部分患者乳晕区可触及数毫米大小结节，此病应与乳腺导管癌鉴别，多需造影、导管镜检、溢液涂片等，才能做出明确诊断。

3.乳腺增生病 此病可发生于有月经周期的任何年龄，绝经后也有患病者。主诉多有乳房胀痛或刺痛，肿块常随喜怒而增减，月经前加重，月经后减轻。检查一侧或双侧乳房可触及弥漫型、片块型、团块型、结节型、囊肿型、条索型、混合型、瘤变型，形态不等，大小不一，边界不清之肿块，质地韧，不光滑，移动性大，挤压痛轻重不等，皮色不变，常反反复复，缠绵多年不已。

4.肉芽肿性乳腺炎 发病急暴，肿块较大，质地坚硬，边界多不清，可有乳头凹陷，日久会化脓，溃破流脓，可伴有小腿结节性红斑、腰腿疼痛等症。

五、临床表现

（一）乳房肿块

乳房肿块是临床最常见的主要症状。

1.部位 乳腺癌肿块60%左右发生在乳房外上象限，有12%发生在乳晕下，12%发生在内上象限，10%发生在外下象限，其余6%发生在内下象限。

2.数目 一般单侧乳房的单发肿块，中后期可有多发病灶肿块。一般单侧乳房发病，亦有双侧乳房同时有肿块者。

3.大小 肿块大小不一，以往因就诊较晚，肿块多较大，而当今体检普查发现较早，所以肿块较小。一般用手能触摸到的肿块大多在1cm以上，小乳房，肿块在边缘较浅的部位，容易被发现，肿块若肿块包埋于较大乳房中央区乳腺组织深部，局限性腺体增厚肿块则不容易发现。由于肿瘤的性质与个体差异，就诊的时间、病期的差异，肿块的大小会不同，小者只能在钼靶、超声等检查时发现，大者肿块可波及乳房一个象限、多个象限或整个乳房（如图16-16～图16-31）。

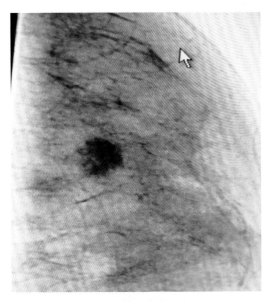

图 16-16 乳腺癌小肿块（1）

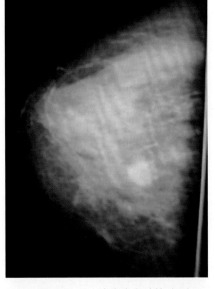

图 16-17 乳腺癌小肿块（2）

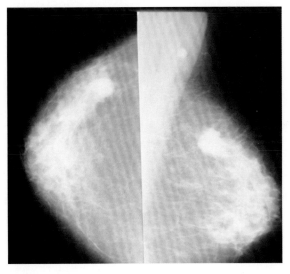

图 16-18 乳腺癌较小肿块（3）

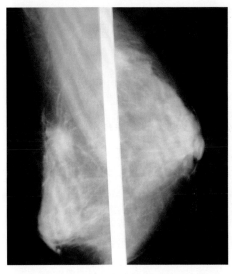

图 16-19 乳腺癌较小肿块（4）

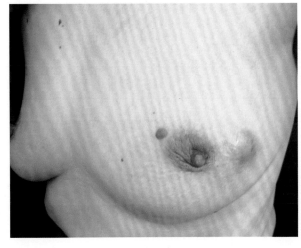

图 16-20 乳腺癌较大肿块（1）

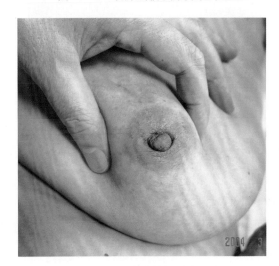

图 16-21 乳腺癌较大肿块（2）

第十六章 乳腺肿瘤性疾病

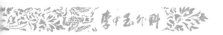

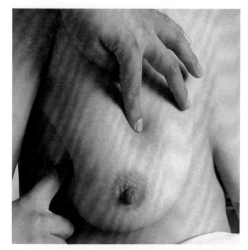

图 16-22　乳腺癌较大肿块（3）

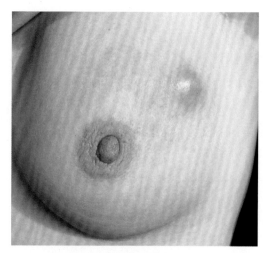

图 16-23　乳腺癌大肿块（1）

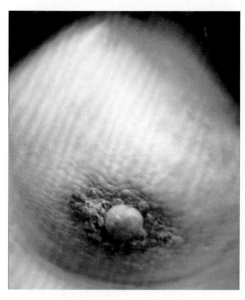

图 16-24　乳腺癌大肿块（2）

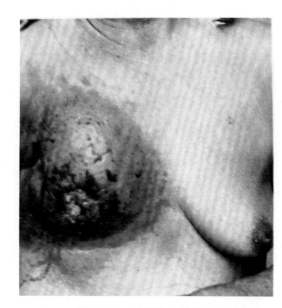

图 16-25　乳腺癌大肿块（3）

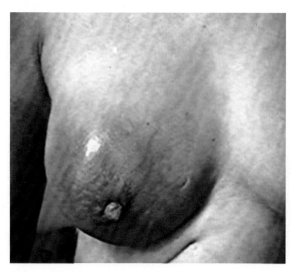

图 16-26　乳腺癌大肿块（4）

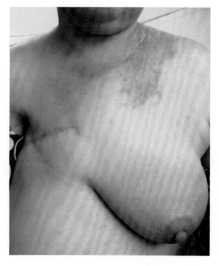

图 16-27　术后转移肿块

第十六章　乳腺肿瘤性疾病

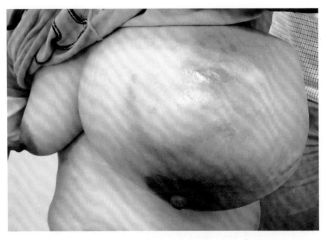

图 16-28　乳腺癌特大肿块（1）

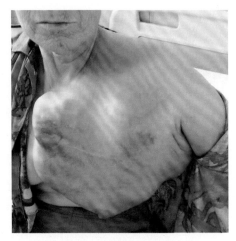

图 16-29　乳腺癌肿特大肿块（2）

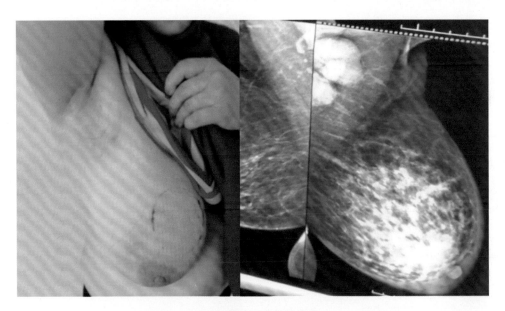

图 16-30　乳岩腋下淋巴结转移

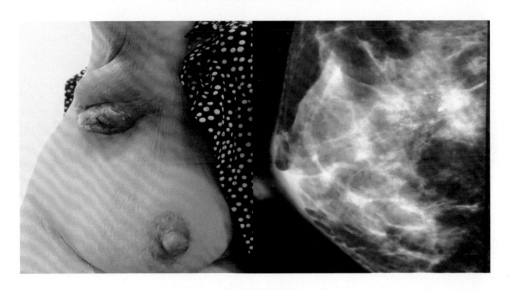

图 16-31　腋下乳腺癌

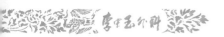

4.肿块形态　乳腺癌肿块形状多样，一般为不规则形，可见圆形、卵圆形条索状、三角形等。肥胖者或肿块位于乳房后方部位较深者，肿块常呈扁片状或局限性腺体增厚，表面不光滑或呈颗粒感，边界不清楚。较大肿块则有凹凸不平，溃后深陷性似岩穴。但应注意的是，肿块越小（小于1cm），上述特征越不明显。此外，有些特殊型癌，因浸润较轻，即使较大的肿块，也可表现为边界较清楚及活动度较好，如髓样癌、黏液癌、高分化腺癌等；炎性癌肿块则不具体。

5.肿块质地　乳腺癌质地并不完全相同，大多为实性，较硬，甚至坚硬如石。但富含细胞的髓样癌及小叶癌质地较软，黏液癌质地韧，囊性乳头状癌则呈囊状有波动感。少数发生在脂肪型乳房（多见于老年）的小型癌，因被脂肪包绕，触诊时给人以表面柔软的感觉（棉絮征）。

6.肿块活动度　乳腺癌与良性肿块相比，其活动度较差，移动性小。如侵犯胸大肌筋膜，在双手用力叉腰使胸大肌收缩时，活动度更小；如累及胸肌，则活动性消失，晚期肿瘤累及胸壁（肋间肌）时，则完全固定。但肿块较小时，活动度较大，肿块常与周围软组织一起活动是其特点。肿块越小，上述特征越不明显，有时很难与良性肿块相鉴别。

为确定肿块的性质，应对肿块发生的时间、生长速度、生长部位、肿块大小、质地、活动度、单发或多发，与周围组织关系，是否伴有区域淋巴结肿大等情况，进行全面检查，结合患者的年龄、全身情况及有关病史，才能做出比较正确的诊断和鉴别诊断。

（二）乳头溢液

乳腺癌的乳头溢液发病率较低，一般在10%以下，血性溢液中有12%～25%为乳腺癌，但50岁以上患者的乳头血性溢液，乳腺癌可达64%。乳腺癌原发于大导管或为管内癌者，合并乳头溢液较多。有时仅有溢液，而触不到明显肿块，可为管内癌的早期临床表现。但乳腺癌以乳头溢液为唯一症状者少见，多数伴有乳腺肿块。管内乳头状瘤恶变。乳头湿疹样癌亦可伴有乳头溢液。乳腺癌的溢液多见于单侧乳房的单个乳管口，溢液可自行溢出，亦可挤压而被动溢出。其性质多见于血性、浆液血性或水样溢液（图16-32和图16-33）。

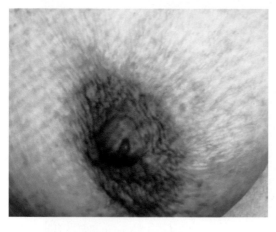

图3-32　乳头溢液（1）

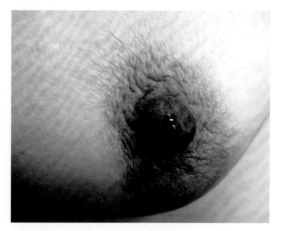

图3-33　乳头溢液（2）

（三）外形改变

1.乳头和乳晕改变　当癌灶侵及乳头或乳晕下区时，乳腺的纤维组织和导管系统可因肿瘤侵犯而挛缩，牵拉乳头，使乳头偏向肿瘤一侧，病变进一步发展，可使乳头扁平、回缩、凹陷，直至乳头完全回缩入乳晕下。乳头糜烂、结痂等湿疹样改变，常是Paget病的典型症状（图16-34～图16-51）。

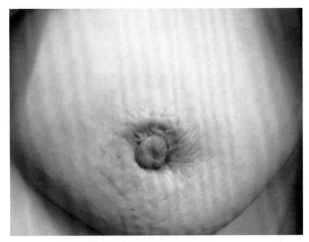

图 16-34　乳头内陷（1）

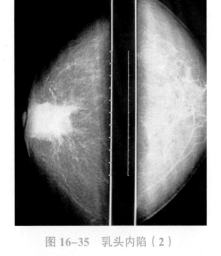

图 16-35　乳头内陷（2）

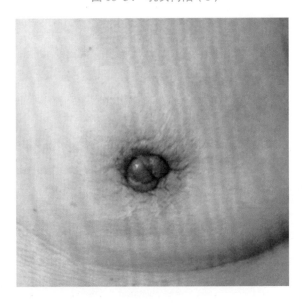

图 16-36　乳头内陷（3）

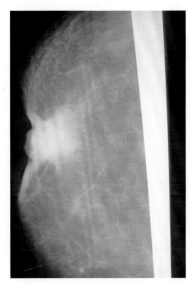

图 16-37　乳头内陷（4）

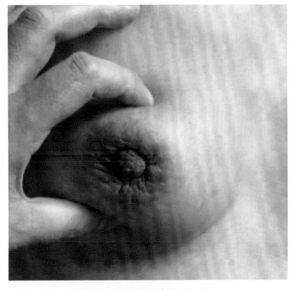

图 16-38　乳头内陷（5）

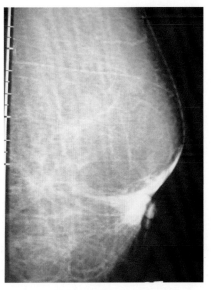

图 16-39　乳头内陷（6）

第十六章　乳腺肿瘤性疾病

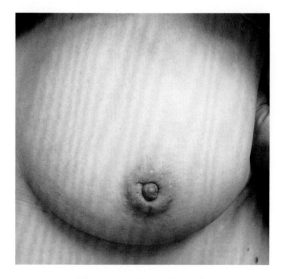

图 16-40　乳头内陷（7）

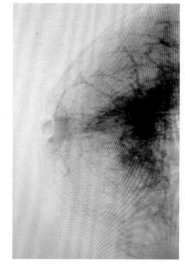

图 16-41　乳头内陷（8）

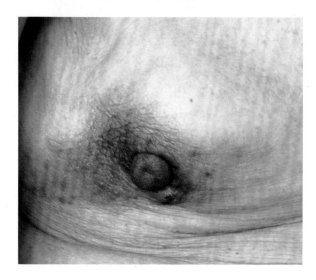

图 16-42　乳头内陷变形（1）

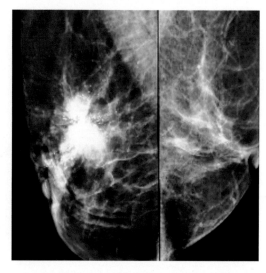

图 16-43　乳头内陷变形（2）

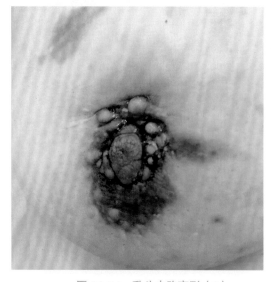

图 16-44　乳头内陷变形（3）

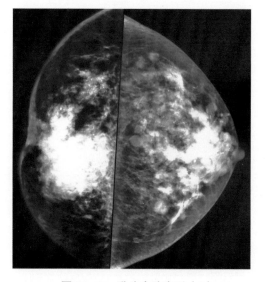

图 16-45　乳头内陷变形（4）

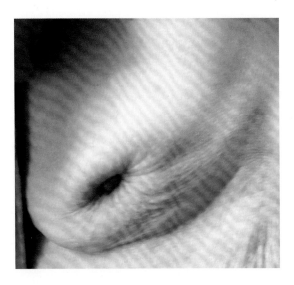

图 16-46 乳头内陷变形（5）

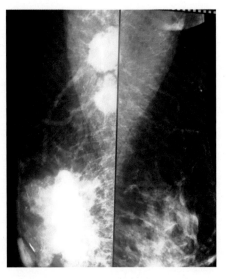

图 16-47 乳头内陷变形（6）

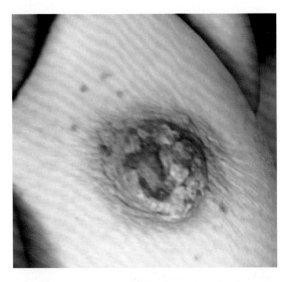

图 16-48 乳头湿疹样癌（Paget 病 1）

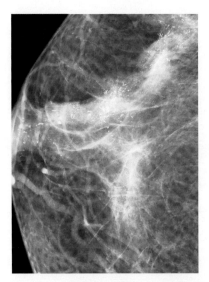

图 16-49 乳头湿疹样癌（Paget 病 2）

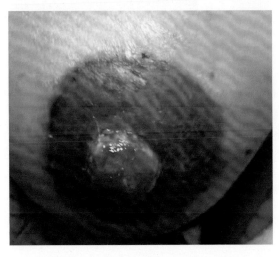

图 16-50 乳头湿疹样癌（Paget 病 3）

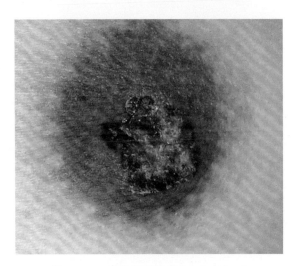

图 16-51 乳头湿疹样癌（Paget 病 4）

第十六章
乳腺肿瘤性疾病

2.局部皮肤改变　　根据乳腺癌病期的早晚，可出现不同的皮肤改变。一些部位浅在的早期癌即可侵犯乳房悬韧带，使其挛缩，或肿瘤与皮肤粘连，使皮肤外观凹陷，酷似酒窝，临床称为"酒窝征"（图16-52～图16-55）。癌细胞堵塞皮下淋巴管，可出现皮肤水肿，呈"橘皮样变"（图16-56～图16-61）。肿瘤侵入皮内淋巴管，可在肿瘤周围形成小癌灶，称为卫星结节（图16-62～图16-65），如多数小结节成片分布，则形成"铠甲样变"。炎性乳腺癌局部皮肤呈炎症样表现，颜色由淡红到深红、紫红，开始时比较局限，不久即扩大至大部分乳房皮肤，同时伴有皮肤水肿，触之感皮肤增厚、粗糙、皮温增高（图16-66和图16-67），酷似妊娠哺乳期乳腺炎，临床应注意鉴别。晚期乳腺癌患者皮肤可出现完全局定，甚至破溃，呈"菜花样"改变，经久不愈（图16-68～图16-74）。

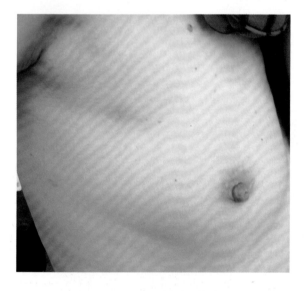

图16-52　酒窝征（1）

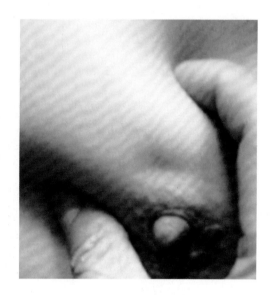

图16-53　酒窝征（2）

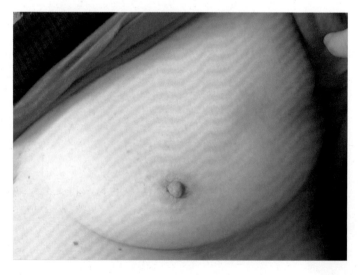

图16-54　酒窝征（3）

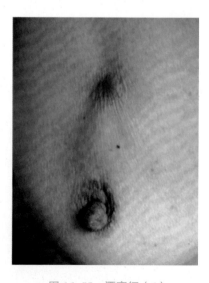

图16-55　酒窝征（4）

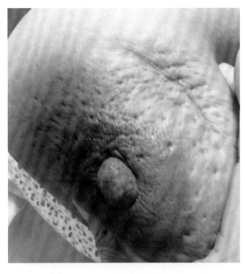

图 16-56　橘皮征（1）

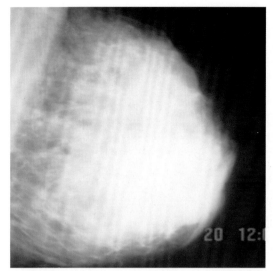

图 16-57　橘皮征（2）

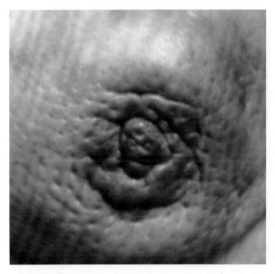

图 16-58　橘皮征（3）

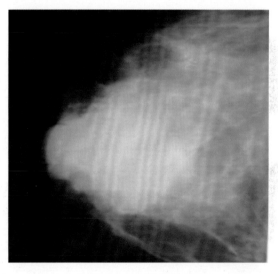

图 16-59　橘皮征（4）

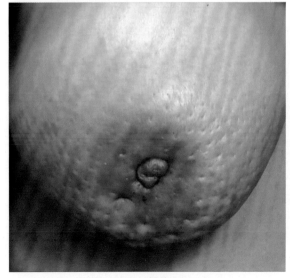

图 16-60　橘皮征（5）

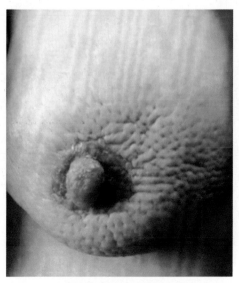

图 16-61　橘皮征（6）

第十六章　乳腺肿瘤性疾病

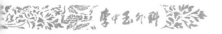
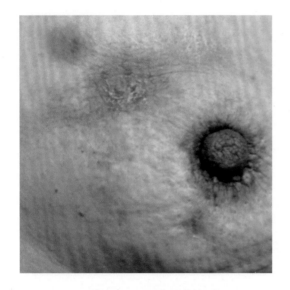

图 16-62　卫星结节（1）

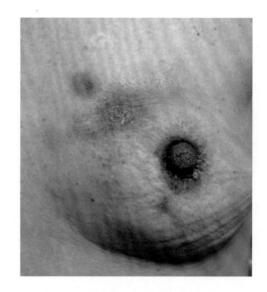

图 16-63　卫星结节（2）

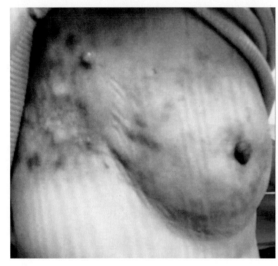

图 16-64　卫星结节（3）

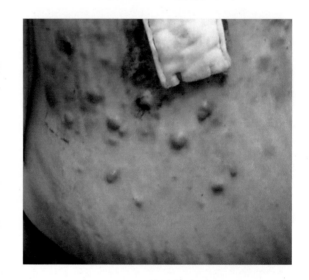

图 16-65　卫星结节（4）

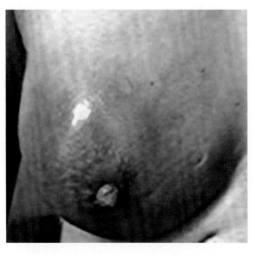

图 16-66　炎性乳腺癌（1）

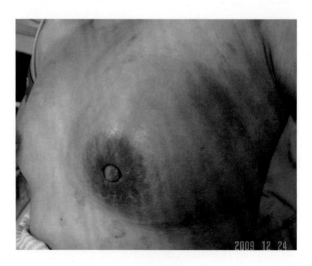

图 16-67　炎性乳腺癌（2）

第十六章　乳腺肿瘤性疾病

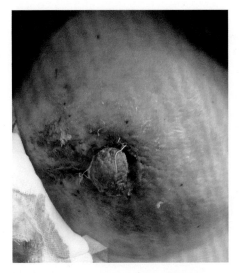

图 16-68　乳腺癌皮肤小溃疡病变

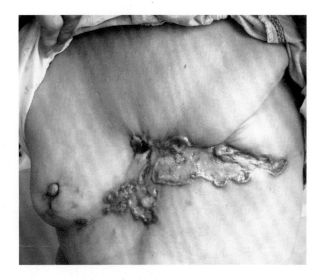

图 16-69　复发转移皮肤病变

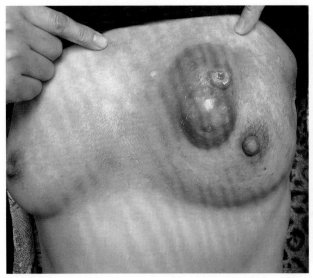

图 16-70　乳腺癌小溃疡（1）

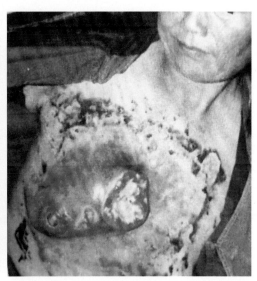

图 16-71　乳腺癌大溃疡（1）

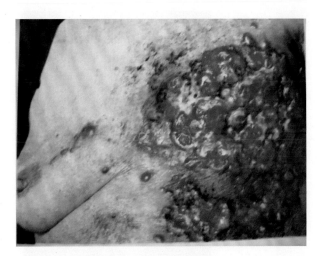

图 16-72　乳腺癌小溃疡（2）

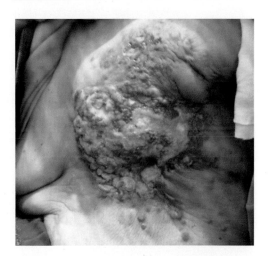

图 16-73　乳腺癌大溃疡（2）

第十六章　乳腺肿瘤性疾病

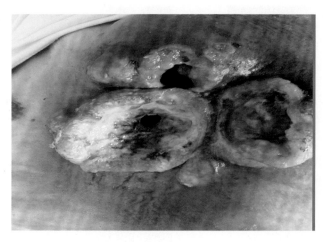

图 16-74　乳腺癌大溃疡（3）

3. 乳房轮廓改变　由于肿瘤浸润，可使乳腺弧度发生变化，出现轻微外凸或凹陷。亦可见乳房抬高，令两侧乳头不在同一水平面上（图 16-75 ～图 16-81）。

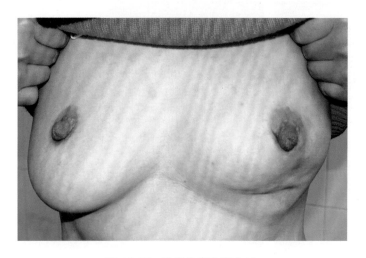

图 16-75　乳房轮廓改变（1）

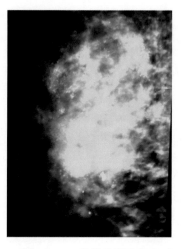

图 16-76　乳房轮廓改变（2）

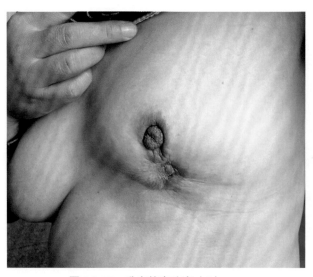

图 16-77　乳房轮廓改变（3）

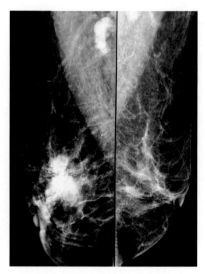

图 16-78　乳房轮廓改变（4）

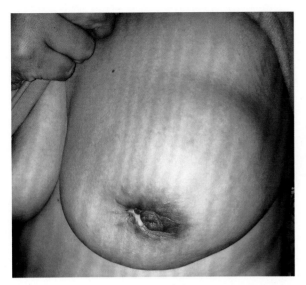

图16-79 乳房轮廓改变（5）

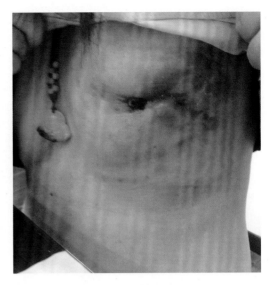

图16-80 乳房轮廓改变（6）

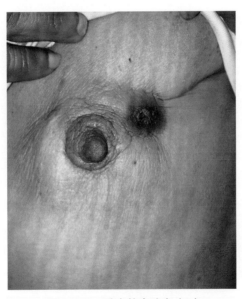

图16-81 乳房轮廓改变（7）

（四）其他表现

1.腋窝及锁骨上窝淋巴结肿大 乳腺癌早期无转移者，一般触摸不到腋窝及锁骨上窝淋巴结。若乳房肿块具有恶性征象，同时触及的腋窝及锁骨上窝淋巴结较大，质地较硬，活动性较差，或相互融合，则说明转移的可能性大（图16-82和图16-83）。值得注意的是，隐性乳腺癌往往以腋下或锁骨上淋巴结肿大为首发症状，而乳房内原发病灶很小，临床难以触及。

2.疼痛 乳房疼痛并不是乳腺癌的主要症状，因为很多早期乳腺癌并未有疼痛，约有一小部分患者会有局部疼痛感，以隐痛、钝痛、牵拉痛或针刺样疼痛。早期多为阵发性，晚期多为持续性。

3.并发症 乳腺癌常见的并发症为"肿瘤食欲不振－恶病质综合征"。食欲不振既是恶病质的原因之一，又是恶病质的临床表现。同其他晚期癌症的恶病质表现一样，患者可出现食欲不振或厌食、消瘦、乏力、贫血及发热等，严重衰竭，甚至死亡。

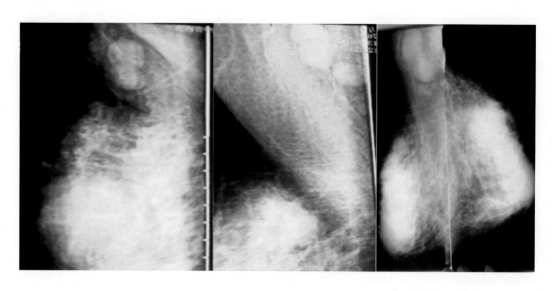

图 16-82　乳腺癌腋淋巴结转（1）

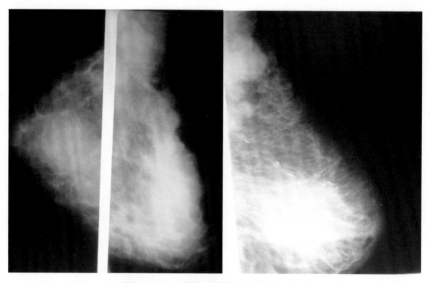

图 16-83　乳腺癌腋淋巴结转移（2）

（五）乳腺癌转移

血行转移是乳腺癌的主要致死原因。远处转移的部位依次为胸内脏器、骨骼、肝脏、脑部、肺部。此外，乳腺癌可发生身体任何部位的转移，如对侧乳腺转移，广泛的皮下结节、卵巢转移，广泛的腹膜转移等。

1.乳腺钼钯 X 线摄影　乳腺癌常见的钼钯 X 线表现包括直接征象和间接征象。

（1）直接征象　乳腺癌癌灶本身所形成的影像称为乳腺癌的 X 线直接征象。

①肿块阴影，其为乳腺癌最常见和最基本的 X 线征象。临床乳腺癌中 90% 以上的病例可见致密块影。X 线的肿块小于临床触诊的肿块，是恶性肿瘤的重要征象之一；肿块形态多呈分叶状、圆形、椭圆形或哑铃形、不规则形、模糊形肿块等（图 16-84 ～图 16-106）；肿块密度中心区高于周边，或呈密度不均的影像（图 16-107 和图 16-108）；肿块边缘多有长短不一的毛刺或晕状影触角，呈发团影（图 16-109 ～图 16-119）。

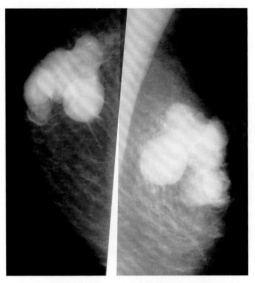

图 16-84 分叶状肿块（1）

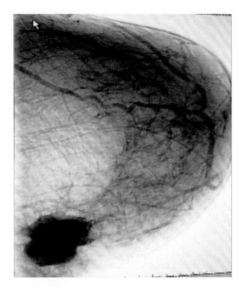

图 16-85 分叶状肿块（2）

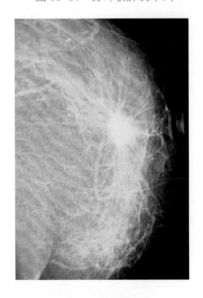

图 16-86 毛刺状肿块（1）

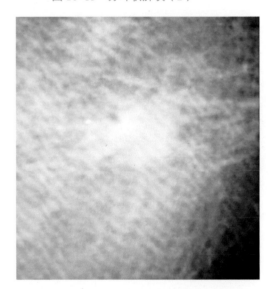

图 16-87 毛刺状肿块（2）

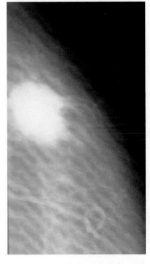

图 16-88 毛刺状肿块（3）

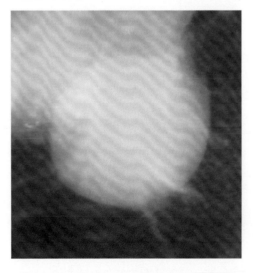

图 16-89 毛刺状肿块（4）

第十六章 乳腺肿瘤性疾病

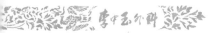

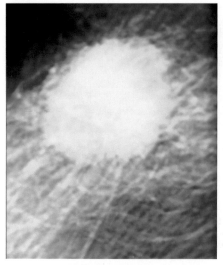

图 16-90　毛刺状肿块（5）

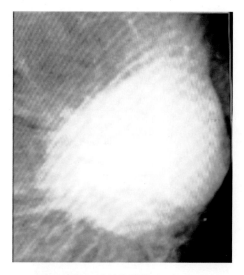

图 16-91　毛刺状肿块（6）

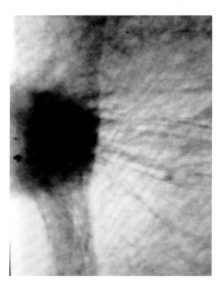

图 16-92　毛刺状肿块（7）

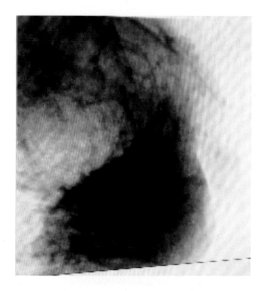

图 16-93　毛刺状肿块（8）

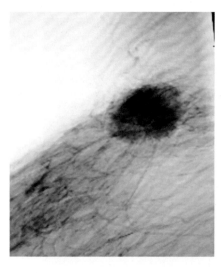

图 16-94　毛刺状肿块（9）

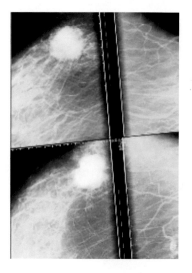

图 16-95　圆形、椭圆形肿块（1）

第十六章
乳腺肿瘤性疾病

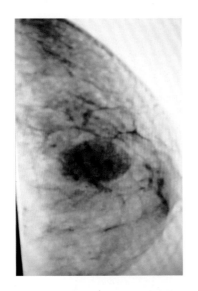

图 16-96　圆形、椭圆形肿块（2）

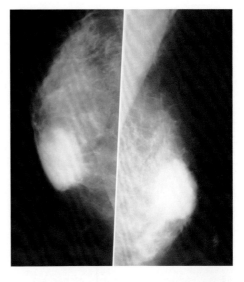

图 16-97　圆形、椭圆形肿块（3）

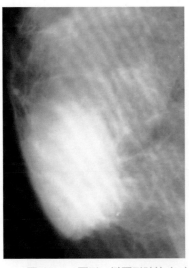

图 16-98　圆形、椭圆形肿块（4）

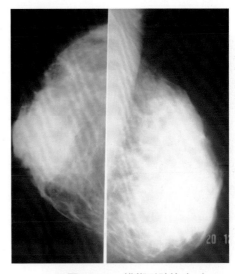

图 16-99　模糊形肿块（1）

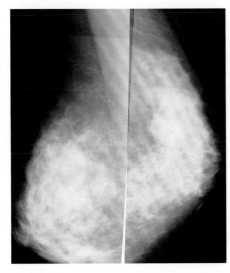

图 16-100　模糊形肿块（2）

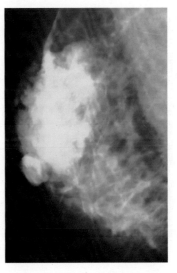

图 16-101　模糊形肿块（3）

第十六章　乳腺肿瘤性疾病

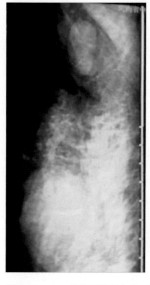

图 16-102　模糊形肿块（4）

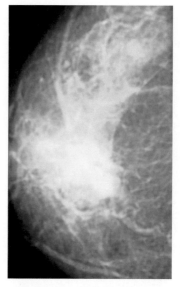

图 16-103　模糊形肿块（5）

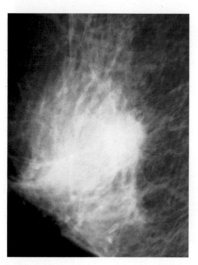

图 16-104　模糊形肿块（6）

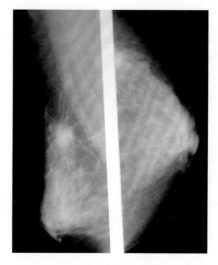

图 16-105　模糊形肿块（7）

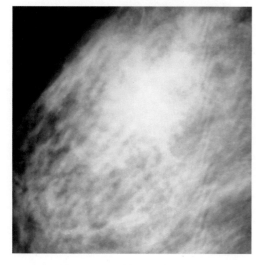

图 16-106　模糊形肿块（8）

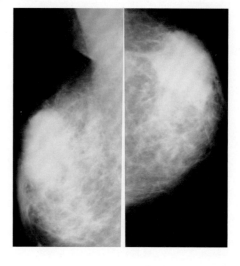

图 16-107　密度不均影（1）

第十六章
乳腺肿瘤性疾病

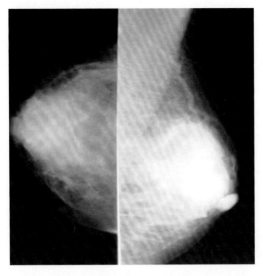

图 16-108　密度不均影（2）

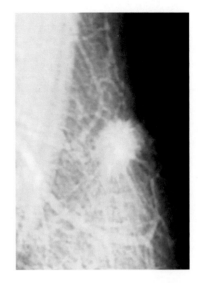

图 16-109　星点状毛刺影（1）

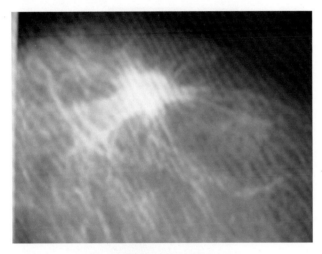

图 16-110　星点状毛刺影（2）

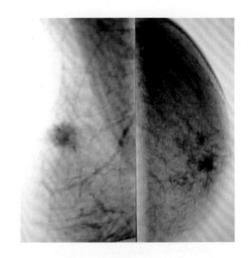

图 16-111　星点状毛刺影（3）

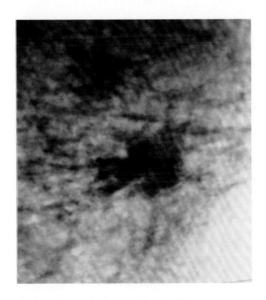

图 16-112　星点状毛刺影（4）

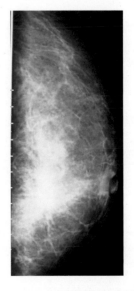

图 16-113　血管型毛刺肿块影（1）

第十六章　乳腺肿瘤性疾病

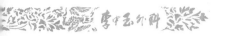

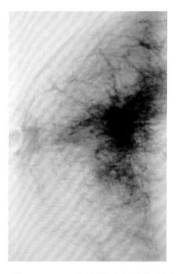

图 16-114　血管型毛刺肿块影（2）

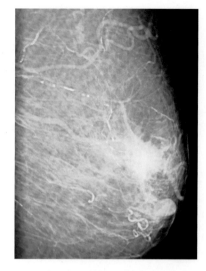

图 16-115　血管型毛刺肿块影（3）

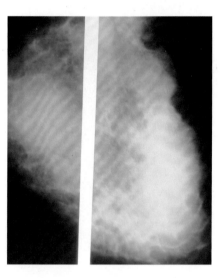

图 16-116　发团状肿块影（1）

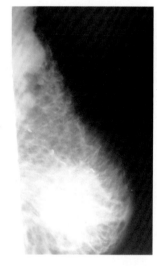

图 16-117　发团状肿块影（2）

第十六章　乳腺肿瘤性疾病

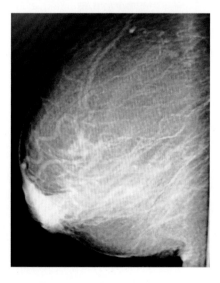

图 16-118　发团状肿块影（3）

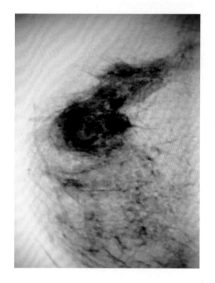

图 16-119　发团状肿块影（4）

②恶性钙化。据统计，40%的乳腺癌患者的X线中有钙化出现。因此，钙化是乳腺癌的重要特征之一。X线所见恶性钙化常有三种形态：小杆状钙化多发生在导管内，常见于导管癌，若钙化填充在末支导管分叉处，则呈叉状钙化（图16-120和图16-121）；泥沙样钙化多发生在肿块边缘，也可在导管内或腺泡中（图16-122～图16-139）；团簇状钙化形态较前二者大且不规则，以发生在肿瘤坏死区才有诊断价值（图16-140～图16-142）。恶性钙化的特征为钙化粒微小，密度高低不一，大小不等，呈不规则形态。单位面积内数目较多，从几个到数十个不等，有聚集性。成堆的细小钙化对乳腺癌诊断有意义，尤其在无明显肿块影时，当小杆状钙化和泥沙样钙化同时出现时，应高度怀疑乳腺癌。有人指出，每平方厘米在15个钙化点以上时，乳腺癌的可能性甚大；尤其在一丛钙化点中有2～3个小杆状钙化出现，即可诊断为乳腺癌。小叶内钙化常是小叶原位癌的唯一征象。

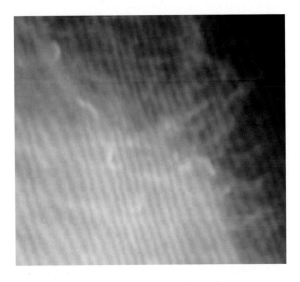

图16-120 小杆状钙化（1）

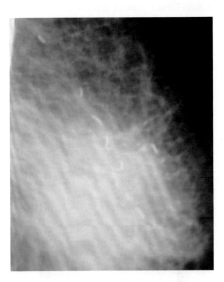

图16-121 小杆状钙化（2）

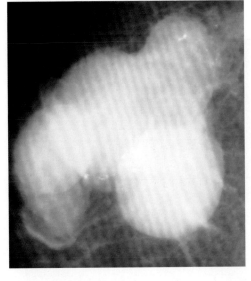

图16-122 泥沙样钙化（1）

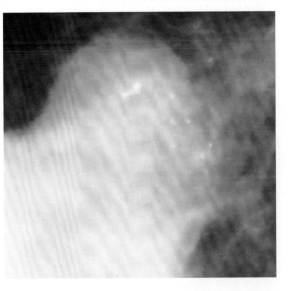

图16-123 泥沙样钙化（2）

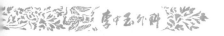

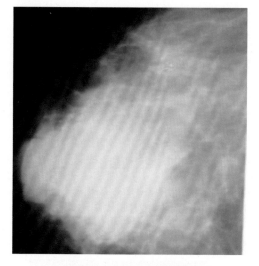

图 16-124 泥沙样钙化（3）

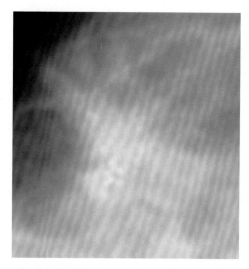

图 16-125 泥沙样钙化（4）

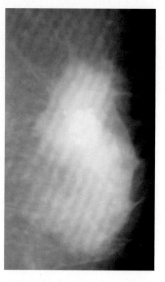

图 16-126 泥沙样钙化（5）

图 16-127 泥沙样钙化（6）

第十六章 乳腺肿瘤性疾病

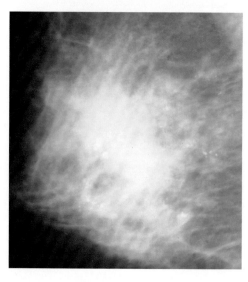

图 16-128 泥沙样钙化（7）

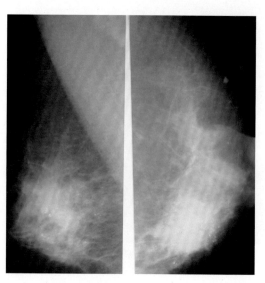

图 16-129 泥沙样钙化（8）

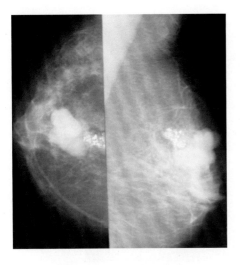

图 16-130 泥沙样钙化（9）

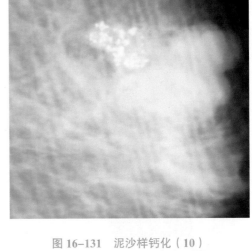

图 16-131 泥沙样钙化（10）

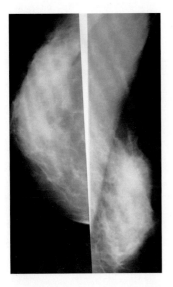

图 16-132 泥沙样钙化（11）

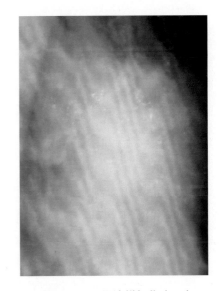

图 16-133 泥沙样钙化（12）

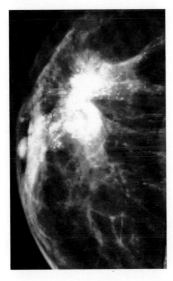

图 16-134 泥沙样钙化（13）

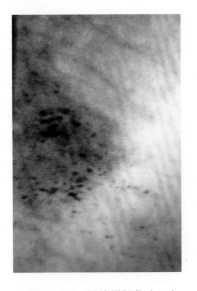

图 16-135 泥沙样钙化（14）

第十六章 乳腺肿瘤性疾病

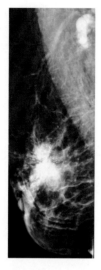

图 16-136　泥沙样钙化（15）

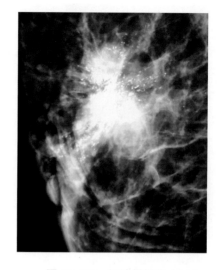

图 16-137　泥沙样钙化（16）

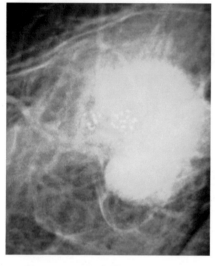

图 16-138　泥沙样钙化（17）

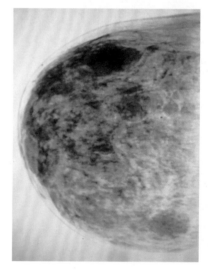

图 16-139　泥沙样钙化（18）

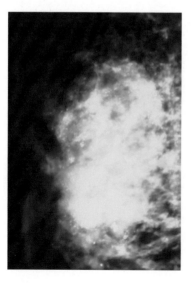

图 16-140　团簇状钙化（1）

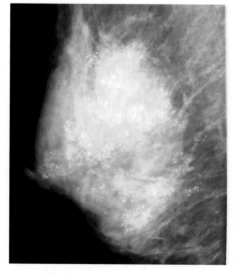

图 16-141　团簇状钙化（2）

第十六章
乳腺肿瘤性疾病

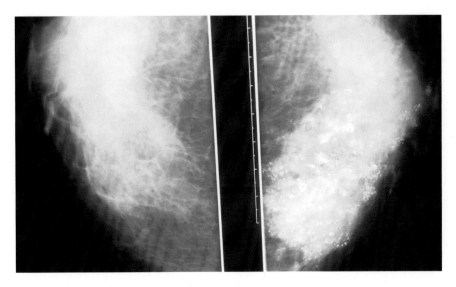

图 16-142　团簇状钙化（3）

（2）间接征象　乳腺癌癌灶周围继发性改变所形成的影像，称为乳腺癌的 X 线间接征象。

1. 血管异常相（图 16-143 ~ 图 16-146）　X 线表现为：①患乳血管管径（主要为静脉）较健侧增粗，一般左乳静脉比右乳粗，如果右乳静脉比左乳粗，且双乳血管比超过 1：1.4 时，应考虑乳腺癌的可能。②癌灶周围形成较多的细小血管丛，呈以癌灶为中心的放射状或排笔状。③癌灶区出现较粗大的引流静脉。

2. 透亮环影　肿块密度增高的周围有一宽窄不一、密度低于肿块和外围的乳腺组织的环形透亮带（图 16-147 和图 16-148）。

3. 厚皮征　乳腺皮肤淋巴管被癌细胞浸润，导致皮肤充血、水肿、增厚，从而出现厚皮征。当癌肿反应性纤维化及收缩时，可出现皮肤扁平或"酒窝征"改变（图 16-149 和图 16-150）。

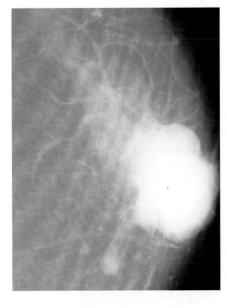

图 16-143　血管异常相（1）

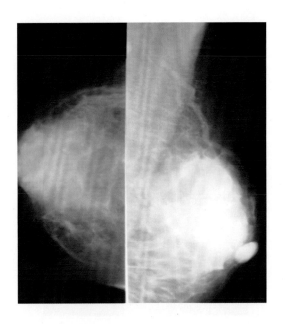

图 16-144　血管异常相（2）

第十六章　乳腺肿瘤性疾病

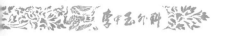

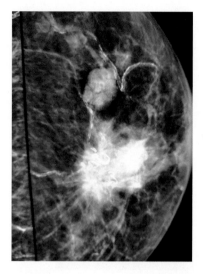

图 16-145　血管异常相（3）

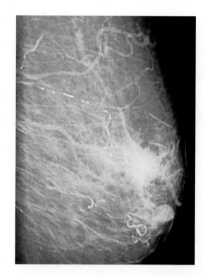

图 16-146　血管异常相（4）

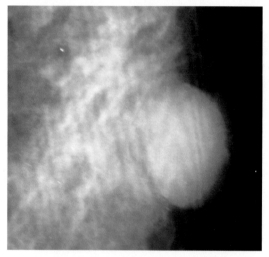

图 16-147　透亮环影（1）

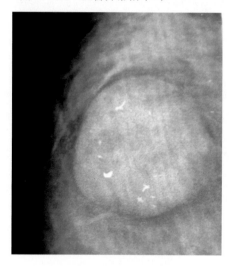

图 16-148　透亮环影（2）

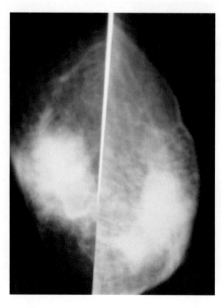

图 16-149　厚皮征（1）

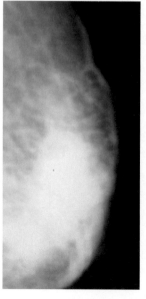

图 16-150　厚皮征（2）

第十六章　乳腺肿瘤性疾病

4. 乳头回缩　由于乳晕肿瘤粘连纤维化，或癌肿侵及乳腺导管，牵拉乳头所致。当乳头完全凹陷时，则形成X线下所谓的"漏斗征"（图16–151～图16–154）。除外先天性乳头凹陷，单侧乳头在近期内回缩、固定者，对临床诊断意义较大。

5. 大导管相　当癌瘤浸润大导管时，导管变粗而且有阴影增强表现，可以看到肿块与乳头之间出现粗大导管相，又称"癌桥"。或有时癌瘤向附近的导管浸润，造成多导管病变，与周围的血管、淋巴管及结缔组织融合，形成一条粗大的导管相（图16–155～图16–157）。

6. 牛角征　Cooper韧带受癌瘤浸润后，在腺体与皮肤之间形成牛角形致密影。其对乳腺癌诊断有重要价值，尤其连接肿块或致密结节影的牛角征更有特异性（图16–158～图16–161）。

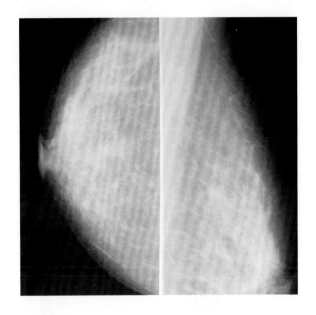

图16–151　漏斗征（1）

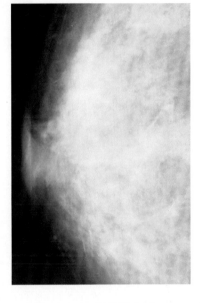

图16–152　漏斗征（2）

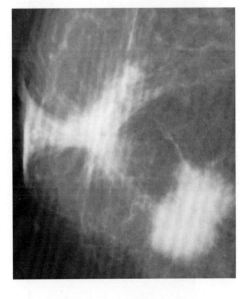

图16–153　漏斗征（3）

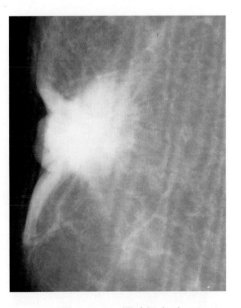

图16–154　漏斗征（4）

第十六章　乳腺肿瘤性疾病

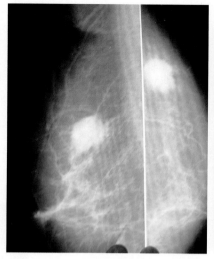

图 16-155 大导管相（1）　　图 16-156 大导管相（2）　　图 16-157 大导管相（3）

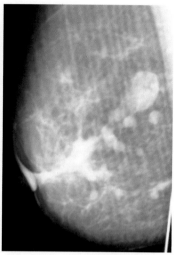

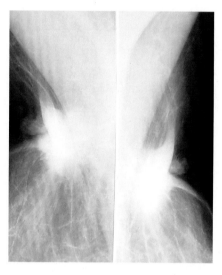

图 16-158 牛角征（1）

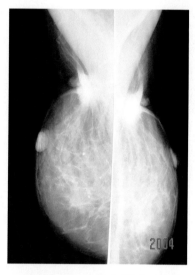

图 16-159 牛角征（2）

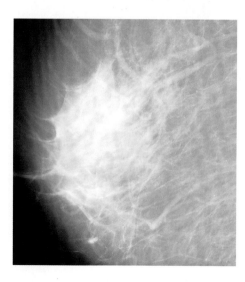

图 16-160 牛角征（3）

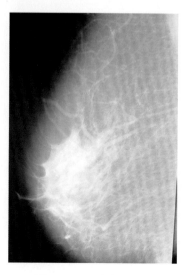

图 16-161 牛角征（4）

7.塔尖征 癌瘤浸润淋巴管，致使淋巴管扩张及管内癌栓形成，从而可见一自肿块出向外笔直伸展的细条状致密影，状如塔尖（图 16-162 和图 16-163），为乳腺癌的重要特征。

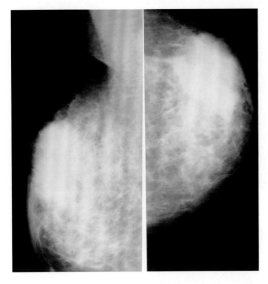
图 16-162 塔尖征（1）

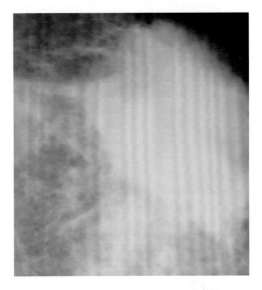
图 16-163 塔尖征（2）

8.乳房后间隙改变 深部乳腺癌可早期侵及残筋膜的深层，导致乳房后间隙的透亮（图 16-164）。

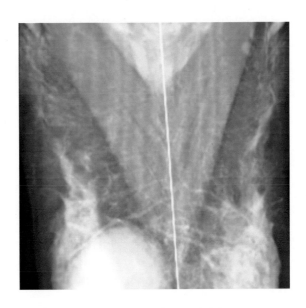
图 16-164 乳房后间隙改变

9.乳腺组织结构紊乱 不均匀低密度区及污秽的点片影（图 16-165 和图 16-166）。

10.乳房形态改变 乳腺癌沿导管及腺体浸润时，尤其是向浅表浸润时，受累区膨出，可致乳房变形。

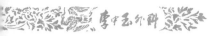

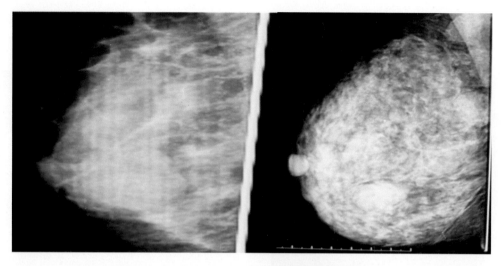

图 16-165　乳腺组织结构紊乱：不均匀低密度区（1）

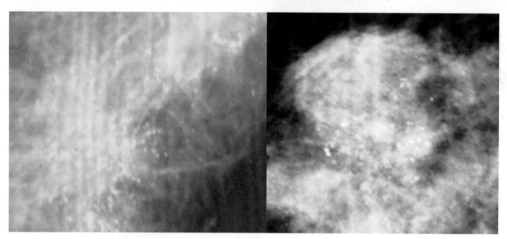

图 16-166　乳腺组织结构紊乱：不均匀低密度区（2）

五、乳腺癌相关专科检查

（一）乳腺导管造影

乳腺导管造影不但可清晰显示乳腺导管及其细微结构，而且可以了解病变的部位及范围，弥补 X 线之不足，是早期发现微小癌的重要方法，对乳头溢液的良恶性乳腺疾病均有较大诊断价值。其主要用于不伴有乳房肿块的单个乳管呈血性、浆液性、水样乳头溢液者，或乳头溢液伴相应区域乳房包块诊断不明确者。

1.乳腺导管造影的适应证和禁忌证　原则上讲，除分泌性乳头溢液外，所有病理性乳头溢液，包括血性、浆液性、淡黄色、清水样溢液等，都可作为导管造影的适应证。年轻女性多孔溢液，溢液为乳白色，多为分泌性溢液；中老年女性单孔溢液，溢液呈血性、浆血性、脓性、淡黄色或清水样，多为病理性。急性炎症期、妊娠期、哺乳期，对造影剂过敏者，均应禁用或慎用。

2.乳腺导管造影术前准备　①皮肤消毒用品、消毒巾、手套、棉球、胶布等。② 2.5～10mL 注射器工具，特制钝针头（5 号半、6 号、7 号）一套，也可用一般注射针头，剪去针尖，磨去锐角。③ 60% 泛影葡胺或泛影酸钠。

3. 乳腺导管造影术造影方法 ①先给患者做造影剂皮试，也可用眼角滴入试验，确认无过敏后方可施行造影术。②让患者坐位或仰卧位，暴露乳房，清除乳头表面分泌物，常规消毒铺巾。③术者戴手套后，轻轻挤压乳头，找出乳头溢液的乳孔，将针缓缓插入（也可在乳头末端注射利多卡因等麻醉剂，进针时可无疼痛），插入约1cm即可，不可过深，防止穿破导管，使导管造影剂溢入间质。④首先，吸净导管内残流液体（也可用手轻轻挤出），换上装好造影剂的针管，抬高后用力回抽乳孔内气体，观察不再有气泡，即可注射造影剂1～2mL，在注射造影剂时，压力不可过大，以防造影剂冲破导管进入间质。⑤注射造影剂后，拔除针头，用棉球或胶布包裹乳头，随即拍照侧位片和轴位片，必要时加拍其他位片。

4. 常见的乳腺导管造影恶性征象 导管本身因癌浸润、梗阻、破坏等引起的征象，造影剂在大导管及二三级分支表现为密度深浅不均，大小不一的"虫蚀征"，断续状分布的"断续征"（图16-167～图16-170），不规则充盈缺损，以及造影剂由导管破坏处向间质溢出，形成大小不等之斑片状影的"潭湖征"（图16-171和图16-172）。

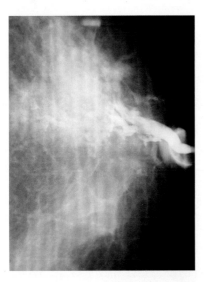

图16-167 断续征（1）

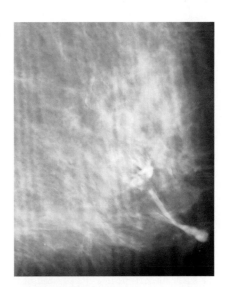

图16-168 断续征（2）

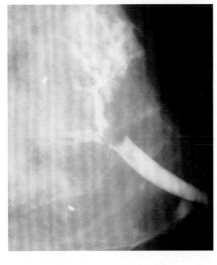

图16-169 断续征（3）

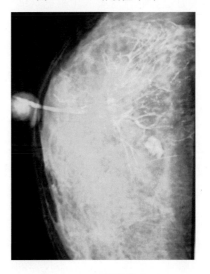

图16-170 断续征（4）

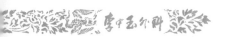

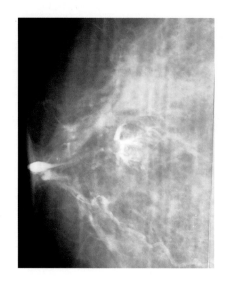

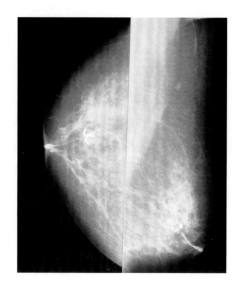

图 16-171　潭湖征（1）　　　　　　　　图 16-172　潭湖征（2）

（二）乳房疾病的活体病理学检查

　　活体乳腺的病理学检查，是一种应用最为广泛，古老而又最为可靠的诊断方法，到目前为止，尽管先进的检查仪器之多，技术水平之高，但对于一些乳腺肿块，经红外线扫描、X 线钼靶、超声诊断、CT 等仍不能明确诊断的，要靠活组织检查确诊。即便经过以上仪器检查，已经有了较为明确的诊断，也要靠活组织检查进行鉴定，以作为诊断依据，这已成为临床诊疗常规。当然，这是活组织检查 98% 左右的高准确率所建立起来的信任使然。活体病理学检查方法，包括：石蜡切片，即切除活检；冰冻切片，即切取活检和手术中细胞学诊断，最常用的是前两项。石蜡切片活检的优点：切片质量好，诊断结果可靠，但待片时间相对较长，需要等待 2 ～ 3 天。但也有应用超声快速脱水技术，或快速高温脱水浸蜡技术，也可在短时间内做出石蜡切片及病理诊断。这种方法临床常用于小肿块，良性肿瘤的全部切除组织活检；冰冻切片的最大特点为快速，一般 15 分钟可发出报告，但切片质量相对差些，要有一定的设备条件和技术难度。临床应该选取哪一种方法为好，这要医生根据具体病情和病者意愿而定。

　　乳腺病理检查方法包括：①细胞学检查：针吸细胞学检查（又称细针针吸）、乳头溢液脱落细胞学检查、细胞学刮片或抹片、细胞学印片。②组织学检查：组织切除常规病理检查、冰冻切片检查、空芯针穿刺活检（粗针）、探查活检等。应用病理学检查乳腺标本的主要目的：①对各种乳腺疾病的明确诊断。②确定肿瘤的良恶性质，以供选择适宜的手术方式。③对恶性肿瘤进行组织学分类分级，以指导临床医生选择治疗方案和估计预后，作为可靠依据。

　　1. 脱落细胞学检查　应用显微技术，观察涂在玻片上的乳头溢液或病变乳头乳晕部表面刮取物，依据脱落细胞的特征，判定良恶性乳房病的方法，称为脱落细胞学检查。乳头溢液是乳腺疾病的一种表现，占女性乳房疾病的 3% ～ 5%。可为良性乳腺病的特征，也可由乳腺肿瘤所引起，多与大导管有关。由于乳腺病的早期病变很小，临床仅见有乳头溢液，而不伴有乳房肿块等体征，近红外线扫描、超声诊断、CT、X 线钼靶片也很难做出明确诊断，尽管导管造影、导管镜有较高的诊断率，但具有这种检查仪器的单位必定是极少数，因此，尽管此方法诊断率较低，阳性结果在 37% ～ 70%，由于方法简单、快捷、无损伤、经济，容易被患者接受，也是一种有诊断

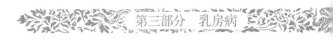

价值的检查方法。此方法在我国 20 世纪 70 年代后才逐渐开展起来，到目前可以说已较为普及，应用也较为广泛，对乳腺癌的早期诊断仍具有一定的意义。但也有一些学者认为，此方法假阳性率较高，很难最后定性，只能作为一种乳腺癌筛选方法，仍然代替不了穿刺活检或外科活检，应选择好适应证和进一步检查的方法。

（1）涂片方法　①手指挤压涂片法。准备好两张玻璃片，术者戴上手套，以右手食指指腹自乳房向乳晕乳头部沿乳腺导管的引流方向轻轻按压，慢慢滑动，以取出导管溢液为度。当乳管口有溢液时，用玻璃片一端刮取标本，再用另一玻璃片黏成一薄膜，略干后，经 95% 酒精固定，苏木素伊红或巴氏染色后镜检。②负压吸引涂片法。对近乳晕区有乳房肿块而无溢液者，或无乳房肿块，乳头溢液量很少，指挤压之后不易取够标本者，可选用负压吸引涂片法。首先，准备 5～10mL 一次性注射器一支，用剪刀将连接针头端针管剪去一截，将针栓装入倒头针管，嘱患者用自己的手轻轻提拉乳头片刻，术者将针管完整端对准乳头，并用力适宜地抽动针栓，以造成负压，这时乳头突入空心注射器内。经反复抽吸多次，可见乳管分泌物溢出，如量少，即可涂片；如量多，可放入盛有生理盐水的试管中，经离心沉淀后再涂片检查。此检查方法适应证同挤压涂片法，但其诊断价值差于前者。③刮取涂片法。对乳头乳晕部表皮起疱、糜烂、结痂，疑为乳晕湿疹样癌变者，可行涂片或刮片。方法是术者戴手套，取无菌镊和玻璃片，夹取病变表皮痂皮或刮取分泌物，以供镜检。

（2）适应证的选择　①凡乳头溢液，无论是浆液性、脓液性、黏稠液、乳样液、水样液、血性或浆液血性，只要经近红外线扫描、超声、CT、X 线钼靶等检查，不能做出明确诊断，又不具备导管造影镜检等条件者，都可视为适应证。②乳头乳晕部起疱、糜烂、渗液、结痂呈进行性加重，疑为湿疹样癌者。

（3）乳头溢液细胞学特点　观察乳头溢液涂片，进行细胞学诊断时，应注意以下特点：①乳头溢液细胞在针吸细胞变性更加明显，因此，溢液中癌细胞染色特性为染色质形态及核边缘与针吸均有所不同，癌细胞诊断标准亦不完全相同，故乳腺溢液恶性细胞诊断中，需注意防止因细胞变性而引起的假阳性。②细胞"封入"现象是恶性细胞的一种重要表现。它可见与乳头状或实性结构的肿瘤，此为细胞生长迅速及临近细胞强力挤压的结果，有时偶见于乳头状瘤。③通常乳腺癌细胞较其他器官的癌细胞小，多形性亦不明显，加之乳头溢液中细胞常趋皱缩，使诊断更加困难。④乳腺溢液中经常见到大量泡沫细胞成分，通常来源于脱落的导管上皮细胞，并不一定具有炎症的意义。⑤乳头溢液的产生，最常见的疾病是大导管内乳头状瘤。涂片常于血性背景上见到成团、成片的细胞，呈平铺式规则排列，很少重叠，细胞大小形态整齐，细胞团周边常为扁平细胞包绕。乳头状瘤与乳头状癌的细胞区别较为困难，其区别点主要在于核的结构。有人认为裸核常是癌的特点，分裂象的出现是恶性的重要标志。

（4）涂片常见良性细胞　常见的有良性导管上皮细胞（导管内乳头状瘤、导管扩张、乳腺增生症），大汗腺样细胞（乳腺增生症、导管扩张后、导管上皮增生症、乳管内乳头状瘤、乳腺慢性炎症），泡沫细胞，鳞状上皮细胞，各种炎细胞也可见到钙化物质。

（5）恶性细胞的特点　一般形态特点：溢液中癌细胞与针吸细胞涂片所见形态相类似。几种特殊的细胞团及其意义：乳头溢液中常见一些细胞团具有特殊形态，以下排列方式对诊断恶性具有一定意义。①圆形细胞团：圆形、球形，周边光滑，表面细胞平行排列，细胞核呈异形性。良

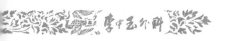

性时该种细胞团外表层细胞呈垂直排列。②半月形核细胞团：常是细胞"封入"的形态，外边的核形成半月形。③阅兵式（串状）排列：癌细胞排列呈单链（单排）亦可呈双排。④玫瑰花环像：核常靠周边，围成环状。⑤气球样细胞团：核靠周边，围绕一周黏液或空泡，核被推至一边而呈半月形。⑥腺泡样细胞团：核位置偏心，大小形态不一致，中心胞浆拉长。⑦假角化珠形成：球形细胞团，但细胞拉长，核呈半月形，葱皮样排列。⑧不规则细胞团：细胞呈明显异形性。⑨乳头细胞团：细胞呈明显异形性。⑩排列紧密的细胞团：细胞明显异形性。

（6）单个细胞的特殊形态　在涂片中散在单个细胞，出现下列形态者，有助于恶性诊断。①配对细胞，伴核染色加深。②具有一个大的核，其位置靠边。③细胞核直径大于20μm。④多核细胞，而核大小形态不一致。⑤不规则的核分裂象存在。⑥核靠边，有明显核（特别是数多或红染）。⑦细胞核大，染色深，特别是染色质，颗粒粗分布不均。⑧大的黏液细胞，伴靠边的半月性核。⑨多数散在单个细胞，明显异形性。⑩多数游离细胞核，深染，形状不规则，特别是细胞核之间大小形状明显不一致。

2.针吸细胞学检查　该方法是在针吸活体组织学检查基础上发展而来，主要原理是采用较常用的细针穿刺，抽取病灶局部少量组织细胞，通过显微观察，辨别良恶性疾病。由于乳腺癌细胞黏着力低，易脱落被吸出的特性，所以是筛选乳腺癌的一种有效方法。

（1）针吸细胞学优点　①设备简单，操作方便，损伤小，无痛苦，易为患者接收。②阳性率较高，在80%～90%之间，可部分代替外科活检，可谓诊断迅速，安全可靠。③能明确乳腺疾病的性质，亦利于确定治疗方案。④适宜于普查发现早期乳腺癌，亦可根据乳腺癌的分化程度进行细胞形态学级，帮助预测乳腺癌的预后。⑤可用于 ER 测定和 DNA 分析，有利于治疗和判断预后。

（2）针吸细胞学缺点　①穿刺操作有一定技术性，缺少临床经验者容易失败，影响阳性检出率。②有部分假阴性（10%～20%），尚不能完全代替冰冻切片检查。③有可能造成穿刺部位癌细胞进入血液。

（3）针吸细胞学的适应证　①乳腺肿瘤，需明确良恶性质，以利于选择手术方式。②乳腺肿块结节，经无损伤其他检查不能做出明确诊断，尤其需排除恶变者。③因乳腺癌或怀疑为乳腺癌的住院患者，针吸确定癌细胞后即可行根治术，代替冰冻切片检查，若临床怀疑而细胞学诊断良性或可疑者，仍需做冰冻切片。④根据临床需要，做雌激素受体检测和 DNA 测定者。

（4）针吸技术工具准备及操作方法　①针吸器具：由于采用细针针吸，可选用 6～8 号肌内注射针头（相当于国外 20～22 号）。外径为 0.6～0.8mm，不能超过 0.9mm。注射器以 10mL 的最好，要求紧密，抽吸时不漏气。干蒸消毒要求一定干燥，如有水则细胞易变性。目前医院使用的一次性注射器可以满足要求。②具体操作方法：碘伏、酒精消毒皮肤，不需麻醉，术者戴手套，以左手食中指固定肿物，右手持针，针尖与胸臂呈平行或斜行方向，迅速进针刺入肿块。当针间抵达肿物中心时，拉开针栓，使呈负压，抽吸 3～4 次，在保持负压的情况下，可改变方向，以取得不同部位的组织细胞。当抽吸完成，应先将注射器从针头上取下，放掉负压，然后拔除针头，由于吸物甚微，常位于针头内，空针针栓拉回充气装于针筒上，装上针头，推出吸出物于载玻片上涂片。涂片染色：将吸出物推出于载玻片上，量少用针头推即可。涂片时尽量使所有吸出物全部用上，不要废弃。有时只有几个细胞贴附在针尖上，可用生理盐水冲洗，备做微量细胞学方法检查。用 1 ：1 的纯醇乙醚液固定效果最好,95% 酒精固定亦可。染色用巴氏、HE 染色、姬母萨和瑞氏都可以，细胞学染色以巴氏染色最为常用。制涂片时，操作要认真、仔细，不可来回摩擦，以免损坏细胞。涂片的厚薄要适宜，太薄时细胞太少，太厚时细胞重叠，均会降低诊断率。若涂片过分干燥，不适当的固定，载薄片不洁或有油脂，固定液内有污染，漂吸不够及染色太深，均可造成染色不良，影响分辨。

（5）针吸细胞注意事项 ①对患者做好解释工作，不能使其恐惧、惊慌、害怕，应使其相信无痛苦、无损伤，配合医生针穿。②要认真选择好穿刺部位和病例，肿块不明确，肿块小于1cm，阳性率较低。③针吸技术是检查成功的关键环节，术者一定要找准部位，操作认真，取材到位，越熟练阳性率越高，不可草率从事。④囊性肿物吸出清亮液体，可达到治疗的目的。液体吸出后肿物如不消失，需再吸囊壁部分，以防漏诊。⑤乳腺癌质脆易吸，但易出血，造成针吸失败。因此，当临床怀疑乳腺癌时，选用针头以细一些为好，可用 6 号，吸力不要过大。有时自然流出，此时不必再抽吸，当立即拔针。而乳腺增生则相反，针刺韧感如刺入橡皮，针头进出困难，吸出物为液体或油脂样，细胞量较少，选用针头不宜过细，可选用 8 号。

（6）影响针吸细胞学诊断的因素 ①出现假阴性的主要原因：肿物过小，针吸时不易掌握；针吸部分不准确；细胞的辨认能力差；部分分化好的癌细胞或小细胞型癌，细胞形态极难鉴别其良恶性。②出现假阳性原因：出现假阳性最多的是纤维腺瘤。因为纤维腺瘤除有双极裸核细胞外，其周围带有大而间变细胞，核大，核染色质颗粒粗糙，是误为癌的一种常见原因。其次是乳腺结核病，增生的间叶细胞与异形上皮细胞难以区别，易误诊为癌细胞。另外，脂肪坏死细胞变性严重，也易出现假阳性。③取材不准的原因：因肿块过小或部位较深；抽吸时取材太少；肿块如有纤维化增生时，组织较硬，穿刺细胞脱落少，故硬癌针吸诊断率较低。④肿瘤组织类型不同：以小叶癌、导管癌、初期浸润癌及乳腺增生癌变等，早期病变效果较差。由于其病变小而分散，细胞学检查结果假阴性较高（占 34.2%），其次是单纯癌（12.3%），髓样癌针吸阳性率最高（95%）。

（7）针吸细胞形态 癌细胞特点：①涂片细胞量丰富，多数病例满布癌细胞。②细胞分布弥漫，排列紊乱，成团成片，有互相重叠的现象，有时有细胞噬入现象，双极裸核细胞缺如或偶见。③细胞核明显增大，细胞质常不显著。核直径多在 15 ～ 20μm，或大于 20μm 以上。大者形成瘤后细胞，但也有小型癌细胞，容易造成漏诊。④核大小不一致，常常相差两倍以上。⑤核形态多种多样，呈现多形性，一般为圆形或椭圆形，边缘不规则，核膜增厚而不均。⑥核染色加深，染色质粗大呈网状、块状，核分裂前期染色质凝块更明显，凝块间为透亮区。各细胞染色质性状深浅不一。一个细胞核内常有染色质不均现象，或半明半暗，核内可有空泡。⑦核仁明显变大，达 5μm 以上核仁数目增多，达 5 个以上有诊断意义。⑧各种各样核分裂，常见典型者有重要诊断价值。

（8）几种常见乳腺肿块细胞形态学特点比较 具体见表 16-1。

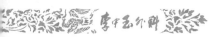

表 16-1　几种常见乳腺肿块细胞形态学特点比较

细胞特点	乳腺增生	纤维腺瘤	乳腺癌
涂片细胞量	— ～ +++	+ ～ +++	++ ～ +++
细胞排列	散在或小团	呈团，排列均匀	散在成团，排列杂乱有重叠现象
细胞异形性	— ～ +	+ ～ ++	+++ ～ ++++
细胞体积	一般	稍大	大或特大（20μm 以上）
细胞大小差别	不明显	较明显	明显，2 倍以上
核仁大小	小	中	大（5μm 以上）
核仁数目	0 ～ 2 个	5 个以下	5 个以上
核染色质	细而匀	较细	粗大，网状或块状
核分裂相	—	—	+
其他特点	涂片背景常有红细胞及蛋白液体	细胞团中常有双极裸核细胞	具有其他癌细胞特点

（9）常见几种乳腺癌类型细胞形态　①导管癌：细胞成分多少不定，通常偏少，密集成团，细胞体积较小，大小形态较一致，癌细胞恶性特征不显著。涂片上往往可见组织细胞，泡沫细胞及坏死细胞残物。②单纯癌：细胞数目多少不一，排列紊乱，无双极裸核细胞。常具有典型的癌细胞形态。③硬癌：细胞成分少，不易获取标本，宜用较大的针头针吸。④髓样癌：细胞成分极多，常密集成巢或成团，排列紊乱，互相重叠。核染色质粗糙，核仁明显。胞浆多嗜染性，含紫红色颗粒。涂片中常可找到多少不一的淋巴细胞。⑤黏液癌：吸出液中见半透明胶冻样物。在成片蓝染的黏液中，散在着成簇的癌细胞团。细胞质中可含有多数小空泡或囊状大空泡而形成印戒细胞。胞核异形性常不明显。⑥大汗腺样癌：细胞体大，呈类圆形或柱状，排列成片或散在。细胞分界清楚，核圆，常位于细胞的一端。胞浆丰富，充满淡红色细颗粒。⑦炎性乳腺癌：癌细胞巨大，奇形怪状，核多形性，核仁大而怪异。细胞多分散，少数集聚成小团。⑧佩吉特病：在乳头溢液或乳头印片或刮片检查中，常可找到具有特征的派杰氏细胞。细胞体大，圆形，分散存在。核圆居中心，胞浆丰富、淡染、空亮为其特点。

3. 活体组织学检查

（1）临床常见分类　①切除活检是乳房肿块结节为确定病变性质，最为常用的一种方法。此方法适宜于较小的乳房肿块、结节，或临床体征其他方法检查倾向于良性较大的乳房肿块。特点是能完整地切除全部肿块，并带有一定的正常组织。多用于石蜡切片，也可送做冰冻切片等。石蜡切片的优点为切片质量好，诊断结果可靠，但缺点为待片时间较长，一般需要等待 2 ～ 3 天。但有条件的大医院可应用超声快速脱水技术或快速高温脱水浸蜡技术，也可在短时间内做出石蜡切片及病理诊断。②冰冻切片常应用于可疑恶性肿瘤，在手术中急需的病理诊断，以作为选择术

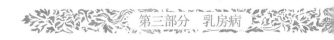

式的可靠依据。最大的优点是速度快，一般在 15 分钟便可发出报告，但因切片厚，质量较差，有一定的设备条件和技术难度，诊断准确性不及石蜡切片。特别对于导管内乳头状瘤或乳头状癌，导管内癌与非典型增生病等良恶性鉴别比较困难的病例，结果不甚理想，部分病例必须等待石蜡切片，误诊率为 1%～2%。③针吸活检属于粗针（外径 2～3mm）穿刺。利用特制的穿刺针，在病变部位取出小圆柱状组织，快制细胞涂片及组织切片，进行病理学检查。优点是取材方法简单方便，相对切取活检损伤小。缺点是由于取材较少，且组织小，不能代表全面病理变化，阳性率不十分满意。由于采用粗针，有引起病变种植的报告。此法目前已很少用，多由细针细胞学所取代。④探查活检，当钼靶 X 线摄像发现乳房中有可疑乳腺癌钙化灶等特征影像时，乳房中触及不到明显肿块结节，可行探查活检。手术范围宜大些，以保证病灶在手术中全部切除。在进行病理检查前，先将整个标本行 X 线检查，并与以前的 X 线照片进行比较，以找到与原 X 线表现相似处为准。在标本上标志为病变部位，然后切取标本，取好组织块后可再进行 X 线检查，以核实切除病变部位的准确性，然后制成石蜡片，行镜下检查。

（2）活组织检查的适应证　①凡乳房中肿块、结节，经各种仪器检查，如红外线扫描、钼靶 X 线、超声诊断、CT，以及针吸细胞学检查等，仍不能做出明确诊断者。②经仪器检查结论与临床体征不相符者。③乳头溢液，经导管造影、导管镜检，仍不能做出明确诊断，或虽经检查已经有了倾向性意见，但仍需最终鉴定选择治疗方案者。④临床无症状，乳房触诊无阳性体征发现，但经钼靶 X 线显示有可疑乳腺癌特征的钙化灶等影像。⑤经检查发现腋窝、锁骨上窝、颈部等有肿大淋巴结，可疑与乳房病灶有关系者。⑥经其他方法检查已经确诊为乳腺增生病，多种方法长期治疗，肿块结节仍不消失，考虑为非典型增生癌前病变者。⑦经其他方法检查诊断，倾向为恶性肿瘤，术中和术后经活检最后鉴定，以选择手术方式和治疗方案。

（3）活组织检查的取材方法　①乳房肿块若在 3cm 以内，边界清、光滑，移动好，硬度小，年龄小，诊断为良性肿瘤，可在局部麻醉下将肿块全部切除，切除物放入 10% 福尔马林固定液中，或 95% 酒精中，立即送病理科切片活检。②乳房肿块若在 3cm 以内，边界较清，欠光滑，移动性小，质地坚硬，年龄偏大，诊断有可疑恶性肿瘤者，在做好乳房根治术准备的情况下，先局部麻醉，将肿块全部、包括肿块周围部分正常组织一并切除，固定标本，立即送病检冰冻切片。③乳房肿块若在 5cm 以内，边界清、光滑，移动好，硬度小，生长慢，年龄小，诊断倾向于良性肿瘤，仍可在局部麻醉下将肿块全部切除，固定标本，立即送检。④乳房肿块若在 5cm 以内，边界较清，欠光滑，移动性小，硬度较大，年龄在 30～40 岁，临床诊断可疑有恶性者，应在做好乳房根治术准备的情况下，先在局部麻醉下做包括肿块全部的乳房区段切除术，固定标本，立即送检。⑤乳房肿块超过 5cm 以上，边界欠清，不光滑，质地坚硬，移动性小，年龄偏大，局部麻醉下完整切除难度较大，诊断倾向恶性肿瘤者，应在乳房根治术准备的条件下，先从病变最明显处及不同部位切取 1～3 块组织，固定标本，立即送检。⑥若临床诊断倾向于乳腺增生（肿块、结节）而局限于乳房一个象限、一个部位，疑有非典型增生癌前病变者，可在局部麻醉下行乳房区段切除术，固定标本，立即送检。⑦临床无明显症状和阳性体征，乳房 X 线显示有可疑乳腺癌钙化灶，局部定位后做局部麻醉下小区段切除术，固定标本，立即送检。⑧乳头及乳晕部糜烂，溃疡可疑乳腺 Paget 病，应在局部麻醉下切取病变最典型处一块皮肤及深部组织，固定标本，立即送检。⑨对乳腺癌术后复发或种植性转移病灶肿物，可在局部麻醉下切取全部或

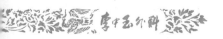

部分肿块，固定标本，立即送检。

（4）活组织检查的注意事项 ①活组织检查，尽管准确率很高，可信度高，但也不是100%准确，尤其快速冰冻切片，还有不足之处，因为取材部位准确度欠佳，切片质量较差，检查人员经验不足，一点点的疏忽，都可能影响正确的诊断。当取出的活检报告与临床症状、体征和其他检查意见差别很大时，要慎重考虑，综合判断，认真处理，病理误诊并不罕见。尤其对年轻女性，一旦诊断为乳腺癌，意味着有的患者将因此而失去乳房，当只见到冰冻切片报告时，还不足以制订最后的处理方案，还应当等待石蜡切片结果。②没有病理组织学诊断，施行乳腺癌根治术是冒险的，但冰冻切片诊断中也有一些棘手问题，如乳头状瘤和硬化性腺病与乳腺癌的鉴别诊断，往往是令人困惑的，外科医师和病理学家都应引起注意，以免做出错误诊断，而导致不必要的根治术。③对已经溃破的乳腺癌，切取乳腺病变组织时，必须够深，以免仅仅取到癌瘤表面坏死组织，或只取到少许可疑细胞，不利于活检诊断。④切取活检标本时，如果肿块远离乳头，皮肤切口应以乳头为中心，呈辐射状切口。如肿物近乳头，应尽可能沿乳晕与乳腺皮肤交界处做环状切口，这样切口瘢痕不明显。

六、乳腺癌分期

美国癌症研究委员会（AJCC）与国际抗癌联盟联合制订的TNM分类及分期。本分类制订于1988年，适用于经病理证实的乳腺癌。

一侧乳腺含多个肿瘤时，应按其中最大者为T，双侧乳腺癌应分别分类。TNM评定均根据体检及影像诊断。

1. TNM分类

T：原发肿瘤

Tx：原发瘤未确定。

T_0：原发瘤未查出。

T_{IS}：原位癌：导管内癌、小叶原位癌或未触及肿块的乳头佩吉特病（有肿块的佩吉特病则按肿块大小进行分类）。

T_1肿瘤最长径≤2.0cm。

T_{1a}≤0.5cm。

0.5cm＜T_{1b}≤1cm。

1.0cm＜T_{1c}≤2.0cm。

T_2肿瘤＞2.0cm，但≤5.0cm。

T_3肿瘤＞5cm。

T_4肿瘤大小不计，直接侵犯胸壁（胸壁包括肋骨、肋间肌及前锯肌，但不包括胸肌）或皮肤。

T_{4a}侵犯胸壁。

T_{4b}患侧乳房皮肤水肿（包括橘皮样变）、溃破或有卫星状结节。

T_{4c}、T_{4a}和T_{4b}并存。

T_{4d}为炎性乳腺。

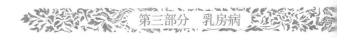

N：区域淋巴结。

N_x：区域淋巴结无法分析（如曾手术切除）。

N_0：无区域淋巴结转移。

N_1：同侧腋淋巴结转移，可活动。

N_2：同侧转移性腋淋巴结间融合，或与其他组织固定。

N_3：同侧内乳区淋巴结转移。

M：远处转移。

Mx：远处转移未确定。

M_0：无远处转移。

M_1：远处转移（包括锁骨上淋巴结转移）。

2. TNM 分期

分期 \ TNM 分类	T	N	M
0 期	TIS	N_0	M_0
Ⅰ 期	T_1	N_0	M_0
ⅡA 期	T_0	N_1	M_0
	T_1	N_1	M_0
	T_2	N_0	M_0
ⅡB 期	T_2	N_1	M_0
	T_3	N_0	M_0
ⅢA 期	T_0	N_2	M_0
	T_1	N_2	M_0
	T_2	N_2	M_0
ⅢB 期	T_3	$N_{1\sim2}$	M_0
Ⅲc 期	T_4	任何 N	M_0
	任何 T	N_3	M_0
Ⅳ 期	任何 T	任何 N	M_1

七、乳腺癌的治疗

西医学认为，乳腺癌是全身性疾病的局部表现。以手术为主，配合化疗、放疗、内分泌疗法、免疫疗法及中医药疗法的综合治疗措施，是目前治疗乳腺癌高效低毒的优化方案。临床上应根据其临床分期、组织学分类证候类型及患者的个体情况，合理地选择相应的治疗方法，进行综合治疗。

（一）西医西药

目前西医治疗以手术切除为首选，同时结合放疗、化疗、内分泌疗法及免疫疗法等。临床根据病期的不同，而选择具体的治疗手段。

一般来说，临床Ⅰ期及Ⅱ期的乳腺癌可行根治术；Ⅱ期患者手术后尚需辅助治疗（化疗、放疗或激素治疗）；Ⅲ期病例，通过术前放疗化疗准备，进行根治术治疗，亦得到良好效果；Ⅳ期

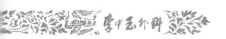

患者，由于远处转移，乳房根治术多属无益，只能进行放疗、化疗或激素治疗。近年来，由于对乳腺癌激素受体（ER）的研究，使得 ER 阳性患者接受抗雌激素治疗，收到明显效果。

1.手术治疗　手术治疗仍为乳腺癌的主要治疗手段之一。关于术式多种，对其选择尚无统一意见。近年来，Ⅰ、Ⅱ期乳腺癌外科治疗的手术范围在明显缩小，经典的 Halsted 乳腺癌根治术在Ⅰ、Ⅱ期乳腺癌治疗中已很少应用。国外多个研究证实，保留乳房治疗与根治性乳房切除术比较，两组的无瘤生存率和无复发生存率与总生存率均无统计学差异。因而保留乳房治疗已成为西方国家Ⅰ、Ⅱ期乳腺癌的主要治疗方式。在国内限于患者的接受能力及设备和技术条件（如放射治疗设备），保留乳房的治疗方案仍无法广泛推广。

（1）手术治疗的适应证　符合国际临床分期的Ⅰ、Ⅱ期及部分Ⅲ期首次治疗的乳腺癌患者。

（2）手术治疗的禁忌证　①肿瘤远处转移。②年老体衰不能耐受大手术。③呈现恶病质者。④重要脏器功能障碍。⑤Ⅲ期患者出现以下情况之一者：乳房皮肤橘皮样水肿超过乳房面积的一半；乳房皮肤出现卫星结节；乳腺癌侵犯胸壁；临床检查胸骨旁淋巴结肿大且证实为转移；患侧上肢水肿；锁骨上淋巴结病理证实为转移癌；炎性乳腺癌。⑥有下列情况之一：肿瘤破溃；乳房皮肤橘皮样水肿占全乳房面积 1/3 以上；肿瘤与胸大肌固定；腋淋巴结最大长径超过 2.5cm；腋淋巴结彼此融合，或与皮肤深部组织粘连。

2.乳腺癌手术的辅助治疗

（1）辅助化疗　乳腺癌血行转移是治疗失败的主要原因，全身化疗可控制血行转移，无疑是提高乳腺癌远期疗效的合理性措施。此外，乳腺癌血行转移常在早期即可发生，推断乳腺癌在临床确诊时，50% ～ 60% 的患者已经发生了血行转移，以微小癌灶隐藏于体内，故应将乳腺癌视为全身性疾病，以加强全身治疗，如全身化疗。

适应证：主要是腋淋巴结阳性的绝经前患者。腋淋巴结阴性患者一般不推荐化疗，但对于那些预后不良的腋淋巴结阴性患者，诸如激素受体阴性，分化不良，肿瘤体积较大（＞2cm），以及非整倍体 DNA 的肿瘤，通常有较高的复发率，应给予全身辅助化疗。

常用化疗方案：辅助化疗方案甚多，目前还不能肯定哪种方案最有效，国内推荐以下 3 种术后辅助化疗方案。

①CMF 方案：环磷酰胺 600mg/m²，静脉注射。氨甲蝶呤 30 ～ 40mg/m²，静脉注射。氟尿嘧啶 500mg/m²，静脉滴注。以上 3 种药物皆可用于第 2 日，每 3 周重复一次，亦可 3 种药在第 1 日及第 8 日各用 1 次，每 4 周重复一次。②CAF 方案。环磷酰胺 400mg/m²，静脉注射，第 1 日。阿霉素 50mg/m²，静脉注射，第 1 日，每 3 周重复一次。③AC-T 方案。环磷酰胺 600mg/m²，静脉注射，第 1 日。阿霉素 50mg/m²，静脉注射，第 1 日，每 3 周重复一次，4 周期后使用序贯疗法。紫杉醇 80mg/m²，静脉注射，第 1 日，每 1 周重复一次，使用 12 周期。

（2）辅助内分泌治疗　主要适用于 ER、PR 阳性患者。起效缓慢，作用持久，耐受性较好，一般需用药 5 年。主要有雌激素拮抗剂、芳香化酶抑制剂、LH-RH 类似物及孕激素等，近年在乳腺癌综合治疗中的地位不断上升。

（二）辨证论治

乳腺癌尽管目前少有能够治愈的方药，但对那些年龄大、有基础病、不适宜手术者；或已经手术、放化疗副作用较大者；乳腺癌术后为防止、减少复发转移，或已经复发转移的患者，配合中医药辨证论治，应用扶正与祛邪的中药，调整机体阴阳、气血、脏腑和经络功能，改善机体代谢，增强机体免疫功能和抗病能力，减轻放、化疗毒副反应，提高手术切除率及放化疗成功率。对减少复发和转移，提高乳腺癌患者的生存率和生存质量，延长生存期，都具有重要作用。

适应证：①晚期乳腺癌，即乳腺癌肿块较大，或有大面积溃疡，全部切除乳腺癌肿块，已无法愈合。②晚期乳腺癌并伴有广泛性远处转移，术后效果不理想者。③晚期乳腺癌伴有其他脏器疾病，而不能承受手术、放化疗方案者。④年龄较大（70岁以上），体质较差，家属及患者拒绝手术者。④乳腺癌术后化疗毒副作用较大者。

治疗乳腺癌，不但要认真审视乳房肿块的部位、大小、形态、硬度、皮色、腋窝淋巴结等局部症状，更要注意有无内脏等远处转移伴有症状，再结合患者的个体差异，以及舌象、脉象，进行辨证论治。

1. 肝郁痰凝证　症见情志抑郁，或性情急躁，胸闷胁胀，或纳食不香，脘腹胀满。月经量少、色暗有血块，伴经前乳房作胀，乳房部肿块大小不等，坚硬如石或软硬兼杂，边界不清，皮色不变或暗紫，时有刺痛或掣痛。舌暗，苔腻，脉弦滑。治法：疏肝解郁，化痰散结。当归10g，白芍10g，瓜蒌仁10g，山慈菇6～10g，穿山甲粉2g（现已禁用），川贝母粉3g，皂角刺10g，陈皮10g，三棱10g，莪术10g，蟹壳半个，蟾皮1g，甘草10g。每日或两日1剂，水煎服。可内服消岩丸（全蝎200g，香附100g，土鳖虫100g，浙贝母100g，陈皮200g，穿山甲粉50g（现已禁用），皂角刺100g，守宫100g，蜈蚣30条、雄黄6g，山慈菇200g，冰片3g，蟾酥3g，朱砂3g等，部分水煎浓缩，部分干燥粉碎为面，精心炮制，水打为丸），每次2～3g，每日2～3次，注意此药含有毒性较大的雄黄、蟾酥、朱砂等，肝肾功能异常者禁服；在服药1个疗程后可复查肝肾功能，若无异常，待休息10天后，可再服用下一个疗程。

2. 邪毒炽盛证　多见于年轻人，或哺乳期，发展较快，乳房肿块较大，坚硬或软硬兼杂，皮色红或暗红，阵发性刺痛或掣痛，面色红润，舌暗红，苔薄白，脉滑数。治拟清热败毒，软坚散结。山慈菇、土茯苓、虎杖、露蜂房、车前草、白花蛇舌草、半枝莲、穿山甲（现已禁用）、白芥子、皂角刺、天花粉、甘草、蟹壳、猪胆汁。每日或两日1剂，水煎服。可配服消岩丸。

3. 正虚毒盛证　症见乳房肿块较大，溃后愈坚，渗流血水，不痛或剧痛。精神萎靡，面色晦暗或苍白，饮食少进，心悸失眠。舌紫或有瘀斑，苔黄，脉弱无力。治拟调补气血，败毒散结。当归、白芍、黄芪、党参、土茯苓、薏苡仁、熟地黄、鳖甲、紫河车、露蜂房、山慈菇、蟹壳、守宫、甘草。每日或两日1剂，水煎服。

4. 气血两虚证　多见于癌肿晚期，精神萎靡，纳食不香，形体消瘦，神倦乏力，少气懒言，夜寐不安，头晕目眩，面色萎黄或㿠白，肿块坏死糜烂，时流渗液或血水，皮肤灰白，腐肉色暗不鲜。舌质淡，苔薄白，脉沉细。证属毒邪炽盛，耗伤气血，六腑纳运失常，五脏功能亏损，阴阳失调，气血虚弱。治拟健脾和胃，补气养血，调理阴阳。以归脾汤或人参养荣汤加减。当归、白芍 北沙参、黄芪、黄精、白术、茯神、阿胶珠、紫河车、龙眼肉、石斛、五味子、广木香、炙甘草。每日或两日1剂，水煎服。

中成药可使用犀黄丸、醒消丸，小金丹和小金丸等亦可选用。

（三）中医外治

一般认为，肿块在未溃破前，不宜局部针刺、灸疗，不宜贴敷易致过敏的膏药，以免引起溃

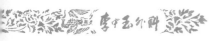

疡。对已经溃破的溃疡，可使用二号散结灵、白降丹、兰面珍珠散、八宝丹、五宝丹、生肌散、生肌玉红膏等药外敷。

据文献记载，有使用艾灸后针刺，敷用具有腐蚀作用的冰蛳散和生肌敛口药治疗早期乳腺癌，笔者曾见到有用火针治疗乳腺癌3年，患处没有明显增大的病例，值得临床进行认真研究。

（四）中医药治疗乳腺癌化疗毒副反应

化疗是乳腺癌综合治疗的主要方法之一，对抑制术后癌细胞的生长、扩散，防止、减少乳腺癌的复发转移，有着很好的治疗作用，无疑是提高乳腺癌远期疗效的合理性措施。但是却有很大一部分患者出现毒副作用，有的反应还很严重，以致造成患者非常痛苦，甚至难以承受，个别患者无奈中途终止治疗。因此，近年来如何减少化疗药物的毒性反应，增加化疗药物的疗效，已成为广大医务工作者研究的重要课题。无疑，中医中药对减轻化疗药物的毒副反应，增加化疗药物的疗效，有着独特优势和确切疗效。

1. 消化道反应　手术或放化疗后，食欲不振，恶心欲呕，脘腹胀满，神疲乏力，是很常见的症状，也是患者痛苦最大、最难以坚持继续化疗的毒副反应。此证药毒损伤在脾胃，会造成患者脾胃功能减弱，纳运升降失常。治拟大补元气，健脾和胃，方用四君子汤，加黄芪、阿胶、焦山楂、砂仁、陈皮、车前子、茵陈等。

2. 骨髓抑制　很多化疗药物毒性较大，选择性不强，在抑制或杀伤癌细胞的同时，对人体增殖旺盛的细胞，如骨髓细胞也有不同程度的损伤，而引起骨髓抑制。临床上可出现白细胞、血小板下降，严重者红细胞、血红蛋白减少。患者表现为面色萎黄或㿠白，精神萎靡不振，倦怠乏力，少气懒言，头晕，目眩，耳鸣。舌淡苔白，脉沉细。证属药毒损伤脏腑，气血生化失常，以致气血虚弱，阴阳失调。治拟补养气血，调理阴阳。方用归脾汤、补中益气汤、十全大补汤加减。黄芪、太子参、白术、紫河车、当归、白芍、熟地黄、守宫、阿胶珠、陈皮、肉桂、杜仲、鹿角尖、甘草，脾虚加山药、赤小豆、薏苡仁，阴虚加龟甲胶、麦冬、石斛、五味子，肾阳虚加淫羊藿、补骨脂、菟丝子，肾阴虚加枸杞子、女贞子等，纳食不香加木香、砂仁等。

3. 肾脏毒性　一些化疗药如DDP、MTX等对肾脏产生毒性较大，临床可见颜面眼睑浮肿，下肢水肿，尿量减少，舌淡苔白腻。生化检查可见蛋白尿、尿血，血液中尿素氮及肌酐升高。证属毒邪积聚，湿热内阻，肾失气化，脾失健运。治拟益肾健脾，解毒利湿。方用土茯苓、猪苓、泽泻、薏苡仁、车前子、枸杞子、白术、茵陈、山药。气虚加沙参、生黄芪，血虚加当归、阿胶珠，阴虚加知母、银耳、麦冬。

4. 膀胱毒性　化疗药物CTX、IFO等常可引起出血性膀胱炎，临床上出现尿频、尿急、尿痛，或出现血尿。证属药毒损伤膀胱脉络，湿热蕴积下焦。治拟滋阴凉血，清热解毒。药用玄参、知母、生地黄、金银花、土茯苓、泽兰、泽泻、黄柏、黄连、栀子、车前子、甘草。血尿加仙鹤草、血余炭等。

5. 肝脏毒性　化疗药物MTX、BCNU等，容易引起肝脏损伤，导致肝功能异常，严重者可引起肝纤维化、急性肝衰竭、脂肪变性等。临床上可见肝区不适，厌食、腹胀、腹泻，倦怠乏力，舌淡苔厚腻，脉沉弦或滑。生化检查提示肝功能异常。证属药毒蓄积肝脏，气机运化失常。治拟疏肝清热，化湿消浊。药用白芍、茵陈、柴胡、栀子、大黄、泽泻、厚朴、豆蔻仁、白术、茯苓、甘草。

第十六章
乳腺肿瘤性疾病

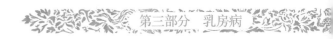

6.肺脏毒性　化疗药物 CTX、BLM、MTX 等，可引起肺间质性炎症和肺纤维化。临床上可见发热，咳嗽、少痰，胸痛、胸闷、气短，舌淡苔白腻，脉沉滑。胸片见炎性阴影。证属药毒蓄肺，阻滞气机，肺失宣降。治拟滋阴益气，宣肺解毒。常用药如知母、沙参、炙百合、葶苈子、麦冬、五味子、鱼腥草、冬虫夏草、茯苓、薏苡仁、黄芪、甘草等。

7.心脏毒性　化疗药蒽环类，如阿霉素、柔红霉素等，可导致心肌毒性。临床上可有活动性呼吸困难，胸闷、气短，心慌、心悸，乏力，头晕，严重者不能平卧，咳粉红色痰。体检可有心脏扩大、肺水肿、胸腔积液，心电图提示有阵发性心动过速、室上性或室性期前收缩等。证属药毒损伤心血，心阳不振，心气衰弱。治拟补血养心者，振奋心阳。药用当归、白芍、黄芪、桂枝、甘草、茯神、远志、龙眼肉、五味子、人参、制附子。

绝大多数化疗药物都可引起全身性毒性反应，只是某种药物对某一脏器损害较为严重，临床表现较为突出，因为每个人的特异体质不同，而毒性反应也有很大差别。治疗时必须综合分析，全面权衡，辨证论治，才能收到较好的疗效。

第十六章
乳腺肿瘤性疾病

第十七章　其他乳腺疾病

第一节　乳癖（乳腺增生病）

乳癖，又有"乳核""奶癖""奶胡""乳痞""乳痣""气滞""隐核"等名称，此病相当于西医学中的乳腺增生病，西医学医学认为，此病泛指乳腺腺泡、导管上皮细胞及周围结缔组织增生，数量上增多，形态上变异，排列上紊乱为基本病理变化的既非炎症、亦非肿瘤的一种乳腺病。其发病率占生育期女性的40%左右，占女性乳房疾病的90%以上，且因极少数增生患者有癌变的可能，故越来越引起人们的重视。本病好发于30～45岁女性，一侧或双侧乳房中有肿块、疼痛，随喜怒而增减，月经前加重，经后减轻。早期积极治疗，多可痊愈，一般预后良好，病程拖延日久，治疗较为棘手，癌变率为2%左右，尤其对伴有乳腺癌家族史的患者，更应引起重视。

一、古籍摘要

以往诸多医学文献认为"乳癖"最早记载来源于《中藏经》，使人容易理解为当今所指的乳癖在《中藏经》中已有命名，其实该书中"治小儿乳癖，胸腹高喘急吐乳汁"的记载，并非当今所说的乳房中有肿块，疼痛之乳癖，正如王凤兰所说："该乳癖指小儿不知饥饱，食奶过多，以致胸腹高喘急吐乳汁之症。"

《诸病源候论》有"乳结核候"的记载。

《圣济总录》有"妇人以冲任为本，若失之调理，冲任不和，或风邪所客，则气壅不散，结聚乳间，或硬或肿，疼痛有核"的论述，但尚未有以乳癖独立命名的文献记述。

《疮疡经验全书》曰："奶癖：此疾乃五六十岁年老之人生，此疾症不成脓结毒，莫用凉剂敷贴。若使凉药敷贴，即毒入肺腑即死。用鹿角散，相和黄矾丸，频频服之，以好为度。"

《疡医大全·乳痞门主论》除了有以上引载陈实功所论乳癖的内容外，还有窦汉卿、冯鲁瞻、申斗垣、歧天师诸家有关乳癖的诊治经验，但在何为乳癖，鉴别要点等概念上较为模糊，如其云："乳癖，乃五六十岁老人多生此疾，不成脓不可用凉药敷服，逼令毒入脏腑则危。""奶栗即乳栗，又名乳癖，破者少有生。"此描述与当今所指乳癖不相符，而像是乳腺癌的临床特征。

《疡科心得集·辨乳癖、乳痰、乳岩论》云："有乳中结核，形如丸卵，不疼痛，不发寒热，皮色不变，其核随喜怒为消长，此名乳癖"。该书的论述对乳癖的临床诊断与鉴别诊断影响深远，至今仍为人们推崇。

《片石居疡科治法辑要》曰："乳癖单方：专治妇人乳癖，并一切乳中核块，无论已、未溃者

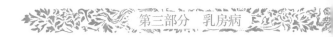

皆效。雪红草三两，俗名猫耳朵草，无灰酒一碗，上煎浓服，重者二三服。"

《外科真诠》云："乳癖，乳房结核坚硬，始如钱大，渐大如桃、如卵，皮色如常，遇寒作痛。总由形寒饮冷，加以气郁痰饮，流入胃络，积聚不散所致，年少气盛，患一二载者内服和乳汤加附子七分，煨姜一片，即可消散。若年老气衰，患经数载者不治，宜节饮食，息恼怒，庶免乳岩之变。"

《吴先生医案》（吴锦堂，邹岳从其学）曰："乳癖：一妇人忧思过度，左乳结核如桃，似痛非痛，咳嗽生痰，身发潮热，求治于余。诊其六脉微数无力，此真气虽弱，而邪火尚未有余。先用逍遥散加香附、贝母、公英，十余服，咳嗽渐止，潮热间作。又以八珍汤加香附、公英、丹皮、柴胡、远志，十余服，身热去其七八，又以益气养营汤加青皮、木香服之，外用香附饼熨之，半载全消。又云：一妇人久郁，右乳内结三核，年余不消，朝寒暮热，饮食不甘，延余诊治。余曰：此乳岩之基也，乃七情所伤，肝经血气枯槁之症，宜补气血、解郁结药治之。用益气养营汤百余剂，血气渐复，外用木香饼灸之，年余而消。此等证候，若用克伐之剂，伤其气血，是速其危也。"可贵的是，该书不但指出了乳癖是可以治愈的，而且警示人们乳癖患病日久，年老体衰者，有发生癌变的可能，并提出调理饮食，调节情志，可以阻止恶变的防治观念。以后的外科医籍中还有很多类似的论述，在此不再赘述。至于古代人为什么以乳癖命名，笔者认为可能有以下两点原因：一是依据此证的病因病机与"痞"字含义相通，且"癖"与"痞"音意相近，病患在乳，故名乳癖。朱丹溪云："痰郁而成癖，血郁而成瘕，食郁而成痞满，此必然之理也。"陈实功云："痞癖皆缘内伤过度，气血横逆结聚而生。"中医学认为，痞癖皆是形容气机不畅，当升不升，当降不降，当变化不变化，传运失常，在人体任何部位出现的胀满疼痛，时轻时重，时隐时现，变化无常等症，恰与乳房中有肿块、疼痛，经前加重，经后减轻，随喜怒而增减等症相符，故以乳癖名之。二是依据此病患于乳房隐僻之处而命名。所谓隐僻之处，一是指乳房本来就是珍藏遮盖在隐蔽之处，二是指所患乳房肿块隐僻于内而不显露于表面，正如清代张璐著《张氏医通》中云："癖者，僻也，内结于隐僻，外不得见者也。"

二、病因病机

1.**肝气郁结**　多由一时生气，暴怒伤肝，木失条达，肝气郁结。气郁则血郁，气滞则血凝，气有余便是火，气不顺则痰浊生。气、血、痰郁结于乳房，则为癖块。

2.**肝郁脾虚**　多由妇人终日操劳，烦事在心，情志抑郁，久虑不伸，思虑伤脾，脾失健运，升降失常，痰湿内生，与气血结，癖块乃成。

3.**冲任失调**　或因先天肾精不足，或因后天肝肾亏损，或因肝郁失于疏泄，或抑郁脾虚，气化失常，生化乏源，以致阴阳失和，冲任失调，经血紊乱上逆，结于乳房，则为癖块。

西医学认为，乳腺增生是由于下丘脑－垂体－卵巢轴内分泌功能紊乱，在女性月经周期雌激素、泌乳素相对增高，孕激素相对或绝对不足，黄体期缩短，致使乳腺腺泡、导管上皮细胞及周围结缔组织增殖，而生理性复旧不全，病理上表现为增殖细胞数量上增多，形态上变异，排列上紊乱，既非炎症、亦非肿瘤的一种乳腺病。

1.**雌激素水平相对或绝对增高**　之所以这样认为，是众多学者根据雌激素的生理功能和动物造模试验，证明雌激素对乳腺上皮细胞、乳腺导管的增生起着主导作用，而临床研究者发现，乳

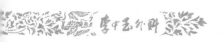

腺增生病患者在月经周期的卵泡期和月经前期雌激素水平，大多显著高出正常人生理水平，因此，认为卵泡期血浆 E_2 提早分泌过高和月经前期 E_2 水平当降不降，导致雌激素长期持续刺激乳腺组织，雌激素水平相对或绝对增高，使上皮细胞及间质细胞增生，增加结缔组织的水钠潴留，致小叶间质水肿，进而影响代谢物的排出，使正常的生理性周期性的乳腺增殖－退化－复旧功能不全。也有一些学者测定血浆 E_2 水平并不增高，尤其是在排卵期前未见 E_2 正常生理规律的 E_2 高峰期，而乳房肿块和疼痛的临床症状最严重时，并不在雌激素水平高峰期，因此，提出雌激素增高不是乳腺增生的原因。

2. 孕激素黄体功能紊乱　孕激素是许多类固醇激素生物合成的重要中间体，孕酮主要产生在黄体期，雌二醇、孕酮与乳腺组织的增生退化直接相关。雌激素主要作用于乳腺导管，而孕酮在雌激素作用的基础上，作用于乳腺泡和小叶，孕酮促使腺泡发育，对抗雌激素的增生效应，引起上皮细胞分化，减少有丝分裂，同时拮抗醛固酮对远端肾小管的作用，加速水钠排泄。根据一些研究显示，乳腺增生病患者孕酮分泌过早地出现在排卵期前，在黄体中期反而不见正常人生理 P 值峰期或高峰期延后，到月经期前仍保持着高水平状态，整个黄体期的 P 含量则比健康人低。因此，提示孕酮的不足是失去了对雌激素的正常调节保护作用，而导致乳腺增生复旧不全。也有一些学者观察到，乳腺增生患者在月经前期孕酮水平并不比正常人低，甚至还较正常人高，而乳腺增生患者临床症状常在月经期前加重，并发现乳腺上皮细胞增生的最大程度是在孕激素水平较高的黄体期，故认为孕激素对乳腺有直接刺激而产生增生作用。同时，也有一些学者通过动物造模试验观察到，同时使用孕激素、雌孕激素所致的动物乳腺增生，比单独使用雌激素使动物乳腺增生的程度大得多。

3. 泌乳素（PRL）增高　近年来，PRL 在乳腺增生病中的作用日益引起学者们的关注，PRL 与正常乳腺上皮细胞 PRL 受体结合产生一系列反应，刺激乳腺腺泡发育和促进乳汁的生成与分泌。当血中 PRL 异常增高时，可能导致乳腺组织的过度增生。一些研究资料提示，乳腺增生患者 PRL 升高，可能是由于长期处于慢性紧张状态，阿片能张力增高，神经传递介质环境改变，导致 PRL 分泌增高，异常升高的 PRL 除了与乳腺上皮细胞表面受体结合外，还可直接进入细胞内发挥作用。升高的 PRL 也可通过影响促性腺激素而导致多种内分泌激素的紊乱，引起乳腺病理性变化。但一些临床现象却提出了疑问，例如，哺乳期妇女较非哺乳期女性 PRL 水平高 10 多倍，为什么却很少发生乳腺增生病？甚至原有乳腺增生病，通过哺乳后反而自行消失了。还有一些高 PRL 症的溢乳者，并不都伴有乳腺增生病。

4. 睾丸素及黄体生成素（LH）不足　一些研究者发现，乳腺增生病患者大多有睾酮及黄体生成素偏低，且呈周期节律紊乱状态，认为睾酮或黄体生成素的不足，失去了对雌激素 E_2 的抑制和调节作用，引发多种激素水平和节律的紊乱，最终导致生理性周期性乳腺增殖、退化、复旧不全，这也是临床应用睾酮治疗乳腺增生病的依据。也有学者认为，乳腺增生病的发生，与睾酮和黄体生成素无关，应用睾酮治疗此病，值得临床进一步研究。

近几十年来，尽管众多学者对乳腺增生病进行了大量深入和多方面的研究，但还有很多问题尚不明白，甚至还有很多有争议的问题，这也许是他们的研究方法、目标定向、分布地域、人群分布、年龄差异，临床症状的轻重，观察时的年、月、日、时等因素所存在的细微差异，才会得出不同的结果。因为内分泌系统是一个敏感性较强、变化出入较大、相互关系较为复杂的生命功能体系，某种原因导致一种激素量与节律的变化，都会影响其他激素的活动调节功能，甚至影响整个内分泌系统，这种相互依存、相互促进、相互制约、相互转化、相互调节的平衡关系，是维持人体正常生理活动功能的保障，这种平衡一旦遭到破坏，就必然会出现某个部位的病理改变。

三、诊断要点

1. 具有月经周期女性。

2. 一侧或双侧乳房疼痛。

3. 一侧或双侧乳房有不规则肿块。

4. 乳房疼痛、肿块，月经前加重，月经后减轻。

5. 乳房疼痛，肿块，随喜怒而消长。

6. 红外线、彩超等检查，能够排除肿瘤等疾病，而符合乳腺增生病的诊断。

四、辅助检查

1. 红外线　轻度弥漫型、片块型、结节型增生，一般 CDI 检查不显影，血管走行自然，无增多畸形等。重度弥漫型、团块型、囊肿型乳腺增生，可见散在片状、条带状或点状淡灰色阴影，不均匀，边界不清，血管增粗、怒张、增多等现象，但多呈双乳对称性，并随月经周期、病情轻重而变化，且无畸形等。

2. 乳房钼靶 X 线片　乳腺增生病的 X 线表现可从形态、密度和结构几方面来表达。其种类较多，概括起来有以下几种（图 17-1 ～图 17-6）。

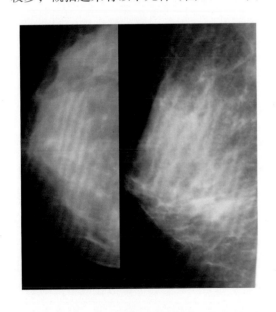

图 17-1　正常乳腺乳房钼靶 X 线（1）

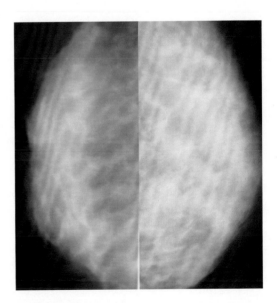

图 17-2　正常乳腺乳房钼靶 X 线（2）

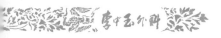

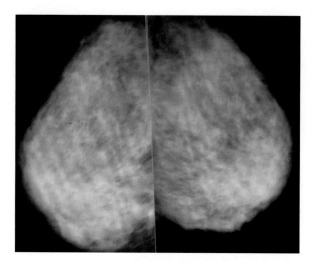
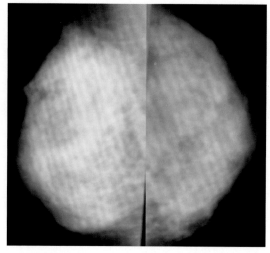

图 17-3　乳腺增生病钼靶 X 线（1）　　　　　图 17-4　乳腺增生病钼靶 X 线（2）

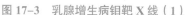

（1）结节状型　孤立，密集，或散在的结节，平均颗粒直径 3～4mm，密度与腺体相似，或稍高于腺体，这种图像以腺小叶增生为主。

（2）小片状、小球形或半圆形致密团型　密度较高，为瘤样增生表现。

（3）大片状、肥厚型　累及一个大叶或几个大叶增生，密度不均匀，以高致密为主，边界清楚或部分清楚，致腺体向皮下脂肪膨出，形成对周围的挤压改变，同时合并乳腺间质改变。

（4）肿瘤型　从外形和密度上看，都很难与乳腺实质肿瘤进行区别，所以容易与纤维腺瘤混淆，仔细观察区别之处，可能在密度的均匀度上有细微差别，肿瘤型增生密度不够均匀。

（5）乳房悬韧带（Cooper 韧带）增粗、变形型　说明乳腺增生已引起乳腺结构的改变，增生已累及乳房悬韧带和周围纤维组织，其增生程度加重，病理切片可能出现非典型增生改变。

（6）条索状型导管增生的 X 线表现　可根据导管扩张的程度和密度，判断其增生的程度。导管的密度低，不变形，是轻度增生表现；重度增生致使导管呈柱状扩张、变形、密度增高等表现。

（7）串珠状和棉球状型　重度增生，非典型增生，癌发病率最高类型。

3.乳腺增生病彩超声像图　乳腺增生症又称乳腺结构不良，为乳腺的主质和间质不同程度的增生性病变，并由此伴发的一系列形态变化。其病理变化多样，分类复杂，致使超声图像亦呈多样性。超声显示病变多发，回声多样，病灶多种形态。根据乳腺结构不良 WHO 病理分类，声像图可分为五个类型。

（1）导管增生型　小叶内和小叶外的部分，大导管和小导管上皮增生，但以小导管为主。超声表现为输乳管的低回声，呈不规则增粗，多为中小导管扩张延至乳头，局部散在或不规则的低回声，最大可达 40mm×15mm。伴有导管上皮实性团样增生者，其扩张的管腔壁上可见实性小隆起。

（2）小叶增生型　乳腺小叶数目增多及小叶内导管或腺泡的数目增多，但小叶内纤维间质无明显增生，超声表现为乳腺组织增厚。单纯小叶增生为主时，表现为长轴出现小管道状低回声，横断呈细筛状。以腺性小叶增生为主时，可见乳腺实质内回声增强或减弱的结节、团块，边缘不

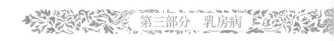

清；或团块内部呈强弱不等回声，似"豹纹征"；或呈散在小低回声，边界欠清，与周围乳腺组织回声相近。

（3）囊肿型　乳腺组织内可见局限性或弥漫性分布大小不等液性无回声区，多呈圆形或椭圆形，一般为数毫米至 1～2cm，内透声好，边界清，后壁回声增强。如囊肿破裂引起周围组织炎症反应，出现胆固醇结晶和大量泡沫细胞、慢性炎症细胞浸润、肉芽组织形成及囊壁钙化时，此时的肿块往往表现为液性浑浊或混合性肿块回声，液性暗区壁较厚或外围呈实性低回声，欠规整，肿块内可见散在细小光点、絮状物，或见细分割光带，少部分肿块壁上有小点状强回声光斑。有些病例囊肿太小超声难以显示，乳腺组织呈现强回声区与弱回声区镶嵌状。

（4）局灶纤维化型　轻度增生时，仅表现为小叶内纤维细胞稍增生；继之，小叶内与小叶间纤维组织融合；最后，小叶结构消失。超声表现为乳腺组织内见较大的结节，呈斑块状，形态不规则，回声较强而不均匀。

（5）纤维腺瘤样增生　间质纤维组织增生，形成结节状。超声表现为乳腺组织内见规则、欠规则或不规则肿块，可呈圆形、椭圆形、片状或三角形。肿块的边界清晰，比较光滑，也可有角状突起。肿块常有压缩性，压之无明显逆向运动，可与乳腺纤维腺瘤进行鉴别。肿块内部多为低回声、稍低回声、等回声或稍强回声，均匀或不均匀。低回声肿块与乳腺癌相比，回声相对稍强、球体感弱，压之或变动体位可变形，可与乳腺癌进行鉴别。

以上为乳腺增生症的典型声像图表现，但往往是两种或两种以上病变多部位同时存在，超声图像上多种表现可同时出现。随着年龄的增长，病变类型亦有所变化。小叶增生型、导管增生型为较早期病变，发病年龄偏低；局灶纤维化与纤维腺瘤样增生型为相对晚期，发病年龄偏高。乳腺增生症的类型与乳腺质地有关，导管增生型以间质型与中间型乳腺质地多见；小叶增生型以中间型为多；局灶纤维化型和纤维瘤样增生均亦以中间型为多。乳腺增生症的发病率亦与乳腺质地有关，间质型与中间型病变发生较多，而导管型发病率偏低。对于肿块较硬或较大者，可考虑做组织病理学检查。

五、鉴别诊断

1.乳腺癌　多发于 40 岁以上中老年女性，多为一侧乳房中有肿块（很小时为结节），形状不规则，边界清，凹凸不平或毛糙不光滑，质地坚硬如石，易与胸壁皮肤粘连，移动性小，可有乳头溢液，为血性。中后期可有"酒窝征""橘皮样变"，乳头内陷。晚期肿块可突出于乳房，溃烂后形如岩穴，时流血水，腋下、锁骨上下淋巴结可肿大。

2.乳房纤维腺瘤　多发于 18～30 岁青年女性，可单个肿块见于一侧乳房，也可双侧乳房中发生多个；小者可为数毫米、数厘米，大者可达十数厘米；圆形、椭圆形、分叶形，形态不一；肿块边界清、光滑，可呈分叶状，质地韧硬，移动性大，无明显挤压痛，生长较慢，较少恶变。

六、辨证分型

1.乳痛症　顾名思义，此型是指以乳房疼痛为主的一类患者。临床中确实有一部分患者，乳房中并无明显的肿块，但乳房疼痛的确非常明显，有刺痛、钝痛、窜痛等，严重者可影响工作和睡眠。此型常见于中老年女性，年轻女性也有发生。有些人疼痛与月经周期、情绪波动、劳累有

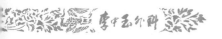

一定关系，而有些人与此并无关联。这一型患者乳腺组织多无明显病理性改变，能否归类于乳腺增生，值得商榷。

2. 弥漫型 是指乳房肿块面积较大但不集中。有些患者乳房疼痛很重，多为胀痛、钝痛，整个乳房腺体增厚，似有乳汁样膨胀，触痛显著，质地多韧，边界不清。月经前、生气后较重，发病多快，病程多短，多见于20～30岁女性。病理多属单纯性增生。

3. 片块型 指乳房中有肿块，扁平呈薄饼片状，边界欠清，质地韧而不硬，挤压痛明显，推之移动，多发于乳房外上、内上、中央象限浅层，常伴有乳房胀痛、隐痛。乳房肿块疼痛，多与月经周期和情绪波动有明显关系。多见于年轻未婚或已婚未育女性，病程多短，或时轻时重，时愈时发，延续多年，病理多属乳腺小叶增生。中西药治疗大多能够痊愈。

4. 团块型 团块者是指乳房中有肿块，较片块型厚度大，形态呈团块状，边界不甚清，多光滑，质地韧而稍硬，与胸壁皮肤无粘连，多发于乳房外上、内上象限至中央区深层，挤压痛轻度。伴有隐痛、钝痛、刺痛、胀痛等，也有疼痛不明显者。患者初始乳房疼痛、肿块，可随喜怒而增减，月经前加重，病程多长，年龄在30岁以上。病理多为乳腺小叶、腺泡间质混合增生病变，或伴囊肿，对此型患者应通过钼靶X线、彩超、穿刺活检病理检查，首先排除恶变，中西药治疗大部分可以痊愈，部分可以减轻，但需时间相对长些，也有少数需做乳房区段切除术。

5. 条索型 条索者是指乳房中有肿块，细长形似条索状。条索状肿块小者可在1cm内，大者可长数厘米，或更长，可为单一存在，也可多处，甚至布满整个乳房，凹凸不平，边界清，年龄在30岁以上。病理多为乳腺小叶、腺泡间质混合增生病变，或伴囊肿，对此型患者应通过钼靶X线、彩超、穿刺活检病理检查，首先排除恶变，中西药治疗大部分可以痊愈。

6. 囊肿、结节型 囊肿者是指乳房中有肿块，内有腔隙含有液性物体，结节者是指肿物很小不超过0.5cm。小囊肿、结节有时很难区别，故将囊肿结节放在一型。乳房中较大的囊肿数目较少，边界清、光滑、质韧，有波动感，较易辨别，较小的囊肿常为多发，散在于外上、内上象限，呈串珠样、石榴子样、蚕豆大不等，多与片块型、条索型等同时存在，常在乳房深层紧贴胸壁，边界清或不清，质地韧而稍硬，光滑，移动性差，不与皮肤粘连，挤压痛轻度，可伴有刺痛、隐痛、钝痛、窜痛，或无任何疼痛，可与月经、情绪有关，也可与月经情绪无关。多发结节、囊肿大小不等，质韧者，多属"乳腺囊性增生症"；若个数少、小、硬者，或单个结节，嵌于肿块、条索块中，应特别注意乳腺癌前病变"非典型增生"之可能，可通过彩超、钼靶X线、针吸穿刺活检或手术切片检查进行诊断。若为单个结节，不与肿块存在，不属乳腺增生范围，应另行辨别。

7. 混合型 所谓混合型，就是指乳房中肿块具有上述两种类型以上的特点体征，治疗时应根据主症轻重缓急，确定治疗原则。值得说明的是，这些分型分类只是一般的规律性总结，在临床中很可能几种类型相互转化，应详细审察，综合考虑，整体评估，动态追踪变化，采取相应措施。

七、治疗

目前治疗乳腺增生的方法很多，但都不甚理想。如西医学多选用内分泌调节剂三苯氧胺、丹那唑、溴隐亭等性激素类药，尽管在很短的时间内就可收到肿块缩小、疼痛减轻或消失的效果，

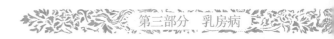

但停药后极易复发，长期应用还会产生月经紊乱、白带增多等副作用。对较重的乳腺增生可选用手术切除，但切除范围小，不能解决未切除腺体的继续增生；切除范围大，则损伤重，且影响美观，患者多不愿接受。中医中药治疗此病，确实有较好的疗效和优势，大多数病者都可以获愈。可能有人会问，现在市场上流通的治疗乳腺增生病的药物已经不少，为什么多数患者应用后不能达到满意效果呢？其实道理很简单：药不对症。患的是乳腺增生病，用的是治疗乳腺增生病准字号专用药，怎么能说药不对症呢？众所周知，中医学的精髓是"辨证论治"，中医药的绝妙之处为"因证施治"。"辨"是鉴别，"证"是证候，是通过"望、闻、问、切"将患者的病证、体征，以及现代医技检查的结果综合归纳，分析判断，最后得出是什么病的明确诊断，并将病因、病机、病证等特点给予高度概括，这就是"证候、论治"，是讲治疗大法，是根据病因、病机、证候特点而确定的治疗原则、具体方法、方药和措施，这就是因证施治，包括"异病同治""同病异治"。异病同治是指多个人患不同的病证，而却用相同的方药去治疗；同病异治是指多个人患相同的病证，却用不同的方药去医治。例如，对于乳腺增生病，由于每个人的年龄大小、病程长短、病因有异，病情轻重，肿块的大小、硬度、疼痛的性质等个体差异，不可能是一种证候，不可能用固定的方药或一种中成药就可以全部治愈，只有根据每个人的证候特点，选用针对性强的方药，才能收到较好的疗效。综上，关键在于医生的诊断水平和上述辨证论治分型和治疗法则方药，多是前代诸贤遗留下的宝贵经验，也有笔者几十年临床实践的体会总结。

（一）辨证论治

1.肝气郁结证　见于成年女性各年龄阶段，发病快，时间短。乳房疼痛多为胀重痛轻，或走窜多变，痛无定处。乳房结块多呈弥漫性肿大，可波及多个象限或整个乳房，边界不清，质地软如气吹，或质韧若橡皮。触痛显著，移动性大，皮色不变。肿块、疼痛常随喜怒而增减，可伴胸胁胀满，烦躁不安，夜不安寐，口苦，月经不调，量少，色暗，舌红，苔黄，脉弦。证候：肝气郁结。治则：清肝解郁。方药：清肝解郁汤：当归、川芎、白芍、生地黄、陈皮、远志、茯神、半夏、栀子、木通、川贝母、桔梗、紫苏叶、甘草、青皮。用法：每日1剂，水煎服。

方义：此型乳癖，多由一时生气，暴怒伤肝，木失条达，肝气郁结。气郁则血郁，气滞则血凝，气有余便是火，气不顺则痰浊生。气、血、痰郁结于乳房，是乳癖的总病机。此型乳癖以气郁为主，诸症表现为实证热象，故其治以清肝解郁为主。方中香附为血中气药、气中要药，妇科病主药，配以青皮、陈皮，理气行气，调气破气而解郁；以四物汤活血、行血、凉血、平肝、敛阴而解郁；以半夏、川贝母、桔梗理气、升气、燥湿化痰而解郁；以茯神、远志敛肝火，养心安神而解郁；以紫苏叶、山栀子、木通、甘草清肝热，泄肝火而解郁。诸药合用，清肝热、利肝气，平肝阳，敛肝阴，解肝郁，调营血，化痰浊之效。肝郁解，气血调，痰浊散，肿块自消，疼痛自无，诸症自解。如胸腹痞满加枳壳、瓜蒌，头晕目眩加夏枯草，疼痛较重加郁金、川楝子，月经不调加红花、益母草。据现代药理学研究证实，疏肝理气药具有调节下丘脑-垂体神经内分泌的功能，促进肝脏的代谢，增强对雌激素的转化和灭活作用，以减少雌激素对乳腺的不良刺激，改善缓解乳房胀痛等症。此方在明代陈实功《外科正宗》中为"忧郁气滞之乳痈"而设，张八卦外科第五代传人李道周先师常以此方治疗乳癖。应用要点为乳癖偏于气郁，体实而无虚证，并随症加减，灵活变通。

2.肝郁脾虚证　多发于35岁以上女性，病程多长，多由妇人境遇不佳，烦闷在心，情志抑

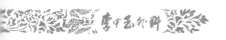

郁，久虑不决所致。乳房疼痛多为隐痛或钝痛，乳房肿块多为片块状、团块状，边界较清、光滑，质地韧而不硬，挤压痛轻度，可有乳头溢液，呈多孔，乳汁样或清水样。常有多愁善感，悲伤欲哭，心慌心悸，夜寐多梦，纳差，倦怠乏力，月经错乱，量少，色淡等。舌质淡，脉沉弱。

证候：肝郁脾虚。治则：疏肝健脾，养血化痰。方药：柴胡白芍逍遥散。方药：柴胡、白芍、党参、白术、当归、川芎、陈皮、茯神、半夏、瓜蒌仁、甘草。用法：每日1剂，水煎服。

方义：肝为刚脏，亦为娇脏，性喜条达而恶抑郁，若为气量狭窄，所愿不遂，情志抑郁，疏泄失常，肝气郁结，血行不畅。肝属木，脾属土，肝郁易克脾土，脾失健运，痰湿内生。脾生血，肝藏血，生血乏源，藏血亦不足。乳癖初病多实，肝气实则易怒；久病多虚，肝郁气虚，多忧伤。脾气实则脘腹胀满，脾气虚则纳差，倦怠乏力，乳头溢液。脾虚易致气虚，气虚易致血虚。肝血虚则失眠多梦；心血虚则心慌心悸，表现在月经则不调，量少色淡。气血痰浊结聚于乳房，则为癖块。方中柴胡，入厥阴经，疏肝解郁，宣畅气机，得陈皮之助，气郁、气滞、气结可散；伍与白芍善养肝体，敛肝气，补肝阴，缓肝急，止疼痛，得川芎之助，不但增加了养血、补血之功效，寓意和血、行血散郁之作用；以党参、白术、茯神、甘草、陈皮、半夏，六君子汤（唯茯苓为茯神）意在补气，养血安神，健脾运湿化痰；以瓜蒌仁宽中理气，化痰散结，引导诸药直达病所，患乳病必用之剂；诸药合用，共奏疏肝解郁、益气健脾、化痰散结之效。肝郁得解，脾虚得健，气血冲和，诸症自除。加香附、浙贝母，以增强理气化痰的作用；若肿块韧硬或伴有囊肿，选加海藻、昆布、穿山甲（现已禁用）或全蝎、蜈蚣，以增强通络化痰、软坚散结之功，经血不调选加红花、益母草、香附，以增强调理冲任之功。乳头溢液，清水样或乳汁样，选加山楂、麦芽、黄芪，若血性、脓性非其所宜。据研究证实，山楂、麦芽等有抑制泌乳素分泌，调节黄体生成素与孕酮的不足，降低雌激素绝对值高的作用。海藻、昆布提示有碘成分，可节内分泌功能，有助于刺激黄体生成素的分泌，改善黄体功能。经查文献，此方在清代《疡医大全》中已为治疗乳癖的专用方，言载于《冰鉴》一书，名为加味逍遥散。

3.肝郁冲任失调证　多发于青年女性，以35岁以下较为常见，病程长短不一，病因气郁者多。症见一侧或双侧乳房疼痛，呈胀痛、钝痛或窜痛。乳房中有肿块，呈片块状、团块状、弥漫状不等，边界不清，质韧不硬，挤压痛明显，皮色不变。月经前加重，经后调减轻，多伴月经周期紊乱，月经量少，色暗，有瘀血块，或色淡量少，或经行天数少，或经来断断续续，淋漓不尽，或经闭不至。常伴有胸胁疼痛，烦躁易怒，寒热往来，寐差梦多，神疲食少，舌暗，脉弦。

证候：肝郁冲任失调。治则：疏肝解郁，健脾养血，调理冲任。方药：逍遥散加味：当归、白芍、茯苓、薄荷、柴胡、黄芩、牡丹皮、香附、白术、川贝母、甘草、生姜、大枣。用法：每日1剂，水煎服。

方义：肝藏血，主疏泄，体阴而用阳。若妇人情志不畅，肝气失于条达，肝体失于柔和，必致肝气郁，肝气郁失于疏泄，则致肝血郁。肝气郁，横克脾土，脾失健运，气化乏源，亦可致肝血虚。肝气郁、肝血郁、肝血虚，都可致冲任失调，经血紊乱，经血上逆，结于乳房，则为癖块。方中柴胡条达肝气，疏解肝郁，得香附之助可调经血；白芍微寒，养血敛阴，柔肝缓急，得当归、牡丹皮之助，补血、养血、和血、凉血、散郁，补肝体而助肝用；木郁则土衰，肝病易传脾，故以白术、茯苓、甘草健脾运湿，非但实土以抑木，且使气化有源；伍以薄荷、黄芩，佐柴胡疏解郁遏之气，透达肝经郁热；伍以贝母，化痰软坚，消散癖块；生姜、大枣引经为使，一以

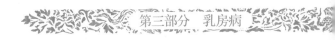

补脾益肾和中，一以辛温发散，以制黄芩、薄荷、牡丹皮寒凉之性。如此气血同治，肝脾同调，攻补兼施，寒温并用，肝郁得解，血虚得调，脾弱得复，营血调和，经血畅达，乳癖自消，诸症自瘳。患者若为青少年女性，选加仙茅、淫羊藿；经血不调选加红花、五灵脂、桃仁等；乳头溢液淡红色或血性，加大黄炭、仙鹤草等；乳房疼痛，胸腹痞满，加郁金、川楝子、枳壳、瓜蒌等。此方亦为张八卦外科传统用于治疗乳癖的专用方，比内科常用《太平惠民和剂局方》逍遥散多药五味，方义近似，比《外科正宗》中逍遥散多药一味，治病不一。此方与柴胡白芍逍遥散同为治疗乳癖肝郁脾虚之方，但柴胡白芍逍遥散重在理气解郁，化痰健脾，益气养血，而本方重在疏肝解郁，健脾养血，凉血清热，调理冲任；前方偏于温补，后方偏于凉散；前方偏于调理气血痰郁，后方偏于调理气郁、血瘀。乳癖冲任失调，病因不只是肝郁，亦可由肾精亏损，非此方所宜。

4. 肾虚冲任失调证　此型多见于青少年女性，发病多缓慢，病程长短不一。症见一侧或双侧乳房隐痛，结片块形肿块，常以乳晕区为中心，可波及多个象限，边界不甚清，质地韧而不硬，触痛明显，移动较好，皮色不变，与月经、情绪无明显关系。少年常见于青春期前，青年常见于乳房偏小，或婚后不孕，多伴月经前后错，量少色淡，或闭经不行，腰膝酸软，头晕，耳鸣，面黄体瘦，舌淡，少苔，脉沉濡细。证候：肾虚冲任失调。治则：益肾填精，补气养血，调理冲任。方药：当归、白芍、熟地黄、党参、白术、黄芪、枸杞子、女贞子、杜仲、仙茅、淫羊藿、益母草、红花。用法：每日1剂，水煎服。

方义：肾为先天之本，元阳元阴之根，天癸冲任之源。"冲主血海""任主胞胎"，冲任之脉下起胞宫，上连乳房，经脉相通。肾精化生肾气，肾气化生天癸，天癸盛激发冲任，任脉通，太冲脉盛，月事以时下，乳房络脉舒展，发育、功能正常。若肾气不充，天癸迟至，冲脉失养，任脉不通，下不见月经的正常运行，上不能使乳房络脉通达，以致为病。肾为先天，脾为后天，脾之运化靠肾之温煦，肾虚常致脾虚，脾肾虚则气化不足，运化失常，痰浊内生，阻于乳络，可发为病。肾藏精为人体之先天，肝藏血为女子之先天。"精血同源""乙癸同源"。肾气不足易致肝血不足，肝血不足易致冲任失调。肾主水，藏精化生天癸而主冲任；脾为后天之本，主统血注之于冲任；肝藏血主疏泄，善于调节冲任，故与冲任都密切相关。方中以仙茅、淫羊藿、杜仲、枸杞子、女贞子补肾阳而益肾精，壮先天而实根本；以当归、白芍、熟地黄、红花、益母草和血、养血、行血、助先天而调月经；以党参、白术、黄芪补中益气，培育生血之源。肾气充盛，脾气健运，血脉畅达，冲任自调，乳癖自愈。现代药理研究，仙茅、淫羊藿等补肾药具有增强下丘脑－垂体－肾上腺皮质功能，促进性腺性器官发育，调节性激素平衡，缓解乳腺增生症状等作用。若伴有乳房疼痛明显者，加延胡索、郁金；伴有气郁者，加香附、青皮、陈皮；肿块较硬者，加穿山甲（现已禁用）、川贝母、三棱、莪术等。

5. 气血痰凝证　多发于35岁以上女性，病程较长，多为其他类型转化而成。症见一侧或双侧乳房疼痛，呈刺痛、钝痛，向肩背胁肋部放射，也可无任何疼痛；乳房肿块多呈团块状、囊肿样、条索结节状，形态各异，大小不一，单发或多发不等，部位较深，肿块边界较清，质地韧硬，移动性小，挤压痛轻度，与月经周期、情绪波动无明显关系。舌质暗，脉弦或滑。证候：气血痰凝。治则：疏肝解郁，通经导滞，化痰散结。方药：癖瘰汤（经验方）。方药：当归、川芎、赤芍、桃红、红花、乳香、没药、穿山甲（现已禁用）、陈皮、瓜蒌、海藻、昆布、三棱、莪术。

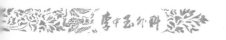

方义：乳癖总由气郁、血瘀、痰凝于乳络所致。气郁时肿块多宣浮肿胀，或硬如橡皮，胀多痛轻，走窜不定，随喜怒而增减；痰凝者肿块质地多韧，疼痛多为隐痛或不痛，挤压痛亦不明显，且与情绪月经无明显关系；血瘀者肿块质地多硬，疼痛多为刺痛、钝痛，多伴冲任失调。其实，气、血、痰三因常间杂同时致病，但有偏重之不同，临床应仔细辨别，在遣方用药时随症施用。方中当归、川芎、赤芍、桃红、红花活血行血，破血散瘀；乳香、没药行血止痛；穿山甲（现已禁用）通经导滞化瘀；陈皮、瓜蒌理气开郁化痰；海藻、昆布利水化痰，软坚散结；三棱、莪术从血药则治血，从气药则治气，治一切凝结停滞之坚积；诸药合用，气郁消而痰凝化，络脉通而瘀血散，血脉和，痰凝解，疼痛岂有不止，癖块岂有不消之理？本方为破散峻猛之剂，适宜于血结痰凝之重证，即肿块结节较硬者，气虚者可加黄芪、党参，脾虚者选加白术、茯苓，气郁重者选加香附等。据现代药理研究证实，此类药活血祛瘀，具有改善人体血液循环，调节体液代谢，降低血液黏稠度，抑制组织内单胺氧化酶活力和胶原纤维合成，促使结聚之肿块机化、崩解、吸收、抗实变，阻断或逆转增生组织的恶变等作用。

（二）自行研制中成药的临床应用

随着时代的发展，科学技术的进步，制药方法的现代化，将经验方药制成丸散膏丹应用，已成为一种趋势。实践证明，疗效可靠，使用方便，适宜一些慢性病的长期治疗。现将笔者所在科室临床研制的几种常用方药介绍于后，以供参考。

1. 凋瘤丸　方药：穿山甲（现已禁用）、山慈菇、马前子、三棱、莪术、海藻、党参、黄芪、女贞子等。制法：部分药物直接烘干粉碎，过筛；部分药物水煎过滤，浓缩、烘干粉碎；诸药均匀，水打为丸，绿豆子大，紫草粉包衣，烘干，包装，灭菌。功能：理气解郁，通经导滞，健脾益气，化痰散结。主治：乳腺增生病，乳腺纤维腺瘤，乳腺癌晚期或乳腺癌术后治疗。用法用量：每次6g，每日3次，饭后温开水送服。禁忌证：孕妇禁服。毒副反应：有个别患者服药后有过敏反应，出现皮疹瘙痒；少数患者服后出现胃部不适，大便稀薄。

2. 利癖消Ⅰ号　方药：柴胡、当归、白芍、茯苓、半夏、夏枯草、白术、制南星、海藻、郁金、瓜蒌、橘红、川贝母、老鹳草等。制法：部分药物直接烘干粉碎，过筛；部分药物水煎过滤，制浓缩烘干粉碎。诸药调匀，装入胶囊，包装，灭菌。功能：活血理气，疏肝解郁，健脾化痰，消肿散结。主治：乳腺增生病。用法用量：每次5粒，每日3次，饭后温开水送服。禁忌证：孕妇慎用。

3. 利癖消Ⅱ号　方药：淫羊藿、肉桂、鹿角霜、巴戟天、知母、黄柏、全蝎、穿山甲（现已禁用）、白芍、柴胡、香附、三七、皂角刺、甘草等。制法：上药部分药物直接烘干粉碎，过筛，部分药物水煎，过滤浓缩，烘干粉碎，诸药混匀，装入胶囊，包装，灭菌。功能：补肝肾，调阴阳，通经络，散结节。主治：乳腺增生病。用法用量：每次5粒，每日3次，温开水送服。禁忌证：孕妇慎用。

4. 止痛消肿胶囊　方药：当归、川芎、赤芍、枳壳、乳香、没药、大黄、血竭、香附、三七等。制法：上药部分药物直接烘干粉碎，过筛；部分药物水煎，过滤浓缩，烘干为粉剂。诸药混均匀，装入胶囊，包装，灭菌。功能：活血祛瘀，理气止痛。主治：乳腺增生、疼痛明显者。用法用量：每次3～5粒，每日3次，口服。禁忌证：孕妇慎服。

5. 外治：中玉牌乳腺贴（笔者经验方）　采用了笔者的临床经验，科学组方，道地药材，规

第十七章
其他乳腺疾病

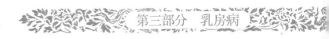

范炮制，精心制作，确保安全、有效、方便使用，调理乳房，为经络阻塞、气血凝滞所致的乳腺结节、肿块，以及乳房疼痛的专用品。主要成分：蜂蜡、蜂房、乳香、没药、白芷、红花、当归、冰片、商陆、山慈菇、三棱、莪术、海藻、昆布、全蝎等。功能：通经达络透窍，散结止痛。主治范围：乳核（乳腺结节）、乳疳（慢性炎性肿块）、乳房疼痛（乳腺增生）。使用方法：选择适宜个体乳房号型，整张贴敷于乳腺结节、肿块，疼痛部位，每次贴一天，如果没有皮肤瘙痒过敏现象，可连续贴敷两天再更换新药。注意事项：本品为外用剂，禁止口服。孕妇、哺乳期女性慎用，乳房皮肤有皮炎、湿疹者禁用。极少数人贴敷后局部若出现皮肤瘙痒，或起皮疹不适，可暂时不贴，或缩短贴敷时间。

（三）西医西药

1. 他莫昔芬（Tamoxifen）　药理作用：本品为抗雌激素类药物，现认为他莫昔芬为雌二醇与雌激素受体的结合，导致细胞核内染色基本开放，使转录不能进行，从而抑制雌激素减少对乳腺组织的刺激，抑制激素依赖性乳腺癌细胞生长。此作用与肿瘤中雌激素水平呈正相关。本品可使催乳素受体活性下降，肿瘤、乳腺增生受到抑制；还可抑制卵巢合成雌二醇，使血中该激素水平下降，达到化学性趋势作用，从而抑制乳腺增生和肿瘤的生长。

体内过程：他莫昔芬口服后易吸收，4～7小时后血浓度达峰值，4～6周时达稳态血浓度。其主要代谢物为N去甲基他莫昔芬，其次为4-羟他莫昔芬，二者均可进一步代谢为4-羟-N-去甲他莫昔芬，后者对雌激素受体仍有高亲和力。他莫昔芬的半衰期为7日，而N-去甲代谢物的半衰期为14日。肠肝循环后，其葡萄糖醛酸结合物和其他代谢物从粪便排出，仅少量经尿排出体外。不良反应：最常见的不良反应为颜面潮红，胃肠道不适，恶心、呕吐，约在25%以上患者中出现。长期应用可有月经不规则，阴道分泌物多，阴道炽热或疼痛，阴道流血等。大剂量给药2年以上，子宫内膜癌的发病率较非用药者增高。少见副作用为高血钙、水肿、血小板和（或）白细胞下降、眩晕、头痛、抑郁及血栓性静脉炎。血浆总胆固醇及LDL-胆固醇降低，脂蛋白增高等，被认为与他莫昔芬的雌激素活性相关。适应证：他莫昔芬本为治疗乳腺癌的一种药物，但对乳腺增生亦可在短期内消除疼痛，减小肿块，故目前是治疗乳腺增生病的首选药物。尽管此药对任何类型乳腺增生都有一定效果，但考虑到它的副作用，对于年轻女性，轻度增生尽量不用。注意事项：妊娠期妇女禁用，不宜与氨基导眠能同用。长期服用应定期检查视网膜及角膜情况，必要时也应查血象。用法用量：枸橼酸他莫昔芬片每次10mg，每日2次口服，月经期停服，经后1周继服，服法同前，一般连续服用3个月至半年。也可每日10mg，待疼痛和肿块消失后，减为每日5mg口服，待一定时间后再减量，直至停止服用。

2. 甲睾酮（Methyltestosterone）　别名：甲基睾丸素，17a-甲基睾丸酮。药理作用：睾丸酮主要由睾丸间质细胞分泌。在男性，肾上腺皮质分泌是次要来源；在女性，肾上腺皮质分泌是主要来源，卵巢和胎盘也可分泌少量。本品既有促进男性器官发育，并维持其副性征，抑制垂体前叶分泌促卵泡素，且有对抗雌激素作用；抑制子宫内膜生长和乳腺增生的作用；促进蛋白质合成，抑制蛋白质分解，而起正氮平衡作用；能促进肾小管对水钠的再吸收，也有保留钙磷作用；同时，还能刺激骨髓造血功能，使红细胞和血红蛋白升高。因雄激素有对抗雌激素的作用，并可通过抑制垂体前叶促性腺激素的分泌而减少卵巢分泌雌激素，使雌激素减少对乳腺的刺激，抑制乳腺增生，调节乳腺囊肿中的水钠数量，减轻乳腺细胞的水肿充血，改善乳腺增生症状，有一定

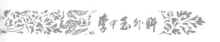

的作用。不良反应：长期大量（每月 300mg 以上）应用于女性，可引起女性男性化多毛，声音变粗、闭经、痤疮、浮肿、肝损害、黄疸、头晕等。注意事项：肝功能不全者慎用，孕妇及哺乳期妇女禁用，乳房发育不良者亦应慎用。应用期间一旦发现不良反应，应立即停药。用法用量：每次 5mg，每日 1 次，口服或舌下含化，至月经来临时停止使用，至月经干净 1 周后再服。也可每天 15mg，肌内注射，于月经来潮前第 14 天开始用，待月经来潮时停用。或在月经来潮前 1 周肌内注射，每日 15mg，至月经来潮停止，每次月经间期不超过 100mg。

3. 丹那唑（danazol） 此药是一种人工合成 17a- 乙炔睾丸酮的衍生物，具有微弱雄激素的作用和抑制卵巢类固醇的产生，使体内雌激素水平下降，从而减少雌激素对乳腺组织的刺激，改善乳腺增生症状。Creenbiall 等在治疗子宫内膜异位症时，发现该药治疗的病例所伴有的良性乳腺疾病同时得到缓解。此药治疗乳腺增生效果显著，肿块、疼痛消失较为明显，有效率为 90% ～ 98%。但副作用较大，只有病情较为严重，尤其结节较多时，才考虑应用。不良反应：长期、大量应用，可有体重增加、痤疮、多毛、月经失调等，发病率约 30%。同时，可能有致畸形，应采取措施避免怀孕生育。有血栓栓塞性疾病禁用。用法用量：100 ～ 200mg，每日 1 次，在月经来后 2 天开始服用，3 ～ 6 个月为 1 个疗程，或初始剂量为 200mg，1 个月后减量为每日 100mg，治疗 2 个月有效后，再减量为隔日 100mg，或仅在黄体期用药，这样可减轻副作用和停药后的很快复发现象。

4. 溴隐亭（bromocriptine） 别名：2- 溴 -a- 麦角隐亭。药理作用：溴隐亭是一个半合成的麦角生物碱。它的化学结构与去甲肾上腺素、多巴胺（DA）和 5- 羟胺有共同之处。它对多种受体有作用，是 DA 受体激动剂。DA 受体分周围和中枢受体，中枢 DA 受体对锥体外系运动调节，对催乳素释放的调节都起着重要作用。溴隐亭主要是中枢 DA 受体激动剂，通过对神经内分泌活动的影响，降低催乳素（PRL）的分泌。催乳素的分泌由下丘脑的释放和抑制因子（PIH）控制，其主要的抑制因子可能是多巴胺或者由 DA 控制的第二介质。溴隐亭是 DA 激动剂，它激活突触后的 DA 受体，在结节一漏斗部的 DA 神经元由 PIH 调节催乳素的分泌，以降低血清中的 PRL 水平。溴隐亭在相当高的剂量时有降低促黄体生成素（LH）的分泌和排卵功能，溴隐亭部分药物能很快地被吸收。它有很强的首过效应，口服后 1.5 ～ 3 小时，血浓度达高峰，t1/2 约 3 小时。代谢物无活性，由胆汁排出。不良反应：最常见的是恶心，长期用药可见呕吐，腹痛，便秘或腹泻，头痛，眩晕，嗜睡，失眠，晕厥或休克，精神错乱，幻觉谵妄，躁狂，严重抑郁症和体位性低血压，晕厥或休克，心绞痛等。适应证：乳腺增生伴有乳头溢液，为多孔乳汁样者（泌乳素增高）。注意事项：正在服用利尿药或降压药者，不宜服此药。孕妇、哺乳期慎服此药。有心绞痛、精神抑郁症者，亦应慎服此药。用法用量：初始剂量每日 1.25mg，逐步加量到 5mg，治疗 2 个月有效者可服满 6 个月。

5. 维生素 E 药理作用：维生素类药物能改善肝功能，调节性激素的代谢，同时改善自主神经的功能，可作为治疗乳腺增生的一辅助用药。Abrams（1965 年）首先报道用维生素 E 治疗乳腺增生。随后诸多研究发现其有效率为 75% ～ 85%。机制系血中维生素 E 值上升，可使血清黄体酮 / 雌二醇上升；同时，可使脂质代谢改善，总胆固醇 /a- 脂蛋白胆固醇的比值下降，a- 脂蛋白 - 游离胆固醇上升。维生素 E 可促进细胞新陈代谢，延缓细胞衰老。能增强垂体促性腺激素分泌细胞的功能，从而增强卵巢功能，使成熟卵泡增多，黄体细胞增大，并抑制孕酮在体内氧化，孕酮作用增强，内分泌失调得以平衡。经临床应用维生素 E，可使部分乳腺增生患者月经前乳房疼痛减轻或缓解，肿块缩小或消失。最大优点是无副作用，价格低廉，服用方便，但复发率也高。用法用量：每次 100mg，每日 3 次，口服。制剂：每粒 100mg。

6.碘制剂　小剂量碘剂可刺激垂体前叶产生黄体生成素（LH），促进卵巢滤泡黄体化，恢复卵巢的正常功能，从而雌激素水平降低。减少雌激素对乳腺组织的刺激，改善乳腺增生，改善乳房疼痛，减轻和消散肿块的功能。有效率为 65% ～ 70%。但碘剂治疗效果往往是暂时的，停药后容易出现反跳现象。由于可影响甲状腺功能，因此，应慎重应用。常用复方碘溶液（卢戈液每 100mL 含碘 50g，碘化钾 100g）。每次 0.1 ～ 0.5mL（3 ～ 5 滴），口服，每日 3 次。可将药滴在固体食物上，以防止药物对口腔黏膜产生刺激。可每次服用 5% 碘化钾溶液 10mL，每日 3 次，口服。碘化钾片 0.5g，每天 3 次，口服。

7.利尿剂　一些学者认为，乳腺增生多有乳房充血水肿，应用利尿剂可以减轻或缓解症状。常用的利尿药为螺内酯和双氢氧噻嗪。

（四）外科手术适应证及处理原则

对于乳腺增生症，绝大多数患者经过药物和其他方法治疗都能够缓解或痊愈，但也有极少数患者必须手术治疗，以避免误诊、漏诊，或防止发生恶变。

1.乳腺增生肿块局限，质地韧硬，移动性小，与月经情绪变化无明显关联，经药物或其他方法长期治疗，肿块仍不消失。年龄在 35 岁以上，不能完全排除癌前病变，或为了防范恶变，可选择手术切除，并送病理活检。手术方式和方法应根据肿块的部位、大小、多少和性质而定。

2.乳腺增生有较大囊肿，经穿刺等方法治疗仍然不能消失，应考虑做囊肿切除术；若囊肿周围有乳腺增生，应考虑将增生组织一并切除，并送病理活检。

3.乳腺增生较大肿块，伴有颗粒状、条索状、三角形孤立存在的结节，质地较硬，移动性小，经长期用药或其他方法治疗不能消失者，应考虑手术，并尽量将结节周围增生组织一并切掉。若多个结节分散存在，不在一个象限，可先进行单个切取并送病理活检。若为一般增生，可不做手术，但应密切追踪观察。若病理结果为非典型增生或上皮细胞活跃，年龄在 45 岁以上，或有乳腺癌家族史等高危因素者，应考虑做乳房区段切除或单纯乳房切除术。

4.乳腺增生病肿块，伴有乳头溢液，为单孔浆液性或血性分泌物，不能完全排除导管乳头状瘤、导管乳头状瘤病、导管癌者，应考虑做乳房小区段切除，并送病理活检。

5.乳腺增生病肿块，经药物等方法长期治疗不能消失，钼靶 X 线有异常钙化灶，或结构紊乱较为明显，或经针吸细胞学发现有中、重度非典型增生者，应考虑乳房区段切除术或乳房单纯切除术。

总之，乳腺增生只要诊断较为明确，能完全排除癌变或癌前病变，都应以药物治疗为主，即便不能够治愈者，也应以密切追踪观察为主，不要轻易手术，尤其是乳房大面积乳腺组织切除或完全切除乳房，但也不能忽略极少数可能会恶变的危险性。必须认真负责地审视每个患者的具体病症，决定治疗原则和采取针对性强的最佳方案。

（五）中医外治

中药熏洗法，理疗法，贴敷法，局部封闭法，乳房局部按摩法。

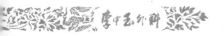

八、预防调护

1. 应保持心情舒畅，情绪稳定。

2. 应适当控制脂肪类食物的摄入。

3. 及时治疗月经失调等妇科疾患和其他内分泌疾病。

4. 对发病高危人群要重视定期检查。

附：乳癖散结胶囊治疗乳腺增生病临床应用专家共识

随着时代的发展，医药剂型的改革，治疗乳腺增生的中成药越来越多，有时临床医生对其药物总组成、适应证、禁忌证等基本情况缺乏足够了解，好在有了专家共识的推荐建议，对临床医生精准选择用药大有必要。今载录"乳癖散结胶囊治疗乳腺增生病临床应用专家共识"。

乳癖散结胶囊治疗乳腺增生病临床应用专家共识

乳癖散结胶囊临床应用专家共识组

乳腺增生病是女性常见疾病，以周期性乳房胀痛、乳房肿块或结节为主要临床表现，中青年女性高发。中医理论认为，本病属"乳癖"范畴，其发生与肝、脾、肾经及冲任二脉有密切联系。因肝郁气滞或冲任失调，而致气滞血瘀痰凝结聚乳络形成乳房结块、疼痛为本病病因病机，中医中药疗效确切，其中，国家专利保护品种乳癖散结胶囊于2001年上市，是国家医保目录品种并收载于2010年版《中华人民共和国药典》，临床应用广泛。为指导和规范本品的临床用药，笔者邀请来自全国相关领域的临床专家、药学和方法学专家，对乳癖散结胶囊的药理作用、临床研证据、安全性数据等进行系统分析与总结，形成本专家共识。

共识推荐了乳癖散结胶囊临床应用的适应证、中医证型相关用法用量、疗程、合并用药、使用禁忌及药物安全性数据，适用于中医、西医和中西医结合专业，用于指导临床合理使用乳癖散结胶囊治疗乳腺增生病及相关病症。

（一）药物基本信息

乳癖散结胶囊由陕西白鹿制药股份有限公司与中国人民解放军空军军医大学（原第四军医大学）联合研制，组方包括夏枯草、川芎、僵蚕、鳖甲、柴胡、赤芍、玫瑰花、莪术、当归、延胡索、牡蛎等，方中柴胡为君药，具有疏肝解郁、调达肝气之功效；当归、玫瑰花、川芎、赤芍4味药并为臣药。当归养血和血；玫瑰花疏肝解郁，活血止痛；川芎活血行气，祛风止痛；赤芍清泄肝火，散瘀止痛；共助君药行疏肝解郁、祛瘀止痛之功。夏枯草、莪术、牡蛎、僵蚕、鳖甲、延胡索共为佐药，夏枯草清泻肝解火，软坚化痰，消癖散结；莪术可破瘀止痛，散结消肿；牡蛎、僵蚕、鳖甲软坚散结；延胡索活血、行气、止痛，可助药力通达。诸药合用，共奏软坚散

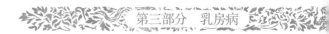

结、行气活血之功。

（二）乳癖散结胶囊的药理学研究

乳腺增生模型家兔18只（乳腺总数72只），随机分为3组，分别给予生理盐水、乳癖散结胶囊、他莫昔芬片治疗。结果显示，乳癖散结胶囊组的治疗效果明显优于其他组，血清中雌二醇（E_2）和孕激素（P）含量明显降低，推测本品通过调节内分泌，降低E_2、P等激素水平，减少与乳腺激素受体的结合而发挥治疗作用。

分别建立二甲苯致小鼠耳郭肿胀、醋酸致小鼠腹腔毛细血管通透性增加的急性炎症模型，大鼠棉球肉芽肿慢性炎症模型及醋酸引起的小鼠扭体疼痛模型，结果显示，与生理盐水组相比，灌胃乳癖散结胶囊能抑制耳肿胀度，降低小鼠腹腔毛细血管管径，减少肉芽肿的形成，减少小鼠扭体次数、增高不同时间的小鼠痛阈值。实验表明乳癖散结胶囊对急性、慢性各种炎症均有较好的对抗作用，对微循环有一定改善，且镇痛作用明显。

以乳癖散结胶囊给小鼠灌胃7天，发现可增强小鼠单核吞噬系统对染料的廓清功能，也能提高小鼠血清凝集素的效价，提示本品有一定免疫增强作用。

（三）专家共识形成方法

系统检索中国知网（CNKI）、中文科技期刊数据库（VIP）、万方医学数据库（WANFANG）、中国生物医学文献数据库（CBM）、美国国立医学图书馆（PUBMED）、荷兰医学文摘数据库（EMBASE）等数据库，检索时间为各库建库至2020年1月1日。纳入目前发表的关于乳癖散结胶囊治疗乳腺增生病的临床研究，限定语言为汉语和英语，中文检索词有乳癖散结、乳腺增生、乳癖、乳痛、随机等；英文检索词为Rupisanjie capsule, hyperplasia of mammary gland, mazophillia, mastalgia, random。根据牛津循证医学中心提出的证据评价系统（A级证据：具有一致性的、在不同群体中得到验证的随机对照临床研究、队列研究、全或无结论式研究、临床决策规则；B级证据：具有一致性的回顾性队列研究、前瞻性队列研究、生态性研究、结果研究、病例对照研究或是A级证据的外推得出的结论；C级证据：病例序列研究或B级证据外推得出的结论；D级证据：没有关键性评价的专家意见，或是基于基础医学研究得出的证据），对现有研究证据综合分析与定性描述基础上结合专家临床经验，通过专家调查和共识讨论等形成本共识方案。

（四）乳癖散结胶囊的临床研究

系统检索6个数据库共得到文献649篇，去除重复文献370篇，通过阅读额目和摘要初筛及全文筛选，最终获得相关临床研究证据46个，其中临床随机对照研究16篇，临床非随机对照研究28个；Meta分析研究2项。相关临床研究证据分析如下。

与他莫昔芬片比较，有14项研究显示乳癖散结胶囊组治疗乳腺增生病的临床总有效率更高；其中13项报道不良反应发生率更低。证据等级为"低级/C级"。此外，乳癖散结胶囊组乳房疼痛时间和肿块持续时间更短；乳房肿块缩小更明显，证据等级为"极低级/D级"。与托瑞米芬比较，2项研究显示乳癖散结胶囊组在促进肿块消散、缓解乳房疼痛等临床总有效率较高，证据等级均为"极低级/D级"。

（1）联合外科手段治疗乳腺增生结节　乳腺增生病本身无手术治疗指征，但为避免漏诊、误诊，临床上常采用外科手术以切除可疑病变，对于乳腺增生结节患者，单纯手术切除易复发，联

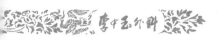

合乳癖散结胶囊能缩短康复时间，提高临床总有效率，降低复发率。12 项临床研究表明联合组临床总有效率高于手术组，其中 6 项研究表明复发率低于手术组。证据等级为"低级 /C 级"。

（2）联合中成药　乳癖散结胶囊与丹栀逍遥丸、舒肝理气丸等中成药联用治疗乳腺增生病，疗效显著，安全性高，无明显不良反应。相关研究提示乳癖散结胶囊联合丹栀逍遥丸使用的疗效优于单纯治疗组，差异有显著统计学意义（P < 0.01），证据等级为"极低级 /D 级"。

（3）与其他治疗手段联用　乳癖散结胶囊联合乳腺治疗仪有明显协同作用，能提高有效率，改善症状，缩短起效时间，减少不良反应。证据等级为"极低级 /D 级"。

（五）乳癖散结胶囊安全性研究

按最大浓度、最大容积灌胃给药，小鼠最大耐受性为 21.6g/kg（合生药 93.3/kg，相当于临床推荐人用量的 173 倍）。

80 只 SD 大鼠随机分为对照组、乳癖散结胶囊低中高剂量组（分别予 0.54g/kg、5.40g/kg、10.80g/kg 的乳癖散结胶囊）共 4 组，每组 20 只，雌雄各半，给药 90 天。给药期间各组动物外观体征、行为活动、粪便性状等无异常。停药 21 天后，各项指标也均正常，与对照组比较差异无统计学意义。病理学检查均未发现明显毒性损害。

（六）本共识相关临床问题清单

本共识相关临床问题清单包括乳癖散结胶囊是否有效改善患者以下症状：有效改善乳房肿块大小（推荐率 72.45%），减轻乳房疼痛程度（推荐率 100%），改善生活质量（推荐率 63.7%）。适用的乳腺增生类型包括乳腺小叶增生（推荐率 91.8%），乳腺腺病（推荐率 83.67%），乳腺囊性增生（推荐率 69.39%），乳腺囊肿（推荐率 37.76%）。当主诉症状持续，不能缓解，考虑联合治疗（推荐率 89.8%）。当原有症状较前明显加重，考虑联合治疗（推荐率 63.27%）。联合用药时能否缩短其他药物疗程（推荐率 70.41%）。常与哪些药物（类别）联合治疗（中成药 / 推荐率 79.59%）。治疗时有无疑似不良反应（无明显不良反应 / 推荐率 72.45%）。长期用药是否需复查肝肾功能（认为需要复查的推荐率 72.45%）。可能相关的不良反应，包括偶见口干和恶心（认为符合的 66.67%）、便秘（认为符合的为 44.44%）、月经不调和经期紊乱等（认为符合的 70.37%）。

（七）乳癖散结胶囊临床应用建议

参照《乳腺增生病诊断与疗效标准的评价》和《乳腺增生症诊治专家共识》执行。

（1）乳房有不同程度胀痛刺痛或隐痛。与月经情结变化有关，连续 3 个月或间断疼痛 3 ～ 6 个月不缓解。

（2）一侧或两侧乳房发生单个或多个大小不等形态多样的肿块，部分患者乳头可有溢液或瘙痒。

（3）利用乳腺 X 线摄影（钼靶）、B 超等辅助检测手段，必要时进行穿刺细胞或组织学检查，以排除乳腺癌、乳腺纤维瘤等其他良性恶性乳腺疾病。

参照《乳腺增生病的中医辨证分型与治疗》《中医外科常见病诊疗指南·乳癖》及专家经验推荐，中医辨依据如下。

（1）肝郁气带证　多见于青壮年妇女．乳房肿块，质韧不坚，胀痛或刺痛，随喜怒消长；伴有胸闷胁胀，善郁易怒，失眠多梦，苔薄黄，脉弦滑。

（2）冲任失调证　多见于中年妇女，乳房肿块月经前加重经后缓减；乳房疼痛较轻或隐痛；

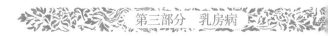

伴腰酸乏力，神疲怠倦，月经量少色谈：舌淡，苔薄白，脉沉细。

临床相关兼症表现的辨证情况如下。

（1）兼血瘀证 乳房刺痛，伴月经推迟，色黯，有血块，经前腹痛，舌黯，有瘀斑淤点脉弦紧或涩（共识建议）。

（2）兼痰瘀证 体胖，乳房疼痛不明显，肿块质韧。伴随乏力，有痰，食欲差，及伴有胸闷胁胀，善郁易怒，心烦口苦等，苔薄腻或黄，脉象弦滑（共识建议）。

（3）兼肝火证 乳房胀痛，可有灼热感，伴心烦易怒，月经提前，量多色深，口干口苦，舌红，苔黄或黄腻，脉弦数或滑等（共识建议）。

（4）兼脾虚证 乳房疼痛不甚；伴随神疲倦怠，胸闷、易叹息，月经量少色淡，舌体胖大，有齿痕，舌淡，苔薄，脉沉细或弱等（共识建议）。

（1）乳癖散结胶囊治疗乳腺增生病。乳癖散结胶囊适用于治疗乳腺增生病（推荐率100%）、乳腺小叶增生（推荐率91.8%）、乳腺腺病（排荐率83.67%）、乳腺囊性增生（推荐率69.39%）、乳腺聚肿（推荐率37.76%）。中医辨证主要为肝郁气滞证及临床兼症表现辨证为兼血瘀、痰瘀、肝火、脾虚者。乳癖散结胶囊可改善患者乳房肿块大小（推荐率72.45%），缓解乳房疼痛程度（推荐率100%），提高生活质量（推荐率63.7%）。其临床总有效率、乳房疼痛和乳房肿块改善优于他莫昔芬片（C级证据，基于证据的专家共识）。

①推荐本品单独使用治疗乳腺增生病，中医辨证为肝郁气滞证或相关兼症情况（共识建议）。②推荐本品单独使用治疗乳腺增生病，相关临床兼症表现辨证为血瘀者，或联合使用红花逍遥丸或红金消结胶囊（共识建议）。③推荐本品单独使用治疗乳腺增生病，相关临床兼症表现辨证为痰瘀者，或联合使用小金片/丸（共识建议）。注意：小金片/丸中含有木整子、制草乌、麝香等有一定的不良反应，不宜过量久服，应定期监测患者肝肾功能。④推荐本品单独使用治疗乳腺增生病，相关临床兼症表现辨证为肝火者，或联合使用夏枯草口服液/片（共识建议）。⑤推荐本品单独使用治疗乳腺增生病，相关临床兼症表现辨证为脾虚者，或联合使用逍遥丸（共识建议）。

（2）联合手术治疗乳增生结节。对于乳腺增生合并结节患者的治疗，通过手术方案能够直接切除患者乳腺组织处的病灶，防止病情恶化，排除可疑病变，但对腺体组织结构紊乱没有明显的疗效，复发风险高，易引起患者术后多种不良反应，乳癖散结胶囊联合手术可提高临床疗效，降低复发率，以及减少术后恶心呕吐、月经异常等不良反应（推荐率58.16%）（C级证据基于证据的专家共识）。

（3）辅助治疗乳腺炎。本品治疗乳腺炎证据不足，有待进一步研究（共识建议）。

（4）辅助治疗乳腺纤维腺瘤。本品治疗乳腺纤维腺瘤证据不足，有待进一步研究（共识建议）。

（1）规格：每粒0.53g。

（2）使用方法及剂量：口服3～4次/天，可根据病情整用药时间。此外，可根据疾病情况联合其他中成药（推荐率79.59%，如红花逍遥丸、红金消结胶囊、小金片/丸、舒肝理气丸）。在监测凝血常规及肝肾功能无异常，符合肝郁气滞和冲任失调证及相关兼症时，可连续使用（推荐率72.45%/共识建议）。

（3）使用疗程：一般45天为1个疗程（推荐率68.37%）。

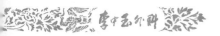

（八）注意事项

说明书记载的不良反应包括偶见口干恶心便秘，一般不影响继续治疗，必要时对症处理（共识建议）。

妊娠期忌服，对该药品所含相关药物过敏者忌服（推荐率97.95%／共识建议）

（1）月经量过多者、哺乳期和经期慎服（认为需要停药的为73.47%／共识建议）。

（2）乳癖散结胶囊辅助治疗乳腺炎（对于细菌性炎症尚不能起到辅助作用）和乳腺纤维腺瘤的疗效和安全性的证据和经验不足，应慎重使用，并密切观察病情变化（共识建议）。

（3）定期随访B超：如经过3个月治疗后，症状体征没有缓解者，应进一步检查，必要时行肿块活检病理检查，排除肿瘤可能（共识建议）。

（九）结语

乳癖散结胶囊临床应用近20年，在防治乳腺增生病方面取得了良好的效果。但高级别循证医学证据尚有限，随着临床使用与研究的不断深入，乳癖散结胶囊的临床应用领域也在不断拓展，本共识将依据未来更多循证医学证据的不断补充，加以修正。

专家组组长：裴晓华（北京中医药大学附属房山医院）。

执笔人：樊英怡（北京中医院大学第三附属医院）；来保勇（北京中医药大学附属房山医院）。

专家组成员（按姓氏笔画排序）：于志勇（山东省肿瘤医院）；史晓光（北京中医药大学东直门医院）；成秀梅（河北中医学院）；刘丽芳（湖南中医药大学第一附属医院）；刘胜（上海中医药大学附属龙华医院）；许双塔（福建医科大学附属第二医院）；阳旭升（桂林市中医医院）；李湘奇（山东第一医科大学第二附属医院）；汪成（上海交通大学医学院附属第九人民医院黄浦分院）；张士云（中国中医科学院广安门医院）；张董晓（北京中医医院）；陈丽红（北京中医药大学厦门医院）；武彪（南昌大学第一附属医院）；郑世鹏（郑州大学第一附属医院）；赵晓平（陕西中医药大学附属医院）；赵鹏（甘肃省第三人民医院）；姜炬芳（民航总医院）；祝东升（北京中医药大学东方医院）；庄志刚（上海市第一妇婴保健院）；贾建东（天津中医药大学第一附属医院）；夏仲元（中日友好医院）；顾岳山（北京市通州区中西医结合医院）；龚益平（湖北省人民医院）；康骅（首都医科大学宣武医院）；韩宝三（上海交通大学医学院附属新华医院）；焦岗军（民航总医院）。

因为乳腺增生病多与月经有密切关系，治疗上多兼顾调理月经，故附月经病一节。

附：月经病

大多数乳房疾病与月经密切相关，尤其是乳腺结节、增生及乳房发育异常，乃至乳腺癌。大多由于冲任不调，或乳房疾患导致冲任不调所致，临床治疗时绝大多数会参考患者月经情况，选择调和冲任的治法方药。所以在本章节中也增加了部分月经病，以供参考。

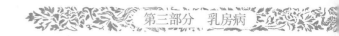

月经过少

月经过少指平素月经周期正常，经量显著少于正常月经量的 1/2，或者月经量少于 20mL，或者行经的时间不到 2 天，甚或经量点滴即净者，称之为"月经过少"，亦称为"经水少""经水涩少""经量过少"。

西医学中的子宫发育不良、子宫内膜结核、子宫内膜炎、性腺功能低下、刮宫过度及卵巢储备功能低下等导致的月经过少，均可参照本病辨证治疗。而长期的月经过少并伴有月经后期者，最终可发展成为闭经。

一、古籍摘要

本病首次出现在《金匮要略·妇人杂病脉证并治》中温经汤条下的"至期不来"。

《妇人大全良方·调经门》引用王子亨云："过于阴则后时而至。"认为阴盛血寒是导致月经后期的主要因素之一。

《丹溪心法·妇人》中指出导致月经后期的病因分别为"血虚""血热"及"痰多"，并介绍了相对应的治法方药，深层次地充实了月经后期的内容。

万全、薛本斋、张介宾等进一步提出"肝经血少""脾经血虚""气血亏虚""气逆血少""痰湿壅滞"，以及"阳虚内寒，生化失期"等可能导致月经后期的证候机制，并提出疏肝理气、补脾养血、气血双补、导痰行气、清热滋阴、温经活血等治疗大法，使该病在证候机制及治疗方法等方面日趋完善。

二、病因病机

本病发病病机分虚实，虚者精亏血少，冲任气血不足，经血匮乏，不能充养胞宫；实者寒凝痰瘀阻滞，冲任气血不畅，经血不通，不能正常而下。常见的病因为肾虚、血虚、血瘀和痰湿。

三、诊断要点

1.病史　可伴有慢性失血史、长期口服避孕药史、反复流产或刮宫等病史。

2.症状　经量显著减少，少于 20mL，或行经时间不到 2 天，甚或点滴即净，月经周期正常或异常，或与月经后期并见。

3.检查

（1）妇科检查　盆腔脏器基本正常或宫体略偏小。

（2）辅助检查　对疑似有高雄激素血症、高泌乳素血症、多囊卵巢综合征、卵巢功能下降等导致月经过少者，妇科内分泌激素检查对其诊断有参考价值；B 超及宫腔镜检查可明确了解子宫大小、子宫形态有无异常、内膜厚度等情况；宫腔镜对诊断子宫内膜炎、宫腔粘连，以及子宫内膜结核等有重要意义。

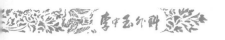

四、鉴别诊断

本病应与经间期出血、激经、胎漏、异位妊娠等相鉴别。本病患者大多有正常的月经周期，经量明显少于正常经量的 1/2，或者少于 20mL，甚或点滴即净。辅助检查：子宫体正常或略偏小；内分泌检查提示促卵泡激素水平升高，雌激素水平下降，睾酮升高，或泌乳素水平也有不同程度的上升等内分泌异常表现；B 超检查可显示子宫内膜较薄。

1. 经间期出血　两次月经中间即月经周期的 10～16 天，出现周期性少量阴道出血，此出血量显著少于月经量，且出血时间较短，持续数小时至 3～7 天可自行停止，可伴有腰酸、少腹一侧或两侧胀痛，白带增多或赤白带下。辅助检查：生殖器官无明显器质性病变；基础体温多低、高温交替时出血；B 超监测可见成熟卵泡或接近成熟优势卵泡。

2. 激经　妊娠早期每月仍按以往月经周期出现少量阴道出血，可自行停止，亦无损于胚胎发育。辅助检查：妊娠试验阳性；B 超检查提示宫内妊娠。

3. 胎漏　月经延期未至，阴道少量出血，时出时止，或淋漓不断，或伴轻微腹痛。辅助检查：妊娠试验阳性，子宫增大与停经月份相符；B 超检查提示宫内妊娠。

4. 异位妊娠　月经延期未至，阴道少量出血，突感一侧下腹疼痛或撕裂样剧痛，持续或反复发作，常伴有恶心呕吐、肛门坠胀或排便感，严重者出现昏厥或休克。辅助检查：妊娠试验弱阳性，子宫增大小于停经月份；B 超检查宫内未见妊娠囊，一侧附件区出现低回声或混合回声包块。

五、辨证论治

月经质地与颜色的变化是月经过少的辨证要点，结合全身症状、体征及舌脉，辨其虚、实、瘀。总的来说，月经过少，并伴有质稀薄、色暗淡，或兼有头晕耳鸣、腰膝酸软等症状者，多属肾虚；伴见质稀、色淡，或兼见头晕眼花、面色萎黄等症状者，多属血虚；伴见色紫暗、有血块，或兼有经行腹痛、舌紫暗或有淤点、脉沉弦或沉涩等症状者，多属血瘀；伴见质黏腻、色淡红，或兼见形体肥胖、胸闷呕恶、苔白腻、脉滑等症状者，多属痰湿。补肾养血、活血调经是本病的治疗原则，在此基础上虚者补之，实者泻之。

1. 肾虚证　主要证候：平素经量较少或逐渐减少，质稀薄、色暗淡；头晕耳鸣，腰膝酸软，足跟作痛，或夜尿频多，或小便清长；舌淡，脉沉弱或沉迟。治则：补肾益精，养血调经。方药：归肾丸加减。药物组成：菟丝子、枸杞子、杜仲、山茱萸、熟地黄、当归、茯苓、山药等。若出现手足不温，小腹发凉，夜尿频多，加益智仁、巴戟天、淫羊藿温肾助阳；若出现五心烦热，颧红盗汗，加龟甲、女贞子、白芍等滋阴补血。

2. 血虚证　主要证候：经来血量逐渐减少，甚或点滴即净，质稀、色淡；或伴小腹隐隐作痛，头晕眼花，面色萎黄，心悸怔忡；舌淡红，苔白，脉细。治则：养血益气，补血调经。方药：滋血汤加减。药物组成：人参、黄芪、山药、茯苓、当归、熟地黄、川芎、白芍等。若面色苍白明显，重用黄芪、加鸡血藤以益气生血；经来点滴即净者，属精亏血少，经血乏源，乃闭经之先兆，宜加枸杞子、丹参、山茱萸、香附，以滋养肝肾，填精益血，活血调经。

3. 血瘀证　主要证候：经行涩少，色紫暗，有血块；小腹胀痛，血块排出后胀痛减轻；舌紫暗，或有淤点、瘀斑，脉沉弦或沉涩。治则：活血化瘀调经。方药：桃红四物汤加减。药物组

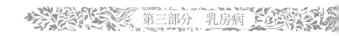

成：桃仁、红花、熟地黄、白芍、当归、川芎等。若小腹胀痛，加路路通、忍冬藤、红藤活血通络；小腹冷痛，加肉桂、小茴香以温经止痛；神疲乏力，气短懒言加党参、黄芪、白术健脾益气。

4.痰湿证 主要证候：经行量少，色淡红，质黏腻，甚或如痰，形体肥胖，胸闷呕恶，或带下量多，质稠或黏腻；舌淡，苔白腻，脉滑。治则：化痰燥湿调经。方药：苍附导痰丸加减。药物组成：茯苓、半夏、陈皮、甘草、苍术、香附、胆南星、枳壳、生姜、神曲等。若脾虚食少，神疲乏力者，加人参、白术以益气健脾；脘闷呕恶者，加砂仁、木香以醒脾理气和胃；白带量多，加虎杖、车前子以除湿止带；月经久不至者，可加当归、川芎、川牛膝、王不留行以活血行经。

六、预防调护

1. 重视月经病的预防与调护。

2. 加强锻炼，改变生活方式，规律作息，健康饮食。

3. 予以重视，尽早诊治，警惕卵巢早衰。

乳癖患者，多半有冲任失调。需要乳腺专科医生充实对月经生理病理知识的了解，故增加以下内容。

月经过多

月经量较正常经量明显增多，或每次经行总量超过 80mL，而周期、经期基本正常者，称为"月经过多"，亦称"经水过多"或"月水过多"。

本病相当于西医学排卵型功能失调性子宫出血病引起的月经过多，或子宫肌瘤、盆腔炎症、子宫内膜异位症等疾病引起的月经过多。宫内节育器引起的月经过多，可按本病治疗。

一、古籍摘要

最早在《金匮要略·妇人杂病脉证并治》温经汤方下即有"月水来过多"这一记载。汉代以后至金元时期以前的医籍，多将经量的乍多乍少，周期的或先或后，统称为"月水不调"。

《素问病机气宜保命集·妇人胎产论》中首先提出"经水过多"的病名，并对病机以阳盛实热立论，治法重在清热凉血，并辅以养血调经，其云："治妇人经水过多，别无余证。四物内加黄芩、白术各一两。"

《丹溪心法·妇人》将本病的病机分为血热、痰多、血虚，并列有相应的治疗药物，还有治妇人气弱不足摄血，月经来时多的验案。

《证治准绳·女科》云："经水过多，为虚热，为气虚不能摄血。"

《医宗金鉴·妇科心法要诀》依据经血的色、质、气、味，以及带下的特点，以辨虚实寒热。其云："经水过多，清稀浅红，乃气虚不能摄血也。若稠黏深红，则为热盛有余。或经之前后兼赤白带，而时下臭秽，乃湿热腐化也。若形清腥秽，乃湿瘀寒虚所化也。"

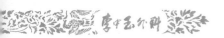

《傅青主女科·调经》认为本病是血虚而不归经所致。

《妇科玉尺·月经》提出"热血凝结"及"离经蓄血"可致经量过多，典型症状是经血有块而腹痛。并认为体质不同则经水过多的病机也不同，如肥人多虚寒，而瘦人多火旺，治法上前者宜温经固湿，后者宜滋阴清热。

二、病因病机

月经过多的主要病机是冲任不固，经血失于制约而致血量多。常见的分型有气虚、血热和血瘀。

三、诊断要点

1.病史　可有大病久病、精神刺激、饮食失宜、经期、产后感邪或房事不禁史。

2.症状　月经量较平时明显增多，或超过 80mL，月经周期、经期一般正常，也可伴见月经提前或延后，或行经时间延长。

3.检查

（1）妇科检查　盆腔器官无明显器质性病变。

（2）辅助检查　卵巢功能测定及子宫内膜活检有助于诊断；B 超有助于了解子宫附件情况；宫腔镜可以排除子宫内膜息肉、子宫肌瘤等相应器质性病变；血液学检查有助于排除血小板减少症、再生障碍性贫血等血液疾病。

四、鉴别诊断

本病应与崩漏、癥瘕及血小板减少症、再生障碍性贫血等血液疾病引起的月经过多相鉴别。本病月经周期正常，经量明显增多，超过 80mL。辅助检查：生殖器官无器质性病变，女性内分泌激素测定、BBT、B 超、子宫内膜活检有助于诊断。

1.崩漏　多有月经不调史或不孕史，多发生于青春期和绝经前后，主要表现为子宫不规则出血，月经周期不规律。辅助检查：生殖器官无明显器质性病变，BBT 单相。

2.癥瘕　行经时月经量多，病程较长。B 超、宫腔镜检查有助于发现子宫内膜息肉、黏膜下肌瘤等。

3.血小板减少症、再生障碍性贫血等血液疾病　多有血液病病史，月经量多，或有皮下出血、牙龈出血等全身的出血症状。辅助检查：血液学检查等有助于鉴别。

五、辨证论治

以月经量多而周期、经期正常为辨证要点，结合经色和经质的变化，以及全身的证候分辨虚实、寒热。治疗要注意经时和平时的不同，平时调经以治本，经时固冲止血以标本同治。

1.气虚证　主要证候：行经量多，色淡红，质清稀，神疲乏力，体倦懒言，小腹空坠，面色㿠白，舌淡，苔薄白，脉细弱。治则：补气摄血固冲。方药：举元煎加减。药物组成：人参、黄芪、白术、升麻、炙甘草等。若正值经期，血量多者，酌加棕榈炭、藕节炭、茜草炭以固涩止血；经行有块或伴下腹痛者，酌加泽兰、益母草、五灵脂以化瘀止血止痛；若兼见腰骶冷痛、大便溏薄者，为脾肾亏虚，酌加鹿角霜、续断、补骨脂、杜仲炭以温补脾肾，固冲止血。

2. 血热证　主要证候：经行量多，色鲜红或深红，质黏稠，或有小血块；伴面赤心烦，口渴，小便黄，大便干结；舌红，苔黄，脉滑数。治则：清热凉血，固冲止血。方药：保阴煎加减。药物组成：生地黄、熟地黄、黄芩、黄柏、白芍、山药、续断、甘草、炒地榆、茜草、马齿苋等。若兼热盛津伤，口干而渴者，加天冬、麦冬、南沙参、北沙参等以生津止渴；若兼倦怠乏力，气短懒言，或心悸少寐者，乃失血伤气，气虚血热之象，酌加黄芪、党参、白术以健脾益气；经行有块者，加蒲黄、五灵脂、三七以祛瘀止血。

3. 血瘀证　主要证候：经行量多，色紫暗，夹有血块；经行小腹坠痛，平素小腹胀痛；舌紫暗夹有淤点或淤斑，脉涩。治法：活血化瘀，调经止血。方药：失笑散加益母草、茜草、三七。若经行腹痛甚者，酌情加制没药、香附、延胡索以理气止痛；血瘀夹热者，经色鲜红或深红，可加藕节、仙鹤草以凉血止血。

六、预防调护

1. 重视月经病的预防与调护。

2. 本病常因失血过多导致气血俱虚，严重影响身体健康，故应针对病因，积极进行治疗。否则病程迁延，会导致崩漏的发生，且反复难愈。

月经先后无定期

月经周期时或提前，时或延后 7 天以上，交替不定且连续 3 个周期以上者，称为"月经先后无定期"，又称"经水先后无定期""月经愆期""经乱"。该病以月经周期紊乱为特征，但行经期及经量较为正常。

本病相当于西医学排卵性功能失调性子宫出血病的月经不规则。青春期初潮后 1 年内及更年期月经先后无定期者，属正常生理表现，若无其他证候，可不予治疗。月经先后无定期若不及时治疗，伴有经量增多及经期紊乱，常可发展为崩漏。

一、古籍摘要

《备急千金要方·月经不调》云："妇人月经一月再来或隔月不来。"

《圣济总录. 杂疗门》中"经水不定"亦是对本病的概括。

《万氏妇人科·调经章》始提出"经行或前或后"的病名，并指出治疗应"悉从虚治，加减八物汤主之"。

《景岳全书·妇人规》则将本病称为"经乱"，并根据病机将其分为"血虚经乱"和"肾虚经乱"，较为详细地论述了本病的病因病机、治法、方药、预后，以及调养方法，为后世医家所推崇。

《医宗金鉴·妇科心法要诀》称本病为"愆期"，同时对病机进行了概括：月经提前为热，延后为滞，淡少不胀者为虚，紫多胀痛者为实。

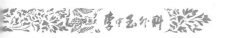

《傅青主女科·调经》依据"经水出诸肾"及肝肾"子母相关"等理论，认为经水先后无定期为肝肾之郁所致，且以肝郁为重，由肝郁而致肾郁，治法上主张"疏肝之郁即开肾之郁"，方用定经汤。

二、病因病机

本病的发病病机主要为肝肾功能失常，冲任失调，血海蓄溢失常；其病因多为肝郁和肾虚。

三、诊断要点

1. 病史　有七情内伤或慢性病等病史。

2. 症状　月经不按周期来潮，提前或延后 7 天以上，并连续出现 3 个周期以上。

3. 检查　妇科检查：子宫大小正常或偏小。辅助检查：生殖激素测定有助于诊断，常可表现为黄体功能不全或伴泌乳素升高。

四、鉴别诊断

本病与崩漏相鉴别，后者表现为阴道出血完全没有周期性，并同时出现经期和经量的异常；性激素检查雌、孕激素及垂体激素异常；基础体温（BBT）单相；子宫内膜诊断性刮宫可帮助诊断。

五、辨证论治

1. 肝郁证　主要证候：经行或先或后，经量或多或少，色暗红，夹杂血块；或经行不畅，经前或行经时胸胁、乳房、少腹胀痛，平素心情郁闷，精神欠佳，时欲太息，嗳气食少；舌苔薄白或黄，脉弦。治则：疏肝解郁，和血调经。方药：逍遥散加减。药物组成：柴胡、白芍、当归、白术、茯苓、炙甘草、薄荷等。若经来腹痛者，酌加延胡索、香附理气止痛；夹有血块者，加鸡血藤、益母草活血化瘀；肝郁日久化热者，加牡丹皮、栀子清热凉血；脘闷纳呆者，加陈皮、枳壳理气健脾；兼肾虚者，加熟地黄、桑寄生、续断补肾养血。

2. 肾虚证　主要证候：经行或先或后，量少质稀，色淡暗；伴有头晕耳鸣，腰酸腿软，小便频数；舌淡，苔薄，脉沉细。治则：补肾益气，养血调经。方药：固阴煎加减。药物组成：人参、熟地黄、山药、山茱萸、菟丝子、远志、五味子、炙甘草等。若腰骶酸痛者，酌加杜仲、巴戟天；带下量多者，加鹿角霜、金樱子、沙苑子；若肝郁肾虚者，症见月经先后无定期，经量或多或少，平素腰膝酸痛，经前乳房胀痛，心烦易怒，舌暗红，苔白，脉弦细。治宜补肾疏肝，方用定经汤加减。

六、预防调护

1. 重视月经先后不定期病的预防与调护。

2. 本病如及时治疗，悉心调护，预后较好。如治不及时，则可向崩漏或闭经转化，病程日久易成不孕症，或导致孕后发生胎漏、胎动不安、堕胎、小产等。

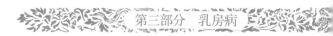

第二节 乳疬（乳房异常发育症、乳房肥大症）

乳房异常发育症，是指乳房的发育正常生理期出现了不正常的生理或者病理特征。包括7～12岁男女儿童，或中老年男性在乳晕部出现疼痛性局限性小结块的"乳疬"，以及幼儿少年女性或成年男性乳房不正常的肥大"乳房肥大症"。

一、古籍摘要

《洞天奥旨》云："男子乳房忽然臃肿如妇人之状。"

《外科理例》《薛氏医案》中均记载有类似本病的医案。

《外证医案汇编·乳胁肋部》说："男子之乳房属肾，何也？男以气为主，女以血为先，足少阴肾之脉经膀胱，其直者从肾上贯肝膈，入肺中，水中一点真阳，直透三阴之上，水不涵木，木气不舒，真阳不能上达。"强调了肾在男子乳房发育症发病中的重要性。

《医学入门》云："盖由怒火房欲过度，以致肝虚血燥，肾虚精怯，不得上行，痰湿凝滞亦能结核。"

《石室秘录》云："男子乳房，忽然壅肿如妇人之状，扪之痛欲死，经岁经年不效者，乃阳明之毒气结于乳房之间也。然此毒非疮毒，乃痰毒也。若疮毒，不能经久，必然外溃。今经岁经年壅肿如故，非痰毒而何？法当消其痰，通其瘀，自然奏功如响矣。方用金银花一两，蒲公英一两，天花粉五钱，白芥子五钱，附子一钱，柴胡二钱，白芍三钱，通草三钱，木通一钱，炒栀子三钱，茯苓三钱，水煎服。批：化圣通滞汤。此方妙在金银花与蒲公英直入阳明之经，又得清痰通滞之药为佐，附子引经，单刀直入，无坚不破，又何患痰结之不消？或疑附子大热，诸痛皆属于火，似不可用。殊不知非附子不能入于至坚之内，况又有栀子、芍药之酸寒，虽附子大热，亦解其性之烈矣，又何疑于过热哉！"

二、病因病机

冲任失调多见于青春发育期发病者，先天禀赋不足，肾气不充，精血不能资助冲任二脉，冲任失调，则女子月经不正常，男子睾丸发育不良；精血不足，肝失所养，则肝气郁结、气滞痰凝而成乳疬，是谓"虽云肝病，其本在肾"。肝郁化火多见于中老年男性患者。情志不遂，或暴怒伤肝，肝气不舒，郁久化火，火灼肝肾之津液，炼液成痰，则乳络失和，结成乳疬。阴虚火旺多见于中老年男性患者，年事渐高，体衰肾虚；或因房劳伤肾，肾阴不足，虚火自炎；或水不涵木，气郁化火，皆能炼液成痰，则痰火互结，阻于乳络，而成乳疬。

在青春期发生的乳房发育患者中，由于服用含激素类物质的食品及滋补品而引起的为数不少，随着全社会生活水平提高，家长对独生子女又倍加宠爱，常常孩子喜欢吃炸猪排、炸鸡腿，就一次数块随意食用，不加控制；孩子不爱吃蔬菜也听之任之。还有的家长让孩子服用双宝素、鸡胚等制剂，从而导致假性性早熟，应当引起重视。

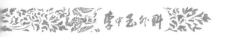

三、诊断要点

1. 多发于 7～12 岁男女儿童，青年、中年、老年也有患病。
2. 一侧或两侧乳晕区结围棋大肿块，疼痛。
3. 一侧或双侧乳房出现丰满、挺拔、柔软，无肿块性肥大。
4. 无发热等全身症状，也不会化脓。

四、鉴别诊断

1. **男性乳岩** 乳晕下有质硬无痛性肿块，并迅速增大，与皮肤及周围组织粘连固定，乳头内缩或破溃，乳头溢液呈血性者，可伴有腋下淋巴结肿大质硬。X 线钼靶 X 线、肿块针吸细胞学检查等有助于诊断。

2. **女性正常乳房发育** 在排除了引起乳房发育的其他病理性疾病基础上，对于 8 岁以后的女孩出现乳房发育，要注意观察、随访。因为随着青少年性发育年龄的逐渐提前，在月经初潮前 2～3 年出现乳房发育是正常现象，这一点要引起临床医生的注意。

3. **假性男性乳房发育症** 因肥胖致乳房部脂肪堆积，而导致乳房部外形增大，用手指按乳头，可有一种捺入孔中的空虚感，局部无结块肿痛，常伴髋部脂肪沉积。X 线阴影无明确边界，亦无导管增生影。

五、治疗

（一）辨证论治

1. **乳疬** 7～12 岁男女儿童，或成年男性，一侧或双侧乳晕下结围棋大扁平肿块，质地韧硬，边缘清楚，活动良好，局部有轻度压痛或胀痛感，皮色不变，没有全身不适（图 17-5～图 17-7）。一般经过一段时间会自行消散，少数可常年存在。证属禀赋父母，或饮食不均，起居失常，年少体弱，肝郁脾虚肾亏，气机紊乱，痰血凝结，发育异常。对少年发育时期，自我调节能力强，一般不需要内服药物，仅用外治就可消散。若肿块较大，时间较长，不能自行消散，治拟疏肝健脾补肾。可内服逍遥散，女性加红花、牡丹皮、仙茅、淫羊藿，男性加陈皮、仙茅、淫羊藿、杜仲。外敷一号散结灵，或贴加味太乙膏。

2. **乳房肥大症** 幼儿或成年男性，一侧或双侧乳房逐渐增大，像年轻女子乳房样丰满、挺拔、柔软，皮色不变，无明显疼痛和挤压痛，多无全身症状（图 17-8～图 17-14），重者，偏于肾阳虚，面色淡白，腰腿酸软，倦怠乏力，阳弱早泄，性欲低下，舌淡，苔白，脉沉弱。早期治疗，拟滋补肾精，益火壮阳，方用右归丸加减；偏于肝肾阴虚，头目眩晕，五心烦热，眠少梦多，舌红少，脉弦细。偏于肾阴虚者，治拟滋阴养血，健脾补肝肾，方用左归丸加减。外敷一号散结灵，或贴加味太乙膏。若乳房较大，经久不消，有心理压力者，可考虑手术治疗。

3. **副乳多乳头症** 多见于女性，除正常乳房外，在腋窝前或近乳房其他部位有多发乳头，随着年龄的增大，出现似初发育乳房样增大，妊娠期及哺乳期明显，也有没有乳头只有乳房样增大（图 17-15～图 17-18），也有有乳头而无乳房样增大者，此为先天发育异常，一般不必治疗，但也有学者研究副乳症较正常乳房患副乳腺癌高 3 倍。若肿隆较大，影响美观，可手术切除。

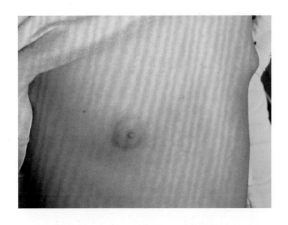

图 17-5　7 岁女孩乳疬

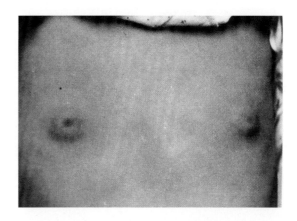

图 17-6　9 岁男孩乳疬

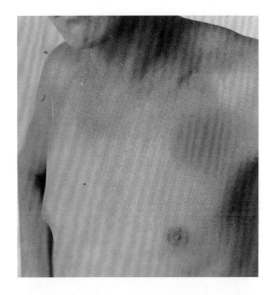

图 17-7　成年男性乳疬

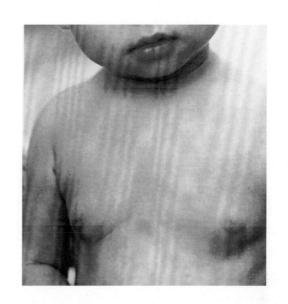

图 17-8　3 岁女孩双侧乳房肥大

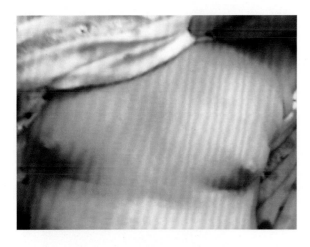

图 17-9　6 个月女婴双侧乳房肥大

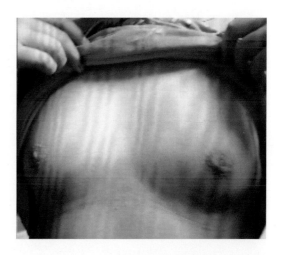

图 17-10　9 岁女性儿童乳房肥大

第十七章　其他乳腺疾病

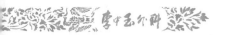

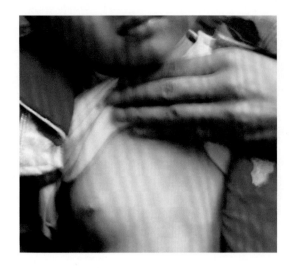

图 17-11　3 岁男性少年单侧乳房肥大

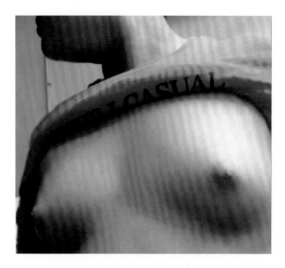

图 17-12　12 岁男性少年乳房肥大

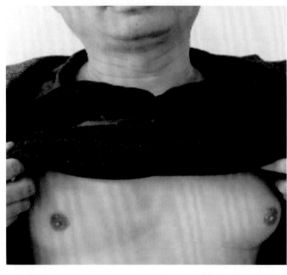

图 17-13　单侧男性乳房肥大（1）

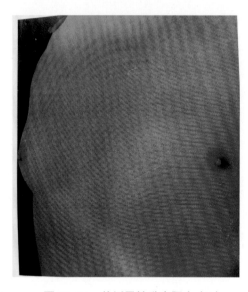

图 17-14　单侧男性乳房肥大（2）

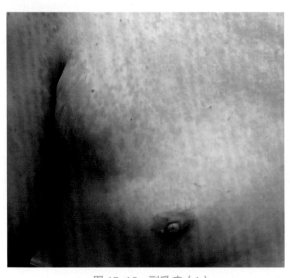

图 17-15　副乳症（1）

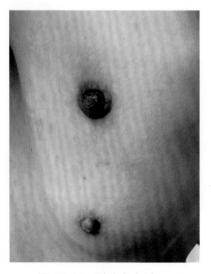

图 17-16　副乳症（2）

第十七章　其他乳腺疾病

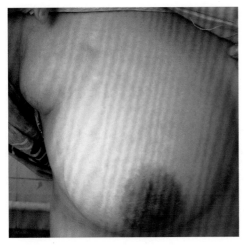

图 17-17　副乳症（3）

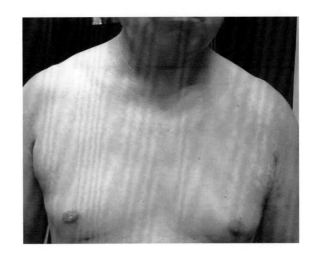

图 17-18　男性副乳症

（二）西医西药

西医学认为，引起乳房异常发育的原因复杂多样。就青春期女性乳房发育而言，单纯性乳房发育可能与雌二醇的一过性升高和（或）乳腺组织对其敏感性较高有关，预后好；体质性早熟导致的乳房发育可能与遗传有关，预后好；其余的则要考虑是否存在着中枢神经系统器质性损害，某些可导致性早熟的畸形综合征、卵巢肿瘤、肾上腺肿瘤、绒毛膜上皮癌和畸胎瘤，还有是否误用了外源性性激素，尤其要注意是否服用了含激素的食品或滋补品，对原发性男性乳房发育症的病因尚不明确，患者不伴有青春期第二性征、睾丸等变化，常可自行消退，预后良好。而继发性男性乳房发育症常继发于内分泌疾病，如睾丸发育异常、炎症、肿瘤，以及肾上腺、下丘脑－垂体、甲状腺等疾病；还可继发于肝炎、肝硬化、肝癌等伴肝功能减退的疾病，支气管肺癌、肺结核、慢性肾衰竭及某些神经系统、淋巴系统疾病；还可能是由于服用了性激素、氯丙嗪、异烟肼、利血平、部分抗心律失常药等药物引起的，一般停药后多可恢复正常。

（三）手术治疗

一般不主张手术治疗，尤其是女性患者，即使活检也应十分慎重，男性患者若乳房过大，影响美观，甚至引起患者焦虑不安，同时保守治疗，或先观察一段时间后，乳房结块无消除，患者坚持要求手术切除者，可做保留乳头的乳腺组织单纯切除术。

六、预防调护

1. 儿童要休息好，多食新鲜蔬菜和水果，少食烹炸油腻食品，避免服用含激素类的食物。

2. 要保持乐观开朗，心情愉快，避免恼怒忧思。

3. 成人节制房事，平时应忌烟酒及辛辣刺激食物。

4. 避免服用对肝脏有损害的药物。有肝病者，适当进行保肝治疗，有助于本病的康复。

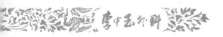

第三节　乳头破碎

乳头破碎是指乳头和乳晕部分发生大小不等的皲裂，又称"乳头皲裂"。本病在中医文献中多称之"乳头风"。本病是哺乳期妇女的常见疾病，尤多见于初产妇，往往引发乳头、乳晕甚至乳房的炎症。主要表现为乳头乳晕部皮肤破裂或糜烂，痛如刀割，反复发作，缠绵不愈，有些患者直到停止哺乳后才能愈合。

一、古籍摘要

《疡科心得集·辨乳痈乳疽论》云："乳头风，乳头干燥而裂，痛如刀刺，或揩之出血，或流黏水，或结黄脂。此由暴怒抑郁，肝经火邪不能施泄所致，胎前产后俱有之。内服加味逍遥散；外以白芷末，乳汁顿熟调敷。"

《外证医案汇编·乳胁腋肋部·乳痈》云："乳裂，愈而复发，发而仍愈，小儿吮奶，痛如针刺，乃肝胃受热之故。虽为小恙，治之非易。"

二、病因病机

本病因暴怒或抑郁伤肝，以致肝失疏泄，久郁化火，或肝经湿热蕴结于乳头肌肤而成。女子乳头属肝，肝火亢盛，易生本病，况且哺乳妇女乳头皮肤柔嫩，不耐乳儿唾液及乳汁浸渍，当乳儿出牙时吮乳还可能咬破乳头；或因产妇先天乳头发育畸形（乳头平塌或内缩），或乳汁分泌不足，乳儿吮吸困难，强力吮咂咀嚼而致乳头破损，均为本病发生的诱因。

三、诊断要点

1. 常见于哺乳妇女，尤多见于初产妇，或伴乳头内陷或乳头过短者。
2. 好发于乳头，乳颈及乳晕部。
3. 皮肤裂口，痛如刀割，愈后复发。
4. 可引发乳头炎、乳晕炎、乳痈等。

四、鉴别诊断

乳头湿疹样癌　多发生于非哺乳期妇女，乳头或乳晕部糜烂不痛，经久不愈，后期可引起乳头凹陷，或腐蚀乳头如破莲蓬样。

五、治疗

（一）辨证论治

本病一般不需内治，如病情较重，或反复发作，单纯外治无效时，可配合内治。临床表现乳头、乳颈部表皮剥脱，形成大小不一的裂口，可浅可深，严重者沿乳头基底部发生环状裂口，裂伤深时乳头几乎从乳晕上脱落下来。裂口中分泌物干结成黄色痂皮，伴干燥性疼痛，小儿吮吸时，痛不可忍，宛如刀割，因怕痛拒哺，乳汁郁积可产生乳房结块疼痛，继发乳痈。舌尖红，若薄黄，脉弦数。证属肝郁化火证（图17-19和图17-20），选用丹栀逍遥散加减。若引起乳头炎则乳头溃烂不堪，若引起乳晕炎，则乳晕皮肤脂水淋漓，痒痛交作（图17-21～图17-23），舌质红，苔黄腻，脉弦数，证属肝经湿热证，治宜泻肝利湿，选用龙胆泻肝汤加减。

（二）中医外治

黄连膏，白玉膏，蛋黄油外搽。

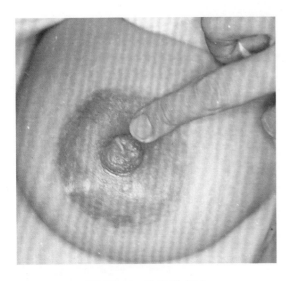

图17-19　乳头裂（1）

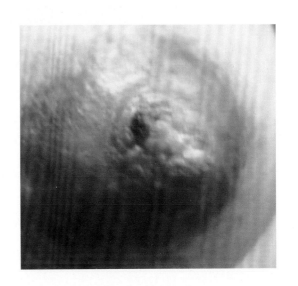

图17-20　乳头裂（2）

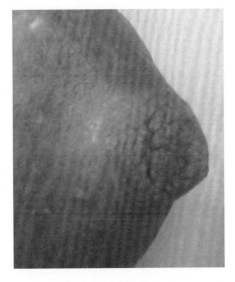

图17-21　乳头裂（3）

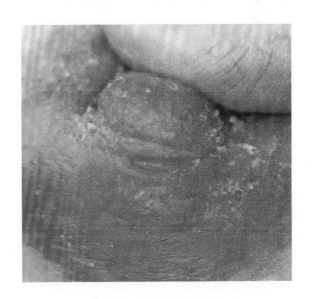

图17-22　乳头裂（4）

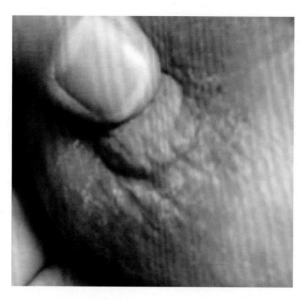

图 17-23　乳头裂（5）

六、预防调护

1.授乳时须把乳头全部塞入婴儿口中，以免咬破乳头。授乳后宜清洗乳头，保持干燥。宜穿全棉细软的内衣，避免擦伤。

2.乳头破碎后，应停止让乳儿直接吮乳，可用玻璃罩橡皮乳头放在乳晕周围皮肤上哺乳，或用吸奶器吸出乳汁喂养。

第四节　乳衄（乳头溢液、乳腺导管内乳头状瘤等）

乳窍不时溢出红色液体，称为乳衄。本病多发生于成年妇女，其特点是乳头单个或多个乳孔溢出血性红色液体，或伴有乳晕下单发结节。乳衄即乳窍溢血，只是一个症状，能引起乳衄的疾病很多，按其出现的频率而言，最常见的是单发性导管内乳头状瘤，其次为多发性导管内乳头状瘤病，再者是乳腺癌，乳腺导管扩张症，乳房外伤，少数乳腺增生病也可见乳衄。因此，对乳衄患者，辨病的意义比辨证显得更重要些。因为不同疾病的性质和预后转归不同，治疗措施有差异。必须先做彩超、导管内窥镜、乳腺导管造影，以及乳头分泌物细胞学检查，排除肿瘤性疾病，再进行中医辨证论治。

一、古籍摘要

本病最早记载于《疡医大全·乳衄门主论》，其云："妇女乳房并不坚肿结核，唯乳窍常流鲜血，此名乳衄。乃属忧思过度，肝脾受伤，肝不藏血，脾不统血，肝火亢盛，血失统藏，所以成衄也。治当平肝散郁、养血扶脾为主。"

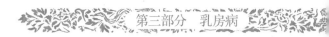

二、病因病机

乳头属肝，忧思郁怒，肝气不舒，郁久化火，迫血妄行。或因肝郁伤脾，肝脾不和，脾不统血所致。

三、诊断要点

1. 发于成年女性。

2. 一侧乳头或双侧乳头溢出淡红色、鲜红色、暗红色液体。

3. 有的乳晕部能摸到黄豆大圆形肿物，质软，不与皮肤粘连，推之活动。

4. 乳腺导管内窥镜、病理切片活检，乳腺导管造影及乳头分泌物细胞学检查。

四、鉴别诊断

1. 乳岩　可见到乳头血性溢液，其溢液多为单侧单孔，常伴明显肿块，且多位于乳晕区以外，肿块质地坚硬，活动度差，表面不光滑。

2. 乳癖　部分患者可伴有乳头溢液，常为双侧多孔溢液，以浆液性为多，血性较少，且有乳房肿块，并有周期性乳房疼痛等症。

3. 乳泣　非哺乳期女性，乳头溢液为乳汁样，单孔或多孔，无肿块，无疼痛。应做头部 CT，排除脑垂体肿瘤，并检测内分泌激素等。

五、治疗

（一）辨证论治

1. 肝火偏旺证　乳窍鲜红或暗红色溢液（图 17-24～图 17-28），乳晕部或乳房局部有压痛明显，伴性情急躁，乳房及两胁胀痛，胸闷嗳气，口中干苦，失眠多梦。舌质红，苔薄黄，脉弦。证属肝火旺盛，逼血妄行。治拟疏肝解郁，清热凉血。方药：丹栀逍遥散加减。血色鲜红加生地黄、大黄炭，或当归、川芎、赤芍、生地黄、柴胡、黄芩、栀子、牡丹皮、大黄炭、蒲黄炭、牛蒡子、连翘、金银花、石膏、甘草；乳房胀痛加橘叶、薄荷、香附；有肿块加穿山甲（现已禁用）、浙贝母。

2. 脾虚失统证　乳窍溢液色淡红或淡黄或清水样（图 17-29～图 4-31），乳晕区或乳房压痛不明显。伴多思善虑，面色少华，神疲倦怠，心悸少寐，纳食少。舌质淡，苔薄白，脉细。证属脾虚失统。治拟健脾养血。方药：归脾汤加减。有热证加蒲公英，金银花，心烦不寐加五味子、柏子仁，食欲不振加橘叶、神曲、麦芽、砂仁，乳房疼痛加柴胡、橘叶、薄荷等。

3. 痰血凝结证　乳头溢出淡红或黄色液体，无痛感，有的乳晕部能摸到豆大圆形肿物，质软，不与皮肤粘连，推之活动；做乳腺导管内窥镜、病理切片活检、乳腺导管造影等检查，确诊为导管内乳头状瘤。原则上应手术治疗。

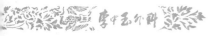

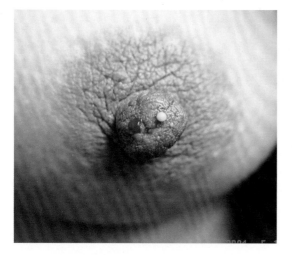

图 17-24　乳头溢液淡红色（1）

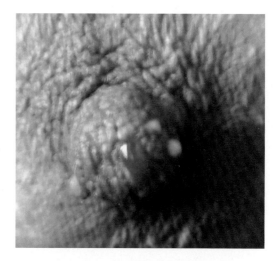

图 17-25　乳头溢液淡红色（2）

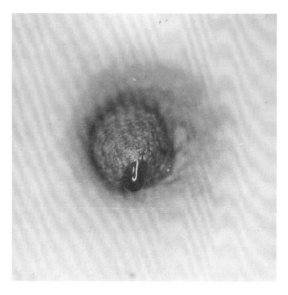

图 17-26　乳头溢液鲜红色（1）

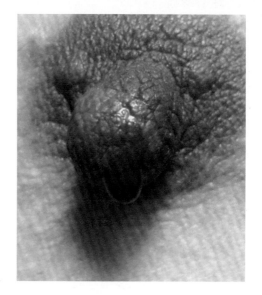

图 17-27　乳头溢液鲜红色（2）

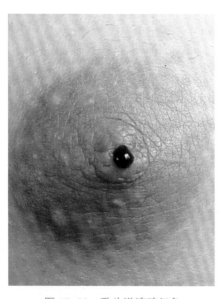

图 17-28　乳头溢液暗红色

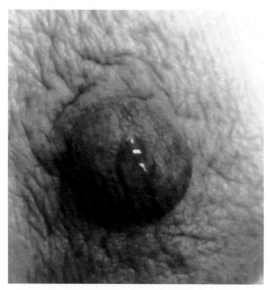

图 17-29　乳头溢液草黄色

第十七章　其他乳腺疾病

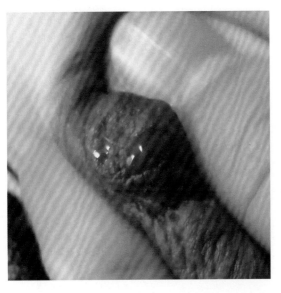

图 17-30 乳头溢液清水样（1）

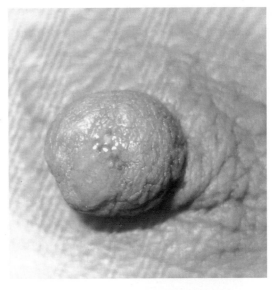

图 17-31 乳头溢液清水样（2）

（二）西医西药

西医学认为，本病的发生与性激素刺激有关，大导管乳头状瘤肉眼可见导管扩张，肿瘤与导管内壁有蒂相连，凸向腔内，表面呈乳头状，如乳头内纤维成分多，则乳头粗，质较硬，呈灰白色，大多为良性；如乳头分支细，呈鲜红色，质脆而容易脱落，则有恶变可能。粗短的蒂提示肿瘤生长旺盛，恶变机会较多。中小导管的乳头状瘤若在镜下见到乳头上皮呈高度增生，细胞排列较密集，细胞大小不一致，染色质深，核分裂象增多，则要考虑癌变的可能。大多数病理学家否认单发性乳头状瘤是癌前期病变，认为多发性导管内乳头状瘤恶变机会较大，是癌前期病变，应注意随访。

1. 乳头溢液　是本病最常见的表现，约占 80%，溢液是自发性的，持续性或间歇性存在，溢液性状常为血性，也有浆液血性、浆液性的，一般位于乳房边缘部分，在小乳管或泡内，较坚实的乳头状瘤出血机会较少；面位于乳房中心部位，在大导管内增长较快，乳头分支多且质地较脆的乳头状瘤，其出血机会就明显增加。大导管内乳头状瘤溢液导管的定位，临床上常用手指在乳晕区按顺序进行轻压，见到溢液的位置即病变导管所在之处，这对手术时选择切口和寻找肿瘤部位都有重要的指导意义。

2. 肿块　有 1/3～1/2 的病例，经仔细检查可以发现乳内肿块，有少部分病例因肿瘤很小，很难扪及肿块。大导管内乳头状瘤的肿块一般为 0.3～1.0cm 大小，常位于乳晕区，呈结节状或条索状，质地较软。按压肿块常见少量红色液体从相应的导管口溢出，有时排出分泌物较多后肿块会缩小或消失。多发性乳腺导管内乳头状瘤的肿块常位于乳腺的周围区域，边界不清，有实质不均质感。

3. 影像学检查　选择性乳腺导管 X 线造影有较高的诊断及定位价值，尤其对摸不到肿块的病例。单发性乳头状瘤都位于一级乳腺导管内，在距乳头导管开口 1.7～3.5cm 处可见圆形、类圆形或半月形边缘光整的充盈缺损区；多发性乳头状瘤常位于中小乳腺导管中，在导管近端常见程度不等的扩张，但无梗阻，管壁和管网结构完整。另外，用手电筒或光源从乳房正下方向乳腺

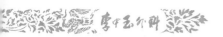

投射，可见积血导管为暗区，而其他区域呈橘红色。如导管内无积血或量较少，则乳腺近红外线透照检查常为阴性（图17-32～图17-34）。细胞病理学检查：乳头溢液涂片可见散在、成乳头状排列或成堆的导管上皮细胞，大小稍有差异，染色质均匀。

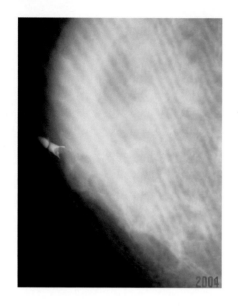

图17-32　乳腺导管内乳头状瘤影像（1）

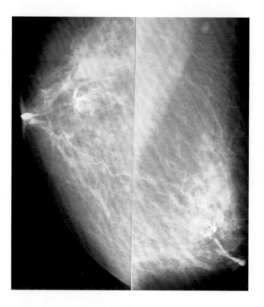

图17-33　乳腺导管内乳头状瘤影像（2）

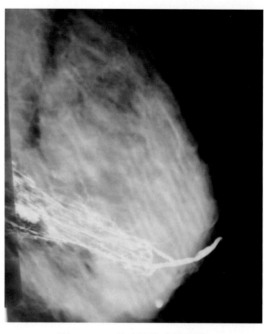

图17-34　乳腺导管造影图像

（三）手术疗法

　　单发性导管内乳头状瘤：一般切除整个病变导管即可，但必须做石蜡切片检查，因为冰冻切片检查有时不易区别乳头状瘤和乳头状癌。若患者为50岁以上绝经妇女，或病理检查发现导管上皮增生活跃或有间变者，可考虑做单纯乳房切除。多发性导管内乳头状瘤：年轻者至少应做乳腺区段切除，手术范围应包括乳腺的边缘区域。年龄较大者应考虑做单纯乳房切除，以免复发。

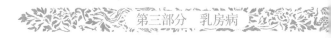

六、预防调护

1. 注意精神调摄，性情开朗乐观。生活起居有规律，并劳逸结合。

2. 宜穿戴棉质白色内衣，换洗时注意观察有无污迹。如发现乳头有溢液或乳内有肿块，应及时就医，积极治疗。

第五节　乳泣（乳头溢液、脑垂体瘤、乳汁分泌异常综合征等）

乳泣，即非红色乳头溢液。历代文献中有"乳涌""漏乳""乳汁自涌""产后乳汁自出"等名称。系指非哺乳期女性乳头有乳汁样分泌物溢出，或哺乳期妇女乳汁自流不禁者。溢乳只是一个症状，病因、病位、性质复杂，属于西医学内分泌失调导致乳汁分泌失常乳溢症的范畴，也称乳汁漏、乳汁分泌异常综合征或泌乳－闭经综合征。只要临床诊断明确，针对病因治疗，一般预后良好。

一、古籍摘要

《经效产宝·产后乳汁自出方论》云："产后乳汁自出，盖是身虚所致，宜服补药以止之。"

《济阴纲目》云："未产前乳汁自出者，谓之乳泣。"

《景岳全书·妇人规》云："产后乳自出，乃阳明胃气不固，当分有火无火而治之，无火而泄不止，有气虚也，宜八珍汤、十全大补汤；若阳明血热而溢者，宜保阴煎，或四君子汤加栀子；若肝经怒火上冲，宜加减一阴煎；若乳多胀痛而溢者，宜温帛熨而散之。"

《证治准绳》云："产后乳汁自出，盖是身虚所致，宜服补药以止之。若乳多温满急痛者，温帛熨之。《产宝》有是论，却无方以治之。若有此证，但以漏芦散亦可。亦有未产前乳汁自出者，谓之乳泣，生子多不育，经书未尝论及。"、

《冯氏锦囊》云："其有乳汁自出者。若胃气虚而不能敛摄津液者，宜补胃气以敛之。若气血大虚，气不卫外，血不荣里，而为妄泄者，宜调补荣卫以止之。若未产而乳自出，谓之乳泣，生子多不育。若产妇劳役，乳汁涌下，此阳气虚而厥也，独参汤主之。"

《女科要旨》云："气血虚而乳汁自出者，宜十全大补汤。"

二、病因病机

中医学认为，此病多由情志抑郁，愤怒，精神失常，肝气郁结，气血逆乱，冲任失调；或素体虚弱，脾肾亏损，气化失常，摄纳失度；或人流产后，冲任失调，血失荣里，气失卫外，故有乳汁自流不禁；或某种药物不良反应，口服避孕药等毒邪所致，或有产后喂养不当，调护不适而成。

西医学认为，高泌乳素血症系指有内外环境引起的，以 PRL 升高（≥ 25ng/mL）、闭经、溢乳和不孕为特征的综合征。正常 PRL 脉冲性释放及其昼夜节律对乳腺发育、泌乳和卵巢功能起

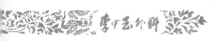

重要调节作用。PRL 分泌受 PRL–RH 和 PRL–IH 双重调节，而在正常排卵月经周期 PRL 始终处于 CNS 下丘脑多巴胺能神经介质和 PRL–IH 张力性抑制性调节下，一旦这种调节失衡即引起高泌乳素血症。高泌乳素血症可以为生理性和病理性因素所引起。

生理性催乳素增高可见于夜间和睡眠（凌晨 2～6 点）；晚卵泡期和黄体期；哺乳期的手按摩、乳头吸吮可引起急性、短期或持续性分泌增多；低血糖；性高潮时等也可引起分泌增多；妊娠期较非孕期升高 ≥ 10 倍。

病理性催乳素增高见于下丘脑垂体病变：①肿瘤：如非功能性 - 颅咽管瘤、神经胶质细胞瘤。功能性 –PRL 腺瘤（46%）、GH 腺瘤（23%～31%）、PRL–GH 腺瘤（5%～7%）、ACTH 腺瘤（15%）、多功能腺瘤（10%）、未分化瘤（19%～27%）。②炎症：如颅底脑膜炎、结核、梅毒、放线菌病等。③破坏：损伤、手术、动静脉畸形、肉芽肿病等。空泡蝶鞍综合征，垂体柄病变损伤或肿瘤压迫，精神创伤和应激，帕金森病等。原发性和（或）继发性甲状腺功能减退症：假性甲状腺功能减退症；桥本甲状腺炎。异位 PRL 分泌综合征：未分化支气管肺癌、肾上腺癌、胚胎癌。肾上腺及肾病：慢性肾功衰竭，多卵巢综合征。肝硬化。妇产科手术：人工流产、引产、死胎、子宫切除术、输卵管结扎术、卵巢切除术。局部刺激：乳头炎、皲裂、胸壁外伤、带状疱疹、结核等。药物性因素，如胰岛素低血糖；性激素（雌激素、孕激素避孕药）；吗啡、美沙酮、蛋氨酸脑啡肽；多巴胺受体阻断剂；多巴胺重吸收阻断剂；CNS 多巴胺降解剂；多巴胺转化抑制剂；单氨氧化酶抑制剂；二苯氮类衍生物；组胺和组胺 H_1、H_2、受体拮抗剂 5 羟色胺等。

三、诊断依据

（一）基本情况

首先要重点了解月经史、婚育史、闭经和溢乳出现的始因、诱因、全身疾病及引起 HPRL 相关药物治疗史。

1.乳头溢液　单侧或双侧乳头单孔或多孔溢出乳白色分泌物，为无痛显性或挤压乳房时出现，为乳汁样或为水样、浆液性。

2.月经失调　继发性闭经（89%），月经稀少、过少（7%），功能失调性子宫出血、黄体功能不健（23%～77%）。

3.不孕　70% 左右由原发性抑或继发性，系无排卵，黄体不健或黄素化不破裂卵泡综合征所引起。

4.不正常的哺乳　过多的排乳，越排越多。

5.内分泌紊乱证候　可伴有低雌激素反应，如潮热、心悸、自汗、阴道干涩、性交痛、性欲减退；高雄激素反应，如中度肥胖、脂溢、痤疮多毛等；垂体肿瘤累及视神经交叉时，可出现视力减退，头痛、眩晕、偏盲和失明，以及颅神经Ⅱ、Ⅲ、Ⅳ功能损害。眼底水肿、渗出等；PRL–GH 腺瘤时指端肥大症；合并甲低时可见黏液性水肿等。注意有无肢端肥大、黏液性水肿等征象。妇科检查应了解性器官和性征有无萎缩和器质性病变。乳房检查注意大小、形态、有无肿块、炎症溢乳，溢出物性状和数量。

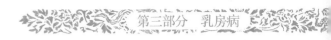

（二）辅助检查

辅助检查可选电子计算机断层（CT）和核磁共振（MRI）颅内病灶精确定位和测量。眼科检查包括视力、视野、眼压、眼底检查，以确定有无颅内肿瘤压迫征象。内分泌功能检查：垂体功能：FSH、LH 降低，LH/FSH 比值升高。PRL ≥ 25ng/mL。一般认为 PRL < 100ng/mL，多为功能性。PRL ≥ 100mg/mL，应注意排除 PRL 腺瘤。肿瘤越大，PRL 越高。巨大腺瘤出血坏死时，PRL 可不升高。

此外，还有泌乳素功能试验。

1. 泌乳素兴奋试验　①促甲状腺素释放试验：正常妇女一次静脉滴注 TRH 100 ～ 400ug 15 ～ 30 分钟，PRL 水平较注射前升高 5 ～ 10 倍，TSH 升高 2 倍。垂体肿瘤时不升高。②氯丙嗪试验：氯丙嗪经受体机转，抑制去甲肾上腺素吸收和转化多巴胺功能，促进 PRL 分泌。正常妇女注射 25 ～ 50mg 后 60 ～ 90 分钟，PRL 水平较注射前升高 1 ～ 2 倍，持续 3 小时。垂体肿瘤时不升高。③甲氧氯普胺试验：该药为多巴胺受体拮抗剂，促进 PRL 合成和释放。正常妇女静脉注射 10mg 后 30 ～ 60 分钟，PRL 水平较注射前升高 3 倍以上。垂体肿瘤时不升高。

2. 泌乳素抑制试验　①左旋多巴试验：该药为多巴胺前体物，经脱羟酶作用生成 DA 而抑制 PRL 分泌，正常妇女口服 500mg 后 2 ～ 3 小时，PRL 水平明显降低，垂体肿瘤时不降低。②溴隐亭试验：该药为多巴胺受体激动剂，强力抑制 PRL 合成和释放。正常妇女口服 2.5 ～ 5mg 后 2 ～ 4 小时，PRL 水平 ≥ 50%，可持续 20 ～ 30 小时。功能性 HPRL 和 PRL 腺瘤时下降明显。

四、鉴别诊断

1. 乳腺增生病　常表现为双侧乳房多个片状或结节状或条索状结块，伴乳房胀痛或刺痛，并且随月经周期和情绪改变而变化，乳头溢液多为双侧性，但自行溢液者少。少有伴闭经者，血液激素水平检测催乳素稍高或处于正常范围内的上限水平。必要的辅助检查可帮助鉴别。

2. 大导管内乳头状瘤　以单侧乳房单孔溢液为主，常见血性，可在乳晕部触及结节或按压某一部位时出现溢液，可行溢液涂片细胞学检查。

五、辨证论治

在明确诊断的情况下，对病因和原发病治疗，如祛除不良精神刺激，停用导致高泌乳素血症的药物，积极治疗原发性疾病，如垂体肿瘤、甲状腺功能低下、柯兴症等。非器质性病变可用中医中药辨证治疗。

1. 肝郁脾虚证　多见于 25 ～ 50 岁中青年女性，多有精神刺激后恼怒，忧虑、情绪激动、烦躁不安，或情志不畅，郁闷不乐，倦怠乏力，失眠多梦，性欲减退，月经失调。多见双乳头多孔溢液，为乳白色或清水样分泌物，滴沥不禁，涓涓而下（图 17-35 ～图 17-38）。舌淡，苔薄白，脉弦。治拟疏肝解郁，益气健脾，调理冲任。方用柴胡白芍逍遥散加味：柴胡、白芍、当归、党参、川芎、白术、陈皮、茯神、半夏、瓜蒌仁、甘草、黄芪、炒麦芽、焦山楂。每日 1 剂，水煎服。

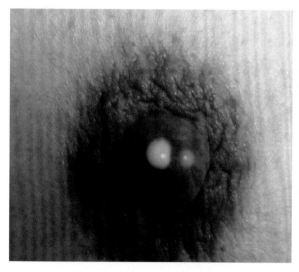

图 17-35 非哺乳期溢乳（1）

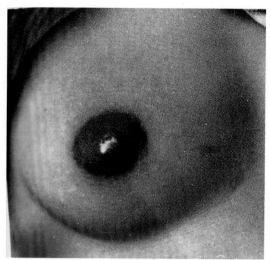

图 17-36 非哺乳期溢乳（2）

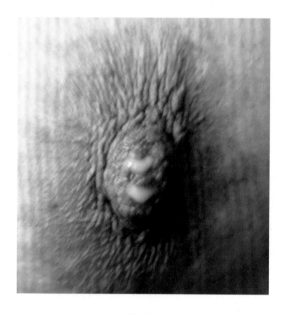

图 17-37 非哺乳期溢乳（3）

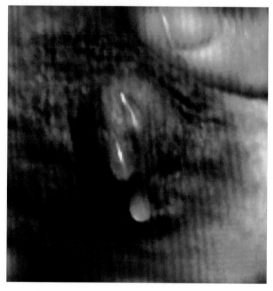

图 17-38 非哺乳期溢乳（4）

2. 脾肾阳虚证 在肝郁脾虚证部分症状的基础上，伴见形寒肢冷，腰膝酸软，面色㿠白，月经量少或闭经，乳汁稀薄，舌淡胖，苔薄白，脉沉细而缓。治拟健脾益气，补肾纳乳。方用熟地黄、党参、白术、茯苓、黄芪、肉桂、杜仲、淫羊藿、补骨脂、炒麦芽、焦山楂。每日 1 剂，水煎服。

3. 气血两虚证 若在哺乳期，乳汁不足或过多、稀薄、自流不禁。神疲乏力，头晕心悸，面色萎黄。舌淡，苔薄，脉沉细弱。证属气血两虚，荣养不足，固摄失度。治拟健脾养胃，调补气血。方用八珍汤重用党参、黄芪，加炒麦芽、焦山楂。每日 1 剂，水煎服。

六、西医西药

1. 抗泌乳素溴隐亭治疗 溴隐亭是一种半合成麦角碱衍生物，为多巴胺受体激动剂，可经

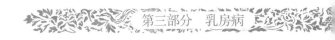

受体机转，促进 PRL-IH 合成和分泌抑制 PRL 合成和释放，并直接作用于垂体肿瘤和 PRL 细胞，遏制肿瘤生长，阻抑 PRL、GH、TSH 和 ACTH 分泌。溴隐亭疗法适用于各种类型 HPRL，也是垂体腺瘤首选疗法，尤以年轻不孕期盼生育者为然。剂量 2.5mg，每晚一次口服。4 天后改为 2.5mg，每日 2 次连续治疗。一般泌乳在数周内消失，2 个月内恢复排卵月经。也可采取每天 2.5mg，于月经周期第 5 天开始口服，到基础体温上升后 2 天停药。

2. 促性腺激素治疗　作用在于增进卵巢功能，恢复下丘脑－垂体－卵巢轴生理功能。人绝经期促性腺激素（每支含 FSH 和 LH 各 75IU）每天肌内注射 1 支，共 7～10 天。用此药须每天经阴道脱落细胞图片检查或宫颈黏液结晶检查到有足够雌激素影响，或经血、尿雌激素测定，分别到 300pg/mL 或 50ng/24h 为止。证明卵泡已达成熟，再每天肌内注射绒毛膜促性腺激素（HCG）2000IU，连用 2～3 天，可以促进排卵。

3. 开罗米芬治疗　目的在诱发排卵使下丘脑－垂体－卵巢轴功能恢复，多用于口服避每次 50mg，每日 1 次，共 5 日。孕药后导致的泌乳闭经。用法是在自然或人工诱发月经周期的第 5 天开始服用。

其他抗泌乳素药物包括左旋多巴、八氢苯并喹啉、维生素 B_6 等。因肿瘤等器质性病变可选择手术疗法、放射治疗。

七、预防调护

1. 情绪稳定，乐观开朗，避免争吵、发怒等。
2. 产前、产后均宜合理安排饮食，注意调养，增强体质。
3. 发生乳汁自出，要积极诊治。同时勤换衣衫，避免因乳汁浸渍皮肤而发生湿疹。

第六节　乳房囊肿

在哺乳期乳房中有肿块，内为乳汁，谓之积乳，西医学名为"积乳囊肿"；非哺乳期乳房中有肿块，内为液体，谓之"乳腺囊肿"，临床中并不少见，一般预后良好。

积乳囊肿多发生于初产妇，乳腺囊肿多发于非哺乳期中年女性。积乳囊肿发病较快，乳腺囊肿发病多慢。乳房中有肿块，可发于任何象限，肿块大小不一，可小如黄豆、玻璃球，可大若拳头或覆碗，多无疼痛，肿块边界较清，光滑，与皮肤、胸壁无粘连，无挤压痛，小肿块质地较硬似乳核（纤维腺瘤），较大者质韧有囊性波动感（图 17-39）。做超声检查肿块有液平面，红外线透视可见低密度光环，细针穿刺可见稀稠不等乳汁（图 17-40～图 17-43）。证属乳络损伤，乳窍阻塞，乳汁积聚，或肝郁脾虚，湿浊积聚。一般不需治疗，积乳囊肿待停止哺乳后多可消失，也可选择较大一次性注射器较粗针头穿刺抽出内容物，较稠厚者可用注射用水反复冲洗，对特别稠厚不能抽吸干净者可在局部麻醉下手术取出。乳腺囊肿也可穿刺抽出内容物，注入少量泼尼松液，囊壁外注射生理盐水挤压囊壁使囊壁粘连，多可一次痊愈。

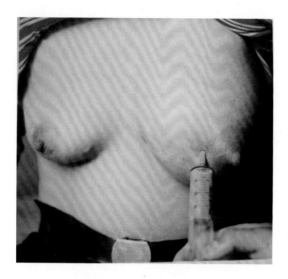

图 17-39　积乳囊肿（1）

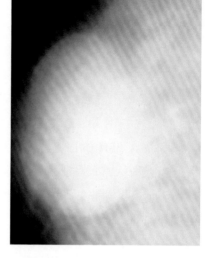

图 17-40　乳腺囊肿（1）

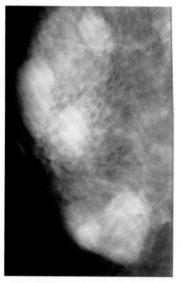

图 17-41　积乳囊肿（2）

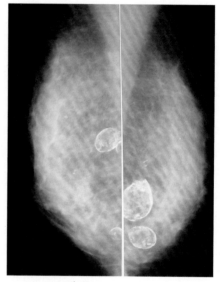

图 17-42　乳腺囊肿（2）

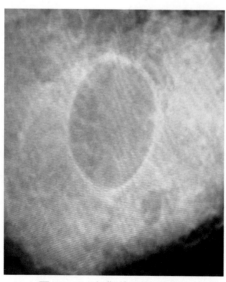

图 17-43　钼靶片示积乳囊中

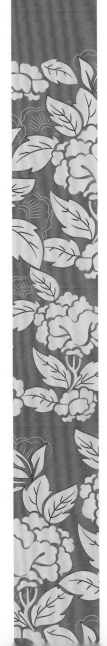

第四部分　瘰疬岩

第十八章 瘿病（甲状腺疾病）

颈前肿大或结肿块谓之为瘿。《说文解字》中记载："曰瘿，颈瘤也，从病婴音。"刘熙解释说："瘿，婴也，在颈婴喉也。"说明瘿是一种环颈绕喉的颈前部疾病，婴有缠绕之意，是指颈前结喉两侧肿大的一类疾病。其特点：发于甲状腺部，或为漫肿，或为结块，或有灼痛，多数皮色不变，可随吞咽动作上下移动，或伴有烦热、心悸、眼突、手颤、多汗及月经不调，甚至闭经等症状。包括西医学的单纯性甲状腺肿、甲状腺腺瘤、甲状腺囊肿、甲状腺癌、甲状腺炎及甲状腺功能亢进等病。

一、古籍摘要

我国是最早记述甲状腺疾病的国家，前7世纪的《山海经》中就有"瘿"的记载，早在晋唐时期就提出用含碘药物和动物甲状腺口服治疗本病。

《肘后备急方》载有海藻酒；孙思邈所著的《备急千金要方》记述了用动物的结喉器官鹿靥和羊靥内服治瘿的临床经验。

《外台秘要》中论述了治疗瘿病方剂36种，现代研究证明，其中多数为含碘药物。

《儒门事亲》一书主张将海藻浸入饮水缸内饮用，可以预防瘿病的发生；明代《普济方》一书，配制了"猪靥散"和"羊靥散"治疗瘿疾。这里所指的"靥"及《备急千金要方》所指的"靥"，都是动物的甲状腺。我国古代应用植物类含碘的药物和动物的甲状腺制剂治疗瘿病，已和西医学对某些甲状腺疾病的治疗原则非常相似。此外，含碘类药对于颈部非甲状腺器官的肿块也有良效。

对瘿的病因和分类研究，首见于《诸病源候论·瘿候》，其云："瘿者，由忧恚气结所生。亦曰饮沙水，沙随气入于脉，搏颈下而成之。初作与瘿核相似，而当颈下也，皮宽不急，垂搥搥然是也。恚气结成瘿者，但垂核搥搥，无脉也。饮沙水成瘿者，有核瘰瘰无根，浮动在皮中。又云有三种瘿，有血瘿，可破之。有息肉瘿，可割之。有气瘿，可具针之。养生方云：诸山水黑土中出泉流者，不可久居，常食令人作瘿病，动气增患。"

《三因极一病证方论·瘿瘤证治》云："坚硬不可移者，名曰石瘿；皮色不变者，即名肉瘿；筋脉露结者，名筋瘿；赤脉交络者，名血瘿；随喜怒消长者，名气瘿。"

《本草纲目》云："杜衡，破留血痰饮，消项下瘿瘤。贝母同连翘服，主项下瘿瘤。黄药子，消瘿气，煮酒服，传信方，甚神效。海藻，消瘿瘤结气，散项下硬核痛；初起浸酒日饮，渣涂之。海带、昆布蜜丸。海苔、白头翁浸酒。牛蒡根蜜丸。连翘、丹参、桔梗、夏枯草、木通、玄参、当归、常山、篇蓄草、天门冬、瞿麦、三棱、射干、土瓜根、香附、漏芦、紫菜、龙须菜、

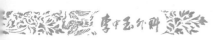

舵菜，并主瘿瘤结气。小麦，消瘿，醋浸，同海藻末，酒服。山药同蓖麻，生涂项核。败壶烧搽腋瘤。赤小豆、橙、荔枝，并消瘿。柳根煮汁酿酒，消瘿气。白杨皮同上。问荆结气瘤痛。"

《医宗金鉴·外科心法要诀》云："瘿瘤，五瘿属阳六瘤阴，瘿别血气肉石筋，瘤气血肉脂筋骨，惟脂开溃不伤身，瘿蒂细小红不紧，瘤根漫大亮白新，证由内外岚水气，疗治须当戒怒嗔。注：瘿瘤二证，发于皮肤血肉筋骨之处，瘿者，如缨络之状；瘤者，随气留住，故有是名也。多外因六邪，荣卫气血凝郁；内因七情，忧恚怒气，湿痰瘀滞山岚水气而成，皆不痛痒，瘿证属阳，色红而高突，皮宽不急，蒂小而下垂；瘤证属阴，色白而漫肿，皮嫩而光亮，顶小而根大。瘿有五种：肉色不变者为肉瘿；其筋脉现露者，名筋瘿；若赤脉交络者，名血瘿；随喜怒消长者，名气瘿；坚硬推之不移者，名石瘿。五瘿皆不可破，破则脓血崩溃，多致伤生。"

二、病因病机

瘿病是在致病因素的作用下导致脏腑经络功能失调，气滞、血瘀、痰凝结于颈部，而逐渐形成瘿病。

1.气滞　情志不畅，肝失疏泄，气机升降失常，则形成气滞。气郁日久，积聚成形，或与外来或内生致病因素合邪为病，即可导致瘿病的发生，如气瘿。

2.血瘀　气为血之帅，气行则血行，气滞则血凝。气滞日久必致血瘀，形成癥结肿块，如石瘿。

3.痰凝　肝气郁滞，横逆犯脾，脾失健运，痰湿内生，或因外邪所侵，体质虚弱等，多能使气机阻滞，津液积聚为痰，痰凝成核，如肉瘿。

4.痰火郁结　肝郁胃热，风温风火客于肺胃，积热上壅，热毒灼津为痰，痰火凝聚，搏结而成，如瘿痈。

5.冲任失调　冲脉为总领诸经气血之要冲，能调节十二经气血，任脉主一身之阴经。冲任失调，肝木失养，肾阴不足，可引起心悸、烦热、多汗及月经不调等一系列相应症状发生。

颈部经络所属，与任、督、肝、肾经络有一定的联系。瘿病发于颈前结喉两侧，颈前属任脉所主，任脉起于少腹中极穴之下，沿腹和胸部正中线直上，抵达咽喉，再上至颏部，经过面部进入两目；颈部也属督脉，盖督脉其循少腹直上者，贯脐中央，上贯心，入喉；任督两脉皆系于肝肾，肝肾之经脉皆循喉咙。临床上瘿病多因情志不畅，肝气郁结而发病，而肾阴不足，肝失所养，冲任不调，又可出现月经紊乱，心悸多汗，两手震颤等症状。在瘿的辨证过程中，结合病位的经络所属辨证施治，对临床有一定的指导意义。

三、中医四诊

嘱患者端坐，双手放于两膝，显露颈部并使患者头部略微俯下，使颈前部肌肉和筋膜松弛。

1.望诊　检查者位于患者对面，观察颈部，如两侧是否对称，有无肿块隆起，注意其位置、大小、形态，有无血管充盈等。毛发是否稀疏，有无斑秃；眼球突出与否，结膜有无水肿、充血，有无眼睑下垂、瞳孔缩小、眼裂狭窄；面部表情是否呆滞或呈兴奋状态；伸舌时是否震颤。颈部非甲状腺肿块，不随吞咽动作上下移动，常见的有炎性淋巴结肿大、先天性颈部囊状淋巴管瘤、腮腺混合瘤、恶性肿瘤颈部淋巴结转移灶等，应予以鉴别。

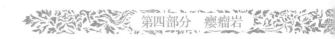

2.闻诊 声音强弱，有无嘶哑，用听诊器听颈前甲状腺区，能否闻及连续性血管杂音，头向左右扭动时杂音是否消失。心脏听诊判断心脏是否扩大。

3.问诊 发病时间，有无发热，有无出汗、心慌，性情急躁，月经情况等表现，做过何种检查，用过何种药物治疗等。

4.切诊 可位于患者对面，也可站在患者后面，双手放于甲状腺部触摸。一般先触摸健康部位，然后触摸肿块部位，要注意肿块位置、大小、数目、硬度、光滑度、活动度，有否压痛，边界是否清晰，并检查肿块是否随吞咽动作上下移动。触诊时还要注意有无震颤，气管有无移位，颈部淋巴结是否肿大等。

四、实验室检查

实验室检查具体可分为形态学检查、功能检查和甲状腺自身抗体检查三类。

（一）甲状腺形态学检查

1.甲状腺同位素扫描 目前国内应用的甲状腺显影剂有 131 碘、125 碘、99m 锝（99mTC）。其中碘化钠是最普遍应用的示踪剂，因为甲状腺具有摄取和浓集碘的能力，所以进入体内的同位素在甲状腺区有较多的放射性分布，当甲状腺内放射性碘达到一定浓度时，其放射性可以被同位素体外显影仪测量并显示出来，而且放射性分布强度不同，出现对比度不同的图像，可用于观察甲状腺的形态、位置、大小及功能状态。

甲状腺扫描指征包括弥漫性或结节性甲状腺肿大，甲状腺结节的诊断和鉴别诊断，寻找异位甲状原（如舌根部胸骨后等），甲状腺转移癌转移病灶的定位，甲状腺重量的估计（主要用于 131 碘治疗甲亢及应用含碘类中草药），了解甲状腺术后或药物治疗后甲状腺功能和形态。正常甲状腺位于颈前正中，正常甲状腺扫描图像呈蝴蝶状，分左右两叶，右叶通常略大于左叶，两叶之间有较窄的峡部相连，正常甲状腺平均面积约为（18.9±3.28）cm²，扫描图上除峡部及两侧叶周边部因组织较薄而稍稀疏外，腺内放射性分布均匀一致。

由于先天发育异常，甲状腺可在颈部其他部位，此外，区分颈部肿块是甲状腺肿块还是甲状腺外肿块，都可应用甲状腺扫描诊断。

多种甲状腺疾病都表现为甲状腺大小形态的异常，扫描图可加以区别，弥漫性甲亢的甲状腺呈弥漫性肿大，放射性分布均匀，仍大致呈蝶形。单纯性甲状腺肿，往往失去正常形态而呈"蹄铁型"肿大。结节性甲状腺肿或慢性淋巴性甲状腺炎，甲状腺图像不但增大而且变形，常见放射性分布不均或呈虫蚀样。

甲状腺结节根据其摄 131 碘或 99m 锝的功能可分为四类。结节摄 131 碘功能高于周围正常甲状腺组织，扫描图中显示结节部位放射性浓集，称为热结节。多见于甲状腺腺瘤和结节性甲状腺肿，偶可见于慢性淋巴性甲状腺炎。在服用甲状腺激素及中药后，由于结节部位和周围甲状腺组织一样会受到抑制，摄 131 碘功能降低，所以再次扫描时，结节部位和周围甲状腺组织都呈放射性分布稀疏或完全不显影。

温结节为结节摄 131 碘功能接近周围甲状腺组织，扫描图示结节部位的放射性分布与周围或对侧相应部位相似或相同。即临床可摸到结节而扫描并无异常可见。温结节多见于甲状腺腺瘤、结节性甲状腺肿、慢性淋巴结性甲状腺炎、亚急性甲状腺炎恢复期及某些甲状腺癌。

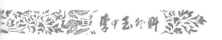

凉结节即结节部位的摄 ^{131} 碘功能低于周围正常甲状腺组织而高于本底水平。冷结节是结节无摄 ^{131} 碘功能，扫描图上表现为结节部位的放射性分布接近本底水平。冷、凉结节两者无本质区别，均可见于甲状腺囊肿、甲状腺腺瘤囊性变或内出血、甲状腺癌、结节性甲状腺肿、亚急性甲状腺炎、慢性淋巴结性甲状腺炎、甲状腺结核等。

2. 荧光甲状腺扫描　这种扫描方法是不把放射性核素引入体内，而在体外进行扫描的方法，它利用具有高能量放射性的放射源（常用 ^{241} 镅），它放射的 γ 射线能量高于碘原子 K 层的能量，因此，能激发甲状腺组织内稳定碘，使之产生 X 线，这种 X 线通过探头被接受，当放射源和探头在甲状腺表面同步移动时，即得到扫描图像，从而可以判断甲状腺的形态和功能。荧光扫描不受血液"碘污染"影响，又系放射性核素体外扫描，甲状腺局部受辐射剂量很少，无全身辐射之害，此技术可测定结节局部和邻近正常甲状腺组织碘含量之比，从而鉴别结节的性质。

3. 甲状腺疾病的 X 线检查　正常甲状腺在 X 线下并不显影，只有在腺体内有钙化、体积增大，或对周围组织和器官如气管、食道造成压迫或侵蚀时，在 X 线下才有形态学的异常。如病史较久的地方性甲状腺肿、甲状腺腺瘤和甲状腺癌等可有不同程度、不同形态的钙化影像，胸内甲状腺肿时，可引起纵隔阴影加宽、密度增高，巨大的地方性甲状腺肿、胸内甲状腺和甲状腺癌，可压迫或侵蚀气管、食管，引起其移位或狭窄在 X 线不能够鉴别的情况下，注射造影剂后进行甲状腺淋巴造影和血管造影，可以显示出生理或各种病理情况下的甲状腺形态和结构。

4. 超声波检查　目前普遍应用超声波检查，对于了解甲状腺肿块是囊性还是实质性，大小多少，详细部位，有肯定的价值，对于肿块是良性还是恶性，也有一定的参考意义。

5. 组织学和细胞学检查　切取部分肿块组织或穿刺，抽吸少量组织和细胞，进行组织学或细胞学检查。

（二）甲状腺功能检查

1. 甲状腺激素的外周效应检查　包括基础代谢率，跟腱反射的测定。

2. 甲状腺合成功能的检查　是测定甲状腺摄取碘和合成、分泌甲状腺激素的能力，甲状腺摄 ^{131} 碘率反映甲状腺摄碘和合成、释放甲状腺激素的综合功能；过氯酸盐排泄试验主要是测定甲状腺素使碘离子转化为有机碘的能力；PB^{131}I（血浆蛋白结合碘）测定反映了甲状腺激素合成和分泌的速度．

3. 循环血液中甲状腺激素的测定　项目有血清总甲状腺素 T_4（TT_4）浓度测定、血清总 T_3（TT_3）测定、游离 T_4（FT_4）和游离 T_3（FT_3）测定等。这些检查可协助判断甲状腺的功能状态。

4. 甲状腺疾病的免疫学检查　弥漫性甲亢、自身免疫性甲状腺炎、特发性甲状腺功能低下等，都是自身免疫性疾病，患者血清中有多种异常的免疫球蛋白。其大致可分为三类：甲状腺组织抗原抗体，如甲状腺球蛋白抗体、甲状腺细胞膜抗体等；甲状腺刺激免疫球蛋白；具有免疫活性的其他物质，如垂体致突眼物质（EPS）等。

5. 甲状腺功能性指标含义

（1）促甲状腺激素（TSH）　TSH 是测试甲状腺功能非常敏感的特异性指标，游离甲状腺浓度的微小变化就会带来 TSH 浓度的显著调整，特别适合于早期检测或排除下丘脑－垂体－甲状腺中枢调节环路的功能紊乱。TSH 是甲状腺癌术后或放疗以后采用甲状腺素抑制治疗监测的重要指标，也是妊娠甲状腺疾病重要监测指标之一。增高：原发性甲减，垂体 TSH 瘤，亚急性甲状

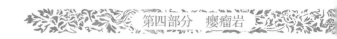

腺炎恢复期，亚临床甲状腺功能减退，慢性淋巴细胞性甲状腺炎等。降低：甲亢，亚临床甲亢，第三性（下丘脑性）甲减，药物（糖皮质激素），库欣综合征，肢端肥大症等。

（2）三碘甲状腺原氨酸（TT_3）　TT_3 是甲状腺激素对各种靶器官作用的主要激素。TT_3 是查明早期甲亢、监控复发性甲亢的重要指标。TT_3 测定也可用于 T_3 型甲亢的查明和假性甲状腺毒症的诊断。增高：甲亢，T_3 型甲亢，高 TBG 血症，医源性甲亢，甲亢治疗中及甲减早期 TT_3 呈相对性增高，亚急性甲状腺炎等。降低：甲减，低 T_3 综合征（见于各种严重感染，慢性心、肾、肝、肺功能衰竭，慢性消耗性疾病等），低 TBG 血症等。

（3）血清总甲状腺素（TT_4）　TT_4 是甲状腺分泌最多的激素，TT_4 的代谢调节同 TT_3 一样，也受下丘脑－垂体前叶－甲状腺轴的控制。TT_4 的生物活性低于 TT_3。增高：甲亢，T_4 型甲亢，高 TBG 血症（妊娠，口服雌激素及口服避孕药，家族性），亚急性甲状腺炎，甲状腺激素不敏感综合征，药物（胺碘酮、造影剂等），高原反应。降低：甲减，地方性甲状腺肿，低 TBG 血症（肾病综合征，慢性肝病，蛋白丢失性肠病，遗传性低 TBG 血症等），慢性淋巴细胞性甲状腺炎早期，危重患者。

（4）游离甲状腺素（FT_4）　游离甲状腺激素是甲状腺代谢状态的真实反映，包括 FT_3、FT_4，FT_3、FT_4 测定的优点是不受其结合蛋白质浓度和结合特性变化的影响，因此，不需要另外测定结合参数，是反映甲状腺功能最为灵敏和最有价值的指标。TSH、FT_3 和 FT_4 三项联检，常用以确认甲亢或甲低，以及追踪疗效。FT_4 升高：甲亢，T_4 型甲亢，甲亢危象，甲状腺激素不敏感综合征，无痛性甲状腺炎，低 T_3 综合征，药物（胺碘酮），非甲状腺疾病（急性发热、危重患者等）。FT_4 降低：甲减，亚临床甲减，甲亢治疗中，肾病综合征，药物（糖皮质激素等）。

（5）游离三碘甲腺原氨酸（FT_3）　FT_3 升高：甲亢，亚临床甲亢，T_3 型甲亢，甲状腺激素不敏感综合征，结节性甲状腺肿等。FT_3 降低：甲减，低 T_3 综合征，甲亢治疗中，药物（糖皮质激素、多巴胺等）。

（6）甲状腺球蛋白抗体（TGAb）　TGAb 是甲状腺疾病中首先发现的自身抗体，具有高度种属特异性，是诊断自身免疫甲状腺疾病（AITD）常用指标。TGAb 升高意义：①慢性淋巴细胞性甲状腺炎：阳性率约 80%。② Graves 病（毒性弥漫性甲状腺肿）：阳性率约 60%。③甲亢患者 TGAb 阳性且滴度较高，提示抗甲状腺药物效果不佳，停药后易复发。④非甲状腺疾病，如类风湿、系统性红斑狼疮等有一定阳性率。

（7）抗甲状腺过氧化物酶抗体（TPOAb）　甲状腺过氧化物酶（TPO）是甲状腺激素合成过程的关键酶，TPOAb 直接对抗甲状腺过氧化物酶（TPO），与甲状腺组织免疫性损伤密切相关，是引起甲状腺功能减退的主要原因之一。TPOA 与自身免疫性甲状腺疾病的发生、发展密切相关，可通过细胞介导和抗体依赖的细胞毒作用，使甲状腺激素分泌不足，造成自身免疫相关的甲减，已成为诊断甲状腺自身免疫性疾病的首选指标。

TPOA 升高意义：①诊断桥本甲状腺炎（HD）和毒性弥漫性甲状腺肿（Graves）。②预测孕妇产后甲状腺功能障碍的发生，阳性者易出现甲减。③对可疑甲减患者，若 TPOA 升高，有助于原发和继发甲减的鉴别。④产后甲状腺炎，萎缩性甲状腺、部分结节性甲状腺肿患者，某些自身免疫性疾病，如类风湿疾病、系统性红斑狼疮可见 TPOA 升高。

（8）促甲状腺激素受体抗体（TRAb）　TRAb 又分为两类：甲状腺刺激抗体（TSAb）和甲

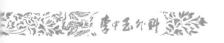

状腺刺激阻断抗体（TSBAb），前者是导致 Graves 病的主要原因，后者可能引起甲状腺功能减退。TRAb 阳性意义：① Graves 阳性率达 90% 以上。②桥本甲状腺炎阳性率 50% 左右。③预测新生儿甲状腺功能亢进，TRAb 可通过胎盘进入胎儿体内，引起新生儿甲状腺功能亢进。④抗甲状腺药物监测，治疗后 TRAb 逐渐下降，治疗有效。

第一节　甲状腺结节

甲状腺结节只是彩超等检查仪器诊断结果常用的一个形容词，既不是特指一种病，也不是特指一种病的性质，而是指甲状腺等组织的微小病变。也可以说是指由多种原因引起的甲状腺内出现一个或多个组织结构异常的微小病灶，也可能是良性，也可能是恶性。至于多大应称结节，多大应称肿块，尚没有统一标准，临床使用不太统一，笔者认为，结节代表小的意思，应限制在 1cm 以下，肿有高突、块有片大的概念，所以，超过 1cm 使用肿块较为合适。既往由于微小病灶没有临床症状和体征，大多数甲状腺结节常被忽略，直到有了症状和触摸到明显肿块才就诊。近年来因生活水平和彩超检查技术敏感度的提高，以及自然环境的改变，甲状腺结节发病率和检出率不断增加，已经成为像乳腺结节一样成为普遍应用，特指微小病灶的医技检查结论词。为了便于知识普及，所以也独立成篇。

一、古籍摘要

《外台秘要》云："瘿病者，始作与瘿核相似。其瘿病喜当颈下，当中央不偏两边也。"描述与甲状腺结节形态一致。

二、病因病机

中医学认为，甲状腺结节的发生与饮食习惯、生活节奏、环境、情志异常，以及劳逸无度等因素息息相关。女性属于甲状腺结节好发人群，因妇女的经、孕、产、乳等生理特点与肝经气血有密切关系，遇有情志不畅，肝失疏泄，气机升降失常，则形成气滞，气郁日久，积聚成形，或与外来或内生致病因素合邪为病，即可导致结节的形成。

西医学认为，甲状腺结节可能与缺碘、促甲状腺激素分泌过多、自身抗体有关。

三、诊断要点

原则上说，甲状腺结节的性质应以病理诊断为依据，但临床上患者常常需要医生给出印象性诊断，建议参考以下指标。

凡是甲状腺结节，尤其是单发结节，伴有下列情况，当考虑甲状腺癌。

1.有长期甲状腺肿大或近期迅速增大变硬者。

2.有颈部放射线照射史，尤其青少年，可能性更大。

3. 伴有声音嘶哑，呼吸困难，吞咽障碍者。

4. 吞咽时肿块活动明显受限，基底固定者。

5. 长期腹泻而无脓血便，常伴面部潮红或多发性黏膜神经瘤者，是髓样癌的表现。

6. 有原因不明的颈淋巴结肿大，抗感染治疗不缩小者。

7. 术中发现包膜不完整或与周围组织粘连者。

8. 彩超提示：甲状腺组织内见可呈圆形、椭圆形、片状或三角形的规则、欠规则或不规则肿块、结节。肿块的边界清晰，比较光滑，多有侧方声影，也可有角状突起。肿块常有压缩性，压之无明显逆向运动，CDFI 无血流或少量血流信号，则多表现为周边型血流，极少数为穿入型血流，回声均匀，后壁回声整齐、增强、清晰，多为甲状腺良性病变；甲状腺组织内见形态欠规则或不规则肿块结节，边界不清，呈毛刺状或蟹足状，侧方声影罕见，后壁回声不整、减弱、不清，CDFI 中量血流和丰富血流信号，多为穿入型血管分布，少数为周边型血流，多为甲状腺恶性病变。

结节弹性，结节纵横比，参考 TI-RADS 分类标准进行计分，计分方法如下：

（1）结节结构　0分：囊性或海绵状；1分：囊实性复合；2分：实性或几乎完全实性。

（2）结节回声　0分：无回声；1分：高回声或等回声；2分：低回声；3分：极低回声。

（3）结节形态　0分：纵横比＜1；3分：纵横比≥1。

（4）结节边缘　0分：光滑或模糊；2分：分叶或不规则；3分：腺体外侵犯。

（5）结节钙化灶　0分：无或大彗星尾；1分：粗钙化；2分：边缘钙化；3分：星点状钙化。

根据计分对结节进行 TI-RADS 分级，标准如下：TI-RADS 1：0分，良性；TI-RADS 2：1～2分，无可疑；TI-RADS 3：3分，轻度可疑；TI-RADS 4：4～6分，中度可疑；TI-RADS 5：≥7分，高度可疑。其中，TI-RADS 1～3 考虑良性，TI-RADS 4～5 考虑恶性。

9. 细针穿刺细胞学检查（FNAC）及基因检测。

（1）甲状腺结节直径≤5mm，无可疑癌征象的结节，不需进行其他检查和处理。

（2）直径＞5mm，＜10mm 的结节，若有可疑癌征象的，建议做细针穿刺病理活检及 BRAF-V600E 基因检测，BRAF 基因突变结果分阳性和阴性两类，本研究阳性结果判定为恶性，阴性结果判定为良性。

（3）直径＞10mm 的实性、囊实性结节，均建议做细针穿刺病理活检及 BRAF-V600E 基因检测。

四、治疗

（一）辨证论治

根据临床观察，大多数结节为多发性、散在性，给予手术切除或射频消融术后（对于大结节，一次消融可能会有残留，需要第二次消融；结节不是马上取出来，只是把坏死凝固，把血供破坏，然后通过机体慢慢吸收来完成，吸收需要过程，有时候做完之后脖子仍然有包块，吸收漫长），再生再发性很强，甚至多次手术反复发作，既损伤了甲状腺组织，令患者身心痛苦，也令医生非常无奈。近年来，应用中医中药治疗，取得了较为满意的成效，笔者的治疗方法：根据病史、参考"五诊"（中医四诊加医技检查），资料信息综合分析，在判断良恶性的基础上，进行辨

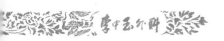

证论治。对于甲状腺结节，多发，小于1cm，年龄小，生长缓慢，通过治疗可以起到控制肿瘤生长，甚至消除肿块的作用。对肿块较大，生长较快，年龄较大，存在风险较高的患者，如果患者实在不愿手术，也可以治疗3个月观察变化。

1.肝郁气滞证　小结节，多发结节，小于1cm，时间较短，质地韧硬，或手术后，伴有烦躁易怒，胸闷叹息，前颈部胀痛，舌淡红，苔薄白，脉弦。治拟疏肝理气，化痰散结。方用逍遥散：当归、柴胡、白芍、黄芩、薄荷、茯苓、白术、丹皮、香附、甘草，选加三棱、莪术、夏枯草、瓜蒌仁、红花、穿山甲（现已禁用）等。每日1剂，水煎服。外用瘿瘤贴（经验方药），2天换一次。

2.痰血瘀结证　小结节，多发结节，时间较长，质地较硬，或手术后，伴有情志抑郁，倦怠乏力，乳房疼痛，月经不调等。舌暗红，苔薄腻，脉弦滑或弦细。证属肝郁脾虚，痰血凝结。治拟行气活血，化痰散瘀。方选柴胡白芍逍遥散：柴胡、白芍、当归、党参、川芎、白术、陈皮、茯神、半夏、瓜蒌仁、甘草。选加红花、浙贝母、黄药子、山慈菇、三棱、莪术、全蝎、蜈蚣。每日1剂，水煎服。外用瘿瘤贴，2天换一次。

（二）西医西药

热消融治疗：包括射频消融、激光消融，其原理都是通过热原理把甲状腺结节破坏，其利弊如下。

1.优势　通过一根针穿到结节里，针头端会发热，把结节破坏掉，通过皮肤经过针穿刺，皮肤只留下针眼，不会留下疤痕。同时治疗范围非常局限，只对结节，周边甲状腺组织不会破坏，保留甲状腺功能，避免患者以后长期吃药。所以它最大的好处是美容，没有疤痕，保留甲状腺功能，创伤非常小。消融在局部麻醉下就能完成，患者清醒，可以正常交流，创伤很小，恢复很快，一般当天住院，当天或者第二天就能出院。

2.弊端　特别是大结节，一次消融可能会有残留，需要第二次消融；结节不是马上取出来，只是把坏死凝固，把血供破坏，然后通过机体慢慢吸收来完成，吸收需要过程，有时候做完之后脖子仍然有包块，2～3月以后才慢慢开始吸收。

五、预防调护

1.调摄情志，避免郁怒，保持良好的心态和积极乐观的生活态度，可明显减少甲状腺疾病的发生。

2.合理饮食，饮食中的碘对甲状腺的影响最大，摄碘不足或摄碘过多都会引起甲状腺的病变。缺碘地区可以多吃含碘量高的食物，如海带、紫菜等。不缺碘地区可以少吃海产品，并减少加碘盐的食用量，适当控制厚味炙煿食物。

3.对结节较小，生长较慢，不必治疗；对结节较多，生长较快，要积极治疗，3个月至半年做一次彩超对比，密切观察变化。

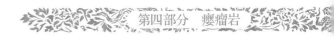

第二节 气瘿（单纯性甲状腺肿）

气瘿是以颈前漫肿，按之软而有囊性感，似其内有气积，又因其肿块可随喜怒而消长而得名。本病相当于西医学的单纯性甲状腺肿（包括地方性甲状腺肿、散发性甲状腺肿和高碘性甲状腺肿），好发于高原山区，或沿海地区，多见于妊娠期、哺乳期、青春期、绝经期的女性。西医学认为单纯甲状腺肿是由于缺碘，以及甲状腺素合成酶缺陷，而引起代偿性甲状腺增生，这与中医学应用海藻、昆布、动物靥治疗气瘿是一致的。高碘性甲状腺肿最早发现于日本北海道沿海地区的居民，他们长期食用含碘丰富的海藻、海带，引起了高碘性的地方性甲状腺肿，我国卫生部门在对本病的广泛调查和积极防治过程中，发现了我国沿海地区和饮用近海深井水的地方，甲状腺肿大率均明显增加。由此提出，甲状腺肿可由高碘饮食引起，说明过去多用含碘药物治疗本病的做法是片面的，这对中医药辨证施治本病也是一个很好的启示。

一、古籍摘要

《普济方·瘿瘤门·气瘿》云："夫瘿之初结者，由人忧虑，志气常逆，蕴蓄之所成也。又饮沙石流水，毒气不散之所致也，皆是肺脾壅滞，胸膈痞涩，不得宣通，邪气搏颈，故令渐渐成瘿，宜早疗之，便当消散也。白前汤，治气瘿初作。白前、昆布、厚朴、杏仁、陈皮、制附子、海藻、法半夏、甘草各一两，小麦三合。右锉如麻豆。每服三钱，水一盏半，生姜一片，枣一大枚，拍碎，煎至八分，去渣食后温服，日三次，必效。

主气瘿方（一名白头翁丸），兼治气瘤：白头翁半两，昆布十分，海藻七分，通草七分，玄参、连翘各八分，桂心三分，白蔹六分。右捣筛为末，炼蜜和丸如梧桐子大，每服五丸，用酒调服，忌蒜面、猪肉、鱼及生葱等物。紫苏膏：治咽喉气噎塞成气瘿。紫苏子、肉桂、大黄、当归、干姜各半两，陈皮一两，蜀椒一分，猪脂八两，右㕮咀，如麻豆大，先以水六碗，煎至二碗，绵滤去渣，以猪脂白煎成膏，取涂瘿上，日夜各一次，以瘥为度。忌生葱。昆布丸：治气瘿初结，喉中壅闷，不治即渐肿，宜服此。昆布、诃黎勒皮、槟榔各一两，松萝半两，干姜半两，桂心半两，海藻一两，木通二两。右为末，炼蜜和丸如梧桐子大，每于食前，煎好酒服下二十丸。"

二、病因病机

1. 饮水缺碘　由于长期居住高原山区，饮用水缺乏碘而患本病。地方性甲状腺肿流行范围很广，患者数较多，千百年来一直是危害人类健康的主要流行病之一。大致是因为这些致病饮食进入胃肠后，可损伤脾胃气机，肝气亦随之克伐脾胃，而产生痰气等病理产物。气主升，气夹痰邪循足太阴脾经和足阳明胃经上升至结喉部位，而产生气瘿病变。西医学认为，世界上很多山区都有地方性甲状腺肿，这是由于饮水碘缺乏，使甲状腺激素生成减少，并为垂体所感知，分泌促甲

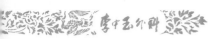

状腺激素（TSH）增多，以期提高腺体对血浆碘化物的摄取效能。甲状腺竭力为满足激素生成所需的每日 60～120g 碘化物，无论来自食物或激素降解的碘，凡进入血流的碘，几乎皆为甲状腺所摄取。与此同时，甲状腺的增生与肥大亦随之发生，而发生甲状腺肿改变。

除缺碘外，多种食物可引起甲状腺肿，有些食物如中非食用的木薯及卷心菜、大头菜、油菜籽等，在体内经过水解后，可产生硫氰酸盐。硫氰酸盐化合物能抑制碘的有机化，使甲状腺素合成受阻，因而引起甲状腺肿。食物引起甲状腺肿的流行往往具有季节性，只有大量食用这些食物时，才会造成流行，饮水被细菌污染也可以引起甲状腺肿，这可能是细菌及其代谢产物有致甲状腺肿的作用。某些微量元素对甲状腺也有一定的影响，有人认为钴能促进甲状腺激素的合成，钙和铁可以抑制碘的吸收，氟和碘在体内有拮抗作用，锰能促使甲状腺肿大，因此，饮水中锰、钙、镁、氟含量高时，或钴缺乏时，均可引起甲状腺肿。

经常摄入超过生理量的碘，造成的甲状腺肿大，称高碘性甲状腺肿，碘是合成甲状腺激素的原料，少量的碘有利于甲状腺激素的合成，但大剂量的碘能抑制腺体内碘的有机化，使甲状腺素合成和释放反而减少，刺激垂体分泌 TSH 增加，使甲状腺增生肿大。

2. 先天不足与冲任失调　肾为先天之本，本即生殖细胞、种质细胞。由于胚胎发育及遗传因素等，致使甲状腺缺乏甲状腺激素合成所必需的某些酶，造成甲状腺激素的相对不足，而刺激垂体分泌更多的 TSH，使甲状腺增生肥大。

由于青春期发育、哺乳、月经及外伤等易于耗伤气血，需要大量的精、气、血物质。肝藏血，肾藏精，精血可相互转化，故可致使肝肾亏损，出现冲任不调的病理现象。素体阳虚患者，易感六淫寒邪，往往出现太少合病，外寒可直接损伤肾气肾阳，亦可导致冲任失调，冲任起于少腹中极穴下，沿腹、胸正中线直上抵达咽喉；督脉其少腹直上者，亦可入喉。若冲任失调，精气血亏损，则精血不养肝而产生气滞、气郁。气虚则不能化气利水，而生成痰，以致痰气互结于喉部，而发生甲状腺肿大。

3. 情志不遂　一般为气瘿的继发因素，在气瘿的病理过程中，由于外界因素及疾病的本身因素，可产生情志不遂的病理变化，肝经循喉，脾经夹咽，气郁伤肝，思虑伤脾，以致郁气郁痰内生，结于咽喉而加重本病。故肿块有可随喜怒而消长的临床特征。

除此以外，有些药物如二硫氯酸盐、过氯酸盐、对氨水杨酸、保泰松、四环素、秋水仙素、磺胺类、硫脲类及碘化物等，都能不同程度地抑制甲状腺激素的合成，而发生甲状腺肿大。

三、诊断要点

（一）临床表现

1. 地方性甲状腺肿　早期为甲状腺弥漫性肿大，日久可形成结节。漫肿或结节都可随吞咽动作上下移动。肿块质地柔软，表面光滑，但在广泛钙化时，可质地坚硬。肿块长大，尤其是向胸骨后发展时，则出现各种压迫症状。压迫气管，引起呼吸困难和咳嗽；压迫食管，引起吞咽困难；压迫上腔静脉，出现头面部和上肢瘀血浮肿；压迫喉返神经，引起声音嘶哑，若甲状腺腺体内坏死、出血，则增大、疼痛，甲状腺功能正常或呈减退趋势。失代偿的患者可畏寒、乏力，甚至出现黏液性水肿。婴幼儿可发生矮小、智力低下等克汀病，可并发甲亢，尤其是结节型甲状腺肿，凡腺体突然增大，结节变硬，表面不平，有浸润症状，颈部淋巴结肿大者，应考虑癌变的可能。

2.散发性甲状腺肿　多见于青春期女性，甲状腺轻度弥漫性肿大，质软，不痛，很少有压迫症状。临床上可因病因不同而有差别：甲状腺激素需要量增加引起者，多发于青春期、妊娠期、哺乳期和绝经期的妇女；甲状腺激素合成酶缺陷的患者，较少见，常出生后即有，且多有家族史。

3.高碘性甲状腺肿　女性发病率高于男性，发病高峰在 11～25 岁，甲状腺为双侧轻度有家族性弥漫性肿大，质地稍韧；多无自觉症状，个别患者有颈部紧压感。

（二）辅助检查

1.X线检查　轻度甲状腺肿，X线下无明显异常改变，在甲状腺压迫气管时，X线检查对于有无气管狭窄和气管软化有重要诊断价值。钙化腺体X线形态可分五种：块状、点状、环状、条状和广泛性钙化，以块状阴影多见。胸内甲状腺在X线下可见纵隔有圆形边缘整齐的阴影。坠入性胸内甲状腺，透视下尚可发现肿块随吞咽动作上下移动。

2.同位素检查　同位素扫描示甲状腺增大或有变形，放射性分布不均匀。甲状腺摄 ^{131} 碘高峰可前移。

3.T_3、T_4 和 TSH 的测定　这些测定值多正常，代偿型可有 T_4 低而 T_3 正常或相对较高。T_3/T_4 比值加大，TSH 升高，仍可维持正常甲状腺功能，失代偿型，T_3、T_4 和 TSH 高峰可前移。

（三）诊断依据

1.地方性甲状腺肿　①居住在地方性甲状腺肿流行区。②甲状腺肿大超过患者拇指末节或有小于拇指末节的结节。③甲状腺摄 ^{131} 碘率呈碘饥饿曲线，可作为参考指标。④可分为三型：弥漫型，甲状腺均匀性肿大，摸不到结节；结节型，可摸到一个或多个结节；混合型，在弥漫肿大的甲状腺上可摸到一个或多个结节，或摸到巨大结节（图 18-1）。

2.散发性甲状腺肿　①青春发育期、妊娠期、哺乳期和绝经期引起的甲状腺肿大。②有长期服用抑制甲状腺药物的病史。③先天性碘摄取功能障碍者，甲状腺摄 131 碘很低；先天性甲状腺激素合成酶缺陷者，多见有家族性（图 18-2）。

3.高碘性甲状腺肿　主要发生在近海地区的地方病。

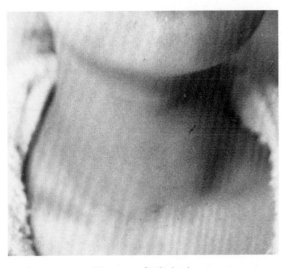

图 18-1　气瘿（1）

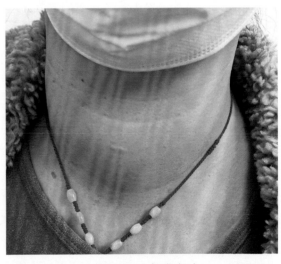

图 18-2　气瘿（2）

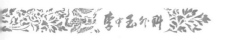

四、鉴别诊断

散发性甲状腺肿和轻度自身免疫性甲状腺炎应互相区别，进行甲状腺自身抗体检查或活组织检查，方能做出正确诊断。

五、治疗

（一）辨证论治

依据本病的病因病机和临床分类及表现，可分为脾胃气滞证、脾胃湿热证、肝肾不足证和肝脾气滞证。

1. 脾胃气滞证　多为单纯性地方性甲状腺肿，症见甲状腺弥漫性肿大或有结节，可有呼吸困难和咳嗽等症，苔白微腻，脉滑。证属脾胃气滞，痰气迫肺，宣发肃降失司及升降失调。治宜理气化痰散结，佐以调理脾胃。方选四海舒郁丸合二陈汤加减，因为此型为缺碘引起，可加大方中含碘药物的用量，如合并呼吸困难，加杏仁、桔梗、瓜蒌以宜降肺气；若合并吞咽困难，可加厚朴降气，加马勃和藏青果清利咽喉；若合并声音嘶哑，可加木蝴蝶、僵蚕、射干、远志等开咽利喉药；若合并有胀痛，加夏枯草、白花蛇舌草、半枝莲、橘核等行气化痰解毒。

2. 脾胃湿热证　此证相当于由非缺碘饮食、饮用水及药物所致的甲状腺肿瘿病。由于这些物质多质重而浊，很容易使脾胃产生湿热痰邪。患者可有纳差、腹胀、胸闷等症状。舌苔微黄腻，脉濡数。治宜健脾燥湿，清热解毒，方选除湿胃苓汤加减。此证多因湿热邪毒阻滞气机而成，故病虽发于上部，却根源在于中焦，故治在调中。方中可加升麻，既可引药上行，散风清热，又可清阳明胃经之热。湿热蕴久可生痰、生毒，故可加半枝莲、连翘、夏枯草、蒲公英、板蓝根清热解毒，加川贝母、姜半夏、胆南星等化痰散结。

3. 肝肾不足证　此证多见在青春发育期、哺乳期等发生甲状腺肿大及先天性甲状腺素合成酶缺陷的患者，可伴有头昏、耳鸣、腰酸痛、经期延长，或发育不良等症状。舌质淡，脉细。治宜补益肝肾，调摄冲任。方用二仙汤合四物汤，视症状可加海藻、鳖甲、龟甲、昆布、牡蛎、海蛤壳以消瘿化痰，也可加香附、浙贝母以行气化痰。

4. 肝脾气滞证　以上各型在发病过程中，若因情绪活动失常，如忧思、郁怒，都可损伤肝脾，导致气郁痰郁，使瘿病症状加重。故此型主要特点是气瘿肿块可随喜怒而消长，可伴心烦、易怒、失眠、口干、口苦等症状，舌质红，苔薄黄微腻，脉细弦数。治宜疏肝理气，化痰散瘿。方用通滞瘰病汤：当归、川芎、白芍、桔梗、陈皮、半夏、茯苓、白术、香附、藿香、连翘、柴胡、黄芩、夏枯草、白芷、甘草，或逍遥散合二陈汤加减。

（二）西医西药

1. 地方性甲状腺肿　碘化钾每日口服 1mg，连服 3 个月为 1 个疗程；甲状腺素片，每天 60～180mg，连服 15 天，休息 5 天为 1 个疗程，一般连续治疗 1 年左右。

2. 散发性甲状腺肿　口服甲状腺素片同地方性甲状腺肿。

3. 高碘性甲状腺肿　也可以给予少量的甲状腺素，以促使其更快恢复。

4. 西医外治法　0.66% 碘酊甲状腺内注射法，主要适用于无纤维化、钙化的结节型和混合型甲状腺肿。每次 0.5～2mL，结内注射，每周 1 次，要注意预防感染和损伤神经。

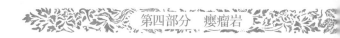

5. 手术疗法 地方性甲状腺肿，有较大结节，或有恶变可能，或出现压迫症状，或伴甲状腺功能亢进者，应行甲状腺次全切除术。

六、预防调护

1. 地方性甲状腺肿应坚持长期补充足够的碘，如碘化食盐法（加碘化钾，比例为万分之一到十万分之一），或经常食用海带等海产品。

2. 散发性甲状腺肿，应补充一定的甲状腺素，或经常食用动物甲状腺器官。

3. 高碘性甲状腺肿患者，应停用高碘饮食。

4. 施行手术或甲状腺内注射后，应观察伤口有无渗血，有渗血应行止血术，并观察生命体征情况。

5. 正确认识疾病，做到心情舒畅。

第三节 肉瘿（甲状腺肿瘤和甲状腺囊肿）

肉瘿是生于颈前瘿囊内的肿块，肿块可随吞咽动作上下移动，此病相当于西医学良性甲状腺腺瘤，结节性甲状腺肿和甲状腺囊肿。本病多发于 20 ～ 40 岁的青壮年女性是，是一种比较多见的甲状腺疾病。

一、古籍摘要

《杂病源流犀烛·颈项病源流》云："皮色不变曰肉瘿，宜人参化瘿丹：海带、海藻、海蛤、昆布，四味俱焙，泽泻（炒）、连翘、猪靥、羊靥、人参。"

二、病因病机

中医学认为，本病多因肝郁、脾虚、肾亏，气血调节失调，湿痰内生，或外感寒湿邪毒，以致气滞、气结、痰凝、气血瘀滞而发生。

三、诊断要点

1. 甲状腺腺瘤 颈前单发，少数可多发，圆形或椭圆形肿块，表面光滑、韧实、活动良好；甲状腺功能检查正常；颈淋巴结不肿大。

2. 结节性甲状腺肿 多发于年龄较大的中年女性，有长期的甲状腺结节病史。

3. 甲状腺囊肿 由单纯性甲状腺肿、结节性甲状腺肿、甲状腺瘤退变而来。肿块触诊有囊性感。

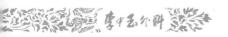

四、鉴别诊断

甲状舌骨囊肿 位于颈前中线或其附近，由于和舌骨相连，也可随吞咽而活动。可做伸舌试验，若随舌的伸缩而上下移动，则为甲状舌骨囊肿；甲状腺腺瘤、甲状腺囊肿不能随舌的伸缩而上下移动。

五、治疗

（一）辨证论治

第一，甲状腺腺瘤：多发生于 20 ～ 40 岁的青壮年，40 岁以后发病逐渐减少，多数患者无自觉症状，往往无意中发现颈前肿物。肿瘤多为单发，圆形或椭圆形，表面光滑，边界清楚，质地韧实，和皮肤无粘连，无压痛，可随吞咽上下活动。肿瘤直径一般在 1cm 左右或乒乓球大小，巨大者少见。巨大瘤体可产生邻近器官受压征象，但不侵犯这些器官，有时因出血瘤体会突然增大而伴有胀痛。有些肿块会逐渐吸收而缩小，有些可发生囊性变，有些因钙化而使瘤体坚硬，有些可以发展为功能自主性甲状腺腺瘤，有些可引起甲状腺功能亢进。若肿瘤迅速增大且活动受限，肿瘤表现硬实而粗糙不平，出现声音嘶哑和呼吸困难，以及颈部淋巴结肿大，则应当考虑有恶变的可能。各项

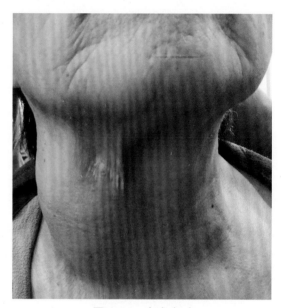

图 18-3　肉瘿（1）

功能检查多正常，甲状腺同位素扫描多为温结节，也可为热结节或冷结节，颈部 X 线检查，若瘤体巨大，可见气管受压或移位，部分瘤体内可见钙化影像。甲状腺淋巴造影显示网状结构中有圆形充盈缺损，边缘规则，周围淋巴结显影完整（图 18-3）。

第二，结节性甲状腺肿：又称功能自主性结节性甲状腺肿。患病的甲状腺不受促甲状腺激素（TSH）的影响，能自主地合成、储存和分泌甲状腺激素，并能抑制垂体 TSH 的分泌，本病多见于女性，多发于较大年龄的患者。患者往往有长期甲状腺结节的病史，早期多无症状，或仅有轻微的心慌、消瘦、乏力。患者可表现不同程度的甲状腺中毒症状，但一般无突眼症，约一半以上患者有甲亢症状，个别可以由无症状而突然发生甲状腺危象。甲状腺同位素扫描大多为热结节。血清 T_3、T_4 和血清蛋白结合碘可以正常，也可以升高。

第三，甲状腺囊肿：本病不是一个单一的疾病，大多数可由单纯性甲状腺肿、结节性甲状腺肿和甲状腺瘤退变而来，只有少数囊壁为鳞状上皮的囊肿，有些也可能是甲状腺瘤的囊性变，但是甲状囊肿也可以发生癌变。根据内容物性质，甲状腺囊肿可分为胶性囊肿、浆液性囊肿、坏死性囊肿、出血性囊肿和混合性囊肿。甲状腺囊肿多为柔软的结节，触诊有囊性感；当内容物较多而囊内压力较高时，也可呈坚实性。超声波检查可探及囊内容物性质，同位素扫描多为冷结节，

也可表现为温结节（图 18-4）。

1. 阳虚寒凝证 肿块较小，质地韧实，表面光滑，活动性好，无疼痛，无自觉症状。平素畏寒怕冷，易感风寒，纳食不香，大便溏泻。舌质淡，苔薄白，脉细或沉细。治宜温阳散寒化痰。方选阳和汤、香砂六君子汤加减。

2. 肝脾郁结证 肿块较大，按之坚实而有囊性感，尚能随吞咽活动上下运动，肿块有胀痛感。伴性情抑郁、纳差、胸闷、胁胀、腹胀。舌淡红，苔微黄腻，脉濡细数。治宜疏肝健脾，化痰散结。方选逍遥散合二陈汤，选加海藻、昆布、海蛤壳、夏枯草、橘核、枳壳、川贝母、猫爪草、茯苓、薏苡仁等。

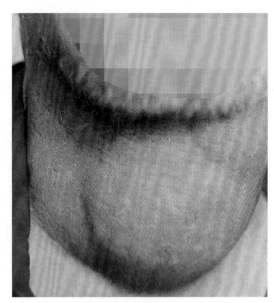

图 18-4 肉瘿（2）

3. 气郁化火证 症见肿块胀痛明显，有压痛。伴心慌、乏力、消瘦、口苦、心烦、易怒，或有低热。舌质红，苔薄黄，脉弦数。治宜清火解郁。方选开郁散加减：白芍、当归、柴胡、白芥子、郁金、香附、天葵草、白术、全蝎、茯苓、炙甘草。可酌加茵陈、栀子泻肝胆之火，黄柏、知母泻肾火，黄芩泻肺火，黄连泻心火。加养阴凉血之品，如生地黄、玄参、石斛、赤芍、牡丹皮；加软坚散结之牡蛎、海藻、昆布；加解毒药，如蒲公英、金银花、连翘、半枝莲、肿节风等。

4. 气血瘀滞证 肿块可钙化或开始恶变而变得很坚硬，表面凹凸不平，活动度受限，有胀痛感。可伴声音嘶哑，呼吸困难，吞咽不利。舌质暗红或有瘀斑，少苔，脉弦涩。治宜行气活血，化痰散结。方用海藻玉壶汤加减。可加土鳖虫、穿山甲（现已禁用）、全蝎、蜈蚣、鬼箭羽通络软坚散结；加赤芍、红花、三七活血化瘀散结；加橘核、荔枝核、三棱、莪术，以加强理气化痰散结；加黄药子、半枝莲、白花蛇舌草、山豆根、蒲公英，以加强解毒清热散结。

（二）中医外治

外贴瘿瘤贴（经验方）由蜂蜜、蜂蜡、当归油、川芎油、血竭、麝香、黄药子、冰片、海藻、昆布、穿山甲（现已禁用）、川贝母等药精制而成，适用于没有甲亢的肉瘿等，贴于局部，每日更换一次。

（三）西医西药

抗甲状腺药物治疗效果很差，一般不用，只作为手术或放疗前后的辅助用药。

1. 手术治疗 手术是最有效的治疗方法。无论肿瘤大小，现在多主张做患叶切除或腺叶次全切除，不主张做单纯腺瘤摘除。这是因为：①临床上甲状腺瘤和某些甲状腺癌，特别是早期癌难以区别，摘除术易导致复发和转移，再次手术效果往往欠佳，或失去根治机会。②约 25% 的甲状腺瘤为多发性腺癌，临床往往仅能查到一些大的瘤体，单纯甲状腺摘除术则会遗留小的瘤体，日后再发机会多。③部分良性肿瘤可以恶变，所以更不宜单纯肿瘤摘除术治疗甲状腺腺瘤。手术同时要探查同侧腺叶周围淋巴结，有恶变可疑者，送病理检查。

2. 萎缩疗法 浆液性或胶性单纯性甲状腺囊肿，可以穿刺抽出其内容物，而后用硬化剂或碘

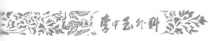

酊反复冲洗，亦可注入泼尼松龙，可使囊肿萎缩。

六、预防调护

1. 山区、高原地区应注意食用含碘食盐，并多食海洋食物，忌食辛辣之物。

2. 注意保持心情舒畅，忌恼怒。

3. 肿块生长较快时，宜及时检查，以除外恶变。

第四节　瘿痈（甲状腺炎）

痈生于颈，故名瘿痈，泛指甲状腺炎症。瘿痈是由于化脓性细菌、病毒及各种理化因素和自身免疫反应等因素引起。临床上可分为急性化脓性、亚急性病毒性、慢性自身免疫性三种类型。各类型瘿痈除有局部症状外，多伴有不同程度的全身反应。各种瘿痈不仅起病缓急、病程长短不同，而且病因病机和临床表现也不相同。

一、古籍摘要

中医古代文献没有瘿痈病名记载，而把瘿痈的病证混杂于气瘿、肉瘿和石瘿之中。另外，在锁喉痈中也包含瘿痈的有关内容。

二、病因病机

中医学认为，外感风温、风热、邪毒，搏结于颈，以致局部经络阻塞，气血凝滞，而形成肿胀结块，不通则有疼痛；又邪热瘀阻，瘀而化热，热盛肉腐为脓；风热阻于肺卫，故有发热、乏力等表证可见。或脾肾气虚，卫外不固，感受风热邪毒，水湿不运，蕴而化痰，搏结于颈而发生肿块和疼痛；或阴虚火旺，阳虚化热，而出现肝肾阴虚，气阴两伤。

三、诊断要点

1. 急性甲状腺炎　是由多种细菌感染或辐射损伤引起的，最常见的是由化脓性细菌感染所致，也有不少由放射性元素引起。

2. 急性化脓性甲状腺炎　多由化脓性细菌引起，感染途径可经血行、淋巴或邻近组织的化脓性病灶侵入甲状腺，或施行甲状腺穿刺而感染引起。局部症状为表面皮肤红、肿、热、痛，腺体肿胀，肿块的边缘不清楚。也可在甲状腺局部出现硬结性肿块，压痛不明显，严重者可以形成脓肿，可伴有发热、乏力、全身不适等感染症状。本病痊愈后很少引起甲状腺功能障碍。

3. 急性放射性甲状腺炎　^{131}碘治疗甲亢过程中，有 4%～5% 的患者会发生急性甲状腺炎，一般在急性辐射损伤后 2 周内发生。由于大剂量的辐射，使甲状腺组织水肿、充血，甚至甲状腺滤泡被破坏，而较多的甲状腺球蛋白释放入血液，出现全身和局部症状。局部表现为皮肤痒痛不

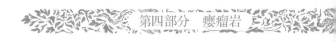

适，有压迫感、咽痛、吞咽困难，甲状腺触痛明显，全身症状可有低热、乏力、心慌，重症放射性损伤可引起心悸、多汗、头昏、手颤等甲亢症状，甚至可导致甲状腺危象。

4. 亚急性甲状腺炎　又称之为病毒性甲状腺炎、肉芽肿性甲状腺炎。各种年龄都有发生，但以 20～50 岁为多见，女性占多数，常发生于流感和流行性腮腺炎之后，但一年四季均可发病。本病发病较急，先出现发热、头痛、身体酸痛乏力、咽痛等全身性症状。由于甲状腺滤泡的破坏，过多的甲状腺激素释放入血，患者可出现烦躁不安、心慌、无力、多汗、手颤、消瘦等甲亢症状，心率加快和体温升高程度不成比例，这是本病的一个临床特点。另一个特点是甲状腺局部肿痛。甲状腺呈弥漫性肿大或结节性肿大，一般为轻度或中度肿大，质地硬，表面可不平，活动良好，局部皮肤无充血，表现为自觉疼痛、触痛和放射痛，可放射至下颌，同侧齿槽，以及耳后、枕、肩和胸部，说话、吞咽、转动颈部时疼痛加剧。周围淋巴结不肿大，上述症状持续 2～3 个月可逐渐缓解，少数患者可反复发作，经合理治疗，本病可痊愈，极少数遗留甲状腺功能异常。少数患者无典型症状，仅以甲状腺结节为主要表现，而往往误认为甲状腺肿瘤而行手术治疗，根据临床表现，本病又可分为急性期、缓解期和恢复期。

5. 慢性甲状腺炎　又称为桥本甲状腺炎、自身免疫性甲状腺炎淋巴性甲状腺肿，为典型的自身免疫性疾病。发生可能基于先天免疫监护功能缺陷，在某一特定条件下，产生甲状腺自身抗体，形成抗原抗体复合物，以致激活 K 细胞，使之产生细胞毒素，使甲状腺上皮细胞受到破坏，而造成自身免疫性甲状腺炎。

本病多发生于 35～55 岁，平均年龄约为 43.92 岁，多见女性。起病隐匿，发展缓慢，常无特殊感觉，而主要表现为甲状腺肿大，呈弥漫性，峡部更明显，硬度如橡皮样，也可正常。表面光滑有结节，周围淋巴结不肿大，少数患者可合并甲亢，但本病最终发展为甲状腺功能减退者较多。本病在地方性甲状腺肿中发病率较常人高，也可合并甲状腺腺瘤、甲状腺癌，常可合并其他自身免疫性疾病。

6. 纤维性甲状腺炎　也称硬化性甲状腺炎、侵袭性纤维性甲状腺炎，多发于中年妇女，属于慢性甲状腺炎的范畴。起病缓慢，初为小结节，甲状腺可以正常大小或稍增大。结节坚硬异常，无触痛，因和周围组织粘连而不随吞咽上下活动。当纤维组织侵袭到甲状腺以外器官时，即产生呼吸困难、声音嘶哑、吞咽障碍等压迫症状，本病一般无发热、乏力等全身症状。

四、鉴别诊断

1. 甲状腺癌　亚急性甲状腺炎的甲状腺较硬，有结节，有些扫描为冷结节，应与甲状腺癌区别。甲状腺癌发病隐匿，无全身急性中毒症状，不痛，可有浸润症状，附近可有淋巴结肿大，摄 ^{131} 碘率和血清蛋白结合碘可正常。

2. 亚急性甲状腺炎　和急性甲状腺炎都有发热、甲状腺肿痛等症状，但是急性甲状腺炎是由细菌感染或放射线损伤引起，全身中毒症状重，白细胞计数升高，甲状腺区红肿热痛，甚至有波动感，血清蛋白结合碘正常。

3. 自身免疫性甲状腺炎　亚急性甲状腺炎与自身免疫性甲状腺疾两者在症状与体征上有很多相同之处，有时难于区别，但是自身免疫性甲状腺炎起病缓慢，病程长，一般不发热，80%～90% 的患者为无痛性甲状腺肿大，甲状腺自身抗体滴度高。

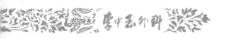

五、治疗

（一）辨证论治

1.热毒蕴积证 多见于急性和亚急性甲状腺炎。因风温、风热蕴积，局部气血凝滞，故甲状腺表面皮肤红肿热痛，瘀而化热，肉腐成脓，故可使甲状腺组织化脓，则甲状腺肿胀压之有波动感（图18-5）。有发热、口渴、乏力及全身不适之症状。若素体阳气不足，则蕴毒不易化热，故也可以出现局部的硬性肿块。由病毒引起的非化脓性的亚急性甲状腺炎，往往先出现发热、头痛，全身酸困无力、咽痛等症状。治宜疏风清热化痰，方选牛蒡解肌汤合五味消毒饮加减，或仙方活命饮加减；若已酿脓，则用透脓散加减。

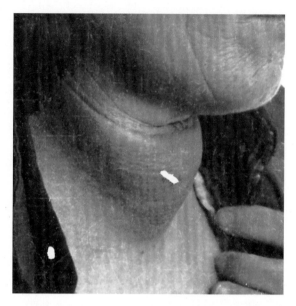

图18-5 瘿痈

若被放射线辐射过度所致，也是一种热力性邪毒，会出现"热性丰隆，热性则胀"的病理改变，使甲状腺组织充血、水肿或滤泡破坏，产生毒热物质。当毒热客于脏腑，可耗气伤阴，或出现低热、乏力、心慌、心悸、多汗、头昏、手颤等症状。这是毒热内扰证，可用逍遥散加夏枯草、鳖甲、龟甲、五味子等。

2.脾肾阳虚证 多见于慢性自身免疫性甲状腺炎，主要表现为甲状腺弥漫性肿大，其峡部更明显，质硬如橡皮，周围淋巴结不肿大，起病缓慢，常无特殊感觉。因脾肾气虚，气化不利，而内生湿痰，阴邪结滞于颈前，故局部症状进展缓慢。因湿痰积聚，肾失温化，脾失健运，正气不足，而出现面色萎黄，畏寒怕冷，倦怠乏力等症，故本病患者最终发展为甲状腺功能减退者较多。治宜补益脾肾，化痰理湿，用参苓白术散合二仙汤、二陈汤加减。

3.气阴两伤证 多由放射性甲状腺炎和由病毒引起的亚急性甲状腺炎的毒热引起，毒热有耗气伤阴的病理作用。若患者阳气耗伤为主，即可出现甲状腺功能衰退症，如怕冷、少汗、疲乏无力、精神不振、反应迟钝、体重增加、黏液性水肿等症状。若患者阴液耗伤为主，则可发生阴伤毒热证的甲状腺功能亢进症，主要表现为心慌心悸、易饥饿、消瘦、怕热、多汗、易激动等。治宜疏肝健脾，滋阴潜阳，方选柴胡白芍逍遥散加鳖甲、龟甲、麦冬、五味子等。若偏阴虚火旺者，宜养阴降火，方选知柏地黄汤加减。若偏于阳虚寒滞者，宜补养气血，益肾温阳，方选十全大补汤、右归丸加减。

4.寒痰凝滞证 多见于纤维性甲状腺炎，此外，亚急性甲状腺炎缓解期也可遗留甲状腺硬结，慢性自身免疫性甲状腺炎也可表现为硬结。这类结节质地比较坚硬，一般为无痛性，而自觉症状不明显。治宜和营通络，温阳散寒，化痰散结，方选仙方活命饮加减或阳和汤合二陈汤加减。可选加全蝎、蜈蚣、橘核、荔枝核、香附、穿山甲（现已禁用）、丹参、红花等。

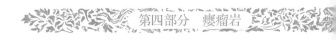

（二）中医外治

1.急性化脓性，可用加味太乙膏、散结灵、金黄膏外敷，或用天仙子以水调成饼状外敷。

2.亚急性、慢性，可用紫金锭研末，醋调外涂，或用七叶一枝花根茎用醋磨汁外搽，或用冲和膏外敷。

（三）西医西药

1.急性化脓性甲状腺炎，以抗感染为主，可用头孢菌素、庆大霉素、甲硝唑组成联合抗菌。

2.放射性甲状腺炎症状较重者，可对症治疗，可给予镇静、止痛药物；也可给维生素C或肾上腺皮质激素；对因服用过量同位素碘致病者，可口服甲巯咪唑和卢戈碘液或其他碘化物，并辅以利尿药，以减少同位素碘的吸收，促使其排泄。

3.亚急性甲状腺炎可给具有非特异性抗炎作用的肾上腺皮质激素，醋酸泼尼松每日20～40mg，分3次服，或氢化可的松每日100～200mg静脉注射，用药24小时后症状可缓解，12周后可逐渐减量，但要维持1～2个月以上。甲状腺片可抑制垂体分泌过多的TSH，从而减轻甲状腺的急性炎症过程，可以缓解症状，缩短疗程，对于恢复期甲低也有治疗作用，每日用量为60～120mg，阿司匹林、水杨酸、吲哚美辛可以解热、止痛，可根据情况选用。

4.自身免疫性甲状腺炎可采用甲状腺制剂，治疗原理是因本病具有过度的TSH刺激状态，多数患者血液中TSH浓度较高，应用甲状腺激素可以抑制TSH的分泌，减轻对甲状腺的刺激。另外，甲状腺激素可能和血中甲状腺自身抗体相结合，阻断甲状腺抗体所致的甲状腺损害，并且可以改善潜在或显著的甲状腺功能减退状态。给药方法：甲状腺片每日120～180mg，或甲状腺素每日0.3mg，T_3每日50～75g，若有黏液性水肿，要从小量开始，逐渐加大剂量，直到腺体缩小及TSH降至近常，甲状腺功能低下症状改善后，方可逐渐减少剂量，最后以小剂量维持；若合并甲亢，可对症给予受体阻滞剂普萘洛尔等；若症状较重者，可给小剂量抗甲状腺药物。一般不应用肾上腺皮质激素，只有当发热、乏力、甲状腺肿痛或突眼时，才和甲状腺激素合用。另外，吲哚美辛能抑制免疫反应，将吲哚美辛和甲状腺激素合用有一定效果，每日可用75mg左右。

5.纤维性甲状腺炎可试用肾上腺皮质激素；若甲状腺功能减退，可应用甲状腺激素替代治疗。

6.对于慢性甲状腺炎，若有明显的气管压迫症状，或有恶变的可能，可行甲状腺次全切除或近全切除术，术后须行甲状腺制剂替代治疗。

六、预防调护

1.应积极治疗颈部化脓性感染，如喉前有炎症，可以波及甲状腺组织；若患痄腮，应防止邪毒侵袭甲状腺组织，而采取有效的治疗方法。

2.对于系统性红斑狼疮、皮肌炎、硬皮病等自身免疫性疾病，应经常检查甲状腺功能，并正确治疗这些疾病。

3.由急性辐射损伤所致的甲状腺炎，应脱离放射源，使之不再继续受其损伤，即可自行缓解。

4.对于慢性瘿痈，若施行手术，要注意观察伤口。若引流通畅，24小时引流总量超过150mL，并有鲜血引出，应送患者至手术室，重新寻找和处理出血点。

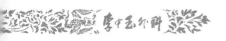

第五节　石瘿（甲状腺恶性肿瘤）

石瘿是颈前瘿囊内有坚硬如石的肿块，此病相当于西医学的"甲状腺恶性肿瘤"，其特点是肿块质地坚硬，有的坚硬如石，随吞咽运动而上下活动度很差，或推之不动等为主要症状。根据组织学形态，可将原发性甲状腺恶性肿瘤分为六种，即乳头状腺癌、滤泡状腺癌、未分化癌、髓样癌、鳞状细胞癌，以及甲状腺间质的恶性肿瘤（包括淋巴肉瘤、血管肉瘤、纤维肉瘤、骨肉瘤等）。甲状腺的转移性肿瘤很少见，它们通常来自肺、乳腺和皮肤恶性黑色素瘤等。

甲状腺癌以女性发病较高，男女之比为 1：2～3，从儿童到老年人都可以发生，但和一般癌肿好发于老年人的特点不同，甲状腺癌多发生于青壮年，平均年龄不足 40 岁。

一、古籍摘要

石瘿病名首见于《备急千金要方·瘿瘤》。其云："治石瘿、气瘿、劳瘿、土瘿、忧瘿等方：海藻、海蛤、龙胆、通草、昆布、石（一作矾石）、松萝各三分，麦曲四分，半夏二分，上九味，治下筛，酒服方寸匕，日三。禁食猪、鱼、五辛、生菜，诸难消之物。十日知，二十日愈。又方：小麦面一升、海藻一两、特生礜石十两，上三味，以三年米醋渍小麦面，曝干，各捣为散合和，服一方寸匕，日四五服，药含极乃咽之。禁姜、五辛、猪、鱼、生菜、大吹、大读诵、大叫语等。又方：昆布、松萝、海藻各三两，海蛤、桂心、通草、白蔹各二两，上七味，治下筛，酒服方寸匕，日三。又方：海藻、海蛤各三两，昆布、半夏、细辛、土瓜根、松萝各一两，通草、白蔹、龙胆各二两，上十味，治下筛，酒服方寸匕，日二，不得作重用方。又方：昆布二两，洗切如指大，醋渍含咽，汁尽愈。又方：海藻一斤，《短剧》作三两，小麦曲一斤，上二味，以三年醋一升，溲面末，曝干，往反醋尽，合捣为散，酒服方寸匕，日三服。"

《外台秘要·瘿病方》一书中有"石瘿不可治"的记载。

《三因极一病证方论·瘿瘤证治》论述了石瘿的肿块特点是坚硬不可移，强调"不可妄决，破则脓血崩溃，多致夭枉"，并应用"破结散"治疗，还采用了动物的甲状腺作为药物治疗。

《普济方·诸疮肿·瘿病咽喉噎塞》云："夫瘿病咽喉噎塞者，由忧恚之气，在于胸膈，不能消散，传于肺脾，故咽之门者，胃气之道路；喉咙者，肺气之往来。今二经为邪气所乘，致经络痞涩，气不宣通，结聚成瘿。在于咽喉下，抑郁滞留，则为之出纳者，噎塞而不通。半夏散治瘿气咽喉肿塞，心胸烦闷。昆布散治瘿气结肿，胸膈不利。通气丸治瘿气咽喉肿塞，毒气壅闷不通。连翘丸治瘿病咽喉噎气塞。"

《杂病源流犀烛·颈项病源流》云："坚硬不可移者石瘿，宜破结散。神曲、海藻、昆布、龙胆草、蛤粉、通草、贝母、枯矾、松萝茶、半夏，蜜丸。"

《外科正宗·瘿瘤论》指出本病"坚硬如石，举动牵强，咳嗽生痰，皮寒食少者"为逆证，制订了理气开郁、化痰消坚、补肾养血、散坚行瘀等治疗方法，拟定了海藻玉壶汤、调元肾气丸、通气散坚丸、活血散瘿汤等作为治疗本病的常规方剂，这些文献对于治疗本病具有一定的参考意义。

二、病因病机

甲状腺的部位属任脉所司，又有多经络络属，其病因病机复杂而涉及多脏多经络之病变。从临床症状其肿块坚硬如石、生长缓慢等来分析，其肿块当属阳虚寒凝所致，其体质可能偏寒，肾阳肾气不足，以致冲任二脉运行失常，在各种致病因素作用下而引起局部硬结。

1. 外感热毒　如感受性质为温热的放射线或其他温热邪毒。

2. 饮食不节　如多见于低碘饮食，亦可由高碘引起及其他膏粱厚味、辛辣炙煿之品所致，以致脾失健运，湿痰内生。

3. 肝肾亏损　一方面，可由先天肝肾不足或后天损伤（如房劳等原因），以及郁怒伤肝，耗伤精血，肝失所养，而易于气滞气郁；另一方面，肾气亏损，则气化不利，而水湿易于停滞，则郁气、郁湿、郁痰内生。

4. 痰毒瘀变　上述各种致病因素，都可生成痰毒，而循经瘀结于颈部喉头，但因素体阳气不足，故不从热化，而是引起甲状腺组织痰毒瘀变，即上述各种致病因素作为触发因子引起甲状腺细胞内的 DNA 特性改变，作用于下丘脑和垂体，分泌更多的具有刺激甲状腺增生作用的 TSH 作为促进因子，能促使病变的发展或导致细胞突变，而发展为具有自主生长性的甲状腺癌。这一过程可称之为痰毒瘀变，痰毒瘀变可产生下列病理变化。

（1）气郁痰凝　因肝失所养，以致疏泄不畅，或痰毒瘀阻气机，均可产生气机郁结，气机郁结又可进一步生痰，这种病理变化主要表现于局部更明显。因气郁痰凝的继续发展，而肿块增大、结硬。

（2）气血瘀滞　因痰毒瘀结，阻滞气血运行，而使甲状腺组织气血瘀滞，并与痰互结多种病理产物复合积聚，故肿块增长快，坚硬如石，表面高低不平、疼痛，并有压迫症。

（3）气血耗伤　因痰毒瘀变可以使部分气血转变为瘀毒，而且痰毒之邪尚可抑制脾胃化生气血，都可导致气血耗伤，一方面气血转化为瘀毒而使肿块增大、变硬，另一方面由于气血亏损、毒邪聚积，而发生全身性恶病质症。

（4）阴虚火旺　病变发展至晚期，邪毒进一步耗伤气阴；或经放疗、化疗、手术创伤等，均可损伤阴血物质，而阴虚则火旺，出现阴不潜阳的全身性症状。

三、临床表现

1. 乳头状腺癌　多见于 40 岁左右的青壮年，女性多于男性。儿童期甲状腺恶性肿瘤绝大多数属本型。乳头状腺癌的甲状腺肿物，多数为单发，少数为多发，或单发肿物伴有结节性甲状腺肿、腺瘤。肿物大小不一，质地硬而不规则，活动性差，肿瘤直径 3cm 以上者，大多伴有部分囊性改变，易误诊为囊肿，病史一般较长，平均病程约 5 年，也有长达 10 年、20 余年的，颈淋巴结转移常见，50%～70% 的患者初诊时伴有颈淋巴结转移。在癌组织侵犯周围软组或气管软骨时，瘤体固定，会出现声音嘶哑、呼吸困难、吞咽不适等自觉症状。

2. 滤泡状腺癌　多发于中、老年人，病程较长，生长缓慢，大多为单发结节，少数为多发或

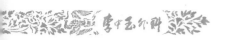

双侧结节。肿块较大，质地韧实，边界不清，随吞咽可活动，常缺乏明显的局部恶性表现，易误诊为腺瘤。少数患者可出现甲亢。

3. **髓样癌**　男女发病数无明显差异，生长缓慢，肿块质地较硬，多局限于一侧腺叶，可表现为家族性。可同时伴有多种内分泌疾病，如嗜铬细胞瘤、甲状旁腺腺瘤、多发性黏膜神经瘤等，髓样癌细胞分泌血清降钙素，但临床上不出现低血钙，可能是由于甲状旁腺代偿的结果，本病20%～30%出现顽固性腹泻，为水样便，每日数次至十次不等，仅有水电解质丢失，吸收功能不受影响。癌灶切除后腹泻则消失，一般认为腹泻系由于髓样癌分泌的前列腺素、5羟色胺、血清素引起。

4. **未分化癌**　老年人居多，高度恶性，患者常有甲状腺肿块或结节多年，近期突然增大发展迅速，很快形成双侧甲状腺或颈部巨大肿块，坚硬、固定、边界不清，可广泛侵犯邻近器官而引起声音嘶哑，呼吸困难，进食障碍。其有转移快、死亡率高的特点。

5. **鳞状细胞癌**　发病率极少，其形态如甲状腺腺癌，质地较硬，因肿块易于形成压迫或浸润，故常表现呼吸、吞咽障碍或声音嘶哑，发展迅速，恶性程度高。

6. **甲状腺间质的恶性肿瘤**　很少见，包括甲状腺淋巴肉瘤、纤维肉瘤、血管肉瘤、骨肉瘤等。临床特点是生长迅速，边界不清，与周围组织易于粘连固定，肿块不能随吞咽活动，肿块可占据甲状腺的一叶或两叶，局部皮肤潮红，可有压痛，或能闻及血管杂音。

四、检查

（一）实验室检查

1. **同位素扫描**　同位素碘只能反映结节的形态和有无摄碘功能，不能确定其性质，但有关统计表明，甲状腺扫描图像中热结节、温结节、凉结节、冷结节，甲状腺癌的可能性依次递增。无功能的冷结节比具有功能的热结节甲状腺癌的发病率高5～6倍。

2. **B型超声检查**　甲状腺的B超检查可以较精确地判断肿块的实性、囊性或囊实性，测定结节的数目或肿块的大小，以及检测颈部的肺大淋巴结。B超结合同位素扫描，可以提高甲状腺癌的诊断符合率，如甲状腺扫描为冷结节，B超检查为实性或囊实性，其甲状腺癌的可能性约为40%。

3. **穿刺细胞学或组织学检查**　不能确诊者，可做该项检查，诊断符合率高。

（二）X线检查

1. **X线检查**　约25%的甲状腺结节在照片上可见钙化阴影，一般钙化颗粒越大，癌的分化越好。

2. **X线造影检查**　用碘油或碘苯酯行甲状腺淋巴造影，可显示出甲状腺的轮廓和区域淋巴结的引流状况。不同性质的甲状腺结节可有不同的形态改变。用结节外甲状腺造影，若甲状腺内出现透明的充盈缺损，边界清楚，区域淋巴结显影清晰，多为良性；若甲状腺不规则增大，失去正常网状结构，造影剂分布不均，充盈缺损不规则，边缘粗糙，或呈棉絮状，周围淋巴结不显影，或有虫蚀状改变者，多为癌肿。

五、诊断

（一）诊断要点

凡是甲状腺结节，尤其是单发结节，伴有下列情况，当考虑甲状腺癌。

1. 有长期甲状腺肿大或近期迅速增大变硬者。

2. 有颈部放射线照射史，尤其青少年，可能性更大。

3. 伴有声音嘶哑，呼吸困难，吞咽障碍者。

4. 吞咽时肿块活动明显受限，基底固定者。

5. 长期腹泻而无脓血便，常伴面部潮红，或多发性黏膜神经瘤者，是髓样癌的表现。

6. 有原因不明的颈淋巴结肿大，抗感染治疗不缩小者。

7. 术中发现包膜不完整或与周围组织粘连者。

（二）鉴别诊断

1. 结节性甲状腺肿　病史很长，多数表现为双侧腺叶弥漫性肿大，有多个大小不等的节，表面光滑，B超检查多为囊性，可有明显钙化区，肿物很少产生压迫症状，即使很大也可活动。

2. 自身免疫性甲状腺炎　女性多见，表现为双侧甲状腺对称性肿大，质硬，扪诊整个腺叶轮廓均坚实，扫描示甲状腺内碘分布普遍稀疏，测定甲状腺自身抗体效价升高。

六、治疗

（一）辨证论治

引起石瘿的外感热毒、饮食不节、肝肾亏损等原因，都可以生成痰毒，结于喉头，而发生痰毒瘀变的病理变化，而痰毒瘀变又可发生气滞痰凝、气血瘀滞、气血耗伤、阴虚火旺四大病证（图18-6和图18-7）。

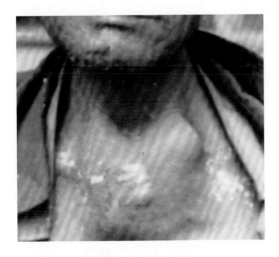

图18-6　石瘿（1）

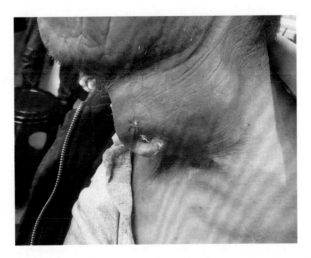

图18-7　石瘿（2）

1. 气滞痰凝证　瘿囊内的肿物坚硬如石，生长较快，高低不平，皮肤颜色不变。肿块无痛感，但囊有发胀感。伴性情急躁或郁闷不舒，胸胁胀满，口苦咽干，纳呆食少，舌苔白或白腻，脉弦滑。治宜解郁疏肝，软坚化痰，方选十全流气饮加减：陈皮、茯苓、乌药、当归、川芎、青

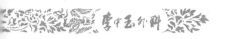

皮、木香、香附、白芍、甘草。或海藻玉壶汤合开郁散加减；可加葎草 30g，黄药子 6g，夏枯草 20g，猫爪草 15g；或逍遥散加黄药子、夏枯草、穿山甲（现已禁用）、煅牡蛎、青皮等。

2.气血瘀滞证　肿块增长迅速，坚硬如石，表面不光滑，高低不平，不能随吞咽动作而上下活动，肿块与基底部固定，自觉疼痛。患处皮肤青筋显露，伴形体渐瘦，神疲乏力；或伴声音嘶哑，吞咽和呼吸困难。舌质红有瘀斑，苔黄，脉弦数。治宜化痰解毒，活血化瘀。方选散肿溃坚汤加减。可选加莪术 20g，穿山甲粉 3g（冲服，现已禁用），鬼箭羽 20g，海藻 20g，昆布 15g，干蟾皮 6g，白英 15g，龙葵 20g。若瘀滞化成热毒，可加七叶一枝花 20g，半枝莲 20g，青黛 6g，山豆根 15g，白花蛇舌草 20g，十大功劳 20g，守宫 6g，鳖甲 15g，龟甲 15g。或仙方活命饮加香附、黄药子、夏枯草、煅牡蛎等。

3.气血耗伤证　肿块逐渐增大，坚硬如石，活动度差，病程较长。伴形体消瘦，神疲乏力，心悸气短，自汗盗汗，头晕目眩。舌质淡，苔白，脉细弱。治宜补益气血，消肿散结。方选滋荣散坚汤加减：当归、川芎、白芍、熟地黄、陈皮、茯苓、桔梗、白术、香附、海粉、川贝母、党参、昆布、红花、甘草。或活血散瘿汤，可酌加用贝母 10g，胆南星 10g，鹿衔草 20g，猫爪草 15g，半枝莲 20g，天竺黄 10g，七叶一枝花 20g。

4.阴虚火旺证　属石瘿的晚期，或经放疗、化疗、手术后耗伤阴血所致。症见肿块坚硬如石，推之不动，局部僵硬，患部皮肤紫暗，伴形体羸瘦，皮肤枯槁，口苦口干，失眠心烦，大便干结，小便短赤，腰部酸痛，全身无力。舌质红，少苔，脉沉细数。治宜滋补肝肾，行瘀消坚。方选调元肾气丸。可酌加白花蛇舌草 30g，肿节风 20g，十大功劳 20g，半枝莲 20g，半边莲 20g，藏青果 20g，射干 10g，川贝母 10g，鹿衔草 20g。

（二）中成药及经验方

中成药：小金丸，每次 2 丸，每日 2 次；西黄丸，每次 2 丸，每日 2 次；散结灵片，每次 4 片，每日 2 次。

经验方：蟾狼丸（蟾酥 10g，狼毒 20g，芦荟 30g，半枝莲、半边莲各 60g，共研末，水泛为丸，如绿豆大），每次 10～30g，每日 2～3 次。破结散（海藻、龙胆草、海蛤壳、通草、昆布、矾石、松萝各 15g，麦曲 20g，半夏 10g，共研细末），黄酒送服，每次 1.5～3g，1 日 2 次，蛇皮 2g，将蛋壳破一小孔，装入蛇皮末，封口，煮食，每次 1 个，每日 2 次。

（三）中医外治

药物外治：局部可外用二号散结灵、冲和膏、加味太乙膏、阳和解凝膏、阿魏化癖膏，1 日或 2 日一换。

（四）西医西药

1.内分泌治疗　适用于甲状腺乳头状腺癌和滤泡状腺癌原发灶或转移灶的治疗，用于对放疗诱发的甲状腺癌及预防乳头状癌的复发，大剂量应用甲状腺激素，可以抑制 TSH 的分泌，从而抑制肿瘤的刺激因素，常用的初始剂量为 LT_4 50～100μg/d 或甲状腺素片 20～40mg/d，根据甲状腺功能测定值而调整剂量。

2.化疗　主要适用于分化不良的甲状腺性肿，分化良好的甲状腺癌对化疗多不敏感，可用如下方案：①环磷酰胺 0.6～0.8g，加 5% 的葡萄糖 100mL 静脉滴注，②氟尿嘧啶 50mg，加 5% 葡萄糖 100mL 静脉滴注，③长春新碱 1mg，加生理盐水 10mL，静脉注射。以上 3 种药物，每周

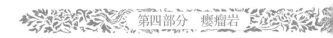

各 1 次，环磷酰胺和长春新碱可以同一天应用，5～6 周为 1 个疗程。

（五）手术疗法

手术疗法是治疗甲状腺癌的首选治疗措施，彻底清除原发癌和转移病灶，以防转移和复发，这是手术的基本原则。

局部放射治疗：适用于术后预防性治疗，复发或切除不彻底的患者、髓样癌患者未分化癌和甲状腺淋巴肉瘤等分化不良的肿瘤。

七、预防调护

1. 减少或避免颈部放射治疗，可以预防本病的发生。

2. 可做八段锦或太极拳，避免情绪激动。

3. 甲状腺癌术后患者，宜服补气养血之品，如木耳、核桃仁、鹌鹑蛋等。

4. 甲状腺癌放疗时，当服用养阴润燥之食品，如菠萝、蜂蜜、桑根、梨等。

5. 甲状腺化疗时，可服用健脾和胃、补肾强身之物，如扁豆、薏苡仁、莲肉、无花果、大豆、乌鱼、鳖、龟等。

第六节　瘿气（甲状腺功能亢进症）

瘿气是颈前瘿囊弥漫性肿胀或肿硬结块，这类肿胀和肿块可随吞咽动作上下移动。患者可伴有消谷善饥、易怒、易出汗、眼球突出等全身症状，本病相当于西医学的"甲状腺功能亢进症"。按其病因分类，可分为弥漫性甲状腺肿伴甲亢、结节性甲状腺肿伴甲亢、甲状腺癌伴甲亢、亚急性甲状腺炎伴甲亢、慢性甲状腺炎伴甲亢、碘甲亢等。在本章前面已论述的甲状腺疾病中，不同程度提示过这些疾病合并甲亢的症状，说明了甲亢不是一个单纯的疾病，它是很多甲状腺疾病的并发症。甲状腺组织生长在人体颈项皮下表浅之处，所有的甲状腺疾病，既有明显的外表肿胀疼痛等症状，同时都伴有程度不同的全身症状，这更加证明了中医外科疾病是"有诸外必本诸内"的整体发病观和辨证观。

一、古籍摘要

瘿气病名首见于《医学入门·瘿瘤》。《医学入门·瘿瘤》云："形似樱桃，一边纵大亦似之，槌槌而垂，皮宽不急。原因忧恚所生，故又曰瘿气，今之所谓影囊者是也。忧虑耗伤心肺，故瘿多着颈项及肩，劳欲邪气，乘经之虚而住。"

二、病因病机

本病证与七情内伤、肝肾亏损有着直接关系。外感风热痰邪也可加重或诱发本病；患者可由情志不畅，致肝气郁结，气郁化火；或由于素体肝肾亏损，一则血不柔肝而肝失所养，疏泄不

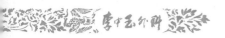

利，而致气郁、火郁；肝肾阴液不足，阴虚则阳亢，亦可化火。外感风热痰邪，亦可耗伤阴血，而加重阴虚阳亢。火热之邪最易伤阴，热邪先伤胃阴，胃火滋生，故消谷善饥；耗伤心阴，则心火亢而易汗；耗伤阴精，则水不涵木而手足震颤；肾水不济心火，则心火独充而失统。热伤肝肾精血则冲任失调；火邪亦可耗气，以致心脾气虚，故心慌、易汗、黏液性水肿；虚火炼液成痰，结于颈喉，故甲状腺弥漫性肿胀成有结块。

三、临床表现

起病缓慢，或在强烈精神刺激、劳累、外伤、感染等诱因之后突然发病。患者不但具有心动过速、怕热、多汗、低热、闭目两手平伸震颤等症状，而且有甲亢突眼症、甲状腺弥漫性肿大、局限性皮肤黏液水肿三大特征，由于年龄、性别、病程长短及个体差异，其临床表现程度亦有不同，一般女性患者心慌、乏力、情绪不稳等表现突出；男性患者常以多食易饥、消瘦、乏力等为主诉；老年患者则多心慌、消瘦及淡漠。年轻人甲状腺肿大较明显，老年人往往不显著。

四、实验室检查

淋巴细胞及单核细胞增多，血沉加快，90%以上的患者基础代谢率升高，[131]碘摄取量升高，高峰前移，血清甲状腺激素均升高；有效甲状腺素比值（或 T）抑制试验，抑制率低于45%（正常抑制率大于45%）。

五、诊断

（一）诊断要点

1. 甲状腺激素过多所致的症状和体征：心率快是持续的，休息和睡眠也不能降至正常，不易为一般药物所缓解。

2. 怕热不分冬夏，或仅表现为不怕冷，往往有持续低热，体温一般不超过38℃。

3. 多汗、皮肤湿润是全身性的，特别是胸、腹部、手足心。

4. 食欲亢进而体重往往减轻。

5. 大便频、粪量多，不成形，不是水泄也无脓血。

6. 手、舌有微细而快速的震颤。

7. 易兴奋，易激动，多语好动，性格异常。

8. 收缩压升高，舒张压正常或降低，脉压增大。

9 部分患者可出现期前收缩、心房纤颤等心律失常，以及心力衰竭。

10. 甲状腺呈弥漫性肿大：常有震颤和血管杂音。

11. 甲亢眼病：可有眼睑后缩、眼球突出和眼肌麻痹三种表现。

（二）鉴别诊断

1. 单纯性甲状腺肿伴自主神经功能紊乱　有心慌、乏力、易激动和甲状腺摄碘率增高。

2. 神经官能症　有情绪不稳定、失眠、多汗、震颤、心悸、心动过速、气短、消瘦。但在休息、睡眠时心率即减慢至正常。无突眼及甲状腺肿大瘿气的主要病理变化。

五、治疗

（一）辨证论治

此病多为肝郁火旺，阴虚阳亢，心脾气虚，而这三种病理变化都可以产生痰邪。三种病理变化可单独存在，但在大多情况下，也可以混合存在（图18-8）。

1. 肝郁火旺证　表现为情志不舒，胁肋胀痛，乳房胀，痛经，怕热，多汗，皮肤热，而颈胸部皮肤潮红，性情急躁，眼球突出（图18-9）。舌质红，苔黄，脉弦数。若兼有心火旺，则心悸，失眠多汗；若兼有胃火，则口渴引饮，消谷善饥。此证多见于年轻强壮的患者或本病早期。治宜疏肝解郁，降火养阴。方选柴胡白芍逍遥散加减：当归、川芎、白芍、生地黄、柴胡、香附、夏枯草、陈皮、茯神、五味子、牡蛎、黄芩、连翘、牡丹皮、炒白术、甘草。

2. 阴虚阳亢证　多表现为消瘦乏力，腰膝酸软，耳鸣目涩，月经稀少或闭经，舌红，少苔，脉细数，若肝、肾、心三脏阴液皆虚，可出现虚阳上亢，虚火上炎，表现为颜面潮红，五心烦热，骨蒸劳热，心烦不寐，或舌、手震颤等症状。治宜疏肝健脾，滋阴潜阳，平肝息风。方选清肝解郁汤、逍遥散加减：五味子、鳖甲、龟甲、当归、川芎、白芍、生地黄、夏枯草、柴胡、茯神、炒白术、香附、陈皮。

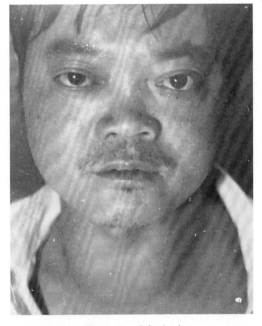

图18-8　瘿气（1）

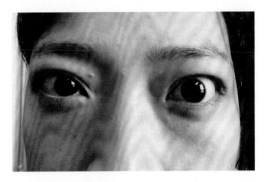

图18-8　瘿气（2）

3. 心脾气虚证　表现为畏寒怕冷，倦怠乏力，纳食不香，腹满腹胀，便溏，心慌，心悸，气促，自汗，失眠多梦，舌淡，苔薄白，脉沉缓。治宜补益心脾。方选归脾汤、逍遥散加减：当归、川芎、白芍、熟地黄、黄芪、党参、五味子、茯神、炒白术、龙眼肉、香附、陈皮、柴胡等。

（二）西医西药

1. 硫脲类药物是主要抗甲状腺药物，常用药物有甲咪唑、卡比马唑、甲硫氧嘧啶丙硫氧嘧啶。

2. 用于治疗甲亢的辅助药物，有碘化物、高氯酸盐和硫氰化合物、普萘洛尔及维生素类等，应该指出，碘对甲状腺的抑制是暂时的，用药几周后便很快出现"脱逸"现象，因而会使甲亢更加重，使以后的抗甲状腺药物治疗和碘治疗更加困难。因此，目前碘化物和高氯酸盐、硫氰化合物作为单独治疗甲亢已淘汰。只在诊断或甲状腺危象、甲亢术前准备应用。

3. 手术疗法。重度甲亢，基础代谢率为60%以上，或经1年的药物正规治疗不能缓解，或

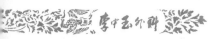

停药后复发，或伴有压迫症状，或有恶变可能，均宜行甲状腺次全切除术。

六、预防调护

1. 用碘化物防治地方性甲状腺肿时，剂量不宜过大，否则易患碘甲亢。

2. 甲亢妇女不宜受孕，早孕者尽量做人工流产，如必须保留妊娠，可用药物和手术治疗，否则有出现新生儿甲亢的可能。

3. 为预防甲状腺危象产生，必须做到积极合理的治疗，如不要突然中断疗程，尤其在用普洛尔时。症状严重或甲状腺肿大明显，先给予抗甲状腺药物，待症状改善后再行放射性碘治疗；放疗后 1～2 周内要严密观察病情，不要按压甲状腺，若施行手术治疗，必须充分做好术前准备，避免过度精神紧张。

4. 突眼较重，眼睑不宜闭合，易使角膜干燥或出现异物刺激。应戴防护眼罩，为避免强光刺激，外出应戴茶色眼镜。

第十九章　瘤岩（肿瘤）

瘤是瘀血、痰滞、浊气停留于机体组织间而产生的结块。其临床特点：局限性肿块，多生于体表皮肉筋脉骨，发展缓慢，一般没有自觉症状。瘤的名目很多，《灵枢》中有筋瘤、肠瘤、脊瘤、肉瘤等。其中内脏肿瘤，后世文献多归属于"癥瘕"范畴。生于体表的肿瘤，前贤医家多将体表肿瘤分为六种，即气瘤、血瘤、筋瘤、肉瘤、骨瘤、脂瘤，此病相当于西医学的部分体表良性肿瘤。

岩是发生于体表的恶性肿物的统称，为外科疾病中最凶险者。因其质地坚硬，表面凹凸不平，形如岩石而得名。古代"癌""岩""嵒"等字义相同且通用。其临床特点：多发于中老年人，局部肿块坚硬，高低不平，皮色不变，推之不移，溃烂后如翻花石榴，色紫恶臭，疼痛剧烈，难于治愈，预后不良，故有绝症之称，即西医学中的癌症。

一、古籍摘要

《灵枢·刺节真邪》云："虚邪之入于身也深，寒与热相抟，久留而内着……有所疾前筋，筋屈不能伸，邪气居其间而不反，发为筋溜，有所结，气归之，卫气留之，不得反，津液久留，合而为肠溜，久者数岁乃成，以手按之柔，已有所结，气归之，津液留之，邪气中之，凝结日以易甚，连以聚居，为昔瘤，以手按之坚，有所结，深中骨，气因于骨，骨与气并，日以益大，则为骨疽，有所结，中于肉，宗气归之，邪留而不去，有热则化而为脓，无热则为肉疽。"这里指出了瘤是由于邪气留滞等。

《诸病源候论·瘤候》云："瘤者，皮肉中忽肿起，初如梅李大，渐长大，不痛不痒，又不结强。言留结不散，谓之为瘤。"

《疮疡经验全书》云："此证受在六腑，流在经络，风寒湿热，伤于心肝脾肾之经，血聚不散，日渐增长。"

《外科正宗》云："夫人生瘿瘤之证，非阴阳正气结肿，乃五脏瘀血，浊气痰滞而成。瘿者阳也，色红而高突，或蒂小而下垂；瘤者阴也，色白而漫肿，亦无痒痛，人所不觉，薛立斋分别甚详。肝统筋，怒动肝火，血燥筋挛，曰筋瘤。心主血，暴急太甚，火旺逼血沸腾，复被外邪所搏而肿，曰血瘤。脾主肌肉，郁结伤脾，肌肉消薄，土气不行，逆于肉里而为肿，曰肉瘤。肺主气，劳伤元气，腠理不密，外寒搏而为肿，曰气瘤。肾主骨，恣欲伤肾，肾火郁遏，骨无荣养而为肿，曰骨瘤。予曰：筋瘤者，坚而色紫，垒垒青筋，盘曲甚者，结若蚯蚓；治当清肝解郁，养血舒筋，清肝芦荟丸是也。血瘤者，微紫微红，软硬间杂，皮肤隐隐，缠若红丝，擦皮血流，禁之不住；治当养血凉血，抑火滋阴，安敛心神，调和血脉，芩连二母丸是也。肉瘤者，软若绵，硬似馒，皮色不变，不紧不宽，终年只似覆碗然；治当理脾宽中，疏通戊土，开郁行痰，调理饮

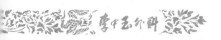

食，加味归脾丸是也。气瘤者，软而不坚，皮色如故，或消或长，无热无寒；治当清肺气，调经脉，理劳伤，和荣卫，通气散坚丸是也。骨瘤者，形色紫黑，坚硬如石，疙瘩高起，推之不移，昂昂坚贴于骨；治当补肾气，养血行瘀，散肿破坚利窍，调元肾气丸是也。此瘤之五名，治瘤之五法，惟在此也。"

《疡医大全·瘿瘤门主论》云："李东垣辨瘤法：若发肿都软而不痛者，血瘤也。发肿日渐增长而大，不热，时时牵痛者，气瘤也。气结微肿，久而不消，后亦成脓，此是寒热所为也。留积经久，极阴生阳，寒化为热，以此溃必多成瘘，宜早服内塞散以排之，诸瘰瘤疣赘等至年衰，皆自内溃，理于壮年，可无后忧。"

二、病因病机

瘤、岩是全身性疾病的局部表现，其发病原因较复杂，但归纳起来不外内因、外因两个方面。外因为六淫之邪，内因为正气不足和七情所伤。由于致病因素的作用，导致机体阴阳失调，脏腑功能障碍，经络阻塞，气血运行失常，气滞血瘀，痰凝毒聚等相互交结，而导致瘤、岩的发生。兹将其常见病因病机分述如下：

1. 六淫之邪　六淫之邪为四时不正之气，乘虚内侵，导致气血凝结，阻滞经络，影响内脏的正常功能，邪浊与郁气、积血相合为病，留积不散，久之结为瘤、岩。

2. 情志郁结　七情所伤，情绪抑郁不畅，内脏的气机失于正常运行，气滞日久，必致血瘀，气滞血瘀长期蕴结不散，可逐渐形成瘤、岩。

3. 脏腑失调　脏腑功能失调，正气虚弱，邪气留滞而致气滞血瘀，痰凝毒聚，互相搏结而致瘤、岩。

4. 饮食不节　恣食辛辣厚味，脾胃受损，水湿不化，津液不布，湿蕴日久，久成湿毒，或兼受邪火熬灼，凝结成痰，痰浊积聚而为瘤、岩。

上述病因病机中，瘤主要是邪气偏盛，岩主要是正气不足，即机体抗病力减弱。加之邪毒侵袭，日积月累，导致瘤岩的形成，正如明代李中梓《医宗必读》所言："积之成者，正气不足，而后邪气踞气。"总之，瘤岩的病因病机特点：本虚而标实，正气亏虚为本，气滞、血瘀、痰凝、湿热或阴毒结聚为标。

西医学认为，瘤、癌是由多种原因引起人体细胞的增生而形成的异常新生物。这种增生组织的细胞具有异常的结构和功能，其生长能力旺盛，与整个身体的代谢不协调，对人体的危害很大。由正常细胞增生而转变为癌细胞的过程叫"癌变"，这个转变过程的本质、原理及经过，叫"癌变原理"，即癌的发病机制。目前尚未能找出恶性肿瘤的单一病因，但多数学者认为，除了各种致癌因素以外，癌症的发病与患者的易感性和遗传因素密切相关。

三、治疗

（一）辨证论治

一般体表岩瘤在早、中期或未溃之前，多以实证为主，晚期或岩瘤溃后则以虚证为主。根据临床辨证规律，一般分为如下证型。

1. 气郁痰凝证　局部肿块硬韧，尚可活动，患部皮色不变，无痛，伴有胸闷、胁胀、纳差，精神抑郁等症状。舌质淡红，苔薄白或微黄腻，脉细弦。治宜理气解郁，化痰散结。方用开郁散、通气散坚丸加减。常用药物：陈皮、青皮、香附、枳壳、枳实、柴胡、橘核、郁金、厚朴、川贝母、浙贝母、法半夏、僵蚕、白芥子、胆南星、夏枯草等。

2. 寒痰凝聚证　局部肿块质硬，表面光滑有弹性，肿块活动度较差，患部皮肤色白，无痛，肤温不高，伴周身倦怠，胸闷不舒，畏寒怕冷。舌质淡，苔白或白腻，脉沉而滑。治宜温经散寒，化痰散结。方用阳和汤、万灵丹加减。常用药物：鹿角胶、熟地黄、麻黄、白芥子、细辛、肉桂、乌药、全蝎、浙贝母、法半夏、乳香、没药、橘核、香附等。

3. 毒热蕴结证　肿块增大，压痛，患处皮肤色红，肤温较高，或肿块溃烂，状如翻花，时流血水，痛如火燎，分泌物有恶臭味，伴发热，心烦，口渴，尿黄，大便干结。舌质红，少苔或苔黄，脉弦滑或滑数。治宜清热解毒，软坚散结。方用五味消毒饮合当归芦荟丸加减。常用药物：十大功劳、黄柏、半枝莲、白花蛇舌草、肿节风、黄连、黄芩、夏枯草、鳖甲、七叶一枝花、龙葵、半边莲、川贝母、胆南星、金银花、蒲公英、紫花地丁等。

4. 气血瘀滞证　肿块坚硬，表面高低不平，推之不动，自觉疼痛或刺痛及胀痛，局部青筋显露，伴胁胀不适，易烦躁。舌暗红或有瘀斑，苔薄黄，脉弦或涩。治宜活血化瘀，软坚散结。方用活血散瘀汤或散肿溃坚汤加减。常用药物：丹参、川芎、桃仁、红花、赤芍、水红花子、五灵脂、三棱、莪术、水蛭、虻虫、土鳖虫、乳香、没药、苏木、鬼箭羽等。

5. 正虚邪实证　多见于岩的晚期。肿块增大，增多，有邻近或远处转移，或岩肿溃烂，渗流血水，疮面灰暗，高低不平，易出血，久不收口，伴全身消瘦，发热，面色㿠白，身体倦怠，不思饮食等。舌淡红，苔薄而微黄或少苔、无苔，脉细数。正虚邪实证，治宜益气养血，解毒散结。方用保元汤或生脉饮合散肿溃坚汤加减。常用药物：太子参、西洋参、人参、生黄芪、当归、炒白术、茯苓、沙参、麦冬、制首乌、黄精、菟丝子、淫羊藿、白花蛇舌草、肿节风、半枝莲、蒲公英、半边莲等。

（二）中医外治

1. 可辨证选用阳和解凝膏、冲和膏、金黄膏、阳毒内消散、阴毒内消散、桂麝散、红灵丹等外敷。

2. 紫金锭、小金丸、新癀片等可分别研末，以茶水调涂肿块部位。

3. 对于溃疡面，可选用红升丹、白降丹或三品一条枪药线等，使癌瘤组织分离、脱落，外敷藤黄膏。腐肉已尽，可用生肌白玉膏或生肌玉红膏。

（三）西医西药

1. 手术治疗　根据病情选择手术，以切除肿块为目的。

2. 激光与冷冻疗法　可使癌性溃疡的癌组织坏死脱落。

3. 放疗与化疗　选用放射治疗，对癌细胞敏感者，可直接杀灭癌细胞，疗效较好，并可适当应用抗肿瘤化疗药品。

四、预防调护

1. 保持心情舒畅，切忌七情过度。

2. 保护与改善环境，有效防止污染，避免接触放射与化学毒性物质。

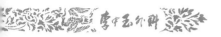

3.对于肿块及溃疡等要及时检查，以便早期发现，早期治疗。

4.对癌瘤患者重视精神护理，解除患者的紧张情绪和精神负担。

5.节制烟酒，加强营养，适当锻炼，有益于抗病能力的提高。

第一节　气瘤（神经纤维瘤）

此病发生在皮肤，归属肺经，肿块浮软，宛如气在瘤中，挤压富有弹性，或随喜怒而增减，故名为气瘤，此病相当于西医学的神经纤维瘤神经鞘瘤、恶性神经鞘瘤、多发性神经纤维瘤病等。

一、古籍摘要

气瘤的病名，首见于宋代《三因极一病证方论》，将瘤分为骨瘤、脂瘤、气瘤、肉瘤、脓瘤、血瘤六种。

《薛氏医案·论瘤赘》云："若劳伤肺气，腠理不密，外邪所搏而壅肿者，其自皮肤肿起，按之浮软，名曰气瘤，用补中益气之类。"

《外科正宗·瘿瘤论》云："肺主气，劳伤元气，腠理不密，外寒搏而为肿曰气瘤……气瘤者软而不坚，皮色如故，或消或长，无热无寒，治当清肺气，调经脉，理劳伤，和营卫，通气散坚丸是也。通气散坚丸：通气散坚丸半夏，陈贝芎归粉草苓，香附桔菖参海藻，南星枳实共黄芩。治忧郁伤肺，致气浊而不清，聚结为瘤，色白不赤，软而不坚，由阴阳失度，随喜怒消长者宜服。"

《医部全录·外科·瘿瘤疣痣门》云："白头翁丸，治气瘿、气瘤。白头翁半两，昆布一钱，桂心三分，通草、海藻各六分，连翘、玄参各八分，白蔹六分。研为细末，炼蜜和丸，如梧桐子大，每服五丸，用酒送下。忌蒜、面、生葱、猪、鱼。"

《证治准绳·疡医·瘤证治法》云："发肿日渐增长而不大热，时时牵痛者，气瘤。气结微肿，久而不消，后亦成脓。"

《片石居疡科治法辑要》曰："瘿瘤膏：治一切痰瘤有效。甘遂、大戟、芫花各三钱，白砒五分。上为末，研匀糁膏上，贴之渐消。

焦瘤法：用甘草二两煎膏，用笔蘸涂四围，涂三次，再用芫花、甘遂、大戟各三钱为末，醋调。另用新笔蘸涂顶中，勿使近甘草膏处。次日即缩小，仍用甘草膏涂四围三次，再涂醋调芫花等药于其中，自然焦缩矣。倘未缩尽，次日再涂如前法。"

二、病因病机

此病多由父母遗传，发育异常；或劳伤肺气，卫气失固，腠理不密，外染毒邪，客于皮肤；或忧思郁怒，气结不散，痰浊内生，气血痰浊凝聚而成。

三、诊断要点

1. 有遗传性，此病在少年时可仅有少数咖啡色斑点。

2. 至成年后逐渐出现柔软赘物，几个、几十个，乃至几百个不等，小者如豆，大者若鹅卵，甚或数公斤重，松弛地悬挂于皮肤上。

3. 肿块质地柔软，富有弹性，用手指压时，觉得肿瘤像疝似地通过皮肤内环形洞口陷落下去，松手后随即鼓起，色灰白或棕褐色（图19-1和图19-2）。

4. 多发于躯干、四肢，面部亦可发生。重证可有智力不全，关节疼痛，驼背等症状。

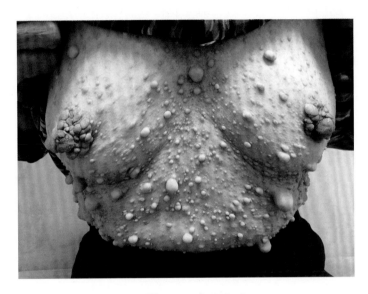
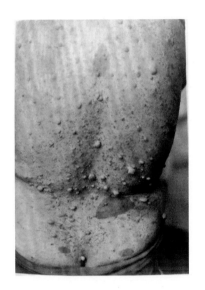

图19-1　气瘤（1）　　　　　　　　　　图19-2　气瘤（2）

四、鉴别诊断

1. 脂肪瘤　好发于皮下，单发或多发，通常为扁圆形、圆形，质地柔软，无酸麻胀痛。

2. 纤维瘤　是由纤维组织构成的良性肿瘤，可发于身体任何部位，但以四肢为多见，肿物生长缓慢，体积可以生长至很大，活动性好，一般没有疼痛和功能障碍。

3. 结节性筋膜炎　好发于肢体和躯干部，肿块生长快，大小为 1.5～3.0cm，位于皮下深部，肿物活动取决于与其粘连的筋膜的活动度，一般没有压迫及功能障碍。

五、辨证论治

1. 肺气不宣证　肿块质地较软，按之有空腔或装性感，活动度好，表面皮色不变，不红不热。可伴气短、乏力，易于感受风寒、风热之邪，舌苔白，舌质淡红，脉浮数。治宜宣肺调气，化痰消肿。方选通气散坚丸加减：陈皮、半夏、茯苓、甘草、石菖蒲、枳实、人参、胆南星、天花粉、桔梗、当归、川芎、川贝母、香附、海藻、黄芩。

2. 肝气郁结证　肿块质地较硬，按之韧实，活动度较差，表皮颜色一般不改变，局部有放射性酸胀麻感，或有较严重的疼痛，肿块可随情绪变化而增大或缩小。伴烦躁、易怒、咽干、

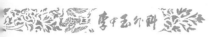

失眠。舌苔微黄，舌质红，脉细弦。治宜疏肝解郁，理气化痰。方选开郁散加减，常用药物有柴胡、郁金、香附、天葵子、橘核、海藻、昆布、川贝母、当归、白芍、全蝎、夏枯草、半枝莲等。

3. 脾气壅滞证　肿块质硬或较软，表面皮色不变，肿块体积较大，有压痛感。伴纳呆便溏，酸胀，乏力，困倦。舌质淡，苔微黄，脉滑或濡。治宜健脾燥湿，理气化痰。方选平胃散合香砂六君子汤加减。常用药物有苍术、白术、党参、厚朴、陈皮、甘草、法半夏、茯苓、九香虫、全蝎、神曲、木香、砂仁、香附等。

4. 痰血凝结证　肿块较硬，固定不移，按之有压痛，有酸麻胀痛感，伴有不同程度的运动障碍或感觉障碍。舌苔微黄，舌质淡红，有瘀斑，脉弦涩。治宜理气化痰，和营散结。方药：十全流气饮，配服四虫丸（蜈蚣 60 条，全蝎、守宫、僵蚕、川贝母、大戟、甘遂、大黄各 30g，朱砂 3g，烘干为面，水泛为丸），每次服 2g，每日 3 次。若肿瘤较大，影响美观，可行手术切除。

六、预防调护

1. 对于神经纤维瘤和神经鞘瘤，应避免挤压。

2. 发现肿瘤迅速增大，应行手术治疗，并采取中药等综合疗法。

3. 调节情绪，避免精神刺激。

4. 饮食忌食醇酒、发物。

第二节　肉瘤（脂肪瘤和肌纤维瘤）

传统所称之"肉"，包括肥肉（脂肪）、瘦肉（肌肉）及其筋膜等。肌肉中有肿块，质地硬如肉团，谓之肉瘤。总体不外两大类肉瘤，一类是较为坚硬，病性严重的恶性肉瘤，另一类则是质地柔软的良性肉瘤，此病相当于西医学的纤维肉瘤、脂肪瘤与脂脂肪肉瘤、滑膜瘤与滑膜肉瘤、横纹肌肉瘤等。此病常见于成年人，全身各处均可发生，生长缓慢，多无痛苦，一般预后良好，亦有恶变危及生命者。

一、古籍摘要

有关肉瘤病名，在《黄帝内经》称之为"肉疽"，《肘后备急方》始称之为"肉瘤"。

《三因极一病证方论·瘿瘤》云："瘤……亦不可决溃，肉瘤尤不可治，治则杀人。"

《薛氏医案·论瘤赘》云："若郁结伤脾，肌肉消薄，外邪所搏而为肿者，其自肌肉肿起，按之实软，名曰肉瘤，用归脾、益气二汤。"

《外科正宗·瘿瘤论》云："肉瘤者，软若绵，硬似馒，皮色不变，不紧不宽，终年只似覆碗然；治当理脾宽中，疏通戊土，开郁行痰，调理饮食，加味归脾丸是也。顺气归脾丸，治思虑伤脾，致脾气郁结，乃生肉瘤，软如绵，肿似馒，脾气虚弱，日久渐大，或微疼或不疼者服。陈皮、贝母、香附、乌药、当归、白术、茯神、黄芪、酸枣仁、远志、人参各一两，木香、甘草（炙）各三钱。上为末，合欢树根皮四两煎汤，煮老米糊丸如桐子大。每服六十丸，食远，白滚汤送下。

十全流气饮，治忧郁伤肝，思虑伤脾，致脾气不行，逆于肉里，乃生气瘿、肉瘤，皮色不变，日久渐大，宜服此药。陈皮、赤茯苓、乌药、川芎、当归、白芍各一钱，香附八分，青皮六分，甘草五分，木香三分，姜三片，枣二枚，水二盅，煎八分，食远服。"

《医宗金鉴》云："或软如绵，或硬如馒，皮色如常，不紧不宽，始终只似覆肝，名肉瘤。"

二、病因病机

思虑过度或饮食劳倦伤脾，脾失运化，痰湿内生，脾气不行，痰气郁结，发为肉瘤；或郁怒伤肝，失于疏泄，木旺侮土，气痰阻滞，逆于肉理，乃生本病。

三、诊断要点

（一）纤维肉瘤

1.临床表现　发病率在肉瘤中居首位，占肉瘤的27.6%～50%。好发年龄为20～50岁，男性多于女性，以四肢和躯干常见。为逐渐增大的无痛性肿块，单发或多发，圆形或椭圆形或分叶状，边界清楚，硬度不等。小者活动，大者多粘连固定。局部皮肤温度较高。肿瘤内破溃出血或继发感染或压迫，侵犯神经时发生疼痛或运动障碍。晚期位于体表的肿瘤或红色突出物破溃呈翻花状，腐臭、出血、流脓，可有发热、贫血、消瘦等恶病质状态。晚期纤维肉瘤可通过血行转移至肺，部分患者可发生区域淋巴结转移。

2.X线　可见软组织阴影。若肿瘤边界清楚，伴有钙化点，提示恶性度较低；肿瘤边缘模糊，并有骨质破坏者，提示恶性度高。

3.超声波　在人体软组织容易传播和穿透，可用以鉴别液体、实质和含气肿块，并可鉴别实性肿块是均匀（稀疏低小波）或不均质（丛波），后者多为恶性肿瘤。

4.活组织检查　用针吸或钝刀刮取做病理检查，或冰冻切片检查，可以明确诊断。

（二）脂肪瘤

单发性脂肪瘤良性最多见，可见于身体各处，女性多发，好发于头、胸及背部的皮下，腹膜后及深层肌间隙也可发生。肿物呈扁圆形、圆形或向组织间隙生长，呈不规则分叶状，质软，有包膜，边界清楚，可活动，无压痛，大小不一，浅表者多较小，腹膜后其深部者多巨大。位于肌内或肌间者，边界不清，活动性差，多发性脂肪瘤多系家族性，与遗传有关。肿块性状同单发性脂肪瘤，位于皮下，可达数十至数百个，可与多发性神经纤维瘤病并存。有时在颈部、腋窝、大腿等处呈对称性生长，多为良性肿瘤（图19-3）。

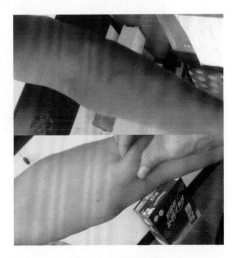

图 19-3　脂肪瘤

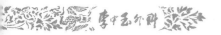

（三）脂肪肉瘤

1.临床表现　为常见软组织恶性肿瘤之一。男多于女，壮年和老年人见。

多发于脂肪组织较丰富的部位。脂肪肉瘤多发生在深部，肿块多较大，且呈进行性增长，呈结节状或分叶状，无疼痛及压痛，质地柔韧，时有囊性感，边界清楚，固定，表面皮肤温度低。生长缓慢，病程较长，以血行转移为主，常至肺肝等处。

2.X线　可见肿物阴影，脂肪瘤透光性较好；脂肪肉瘤透光性较差。

3.病理活检　活体组织针吸或切取检查。

（四）滑膜瘤

滑膜瘤以20～39岁为常见，多发生在小关节附近，多见于指、趾、腕、踝，右侧多于左侧。生长缓慢，为圆形或椭圆形或结节状，直径多在2～3cm以下。边界清楚，质地坚韧，浸润时活动性差。

（五）滑膜肉瘤

滑膜肉瘤为常见的软组织恶性肿瘤之一，好发于20～40岁的男女，病程较短，为无痛性肿块，但部分患者为疼痛性肿块。病变好发部位依次为大腿、上臂、小腿、肘、前臂、手、足等，亦可发于头颈、躯干、腹膜后。靠近大关节的肿块，呈外突性，进行性肿大，活动性差，边界清，硬度不一，大小直径3～6cm，早期有肿痛感，病变明显时影响关节活动，有时可见区域性淋巴结肿大。滑膜瘤多发于小关节附近，滑膜肉瘤多发于大关节附近。X线检查可见软组织阴影。滑膜肉可见钙化点，晚期骨骼受累骨质破坏（图19-4和图19-5）。

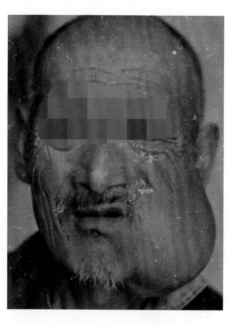

图19-4　面部肉瘤

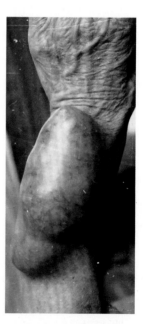

图19-5　手腕部肉瘤

（六）横纹肌肉瘤

横纹肌肉瘤是一种较常见的软组织恶性肿瘤。依其病理可分为多形型、胚胎型、腺泡型三类。多形型横纹肌肉瘤好发于老年人，常发于下肢。胚胎型横纹肌肉瘤好发于婴儿和儿童，常发于头颈、耳道、鼻咽、眼眶、女性生殖系统及上肢。腺泡型横纹肌肉瘤好发于青壮年，常发于四肢、头颈及躯干多数患者病程较短，首发症状是无痛性肿块，或有痛性肿块，肿块大小直径 2～20cm 不等，椭圆形或圆形，边界清楚，质韧或软，无压痛。受累肌肉松弛时，肿块可移动；肌肉紧张时则固定。肿块表面皮肤正常或破溃，局部温度可增高。X 线检查可见软组织阴影，有或无钙化点及骨质破坏。可行针吸或切除活组织冰冻切片检查（图 19-6）。

四、鉴别诊断

（一）纤维肉瘤应与下列疾病鉴别

1. 韧带样纤维瘤　此瘤具有局部浸润而不发生转移的特点，为交界瘤。好发于多产妇的腹壁筋膜、肌肉内，也可发生于上肢、下肢、头颈部。30～40 岁发病最多，为一个发展缓慢的肿块，质硬，表面光滑，边界清，时有不适感。大小直径在 3～8cm，累及神经时产生疼痛。

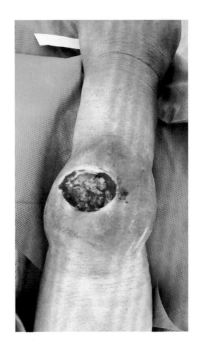

图 19-6　上肢肉瘤

2. 隆突性皮纤维肉瘤　为较常见的软组织肿瘤，好发于躯干体表，多见于 30～50 岁成人。生长缓慢，呈块状、分叶状，突出于体表和皮肤粘连，表面毛细血管网扩张。一般不痛，如合并出血感染，可有轻微疼痛和灼痛。

3. 阴茎纤维硬结病　多位于阴茎前 1/3 外，勃起时阴茎弯曲伴有疼痛，常发于 40 岁以上成人。

4. 横纹肌肉瘤　应从发病年龄、部位、症状、体征等方面来与纤维肉瘤鉴别。

（二）脂肪瘤与脂肪肉瘤应与下列疾病鉴别

1. 神经瘤　又称截肢性神经瘤或外伤性神经瘤，是增生性非肿瘤性肿块。神经被切断后，断端形成一个疼痛性结节，并有压痛。

2. 神经纤维瘤　可发生于身体各处的神经末梢，常见于皮肤或皮下组织，单发或多发，肿块呈结节状，无包膜。位于皮下者，边界不清，与神经干密切有关，硬韧而有弹性；位于皮内者，边界清楚。单发性神经纤维瘤多无症状。

（三）滑膜瘤与滑膜肉瘤应与滑囊炎鉴别

滑囊炎属外伤性者有外伤史，局部肿胀、疼痛、波动感，运动不便。感染性滑囊炎是化脓性感染灶或原发性结核灶，一般容易诊断。

五、治疗

（一）辨证论治

1. 寒湿留着证　肿块圆形或椭圆形，质地或软或硬，范围大多清楚，表面光滑，可活动表面皮肤温度降低，一般无痛或轻微疼痛，肿块生长缓慢。伴畏寒，肢冷。舌苔白，舌质淡，脉浮紧弦。治宜温阳开结，散寒理湿。方选阳和汤加减。常用药物有鹿角霜、肉桂、麻黄、白芥子、制附子、细辛、苍术、厚朴、香附、猫爪草、陈皮、法半夏、茯苓、徐长卿等。

2. 气血瘀滞证　肿块多为单个，少数为多发，大小不一，质地较硬，皮色暗褐，手术后复发，染毒可溃烂，舌暗红，苔白黄，脉弦。治宜活血化瘀，理气化痰。方药仙方活命饮，四虫丸

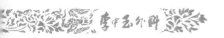

加减。

3.肝郁脾虚证　肿块较大，形态不一，为坚硬、韧实或巨大柔软有弹性的肿块。边界不太清楚或不活动，肿块体积增长速度较快，表面皮肤温度高。后期可溃破、渗流血水，状如翻花。疼痛明显。伴性情急躁或善郁闷，纳食不佳。舌苔微黄腻，舌质红，脉弦滑。治宜疏肝解郁，化痰散结。方选十全流气饮加减。常用药物有陈皮、乌药、香附、青皮、木香、茯苓、当归、川芎、白芍、甘草、半枝莲、重楼、天葵子、蜂房、蟾酥、鬼箭羽、椒目等。

4.气虚痰凝证　肿块或硬或软，大小不一，表面不光滑，边界不清楚。肿块体积增长较快，疼痛或胀痛。肿块溃破后，胬肉翻花，渗流脓水，可伴发热、贫血、消瘦，出现恶病质。舌体胖，舌质淡红，苔薄黄，脉细数。治宜健脾益气，化痰散结。方选顺气归脾丸加减或香贝养荣汤加减。常用药物有香附、浙贝母、陈皮、桔梗、白术、党参、熟地黄、当归、麦冬、五味子、灵芝、黄芪、鳖甲、龟甲、蜂房等。

（二）中成药及经验方

1.中成药　小金丸，1丸，1日服2次。

2.中成药　两黄丸，3～6g，每日服2次。

3.经验方　浙贝母30～60g，每日1剂，前2次服。

4.经验方　胆南星10g，白芥子15g，海浮石30g，蛇六谷30g，法半夏12g，苦参30g，每日1剂。

（三）中医外治

用一号散结灵，阳和解凝膏掺黑退消外敷。已溃创面，掺白降丹、三仙丹、九一丹、生肌散，贴加味太乙膏。

（四）其他疗法

单发且小者，可以不处理。有明显增大趋势，或伴有疼痛，或瘤体较大者，宜行手术切除。

六、预防调护

注意合理饮食，勿过食辛辣炙煿、肥甘厚味之品。

第三节　筋瘤（静脉曲张血栓肿块）

筋瘤是指发生于筋脉的肿块性疾病。《灵枢·刺节真邪》称本病为"筋溜"，说它是一种"筋屈不能伸"的疾病。《外科正宗·瘿瘤论》说筋瘤症状为"色紫，垒垒青筋，盘曲甚者，结若蚯蚓"，应该是描述肿块上出现静脉曲张的症状。近代人多把西医学的腱鞘囊肿或静脉曲张血栓肿块指定为相应病种。笔者认为，前人把腱鞘囊类归类筋瘤，是依据肿块多发生于关节筋聚之处，有"肝主筋"之说，而把下肢静脉血管之栓塞当成肿瘤，似乎有点勉强。临床所见有些肿瘤，尤其较大的恶性肿瘤，表皮静脉血管增多、怒张、盘曲成团，更应该是古人所指的"筋瘤"。

一、古籍摘要

《灵枢·刺节真邪》云："虚邪入，入于身也深，寒与热相搏，久留而内着……有所疾前筋，筋屈不能伸，邪气居其间而不反，发为筋瘤。"

《薛氏医案·论瘤》云："若怒动肝火，血涸而筋挛者，其自筋肿起，按之如筋，久而或有血缕，名曰筋瘤，用六味地黄丸、四物、山栀、木瓜之类。"

《外科正宗·瘿瘤论》云："肝统筋，怒动肝火，血燥筋挛曰筋瘤……筋瘤者，坚而色紫，垒垒青筋，盘曲甚者，结若蚯蚓，治当清肝解郁，养血舒筋，清肝芦荟丸是也。"

《医宗金鉴》云："瘤有六种：坚硬紫色，累累青筋，盘曲若蚯蚓状者，名筋瘤，又名石瘤。"

二、病因病机

中医学认为，由于长期从事站立负重工作，劳倦伤气，或多次妊娠，气滞血瘀，血壅于下，结成筋瘤；或骤受风寒或涉水淋雨，寒湿侵袭，凝结筋脉，筋挛血瘀，成块成瘤；或因外伤筋脉，瘀血凝滞，阻滞筋脉络道而成。

西医学认为，肿瘤体表或下肢静脉曲张是由于静脉瓣膜关闭功能不全、静脉壁薄弱及浅静脉内压力持续升高所引起。

三、诊断要点

（一）腱鞘囊肿

1. 手足掌指趾关节，腕、踝关节，膝关节等处有隆起性囊肿。

2. 肿物缓慢发生或偶尔发现，很少有疼痛，大小不定，由豌豆大小至乒乓球大小不等，多为半球形，在腱膜内者可呈不规则的球状，囊肿光滑，无压痛但有胀感不适，有时柔软，有囊性感（图 19-7）。

3. 发生在掌指关节掌侧面的腱鞘囊肿，一般较小常在按压或握物时有疼痛，呈软骨样硬度。

4. 穿刺可抽出胶状透明黏液。

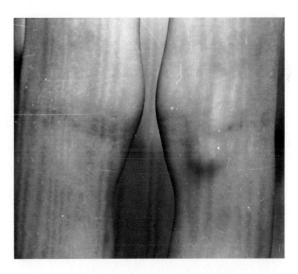

图 19-7　筋瘤（腘窝腱鞘囊肿）

（二）腱鞘结核

1. 腱鞘结核是结核病的继发性病变，局部主要表现是肿胀疼痛，起病缓慢，病期较长，可达 20 年。

2. 肿胀沿腱鞘行走而呈条状伴疼痛，可伴有结核病中毒症状，肿处可有捻发音和压迫症状。

3. 病变穿破腱鞘，则可有流脓、溃疡，或形成窦道。

（三）下肢静脉曲张血栓

1. 好发于长久站立工作者，多见于下肢。

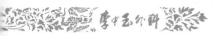

2. 早期感觉患肢坠胀不适和疼痛，站立时明显，行走或平卧时消失。

3. 患肢浅静脉逐渐怒张，小腿静脉盘曲如条索状，色带青紫，甚则状如蚯蚓，瘤体质地柔软，抬高患肢或向远心方向挤压可缩小，但患肢下垂放手顷刻充盈回复。大隐静脉瓣膜功能试验和深静脉通畅试验有助于判断疾病的性质，并能指导治疗。

4. 出现条索状红肿、灼热、压痛等症状，多为伴发青蛇毒，经治疗后则条索状肿胀较为坚韧。瘤体如被碰破，流出大量瘀血，经压迫或缝扎后方能止血。病程久者皮肤萎缩，颜色褐黑，易伴发湿疮和臁疮。或瘤体逐渐增大，出现筋脉色紫，盘曲突起，状如蚯蚓（图 19-8）。

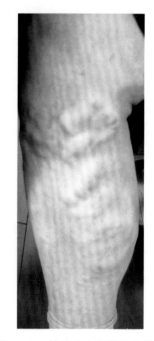

图 19-8　筋瘤（小腿静脉血栓）

5. 辅助检查：彩色多普勒超声检查及下肢静脉顺行或逆行造影检查，可显示静脉是否通畅、静脉瓣膜的功能是否正常，以及是否存在静脉血液的倒流。

6. 大隐静脉和交通静脉瓣膜功能试验：患者平卧，高抬患肢使静脉血回流排空，以后在大腿根部上一个止血带，不能过紧，以能阻断浅静脉血流为度。让患者站起来，则原有曲张的静脉较空，但放开止血带后，下肢静脉立即充满，表示大隐静脉瓣膜功能不全。再让患者平卧，高抬患肢，上止血带后让患者站立，而止血带不放松。大隐静脉在 30 秒内出现曲张充盈，表示交通静脉瓣功能不全。

7. 小隐静脉功能试验：同上法，上好止血带后，同时用拇指在窝内压迫小隐静脉的上端，让患者站起来，不放开止血带，而祛除拇指压迫，小腿下部静脉立即充盈，则表示小隐静脉瓣膜功能不全。

8. 交通静脉瓣功能试验：同大隐静脉和交通静脉膜功能试验，上好止血带，压好拇指，让患者站起，不除去止血带，亦不除去拇指压迫，而小腿静脉血在 35 秒内充盈，则表示深浅静脉交通支内瓣膜功能不全。

9. 下肢深静脉畅通试验：让患者站立，上好大腿根部止血带，再让患者平卧，平伸屈膝关节 20～30 次。观察静脉曲张充盈情况，若消失或大减轻，则表示下肢深静脉血流畅通。若静脉曲张更明显，则表示深静脉有梗阻，此时不论采用注射疗法或外科手术疗法，结果皆不好。

四、鉴别诊断

1. 先天性静脉瘘　多发于青年及儿童，患肢皮肤较热，皮毛粗而长，患肢组织包括骨在内较健侧过长。有时有搏动或可听到杂音，有时伴有血管瘤，绝大多数为单侧性（图 19-9）。

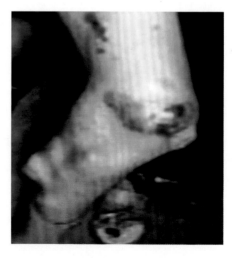

图 19-9　筋瘤（下肢静脉血栓）

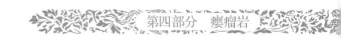

2. 血瘤　常在出生后即被发现，随年龄增长而长大；瘤体小如豆粒，大如拳头，正常皮色或呈暗红或紫蓝色，形成瘤体的血管一般为丛状的血管或毛细血管。筋瘤则由管径较粗的静脉曲张而形成，瘤体沿主干静脉走向而迂曲，状如蚯蚓。

五、治疗

（一）辨证论治

1. 血脉瘀阻证　小腿皮肤青筋盘曲成团快，状如蚯蚓，久站久行后瘤体增大，下肢酸沉胀痛，或肿胀，皮色暗褐，舌暗，苔薄黄或腻，脉弦。治宜活血通络散结。方用仙方活命饮去天花粉，重用当归、赤芍，加丹参、地龙、水蛭。有热重用金银花，加连翘，有湿热加黄柏、泽泻、车前子；有寒湿加苍术、草薢等。

2. 寒湿凝筋证　瘤色紫暗，喜暖，下肢轻度肿胀，伴形寒肢冷，口淡不渴，小便清长，舌淡暗，苔白腻，脉弦细。治宜暖肝散寒，益气通脉。方用桃仁四物汤加减或当归四逆汤加减。

（二）外治疗法

用一号散结灵外敷，每日 2 次。患肢穿医用弹力袜或用弹力绷带包扎，有助于使瘤体缩小或停止发展。并发青蛇毒、湿疮、臁疮者，可参考有关章节治疗。

（三）其他疗法

1. 腱鞘囊肿　可用粗针穿刺抽液及注入可的松混悬液。腱鞘囊肿可刺破或击破囊壁，将囊液挤入组织间隙，待其自行吸收。或进行囊肿切除术，术中应尽量将囊肿完整切除。

2. 下肢静脉曲张　可将硬化剂注入曲张的静脉内，近年来认为较好的药物有两种：5% 油酸乙醇胺和 1% ～ 3% 硫酸十四烷基钠。

3. 手术疗法　凡是诊断明确的筋瘤，无手术禁忌证者，都可行手术治疗。一般行大隐或小隐静脉高位结扎、主干静脉剥脱及曲张静脉切除术，有条件者可选用经皮腔内激光电凝术或透光旋切术等微创治疗方法。

4. 硬化剂注射疗法　适用于程度较轻的单纯性下肢静脉曲张，亦可作为手术的辅助疗法，处理残留或复发的曲张静脉。

六、预防调护

1. 避免手足关节外伤，一旦发生外伤，应该及时正确治疗。

2. 对于结核病患者，应加强营养，提高机体抵抗能力，对于合并溃疡者，按疮疡病的规则进行换药和护理。

3. 下肢静脉曲张患者，可用弹力绷带包扎，避免久站、久立、久行，宜抬高患肢，注意休息。

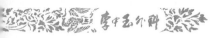

第四节　脂瘤（皮脂腺囊肿）

脂瘤，一名粉瘤，以其肿瘤内容物似脂浆、粉渣而得名。因此，瘤易染毒化脓，故又称脓瘤，此病相当于西医学的皮脂腺囊肿。此病多发于成年男性，好发于头面、项、背、臀部等，预后良好。

一、古籍摘要

脂瘤的病名首见于宋代《三因极一病证方论》，其云："夫血气凝滞，结瘿瘤者，虽与痈疽不同，所因一也。瘤则有六：骨瘤、脂瘤、肉瘤、脓瘤、血瘤，亦不可决溃，肉瘤尤不可治，治则杀人；惟脂瘤，破而去其脂粉，则愈。"

《外科启玄》云："凡粉瘤大而必软，久久渐大，似乎有脓非脓，乃是粉浆于内，若不治之，日久大甚，亦称其累。"

《外科正宗·瘤论第二十三》云："粉瘤，红粉色，多生耳项前后，亦有生于下体者，全是痰气凝结而成。宜披针破去脂粉，以三品一条枪插入数次，以净内膜自愈。男子臀瘤五年，形如复瓢，按之隐隐黑色，此黑粉瘤也，以针破之，按出黑砂兼黑粉共约碗许，用三品一条枪插入患内十余日，每次捻出黑膜，其瘤渐消。内服十全大补汤，健脾胃，养气血，月余而敛。男子腮上生瘤半年，形若覆桃，皮色不变，按之微红，此粉瘤也。针破之，捻出脂粉，插前药半月而愈。"

《外科证治全书·瘿瘤》云："瘤证惟粉瘤最多，其色粉红，多生在项前后，亦有生于下体者，乃腠理津珠，偶有所滞，聚而不散则成此瘤也。治宜针破挤出脂粉，用生南星、大黄等分为末，以白玉簪花根捣汁调敷之。然每有愈而复发者，乃内有胞囊，化净膏贴，生肌自愈。"

《医宗金鉴》云："软而不破，皮色淡红者，名脂瘤，即粉瘤也，六瘤之形色如此。"

二、病因病机

多由汗孔闭塞，痰湿秽浊凝结于内，日久积而成瘤。

三、诊断

（一）诊断要点

1.可发生于任何年龄，以成年人多见。

2.凡有皮脂的部位都可发生，但多见于皮脂腺丰富的头面部、臀部及背部。

3.肿块直径常为1～3cm，界限清楚，略隆起，囊肿埋藏在皮肤和皮下组织内，以及皮肤粘连基底部可以移动。表面皮肤受压而紧张、萎缩，有时略带青色，常在表面的皮肤处见一小孔，这是扩大了的皮脂腺的开口，此处皮肤与囊肿粘连最紧。在推动囊肿时，开口处略微下陷面形成一小坑，有时这一开口处塞着一个黑头粉刺样小栓，用力挤压时，可挤出灰白色蜡样半流质物或豆腐渣样物质，有恶臭。

4.一般无疼痛，皮脂腺囊肿可以长得较大，可以并发化性感染，形成脓肿或肿块周围的蜂窝织炎，反复感染可导致周围结缔组织增生而局部变硬。也可以使囊肿钙化、干涸而变为硬性肿物，由于炎症等慢性刺激，极少数患者可发生囊肿，局部恶变为鳞状上皮癌。

（二）鉴别诊断

1.表皮样囊肿　与皮脂腺囊肿很相似，但是表皮样囊肿肿块中心无小孔，也没有黑头粉刺样的小栓。

2.皮脂腺瘤　幼年发病，但亦可初生时即有或晚发。病变好发于鼻侧或鼻唇沟、颏部和头皮，密集而不融合，表现为针头至黄豆大或更大的、半球形、坚实性结节，呈皮肤色，黄白色或深棕红色，表面光滑或疣状，并常有毛细血管扩张。

3.多发性皮脂腺囊肿　多发性皮脂腺囊肿又称多发性囊脂瘤，是一种特殊类型的皮脂腺囊肿。有家族史，好发于女性，以年轻人为多见。主要表现为多发性的皮脂腺小囊肿。囊肿数目很多，其直径自 1mm ～ 1cm 不等，广布于体表或成簇地集中在胸部、颜面、阴囊等处。囊肿呈黄白色结节，界限清楚，表面皮肤菲薄，隐隐可见囊肿内有黄白色乳酪状或油状的内容物，但其上没有扩大的皮脂腺开口。病期久者，囊肿可钙化而成为一个硬结，也可以发生继发感染而化脓及破溃。

四、治疗

（一）辨证论治

初起在皮下结一个或多个结节，如黄豆大小，逐渐增大，可小如蛋黄，大如馒头，呈半圆形，高出皮肤，边界清楚，质中等硬。表皮皮肤变薄，毛孔粗大，与肿块粘连，但推之移动。用力挤之，肿块中央有一针尖大凹陷之小坑，略带黑色，可有粉渣样物溢出，味异臭，一般无疼痛（图 19-10），此期手术切除效果最好。若肿块日久，皮薄染毒酿脓，肿块迅速增大、色红、焮热疼痛，可自行溃破，出脂浆、粉渣样物（图 19-11）。换药时，应彻底挤净内容物，钳夹尽包膜。或下引流条，掺白降丹、三仙丹，腐蚀去囊壁后，掺生肌散，并用压垫法包扎，可获彻底治愈。若内膜不出尽，还可复发。

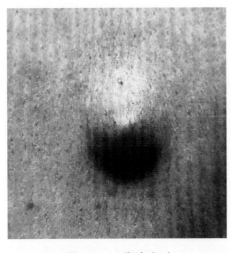

图 19-10　脂瘤（1）

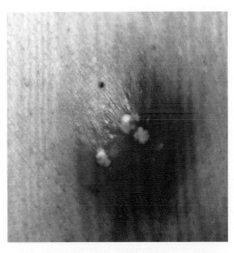

图 19-11　脂瘤（2）

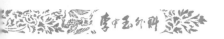

（二）中医外治

五烟丹：胆矾、磁石、硇砂、白矾、雄黄，研极细粉末，备用。用法：首先查看粉瘤感染发生的部位及范围，在确定病灶局部无大的血管、神经后，可将五烟丹均匀摊在薄脱脂棉上，做成药捻，用探针插入脓瘤中心粗大已开始破溃的小孔中，若脓瘤直径超过2.5cm，可于脓瘤中心附近再插入一根药捻，然后外敷生肌象皮膏，隔日换药一次。换药时不将原药捻取出，此时可见脓瘤颜色渐变暗紫，可继续照原方法在脓瘤中心附近插入五烟丹药捻。生肌膏外敷：药捻治疗可连续3～5次后停止，每次换药时仅用生肌象皮膏覆盖。大约1周后即可见一肿大的瘤脱落，脓瘤脱落的局部可见新生肉芽生长良好，继续隔日更换生肌象皮膏1次，1～2周后疮面愈合。

（三）手术治疗

择期手术治疗，做手术时应将囊肿和与之粘连的皮肤一起完整切除，不要将肿弄破，以避免复发和继发感染。若已成脓肿，则可切开引流，待愈后2～3个月再行切除术，也可应用抗生素或其他治疗，在炎症控制后再做手术切除。

第五节　血瘤（毛细血管瘤及海绵状血管瘤）

肌肤中结肿色红或紫，谓之血瘤，此病相当于西医学的毛细血管瘤及海绵状血管瘤等，此病常见于婴幼儿。全身各处均可发生，但以头面、颈部最为多见。其患一处或数处，大小不等，深浅不一，形态各异，色鲜红或暗紫，多无痛苦，毛细血管瘤有自愈倾向，预后良好。若病在颜面而巨大者，常影响美观，亦有极少数恶性肿瘤。

一、古籍摘要

《外科精义》云："若按之即复者，有脓也；不复者，无脓也；非也，必是水也。若发肿都软而不痛者，血瘤也。"

《薛氏医案·论瘤赘》云："若怒动肝火，阴血沸腾，外邪相搏而为肿者，其自肌肉肿起，久而有赤缕，或皮俱赤，名曰血瘤……若肝火血燥，须生血凉血，用四物、二地、牡丹皮、酒炒黑胆草。"

《医学入门·瘿瘤疣痣病》云："心主血，劳役火动，阴火沸腾，外邪所搏而为肿，曰血瘤。"

《外科启玄》云："凡生血瘤赘，小而至大，细根蒂者与茄子相似。宜调恶针散，一服，即以利刃割去，以银烙匙烧红 一烙即不流血，亦不溃，不再生。不然，复出血瘤，不一月如旧，宜仍依前法治之即安。"

《证治准绳·疡医·瘤证治法》云："六瘤者，随气凝结皮肤之中，忽然肿起，状如梅李，皮软光，渐如杯卵，若发肿都软不痛者，血瘤。"

《外科正宗·瘿瘤论》云："心主血，暴急太甚，火旺逼血沸腾，复被外邪所搏而肿，曰血瘤……血瘤者，微紫微红，软硬间杂，皮肤隐隐，缠若红丝，擦皮血流，禁之不住，治当养血凉血，抑火滋阴，安敛心神，调和血脉，芩连二母丸是也。芩连二母丸，治心火妄动，逼血沸腾，外受寒凉，结为血瘤。黄连、黄芩、知母、贝母、川芎、羚羊角、当归、白芍、生地黄、熟地黄、蒲黄、地骨皮各等分，甘草减半。上为末，侧柏叶煎汤，打寒食面为丸如梧桐子大。每服七十丸，灯心汤送下，或作汤剂，服之亦效。"

《医宗金鉴·红丝瘤》云："婴儿初生红丝瘤，皮含血丝先天由，精中红丝肾伏火，相传患此终难瘳。注：此证一名胎瘤，发无定处，由小渐大，婴儿落草，或一二岁之间患之。瘤皮色红，中含血丝，亦有自破者。治法虽同胎瘤，但此患由先天肾中伏火，精有血丝，以气相传，生子故有此疾，终变火证，溃处亦难收敛。"

二、病因病机

多由先天发育异常，脉络交错，纵横丛集，血聚成团；或心火旺盛，逼血妄行，结于皮下。心主血脉，脾统血，肝藏血，肾藏精，精血可相互化生。血瘤发病多见鲜红或紫，故与火邪为患相关。

1. 肾伏虚火　两精相搏，以气相传，因禀受父母肾中之伏火，可迫血成瘤。

2. 心火妄动　肾水不能上济心火，致心火旺盛，煎熬阴血，凝聚成瘤。

3. 肝火燔灼　郁怒伤肝，肝火内动，燔灼阴血，阴血沸腾，相搏成瘤。

4. 脾失统血　脾气亏虚，统摄失司，血液可以离经；脾虚运化失职，水湿凝聚生痰，离经之血与痰相结而成瘤。

三、诊断要点

1. 毛细血管瘤　多在出生后 1～2 个月出现，大部分在 5 岁内自行消失。多发生在颜面、颈部，可单发，也可多发。多数表现为皮肤红色丘疹或小的红斑，逐渐长大，界限清楚，大小不等，质软可被压缩，色泽鲜红或紫红，压之可退，抬手复原（图 19-12），外伤出血、继发感染后可形成慢性出血性溃疡（图 19-13）。

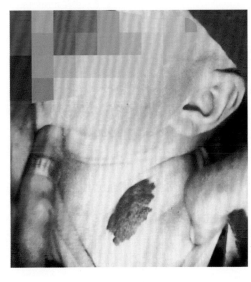

图 19-12　毛细血管瘤

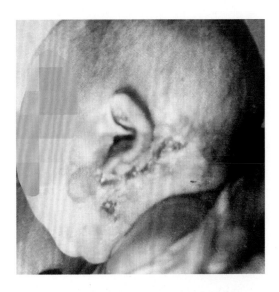

图 19-13　毛细血管瘤溃烂后

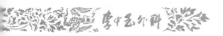

2.海绵状血管瘤　质地柔软似海绵，常呈局限性半球形或扁平高出皮面的隆起物，有很大的伸缩性，可因体位下垂而充盈，或随患肢抬高而缩小；瘤内可扪及颗粒状的静脉石硬结（图19-14和图19-15）。

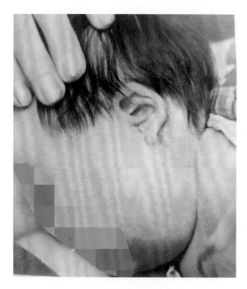

图 19-14　海绵状血管瘤（1）

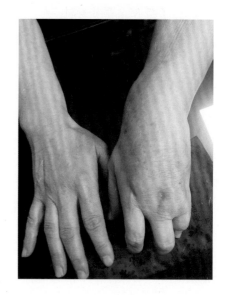

图 19-15　海绵状血管瘤（2）

对于位置比较深的海绵状血管瘤，由于症状不明显，可通过超声检查、X线检查等确诊。如果是海绵状血管瘤对于周围正常组织器官有损害，或者引起了并发症等，可通过CT、核磁共振等检查血管瘤的危害程度。

四、鉴别诊断

1.血管内皮瘤　应与海绵状血管瘤进行区别：海绵状血管瘤略高出皮肤，外观暗红色或紫蓝色，柔软，具有压缩性或膨胀性。

2.血管内皮肉瘤　为红色软性肿瘤，高出皮面，无压缩性。呈丘疹状或结节状，结节为紫红色，表皮有溃疡，极易出血。

3.血管外皮肉瘤　生长缓慢，多为无痛性肿块，在体表者呈结节状，富有血管。硬度有的质软，有的质硬。肿瘤有肺转移倾向，有的也可以发生淋巴结转移。

4.血管球瘤　发生在指甲、指、趾、四肢皮内或皮下，体积小，有剧烈疼痛。

五、治疗

（一）辨证论治

1.心肾火毒证　肿块大小不一，色泽鲜红，边界不清，不痛不痒；伴面赤口渴，口舌生疮，尿黄便干，舌质红，苔薄黄，脉细数。治法：清心泻火解毒。方药：芩连二母丸加减，黄芩、黄连、知母、浙贝母、川芎、当归、白芍、生地黄、熟地黄、蒲黄、羚羊角、地骨皮、甘草。凉血地黄汤加减，地榆、槐角、生地黄、黄连、天花粉、升麻、赤芍、枳壳、黄芩、荆芥、甘草。

2.肝经火旺证　多发于头面或胸胁，肿块呈丘疹或结节状，表面色红，易出血，伴心烦易怒，咽干口苦，舌质红，苔微黄，脉弦数。治法：清肝泻火解毒。方药：丹栀逍遥散合清肝芦荟丸加减。

3. **脾失统血证** 瘤体不大，边界尚清，表面紫红，好发于下肢，质地柔软易出血，无疼痛，伴纳呆便溏，舌质淡，苔白或白腻，脉细。治法：健脾化湿解毒。方药：顺气归脾丸加减，陈皮、浙贝母、香附、乌药、当归、白术、茯神、黄芪、酸枣仁、远志、党参、木香、甘草。

4. **气滞血瘀证** 肿块为实质性，基底部深，表皮色红或紫暗、紫红，肿块

可呈结节样，活动度差或固定不移，肿块可单发或多发性，触痛明显，自觉疼痛。易于出血。舌质紫暗或有瘀斑，苔薄黄，脉弦或涩。治法：活血行气，散结止痛。方选：通窍活血汤加减：藏红花、赤芍、川芎、桃仁、麝香、穿山甲（现已禁用）、石见穿、土鳖虫、王不留行、漏芦、白花蛇舌草、半枝莲、蜂房等。

（二）中医外治

1. 对新生儿毛细血管瘤不必急于治疗，1～3岁内有自行消散的可能。

2. 对小面积毛细血管瘤及海绵状血管瘤，可用五妙水仙膏外搽。

3 若血瘤溃破出血，可用云南白药掺敷伤口，既可止血，又具消散作用。若有溃疡，按痈证溃疡治疗。

4. 有报道外用消瘤膏。组成：红粉、白降丹、五倍子、鸦胆子、白及各10g，共为细末，用陈石灰水调成糊状，装瓶备用。用法：先将瘤体常规消毒，然后把消瘤膏涂在瘤体上，当药物渗透至表皮层时，即有轻度的疼痛出现，病灶周围出现潮红。真皮有轻度破坏，并有一定的渗出液，经一次治疗后，多数患者有不同程度的好转，一般较小的瘤体，可一次性治愈。瘤体较大者，需治疗数次，才能获得较好的疗效。另外，涂药时间的长短，应根据瘤体大小而选择，瘤体较大，涂药时间可适当延长，一旦发现瘤体变黑时，应立即将药擦去，否则会发生皮肤损伤。治疗100例，痊愈91例，显效8例，无效1例。注：方中有白降丹、鸦胆子，都具有很强的腐蚀性，适用于毛细血管瘤，使用时一定要谨慎。

（三）其他疗法

1. **手术疗法** 孤立病变可行手术切除。对发于头面部者要注意美容，以防术后瘢痕过大。

2. **冷冻疗法** 对于浅表较小的血瘤，可采用冷冻方法治疗。

3. **放射疗法** 对于范围较大的血瘤，也可应用放射治疗。

六、预防调护

1. 妊娠期间勿过食辛辣厚味，以免化热，引动胎火。

2. 谨防外伤，防止瘤体破溃出血与感染。

第六节　血痣（小血管痣）

皮肤上出现痣状物，色红，揩破易出血，故谓之血痣。此病多发于儿童，好发于头面颈部及躯干，预后良好，此病相当于西医学的小血管痣。

一、古籍摘要

《外科正宗》云："血痣由于肝经怒火郁结，其形初起色红如痣，渐大如豆，揩之血流。又云：血痣须用冰蛳散枯去本痣，以珍珠散搽之，生皮乃愈。"

《医宗金鉴·外科卷下》云："此证由肝经怒火、郁血而成。初起如痣色红，渐大如豆，触破时流鲜血，用花蕊石散撒之。血已止，宜冰蛳散枯去本痣，以月白珍珠撒搽，太乙膏盖贴，生皮即愈。出血甚者，服凉血地黄汤，兼戒厚味发物。"

《疡医大全》云："内服解郁平肝之剂。如血出不止，过甚者，凉血地黄汤主之。"

《外科证治全书》云："初起红痣，渐积大如赤豆。触破则血出不止，欲死。系肝经怒火郁血。用五灵脂研末掺之即止，内服加味逍遥散。"

二、病因病机

多由先天发育异常，脉络交错结聚；或肝郁血热，心火旺盛，逼血妄行，血不循经，凝聚于孙络之间，而成此病。

三、治疗

（一）辨证论治

常在无意中发现皮肤上有紫红色或暗红色痣状物，小者如赤豆，大者似葡萄，高出于皮肤，头大蒂小，境界清楚，表面光滑，质地较硬，压之退色，揩破易出血，多无痛痒，有自愈倾向，亦可永久存在（图19-16）。

（二）中医外治

皮癌净涂搽于痣上，枯黑后从基底部剪去，掺灵珍散，贴加味太乙膏。也可选用液氮冷冻、激光治疗。

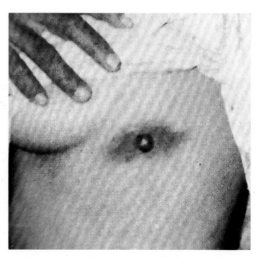

图19-16　血痣

第七节　血箭

皮肤毛窍血出，喷射如箭，故名血箭，又称肌衄。

一、古籍摘要

《外科正宗》云："血箭出于心经火盛，逼血从毛窍出也。"

《医宗金鉴·血箭》云："此证一名肌衄，由心肺火盛，逼血从毛孔中射出如箭。宜服凉血地黄汤，外用桃花散，以凉水调敷；或用金墨研末，醋调凉涂，其血即止。"

《疡医大全》云："有毛窍中出血者，名曰肌衄。因阳气怫郁于内，不能敷扬于外，以致阴血上乘阳分，留淫腠理，日久阳气开发，则阴血不能归经，故血从毛窍出也，宜开郁清气凉血之剂。"

《石室秘录》曰："天师曰：如人有足上忽毛孔摽血如一线者，流而不止即死。急以米醋三升，煮滚热，以两足浸之，即止血。后用人参一两，当归三两，穿山甲一片，火炒为末，煎参归汤，以穿山甲末调之而饮，即不再发。批：杜隙汤。此症乃酒色不禁，恣意纵欲所致。世上人多有之，方书不载，今因陈子之问，而立一奇方也。凡有皮毛中出血者，俱以此方救之，无不神效。脐中出血，亦是奇症，然法不同，用六味汤加骨碎补一钱，饮之即愈。如齿上出血，亦以此方投治。盖脐、齿亦俱是肾经之位，而出血皆是肾火之外越也。六味汤滋其水，则火自息焰矣。骨碎补专能止窍，补骨中之漏者也，故加入相宜耳。"

二、病因病机

心肺肝火盛，逼血妄行，出于毛窍。

三、治疗

（一）辨证论治

此病多发于青壮年男性，好发于头面部，发病多突然，可见鲜血从一针尖大毛孔中喷射而出，或渗溢不止，无痛苦，可间断发作（图19-17）。内服凉血地黄汤加减：大黄15g，生地黄、玄参各30g，黄芩、黄连、栀子、当归、甘草各10g，水煎服。

（二）中医外治

立即指压止血，掺以加味桃花散。

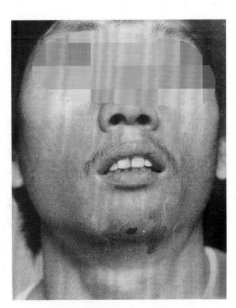

图19-17　血箭

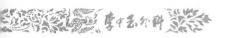

第八节　骨瘤

骨组织赘生肿大而形成的肿瘤，谓之骨瘤。其特点是肿块隆起，坚硬如石，紧贴于骨，推之不动。凡是西医学所认为的骨组织良性、恶性的肿瘤，均属于骨瘤范畴。在骨肿瘤之中骨巨细胞瘤最为多见。良性骨肿瘤以骨软骨瘤最常见，恶性骨肿瘤以骨肉瘤最常见。中医辨证论治在综合治疗骨肿瘤等方面具有重要作用。良性骨肿瘤单独应用中医药治疗，多能获得疗效。

一、古籍摘要

在《黄帝内经》一书中，把骨瘤称为"骨疽"，并已初步地认识到本病的发生与外感邪气有关。《三因极一病证方论》《疮疡经验全书》《薛氏医案》等文献都对骨瘤的病因、症状、治法做了不同程度的论述。清代《外科证治全书》将本病命名为附骨瘤。

《灵枢·刺节真邪》云："以手按之坚，有所结，深中骨，气因于骨，骨与气并，日以益大，则为骨瘤。"

《薛氏医案·论瘤》云："若劳伤肾水，不能荣骨而为肿者，其自骨肿起，按之坚硬，名曰骨瘤。用地黄丸及补中益气汤主之。"

《外科正宗·瘿瘤论》云："肾主骨，恣欲伤肾，肾火郁遏，骨无荣养而为肿，曰骨瘤，骨瘤者，形色紫黑，坚硬如石，疙瘩高起，推之不移，昂昂坚贴于骨，治当补肾气，养血行瘀，消肿破坚利窍，调元肾气丸是也。怀生地四两，山萸肉、山药、牡丹皮、白茯苓各二两，人参、当归身、泽泻、麦冬、龙骨、地骨皮各一两，木香、砂仁各三钱，黄柏、知母各五钱，上为末，鹿角胶四两，老酒化稠加蜜四两同煎，滴水成珠，和药为丸如桐子大。每服八十丸，空心温酒送下。忌白萝卜、火酒、房事。"

二、病因病机

本病多由于肾的精气不足，感染外邪，毒邪蕴于骨骼而成。一方面，肾主骨生髓，依赖肾的阴精阳气化生骨髓以养骨，使骨骼强壮而不受外邪的侵犯，而且骨髓充足，亦可转化为肾精。另一方面，肾精为先天之精，它可以促进后天脾胃的功能，而脾胃吸收的水谷之精，又可以充养先天肾精。总之，精可以生髓，髓可以养骨，若这一生理功能失调，则可产生包括骨瘤在内的骨科疾病。第一，肾气亏虚，阴毒壅滞。若肾的阳气亏虚，则卫阳无根而化生不足，卫虚则易感染寒湿之邪，而且寒湿之邪能够由表及里入于肾经，聚于骨骼；又因阴寒湿邪易伤阳气，故肾之阳气更虚，而无力化毒；致使阴毒壅滞于骨，经络阻塞，瘀毒互结而成骨瘤。第二，肾阴不足，热毒壅滞。若肾的阴精不足，则营气不足，体表营卫失和，易感热邪。另外，肾阴不足，水不济火，则火热亢盛；以上都可导致热毒之邪滞于骨，而成本病。气滞血瘀，痰毒互结，无论外感之邪还是内生之邪毒，或者外伤等，都可阻塞骨骼气机，气滞则血瘀，而致使痰瘀毒邪互结，赘生

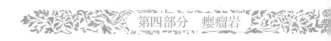

积聚，而成岩肿。第三，脾肾两虚，瘀毒不化。若因素体脾肾两虚或上述病理变化，使精气血生化、转化障碍，以及过度消耗而脾肾损伤，则脾肾解毒化毒功能障碍，上述原因所感染的邪毒瘀结于骨，难以清除，从而造成骨瘤恶化。

西医学认为，本病的发生不外乎机体和环境多种因素。残存胚胎刺激、发育异常、遗传性多发性外生骨疣、家族性软骨肉瘤、物理或化学刺激、病毒、外伤、骨瘤的良性肿瘤预后良好，恶性骨肿瘤的预后与发现早晚、恶性程度、处理妥当与否等息息相关。

三、诊断要点

1. **骨巨细胞瘤** 典型的病史和临床表现：X 线表现为单纯溶骨性破坏，有时呈肥皂泡沫状，边界不很清楚，骨质膨胀后变薄，可以合并病理性骨折。如肿瘤穿破骨皮质，可发现软组织肿块阴影。CT 和 MRI 表现：对胸、腰椎、骨盆和髋关节等部位的病变，在 X 线中往往由于阴影重叠，不易分辨病变部位和范围。若利用 CT 或 MR 检查，在这些部位能较好地显示病变范围和骨质破坏的程度。若肿瘤穿破骨皮质，CT 和 MRI 也可以显示软组织被浸润的范围。

2. **骨肉瘤** 典型的病史和临床表现：①实验室检查：贫血，白细胞增多，血沉加快，血清碱性磷酸酶增高。②X 线征象：肿瘤破坏开始于干骺端的一侧皮质下，溶骨破坏迅速进展，形成一边缘不规则的透明样缺损。骨皮质常被穿破，骨膜下有明显的新生骨增生，表现为日光放射样阴影。由于骨肉瘤有肿瘤性骨的形成，故肿瘤本身有密度增深阴影，呈条纹状排列或纹理粗乱影像。必要时可进行 CT 和 MRI 检查。

3. **软骨肉瘤** 典型的病史和临床表现：①实验室检查：贫血，血沉增快，血清碱性磷酸增高。②X 线检查：原发性软骨肉瘤，表现不一，一般呈一透明的假囊肿样缺损，其中夹杂有不规则的斑点状或骨片；或在囊内产生大量棉絮状钙化块，遮蔽正常骨；被破坏的缺损区形成致密的骨化阴影；一旦肿瘤穿破骨皮质，侵入软组织，即可形成毛发蓬松状增深阴影。

4. **骨瘤** 青少年多见。常发生于颅面骨，如额骨、顶骨、颞骨、上颌骨、筛骨等，生长缓慢，病程可长达十余年。主要为局部隆起，坚硬如骨，固定不移，疼痛及压痛多不明显，表面皮肤正常。向颅内生长，可发生头晕、头痛、癫痫等。X 线为局限性骨质破坏，伴有不同程度骨化，为骨肿瘤中最良性者。

5. **软骨瘤** 好发于 20 ~ 30 岁青年人，多见于手足短骨，以指骨和掌骨为最常见，少见于股骨、肱骨、盆骨、肋骨等。生长缓慢，临床常无症状，有时可致局部畸形，或出现压迫症状，或发生病理性骨折。X 线见骨干骺端近骨干处，在髓腔内见溶骨破坏，透明区内可见骨纹理，或呈蜂窝状，或见有散在性骨化斑。

6. **骨软骨瘤（骨软骨外生骨疣）** 为最常见的一种，多发于 11 ~ 30 岁，男多于女。常为多发性，往往有家族史。四肢长骨干骺端为好发部位，尤以股骨下端、胫骨上端、肱骨上端和胫骨下端为多见。X 线可见边界明显突起的骨性肿块。长骨肿瘤生长方式非常特殊，常自干骺端向邻近肌肉牵拉方向生长。临床上除见局部隆起畸形外，一般无症状。患者成年后肿瘤即自行停止生长。

7. **骨囊肿** 多见于 20 岁以内的青少年，以 10 ~ 15 岁最多。好发于肱骨上端或肱骨干，其次易发于股骨上部和胫骨中下部。一般无症状，或有微痛感。X 线为不规则椭圆形透明阴影，阴

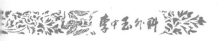

影边界清晰，内无砂粒样钙化点，骨性囊壁呈被动性扩张，很少有新生骨质和骨质致密现象。

本节主要论述骨巨细胞瘤、骨肉瘤和软骨肉瘤几种常见的骨肿瘤，把其他骨肿瘤在鉴别诊断中进行简述。

四、鉴别诊断

1. 骨巨细胞瘤（破骨细胞瘤） 多发于四肢长骨，最多者依次见于股骨远端、胫骨近端，桡骨远端及股骨近端，尚可发生于肱骨、腓骨、脊椎、盆骨、肩骨。年龄分布以 20～40 岁多见，男略多于女，局部疼痛是主要症状，伴局部肿胀，因骨质膨胀，有捏乒乓球感，肿瘤穿破皮质骨，则产生软组织肿块。肿瘤体积大，局部皮肤紧张发亮，色暗红，并见静脉充盈，瘤质坚硬，常可合并病理性骨折。若肿瘤发生在脊椎，除局部疼痛及功能障碍外，可合并神经根或脊髓压迫症状。本病初尚属良性病变，但极易于恶变，亦有一开始就属恶性肿瘤。恶性骨巨细胞瘤生长迅速，疼痛剧烈，易合并病理性骨折及贫血等全身症状。

2. 骨肉瘤（成骨肉瘤） 为常见的骨恶性肿瘤，发病年龄分布以 11～20 岁最多见，男性多于女性。病程较短，常有外伤史。主要症状是疼痛，开始症状较轻，为间歇性，活动后增剧，逐渐加重，疼痛呈持续性，尤以夜间明显。若发生于浅表部位者，局部渐肿胀，可形成肿块隆起，压痛明显，有时可触到搏动。邻近关节活动受限，患肢肌肉萎缩。有时体温可升高，本病大多发于股骨远端、胫骨近端，其次为肱骨近端、股骨近端。髂骨、骶骨，胸骨、肋骨、颅骨等也可发生。

3. 软骨肉瘤 发病多为 20 岁以下的青少年，男多于女，好发于四肢长骨，以股骨远端、胫骨近端、股骨近端及肱骨近端多见，盆骨、肋骨、肩胛骨也可发生，主要表现为患部疼痛和肿块，开始时肿块坚硬如骨，表面平滑，肿瘤增大后，表面凹凸不平。患肢或患部逐渐出现功能障碍，耻骨和骶骨肿瘤向盆腔内生长，可造成直肠、膀胱受压移位，或发生阻塞症状。由良性恶变为软骨肉瘤者，一般有一段病程长、症状轻的良性肿瘤病史，然后有骤然疼痛剧烈，局部肿胀明显，迅速增大，影响食欲和睡眠等表现。如肿瘤一开始即为恶性者，则病程一般较短。

五、治疗

（一）辨证论治

1. 阴毒壅滞证 局部肿块逐渐肿起，坚硬，皮色不变，皮温不高，间歇性疼痛或隐痛而间歇性加剧。关节及肢体活动受限，身体困倦，四肢乏力，畏寒，纳差，或有腹胀，舌淡红，苔薄白，脉弦浮数。治宜温肾、散寒、解毒，方选肾气丸合小金丹。常用药物有制川乌、制草乌、五灵脂、乳香、没药、骨碎补、蟾酥、蜈蚣、鹿角霜、熟地黄、守宫、鳖甲、龟甲、肉桂、白芥子等。

2. 热毒壅滞证 患部肿块有膨胀感，体积较大，肿块表面脉管充盈，肿胀发亮，色暗红或破溃渗流脓血。触摸肿块有搏动感。疼痛剧烈，尤以夜间为甚。功能活动障碍，精神倦怠，纳食不佳，口干渴，大便干，小便赤，舌质红，苔薄黄，脉弦数。治宜滋肾、清热、解毒，方选六味地黄汤。常用药物有制草乌、五灵脂、木鳖子、穿山甲（现已禁用）、乳香、没药、牛黄、麝香、熟地黄、山茱萸、山药、茯苓、牡丹皮、泽泻、半枝莲等。

3. **气血瘀滞证** 肿块坚硬，固定不移，肿块表面凹凸不平，表面皮肤色紫或血管曲张，肿块患肢肌肉萎缩。疼痛剧烈而影响睡眠与食欲，可伴发热，急躁，易怒，两胁胀痛。舌质暗滞，苔薄黄，脉弦涩。治宜活血化瘀，解毒散结，方选仙方活命饮合六军丸加减，常用药物有蜈蚣、蝉蜕、全蝎、僵蚕、穿山甲（现已禁用）、莪术、人参、当归、当归、赤芍、浙贝母、天花粉、乳香、没药、蟾酥。

4. **脾肾两虚证** 肿块坚硬，疼痛绵绵不休，可伴低热，面色苍白、无华，疲乏无力，纳差而消瘦，动则汗出，大便稀溏，腹胀，或有全身水肿、尿少，或肿块局部溃破，流血水不止。舌质淡，苔薄白，脉沉细无力。治宜补脾益肾，解毒化瘀，方选归脾汤合肾气丸加减。常用药物有灵芝、白术、人参、黄芪、茯苓、炙甘草、制附子、熟地黄、山茱萸、山药、泽泻、黄柏、知母、蜂房、半枝莲、制川乌、制草乌、制马钱子、肉桂、杜仲、肉苁蓉、鹿茸、阿胶等。

（二）中医外治

1. 阿阳玉龙膏掺黑退消外敷。

2. 蜈蚣、全蝎各 10g，黄丹 30g，斑蝥 1g，白果皮 1g，生石膏 15g。共研细末，撒在加味太乙膏上，循经选穴，外敷 7 天。

3. 明矾 15g，生石膏 15g，天南星 1.5g，蟾酥 1.5g，东丹 60g，雄黄 30g，乳香 5g，没药 5g，穿山甲 10g（现已禁用），白芷 10g，肉桂 4.5g。上药共研细末，撒在加味太乙膏上，外敷患处。

（三）其他疗法

1. **骨巨细胞瘤** 手术为常用治疗方法。刮除术及植骨术适用于Ⅰ级或Ⅱ级巨细胞瘤破坏范围不甚广泛的患者，截除术适用于Ⅰ级或Ⅱ级巨细胞瘤破坏范围广泛者，Ⅲ级巨细胞瘤应进行截肢术或关节离断术。

2. **骨肉瘤** 截肢术及关节离断术为常用方法，但手术前后必须配合化疗、放疗等，才能提高手术疗效。

3. **软骨肉瘤** 大部分软骨肉瘤需行截肢术或关节离断术，必要时同时做淋巴结清除。

4. **放射治疗** 由于各种骨肿瘤对放射线的敏感性不同，故放射治疗应根据不同肿瘤，选择不同的剂量。

六、预防调护

1. 骨肿瘤患者要节制房事，饮食宜忌烟、酒，少吃生葱、生蒜等刺激性食物。

2. 患者可练习静气功，采用坐或卧式，在放疗或化疗中，可练太极拳等。

3. 手术后饮食应以补气养血为主，进食怀山药及百合、莲子、红枣、花生米等。

4. 放射治疗饮食应以益阴养血、健脾和胃为主，可服橘饼、薏苡仁粥、母鸡汤、豆浆等，化疗的患者应多食蔬菜、水果、莲藕之类，以及精肉、排骨汤等。

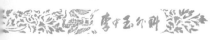

第九节 癌疮（基底细胞癌）

西医学的基底细胞癌，其特点：低度恶性的肿瘤，局部破坏，生长缓慢，极少发生转移。中医学又称为"翻花疮""癌疮""石疽"等。本病好发于老年人的曝光部位。

一、古籍摘要

《外科真诠》云："癌疮上高下深，累垂如瞽眼，其中带青，头上各露一舌，毒孔透里。"

二、病因病机

中医学认为，本病的发生多为七情内伤，肝郁气滞，脏腑功能失调，痰瘀凝聚，阻于肌肤所致；或为痰湿郁久成毒化火，聚结皮肤而成。

西医学认为，病因不明，可能与长期日晒密切相关，大剂量 X 线照射、烧伤、瘢痕、砷剂等与本病的发生、发展亦可能有关。此外，异常活化的 Hedgehog 信号通路和 $p53$ 基因的突变是本病发病机制之一。

三、诊断要点

1. 主要发生于老年人。

2. 本病好发部位为身体暴露皮肤，如头面部（占 86% ～ 94%），少数见于躯干部，掌跖部一般不发病。

3. 基底细胞癌的典型基本损害初起为针头至豆大蜡样半透明结节，后渐增大，或彼此融合成不规则的圆形肿块。根据其发展趋向和临床特征，大致可分为以下 5 个类型。

（1）结节溃疡型 为临床上最常见的损害，好发于颜面部，初起一般为单个针头至黄豆大、非炎症性、浅黄褐色或浅灰白色的结节，呈蜡样或半透明状，质硬，表面易出血。以后结节缓慢增大，中央凹陷，并破溃形成底面呈颗粒状、肉芽状、菜花状或蕈状的溃疡，伴有浆液性分泌物。有的结节溃疡边缘向外扩展和向深部侵蚀，形成如鼠啮样的"啮状溃疡"，这是此型基底细胞癌的特征（图 19-18 ～图 19-23）。

（2）浅表型 损害一般为单发，也可多发，表现为淡红色浸润斑，边界清楚，表面皮肤菲薄，常有极细的糠状屑，生长极慢，后期出现糜烂。一些面部以外的较大皮损常有线形、匍行性蜡样边缘，中央部分糜烂或浅表溃破，颇似湿疹样癌（图 19-24）。

（3）硬皮病样型或硬化型 临床十分罕见，好发于头面部。损害为扁平或稍隆起的限界性浸润斑块，边缘清楚或不清楚，呈不规则形或匍行形，灰白或淡黄色，表面光滑，常可见毛细血管扩张，触之似局限性硬皮病，生长缓慢，一般不溃破。

第十九章
瘤岩（肿瘤）

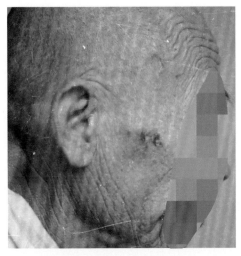

图 19-18　癌疮（1）

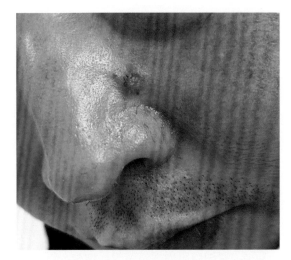

图 19-19　癌疮（2）

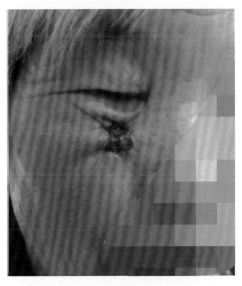

图 19-20　癌疮（3）

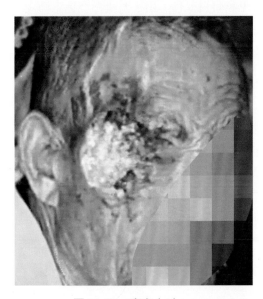

图 19-21　癌疮（4）

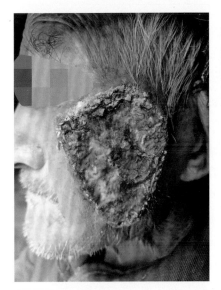

图 19-22　癌疮（5）

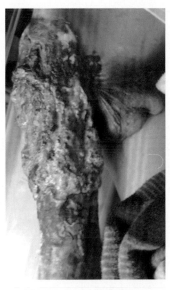

图 19-23　下肢癌疮

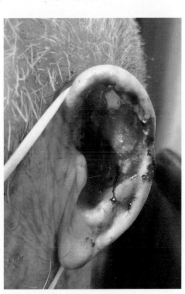

图 19-24　癌疮（6）

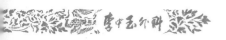

（4）色素型　在上述各型表现的同时，伴有色素沉着，呈灰黑至深黑，不均匀分布，边缘色素较深，中央呈点状或网状，易误诊为黑素瘤。

（5）纤维上皮瘤型　好发于背部，为一个或数个高起性结节，中等硬度，表面光滑，类似纤维瘤。

4.组织病理　系起源于表皮或皮肤附属器的多潜能基底样细胞，可向不同方向分化。基底细胞上皮瘤的共同特点：

（1）瘤细胞团位于真皮内与表皮相连。

（2）瘤细胞似表皮基底细胞，但不同之处是细胞核大，卵圆形或长形，胞质相对少细胞境界不清，无细胞间桥，周边细胞呈栅栏状排列，境界清楚。

（3）瘤细胞的核大小、形态及染色均一致，无间变。

（4）瘤细胞团周围结缔组织增生，围绕瘤团排列成平行束，其中有许多幼稚成纤维细胞，并可见黏蛋白变性。由于黏蛋白在标本固定与脱水过程中发生收缩，因而细胞团周围出现裂隙，此虽为人工现象，但为本病的典型表现而有助于与其他肿瘤鉴别。

四、鉴别诊断

1.鳞状细胞癌　可发生于任何部位，尤其是皮肤黏膜连接处及四肢、下唇、鼻、耳、手背及阴部，往往易在慢性皮肤损害处发生，损害发展较快，局部充血明显，或周围及表面有扩张的毛细血管，角化现象明显，边缘高起坚硬，炎性反应显著，易发生淋巴结转移。组织病理学可以鉴别。

2.寻常性狼疮　呈褐红色，有狼疮结节，易破坏面容，结核杆菌检查及结核菌素反应均呈阳性。组织病理学为结核性肉芽肿。

3.角化棘皮瘤　本病与基底细胞癌的结节型相似，但本病常为红色半球状结节，中央有角质栓，在数日内生长迅速，并可自行消退。

五、治疗

（一）辨证论治

1.痰瘀凝聚证　皮损表现以单个蜡样半透明结节为主，触之硬实，或伴有色素，不痛不痒。舌质暗红或有淤点，脉弦或滑。治宜行气化痰，祛瘀散结。药用：醋柴胡、郁金、赤芍、白芥子各15g，莪术、三棱各12g，半枝莲、白花蛇舌草各30g，香附20g，白芷10g，红花、甘草各5g。

2.湿毒聚结证　皮损表现以侵袭性呈鼠啮状的结节溃疡为主，常伴有浆液性黏稠分泌物。舌质暗红，苔黄浊或黄，脉滑数。治宜化湿解毒，行气散结。药用：白花蛇舌草、半枝莲、桃仁各30g，玄参、土茯苓各20g，赤芍、香附、猪苓各15g，厚朴、白术各12g，甘草5g。若年老体弱或病久耗伤气血，正气不足者，宜在上述方药的基础上加益气补血、扶正祛邪之品，如黄芪、党参、川芎、当归等。

（二）中医外治

1.皮癌净（红砒3g，指甲、头发各1.5g，大枣1枚，碱发白面30g）外用，祛腐生新。

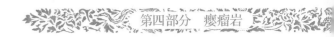

2.五虎丹（水银、白矾、青矾、牙硝各180g，食盐6g）外用，腐蚀癌组织早日脱落，促进新肉生长。

3.消癌散（红矾、红粉、紫硇砂、达克罗宁、天花粉各5g）外用，腐蚀癌组织，促进早日脱落，有利于新肉生长。

（三）西医西药

根据年龄、皮损大小和部位加以综合考虑。理想疗法是手术切除或切除后植皮，建议应用Mohs外科切除技术。不能手术的患者可应用光动力疗法、放射疗法、电烧灼、激光、冷冻等治疗。局部外用维A酸霜、咪喹莫特、5-氟尿嘧啶软膏等有一定疗效。

六、预防调护

1.避免日光暴晒，因为其好发于头皮、面部等暴露部位及户外工作者，和长期日光暴晒有关。

2.长期摄入无机砷和含砷较高的饮水、食物等，可发生此肿瘤，故应避免。

3.如果局部有瘢痕，或者皮脂腺痣、疣状痣等处，应勤观察，发现新发可疑皮损时，应及时就医。

第十节　翻花岩（鳞状细胞癌）

西医学的鳞状细胞癌，是表皮棘细胞异常增生而形成的一种上皮细胞的恶性肿瘤。本病多发生在皮肤与黏膜交界处及皮肤暴露部位，如下唇、外生殖器、眼下、鼻、外耳、额部等。临床表现以早期初起皮损即形成溃疡，伴有恶臭、黏稠的分泌物，疮面高起，呈现结节或菜花状，界限不清，边缘和基底较硬为特征。

一、古籍摘要

《医宗金鉴》云："推之不动，坚如石，皮色如常，日渐长大……日久难愈，形气渐衰，肌肉消瘦，愈溃愈硬，色现紫红，腐烂浸淫，渗流血水，疮口开大，翻肉高突，形成翻花瘤证。"

二、病因病机

中医学认为，因禀赋不耐，风、热、湿毒阻于肌肤所致。或因疮感风毒，风邪外袭，化热伤阴，阴血耗伤，不能濡养肌腠而致。或因情志抑郁，肝失条达，郁久化火，灼伤阴血，以致肝郁血燥而致。或瘀毒互结，以致肌肤失养而致。或因年老体虚，肝肾不足，精气亏损，经脉失畅，运行不周，痰湿凝聚，气血瘀阻，故肿块渐生。

西医学认为，紫外线照射、放射线或热辐射损伤；化学致癌物，如砷、多环芳香族碳氢化合物、煤焦油、木馏油、石蜡、蒽、烟草焦油、铬酸盐等；病毒感染，特别是人类乳头瘤病毒16、

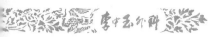

18、30 和 33 型感染；某些癌前期皮肤病，如日光角化病、黏膜白斑、砷角化病；某些性皮肤病，如慢性溃疡、慢性骨炎、红斑狼疮、萎缩硬化性苔藓等，均可诱发或继发状细胞癌；某些遗传性皮肤病，如着色性干皮病、白化病等患者，本病发病率较高。

三、诊断要点

1. 本病好发于老年人的曝光部位皮肤。

2. 皮损初起常为小的暗红色结节，境界不清，易演变为疣状或乳头瘤状，表面可有鳞屑，中央易发生溃疡，溃疡表面呈颗粒状，易坏死、出血，溃疡边缘较宽，高起呈菜花状，质地坚实，伴恶臭；部分水肿可呈凹陷性，进行性扩大并出现溃疡，进一步侵犯其下方筋膜、肌肉和骨骼（图 19-25 ～图 19-31）。

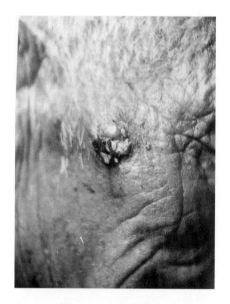

图 19-25　翻花岩（1）

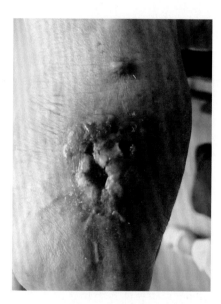

图 19-26　翻花岩（2）

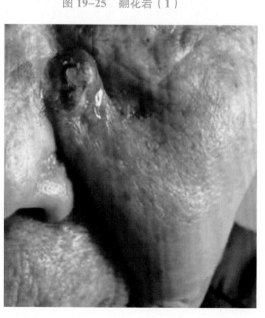

图 19-27　翻花岩（3）

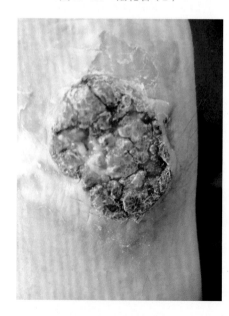

图 19-28　翻花岩（4）

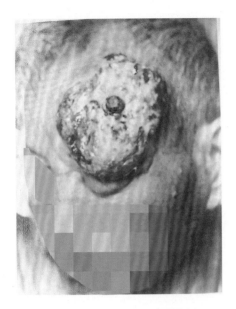

图 19-29　翻花岩（5）

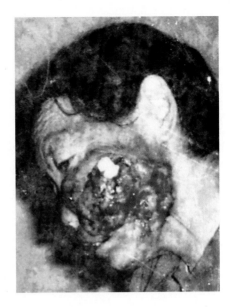

图 19-30　翻花岩（6）

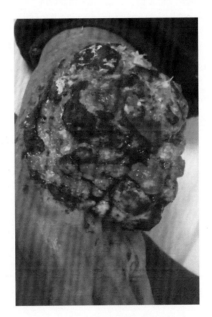

图 19-31　手腕部翻花岩（7）

3.鳞状细胞癌可以发生淋巴结转移。继发于放射性皮炎、焦油性角化病、瘢痕者转移性远高于继发于日光损伤者，发生于口唇、耳郭、阴茎女阴和肛门处的皮损也易发生转移。同时存在免疫抑制及淋巴细胞增殖性疾病患者，更易发生转移。

4.原发性鳞癌少见，早期为一小的丘疹，结节状或呈疣状突起，淡红色，表面粗糙，生长迅速，易破溃，并向周围浸润，多见于头顶部。继发性鳞癌多见，常在原有头皮的慢性溃疡、瘢痕等损害基础上癌变所致。

5.不规则肿瘤细胞团块构成癌巢，侵入真皮网状层或更深瘤细胞团由不同比例的非典型（间变）状细胞和正常鳞状细胞构成。非典型性状细胞的特点是细胞大小和形状不一，核增生，染色深，出现核分裂，细胞间桥消失，个别细胞出现角化不良和角珠。

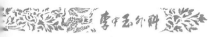

四、鉴别诊断

1. **基底细胞癌**　开始为脸上长出的像黄豆大小的疙瘩，质地比较硬，边缘稍微隆起，中心稍微凹下去一点。多单个发生，好发于面颊部、鼻梁及鼻两旁，该肿瘤不疼不痒，常无自觉不适，因此，常不为老年人注意。但若不治疗，肿瘤将慢慢增大，触之容易破溃、出血。基底细胞癌虽然是恶性的，但一般长得很慢，而且一般不发生转移。

2. **湿疹样癌**　常常发生在女性乳房，病变是单侧性的。症状与湿疹相似，为红色或暗红色的皮肤改变，表面容易有渗液或渗血，初发时多在单侧乳晕部，以后缓慢发展，有的乳头可以有溢液，容易误诊为湿疹。对中年女性、久治不愈的单侧性乳房湿疹，应及时去医院检查。

五、治疗

（一）辨证论治

1. **热毒内蕴证**　鳞状细胞癌溃烂，分泌恶臭脓液，口苦且干，低热烦躁，大便干结，小便短赤，舌质红或有瘀斑点，苔黄，脉弦或弦数。治宜清热解毒，祛瘀扶正。方用栀子清肝散加减。

2. **肝郁湿毒证**　乳头周围皮烂痒，时流滋水，干燥后结黄褐色痂片，乳头凹陷，触之坚硬。若发生在阴部，可蔓延至大腿内侧和臀部，也可累及阴囊、阴唇、腋下等处。自觉瘙痒、麻木、刺痛。舌红，苔白，脉弦数。治宜疏肝解郁，利湿解毒。方用逍遥散加减。

3. **肝肾亏损证**　疮色灰褐或灰黑，恶肉难脱，或疮面脓水甚少，缺乏生机，稍有触动则污血外溢；自觉疼痛，常是日轻夜重；兼有形体消瘦，低热难退，头昏目涩。舌淡红或红，少苔或无苔，脉虚数，重按无力。治宜养肝滋肾，固本托毒。方用大补阴丸加减。

（二）中医外治

1. 初期阶段选用藜芦膏外敷患处，每天换药一次，具有缩小范围，或有移毒由深出浅的功效。

2. 疮面腐溃如菜花状，时流污秽脓血，可酌情选用皮癌净、五虎丹、消癌散、砒矾散等，既可直接外掺在疮面上，又可用植物油调成糊状，涂在疮面上，每天或隔天换药一次。

3. 在病变的附近区域，若发现核肿大，选用消瘤膏敷贴，4天换药一次，以防止扩散。

（三）西医西药

1. 治疗应彻底，以免发生转移。可根据肿瘤的大小、组织分化程度、患者的年龄和身体状态等，选择治疗方法，以手术切除为佳，建议应用 Mohs 外科切除术。

2. 光动力疗法、维 A 酸、干扰素、电烧灼等治疗。

3. 放射疗法仅对部分患者有效。已经转移或晚期患者可试用顺铂、阿霉素或博来霉素等进行化疗。

六、预防调护

1. 避免日光暴晒，因为其好发于头皮、面部等暴露部位及户外工作者，和长期日光暴晒有关。

2. 长期摄入无机砷和含砷较高的饮水、食物等，可发生此肿瘤，故应避免。

3. 保持心情舒畅，树立战胜疾病的信心。

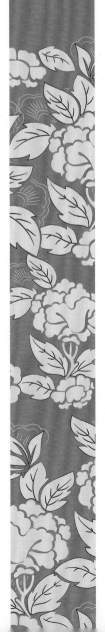

第五部分　周围血管疾病

第二十章 周围血管疾病概论

　　周围血管疾病是指发生于心、脑血管以外的血管疾病。可分为动脉病和静脉病，动脉病包括血栓闭塞性脉管炎、动脉硬化性闭塞症、糖尿病坏疽、动脉栓塞、多发性大动脉炎、动脉瘤等，另外还包括肢端动脉舒缩功能紊乱疾病，如雷诺氏病（症）、红斑性肢痛症等；静脉病包括血栓性浅静脉炎、深静脉血栓形成、深静脉瓣膜功能不全、静脉曲张等。

　　中医称周围血管为经脉、脉管，故将周围血管疾病统称为"脉管病"。

一、常见症状及体征

　　1. 疼痛　　肢体疼痛是周围血管疾病的常见症状，包括间歇性疼痛、持续性疼痛（静息痛）。其主要原因有动脉供血不足，静脉回流障碍，血液循环异常等。

　　（1）间歇性疼痛　　主要有运动性疼痛，是指伴随运动所出现的不适症状，包括供血不足部位所出现的怠倦、钝痛、紧张或压迫感、痉挛性疼痛或锐痛。发生于下肢的运动性疼痛又称为间歇性跛行，表现为患者在以一定速度行走一定距离后，下肢的某个部位出现酸胀感及痉挛感，迫使患者停步，休息 1 ~ 5 分钟后症状缓解或消失。再次行走又出现同样的症状。从开始行走到出现疼痛的时间称为跛行时间；从开始行走到出现疼痛的距离称为跛行距离。出现间歇性跛行的动脉闭塞性疾病，常见的如血栓闭塞性脉管炎、动脉硬化性闭塞症和大动脉炎性狭窄等，其他如动脉创伤、受压、动脉栓塞和动静脉瘘等。

　　（2）持续性疼痛（静息痛）　　指肢体在静止状态下产生的疼痛，疼痛持续存在，尤以夜间为甚。持续性疼痛的发生常提示病变及缺血的程度均已加重，已接近失去代偿的程度。

　　动脉急性或慢性闭塞都可以因为供血障碍引起缺血性神经炎而使肢体持续性疼痛。疼痛表现为持续性钝痛伴有间歇性剧烈刺痛，可向肢体远端放射，并有麻木、厥冷或烧灼、蚁行、针刺等感觉异常。症状多夜晚加重，患者常抱膝而坐藉以缓解疼痛。当肢体因缺血引起营养障碍性溃疡或坏疽时也常伴有局部持续性剧烈的疼痛。营养障碍性静息痛其特点为：疼痛剧烈、持续，有时也有短暂的间歇期，数分钟后再发，影响睡眠，肢体下垂时可略减轻疼痛。

　　静脉性静息痛的疼痛程度较动脉性为轻，常伴有静脉回流障碍的其他表现。并可因平卧休息或抬高患肢而缓解。

　　2. 皮肤温度　　异常肤温变化主要取决于肢体的血流量。动脉闭塞性病变多为肢端寒冷，闭塞程度越重，距离闭塞平面越远，寒冷愈明显。静脉病变多为下肢潮热感，下垂时更明显。

　　3. 皮肤颜色　　异常供血不足或血管舒缩失常而致的皮色改变，包括苍白、紫绀和潮红等。静脉淤血，渗出于血管外的红细胞崩解造成色素沉着。某些血管疾病以皮肤颜色改变为主要临床表现，如雷诺氏病，由于指（趾）小动脉和毛细血管阵发性收缩和扩张而产生指（趾）阵发性发

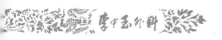

白、发紫和发红。

4. 感觉异常　周围血管疾病所发生的感觉异常除疼痛外还有潮热和寒冷、怠倦感、麻木、针刺或蚁行感等。

5. 肢体增粗或萎缩　肢体肿胀多发生于下肢，静脉瘀滞性肿胀一般为凹陷性水肿，按之较软，愈向远侧愈明显，多伴色素沉着、皮下组织炎症和纤维化、"足靴区"溃疡等，如深静脉血栓形成、下肢深静脉瓣膜功能不全、下肢静脉曲张等疾病。肢体或趾（指）变细、瘦小、萎缩，均是由于局部动脉血液供应不足，长期缺乏必要的营养，加之由于疾病造成机体疼痛等限制患肢活动诸因素所造成。萎缩是慢性动脉缺血的重要体征。

6. 溃疡和坏疽　缺血性溃疡是动脉病变引起，由于动脉闭塞病变影响皮肤血液循环，以致组织缺氧而形成溃疡。郁积性溃疡多由静脉病变引起，常见下肢静脉曲张和下肢深静脉瓣膜功能不全，静脉血液回流障碍导致局部郁积性缺氧，从而并发溃疡。肢体出现坏疽病灶，提示血液循环供应局部的营养不足以维持静息时组织的代谢需要，以致发生不可逆变化。如无继发感染，坏疽区因液体蒸发和吸收，形成"干性坏疽"；如并发感染则形成"湿性坏疽"，坏死组织受细菌作用而崩解、化脓，有恶臭。

二、检查方法

周围血管疾病的检查是获取临床信息的重要手段，临证时应重点检查皮肤温度、皮肤颜色、肢体营养状况、有无肢体的肿胀增粗或萎缩、有无肿块、有无溃疡或坏疽等。测定皮温时应对比同一平面两侧肢体的温度差别，当某部皮温较对侧及同侧其他部分明显降低时（相差大于2℃），则提示该部动脉血流减少，可见于动脉栓塞、慢性动脉闭塞性疾病。若某部皮温较对侧或同侧其他部位明显升高，则提示该部动脉或静脉血流量增加，如深静脉血栓形成、红斑性肢痛症、动静脉瘘等。测定皮温方法有扪诊法、半导体或数字皮温计、红外线热像仪等。

（一）营养状况的检查

应重点观察肢体皮肤及附件、肌肉有无营养障碍性改变，有无皮肤松弛、变薄、脱屑；汗毛稀疏、变细、停止生长或脱落；趾（指）甲生长缓慢，变脆，增厚，甲嵴，嵌甲；肌肉萎缩等表现。动脉搏动和血管杂音的听诊检查是检查动脉性疾病的重要步骤，受检动脉为桡动脉、尺动脉、肱动脉、股动脉、腘动脉、足背动脉、胫后动脉。检查时应注意感测动脉搏动的强度、动脉的性质（如硬度、有无弯曲、结节、震颤）、血管杂音的部位及强度等。

（二）几个常用的血管功能试验

1. 皮肤指压试验　用手指压迫指（趾）端或甲床，观察毛细血管充盈时间，可了解肢端动脉血液供应情况。正常人指（趾）端饱满，皮肤呈粉红色。压迫时局部呈苍白色，松开后毛细血管可在1～2秒内充盈，迅速恢复为粉红色。如充盈缓慢，延长至4～5秒后恢复原来的皮色，或皮色苍白或紫绀，表示肢端动脉血液供应不足。

2. 肢体位置试验　患者仰卧床上，显露双足达踝以上或膝部，观察足部皮肤颜色。随即使患者两下肢直伸抬高，髋关节屈曲70°～80°，保持该位置约60秒后进行观察。检查上肢时，坐位或立位，两上肢伸直高举过头部。血液循环正常时，足趾、足底或手掌保持淡红色或稍发白。当动脉血液供应障碍时，可呈苍白或蜡白色。如肢体抬高后皮肤颜色改变不明显，可使患者抬高的

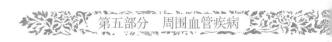

两足反复屈伸 30 秒或两手快速握松 5～6 次后再观察。抬高后肢体苍白的程度与动脉血供减少的程度成正比，苍白的范围随动脉病变的位置而异。最后，患者坐起，两小腿和足下垂床沿或两上肢下垂于身旁，再观察皮肤颜色的改变。正常人在 10 秒内恢复正常。在动脉血循环有障碍者，恢复时间可延迟到 45～60 秒或更长，且颜色不均，呈斑块状。下垂位后正常人的足部浅表静脉应在 15 秒内充盈，如时间延长，也提示动脉血液供应不足，若肢体伴有浅静脉曲张，下垂试验则无价值。

3. 运动试验　间歇性跛行是慢性动脉供血不足的特征性症状，间歇性跛行距离和时间与缺血的程度相关，临床上常以此作为反映病情程度和疗效的指标。测定方法为患者以一定速度（1.8Km/h）行走，直到出现症状，该段时间为跛行时间，所行距离为跛行距离。

4. 大隐静脉瓣膜功能试验（Trenddenburg 试验）　用来检查大隐静脉瓣膜功能。

方法：患者平卧，高举下肢，使浅静脉血向心回流，在大腿根部、卵圆窝平面远方扎止血带，其紧张度足以压迫大隐静脉，但不致影响动脉血流和深静脉回流为标准。让患者站立，10 秒内释放止血带，如浅静脉超过 30 秒而逐渐充盈者，属正常情况；如血柱自上而下，立即充盈大隐静脉及分支，提示大隐静脉瓣膜功能不全。如患者站立，保持止血带压迫情况下，在其远端某一部位迅速出现扩张静脉，提示血液通过小隐静脉或功能不全的交通支反流至浅静脉。

5. 深静脉通畅试验（Perthes 试验）　患者站立，在大腿上 1/3 扎止血带以压迫大隐静脉，交替屈伸膝关节 10 余次。如深静脉通畅，交通支瓣膜功能健全，小腿肌肉泵的作用将使血液流入深静脉，而浅静脉瘪陷，下肢也无发胀感觉。如深静脉通畅而大隐静脉和交通支瓣膜功能不全，浅静脉在运动时也能流入深静脉，一旦运动停止，浅静脉立即充盈血液。如深静脉不通，交通支瓣膜功能不全，则在运动时浅静脉将愈扩张，小腿有胀痛感。

6. 直腿伸踝试验（Homans 征）和压迫腓肠肌试验（Neuhof 征）　二者均为小腿深静脉血栓形成的体征。Homans 征检查方法：患者仰卧，膝关节伸直，小腿略抬高。检查者手持足部用力使膝关节背屈，牵拉腓肠肌。如小腿后部明显疼痛，属阳性反应，这是腓肠肌受牵拉后压迫深部已有血栓及炎症的静脉所致。以征常伴有腓肠肌饱满和紧张感。Neuhof 征检查方法：患者仰卧屈膝，足跟平置检查台上，检查者用手指按触腓肠肌深部组织。如有增厚、紧迫感和疼痛，即属阳性。

7. 冷水试验和握拳试验　本试验可诱发雷诺氏病患者出现苍白—紫绀—潮红的皮色改变。冷水试验方法为将手指或足趾放入 4℃左右的冷水中 1 分钟，然后观察皮色有无上述改变。握拳试验方法为两手紧握一分钟后，在弯曲状态下放开，观察有无皮色改变。

血液流变、血脂、凝血功能检查、微循环检查、彩色 B 超、连续多普勒超声、肢体体积描计、节段血压测定、X 线平片及造影、放射性核素检查、核磁检查及 CTA 均对血管疾病的诊断有重要意义。临床检查时，应优先选择无损检查。由于技术的发展，彩超、核磁及 CTA 等在诊断水平上不断进步，有逐渐取代血管造影的趋势，但到目前为止，血管造影仍是诊断周围血管疾病的主要标准。

三、病因病机

周围血管疾病的病因可分为内因与外因两大类。外因包括外感六淫、特殊毒邪（烟毒）、外

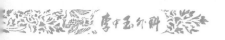

伤等；内因包括饮食不节、情志内伤、脏腑经络功能失调、劳伤虚损等。周围血管疾病病机特点是血瘀。血管是血液运行的管道、通路，必须保持畅通无阻，才能完成传输血液的任务。本类病变过程中，不论是内因所致，还是外因引发，或迟或早地在不同的血管、不同的部位和不同的程度上出现血脉瘀滞。血脉瘀滞之后，破坏了人体气血正常循环从而引发各种不同的病理变化。在分析其病机时应注意邪、虚、瘀三者相互作用、互为因果的变化关系。其中邪既可以是外因，又可以是血瘀后的病理产物（如瘀血、痰浊、水湿）；虚既是受邪的条件，也可能是血瘀伤正的结果；瘀往往是因邪而致，也有的是因虚而成。所以在邪、瘀、虚的病理变化过程中，出现多种多样的组合，导致血管病变的发生和变化，形成了临床上的各种证候。虽然血管病的病变部位多数在血管的某一局部，但与脏腑气血有密切的关系。因为脏腑功能失职，则会出现运血无力，统摄无权，疏泄失常，使血液不能正常运行而发生病变；反之，血液瘀阻之后也会使各脏腑失去濡养而虚损。气血的虚衰与血管病的关系更是直接的。

此外，周围血管疾病的病因病机尚有禀性不耐、遗传因素、冲任失调等，临证时亦不能忽视。

四、治疗

（一）内治

周围血管疾病虽然病因多端，诸如寒、湿、热之有余，或气、血、阴、阳之不足，但都离不开血瘀这个病机。《素问·阴阳应象大论》说："血实宜决之。"《素问·至真要大论》说："疏其气血，令其条达，而致和平。"因此，活血化瘀就成为周围血管疾病总的治则。

应用活血化瘀这一总治则时，还必须结合寒热虚实的不同，灵活应用理气活血化瘀、益气活血化瘀、散寒活血化瘀、清热活血化瘀、祛湿活血化瘀、补血活血化瘀等一些常用的治法。

1. 理气活血化瘀法　适用于肝郁气滞血瘀证，凡周围血管疾病有气滞血瘀表现者均可应用，尤宜于病情随情志刺激而变化，或疾患使患者忧郁者。

2. 益气活血化瘀法　适用于气虚血瘀证，主要表现除有血瘀证象外，为病久并伴体倦、纳差、气短、心悸、舌淡苔白、脉虚弱无力等，常见于动脉狭窄、闭塞性疾病和深静脉血栓形成及血栓性深静脉炎的后期。

3. 散寒活血化瘀法　即用温热的药物配合活血化瘀药物，解除寒凝，促使经脉舒通，血活瘀化。合乎"寒者热之""血得温则行"之义。其中，温经通阳、活血化瘀法适用于外寒客络血瘀证，主要表现除有血瘀证象外，尚有局部肤色苍白，发凉，疼痛得热则缓，舌淡紫，苔白润，脉沉紧等，常见于动脉狭窄、闭塞或痉挛性疾病的早期。补阳益气、活血化瘀法适用于阳虚内寒血瘀证，主要除有上述表现外，还伴腹胀便溏，腰膝发冷，小便频数或不利，阳萎，脉沉细等，常见于动脉狭窄、闭塞性疾病的后期。

4. 清热活血化瘀法　即用寒凉的药物配合活血化瘀药物，清解热邪，以使络宁血活瘀化，是"热者寒之"之义。在具体应用清热活血化瘀时，必须首先分清热之为实为虚、在气在血，而推演出清热凉血活血化瘀、清热解毒活血化瘀、养阴清热活血化瘀三法。清热凉血活血化瘀法适用于血热血瘀证，主要表现除有血瘀证象外，为患部皮肤发红、灼热，瘀斑色红或紫，舌红绛，脉数等，常见于急性血栓性深浅静脉炎。清热解毒活血化瘀法适用于热毒瘀滞证，主要表现如上述

（除舌脉外），还可伴发溃疡，舌红，苔黄厚而干，脉弦滑数等，常见于动脉狭窄、闭塞性疾病坏疽的早期。养阴清热活血化瘀法适用于阴虚血瘀证，主要表现除有血瘀证象外，为病程较长，局部发热恶凉亦恶热，或伴五心烦热，咽干口燥，舌红少苔，脉细数等，常见于动脉狭窄、闭塞性疾病的后期。

5. 祛湿活血化瘀法　即用燥湿或渗利的药物配合活血化瘀药物，以祛湿而通利气机，促使血活瘀化。湿为阴邪，易阻气机而致血瘀。在具体应用祛湿活血化瘀治法时，又须分别出清热利湿活血化瘀、健脾利湿活血化瘀、温肾利湿活血化瘀三法。清热利湿活血化瘀法适用于湿热瘀滞证，主要表现除有血瘀证象外，为患肢肤红灼热，水肿，或疮面湿烂，舌红，苔黄腻，脉滑数等。健脾利湿活血化瘀法适用于脾虚湿瘀证，主要表现为患肢水肿，全身倦怠，脘腹胀满，大便清稀，舌苔白腻，脉濡缓等。温肾利湿活血化瘀法适用于肾虚湿瘀证，主要表现为患肢水肿，肤冷，全身畏寒，舌淡，苔白润或腻，脉沉弱等。以上各证均常见于深静脉血栓形成及深静脉回流障碍。

6. 补血活血化瘀法　即用补血的药物配合活血化瘀药物，以增血液而充盈脉道，促使血活瘀化。适用于血虚血瘀证，主要表现除有血瘀证象外，为病久并伴头晕，面色萎黄或苍白，唇爪色淡，心悸，舌淡，脉细等，常见动脉狭窄、闭塞性疾病的早期或后期。除活血化瘀之外，根据辨证论治的原则，针对患者不同疾病以及疾病的不同阶段，还经常使用温经散寒、清热利湿、清热解毒等治法。

（二）外治

周围血管疾病的外治与其他外科疾病一样，可以根据病情选用熏洗、箍围、浸渍、热烘等外治法。在周围血管疾病中，对坏疽的清创处理不同于其他外科疾病，必须顾及到患肢的供血情况。清创必须在全身情况得到改善的条件下才能进行。在清创时要掌握以下原则：急性炎症期不做清创处理，炎症控制后适当清除坏死组织，在坏死组织的界限清楚后彻底清创。常用的清疮方法有"鲸吞法"与"蚕食法"。所谓"鲸吞法"，即在麻醉下将坏死组织自坏死组织与存活组织分界处进行消除。所谓"蚕食法"，就是在换药时视其具体情况逐渐地将坏死组织清除。"蚕食"坏死组织时可应用化腐生肌中药，这些药物应用得当能起到祛腐生新的作用。

（三）介入、手术疗法

周围血管疾病在某些情况下，还可运用介入、手术方法治疗，目前临床上应用比较广泛。

第二十一章 动脉系统疾病

第一节 脱疽（血栓闭塞性脉管炎）

脱疽，脱者，落也。疽者，气血阻逆也。四肢经脉阻塞，气血瘀滞，而致手脚紫黑溃烂，趾（指）干黑脱落，谓之脱疽，又有脱痈、脱骨疽、脱骨疗等名称，此病相当于西医学的血栓闭塞性脉管炎。历代医家对此病多有论述，并提出了各种治疗方法，积累了较为丰富的治疗经验，为近代医家辨证论治奠定了基础。此病多发于青壮年男性，北方寒冷地区较为多见，病患四肢末端，以下肢最为常见。由于此病是临床较为常见的四肢血管病变，具有病程长、痛苦大、治愈率低、截肢率高、丧失劳动能力强等特点，所以近代医家作为一种疑难重病进行探索研究，总结出了不少经验和新的治法，大大提高了此病的治愈率，截肢率显著下降，病程逐渐缩短，这是我国医学事业对人类的一大贡献。现将笔者的治疗经验和国内公认的有效治法加以介绍。

一、古籍摘要

此病最早载于《灵枢·痈疽》，其云："发于足指，名曰脱痈，其状赤黑，死不治，不赤黑不死，不衰，急斩之，不则死矣。"

《神医秘传》云："此症发于手指或足趾之端，先痒而后痛，甲现黑色，久则溃败，节节脱落。"并首先应用四妙勇安汤进行治疗。

《外台秘要》云："发于足指者，名曰脱疽，其状赤黑，死不疗，不赤黑可疗，疗不衰，急斩去之得活，不去者死。"

《立斋外科发挥》谓："疗生于足趾，或足溃而自脱，故名脱疽。亦有发于手指者，名曰蛀节疗，重者腐去本节，轻者筋挛。痛者，除湿攻毒，更以隔蒜灸至不痛。痛或不痛者，隔蒜灸之，更用解毒药。若色黑者，滋阴降火，色黑者不治。"

《外科枢要》云："脱疽谓疗患于足或足趾，重者溃脱，故名之。亦有患于手，患于指者。因醇酒炙煿，膏粱伤脾，或房劳损肾，故有先渴而后患者；有先患而后渴者。若色赤作痛自溃者，可治。色黑不溃者，不治。"

《外科启玄》云："是足之大指次指，或足溃而脱，故名脱疽。是脾经积毒下注而然。赤色，先肿痛及不痛，俱以蒜灸之，人参败毒托里之剂治之。若色紫黑者急斩去之，如黑上至踝骨不治。"

《景岳全书》云："色赤作痛自溃者，可治。若失解其毒，以致肉死色黑者，急斩去之。亦有因修手足口咬等伤而致者，若元气虚弱，或犯房事，或外涂寒凉，内服克伐，损伤脾胃，以致患处不溃，或黑延上足，亦多致死。"

《证治准绳·疡医》云："大抵此症皆由膏粱浓味，或房劳太过，丹石补药所致，其发于指，微赤而痛可治，治之不愈，急斩去之，庶可保，否则不治。色紫黑或发于脚背，亦不治。"

《外科证治全生集》云："凡手足之无名指，患色白而痛甚者，脱骨疽也。诸书载云：急剪去指，可保其命，迟则肿延手足之背，救无术矣。殊不知此疽也，大人以阳和汤，小孩以小金丹，最狠者以犀黄丸，皆可以消之。色红者，以热疖、蛇头等法治之……脱疽无色白者，必现红紫之象，或痛或不痛，或麻木而冷，十指各有主经。何经受毒，发于何指。亦有漫延四指者。然多生足趾，少毒手指，均是火毒内蕴所致。"

《疡医大全》云："陈远公曰：人身之气盛，则周流于上下，毒断不聚于一处，惟气血大亏，不能遍行经络，而火毒恶邪乃固结于骨节之际，足疽之生，乃气血之亏，不能周致之故，然则乌可单泄毒以重伤气血乎！必大补气血，加泄毒之味，则全胜之道也。"

《外科大成》云："脱疽生于足大指，亦生手大指。初起黄疱，次如煮熟红枣，久则黑气侵漫，相传五指，由膏粱之变及丹石热药之所致。此毒积于骨髓，不紫黑者生，未过节者可治，若黑漫五指，上传足跌，形枯筋练，疼痛气秒者死。是症也，在肉则割之，在指则截之，欲其筋随骨出，以泄其毒，亦无痛苦。若待毒筋内断，骨虽去而仍溃者，亦不治也。有为遗体不忍伤之而至夭者，则尤伤矣。然又不可一己医治，必与众议，更听患者情意方可。盖为首尾变驳不定也。"

《外科十法》云："脱疽，生于手足指，肿大如蛇头也，肿腐溃烂。掺以海浮散，贴以万全膏。"

《外科选要》云："初生如粟，色似枣形，渐开渐大，筋骨伶仃，乌乌黑黑，痛割伤心，残残败败，污气吞人，延至踝骨，性命将倾，此非天命，自伤其身，古人有法，截割可生。"

《外科理例》云："脱疽、脚发之类。皆由膏粱浓味，尽力房劳，七情六淫，或补药，精虚气耗所致，非独因荣卫凝滞而生也。必灸之以拔其毒，更辨其因，及察邪在脏腑之异、虚实之殊而治之，庶无误也。大抵此症，皆由膏粱浓味。或房劳太过，丹石补药所致。其发于指，微赤而痛可治，急斩去之，庶可保，否则不治。色紫黑，或发于脚背亦不治。或先渴而后发，或先发而后渴，色紫赤不痛，此精气已竭，决不可治。"

《医宗金鉴·外科心法要诀》云："此证多生足趾之间，手指生者间或有之。盖手足十指，乃脏腑枝干。未发疽之先，烦躁发热，颇类消渴，日久始发此患。初生如粟，黄疱一点，皮色紫暗，犹如煮熟红枣，黑气侵漫，腐烂延开，五指相传，甚则攻于脚面，痛如汤泼火燃，其臭气虽异香难解。由膏粱药酒，及房术丹石热药，以致阳精煽惑，淫火猖狂，蕴蓄于脏腑，消烁阴液而成。斯时血死心败，皮死肺败，筋死肝败，肉死脾败，骨死肾败，此五败证，虽遇灵丹亦难获效，初起宜服解毒济生汤，外用大麦米煮饭，拌芙蓉叶、菊花叶各五钱，贴之止痛。消之不应者，必施割法，须患者情愿，将死生付于度外，遵古法毒在肉则割，毒在骨则切。然割切之法，须宜早施，乘其未及延散时，用头发十余根，紧缠患指本节尽处，绕扎十余转，毋令毒气攻延好肉，随用蟾酥饼放于初起黄疱顶上，加艾灸之，至肉枯疮死为度；次日病指尽黑，方用利刀，寻至本节缝中，将患指徐顺取下。血流不止者用如圣金刀散止之，余肿以离宫锭涂之。次日倘有黑气未尽，单用蟾酥饼研末撒之，用陀僧膏盖贴，黑气自退；患上生脓，兼贴生肌玉红膏及生肌等药，肌生护骨敛口，此为吉兆，内宜滋肾水、养气血、健脾、安神之剂，如阴阳二气丹、清神

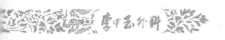

散、金液戊土丹俱可服之。若内、外始终无变证，十中可保三四；若割切之后，复生黑气过节，侵漫好肉，疼痛尤甚者，属逆。此证初起不痛者，宜雌雄霹雳火灸之，其余滋补、烫洗等法，俱按痈疽肿疡、溃疡门。按诸书论脱疽单生于足大趾，而别指生者，俱名敦疽，此非确论。然脱疽偏生于属阴经之指者居多，屡经如此，后之学者，宜详审焉可也。如圣金刀散：松香七两、生白矾、枯白矾各一两五钱，共研极细末，瓷罐收贮，临用时，撒于患处。方歌：如圣金刀散刃伤，血流不止撒之良，白矾枯矾松香等，共研为末罐收藏。"

二、病因病机

此病总由肝肾亏损，脏腑虚寒，元阳不能温养四肢之末，气血不能荣养肢端肌肤筋骨；骤然寒冷侵袭，痹着经脉，以致气血凝滞，脉道不通，肌肤筋骨失于濡润，而致坏死、腐烂、脱落；或外伤损及经脉，气血凝滞，瘀阻经脉，日久瘀而化热，肉腐骨脱而发此病。

血栓闭塞性脉管炎发病原因西医学尚未明了，大部分专家认为，与烟草、内分泌、外部感染、免疫机制、遗传和营养不良等因素影响有关。

三、诊断要点

（一）发病特点

1. 多数为 20 ～ 40 岁青壮年男性，有吸烟嗜好。

2. 患肢有不同程度的缺血症状，如麻木、怕冷、苍白、发绀、疼痛等，下肢多见。

3. 部分患者有游走性浅静脉炎病史。

4. 各项检查有肢体动脉闭塞，狭窄的位置多在腘动脉及远端动脉，患肢足背动脉和胫后动脉搏动减弱或消失。一般无高血压、高脂血症、糖尿病等动脉硬化的因素，排除大动脉炎、肢体动脉栓塞、雷诺病、各种血管炎等疾病。

（二）临床分期

1. Ⅰ期（局部缺血期） 患肢麻木、发凉、怕冷、沉重、时有刺痛、小腿肌肉酸痛，轻度间歇性跛行，可反复出现游走性浅静脉炎。检查发现患肢皮温稍低，皮色淡，足背或胫后动脉搏动减弱。此期功能性减退，全身症状较轻。

2. Ⅱ期（营养障碍期） 患肢麻木、发凉、怕冷、沉重、时有刺痛、小腿肌肉酸痛症状加重，间歇性跛行明显，疼痛转为持续性静息痛，夜间疼痛剧烈。检查患肢皮温显著降低，皮色苍白，或出现发绀、潮红，皮肤干燥脱皮，趾甲增厚变形，汗毛脱落，小腿肌肉萎缩，足背或胫后动脉搏动消失。此期动脉已处于闭塞状态，以器质变化为主，掺杂一些功能性因素，肢体依靠侧支循环保持存活。腰交感神经阻滞后仍可出现皮温增高，同时伴有腰膝酸软。

3. Ⅲ期（坏死期） 症状继续加重，患肢趾（指）端发黑、坏疽、溃疡形成，疼痛剧烈呈持续性。此期动脉完全闭塞，侧支循环不能保证趾（指）存活。全身伴有发热、无力、纳差、失眠、消瘦。

（三）辅助检查

1. 指压试验 用手指压迫指（趾）端皮肤，局部呈苍白色，松压后，应迅速复原。若恢复缓慢，表示肢端动脉供血不足。

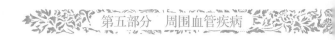

2.肢体位置试验　患者平卧，两下肢伸直抬高45°，病变肢体即迅速变苍白色，伴麻木疼痛。让患者起坐，双足下垂，足部颜色恢复缓慢，或呈潮红色，并有环形紫斑，表示动脉供血不足，毛细血管弹性降低。

3.皮温测定　在同等室温条件下，测得两侧肢体中一侧对称部位皮温下降2℃以上，表示该肢体血运障碍。

4.甲皱微循环检查　随着循环障碍的程度不同，可见到毛细血管样模糊、紊乱、畸形，以及血流减慢、血细胞聚集、渗出等改变。

5.血液流变学检查　本病表现为全血黏度、血浆黏度增高，红细胞电泳时间延长，血细胞比容增高。

6.踝肱指数　是临床最常用、最简单的一种检查方法。患者仰卧位，以多普勒超声探头测定双侧肱动脉收缩压，如两侧压差＞10mmHg（1mmHg＝0.133kPa），则取两者中的高值；取胫后动脉及足背动脉收缩压的高值作为踝动脉收缩压，踝动脉收缩压与肱动脉收缩压之比值，即为踝肱指数。以踝肱指数≤0.90为标准，管腔直径狭窄程度＞50%，其敏感性为95%，特异性为99%；对于初诊患者，不论病情轻重，都要测量双侧的踝肱指数，以确立下肢动脉硬化闭塞症诊断及基础参照值。

7.肢体节段性压力测量　节段性压力测量可以准确定位动脉狭窄的部位，为制订治疗计划提供重要信息，如果在肱股动脉之间存在明显的压差，则提示腹主动脉和髂动脉之间有狭窄；股上和膝上之间存在压差，提示股浅动脉狭窄；膝上与膝下之间存在压力梯度，提示股浅动脉或腘动脉狭窄；膝下和踝部之间存在压力梯度，提示腘动脉以下狭窄。

8.趾肱指数测量　长期患有糖尿病的患者、老年患者和长期透析的患者，由于血管中膜钙化，踝肱指数或节段性压力测量可能并不能准确地评估血管病变，这时可以通过计算趾肱指数来获得正确诊断，因为这些病例趾端动脉通常没有钙盐沉积，所以趾肱指数的敏感性较高。如果趾肱指数＜0.7，则可以诊断下肢动脉硬化闭塞症。

9.肢体搏动容积描记　肢体搏动容积描记可初步确定下肢动脉硬化闭塞症的病变部位和严重程度，鉴别静息踝肱指数和节段性压力"假性正常化"的病例，通过测量不同节段肢体容积的变化，为评价肢体血流灌注情况提供定性或定量资料，可用于评价血管重建术后肢体再灌注情况。肢体搏动容积描记能够准确预测髂动脉和股浅动脉的阻塞程度，区分髂动脉与股浅动脉近端的病变，但是对远端动脉准确性较低。

10.连续波多普勒超声　连续波多普勒血管超声检查，通过描记肢体不同部位血流速度的波形及动脉收缩压，可明确肢体缺血的程度，并可以大致判断动脉阻塞的部位，弥补了静息踝肱指数和节段性压力测量的不足，用于确定下肢动脉硬化闭塞症的病变部位和严重程度，随访疾病进展情况及对血管重建术的疗效进行量化。常用的指标为搏动指数，如果相邻部位搏动指数降低，则说明两部位之间存在狭窄，且搏动指数的降低幅度与狭窄的严重程度成比例。

11.平板运动试验及6分钟步行试验　对于怀疑有下肢动脉硬化闭塞症的患者，如果静息踝肱指数检查正常，平板运动试验有助于诊断。平板运动试验可以客观记录患者运动功能受损的程度，鉴别假性跛行，客观评价血管重建术后肢体运动功能改善情况，为患者制订个体化运动方案提供客观资料。6分钟步行试验可作为另一种评价老年人行走耐力的客观检查方法，研究显示其

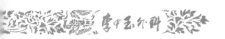

不仅可用于那些不适宜做运动试验人群，还可以客观评价运动训练后肢体功能恢复情况。

12. 双功超声　双功超声能够提供清晰的二维超声图像，同时也能提供血流动力学信息，可以确定下肢动脉有无闭塞性病变，以及病变的部位和严重程度。

13. CT 血管造影术　CT 血管造影术用于确定下肢动脉硬化闭塞症的狭窄部位和严重程度，CT 血管成像（CTA）可使闭塞部位远端的血管显影，且影像可以自由旋转，有助于特殊病变的诊断，能够鉴别由动脉瘤、腘动脉挤压综合征及动脉外膜囊性病变导致的狭窄或闭塞病变。

四、鉴别诊断

1. 动脉硬化闭塞症　本病也是常见的肢体动脉慢性闭塞性疾病。多见于中老年，男女均可发病；病变主要累及大、中动脉。尤以腹主动脉下段和髂股动脉最为多见。常合并高血压、高血脂、糖尿病和内脏动脉硬化缺血，多无游走性血栓性浅静脉炎，胸腹部 X 线可显示主动脉弓突出和动脉钙化影，动脉造影显示动脉腔不规则充盈缺损，呈虫蚀样改变，闭塞远端的动脉可经侧支血管显影，病理检查可见动脉中层和内膜均有变性，静脉则不受累。

2. 多发性大动脉炎　多发性大动脉炎具有以下特点：多见于青年女性，病变常同时累及多处大动脉。主要侵犯主动脉弓的分支和（或）主动脉及其内脏分支。病变部位常可闻及血管杂音，并可扪及震颤。常有肢体慢性缺血的临床表现，但一般不出现肢体缺血性溃疡、坏疽，动脉造影显示主动脉主要分支开口处狭窄或闭塞。

3. 雷诺病　雷诺病多见于青壮年女性，双手对称性发病，有苍白 - 发绀 - 潮红 - 正常四色变化，常因寒冷刺激、情绪激动而加重，病变后期可出现溃疡。

4. 特发性动脉血栓形成　特发性动脉血栓形成多见于结缔组织疾病、血液系统疾病和转移性癌肿患者。主要表现为髂股动脉突然闭塞，可引起肢体广泛性坏死，可伴有髂股静脉血栓形成。临床中本病少见。

5. 结节性动脉炎　结节性动脉炎主要累及中、小动脉，可出现与血栓闭塞性脉管炎类似的肢体缺血症状，多伴有发热、乏力、关节酸痛等全身症状。常累及肾、心、肝、肠等内脏动脉，出现相应内脏缺血的临床表现，常出现循动脉走行排列的皮下结节。实验室检查显示高球蛋白血症和血沉增快。活组织检查可以明确诊断。

6. 糖尿病性坏疽　糖尿病患者肢体易出现坏疽。临床有"三多一少"，即多饮、多食、多尿和体重减轻，实验室检查显示血糖升高或尿糖阳性。

五、治疗

（一）辨证论治

1. 阳虚寒凝证　若症见患肢发凉怕冷，麻木酸痛，小腿筋肉跳动，间歇性跛行，肌肉萎缩，汗毛脱落，趾甲增厚变形，生长缓慢，皮色苍白或轻度发绀，枯燥不荣，触之冰凉，跌阳、太溪脉沉细或消失。伴面色无华，舌质淡红，苔薄白。证属阳虚寒凝经脉，气血滞涩，元阳不能温煦肢端（图 21-1 和图 21-2）。治宜温经散寒通脉。方用阳和汤加当归尾、黄芪、丹参各 30g，桃仁、红花、川牛膝各 10g，赤芍 20g。或服调阳汤：附子 30g，肉桂 10g，干姜、甘草、细辛各6g，当归、黄芪各 30g，杜仲、红花、党参、桃仁各 10g，赤芍 20g，川牛膝 9g，丹参 30g，川芎 15g，水煎服。

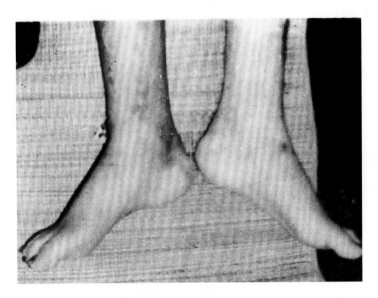
图 21-1　阳虚寒凝证（1）

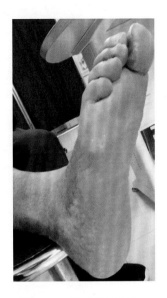
图 21-2　阳虚寒凝证（2）

2.气血瘀滞证　若症见上述症状，又伴有患足暗红、紫红或青紫，或仅见暗褐色瘀血斑点，出现静息性疼痛，日轻夜重，或趾（指）端轻度肿胀，有表浅性、局限性溃疡。或伴有条索状、结节样游走性肿块，舌质淡红或暗红，苔薄白，跌阳、太溪脉微弱或消失。证属气血瘀滞，有瘀而化热之势（图 21-3 ～图 21-10）。治宜活血散瘀，通经导滞。方用仙方活命饮去花粉、浙贝母。寒重者加肉桂或附子，热重者加蒲公英、连翘，瘀重者加丹参、桃仁、红花，湿重者加茵陈、泽泻，肾虚者加杜仲，气虚者加黄芪。

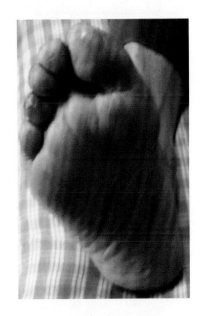
图 21-3　气血瘀滞证（1）

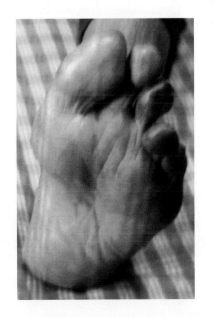
图 21-4　气血瘀滞证（2）

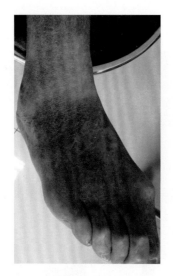

图 21-5　气血瘀滞证（3）

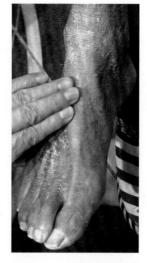

图 21-6　气血瘀滞证（4）

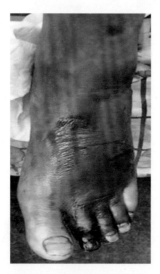

图 21-7　气血瘀滞证（5）

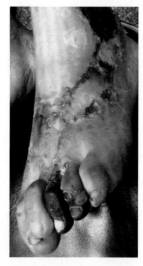

图 21-8　气血瘀滞证（6）

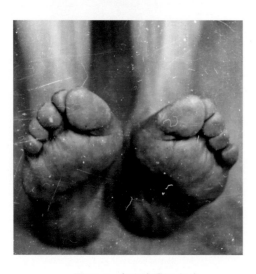

图 21-9　气血瘀滞证（7）

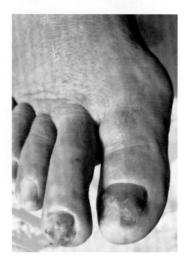

图 21-10　气血瘀滞证（8）

第二十一章
动脉系统疾病

3.热毒炽盛证　若症见患足肿胀，皮色暗红，或趾（指）紫黑如煮熟之红枣，起疱流水，溃破腐烂，坏死边界不清，逐渐蔓延，相传五趾，上及足背，腐肉死肌残败不堪。或五趾、足背部分紫黑坏死，肉枯筋萎，干而无脓，自感如汤泼火燃，剧烈疼痛，彻夜难眠、呻吟不止，抱膝揉脚而坐。可伴发热、口干，便秘溲黄，纳差，舌质红，苔黄腻，脉洪数或细数，跌阳、太溪脉消失。证属瘀久化热，热盛肉腐，热毒炽盛（图21-11～图21-23）。治宜清热解毒养阴，活血祛瘀。方用四妙勇安汤加味。瘀血重加赤芍、丹参，有湿热者加茵陈、黄柏、车前子，剧痛加乳香、没药、罂粟壳，热盛加蒲公英、连翘，气虚加黄芪。

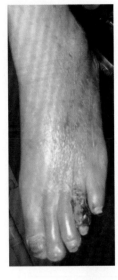

图21-11　热毒炽盛证（1）

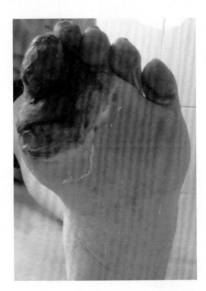

图21-12　热毒炽盛证（2）

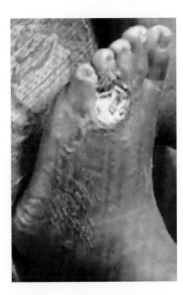

图21-13　热毒炽盛证（3）

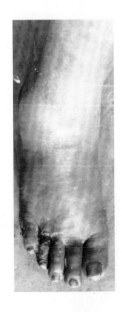

图21-14　热毒炽盛证（4）

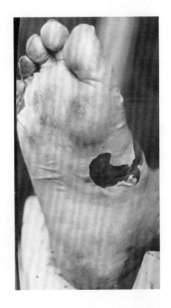

图21-15　热毒炽盛证（5）

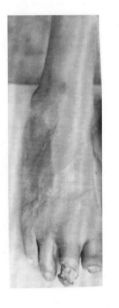

图21-16　热毒炽盛证（6）

第二十一章　动脉系统疾病

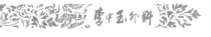

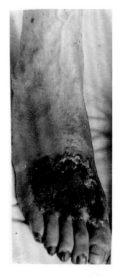
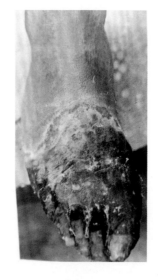
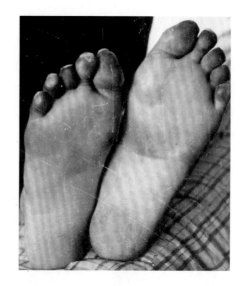

图 21-17 热毒炽盛证（7）　　图 21-18　热毒炽盛证（8）　　　　图 21-19　热毒炽盛证（9）

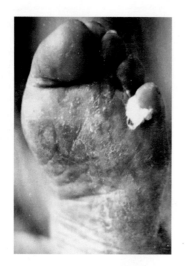
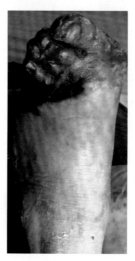

图 21-20　热毒炽盛证（10）　　　　　图 21-21　热毒炽盛证（11）

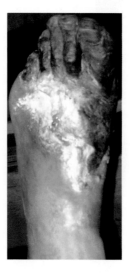
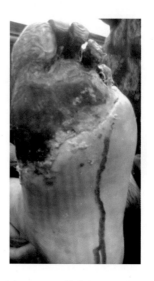

图 21-22　热毒炽盛证（12）　　　　图 21-23　热毒炽盛证（13）

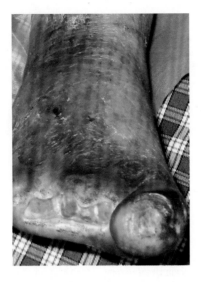
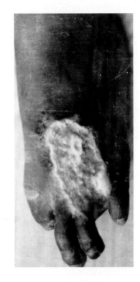

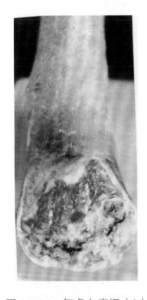
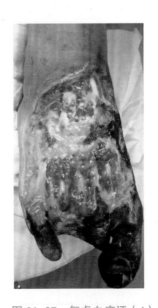
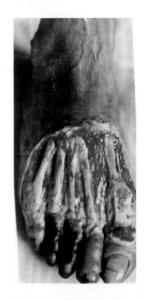

4. **气虚血瘀证**　若经过治疗，红肿热痛渐减，坏疽局限，腐肉渐脱，新肉渐生（图21-24～图21-28）。或坏疽不腐溃，溃而腐不脱，肉芽不鲜，新皮不生，纳食不香。证属久病气血已虚，余毒不能托之于外。治宜补气活血托毒。方用托里消毒散，重用当归、黄芪、金银花，选加蒲公英、连翘、陈皮、乳香、麦冬、五味子、肉桂。或应用顾步汤加减，亦可运用四妙散或乳香黄芪散加减。

图21-24　气虚血瘀证（1）　　　　图21-25　气虚血瘀证（2）

图21-26　气虚血瘀证（3）　　图21-27　气虚血瘀证（4）　　图21-28　气虚血瘀证（5）

5. **气血两虚证**　若病至后期，肿已消，痛已止，腐肉死骨已脱尽，惟溃口不敛，脓水稀薄，肉芽淡白光滑或紫滞如冻色，面容憔悴，萎黄消瘦，倦怠乏力，气短心悸，纳食不香，低热口干，畏寒怕冷，遗精滑泻，舌质淡，苔薄白，脉沉细（图21-29～图21-31）。证属气血两虚。治宜补气养血。方用十全大补汤或人参养荣汤加减，亦可配合少量多次输血。

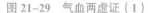
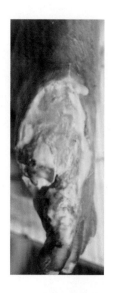
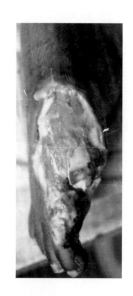

图 21-29 气血两虚证（1）	图 21-30 气血两虚证（2）	图 21-31 气血两虚证（3）

（二）中医外治

脱疽患者中医外治疗法非常重要。本病的康复外治疗法具有重要的地位，出现溃疡和坏疽后，外治疗法一旦操作不慎，便可能前功尽弃。

1. 若发浅表小溃疡，注意清洁换药，局部表浅，血供尚可者，换药使其干燥，可配合选用五宝丹或八宝丹，覆以生肌玉红膏油纱条，敷料包扎。

2. 若出现大面积坏疽，在尚未局限，交界不清之前，应用干性包扎法，即清洁擦洗后盖以四黄纱条，此时禁用刀割剪修。

3. 若坏疽局限，交界清楚，可在局部麻醉下利刀快剪祛除坏死皮肉及筋骨，并用湿润法换药，即溃口掺以八宝丹或五宝丹，生肌膏油纱条覆盖，敷料包扎。若无此换药条件，可用太乙膏贴之。换药次数应根据脓液多少而定，即脓多者每天 1 次，脓少者 2～3 日 1 次。

4. 若溃疡面较大，肉芽生长良好，脓液较少，可用植皮法，促使溃口早日愈合。

六、西医西药

1. 穴位注射疗法　穴位注射是应用集生素 B_1、B_{12}、普鲁卡因或当归、丹参注射液，直接注射于相应的穴位，以达缓解疼痛、促进溃口愈合之目的。

方法是：选择一种药物 2mL，用 5、6 号针头，在相应穴位进行常规消毒后，垂直刺入皮肤，再慢慢进针，同时捻转或小幅度提插，当患者有酸胀麻、沉重感时，固定针头回抽无血，缓慢推注药液，快速起针，揉按局部，每 1～2 日一次，20～30 次为 1 个疗程。下肢常选用足三里、阳陵泉、三阴交、阴陵泉等穴，上肢选用曲池、内关、外关、合谷等穴，轮换注射。

2. 药物动脉注射疗法　此法是应用山莨菪碱注射液、妥拉苏林、普鲁卡因、激素等药，经股动脉或肱动脉直接注射，起到扩张血管、溶化血栓等作用。例如，用 0.5～1% 普鲁卡因 20mL 山莨菪碱注射液 10mg 和妥拉苏林 25mg，用 7、8 号针头，选准动脉搏动处，严格消毒，以左手食指和中指固定欲穿刺之动脉，右手持注射器在两指之间垂直缓慢刺入，见鲜血升入注射器，即表示已刺入动脉，以最快速度推注药液，拔针应迅速，紧压穿刺点至少 3 分钟，每日或隔日 1

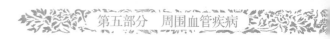

次，30次为1个疗程。

3. 西药溶血栓疗法　西药溶血栓常用的溶血栓药有链激酶，首次用25万～50万单位，溶于50～100mL生理盐水或5%葡萄糖液中，30分盅内静脉滴注完毕，以后维持量每小时10万单位，连续静脉滴注到疗程结束，一般不超过3天。用药时可加用肾上腺皮质激素，以减轻和预防副作用。尿激酶，每次10万～20万单位，每日2～3次，加入5%葡萄糖液中静脉滴注，或在血栓部位直接给药。纤维蛋白酶，5万～15万单位，溶于5%葡萄糖液250mL中静脉滴注半小时，以后每隔8～12小时静脉滴注5万单位，共7天。蝮蛇抗栓酶、巴曲酶、脉络宁等药，亦有一定作用。

近年来，随着西医学的发展，抗血小板聚集和前列腺素系列药物的出现，改变了西医少药的局面，如西洛他唑、贝前列素钠、前列地尔等。但临床在应用中，单纯西药治疗仍难以达到缺血的满意改善。近年来，中西医结合疗法取长补短，不断优化治疗方案，提高了治疗效果。

七、预防调护

1. 绝对禁烟，吸烟是本病发病、发展和恶化的重要原因，这是全球共识。

2. 防止足病，尤其足癣、足部外伤、足部感染的发生，是本病发病的危险因素。

3. 足部保暖，尤其是冬季及季节交替时节，要比正常人早保暖，足部早穿袜，鞋子以软底宽松舒适的为主，避免局部物理高温祛寒。

4. 溃烂后应忌房事，卧床休息。

5. 每日坚持锻炼，树立战胜疾病的信心。

第二节　脱疽（动脉硬化性闭塞症）

因伤于寒，脚灼热疼痛、枯黑脱落，故谓之脱脚伤寒，这是张八卦外科的习用名称，近代医家多归类于"脱疽"中。清代吴尚先《理瀹骈文》有"脱脚伤寒"病名记载，并附有用溺桶砂、樟木屑、陈小粉调敷热痛处的治疗方法。《疡医大全》云："妇女脚十指如热油煎者，此由荣卫气虚，湿毒之气流滞经络，上攻心则心痛，下攻脚则脚痛，其脚趾如焚，如脚气之类。经云：热厥是也。"与此病相似。此病多发于60岁以上老年人，男女均可发病，常见于寒冷之冬季，多伴有心血管疾病。发病急，发展快，痛苦大，截肢率高，是一种老年性外科疑难重病。中医中药辨证治疗，多能获得痊愈，免受开刀截肢之苦。此病相当于西医学的老年动脉粥样硬化性闭塞症。

一、古籍摘要

《青囊秘诀》脚疽论，其云："人有脚趾上，忽然发痒，而后作痛，指甲现黑色，第二日连脚趾俱黑，第三日连脚面俱黑，黑至腿上，过膝即死，亦无名肿毒之一种也。因人贪欢，过服春药，是火热之毒，非脚疽可比。若脚疽止黑在脚趾，而不至脚面也。然脚疽最凶，虽不如无名

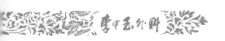

肿毒之横，而杀人则一也。盖脚为四余之末，宜毒之所不到者也，何以凶恶至此？正以谓毒所不到之处而毒聚不散，反出于脚趾之间，则毒盛非常，而治之不可轻视也。然则用泄毒之药治之可乎？而孰知不然。凡人身气血，周流上下，则毒气不能聚结于处。惟气血亏损，不能遍走经络，而火毒恶邪，乃固结于骨节之际。脚疽之生，正因气血之亏，不能周流之故，安可单泄其毒，以再伤其气血乎？治之法，必须大补气血，而佐以泄毒之品，则安全之道也。方用顾步汤：牛膝一两，黄芪一两，石斛一两，当归一两，金银花三两，人参三钱。水煎服，一剂而黑色解，二剂而疼痛止，三剂愈。若已溃烂，多服数剂，无不愈也。此方用金银花以解毒，非用牛膝、石斛，则不能直达于脚趾；非用人参、归、芪，亦不能使气血流通以散毒也。故用此方治脚疽多效，即是无名肿毒用此方治之，亦可得生。世医用刀割去脚趾，亦是治法，不若此方于补中散毒。起死为生，既无痛楚之伤，又有全活之效也。"

《石室秘录》曰："人有手足脱下，而人仍不死之症，此乃伤寒之时口渴，过饮凉水，以救一时之渴，孰知水停腹内，不能一时分消，遂至四肢受病，气血不行，久而手足先烂，手指与脚趾堕落，或脚趾堕落之后，又烂脚板，久之连脚板一齐堕落矣。若有伤寒口渴，过饮凉水者，愈后倘手足指出水者，急用吾方，可救指节脚板之堕落也。方用薏仁三两，茯苓二两，肉桂一钱，白术一两，车前子五钱，水煎服。一连十剂，小便大利，而手脚不出水矣，永无后患，不必多服。"

二、病因病机

此病多因年老体衰，宿患心肺内疾，荣卫不和，湿浊下注，气血瘀滞，肌肤筋骨失其荣养；或素体肾阳亏虚，心阳不振，元阳不能温煦四末，复受寒邪，痹着经脉，气血凝滞，经脉瘀阻，瘀久化热，肉腐脚脱。

三、诊断要点

1. 多见于中老年，男女均可发病。

2. 病变主要累及大、中动脉，尤以腹主动脉下段和髂、股动脉最为多见。

3. 常合并高血压、高血脂、糖尿病和内脏动脉硬化缺血，多无游走性血栓性浅静脉炎。

4. 胸腹部X线可显示主动脉弓突出和动脉钙化影，动脉造影显示动脉腔不规则充盈缺损，呈虫蚀样改变，闭塞远端的动脉可经侧支血管显影，病理检查可见动脉中层和内膜均有变性，静脉则不受累。

5. 临床症状。

四、鉴别诊断

1. 血栓闭塞性脉管炎　多数为20～40岁青壮年男性，有寒冷刺激及吸烟嗜好。患肢有不同程度的慢性缺血症状，如麻木、怕冷、苍白、发绀、疼痛等，下肢多见，部分有游走性浅静脉炎病史。各项检查有肢体动脉闭塞，狭窄的位置多在腘动脉及远端动脉，患肢足背动脉和胫后动脉搏动减弱或消失。一般无高血压、高脂血症、糖尿病等动脉硬化的因素。

2. 多发性大动脉炎　多见于青年女性，病变常同时累及多处大动脉。主要侵犯主动脉弓的分支和（或）主动脉及其内脏分支。病变部位常可闻及血管杂音，并可扣及震颤。常有肢体慢性缺血的临床表现，但一般不出现肢体缺血性溃疡、坏疽，动脉造影显示主动脉主要分支开口处狭窄或闭塞。

3. 糖尿病足　有糖尿病病史，多发于中老年人，肢体发凉怕冷，有沉重感、麻木、刺痛甚至灼热感。后期肢端肿胀、坏疽，溃烂发展迅速，甚至危及生命。肢体动脉搏动减弱或消失。

4. 无脉症（多发性大动脉炎）　本病多发生于青少年，尤其是女性，其特点是体内各部位的大动脉均可发生狭窄，当颈总动脉、无名动脉发生狭窄时，因头部缺血可引起头目晕眩，当无名动脉或锁骨下动脉狭窄时，则引起上肢供血不足的症状，如酸麻、发凉，可出现肌肉萎缩、无脉等症状，但皮色改变及疼痛症状不明显，一般不发生坏死。

5. 急性动脉栓塞　本病是心内膜炎、心脏瓣膜病、心房纤颤等心脏病的并发症，发病急骤，栓塞部位以下肢体发生剧痛，感觉及运动功能丧失，皮肤尸样苍白或瘀斑，栓塞远端动脉搏动消失，坏疽范围广泛并迅速向近端延伸。

6. 雷诺病　本病多发生于青年女性，双手手指对称性发生阵发性苍白－发绀－潮红－正常的四色改变，与情绪波动及天气变化密切相关，且常为全身结缔组织性疾病的症状表现。

五、辨证论治

1. 阳虚血瘀证　开始仅感足腿发凉、怕冷，麻木不适，隐隐疼痛，脚有瘀血斑点，趺阳、太溪脉沉细迟涩（图21-32～图21-35），舌淡红，苔薄白，脉沉涩。此属病之初期，主要证候为气血瘀滞，阳气虚微。治宜活血通络，温通元阳。方用仙方活命饮加减：当归、赤芍各20g，丹参30g，红花、穿山甲（现已禁用）、陈皮、桃仁、乳香、没药、防风、桂枝、附子、甘草各10g，杜仲、金银花各15g，川牛膝9g。

2. 寒湿血瘀证　若足腿发凉、怕冷、麻木、疼痛，脚肿光亮，按之如绵，凹陷难复，皮肤天然不泽，起疱流水，触之冰冷，趺阳、太溪脉涩滞（图21-36～图21-39）。此证为阳虚血凝，寒湿下注。治宜温阳散寒，健脾利湿。方用保脱汤加味：当归、茯苓各30g，肉桂3g，干姜6g，薏苡仁60g，黄芪、白术各30g，车前子20g（包煎），川牛膝10g，附子、甘草各10g。

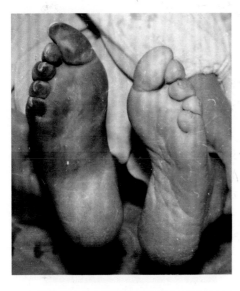

图21-32　阳虚血瘀证（1）

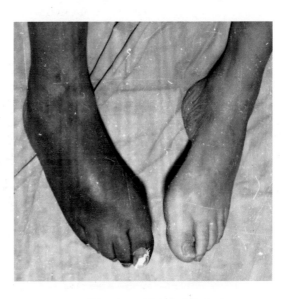

图21-33　阳虚血瘀证（2）

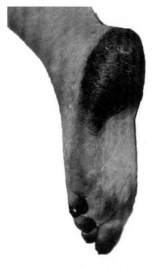

图 21-34　阳虚血瘀证（3）

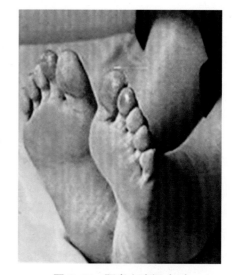

图 1-35　阳虚血瘀证（4）

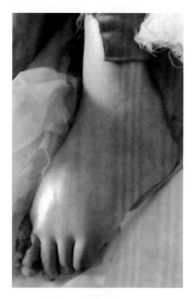

图 21-36　寒湿血瘀证（1）

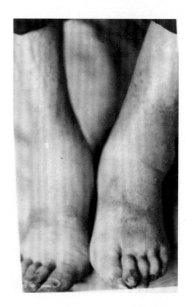

图 21-37　寒湿血瘀证（2）

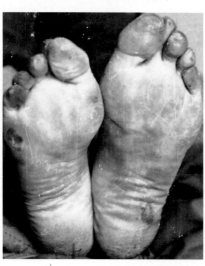

图 21-38　寒湿血瘀证（3）

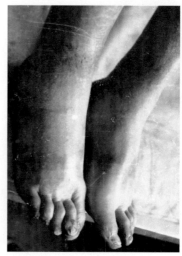

图 21-39　寒湿血瘀证（4）

3. 血瘀蕴热证　若早期失于治疗，病情会很快加重，出现脚部灼热疼痛，如油煎火焚，日轻夜重，遇热加重，遇凉减轻，病人常将脚置于被褥之外，或用凉水冰之。足部颜色初为暗红，继之青紫，肿胀，十日半月内即从脚趾逐渐枯黑，轻者限于五趾，重者可迅速延及脚踝部，趺阳、太溪脉消失。证属气血瘀滞，瘀而化热（图21-40～图21-45）。治宜活血散瘀，清热解毒。方用四妙勇安汤。若红肿加蒲公英、连翘，脚部肿胀加茵陈、车前子、泽泻、黄柏，疼痛剧烈加乳香、没药、罂粟壳。

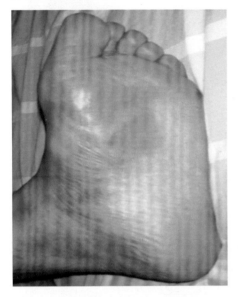

图21-40　血瘀蕴热证（1）

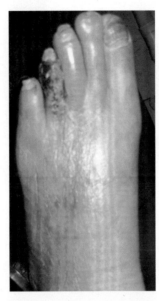

图21-41　血瘀蕴热证（2）

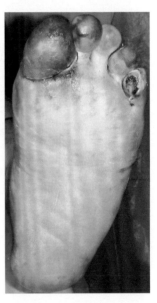

图21-42　血瘀蕴热证（3）

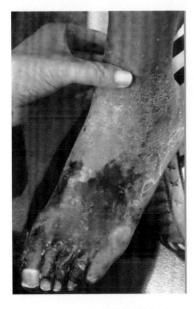

图21-43　血瘀蕴热证（4）

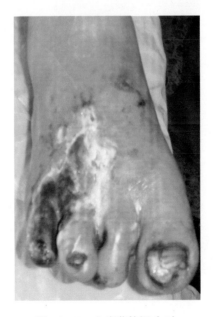

图21-44　血瘀蕴热证（5）

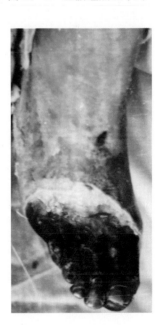

图21-45　血瘀蕴热证（6）

4. 气血虚弱证　若经过治疗，坏疽局限，交界分明，开始腐烂，流脓水。此时大多正气渐耗伤，大毒已去（图21-46～图21-48）。治疗宜补气活血托毒。方用四妙散加蒲公英、丹参各30g，川芎、陈皮各10g，党参15g。或用乳香黄芪散加金银花、连翘，或用十全大补汤加减。治疗期间，应严密观察患者全身情况变化，积极治疗原发病，可收到事半功倍之效。

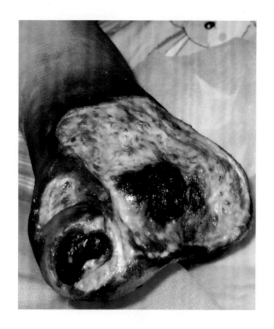 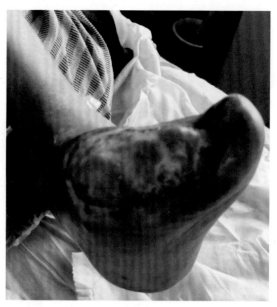

图 21-46　气血虚弱证（1）　　　　　　　　　图 21-47　气血虚弱证（2）

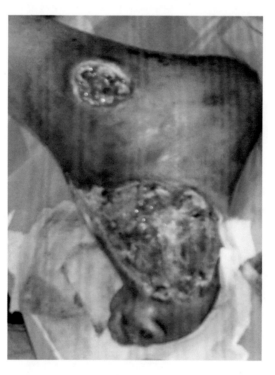

图 21-48　气血虚弱证（3）

六、外治法

此病在坏死局限前，脚痛灼热剧烈难忍，用洋金花 100g，加水 50mL，煎至 300mL，过滤待凉，调真君妙贴散涂敷之。溃烂后外治法可参考"脱疽"。

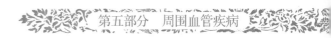

七、预防调护

1.严格戒烟，是防止复发的重要因素。

2.注意患肢保暖，宜宽大舒适，每天用温水泡洗双足，但要防止烫伤，严重缺血者不宜进行热疗，以免增加组织耗氧量，加重缺血。

3.避免外伤，注意定期检查双足，稍有足部损伤，应及时消毒，或请医护人员妥善处理。

4.坚持适当锻炼，鼓励患者定期定时定量进行散步、骑自行车、游泳、慢跑等体育运动。也可做患侧肢体运动锻炼，促进患肢侧支循环。方法是让患者仰卧，抬高下肢 20 ～ 30 分钟，然后两足下垂床沿 4 ～ 5 分钟，同时两足及足趾向下、上、内、外等方向运动 10 次，再将下肢平放 4 ～ 5 分钟，每日运动 3 次。坏疽感染时禁用。

5.加强心理护理，该病为慢性病，疼痛剧烈，顽固难治，影响睡眠，患者每多忧郁、消极、情绪悲观，对治疗失去信心。因此，应多与患者谈心，精神上鼓励，生活上照顾，以积极的态度引导患者树立信心，配合治疗。

6.调理饮食，急性期饮食宜清淡，慎用辛辣。

第三节　脱疽（糖尿病足）

脱疽是指四肢末端坏死，严重时趾（指）节坏疽脱落的一种慢性周围血管疾病，又称脱骨疽。其临床特点是好发于四肢末端，初起四肢发凉、怕冷，皮色苍白，麻木，间歇性跛行，继则疼痛剧烈，日久患趾（指）变黑坏死，甚至趾（指）节脱落。《灵枢·痈疽》曰："发于足指，名曰脱痈，其状赤黑，死不治，不赤黑不死，不衰，急斩之，不则死矣。"本病相当于西医学的糖尿病坏疽、血栓闭塞性脉管炎和肢体动脉粥样硬化闭塞症。

糖尿病肢体坏疽又称糖尿病肢体动脉硬化闭塞症，是指糖尿病患者出现肢体的血管病变，导致肢体大动脉、中小动脉粥样硬化和微小血管病变，并伴有周围神经病变，发生肢体缺血、缺氧，继而破溃、感染、坏疽，甚至截肢等一类疾病。糖尿病肢体坏疽是糖尿病患者较严重的并发症之一。该病病程较长，起病多缓慢，亦可迅速发病，急性发病者病情凶险，致残率及病死率较高，由此导致的截肢是非糖尿病患者的 40 倍，严重影响着糖尿病患者的生活质量和寿命，日益引起国内外专家学者的重视。

一、古籍摘要

中医学对糖尿病肢体坏疽的认识比较久远，糖尿病中医学被称为"消渴"。中医学文献中关于"消渴"的记载和论述非常丰富，早在《素问·气厥论》中就有"肺消者饮一溲二，死不治"的记载。

《灵枢·五变》云："五脏皆柔弱者，善病消瘅。""消瘅"为消渴的进一步发展，是糖尿病并

第二十一章　动脉系统疾病

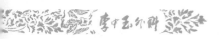

发症阶段的总称。消渴并发肢体血管病变，肢端未破溃者称为"脉痹"。

《素问·平人气象论》云："脉涩曰痹。"

《灵枢·痈疽》所云："岐伯曰：经脉流行不止，与天同度，与地合纪。故天宿失度，日月薄蚀；地经失纪，水道流溢，草萱不成，五谷不殖；径路不通，民不往来，巷聚邑居，则别离异处。血气犹然，请言其故。夫血脉营卫，周流不休，上应星宿，下应经数。寒邪客于经络之中，则血泣，血泣则不通，不通则卫气归之，不得复反，故痈肿。寒气化为热，热胜则腐肉，肉腐则为脓。脓不泻则烂筋，筋烂则伤骨，骨伤则髓消，不当骨空，不得泄泻，血枯空虚，则筋骨肌肉不相荣，经脉败漏，熏于五脏，藏伤故死矣……黄帝曰：夫子言痈疽，何以别之？岐伯曰：营卫稽留于经脉之中，则血泣而不行，不行则卫气从之而不通，壅遏而不得行，故热，大热不止，热胜则肉腐，肉腐则为脓，然不能陷骨髓，不为焦枯，五脏不为伤，故命曰痈。黄帝曰：何谓疽？岐伯曰：热气淳盛，下陷肌肉，筋髓枯，内连五脏，血气竭，当其痈下，筋骨良肉皆无余，故命曰疽，疽者，上之皮夭以坚，上如牛领之皮，痈者，其皮上薄以泽，此其候也。"

《神医秘传》云："此症发于手指或足趾之端，先痒而后痛，甲现黑色，久则溃败，节节脱落"。

《备急千金要方》云："消渴之人，愈与未愈，常须思虑有大痈，何者？消渴之人必于大骨节间发痈疽而卒，所以戒之在大痈也。"并将糖尿病肢体坏疽归属于"脱疽"范畴，又称"脱骨疽"。

《外科理例》所记载的一例脱疽，病例描述为："一膏粱，年逾五十亦患此，色紫黑，脚焮痛……次年忽发渴，服生津等药愈盛，用八味丸愈。"

《卫生宝鉴》云："消渴病人足膝发恶疮，至死不救。"

《外科发挥》曰："脱疽：谓疗生于足趾，或足溃而自脱，故名脱疽。亦有发于手指者，名曰蛀节疗。重者腐去本节，轻者筋挛。

焮痛者，除湿攻毒，更以隔蒜灸至不痛，焮痛，或不痛者，隔蒜灸之，更用解毒药。若色黑，急割去，速服补剂，庶可救。黑延上，亦不治。色赤焮痛者，托里消毒，更兼灸。作渴者，滋阴降火，色黑者不治。

一男子足指患之，焮痛色赤发热，隔蒜灸之，更以人参败毒散去桔梗，加金银花、白芷、大黄，二剂痛止。又十宣散去桔梗、官桂，加天花粉、金银花，数剂而痊。

一男子足指患之，色紫不痛，隔蒜灸五十余壮，尚不知痛。又明灸百壮，始痛。更投仙方活命饮四剂，乃以托里药，溃脱而愈。

一男子足指患之，大痛，色赤而肿，令隔蒜灸至痛止。以人参败毒散去桔梗，加金银花、白芷、大黄而溃，更以仙方活命饮而痊。此证形势虽小，其恶甚大，须隔蒜灸之。不痛者，宜明灸之，庶得少杀其毒。此证因膏粱厚味，酒面炙煿，积毒所致；或不慎房劳，肾水枯竭；或服丹石补药，致有先渴而后患者，有先患而后渴者，皆肾水涸，不能制火故也。初发而色黑者，不治。赤者水未涸，尚可。若失解其毒，以致肉死色黑者，急斩去之，缓则黑延上，是必死。此患不问肿溃，惟隔蒜灸有效。亦有色赤作痛而自溃者，元气未脱易治。夫至阴之下，血气难到，毒易腐肉，药力又不易达；况所用皆攻痛之药，未免先于肠胃，又不能攻敌其毒，不若隔蒜灸，并割去，最为良法。故孙真人云：在指则截，在内则割。即此意也。"

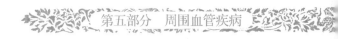

《外科正宗·脱疽论》云："夫脱疽者，外腐而内坏也。此因平昔厚味膏粱，熏蒸脏腑，丹石补药，消烁肾水，房劳过度，气竭精伤，兼用房术之药，或晗舌下化水，直至丹田，或纳脐中使热，径投内肾，为丸掌握，作香鼻嗅，或抹阴鼎，或搽阳器，图使坚硬，希求常济，多致阳精煽惑，淫火猖狂。其蕴蓄于脏腑者，终成躁热火证；其毒积于骨髓者，终为疽毒阴疮。巧人行拙，谁防祸起萧墙，智者多愚，自谓喜从天降，直至骨枯髓涸，脏败腑亡，方悔解脱无方，罹殃有故。

凡患此者，多生于手足，手足乃五脏枝干。疮之初生，形如粟米，头便一点黄泡，其皮如煮熟红枣，黑气侵漫，传遍五指，上至脚面，其疼如汤泼火热，其形则骨枯筋缩，其秽异香难解，其命仙方难活。故谓血死心败，筋死肝败，肉死脾败，皮死肺败，骨死肾败。此五败者，虽有灵丹，丧命而已。生此疾者，死生付于度外。孙真人曰：在肉则割，在指则切，即此病也。治之于早，乘其未及延散时，用头发十余根，缠患指本节尽处，绕扎十余转，渐渐紧之，毋使毒气攻延良肉。随用蟾酥饼放原起粟米头上，加艾灸至肉枯疮死为度。次日本指尽黑，方用利刀寻至本节缝中，将患指徐顺取下，血流不住，用如圣金刀散止之。余肿以妙贴散敷之。次日倘有黑气未尽，单用蟾酥锭研末掺之膏盖，黑气自退。患上生脓，照常法用玉红膏等药生肉护骨完口，此为吉兆。内服滋肾水，养气血，健脾安神之剂。若内外无变症，十中可保其三四矣。若割取之后，黑色仍漫，痛肿尤甚，败恶无脓，口干舌硬，精神不爽，食不知味者，终死。凡治此不可一己专任，必与高明众议，听患者愿割与否，因此症首尾吉凶难定，故不可轻易医治。又有似是而实非者，详注在后，宜参观之。

脱疽看法：起疮不渴，口润舌和，性志寻常，无妄暴急，循礼为吉。初出形如麻子，焮热作痛，一指皆肿，根脚收束者吉。已成头便作腐，肉不紫黑，疼痛有时，脓出肿消者吉。已溃先脓后腐，肉色红活，毒不走散，气不腥秽者吉。未疮先渴，喜冷无度，昏睡舌干，小便频数，阳痿者逆。初起形如粟米，肉便紫色，不肿刺疼，黑气延散者逆。已成疮形枯瘪，肉黑皮焦，痛如刀剜，毒传好指者逆。已溃肉枯筋腐，血水臭汗，疼苦应心，零丁彻骨者逆。

脱疽治法：脱疽多生足指，少生手指，初起水窠黄泡者，即灸之。初生如粟，里可容谷，皮色紫赤，不作焮肿，发扎仍灸。已灸之后，疮受火气，发泡作脓，外药箍之，内兼补托。毒势已成，疮形稍陷，但紫色未攻脚面者，评议割取。既割之后，血水淋漓，疼痛不减，和气血，补脾胃。已成饮食减少，身体倦怠，便数口干，滋津液，壮肾水。破后血气受伤，脾胃虚弱，自汗盗汗，恶心干呕，睡卧不安，日晡发热，疼痛苦楚，烦闷谵妄，俱宜大补气血。富贵及膏粱，素饕色欲，每于房术纵恣日久，禁行割法。

雌雄霹雳火：雌雄霹雳火纯阳，蕲艾双黄丁麝香，阴毒阴疽阴发背，逢之一灸自回阳。

治脱疽及一切发背，初起不疼痛者，并宜灸之。艾茸二钱，丁香、雌黄、雄黄各二分，麝香一钱。上四味共研极细，搓入艾中，作黄豆大丸，放于患上灸之，毋论痛痒，以肉焦为度，如毒已经走散，就红晕尽处，排炷灸之，痛则至痒，痒则至痛为妙，灸后仍用提疗麦子贴上膏盖，次服蟾酥丸及解毒济生汤，转回活色，有脓为妙。

金液戊土丹：金液戊土丹五味，牛黄神志石菖蒲，砂雄硝石乌梅等，片射人中黄不殊。治脱疽及疗疮发背，先因纵食膏粱厚味法酒，又或丹石补药，勉力入房，多致积毒脏腑，久则胃汁中干，肾水枯竭，不能上制心火，以致消渴消中消肾，饶饮多干，能食多瘦，九窍不通，惊悸健

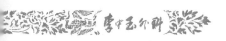

忘。见此诸症，后必发疽，多难治疗，宜预服此，可转重就轻，移深居浅，又解五金八石之毒药也。

人中黄、乌梅肉、茯神、胡黄连、五味子各一两，石菖蒲、辰砂、雄黄、远志、硝石各三钱，牛黄、冰片各一钱，金箔二十张为衣。各为净末，配准前数，共入乳钵内再研千转，于端午、七夕，或二至二分吉辰，在净室中，先将乌梅、地黄二膏，捣极烂，和药，渐加炼蜜少许，徐徐添捣，软硬得中。每药一两，分作十丸，金箔为衣。每服一丸，用人乳、童便共一大杯化药，随病上下食前后服之。此药最解膏粱金石药毒，杀三尸，除劳热，极有功效。又治烦颠、安神志、辟瘴辟瘟及诸邪魅、谵语、失心丧志者俱效。修合之时，服药之际，俱忌妇人、僧尼、孝服、鸡犬等见之。此药封固收藏，不泄药味，愈久愈效。"

《外科真诠》曰："脱疽生足指上，手指生者，间或有之。盖手足十指，乃脏腑枝干。未发疽之先，烦躁发热，颇类消渴，日久始发此症。初生如粟，黄疱一点，皮色紫暗，犹如煮熟红枣，黑气侵漫腐烂，延开五指，相传甚则攻于脚面，痛如汤泼火燃，腥臭之气，异香难解。多由膏粱、药酒及房术、丹石、热药，以致阳精煽惑，淫火猖狂，蕴蓄于脏腑，消烁阴液而成。斯时血死心败，皮死肺败，筋死肝败，肉死脾败，骨死肾败。见此五败，虽遇灵丹，亦难获效。古法必以割去其指为上，而亦不尽然也。人身气血周流于上下，则毒气断不结聚于一处，火毒聚于一处者，亦乘气血之亏也。脱疽之生，止四余之末，气血不能周到，非虚而何？大补气血，益之泻毒之品，自可奏功如响，但宜治之早耳。初起内服顾步汤，外用大粟米煮饭，拌芙蓉叶、菊花叶各五钱贴之。不痛者，宜先用阳燧锭灸之，日后调理，补中益气汤、六味地黄汤随宜酌用。按书诸论脱疽，卑生于足大指，别指生者名敦疽。此非确论，然脱疽生于属阴经之指者多，屡经如此。

顾步汤：黄芪一两，人参三钱，金钗（指金钗石斛）一两，当归一两，银花三两，牛膝一两，菊花五钱，甘草三钱，公英五钱，紫花地丁一两，口渴者加天花粉三钱。

阳燧锭：蟾酥五钱，朱砂五钱，川乌五钱，草乌五钱，僵蚕一钱，元寸五分，硫黄一两五分（铅印本作'一钱五分'）。

先将元寸等研末，将硫黄用磁盘烘烊，徐入元寸等末，拌匀，俟冷打碎如豆大。用时先将酒浸竹纸贴上，取药一锭放穴上，用香火点着灸之，连灸蘸为度。"

二、病因病机

近年来，中医药对糖尿病肢体坏疽、糖尿病肢体动脉闭塞症病因病机、证治方药的认识日益丰富，认为本病主要由于禀赋不足，贪食甘美，过食肥甘和醇酒厚味，损伤脾胃，辛劳少逸，运化失职，胃热内盛，消谷耗津而致阴虚津亏；或七情内伤，情志不舒，肝气郁结或外邪侵袭，化火伤阴；或素有阴虚，劳欲过度，耗伤肾精，虚火内生，或因过食辛辣燥热，或因劳累过伤，均可化热化燥，耗气伤阴，转化为阴虚燥热，故而导致消渴。消渴以阴虚为本，燥热为标，互为因果，最终累及肾阴肾阳。消渴日久，耗伤气阴，气血不畅，脉道不充，经脉瘀阻，运血无力，而生瘀血，瘀血凝滞脉络，导致气血不通。或外伤感受邪毒，或脏腑热毒内结，阳气不达，肢体失于温煦濡养，故肢体发凉、怕冷、麻木疼痛；若寒凝郁久化火生热，再有脾胃受损，健运失司，湿热内生，火热与痰湿相结，下注于肢体，可见肢端红肿溃烂，甚者变黑坏死。若复感邪毒，热毒炽盛，毒火攻心，则证属凶险；若迁延日久，气阴大亏，气虚无力推动血运，脉道失充，肢体

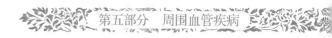

失于濡养，可致脱疽久不收口，新肉不生，缠绵难愈；若生变证，则病情更加严重，甚至危及生命。本病寒热错综，虚实夹杂，因虚致实，病久又转虚，本虚乃阴阳气血不足，标实为瘀血、寒邪、湿热、火毒，其病机则为经脉瘀阻，血行不畅而导致本病的发生。

三、诊断要点

1. 多发于中老年，有糖尿病病史。
2. 肢体发凉怕冷，伴沉重感、麻木、刺痛，甚至灼热感。
3. 肢体动脉搏动减弱或消失。
4. 动脉血管迂曲僵硬，血管杂音。
5. 营养障碍，肌肉萎缩，溃疡或坏疽。

四、临床分期

临床根据病情轻重，又有不同的分期方法。中国中西医结合学会周围血管疾病专业委员会在临床上根据其病变情况，分为Ⅲ期3级，具体如下：

Ⅰ期（局部缺血期）　为疾病的初级阶段。有患肢远侧怕冷、发凉，麻木感，或轻度胀痛和灼热不适，出现间歇性跛行症状。随着病情不断进展，缺血程度逐渐加重，以上症状亦更加明显。但多数患者由于有较好的侧支循环建立，缺血得以代偿，可以较长时间地保持稳定状态。皮肤颜色可正常，或略变苍白、潮红色。肢体动脉搏动存在，但多有减弱。

Ⅱ期（营养障碍期）　病变继续向前发展，肢体缺血程度进一步加重，开始出现营养障碍性改变；趾甲生长迟缓，干燥肥厚而脆硬，或形成嵌甲；皮肤变菲薄而光亮，皮下脂肪组织消失，为纤维组织代替；肌肉萎缩，小腿变瘦细。足部皮肤呈明显苍白或紫红色，趾端发绀，并出现点、瘀斑此时患者多有静息痛，夜间加重。如不及时治疗或治疗不当，很快就会发展为坏死期。

Ⅲ期（坏死期）　为本病的晚期，动脉闭塞，侧支循环不良，肢体因严重缺血而发生溃疡或坏疽。坏疽发展较迅速，从趾部开始，向上蔓延可达足背乃至小腿部，严重者至大腿，以至臀部和阴囊亦产生坏疽。患者多伴有高热、意识模糊、胃纳减退等全身中毒症状，致使身体日渐衰弱。

根据肢体坏疽的轻重和范围，坏死期又可分为3级：1级坏死，坏疽局限于趾（指）部；2级坏死，坏疽扩延至趾跖关节或掌指关节；3级坏死，坏疽扩延至足背、踝或腕关节以上。

五、辅助检查

彩色多普勒、CT、数字减影（digital subtraction angiography，DSA）、血管超声、血管光电容积血流图等肢体动脉无损伤检查证实，有肢体动脉狭窄或闭塞者；以下肢动脉病变为主，血管病损形态颇似动脉硬化闭塞症，动脉造影显示腘动脉以远动脉病变占80%以上，动脉侧支血管较少，血管发生迂曲、狭窄、闭塞者；踝部血压测定值与肱部血压测定值之比明显变小；DR或X线检查提示主动脉弓、腹主动脉或下肢动脉有钙化阴影。实验室检查：血液中白细胞增多，血沉增快。

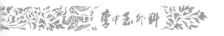

六、鉴别诊断

本病应与血栓闭塞性脉管炎、动脉硬化性闭塞症等血管病变鉴别外，还要与神经系统疾病相鉴别；在下肢常见的相关神经系统疾病多与腰椎病变有关，如腰椎间盘突出、椎管狭窄和骨质增生等，由于神经根受压迫而发生间歇性跛行、感觉异常、畏寒、麻木、疼痛和肌肉萎缩，与血栓闭塞性脉管炎症状相似，但无明显肢体缺血表现和营养障碍，肢体动脉搏动良好。X线、CT或磁共振检查可以明确诊断。

七、治疗

（一）辨证论治

1. 寒凝血瘀证　肢体明显发凉、冰冷、呈苍白色，遇寒冷则症状加重，步履不利，间歇性跛行，多有疼痛加重，小腿酸胀，休息减轻。舌质淡，苔薄白，脉沉迟（图21-49～图21-52）。证属寒湿之邪阻于脉络，则气血凝滞，经络阻塞，不通则痛。四肢气血不充，失于濡养。治法：温经通脉，活血化瘀。方药：用阳和汤：熟地黄30g，白芥子10g，麻黄5g，姜炭5g，肉桂6g，鹿角胶10g（烊化），甘草。有瘀血选加当归、赤芍、丹参、水蛭，有气虚选加党参、黄芪，有湿加茯苓、泽泻、萆薢、薏苡仁等。

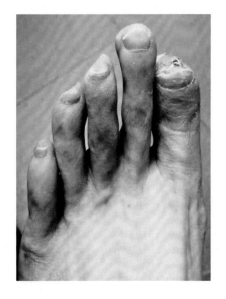

图21-49　寒凝血瘀证（1）

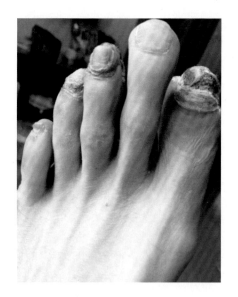

图21-50　寒凝血瘀证（2）

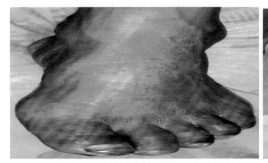

图21-51　寒凝血瘀证（3）

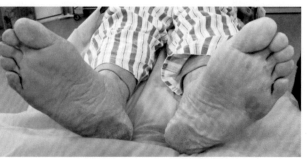

图21-52　寒凝血瘀证（4）

2. 血瘀脉阻证 肢体发凉怕冷，疼痛，步履沉重乏力，活动艰难，严重者持续疼痛，入夜尤甚，彻夜不寐。脚趾、足背或小腿有瘀斑，或足紫红色、青紫色，舌有瘀斑或舌紫绛，脉弦涩（图21-53～21-55）。证属邪阻脉中，经络阻塞，气血凝滞，气血不达四末，筋脉失于濡养。治法：活血化瘀，通脉止痛。方药：仙方活命饮加减：当归30g，赤芍15g，白芷10g，防风10g，金银花10g，乳香6g，没药6g，穿山甲粉2g（冲服，现已禁用），陈皮10g，甘草10g。有寒加肉桂、附子，热重用金银花，加连翘、黄柏，有湿加萆薢、茯苓。

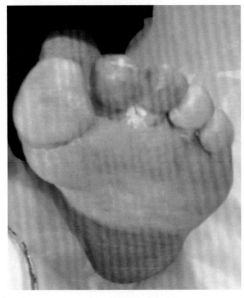

图21-53 血脉瘀阻证（1）

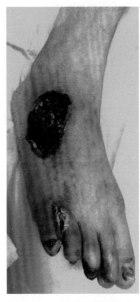

图21-54 血脉瘀阻证（2）

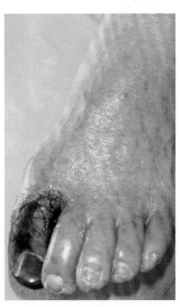

图21-55 血脉瘀阻证（3）

3. 血瘀湿热证 表现为患肢怕冷、疼痛，常为游走性。行走时酸胀、沉重、乏力，下肢常出现条索状肿块或结节，红肿热痛、溃烂，患肢多有肿胀（图21-56～图21-59）。治宜清热凉血，消肿止痛，活血化瘀。方药：仙方活命饮与萆薢渗湿汤加减。

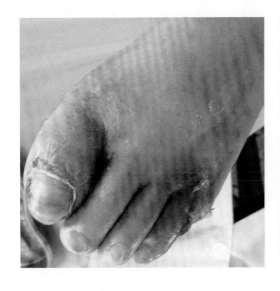

图21-56 血瘀湿热证（1）

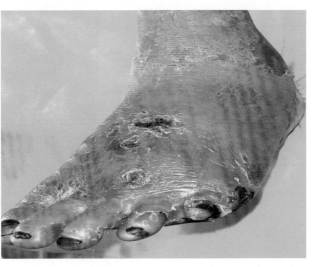

图21-57 血瘀湿热证（2）

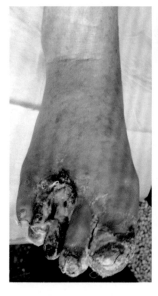
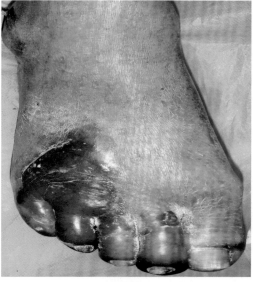
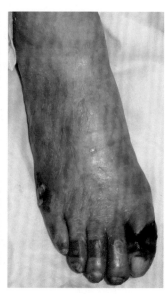

图 21-58　血瘀湿热证（3）　　　图 21-59　血瘀湿热证（4）　　　图 21-60　血瘀湿热证（5）

4.血瘀热毒证　表现为患指（趾）剧痛，昼轻夜重，肢体局部红肿、溃烂（图 21-60～图 21-66），喜凉怕热，体温高，大便干等。治宜滋阴清热解毒，消肿止痛。处方：四妙勇安汤加减：当归 60g，玄参 90g，金银花 60g，甘草 30g。瘀血重选加水蛭、川芎、赤芍、丹参，气虚加黄芪、党参，阴虚加麦冬、石斛、五味子，有湿加茯苓、泽泻、草薢。

5.气血亏虚证　患肢皮肤干燥，趾甲增厚生长缓慢，汗毛脱落，肌肉萎缩，肢端坏死腐肉渐脱，肉芽淡白，脓水稀薄，身体消瘦，面色苍白，气短乏力（图 21-67～图 21-76）。舌质淡，苔薄白，脉沉细无力。证属气血亏虚，肢端失养，治法：补益气血。方药：托里消毒散、顾步汤、十全大补汤加减。

第二十一章　动脉系统疾病

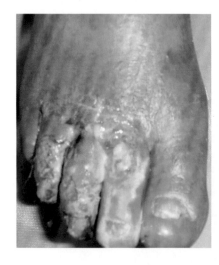
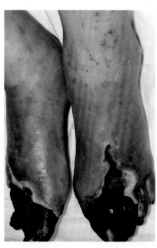
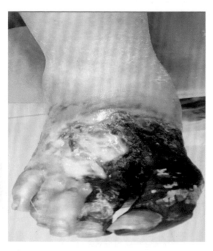

图 21-61　血瘀热毒证（1）　　　图 21-62　血瘀热毒证（2）　　　图 21-63　血瘀热毒证（3）

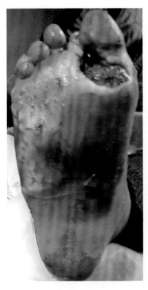
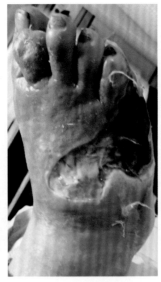
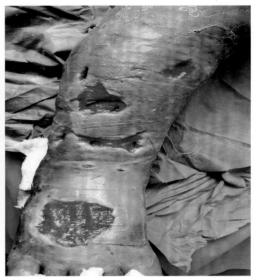

图 21-64　血瘀热毒证（4）　　图 21-65　血瘀热毒证（5）　　图 21-66　血瘀热毒证（6）

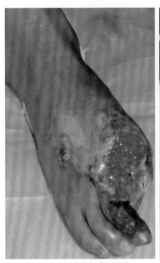
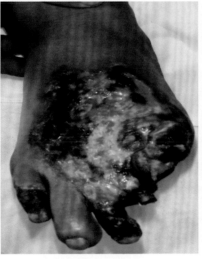
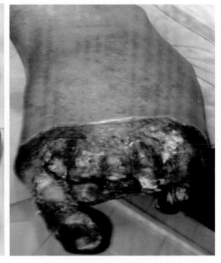

图 21-67　气血亏虚证（1）　　图 21-68　气血亏虚证（2）　　图 21-69　气血亏虚证（3）

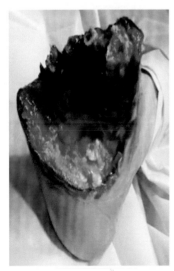
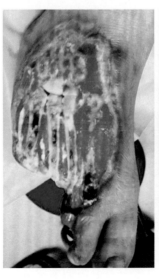
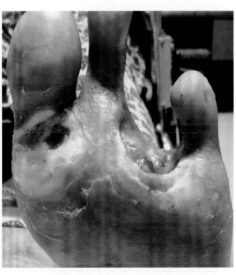

图 21-70　气血亏虚证（4）　　图 21-71　气血亏虚证（5）　　图 21-72　气血亏虚证（6）

第二十一章　动脉系统疾病

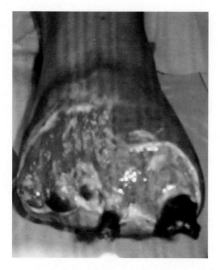

图21-73　气血亏虚证（7）

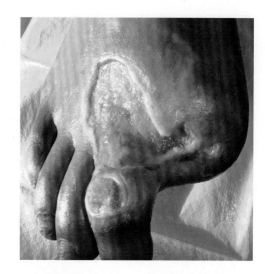

图21-74　气血亏虚证（8）

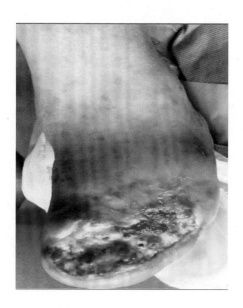

图21-75　气血亏虚证（9）

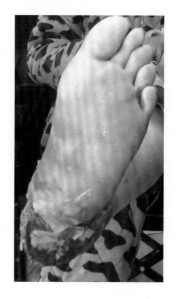

图21-76　气血亏虚证（10）

（二）中医外治

坏疽、溃疡处理详见脱疽（血栓闭塞性脉管炎）。

（三）西医西药

1.积极控制血糖、血压、血脂、高尿酸血症、高同型半胱氨酸血症的基础病。

2.炎症明显者，加强抗感染治疗，根据药敏结果选择合适抗生素；坏疽者及时清创引流处理，溃疡处由湿转干、边界清楚时，截除坏死组织，以促进创面愈合。

3.动脉硬化闭塞症患者往往伴有复杂的心脑血管疾病，坏疽感染患者还伴有贫血、低蛋白、电解质紊乱等，要积极地对症治疗。

八、预防调护

1.控制饮食，忌食辛辣刺激性、肥甘厚腻食物，适当运动。

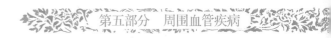

2. 预防为主，防寒保暖，避免外伤，防患于未然。

3. 定期检查足部，微不足道的皮肤外伤也要给予足够重视。

4. 严格戒烟，积极治疗微血管病变和神经病变。

第四节 变应性血管炎

变应性血管炎又称过敏性血管炎、白细胞破裂性血管炎，是一种由于细菌、病毒、异性蛋白药品或化学物品导致的主要累及真皮上部毛细血管及小血管的坏死性血管炎，目前病因不明。临床特点为常见于青年女性，常急性发病，在接触不明致病因素后，迅速出现紫癜、斑疹、荨麻疹、结节、瘀斑、大疱、坏死性溃疡等；好发于下肢，散在分布，皮疹呈多形性，损害成批出现，自觉有瘙痒、烧灼、疼痛，大部分伴有不同程度发热、关节痛、乏力、下肢肿胀，小部分有内脏器官受累，甚至危及生命，以肾小球肾炎、头痛腹痛为多，也可精神错乱，导致脑血栓形成。多对称反复发作，病程一般较长，数周、数月，少数也可数年，一般预后较好。中医学对本病有较早记载，但无明确认识，古籍中有"热毒流注""瘀血流注""梅核丹""葡萄疫"等记载。

一、古籍摘要

《诸病源候论》云："人阴阳俱虚，湿毒与风热相搏，则荣卫涩，荣卫涩则血气不散，血气不散则邪热致壅，随其经络所生而流肿也。"

《疡科心得集》云："其有体虚之人，元气不足，或因郁结伤脾，暴怒伤肝，气凝血滞，或湿气逆于肉腠……或瘀血注于关节……皆因真气不能营运，使邪气壅滞而为患也。"

《医宗金鉴》云："此证由风热闭塞腠理而成，形如紫疥，痒痛时作。"

二、病因病机

中医学认为，风、寒、湿、热、毒之邪蕴于肌肤，侵入经脉营血，循环受阻，脉络不通，郁而化热，气血凝滞，血络受损，病程日久，则迁延成毒，毒瘀交结而发病。

西医学认为，本病致病原因较多，大部分有内服药物史，如磺胺、青霉素、保泰松等；或接触化工、杀虫剂、除草剂、农药史；感染各种细菌、病毒、真菌等也是重要因素，以链球菌最为常见；各种系统性疾病及结缔组织病，如类风湿关节炎；一些恶性肿瘤、淋巴肉瘤、白血病等。

三、诊断要点

1. 发病年龄大于 16 岁。

2. 发病前有服药史。

3. 隆起性紫癜，压之不退色。

4. 斑丘疹一处或多处皮肤出现，大小不等，扁平突出表皮。

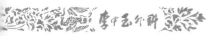

5.皮肤小静脉或动脉切片显示血管内或外有中性粒细胞浸润。

以上5项符合3项或以上者,可诊断为过敏性血管炎。

四、鉴别诊断

1.过敏性紫癜 多发于儿童及青年,皮疹形态颜色多单一,一般易侵犯胃肠、关节和肾脏。

2.静脉性溃疡 有下肢静脉曲张史或下肢深静脉血栓形成史,溃疡发于足靴区,伴有皮肤色素沉着、瘙痒。

3.结节性红斑 好发于小腿伸侧,有压痛,无溃破,高出皮肤,成簇出现,有自限性。

4.血栓性浅静脉炎 有下肢静脉曲张史或静脉受伤史,结节沿浅静脉走向分布。

五、治疗

（一）辨证论治

1.气滞血瘀证 湿热内蕴,下注经脉,气血阻滞,络脉不通,表现为小腿疼痛,皮肤迅速出现红斑或暗褐色斑点丘疹皮损,呈紫癜样,或有小结节和局限浅表小溃疡,形态不一,可成对称性（图21-77和图21-78）。舌暗红,苔薄白或薄黄。治则:活血祛瘀通络。方药:仙方活命饮加减。

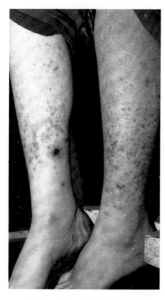

图21-77 血瘀证（1）

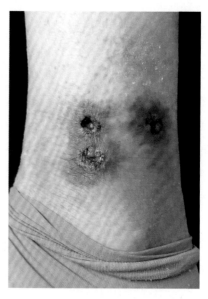

图21-78 血瘀证（2）

2.湿热血瘀证 外受湿热侵袭或过食膏粱厚味,致使脾胃湿热内蕴,湿热下注,气血阻滞,络脉不通,表现为迅速出现皮损,颜色不定,形态不一,临床以丘疹、红斑、风团、紫癜、溃疡为多见,或下肢肿胀,或关节疼痛,皮损消退后有褐色色素沉着斑,伴有小便短赤,大便溏薄,舌质红或绛,脉滑数（21-79和图21-80）。治则:清热利湿,凉血通络。方药:萆薢渗湿汤加减。方中以萆薢利水祛湿,分清化浊,配以疗疮解毒之黄柏,渗湿泄热之泽泻、薏苡仁、茯苓、滑石通泄利水,牡丹皮凉血化瘀,通草清热通络。临床常随证加活血通络之品穿山甲（现已禁用）、地龙等,可有事半功倍之效,瘀重加桃仁、红花、川牛膝,热重者加栀子、黄芩,肿甚者加车前子、泽泻,溃疡者加金银花、连翘、蒲公英。

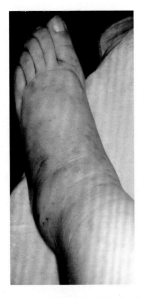
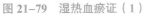

图 21-79　湿热血瘀证（1）

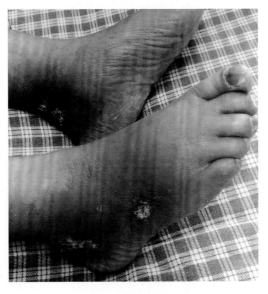

图 21-80　湿热血瘀证（2）

　　3. 热毒血瘀证　素有湿热，复感外邪，或过食辛辣醇酒，日久邪热化毒，毒入血络，外阻肌肤血脉，内窜脏腑经脉，皮损颜色鲜红或黑紫，自觉疼痛较重，或硬结光亮，或有溃疡，愈后多留有疤痕，可伴有发热，口渴，烦躁，乏力，便血，小便黄赤，大便干燥，舌苔多黄或黄腻，脉多滑数（图 21-81 和图 21-82）。治则：清热解毒，凉血化斑。方药：清营汤加减。方中以犀角清热解毒凉血为君药；生地黄凉血滋阴，麦冬生津养阴，玄参滋阴降火解毒，共为臣药；金银花、连翘竹叶清热解毒，透邪于外，黄连清心解毒，丹参活血散瘀安神，辅助君臣热毒得清，血斑得退；热毒重者重用金银花、连翘，发热重加石膏、大青叶、黄芩，湿肿重加黄柏、茵陈、车前子，疼痛重加地龙、丝瓜络，溃疡加白花蛇舌草、蒲公英、天花粉。

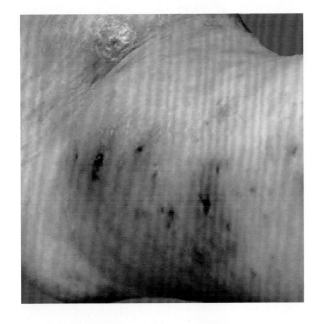

图 21-81　热毒血瘀证（1）

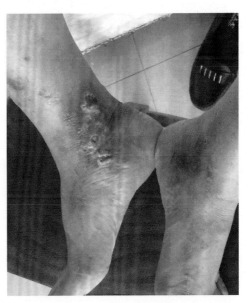

图 21-82　热毒血瘀证（2）

第二十一章　动脉系统疾病

4.**气血两虚证** 病情缠绵不愈，余毒不尽，或病久正气耗损，先天后天失调，皮疹反复发作，皮损以慢性溃疡为主，长期不愈合，肉芽不鲜，或腐肉不脱，新肉不生，一般疼痛较轻，患者多形体消瘦，面色萎黄，肢软乏力，声低懒言，或低热或下肢水肿，舌质淡，有齿痕，脉细弱（图21-83和图21-84）。治则：益气养血，解毒生肌。方药：托里消毒散。方中四君子补气健脾，鼓舞正气，当归、川芎、白芍补血活血，皂角刺、白芷消肿排脓、散结，金银花、连翘清热解毒，溃疡疼甚者加乳香、没药，纳食不香加砂仁、麦芽，肉芽不鲜加肉桂、杜仲、熟地黄，结节不消加浙贝母、穿山甲（现已禁用）。

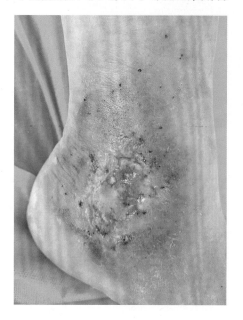

图21-83 气血两虚证（1）

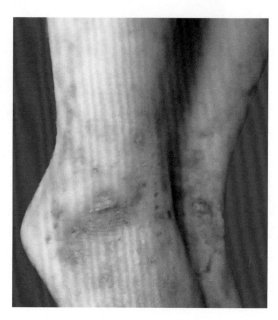

图21-84 气血两虚证（2）

5.**寒湿血瘀证** 见于素体阳虚之人，感受寒邪，或药用寒凉过度，或下肢紫癜、结节，溃疡久治不愈，关节肿胀疼痛，活动受限，伴畏寒肢冷，精神不振，腰膝酸软，大便稀溏，小便清长，纳差，不寐，舌淡胖，苔白腻，脉沉滑或沉细无力（图21-85）。治则：温阳祛风，益气扶正。方药：小续命汤加减。方中防风、防己疏风通络，以祛外来之风邪，附子、人参、白术、健脾温阳益气，扶正祛邪，当归、川芎、白芍养血活血，麻黄、桂枝散寒解表，黄芩制诸药之温，共奏温阳祛风、益气扶正之功。

（二）西医西药

1.病因治疗，停用致敏药物，或改变居住环境。

2.药物治疗，糖皮质激素对大多数患者都有效，轻型尽量不用，对严重泛发病例，可应用糖皮质激素，控制病情后缓慢逐渐减量，直至完全停用。

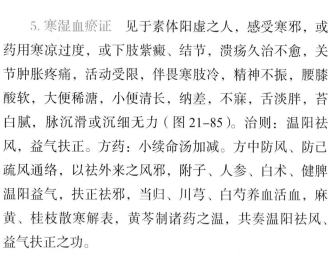

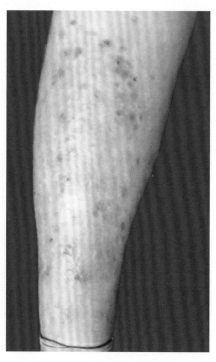

图21-85 寒湿血瘀证

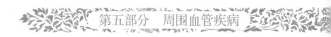

3.非甾体抗炎药。

4.抗生素用于合并感染的患者。

5.免疫抑制剂。

（三）中医外治

1.若湿热和热毒为甚者，皮损表现为丘疹、红斑、结节、风团、紫癜者，可用大黄 30g，黄柏 30g，苦参 30g，赤芍 30g，白矾 30g，外洗每日 1 次，每次 20 分钟。

2.若气血虚兼有溃疡者，可用生肌玉红膏。

3.莫匹罗星等可随症应用。

六、预防调护

由于本病病程较长，常常反复发作，后期调护，防止复发十分重要。

1.在日常生活中要密切观察，停止接触可疑致敏药物。

2.注意劳逸结合，防止久坐、久立、久行。

3.忌食海鲜、羊肉、辛辣、刺激食物。

4.放松心情，调畅情志，早防早治。

第五节　类风湿血管炎

类风湿血管炎又称风湿动性脉炎，是以非化脓性关节炎，关节肿痛、关节畸形为主的类风湿证候，还伴有血管闭塞，局部表现为紫癜、溃疡、结节、红斑等血管炎症状，少部分还会有发热、周围神经炎、胃肠出血、心内膜炎、心肌炎等内脏血管病变。属于中医学"脉痹""顽痹""五脏痹""血痹"范畴。

一、古籍摘要

《黄帝内经》云："经脉流行不止，环周不休，寒气入经而稽迟，泣而不行，客于脉外则血少，客于脉中则气不通，故卒然而痛。"

《素问·痹论》云："岐伯曰：痹在于骨则重，在于脉则血凝而不流，在于筋则屈不伸，在于肉则不仁，在于皮则寒，故具此五者，则不痛也。凡痹之类，逢寒则虫，逢热则纵……以冬遇此者为骨痹，以春遇此者为筋痹，以夏遇此者为脉痹，以至阴遇此者为肌痹，以秋遇此者为皮痹……故骨痹不已，复感于邪，内舍于肾。筋痹不已，复感于邪，内舍于肝。脉痹不已，复感于邪，内舍于心。肌痹不已，复感于邪，内舍于脾。皮痹不已，复感于邪，内舍于肺。所谓痹者，各以其时重感于风寒湿之气也。"

《金匮要略》云："诸肢节疼痛，身体尪羸，脚肿如脱。"

《立斋外科发挥·脱疽》云："谓疗生于足趾，或足溃而自脱，故名脱疽。亦有发于手指者，

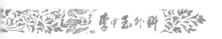

名曰蛀节疗，重者腐去本节，轻者筋挛。"

《外科枢要》云："色赤作痛者，元气虚而湿毒壅盛也……色黯不痛者，肾气败而虚火盛也。"

《冯氏锦囊秘录》云："多因房劳，亏损肾水，郁怒有伤肝脾，地位偏僻，气血罕到，药力难达，易致筋溃骨脱，故尤宜补托气血为主，以脉消息。若黑色者不治。"

《血证论》云："即已成瘀，不论初起已久，总宜散血，血散瘀去，则寒、热、风、湿均无遗留之迹矣。"

二、病因病机

中医学认为，由于先天不足，正气亏损，外感风寒暑湿之邪侵袭经脉，致使血脉瘀滞，气血运行不畅，经脉痹阻，后天失调，脾肾两虚，久则五脏俱虚，五脏虚则痰浊瘀血深入骨脉，致使关节畸形，肢体溃疡，坏疽。

西医学认为，大多数病因难明，有少数病因得到证实，如感染因素、药物变态反应、遗传因素。

三、诊断要点

（一）诊断标准

1.外周神经病变、皮肤溃疡、指端坏疽、巩膜炎、胸膜炎、心包炎、心肌炎、肺炎、皮下结节、紫癜、出血、肠梗阻、心肌梗死等内脏缺血症状。

2.根据肿胀的关节症状，高热、全身衰竭等严重的全身症状，血管炎引起的临床症状。

3.应用小剂量类固醇制剂症状不减轻，病理改变有中小血管病理改变。临床化验：①血沉增快（1小时60mm以上）。②类风湿因子阳性。③低补体血症。④白细胞增多，核左移。⑤血清球蛋白升高。⑥抗核抗体，LE细胞。⑦X线有明显骨质破坏。

确定诊断，具备1种至少1项及3项者，或1种至少2项者。

（二）临床表现

类风湿血管炎大部分患者是类风湿关节炎患者过早或不正确长期使用激素治疗，使病情反复；或过度劳累、感染、外伤、分娩等外界因素影响，引起手足指（趾）小动脉狭窄闭塞。早期表现对称性四肢小关节红肿热痛，指间近端关节梭形肿胀，小部分有皮肤风湿性小结节；慢性期，关节畸形；指（趾）甲变形，手或足皮温降低，皮色苍白或紫红，有溃疡和坏疽，足背动脉减弱或消失，侵犯眼部出现视物模糊，侵犯肺病出现胸膜炎、肺结节，侵犯神经出现四肢麻木，运动障碍，也可引起肠坏死、心肌梗死、脑血管意外等。

四、鉴别诊断

1.痛风　多见于男性，高尿酸，有痛风结节，关节滑液或痛风结石抽吸物中发现并鉴定特异性单钠尿酸盐晶体。

2.雷诺病　好发于20～40岁女性，对称分布，双手有苍白、发绀、潮红三联征，常伴有麻木针刺感，如有溃疡或坏疽，疼痛会剧烈。

3.结节性多动脉炎　多波及全身多个器官或系统，病变广泛，发于任何年龄，男性多于女性，皮下结节沿浅表动脉分布，临床表现复杂多样，发病率较低。

4.白塞氏血管炎 除有类风湿血管炎的关节肿痛，皮肤红斑症状外，还有反复口腔溃疡，眼部病变，生殖器溃烂，比较容易鉴别。

五、治疗

（一）辨证施治

1.风寒湿阻证 风善行而多变，寒性凝滞收引，湿性重浊属阴，此型特点：多处关节肿痛，游走不定，皮肤苍白，皮温低，关节屈伸不利，遇寒加重，或麻木不仁，伴有畏寒怕冷，大便溏，小便清长，舌淡，苔白腻，脉沉紧。治则：祛风除湿，通络止痛。方药：祛痹汤加减。方中羌活、独活、防风祛风胜湿，通痹止痛；黄芪、当归、川芎、白芍益气养血，和营守卫；桂枝、附子、红花温通血脉；苍术、防己祛湿消肿；千年健、威灵仙通经络，止痹痛。全方祛风寒，温湿邪，舒经脉，伸挛急，治肢节。

2.湿热毒盛证 该型起病急，关节红肿热痛，活动受限，触之灼热，压痛明显，皮下红斑结节溃疡，甚则坏疽，太溪脉、趺阳脉增强或减弱（图21-86～图21-88），伴有发热，口渴，心烦，舌苔黄或厚腻，脉滑数。治则：清热解毒，祛湿除痹。方药：加味四妙散加减。方中苍术苦能燥湿，善清下焦湿热，并能健脾消肿；黄柏味苦性寒，善清肝肾湿热；薏苡仁健脾胃，除湿痹，缓拘挛，解湿毒；牛膝补肝肾强筋骨，引药下行。热毒重者加金银花、连翘、栀子，肿胀者加茵陈、车前子、萆薢、薏苡仁，关节疼痛较重者加木瓜、地龙、穿山甲（现已禁用）、防己，红斑结节多者加蒲公英、益母草、赤芍、牡丹皮。

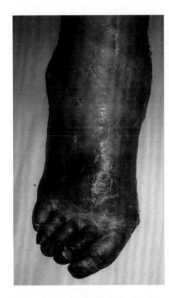
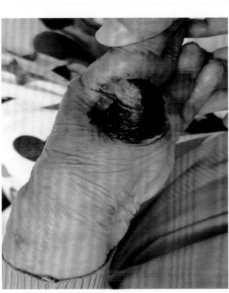
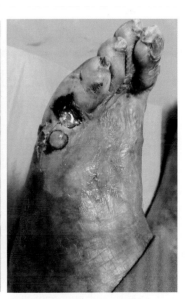

图21-86 湿热毒盛证（1）　　图21-87 湿热毒盛证（2）　　图21-88 湿热毒盛证（3）

3.瘀血痹阻证 患病日久，关节疼痛较剧，痛处固定不移，关节强直，关节周围可见硬结，四肢末端皮色苍白或发绀溃疡，爪甲变形，伴有面色灰暗，口渴不欲饮，午后或夜间发热，舌质紫暗或瘀斑，脉濡涩或细涩。治则：益气活血，化瘀通络。方药：黄芪桂枝五物汤合桃红四物汤加减。方中黄芪甘温益气，桂枝散风寒通脉温经，桂枝得黄芪祛邪不伤正，固表不留邪，四物汤

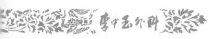

养血活血，桃仁、红花、地龙活血通经。疼痛剧烈加乳香、没药，关节指甲变形者加全蝎、蜈蚣、土鳖虫。

4.脾肾阳虚证　长期反复难愈，关节僵硬，活动受限，时轻时重，溃疡肉芽不鲜，脓水稀少，伴有面色苍白，肌肉瘦削，神倦乏力，畏寒怕冷，腰膝酸软，阳痿，大便溏，小便清长，舌淡，苔薄白，脉细弱。治则：温阳活血，补肾健脾。方药：阳和汤合附子理中汤加减。方中熟地黄、鹿角胶补肾助阳，强壮筋骨，温通血脉；麻黄、肉桂、附子宣通经脉，温寒散结；白芥子通达皮里膜外；白术、干姜、党参健脾益气扶正。偏于上肢加羌活、防风，偏于下肢加独活、牛膝，腰疼甚者加杜仲、桑寄生，关节僵硬加僵蚕、狗脊、土鳖虫，肉芽不鲜加阿胶、黄芪，饮食不佳加砂仁、麦芽。

5.肝肾阴虚证　患病日久，身体羸弱，关节变形，筋挛肉萎或溃疡久不愈合，漫肿微痒，流水不多，伴有腰膝酸软，盗汗耳鸣，乏力懒言，舌红，少苔，脉细数。治则：滋养肝肾，活血通络。方药：顾步汤加减。方中黄芪、当归补气养血扶正；知母、黄柏滋阴清热；熟地黄、牛膝补肝肾，强筋骨；肉桂、干姜温通血脉；金银花清热解毒止痛；羌活、独活、狗脊补肝肾，通经止痛。肌肉萎缩加党参、白芍、熟地黄，耳鸣加石菖蒲、蝉衣，失眠多梦加远志、酸枣仁、茯神。

（二）西医西药

1.非甾体抗炎药美洛昔康，抗炎镇痛解热，艾瑞昔布可缓解骨关节疼痛，扶他林可缓解肌肉关节软组织轻中度疼痛。

2.肾上腺类固醇激素，用于类风湿血管炎急性活动期及高热期；泼尼松 5～10mg，每日 3 次，口服，症状改善后，可逐渐减量至停服。

3.免疫调节剂，胸腺肽等。

（三）中医外治

1.若早期或恢复期，以中药熏洗为主，附子、桂枝、当归、防风、细辛、红花、透骨草、伸筋草各 30g，加水 1000mL，取 600mL，温洗患处，每日 1 次，每次 30 分钟。

2.若湿热毒盛者，如意金黄散或六神丸研细外用，每日 1 次。

（四）其他方法

手术，如发生趾指坏死，可施行坏死组织切除术。

六、预防调护

类风湿血管炎是一种慢性进行性疾病，主要是细小血管炎症，有广泛的系统性损害，由于侵犯血管不同，病情轻重不一，中医学认为先天不足，后天失调，正气存内，邪不可干，培固正气，即病防变，急性期及时治疗，防止传变，慢性期不忘固本，劳逸结合，加强营养，保持良好心态，保护好患肢，谨防受伤，十分重要。

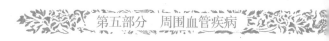

第六节　红斑肢痛病

肢端灼热疼痛，皮肤发红，谓之红斑肢痛病，或称肢端红痛症。这是西医学名称，属于中医学的"热痹""湿热下注"范畴。此病临床较为少见，好发于中年以上男女，儿童甚为罕见，常呈对称性的患于四肢末端，以双脚较为多见。本病可为原发，亦可继发于周围神经炎、多发性硬化症、外伤性神经官能症、脊髓炎、真性红细胞增多症、血小板增多症、锡中毒、高血压、闭塞性周围血管病、痛风、重金属中毒、乙醇中毒等。此病为局限性阵发性肢端血管扩张，具有可逆性，一般不会发生肢体坏疽。

一、古籍摘要

《景岳全书》云："左足赤肿作痛，此足三阳经湿热下注。先用隔蒜灸，与活命饮一剂，其痛顿止，灸患处出水，赤肿顿消。"

《医宗金鉴》云："治痹病而身寒无热，四肢厥冷，名曰冷痹也。加味升阳散火汤，即内伤门升阳散火汤加羚羊角、犀角。治痹病而肌热如火，名曰热痹也。"

二、病因病机

多由风寒湿邪侵袭，痹着经脉，郁而化热；或肝肾阴虚，湿热毒邪内蕴，攻发下注于肢端肌肤经脉而成此病。

三、治疗

（一）辨证论治

湿热瘀阻证　症见下肢或上肢末端迅速出现烧灼样疼痛，阵发性加剧，皮肤潮红或深红，肿胀，或有麻木感，患处皮肤温度可高于正常 2～3℃，患肢脉搏跳动增强。局部加温、长久站立、活动或肢体下垂等，均可使诸症加重。卧床休息，抬高患肢，局部冷敷，可使诸症减轻。每次发作可持续几分钟、几小时乃至数天，一般无全身症状，但剧烈疼痛常常使患者难以忍受，影响饮食和睡眠（图 21-89～21-92）。舌暗红，苔薄白或黄腻，脉滑数或弦。治宜滋阴活血，清热利湿。方用四妙勇安汤加减，当归 40g，赤芍 15g，玄参、金银花、茵陈各 60g，石膏、薏苡仁各 30g，罂粟壳 10g，黄柏、甘草各 10g，水煎服。待肿痛减轻，皮色暗褐，可用仙方活命饮加减。

（二）中医外治

外用凉开水调真君妙贴散敷于患处，每日 2～3 次。有溃疡者涂黄连膏或生肌玉红膏。

（三）西医西药

内服阿司匹林、盐酸氯丙嗪、盐酸苯丙胺或盐酸麻黄素。普鲁卡因静脉封闭或循经取穴封闭，亦可注射肾上腺素。

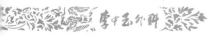

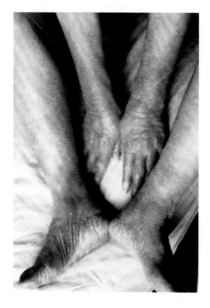

图 21-89　红斑性肢痛症（1）

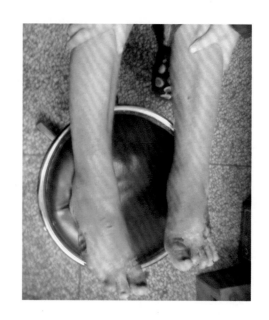

图 21-90　红斑性肢痛症（2）

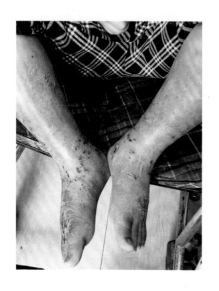

图 21-91　红斑性肢痛症（3）

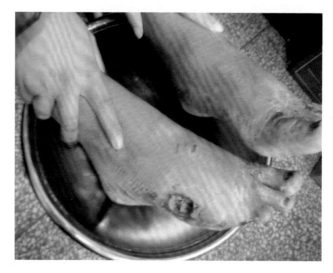

图 21-92　红斑性肢痛症（4）

四、预防调护

勿用温水洗浴，令其抬高患肢。

第二十二章 静脉系统疾病

第一节 下肢湿肿（下肢深静脉血栓形成、血栓性静脉炎）

本病有下肢肿胀，按之凹陷，湿阻的证候，故名下肢湿肿，此病相当于西医学的下肢静脉血栓形成和血栓性静脉炎。本病主要表现为肢体肿胀、疼痛，局部皮温升高和浅静脉怒张四大症状。此病多发于成人，女性较男性多见。好发于左侧下肢，亦有右侧及双下肢同患者。由于病在血脉，位在下肢，下肢多湿，重着黏滞，所以病程缠绵，若治疗得当，3个月内可愈，否则终身不已，也属疑难重病之一。

一、古籍摘要

《外科枢要》云："湿热下注者，先用隔蒜灸、活命饮以解壅毒，次服益气汤、六味丸，以补精气。若色黯不痛者，着肉灸、桑枝灸，以行壅滞助阳气。"

《医宗金鉴》云："从上肿者，多外感风邪，故宜乎汗，从下肿者，多内生湿邪，故宜乎利水。外散风水，宜用越婢汤加苍术，即麻黄、石膏、甘草、苍术，内利水湿，宜用贴脐等法。"

二、病因病机

中医学认为，此病多由妇女经血不调，败血留积；产后恶露不尽，瘀阻经脉；术后、外伤及久卧久坐，营卫不和，气血凝滞，湿热壅聚，经脉阻塞，而发肿胀。

西医学认为，妊娠、分娩、手术创伤均为深静脉血栓形成的诱发因素。静脉血栓形成是血流缓慢、血液的高凝状态及静脉壁损伤三大因素综合作用的结果。

三、诊断要点

（一）诊断标准

1.多发生于外伤、手术、分娩、肿瘤等长期卧床患者，常见于单侧下肢。

2.急性期，下肢突然发生自足至大腿剧烈肿胀，有胀裂感及疼痛，患肢皮肤颜色一般为青紫，也有发白的，皮温正常或略高，浅层静脉怒张，静脉压升高。沿深静脉走行有压痛，霍夫曼征呈阳性。

3.慢性期，活动后患肢肿胀、浅静脉曲张、小腿皮肤色素沉着、皮炎、慢性溃疡及象皮肿。

（二）临床检查

1.直腿伸踝试验　患者仰卧，膝关节伸直，小腿略抬高。检查者手持足部用力使踝关节背

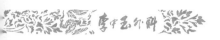

屈，牵拉腓肠肌时有明显疼痛者为阳性，是腓肠肌受牵拉后压迫深部已有血栓炎症的静脉所致。

2. 压迫腓肠肌试验　患者仰卧屈膝，足跟平置，检查者用手指按扣腓肠肌深部组织。如有增厚、紧迫感和压痛，即属阳性。

以上两种试验，均为小腿腓肠肌深部血栓性静脉炎的临床检查方法。

3. 实验室检查　通过血液流变学检查可见全血黏度、血浆黏度增高，红细胞聚集性增高，红细胞电泳时间延长，红细胞变形性降低，纤维蛋白质升高。

4. X线检查　DSA下下肢顺行性静脉造影的主要征象：静脉充盈缺损及完全阻塞中断，也可观察静脉部分再通及交通支、侧支循环的情况。

（三）诊断分类

1. 血栓性深静脉炎　多见于下肢，上肢亦可发生，但少见，共同的症状是肢体弥漫性肿胀、疼痛、皮温升高和浅静脉怒张。有时可伴有发热和全身不适，静脉栓塞部常有压痛，由于栓塞部位不同，临床上有不同的表现。

2. 小血栓性静脉炎　指血栓发生在小腿肌肉内的静脉丛，由于未侵犯静脉主干，对血流影响不太大，激发的炎症反应较轻，临床症状较隐匿，一般以小疼痛为主要特征，步行时胀痛明显，局部有压痛，小腿下段及足部肿胀，行走活动后加剧，平卧休息后减轻。若将患侧足背急剧屈曲，可引起小腿深部肌肉疼痛，浅静脉多无怒张。

3. 原发性髂股静脉血栓性静脉炎　血栓形成位于髂股静脉，约70%发生于左侧，起病急骤，临床表现有4个特点：①疼痛和压痛。血栓在静脉内激发炎症反应产生局部持续性疼痛；远侧静脉回流受阻，压力升高引起胀痛。股三角区有明显的压痛，有时可触及条索状物。②肿胀。患肢呈明显弥漫性肿胀，皮温升高，肤色暗红或苍白，按之凹陷。③浅静脉怒张。浅静脉扩张属于代偿性，以增加远侧部位的静脉回流，日久静脉壁失去弹性而变薄，静脉怒张更为显著。④发热。少数患者有中等程度发热，伴全身不适。

4. 继发性髂股血栓性静脉炎　血栓起源于小腿肌肉静脉丛，顺行扩展到髂股静脉，有下列临床特点：①起病隐匿。②开始时症状轻微，直到股静脉受累时才发现。③转为慢性后会继发足靴区营养性改变，包括色素沉着、瘙痒、脱屑、湿疮、溃疡等。④一般无发热等全身症状。

四、鉴别诊断

1. 原发性下肢静脉曲张　多见于负重久站者，下肢静脉迂曲，盘状隆起，站立时明显，伴有患肢沉重、疲乏，少有胀痛，活动后小腿踝部肿胀，休息后可减轻或消失，静脉曲张并有血栓形成时，也可发生疼痛，部分血栓性深静脉炎后期也可出现静脉曲张，应予区别。

2. 下肢淋巴管阻塞　发病缓慢，开始足部轻度水肿，逐渐加重，累及小腿，皮肤肥厚、粗糙、变硬，按之不凹陷，较少形成溃疡。淋巴管造影可以鉴别。

五、治疗

（一）辨证论治

湿热壅滞证　初患自感下肢酸沉疼痛，以腹股沟部明显，继之出现下肢通肿，可上至少腹，旁及阴囊，皮色不变或发白发绀，按之凹陷难复，大腿根部可有压痛。极少数患者下肢肿胀，皮色青紫，足背动脉搏动减弱或消失（图 22-1～图 22-6）。舌暗红，苔白腻，脉弦或滑、濡。治宜活血化瘀，清热利湿。方用活血利湿汤：当归、玄参、茵陈、金银花、丹参各 30g，车前子、赤芍各 20g，泽泻 15g，桃仁 12g，甘草 10g，水煎服；或仙方活命饮去天花粉、防风、浙贝母，加土鳖虫、桃仁、丹参、茵陈、苍术、防己，水煎服。若病至数月或数年，下肢硬如象皮，酸沉重感，方用当归拈痛汤加减。

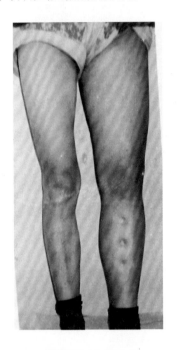

图 22-1　下肢湿肿（1）

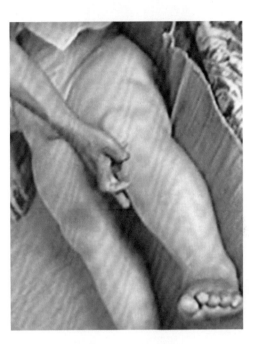

图 22-2　下肢湿肿（2）

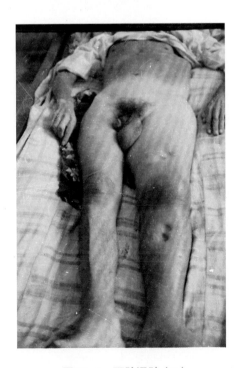

图 22-3　下肢湿肿（3）

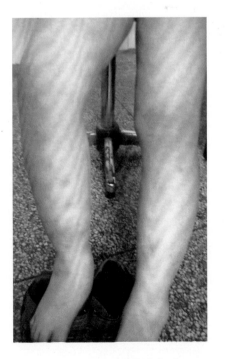

图 22-4　下肢湿肿（4）

第二十二章　静脉系统疾病

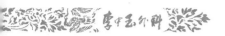

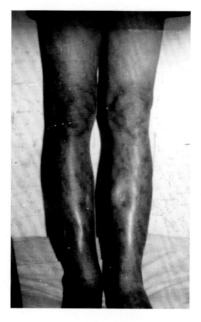

图 22-5　肿瘤压迫引起下肢湿肿

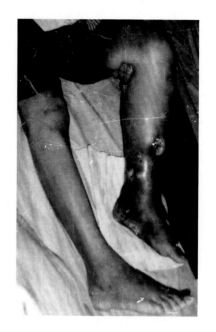

图 22-6　溃疡染毒引起下肢湿肿

（二）西医西药

1. 一般治疗　血栓性浅静脉炎一般不需特殊处理，在外裹弹性绷带或穿弹力袜的条件下，上肢可以活动，下肢能行走，不需卧床休息。如果病变比较严重，局部表现比较明显，可以卧床休息数天。根据具体情况，上肢可衬枕，下肢可抬高30°，同时采用镇痛药和局部热敷，症状往往迅速消退，只在局部遗留少许色素斑。除化脓性浅静脉炎外，一般不用抗生素。下肢深静脉血栓形成则需抗凝、溶栓治疗，且有发生肺栓塞，甚至猝死风险。若治疗期间出现胸闷胸痛，咳嗽咯血，呼吸困难，面色发绀，要及时吸氧，应用抗凝血、溶栓药物，并及抢救治疗。

2. 血栓性浅静脉炎的手术治疗　如果采取上述措施无效，血栓形成有侵犯深静脉趋向者，应及时施行手术，高位结扎受累静脉，予以切除或者剥脱。其优点：①可以防止深静脉受累。②解除缺乏瓣膜的大隐静脉逆向压力后，能够迅速消除直立性疼痛。③可以简化其他辅助治疗的方法，加速疗程。如果病变发生后在原有曲张的大隐静脉，经过相当时间，待病变进入静止阶段后，可再施行剥脱术疗法。

3. 介入治疗　急性下肢深静脉血栓形成可在 DSA 下行"下腔静脉滤器置放术＋药物灌注溶栓术"，条件允许情况下，可应用 Straub 或 Aspirex 行血栓清除术；对于发生"股青肿"的患者，亦可考虑 DSA 下行下"腔静脉滤器置放＋深静脉切开取栓术"。

六、预防调护

1. 对于深静脉血栓形成患者，无下腔静脉滤器保护情况下，在治疗期间，要卧床休息，抬高患肢。

2. 血栓性浅静脉患者，可适量下床活动，忌按摩挤压刺激患肢。

3. 如有遗留肢体肿胀、浅静脉曲张等症状，建议穿弹力袜，适量活动，勿久坐久站；对于长期卧床患者，可定期按摩小腿或行气压治疗，预防血栓形成。

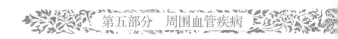

第二节 黄鳅痈（小腿静脉炎）

小腿内侧结肿块，长如黄鳝、泥鳅，谓之黄鳅痈。此病相当于西医学的血栓性浅静脉炎。血栓性浅静脉炎，中医学称之为青蛇毒，多见于四肢浅静脉和胸、腹壁浅静脉，尤其是大、小隐静脉，头静脉，贵要静脉，以及曲张静脉。常有静脉穿刺史、静脉内注射各种刺激性溶液，如高渗葡萄糖、抗生素、烃化剂、有机碘等。对静脉壁的刺激作用或静脉穿刺引起的机械性损伤是常见的发病原因。临床主要表现为静脉行径及周围组织突发硬结，红肿热痛、触痛或牵拉痛。可持续1～3周，逐渐消退，或遗留条索状硬物，长期不消。以下仅论述小腿血栓性浅静脉炎，其他部位诊治可作为参考。

一、古籍摘要

《证治准绳·疡医》云："或问：足小肚内侧，微红微肿，坚硬如石三四寸许，痛楚难禁，何如？曰：此名黄鳅痈。属足太阴与足厥阴二经湿热，又积愤所致。宜服五香汤、流气饮，加牛膝、木瓜、防己、黄柏。"

《疡科心得集》云："黄鳅痈，生于小腿肚里侧，又名胫阴疽，由肝脾二经湿热凝结而成。微红微肿，坚硬如石，三四寸许，痛楚难禁。如期溃出稠脓者，吉；如溃流污水败酱者，凶；治同痈疽。"

《疡医大全》云："黄鳅痈生小腿肚里侧硬肿，长有数寸，形如泥鳅，其色微红，由肝脾二经湿热凝结而成。如期溃出稠脓者吉，如溃流污水败浆者凶，治同痈疽。"

《外科证治全书》云："膝眼下三寸外为三里发，小腿里侧长数寸为黄鳅痈。"

《医宗金鉴·外科心法要诀》云："黄鳅痈生腿肚旁，疼痛硬肿若鳅长，肝脾湿热微红色，顺出稠脓逆败浆。此证生在小腿肚里侧，疼痛硬肿，长有数寸，形如泥鳅，其色微红，由肝、脾二经湿热凝结而成。应期溃破出稠脓者为顺；若出污水败浆者属逆。初服五香流气饮，其次内、外治法，俱按痈疽肿疡、溃疡门。

五香流气饮：金银花二两，小茴香、僵蚕（炒）、羌活、独活、连翘（去心）、瓜蒌仁各一两五钱，藿香五钱，丁香二钱，木香、沉香、甘草各一钱，分为十剂，水煎，随病上下服。"

《外科大成》云："黄鳅痈生小肚内侧，长三四寸，一名胫阴疽。微红微肿，坚硬如石，痛甚。由脾经湿热，或肝经积愤所致。初宜五香流气饮，加下部引经药，溃而出清水，呕吐不食者，不治。"

二、病因病机

此病总由肝经湿热下注，经脉阻塞；或劳伤筋脉，气血瘀滞；或患有脚湿气，甲趾疮，脚部破损染毒等，邪毒炽盛，循经沿脉流注上行，留聚壅结而成。或其他部位静脉穿刺输液刺激导致。

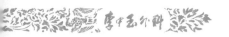

三、诊断要点

1. 好发于小腿内侧，或四肢穿刺静脉，或胸腹壁浅静脉。

2. 急性期，小腿内侧沿浅静脉行径突然出现结节，红肿热痛，牵扯痛，周围皮肤有红斑水肿。常伴有发热，全身不适。口苦咽干，甚或便秘溲赤，苔黄，脉数，红肿硬结可持续 1～3 周，然后逐渐消退。

3. 慢性期，一般由急性期演变而成。静脉结节长久不消，逐渐变硬成条索状，皮肤色素沉着，局部有隐痛胀坠感。一般多无全身症状。

四、鉴别诊断

1. **红丝疔**　起病急，伴有高热，上（下）肢内侧红丝一条迅速向近端走窜，止于近端淋巴结，红丝较细，走窜迅速，全身症状明显，但消退亦快，少有转为慢性者，且常因肢端感染病灶而继发。

2. **结节性、游走性浅静脉炎**　为血栓闭塞性脉管炎初期或病情进展期常见的并发症，常于患肢足背或小腿内侧大隐静脉行径出现结节，微红或黯红，肿胀疼痛。反复发作，一处未愈，他处又起，伴有间歇性跛行，或患肢苍白，黯红，皮温低，足背动脉搏动减弱或消失。

五、治疗

（一）辨证论治

1. **湿热阻滞证**　此病初起先在小腿内侧结有条索状硬结，或有硬结成串，皮色赤红，焮热疼痛，短者数寸，长者盈尺，多从下游走上延，重者可至膝上股部。数日内肿胀散漫，可局限于小腿内侧，亦可小腿通肿，朝轻暮重，活动、下垂位加重，抬高患肢肿胀可减轻，按之凹陷，软而不硬，酸沉重于疼痛（图 22-7 和图 22-8）。可伴发热恶寒，舌质红，苔黄，脉数。治宜活血凉血，清热解毒利湿。方用活血解毒利湿汤加减，当归、川芎、赤芍各 15g，生地黄、牡丹皮、黄柏各 10g，金银花、茵陈各 30g，泽泻、车前子、连翘各 10g，甘草 10g。

2. **热毒壅结证**　若经治疗，湿热证渐去，仅留有条索状硬结或结成硬块。舌质红，苔黄，脉弦数。治宜清热解毒，活血散结。方用和营解毒汤加减：当归、茵陈、赤芍、金银花、丹参各 20g，川芎、连翘各 12g，穿山甲（现已禁用）、皂角刺各 6g，桃仁、红花、牡丹皮、甘草各 10g。此病若治疗不当，多可延误成慢性，化脓者较少。

3. **血瘀脉络证**　若红肿局限，呈条索状硬结或硬块，色紫，舌暗红，苔薄黄，脉弦。治宜活血祛瘀，通经导滞。方用仙方活命饮或桃红四物汤加减。若肿块局限，肿痛较重，有化脓之象，按小腿痈辨证治疗。

（二）中医外治

若硬结成串，焮热疼痛者，外贴金黄膏。

六、预防调护

卧床休息，抬高患肢，忌食辛辣之物。

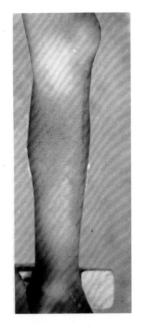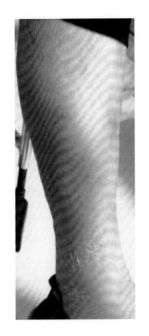

图 22-7　黄鳅痈（1）　　　　图 22-8　黄鳅痈（2）

第三节　青蛇毒（静脉曲张、血栓性浅静脉炎）

小腿部结块色青，形长若蛇，谓之青蛇毒，又称青蛇便、青蛇痈。此病相当于西医学的小腿静脉曲张、血栓性静脉炎，是一种血管血栓性疾病，病变主要累及下肢的大隐静脉、小隐静脉及其分支。好发于成年男性，重体力劳动者较为常见，患病前多先患有静脉曲张史，一般预后良好。

一、古籍摘要

《疡医大全·青蛇便门主论》云："《鬼遗方》云：青蛇便生足肚之下，结块长二三寸许，寒热大作，饮食不进，属足少阴与足太阳二经，由肾经虚损，湿热下注所致。头向上者难治，头向下者刺出恶血，如老弱之人呕吐腹胀，神昏脉躁者，必死。"

《证治准绳》曰："青蛇便，或问：足肚之下结块，长二三寸许，寒热大作，饮食不进何如？曰：此名青蛇便。属足少阴与足太阳经，由肾经虚损，湿热下注所致。头向上者难治。头向下者刺出恶血，服活命饮加木瓜、牛膝、黄柏，或乌金散、紫金丹选用。老弱之人，呕吐腹胀，神昏脉躁者死。"

《外科启玄》曰："青蛇便即青蛇痈，生小腿上，有一条如蛇，大者为头，小者为尾，初起宜表汗。"

《外科大成》云："青蛇毒生足肚之下，亦长二三寸，寒热不食，由足少阴太阳湿热下注。蛇

第二十二章　静脉系统疾病

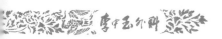

头向下者顺，向上难治。宜针蛇头。出黑血，搽拔疗散，肿处涂离宫锭子，内服药与腓腨发同。"

《外科证治全书》云："于腿胫、腿肚为肾气游风，膝眼下三寸外为三里发，小腿里侧长数寸为黄鳅痈，小腿肚下长二三寸为青蛇毒。"

《医宗金鉴·外科心法要诀》云："此证又名青蛇便，生于小腿肚之下，形长二三寸，结肿，紫块、僵硬、憎寒壮热、大痛不食，由肾经素虚，膀胱湿热下注而成。蛇头向下者，毒轻而浅，急刺蛇头一半寸，出紫黑血，随针孔搽拔疗散；外敷离官锭，内服仙方活命饮，加黄柏、牛膝、木瓜。亦有蛇头向上者，毒深而恶急，刺蛇头一二寸，出紫黑血，针孔用白降丹细条插入五六分，外贴巴膏，余肿敷太乙紫金锭，内服麦灵丹，俟毒减退，次服仙方活命饮调和之。若毒入腹，呕吐腹胀，神昏脉躁，俱为逆证。"

二、病因病机

中医学认为，本病的发病机制在于饮食不节，肝气郁滞，劳伤筋脉，以致湿热或寒湿下注经脉，气血瘀滞，脉络阻塞不通，不通则痛，结聚成块；气血瘀阻，营血回流受阻，水津外溢，聚而为湿，流溢下肢则肿；血瘀阻络，久则瘀而化热，则有发热，患肢温度升高，血瘀甚则表浅络脉显露。

西医学认为，下肢静脉曲张时，无论是属于大隐静脉，或小隐静脉的属支，由于静脉血瘀滞、足靴区皮肤常因营养性变化，承受慢性感染，可使曲张的静脉遭受缺氧和炎症性损害，导致血栓性浅静脉炎。

三、诊断要点

1. 多发生于重体力劳动者，怀孕后，或有损伤病史可查的患者。

2. 多有大隐静脉，或小隐静脉的属支曲张，或出现网状和柱状的条状物，团块状物。

3. 单纯的曲张静脉可为紫黑色蚯蚓状空心囊，若有瘀血或感染，会出现条索状、豆荚状、算珠状、团块状大小不等肿块，皮色暗红。

4. 可有小腿酸沉疼痛，肿块有压痛或无痛。若出现溃疡，即为臁疮。

四、鉴别诊断

1. 红丝疗（急性淋巴管炎）　起病较急，发展迅速，或伴有发热，犹如红线一条，色红，疼痛，按之痛甚，但没有索条状硬物，大多在病变附近有感染病灶或皮肤破损，消退得很快，患肢不会发生肿胀，不留色素沉着。

2. 瓜藤缠（结节性红斑）　多见于女性，与结核病、风湿病有关。皮肤结节多发于小腿，伸、屈侧无明显区别，呈圆形、片状或斑块状，一般不溃烂。可有疼痛、发热、乏力、关节痛，血沉及免疫指标异常。

五、治疗

（一）辨证论治

1. 气血瘀滞证　多发于小腿内侧中下段，可在原有青筋暴露的基础上，突然出现条索、豆莱样硬结，或盘曲成团之肿块，色青紫，质地较硬，严重者整个小腿可出现肿胀，酸沉疼痛，朝轻暮重，活动后尤著，舌质暗红苔薄黄，脉沉涩（图22-9～图22-13）。治宜活血清热利湿。方用桃红四物汤加减，当归、金银花、茵陈、丹参各30g，牡丹皮、桃仁、红花、水蛭、乳香、川芎、黄柏各10g，赤芍20g，车前子、泽泻各15g，甘草6g，水煎服。

2.瘀血湿热证　小腿原有青筋暴露盘曲成团，伴有肿胀疼痛，皮色暗红，按之较硬或凹陷，舌暗红，苔黄腻，脉沉滑（图22-14和图22-15）。治宜活血化瘀，清热利湿。方用仙方活命饮去天花粉，重用当归、赤芍，加牡丹皮、桃仁；湿重选加茵陈、黄柏、泽泻、萆薢、车前子。

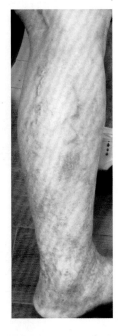 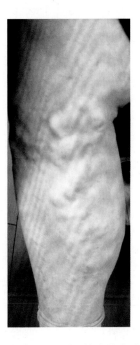

图22-9　小腿静脉曲张（1）　　　　图22-10　小腿静脉曲张（2）

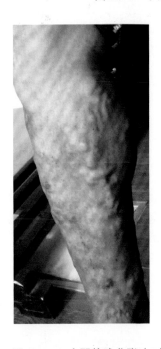 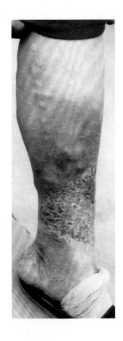 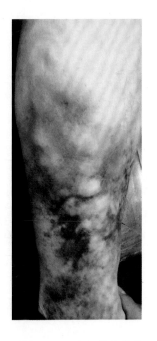

图22-11　小腿静脉曲张（3）　　　图22-12　小腿静脉栓塞（1）　　　图22-13　小腿静脉栓塞

（2）

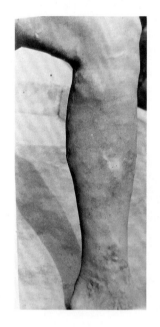 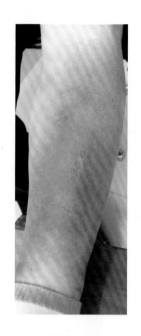

图 22-14　小腿脉栓塞性静脉炎（1）　　图 22-15　小腿栓塞性静脉炎（2）

（二）中医外治

一号散结灵，每次一包，热水融化，待温，湿敷患处，每天 2 次；外敷金黄膏，每日 1 次敷患处；若肿块局限、坚硬，可在局部麻醉下行血栓剥离术。

（三）西医西药

1. 一般治疗　血栓性浅静脉炎一般不需特殊处理，在外裹弹性绷带或穿弹力袜的条件下，上肢可以活动，下肢能行走，不需卧床休息。如果病变比较严重，局部表现比较明显，可以卧床休息数天。根据具体情况，上肢可衬枕，下肢可抬高 30°，同时采用镇痛药和局部热敷，症状往往迅速消退，只在局部遗留少许色素斑。除化脓性浅静脉炎外，一般不用抗生素。如有炎症较重者，则抗菌消炎治疗。

2. 手术治疗　极少数患者，如果采取上述措施无效，血栓形成有侵犯深静脉趋向者，应及时施行手术，高位结扎受累静脉，予以切除或者剥脱。其优点：①可以防止深静脉受累。②解除缺乏瓣膜的大隐静脉逆向压力后，能够迅速消除直立性疼痛。③可以简化其他辅助治疗的方法，加速疗程。如果病变发生后在原有曲张的大隐静脉，经过相当时间，待病变进入静止阶段后，可再施行剥脱术疗法。化脓性浅静脉炎，最好切除整个受累的大隐静脉或贵要静脉或头静脉，而且切口要开放，疏松填塞敷料，等症状减轻，局部炎症消退后，再做二期缝合。如残留的结节条状物不清，且时而作痛，经中药治疗后症状明显改善后，可考虑手术切除。

六、预防调护

卧床休息，抬高患肢。

第四节　臁疮（下肢溃疡）

小腿内外臁处生疮溃烂，口久不敛，口周顽硬紫黑，谓之臁疮。因此，疮生于小腿中下段，正是女子裙边、男子裤口垂贴之处，故又名边疮裙、裤口毒、裤口风疮，俗称老烂腿、老烂脚等。此病历代医家论述颇多，被视为疮家顽症。此病好发于中老年男性，以从事重体力劳动者多患。多发于一侧小腿，亦可双侧同患。发病部位以小腿下 1/3 处最多，常伴有炸筋腿症。发于小腿外侧为外臁，经属三阳，易治；发于小腿内侧为内臁，经属三阴，且肌肉较薄，故病难愈，但伤筋损骨者并不多见。此病相当于西医学的小腿慢性溃疡。

一、古籍摘要

《华佗神医秘传》云："臁疮有内外之异，因脏腑有湿毒，乃外发为疮。亦有因打扑、抓磕，或遇毒虫、恶犬咬破损伤而形成疮者。"

《外科启玄》云："内外足踝骨生疮，名曰裙边疮。是受裙边风所致，久治不痊，盖因不禁房事故也。"

《疡医大全》云："夫疮者，皆由肾脏虚寒，风邪毒外攻三里之旁，灌于阴交之侧，风热毒流注两脚生疮，肿烂疼痛臭秽，步履艰难。此疮生于臁骨为重，以其骨上肉少皮薄，故难易愈也。"

《外科证治全生集》云："生于小腿，男人谓之烂腿，女人谓之裙风疮。因气滞血瘀，经年累月，臭烂憎人。初起或腿上搔破，或生小疮。"

《外科大成》云："女人为裙风裤口，生于外臁者。由三阳经湿热，易治。宜胃苓汤，加紫苏、牛膝以渗湿。次服八珍汤，加荆芥、防风、羌活、白芷、连翘、金银花以固本。生于内臁者，由三阴经虚热，难瘥。宜补中益气汤加茯苓、白芍药，及六味地黄丸、八味地黄丸。外兼洗贴蒸灸等法。"

《外科方外奇方》云："烂腿方：轻粉（一钱漂净），铜绿（一钱漂净），海螵蛸（四钱），赤石脂（一两），滑石（四钱），东丹（一钱漂）。上药研细过筛，麻油敷患处。"

《医宗金鉴·外科心法要诀》云："臁疮当分内外臁，外臁易治内难瘥，外属三阳湿热结，内属三阴虚热缠。法宜搜风除湿热，外贴三香夹纸钱。注：此证生在两胫内外臁骨，外臁属足三阳经湿热结聚，早治易于见效；内臁属三阴有湿，兼血分虚热而成，更兼臁骨皮肉浇薄，难得见效，非常缠绵。初发先痒后痛，红肿成片，破津紫水。新起宜贴三香膏，色紫贴夹纸膏；日久疮色紫黑，贴解毒紫金膏；又年久顽，疮皮乌黑下陷，臭秽不堪者，用蜈蚣钱法，祛风毒、化瘀腐，盖贴黄蜡膏，渐效。初服黄芪丸，日久者服四生丸，下元虚冷者宜虎潜丸，常服甚效，但腿胫在至阴之下，生疮者当戒劳动、发物，其证可愈，否则难痊。

三香膏：轻粉、乳香、松香（各等分），共为末、香油调稠，用夹纸一面，以针密刺细孔，将药夹搽纸内；先以葱汤洗净患处，将药纸有针孔一面，对疮贴之，三日一换。方歌：三香轻粉

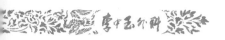

乳松香，研末油调纸内藏，葱汤洗患方贴药，初起臁疮用此良。

夹纸膏：黄丹（炒）、轻粉、儿茶、没药、雄黄、血竭、五倍子（炒）、银朱、枯矾（各等分）。共为末，量疮大小，剪油纸二张，夹药于内，纸周逢用面糊黏住，纸上用针刺孔；先将疮口用葱、椒煎汤洗净拭干，然后粘贴，以帛缚之，三日一洗，再换新药贴之。方歌：夹纸膏贴臁疮破，黄丹轻粉儿茶没，雄黄竭倍银朱矾，油纸夹贴腐可脱。

解毒紫金膏：明净、松香、皂矾（各一斤）。共研极细末，香油调稠；先用葱、艾、甘草煎汤洗净患处，再搽此药，油纸盖住，以软布扎紧，三日一换，此药又治杨梅结毒，腐烂作臭，脓水淋漓，用之甚效。方歌：解毒紫金臁疮烂，明净松香皂矾煅，二味研末香油调，葱艾草汤先洗患。"

二、病因病机

中医学认为，其内因多由肝经郁热，脾虚下陷，肾经亏损，湿浊下注，凝滞小腿筋脉，气血瘀结而为臁疮。外因多由担负过重，久立远行，劳伤筋脉，筋炸血瘀；或虫兽咬伤 碰磕撞伤，复染湿热邪毒；或初患湿毒小疮，治疗不当，皮破肉腐，日久而为臁疮。

西医学认为，下肢深、浅静脉及穿通支血管的结构异常，静脉压力增高是小腿皮肤营养性改变和溃疡发生的解剖病理基础，长期深静脉瓣膜功能不全或深静脉血栓形成后遗症，造成的下肢深静脉血液回流不畅，是溃疡形成的主要原因，而长期站立、腹压过高和局部皮肤损伤，是溃疡发生的诱发因素。

三、诊断要点

1. 本病多见于久立、久行者，常为筋瘤病、臁疮的原因之一。

2. 发病前多有下肢静脉曲张或静脉瓣膜功不全病史。

3. 初起小腿肿胀、色素沉着、沉重感，局部青筋怒张，朝轻暮重，逐年加重，或出现浅静脉炎、淤积性皮炎、湿疹等一系列静脉功能不全表现，继而在小腿下 1/3 处（足靴区）内臁或外臁持续漫肿、苔藓样变的皮肤出现裂缝，自行破溃或抓破，糜烂，滋水淋漓，溃疡形成，当溃疡扩大到一定程度时，边缘趋稳定，周围红肿，或日久不愈，或经常复发。

4. 后期疮口下陷，边缘高起形如缸口，疮面肉色灰白或秽暗，滋水秽浊，疮面周围皮色暗红或紫黑，或四周起湿疹而痒，日久不愈。继发感染则溃疡化脓。严重时溃疡可扩大上至膝下到足背、深达骨膜。少数患者可因缠绵多年不愈，蕴毒深沉而导致癌变。

四、鉴别诊断

1. 结核性臁疮　常有其他部位结核病史；皮损初起为红褐色丘疹，中央有坏死，溃疡较深，呈潜行性，边缘呈锯齿状，有败絮样脓水，疮周色紫，溃疡顽固，长期难愈；病程较长者，可见新旧重叠的疤痕，愈合后可留凹陷性色素疤痕。

2. 臁疮恶变　可为原发性皮肤癌，也可由臁疮经久不愈，恶变而来；溃疡状如火山，边缘卷起，不规则，触之觉硬，呈浅灰白色，基底表面易出血。

3. 放射性臁疮　往往有明显的放射线损伤史；病变局限于放射部位；常由多个小溃疡融合成

一片，周围皮肤变有色素沉着，或夹杂有小白点，损伤的皮肤或肌层明显僵硬，感觉减弱。

五、治疗

（一）辨证论治

1.血瘀湿热证　初期小腿酸沉胀痛，皮肤微红或暗褐、肿胀呈非压陷性，或青筋暴露、怒张，或为浅表小溃疡，脓水稀薄，肉芽不鲜，溃口不敛，口周皮肤紫滞暗红微硬，外周小腿常有肿胀，按之凹陷，朝轻暮重，活动后尤甚；或口周皮肤糜烂，滋水淋漓，痒痛兼作，舌质红，苔白腻或黄，脉濡数（图22-16～图22-20）。治宜活血利湿，清热解毒。方用四物汤合萆薢渗湿汤加减：当归、川芎、赤芍、生地黄、牡丹皮各10g，金银花20g，连翘、泽泻、车前子各15g，茵陈、茯苓皮、萆薢各30g，甘草、苦参各10g，水煎服。

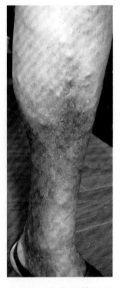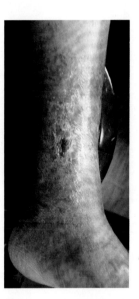

图22-16　血瘀湿热证（1）　　　　图22-17　血瘀湿热证（2）

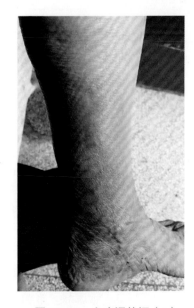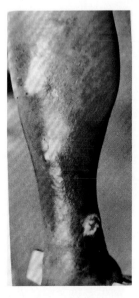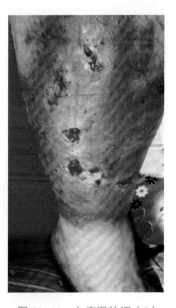

图22-18　血瘀湿热证（3）　　图22-19　血瘀湿热证（4）　　图22-20　血瘀湿热证（5）

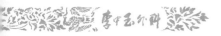

2.血瘀气虚证 若日久口不敛，溃旁逐渐外延加深，小者若掌心，大者可溃烂半个小腿，形长、圆不等，或深或浅不一，疮口凹陷，边缘如缸口，肉芽暗红紫褐，上覆灰黄薄膜样物，时流灰黑或绿色稀薄污水，臭秽不堪，口周紫黑若牛眼，质硬似象皮，微痒微痛；或伴有青筋暴露，盘曲成团结块；或伴有小腿漫肿，按之如绵，舌淡红或暗红，苔薄白，脉沉缓（图22-21～图22-26）。治宜补气活血，健脾利湿。方用托里消毒散，有热者加连翘、蒲公英，湿热加茵陈、泽泻，瘀重加牡丹皮、红花，寒湿加苍术、薏苡仁。

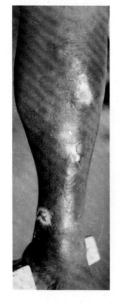
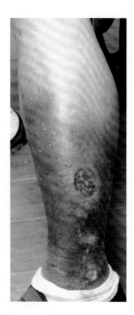
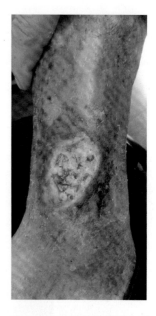

图22-21 血瘀湿热证（1）　　图22-22 血瘀气虚证（2）　　图22-23 血瘀气虚证（3）

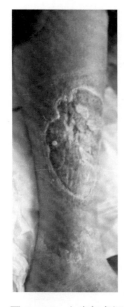
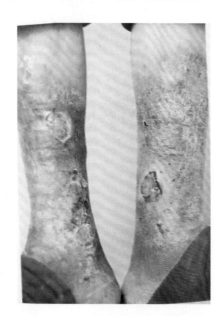
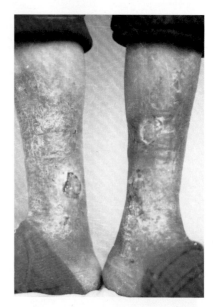

图22-24 血瘀气虚证（4）　　图22-25 血瘀气虚证（5）　　图22-26 血瘀气虚证（6）

3.气血虚弱证 若患病多年，溃疡光滑板亮苍白无肉芽，脓水稀少，口周及整个小腿肌肉萎细，坚硬贴骨，皮色灰黑，微痒不痛，面色萎黄，倦怠乏力，舌淡红，苔薄白，脉沉缓。多为气

第二十二章 静脉系统疾病

血虚弱，肌肤失于荣养，化燥生风（图3–27～图3–31）。治宜补气养血祛风。方用当归饮加牡丹皮、红花、川牛膝。若有阴虚证候者，内服知柏地黄丸加减。

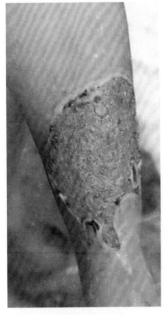

图3–27　气血虚弱证（1）

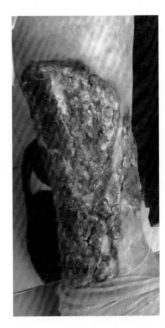

图3–28　气血虚弱证（2）

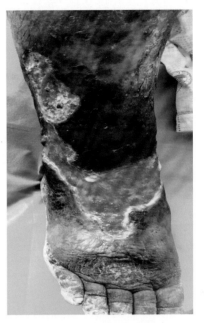

图3–29　气血虚弱证（3）

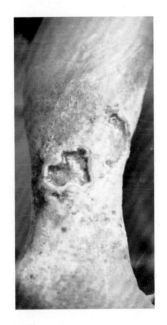

图3–30　气血虚弱证（4）

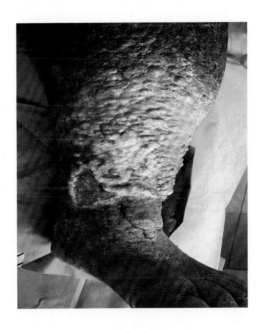

图3–31　气血虚弱证（5）

（二）中医外治

1.若脓水稀薄，肉芽不鲜，溃口不敛者，溃口外掺蓝面药或五宝丹，贴加味太乙膏；或生肌玉红膏摊于纱布敷料上，每2日换药一次。糜烂流水者，用青黛散或绿色散。

2.若疮口凹陷，时流灰黑或绿色稀薄污水，臭秽不堪者，溃口掺蓝面珍珠散，外贴加味太乙膏药或生肌玉红膏。

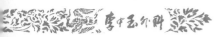

3.若脓水稀少，疮口周及整个小腿肌肉萎细者，外用蟾皮膏（鲜蟾皮1～2只、冰片、轻粉各少许，共捣为膏摊于纱布上）黏附顽肉处1～2次，出现剧痛时取下不用，或掺五五丹数次，待腐肉渐脱，脓较多时，再掺八宝丹，贴加味太乙膏药或生肌玉红膏。换药后，要用绷带缠缚。

六、预防调护

患者在治疗期间，应卧床休息，抬高患肢。

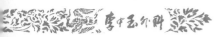

第二十二章
静脉系统疾病

第六部分　皮肤病

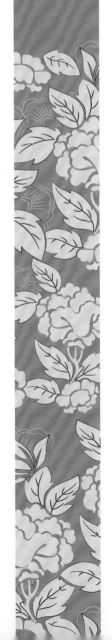

第二十三章　皮肤病概论

皮肤由表皮、真皮和皮下组织组成。发生于人体皮肤、黏膜及皮肤附属器的疾病，统称为皮肤病。性传播疾病是指通过性接触、类似性行为及间接接触所感染的一组传染性疾病，简称为"性病"，过去又称为"花柳病"。

皮肤病的病种很多，目前已认识的有2000多种，常见病亦达200～300种，为中医外科学的重要组成部分。过去称梅毒、淋病、软下疳、性病性淋巴肉芽肿及腹股沟肉芽肿为"经典性病"。1975年，世界卫生组织（WHO）正式决定使用性传播疾病（STD）来代替旧名，增加了非淋菌性尿道炎、生殖器疱疹、艾滋病（AIDS）、尖锐湿疣等达20多个病种。本书选入临床常见病种百余个，涉及多个类型。

一、病因病机

皮肤病的病因病机虽然复杂，但归纳起来不外乎内因、外因两类。外因主要是风、湿、热、虫、毒，内因主要是七情内伤、饮食劳倦和肝肾亏损。其病机主要因气血不和、脏腑失调、邪毒结聚，而致生风、生湿、化燥、致虚、致瘀、化热、伤阴等。性传播疾病主要由性接触染毒致病，属特殊病种，其病因病机分述于各病中。

1. 风　很多皮肤病都与风邪有着密切关系。风邪可以单独直接致病，也可以与他邪合而致病。当人体腠理不密，卫气不固时，风邪乘虚入侵，阻于皮肤，邪毒结聚，内不得疏通，外不得表解，使营卫不和，气血运行失常，肌肤失于濡养，则可致皮肤病。风邪所致皮肤病，其病变多具有发生迅速，骤起骤消，游走不定，泛发全身或多发头面，皮肤干燥、脱屑、瘙痒等特点。常见皮损有红斑、风团、丘疹、结节、脱屑等。若皮损色白，遇寒易发，苔薄白，脉浮紧者为风寒；皮损色红，遇热易发，苔薄黄，脉浮数者，为风热。

2. 湿　皮肤病以外湿居多，但有时外湿与内湿相合致病。湿邪侵入肌肤，郁结不散，与气血相搏，多发生疱疹、瘙痒、渗液、糜烂等。湿邪所致的皮肤病，其皮肤损害为水疱，或为多形性，或皮肤糜烂，常患病于下部，或浸淫四窜，滋水淋漓，病程缠绵，难以速愈。若与内湿相合，则常伴有胸闷，纳差，肢体沉重，苔白腻，脉濡缓等症状；若湿邪与寒邪相合，则伴有四肢乏力，一身肌肉疼痛，四肢受凉，则出现肢端发冷、苍白或紫暗，苔薄白，脉迟缓等症状。

3. 热　热为阳邪，热为火之渐，热微则痒；火为热之甚，热盛则痛。外感热邪，或脏腑实热，蕴郁肌肤，不得外泄，熏蒸肌表，均可发生皮肤病。火热同属阳邪，只是轻重的区别，火热之邪性喜炎上，发病暴速，蔓延也快，故热邪致病多发于人体上部，化火则易灼伤营血；热盛则灼烁肌肤而红热灼痛，常伴身热口渴，便秘，尿赤，苔黄，脉数等症状。

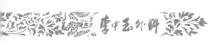

4.虫　由虫致生的皮肤病多种多样，虫不同则皮损也不相同。一为皮肤中寄生虫直接致病，如疥虫引起的疥疮，真菌则可引起手癣、脚癣、体癣、甲癣等病；一为由昆虫的毒素侵入或过敏引起的皮肤病，如蚊虫、臭虫、蠓虫、虱子叮咬所致的损伤和虫咬皮炎。此外，尚可由肠道寄生虫过敏及禽类寄生虫毒、桑毛虫毒、松毛虫毒等引起皮肤病等，在临床中均较常见。中医文献中对部分皮肤病认为是虫蚀所致，尤其是《诸病源候论》中所载因虫所致 11 种皮肤病，谈及有虫者约占 10 种，由于古代条件所限，将真菌所致皮肤病也归为虫蚀为患；或以虫来形容皮肤病的瘙痒，如"痒如虫行"，而皮损中实非有虫，应予以区别。由虫引起的皮肤病，其症状是皮肤瘙痒甚剧，有的表现糜烂，有的能互相传染，有的可伴局部虫斑，脘腹疼痛，大便中可查到虫卵等。

5.毒　由毒邪引起的皮肤病可分为食毒、药物毒、虫毒、漆毒等，其病机不外中其毒邪或禀赋不耐对某物质过敏而成。由毒邪引发的皮肤病，发病前有食"毒"物史或曾内服某种药物，或接触某种物质，或有毒虫叮咬史，需经过一定的潜伏期后方发病。其症状是皮损表现为红斑、肿胀、丘疹、水疱、风团、糜烂等多种形态，或痒或痛，轻证则局限一处，重证则泛发全身。停止上述毒邪来源后，其病来势急而去也快。有病情严重者，皮肤暴肿，起大疱，破流滋水，皮肤层层剥脱，甚则危及生命，不可忽视。

6.瘀血　为皮肤病重要的病因病机，凡外感六淫，内伤七情，均可导致气机不畅，气为血帅，血随气行，气滞则血凝，血凝久则成瘀。血瘀证候多见于慢性皮肤病，其特点如皮损色暗、紫红、青紫，或出现肌肤甲错、色素沉着、瘀斑、肥厚、结节、肿块、瘢痕，舌紫或有淤点，脉弦涩等。

7.血虚风燥　亦为皮肤病的重要病机。多种慢性皮肤病，因长期皮肤瘙痒，寝食不安，脾虚食减，脾胃失其健运，阴血失其化源，以致血虚生风化燥；或风湿郁久，郁而化热化火，伤其阴血，阴血亏虚，导致血虚风燥；或本虚病久，导致血虚风燥。由于血虚则不能濡养肌肤，肤失濡润，血虚生风化燥，风邪逗留肌肤，可引起皮肤干燥、脱屑、瘙痒、粗糙等情况。血虚风燥，临床症状表现为病期较长、皮损干燥、肥厚、粗糙、脱屑、瘙痒，伴有头晕，目眩，面色苍白，苔薄，脉濡等。血虚风燥常见于牛皮癣、白疕、慢性湿疮、风瘙痒、鱼鳞病等慢性病久之皮肤病。

8.肝肾不足　脏腑失调是皮肤病重要的病因病机，其中以肝肾不足为多见。肝藏血，开窍于目，在体为筋，其华在爪，其色属青；肾藏精，为先天之本，为生殖发育之源，开窍于耳，其荣在发，其色黑。肝血虚，爪甲失养，则指甲肥厚干燥变脆；肝虚血燥，筋气失荣，则生疣目；肝经火郁血滞，可致血痣。肾精不充，发失其养，则毛发干枯易脱；肾虚，本色上泛，则面生黧黑斑。因肝肾不足所致生的皮肤病，其特点：大多呈慢性过程，其皮损有干燥、肥厚粗糙、脱屑或伴毛发枯槁，脱发，色素沉着，指甲受损，或伴生疣目、血痣等；且其皮肤病的发生、发展常同患者的生长、发育、妊娠、月经等有关。并伴有全身症状，如兼见头晕目眩，耳鸣，面部烘热，腰膝酸软，失眠多梦，遗精，舌红少津，少苔或光剥，脉弦细等，为肝肾阴虚；如兼见面淡白，畏寒怕冷，四肢不温，腰膝酸软，头昏耳鸣，阳痿，舌苔白，舌体胖，边有齿痕，脉沉细等，为肾阳不足。

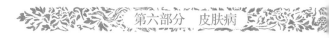

二、辨证

皮肤病在发病过程中，往往不是单一原因所引起，常为两个或两个以上的病因共同作用下形成，故皮肤病的辨证，首先是对病情进行周密的调查，运用四诊八纲的辨证方法收集资料，然后经过综合归纳，比较分析，区别真假现象，认识疾病本质，才能做出正确的结论。

（一）辨皮肤病的常见症状

皮肤病在发病过程中，可产生一系列的自觉症状和他觉症状，是皮肤病辨证的主要依据，亦是诊断皮肤病的重要依据。

1. 自觉症状　皮肤病的自觉症状取决于皮肤病的性质、病情轻重，以及患者个体的差异等。最常见的症状是瘙痒，其次是疼痛，此外尚有灼热、麻木、蚁走感等。

（1）瘙痒　可由多种因素引起，但着重在"风"邪的辨证。一般急性皮肤病的瘙痒，多由外风所致，故其有症状流窜不定，泛发而起病迅速的特点，可有风寒、风热、风湿热的不同。风寒所致瘙痒，遇寒加重而皮疹色白，兼畏寒，脉浮紧等；风热所致瘙痒，皮疹色红，遇热加重，可有恶风，口渴，脉浮数等；风湿热所致瘙痒，抓破有渗液或起水疱或起苔藓等；另外，营血有热所致瘙痒，皮损色红灼热，丘疹、红斑、风团，瘙痒剧烈，抓破出血，并有心烦不安，舌红绛，脉细数等。

慢性皮肤病的瘙痒，原因复杂，寒、湿、痰、瘀、虫淫、血虚风燥等因素均可致瘙痒。寒证瘙痒除因寒邪外袭，尚可由脾肾阳虚生内寒而致瘙痒，兼见形寒肢冷，腹胀，大便溏稀等症状，皮疹色红发热症状不明显，或呈寒性结节、溃疡等；湿热所致痒可表现为慢性湿疮，少量流滋或出现水疱；瘀血所致瘙痒可见紫斑、色素沉着等；瘀血夹湿所致瘙痒剧烈，皮损结节坚硬，顽固难愈；痰邪所致瘙痒则常呈结节；血虚风燥所致瘙痒常有血痂或糠秕样脱屑，皮肤干裂，苔藓样变等；虫淫所致瘙痒，痒如虫行或蚁走，阵阵奇痒难忍，且多具传染性。

（2）疼痛　皮肤病有疼痛症状者不多，一般多由寒邪或热邪或痰凝血瘀，阻滞经络不通所致，"通则不痛，痛则不通"。寒证疼痛表现为局部青紫，疼痛遇寒加剧，得温则缓；热证疼痛，有红肿、发热与疼痛性皮损；痰凝血瘀疼痛可有痰核结节或瘀斑、青紫，疼痛位置多固定不移。此外，在有些较重的皮肤病后期或年老体弱，气血虚衰的蛇串疮患者，虽皮肤损害已愈，但后遗疼痛，且较剧烈，属虚证兼气滞血瘀疼痛。

（3）灼热感、蚁走感、麻木感　这些是皮肤病较特殊的局部自觉症状。灼热感为热邪蕴结或火邪炽盛，炙灼肌肤的自觉感受，常见于急性皮肤病。蚁走感与瘙痒感颇为近似，但程度较轻，由虫淫为患或气血失和所致。麻木感常见于一些特殊的皮肤病，如麻风病的皮损，有的慢性皮肤病后期也偶见麻木的症状，一般认为麻木为血虚或湿痰瘀血阻络，导致经脉失养，或气血凝滞，经络不通所致。

2. 他觉症状　皮肤病的他觉症状，以表现在患部的皮肤损害最具诊断意义。皮肤损害也称皮疹，可发于皮肤及黏膜，病变常有一定的形态，它们都是由一些基本损害所构成，掌握这些基本损害的特点，对皮肤病诊断、辨证治疗都很重要。

（1）原发性损害　原发性皮损是皮肤病在其病变过程中，直接发生及初次出现的皮损，有斑疹、丘疹、风团、结节、疱疹、脓疱等。

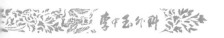

1）斑疹　为局限性皮肤明显的颜色变化，不隆起，也不凹陷。面积大而成片的称斑片，分为红斑、色素沉着斑、色素减退斑。红斑：压之退色者多属血热；压之不退色者除血热外，尚兼血瘀；红斑稀疏者为热轻，密集者为热重，红而带紫为热毒炽盛；红斑常见于丹毒、药毒等皮肤病。色素沉着斑：如黧黑斑，是肝肾不足，气血瘀滞所致。色素减退斑：多由气血凝滞或血虚风邪所致，最常见者为白驳风。

2）丘疹　为高出皮面的实性丘形小粒，直径一般小于0.5cm，多为风热、血热所致。丘疹数目多少不一，有散在分布的，有的互相融合而成扁平隆起的片状损害，称斑块。丘疹顶端扁平的称扁平丘疹，常见于牛皮癣、扁瘊、湿疮等。

介于斑疹与丘疹之间，稍有隆起的皮损称斑丘疹。丘疹顶部有较小水疱或脓疱时，称丘疱疹或丘脓疱疹。

3）风团　为皮肤上局限性水肿隆起，常突然发生，迅速消退，不留任何痕迹，发作时伴有剧痒。有红色与白色之分，红色者为风热所致，白色者为风寒所致。常见于瘾疹。

4）结节　为大小不一、境界清楚的实质性损害，质较硬，深在皮下或高出皮面，多由气血凝滞所致，常见于结节性红斑等病。

5）疱疹　为内有腔隙、含有液体、高出皮面的损害。水疱内含有血样液体者，称血疱。水疱为白色，血疱为红色或紫红色。疱疹的疱壁一般较薄易破，破后形成糜烂，干燥后结痂脱屑。疱疹常发于红斑之上，多属湿热或热毒所致，常见于湿疮、漆疮等。

6）脓疱　疱内含有脓液，其色呈浑浊，或为黄色，周围常有红晕，疱破后形成糜烂，溢出脓液，结脓痂。多因湿热或热毒炽盛所致，常见于黄水疮等。

（2）继发性损害　是原发性皮损经过搔抓、感染、治疗处理和在损害修复过程中演变而成，有鳞屑、糜烂、溃疡、痂、抓痕、皲裂、苔藓样变、瘢痕、色素沉着、皮肤萎缩等。

1）鳞屑　为表皮角质层的脱落，大小、厚薄不一，小的呈糠秕状，大的为直径数厘米或更大的片状。急性病后见之，多为余热未清；慢性病见之，多由血虚生风、生燥，皮肤失其濡养所致。

2）糜烂　为局限性的表皮缺损，系由疱疹、脓疱的破裂，痂皮的脱落等露出的红色湿润面，多属湿热为患。糜烂因损害较浅，愈后较快，且不留瘢痕。

3）溃疡　为皮肤或黏膜深层真皮或皮下组织的局限性缺损。溃疡大小不一，疡面有脓液、浆液或血液，基底可有坏死组织。多为热盛肉腐而成，常见于疮疖、外伤染毒等溃烂形成，愈后留有瘢痕。

4）痂　皮肤损害处的渗液、滋水、渗血或脓液与脱落组织及药物等混合干燥后即形成痂。脓痂为热毒未清；血痂为血热络伤，血溢所结；滋痂为湿热所致。

5）抓痕　由于搔抓将表皮抓破、擦伤而形成的线状损害，表面结成血痂，皮肤瘙痒，多由风盛或内热所致。

6）皲裂　为皮肤上的线形坼裂，多由血虚、风燥所致。常见于脚癣皮损角化增厚者等。

7）苔藓样变　为皮肤增厚、粗糙、皮纹加宽、增深、干燥、局限性边界清楚的大片或小片损害，常为一些慢性瘙痒性皮肤病的主要表现，多由血虚风燥，肌肤失养所致。

8）色素沉着　为皮肤中色素增加所致，多呈褐色、暗褐色或黑褐色。色素沉着有的属原发皮损，如黄褐斑、黑变病等，多由肝火、肾虚引起；有的属继发皮损，如一些慢性皮肤病之后期局部皮肤色素沉着，多因气血失和所致。

（二）辨皮肤病的性质

皮肤病的性质，按照临床表现来分，主要分为急性、慢性两大类，急性者大多为实证，慢性者当以虚证为主。

1. 急性皮肤病 大多发病急骤，皮损表现为红斑、丘疹、水疱、脓疱、糜烂等，伴有渗液或脓液。发病原因大多为风、湿、热、虫、毒，以实证为主。其与内脏关系，一般与肺、脾、心三脏的关系最为密切。《黄帝内经》指出："诸痛痒疮，皆属于心。"因心主热，火之化，热甚则疮痛，热微则疮痒；《诸病源候论》说："肺主气，候于皮毛；脾主肌肉。气虚则肤腠开，为风湿所乘；内热则脾气温，脾气温则肌肉生热也。湿热相搏，故头面身体皆生疮也。"

2. 慢性皮肤病 大多发病缓慢，皮损表现苔藓样变、色素沉着、皲裂、鳞屑等，或伴有脱发、指（趾）甲变化。发病原因大多为血瘀或营血不足，肝肾亏损，冲任不调，以虚证为主。其与内脏关系中，一般与肝、肾两脏关系最为密切，肝主藏血，血虚则生风生燥，肤失濡养而为病；肾主藏精，黑色属肾，发为肾之所华，肾精不足，则可产生皮肤的色素改变，以及脱发等病。

三、治法

依据皮肤病发生的病因病机，皮损特点，患者体质，病情轻重，采用辨证论治，内外合治的原则进行治疗，以期达到早日康复的目的。但皮肤病是人体全身性疾病在皮肤的表现，许多全身性疾病可反映在皮肤上；而皮肤上的局部刺激也可引起全身性病变。因此，中医治疗皮肤病主张"治外必本诸内"，局部与整体并重。治疗方法分内治、外治两大类，在临床应用时，必须根据患者的体质情况，不同的致病因素和皮损形态，然后制订出内治和外治的法则。

第二十四章 病毒性皮肤病

第一节 热疮（单纯疱疹）

热疮是在热病之后或高热过程中，在口唇、鼻孔周围、面颊、外阴等皮肤黏膜交界处所发生的急性疱疹性皮肤病，中医学又称"热气疮"。本病可见于任何年龄，常发于高热患者的发病过程中。病程1～2周，但易反复发作，此病相当于西医学的单纯疱疹。

一、古籍摘要

"热疮"病名首见于《肘后备急方》，其云："甘家松脂膏，疗热疮。"又云："阴疮有二……二者但亦作疮，名为热疮。"

《诸病源候论·热疮候》云："诸阳气在表，阳气盛则表热，因运动劳役，腠理则虚而开，为风邪所客，风热相搏，留于皮肤，则生疮。初作瘭浆，黄汁出；风多则痒，热多则痛……故名热疮也。"

《圣济总录》云："热疮本于热盛，风气因而乘之，故特谓之热疮。盖阳盛者表热，形劳则腠疏，表热腠疏，风邪得入，相搏于皮肤之间，血脉之内，聚而不散，故蕴结为疮，赤根白头。轻者瘭浆汁出，甚者腐为脓血，热少于风则痒，热盛于风则痛而肿。"

《世医得效方》云："痔虫食其肌肤空虚，痔热流注，遍身热疮，发歇无已。"

《证类本草》云："《兵部手集》：服丹石人有热疮，疼不可忍方。"

《洄溪医案》云："逾年，附毒积中者尽发，周身如火烧，服寒凉得少减，既又遍体及头面口鼻俱生热疮。"

《本草易读》云："热疮遍身出黄水。"

《千金翼方》云："苦参汤。主小儿头面热疮方。"

《小品方》云："热疮者，起疮便生白脓是也。"

《外科集验方》云："遍身发疮，赤烂如火，名曰热疮。"

《外科大成》云："火醋锭子。治面上热疮，身上热疖。大黄用醋浸晒九次，和为锭，火酒磨涂。"

二、病因病机

中医学认为，多因素体蕴热，外感风温毒邪郁于肺卫，或劳役过度，饥饱无常，嗜食辛辣，脾胃失调，湿热内蕴，上蒸头面，或下注二阴发为本病。

西医学认为，单纯疱疹系感染单纯疱疹病毒（HSV）所致，病毒经呼吸道、口腔、生殖器黏膜或破损皮肤进入人体，潜伏于局部感觉神经节，原发感染多为隐性。每当机体抗病能力减退时，如发热性传染病、胃肠道功能紊乱、月经、妊娠、情绪改变时，体内潜伏的病毒即激活而发病。

三、诊断要点

1. 发病特点　多发于热病（如猩红热、重感冒等）过程中或发热之后。

2. 好发部位　多发生于皮肤黏膜交界处，以颜面部及生殖器，如口唇、包皮、外阴、龟头等部位好发。

3. 皮损　簇集小水疱，破溃后形成糜烂面和浅表溃疡，逐渐干燥结痂，1～2周痊愈（图24-1～图24-4），易反复发作。

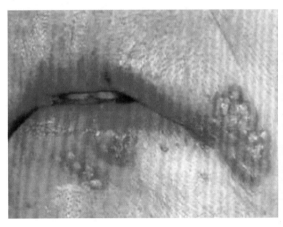

图 24-1　热疮（1）

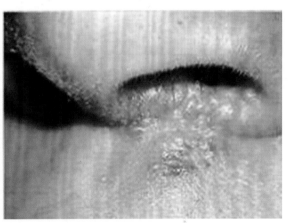

图 24-2　热疮（2）

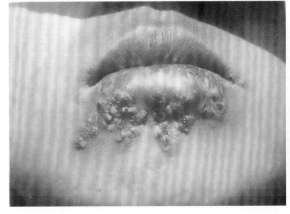

图 24-3　热疮（3）

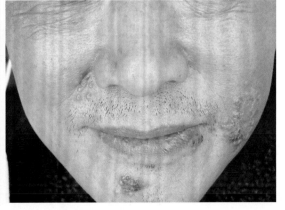

图 24-4　热疮（4）

4. 伴随症状　自觉灼热、瘙痒或疼痛，程度较轻，可伴有局部淋巴结肿大。

5. 其他　患者首次接触单纯疱疹病毒发生感染者，称为原发性感染，原发感染消退后，患者受到某些因素激发，如发热、月经来潮、疲劳等，可以复发。常见的单纯疱疹多为复发型。

四、鉴别诊断

1.蛇串疮（带状疱疹）　皮损为多个成群的水疱，多沿神经走向排列成带状，疱群间皮肤正常，疼痛明显，愈后一般不再复发。

2.黄水疮（脓疱疮）　皮损为红斑、脓疱，结黄色脓痂，有一定传染性。

五、治疗

（一）辨证论治

根据热疮的病因病机，本病中医总的治则：疏风清热，利湿解毒。反复发作、气阴不足者，宜益气养阴清热，扶正祛邪。

1.风热湿毒证　口角或鼻孔周围成群小水疱，基地潮红，灼热或微痒不适，伴发热，头痛，咽痛，口干，舌红苔薄黄，脉浮数。治法：祛风清热，利湿解毒。方药：银翘散，黄连解毒汤加减。

2.肺胃热盛证　群集小水疱，灼热刺痒；轻度周身不适，心烦郁闷，大便干，小便黄，舌红，苔黄，脉弦数。治法：疏风清热。方药：辛夷清肺饮合黄连解毒汤加减。

3.湿热下注证　疱疹发于外阴，灼热痛痒，水疱易破糜烂；可伴有发热，尿赤、尿频、尿痛，苔黄，脉数。治法：清热利湿。方药：龙胆泻肝汤加减。

4.阴虚内热证　间歇发作，反复不愈，口干唇燥，午后发热，舌红，苔薄，脉细数。治法：养阴清热。方药：增液承气汤加减。

（二）中医外治

水疱处可以外用干擦败毒散，一天2次；水疱破溃者，可用马齿苋煎水外洗或湿敷。

（三）西医西药

1.局部治疗　以抗病毒及防止继发的细菌感染为主。可外用3%阿昔洛韦软膏、1%喷昔洛韦乳膏，继发感染时可用莫匹罗星软膏。

2.全身治疗　病情严重者，可口服抗病毒药物，如阿昔洛韦、伐昔洛韦或泛昔洛韦等，连用1周。禁用糖皮质激素。

六、预防调护

忌食辛辣肥甘之品，加强体育锻炼，预防感冒，局部保持清洁，切忌搔抓洗烫，防止继发感染。

第二节　蛇串疮（带状疱疹）

蛇串疮，是一种以带状分布的急性疱疹性皮肤病，此病相当于西医学的带状疱疹。其特点：

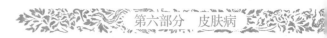

皮肤突发红斑、丘疹，继之变为水疱，集簇成群，灼热疼痛，因其状如长蛇缠身，故名"蛇串疮"。因水疱形色如丹，热痛如火烧灼，故又称"火丹疮"。因每多缠腰而发，故又名"缠腰火丹"。因病之后期，水疱色褐红、饱满如蜘蛛，故又称"蜘蛛疮"。本病好发于春秋季节，多见于成年人，皮损常在胁肋，或胸腰部之一侧，但四肢、头面部亦可发病。发于头面、眼、口、耳周者，疼痛剧烈，甚则可致失明。部分患者尤其是老年人，皮损消退后，遗有局部疼痛，数月或经年不愈。少年患者常无局部疼痛或疼痛轻微。本病病程为2～4周，愈后一般不再复发。

一、古籍摘要

《诸病源候论·疮病诸候》云："甑带疮者，绕腰生。此亦风湿搏血气所生，状如甑带，因以为名。"

《疮疡经验全书·火腰带毒》云："火腰带毒，受在心肝二经，热毒伤心，流于膀胱不行，壅在皮肤，此是风毒也。"

《疡医大全》称"蜘蛛疮"，其云："此疮生于皮肤间，如水窠疮相似，淡红且痛，五七个成簇，亦能荫开。"

《医宗金鉴》云："缠腰火丹蛇串名，干湿红黄似珠形，肝心脾肺风湿热，缠腰已遍不能生。注：此证俗名蛇串疮，有干、湿不同，红、黄之异，皆如累累珠形。干者色红赤，形如云片，上起风粟，发痒作热。此属肝心二经风火，治宜龙胆泻肝汤，外敷如意金黄散；湿者色黄白，水疱大小不等，作烂流水，较干者多痛，此属脾肺二经湿热，治宜除湿胃苓汤。若腰肋生之，系肝火妄动，宜用柴胡清肝汤治之，其间小疱，用线针穿破，外用柏叶散敷之；若不速治，缠腰已遍，毒气入脐，令人膨胀、闷呕者逆。"

龙胆泻肝汤：龙胆草、连翘（去心）、生地、泽泻各一钱，车前子、木通、黄芩、黄连、当归、栀子（生研）、甘草（生）各五分，生军（便秘加之）二钱。水二盅，煎八分，食前服。

方歌：龙胆泻肝火丹生，形如云片粟多红，芩连栀胆车归尾，生地军翘泻木通。

除湿胃苓汤：赤苍术（炒）、厚朴（姜炒）、陈皮、猪苓、泽泻、木通、茯苓、白术（土炒）、滑石、防风、山栀子（生研）各一钱，肉桂、甘草（生）各三分。水二盅，灯心五十寸，煎八分，食前服。

方歌：除湿胃苓火丹疮，脾肺湿热炮白黄，胃苓汤用通栀子，滑石防风共作汤。"

《外科正宗》云："火丹者，心火妄动，三焦风热乘之，故发于肌肤之表，有干湿不同，红白之异。干者色红，形如云片，上起风粟，作痒发热，此属心、肝二经之火，治以凉心泻肝，化斑解毒汤是也。湿者色多黄白，大小不等，流水作烂，又且多疼，此属脾、肺二经湿热，宜清肺泻脾、除湿胃苓汤是也。腰胁生之，肝火妄动，名曰缠腰丹，柴胡清肝汤。外以柏叶散、如意金黄散敷之。"

《证治准绳·疡医》云："或问：绕腰生疮，累累如珠何如？曰：是名火带疮，亦名缠腰火丹。由心肾不交，肝火内炽，流入膀胱，缠于带脉，故如束带。急服内疏黄连汤。壮实者，一粒金丹下之。活命饮加芩、连、黄柏，外用清热解毒药敷之。"

《外科十三方考》云："此疮生于腰间系带之处，初起红肿，痛如火烧而不可忍，约三日间破皮出水，但不成脓，乃急症也。"

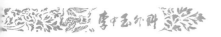

《外科备要》云："若不急治，缠腰已遍，毒气入脐，令人膨闷，毒气入心令人呕哕，急服清心散、护心丸救之。治蛇缠丹，旧破草席人睡过有汗者，烧灰香油调敷。"又云："蛇串丹救急方，此症起在腰间，生小红点，成片发痒，甚者身中发热，若不早治，渐渐生开，两头相接，毒即攻心不治。急用灯火周围打数壮，止其散开。"

《疡科心得集·辨蜘蛛疮漆疮冻疮论》云："蜘蛛疮，或衣沾蜘蛛遗尿，或虫蚁游走，染毒而生。形与水窠疮相似，淡红，作痒且痛，五七个成簇，日渐延开。"

《良方集腋》云："缠腰火丹，挑瞎蛇头上眼睛，用坑缸上旧箍炙灰，研末。麻油调涂。"

二、病因病机

中医学认为，本病总由外感风热毒邪，蕴积肌肤；或肝胆郁滞，郁而化火；或脾湿郁久，湿热内蕴，浸淫肌肤；或年老体弱，心肝火旺，毒邪久郁，气血凝滞，以致疼痛剧烈，经久不愈。

西医学认为，带状疱疹系感染水痘 – 带状疱疹病毒所致，一般经呼吸道感染后，病毒因其亲神经性，可长期潜伏于脊髓神经后根或脑神经节的神经元内，以后当宿主的细胞免疫功能受到干扰，如感冒、恶性肿瘤、外伤、疲劳等，神经节内的病毒被激发再活化，沿感觉神经通路到达其支配区域皮肤，即引起该神经区的带状疱疹，急性期可引起神经炎和神经节炎，中年以上的患者可伴有较重的神经痛。

三、诊断要点

1. 发病特点　多发于春、秋季节，发病前患部多有刺痛或皮肤敏感。

2. 好发部位　多见于腰肋、胸胁和颜面部，皮损沿肋间神经或三叉神经支配的部位分布，一般单侧发病，不超过正中线。

3. 皮损　典型皮损为簇集成群的小水疱，表面光亮，绕以红晕，疱群断续延展，排列成不规则带状，各群间皮肤正常。经过 2 周左右，水疱结痂脱落。轻者可无水疱，仅有患部皮肤潮红刺痛，重者可见大疱或血疱（图 24-5 ～图 24-12）。

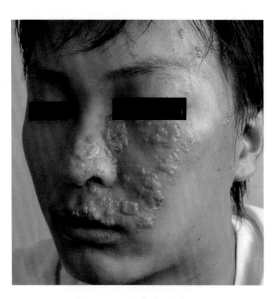

图 24-5　蛇串疮（1）

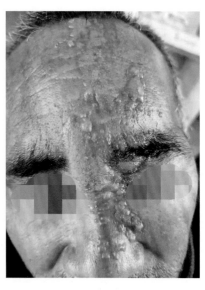

图 24-6　蛇串疮（2）

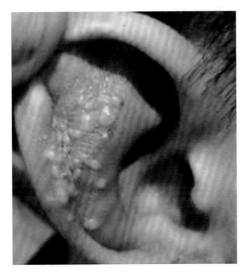

图 24-7 蛇串疮（3）

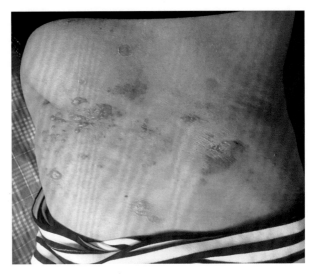

图 24-8 蛇串疮（4）

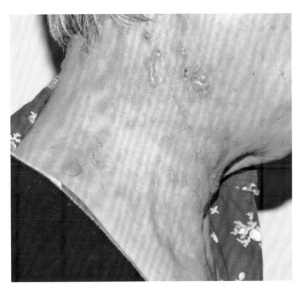

图 24-9 蛇串疮（5）

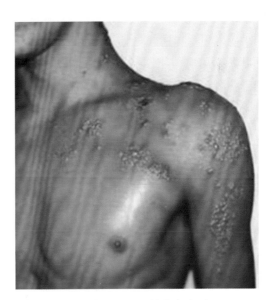

图 24-10 蛇串疮（6）

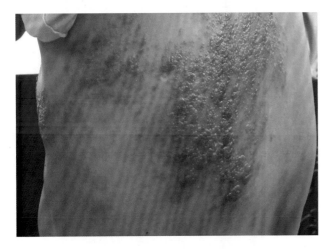

图 24-11 蛇串疮（7）

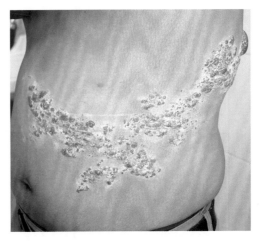

图 24-12 蛇串疮（8）

第二十四章 病毒性皮肤病

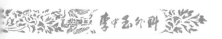

4. **伴随症状** 自觉灼热、疼痛。少数患者皮疹消退后遗留神经痛，可持续 1 个月，甚或更长。

5. **其他** 发于颜面者，若累及眼部，角膜损伤者，可致目盲。

四、鉴别诊断

1. **热疮（单纯疱疹）** 多发于皮肤黏膜交界处，皮损为一群针头到绿豆大小的水疱，1 周左右痊愈，但易复发。

2. **漆疮（接触性皮炎）** 皮疹潮红、肿胀，有水疱，边界清楚，局限于接触部位，多伴有瘙痒，有明确接触过敏物质病史。

五、治疗

（一）辨证论治

1. **肝火旺盛证** 多发于头面部，皮肤焮红，水疱少、小，集簇成片，发展迅速，疼痛剧烈，如汤泼火燎，伴口苦、咽干、烦躁、头痛、目赤等，小便黄，舌质红，苔薄黄，脉弦数。治宜清利肝胆，凉血清热。方药：柴胡清肝汤，当归、川芎、白芍、生地黄、柴胡、黄芩、栀子、连翘、防风、天花粉、甘草。可选加黄连、大青叶，金银花。每日 1 剂，水煎服。

2. **肝胆湿热证** 皮肤焮红，水疱大、多，集簇成片，或发展迅速，胁肋疼痛如汤泼火燎，口苦、大便干、小便黄，舌质红，苔黄或黄厚腻，脉弦滑而数。治宜疏肝利胆，清热利湿。方药：龙胆泻肝汤加减，龙胆草、柴胡、黄芩、生地黄、泽泻、车前子（另包）、栀子、牡丹皮、金银花、板蓝根、白芍、甘草、黄连、大黄。

3. **肝郁脾虚证** 多发于年老体虚之人，皮损为水疱，色淡，疱液澄清，糜烂渗液，疼痛轻微或剧烈，伴口渴不欲饮，倦怠乏力，腹胀纳差，舌质淡红苔薄白或白腻，脉缓或沉滑。治宜疏肝健脾利湿。方药：用除湿胃苓汤合二妙散加减，苍术、白术、党参、黄柏、川厚朴、陈皮、茯苓、泽泻、车前子（另包）、金银花、连翘、柴胡、白芍、白芷、防风、甘草。

4. **气血凝滞证** 若年老体弱，治疗不当，皮疹消退后，局部仍疼痛剧烈，彻夜难眠，日久不愈，舌质暗、淡红，苔薄白，脉弦细或涩。治以活血理气，通络止痛。方药：仙方活命饮，桃红四物汤加减，当归、川芎、赤芍、白芷、防风、红花、丹参、制乳香、制没药、穿山甲（现已禁用）、陈皮、甘草。

（二）中医外治

1. **中药外用** 早、中期，外用败毒散干擦局部，也可选用鲜马齿苋洗净捣糊，加适量冰片外敷。后期皮损干燥结痂，用香油调涂。大的水疱可以用三棱针或注射针头挑破，放出疱液减轻肿胀，水疱破溃可用马齿苋或黄柏熬水外洗。

2. **放血拔罐疗法** 针对疼痛明显者，可选取阿是穴，消毒后用三棱针点破皮肤，在其上拔罐令少量出血，可明显减轻疼痛。

3. **火针疗法** 用注射针头酒精棉球烧灼后快速刺入患处，可有拔毒祛瘀止痛功效。在整个治疗过程中都可使用，而且都有很好的疗效。尤其治疗遗留后遗症的剧烈疼痛，有很好的疗效。年老体弱及晕针患者慎用。

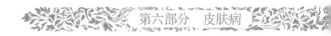

（三）西医西药

1. 抗病毒　①泛昔洛韦，每次 0.25g，每日 3 次口服。②伐昔洛韦分散片，每次 0.3g，每日 2 次，口服。

2. 营养神经　①维生素 B₁ 片 10mg，每日 3 次，口服。②甲钴胺片，每次 0.5mg，每日 3 次，口服。

3. 止痛剂　①普瑞巴林 75mg，每日 2 次，可逐渐加量口服。②加巴喷丁 300mg，每日 3 次，口服。

4. 激素类　局部禁止外涂糖皮质激素药膏。对病情严重者可口服醋酸泼尼松 10mg，或地塞米松 0.75 ～ 1.5mg，每日 3 次。

5. 局部用药　① 2% 龙胆紫溶液外涂。②有继发感染者，可外涂新霉素或红霉素软膏；有坏疽性溃疡者，可用 0.1% 新霉素溶液或 0.1% 雷夫奴尔溶液湿敷。

六、预防调护

1. 忌食辛辣酒酪，保持心情舒畅。

2. 保持局部清洁，避免感染。

第三节　千日疮（寻常疣）

千日疮，其肤生赘疣，初如赤豆，状似花蕊，日久（千日）自落，故名。中医学文献又有疣目、枯筋箭、晦气疮、瘊子等名称，俗称刺瘊，此病相当于西医学的寻常疣。本病好发于青少年，常见于手指、手背、足趾、甲缘等处，病程较久，一部分 2 ～ 3 年内可自行脱落。

一、古籍摘要

《外治寿世方》云："疣瘊（又名瘊子，拔之丝长三四寸）。姜汁和好醋，时时搽之。又，地肤子、白矾煎汤洗数次，即消。又，以墨涂之，不过五度瘥。又，以屋漏下水涂疣上。又，松香、柏树枝上油和匀敷之。过夜即落。又，杏仁烧令黑，研如膏涂之，令瘥止。"

《诸病源候论·疣目候》云："疣目者，人手足边忽生如豆，或如结筋，或五个，或十个，相连肌里，粗强于肉，谓之疣目。"

《外科枢要》云："疣属肝胆少阳经风热血燥，或怒动肝火，或肝客淫气所致。盖肝热水涸，肾气不荣，故精亡而筋挛也。"

《外科真诠》云："枯筋箭一名疣子，多生手足胸乳之间，初起如赤豆，枯则微槁，日久破裂，钻出筋头，蓬松枯槁，如花之蕊。由肝失血养，筋气外发而成。筋蒂细小者，用蛛丝扎之，七日后其患自落。若根大顶小者，用铜钱套疣子上，以艾火灸之，自可脱落。倘日久疮口翻突者，宜用六味地黄丸，滋肾水，生肝血，方为尽善。"

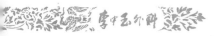

二、病因病机

中医学认为，本病由气血失和，卫外不固，风湿毒邪侵袭，凝聚皮肤而生，或因搔抓而自身接种传染。

西医学认为，本病系感染人类乳头瘤病毒所引起，导致皮肤表皮角化过度，角化不全，棘层肥厚和乳头瘤样增生，其发生与消退和机体免疫功能状态（特别是细胞免疫）有关。

三、诊断要点

1. 好发人群　多见于青少年。

2. 皮损特点　皮损为米粒至豌豆大小突起赘生物，呈乳头状，色灰白或肤色，表面粗糙不平，触之较硬，初起1～2个，可逐渐增至数个至数十个不等。生于指甲边缘者可向甲下蔓延，增大时可将指甲顶起。生于头皮、手指或足趾间者，为单个或多个堆在一起呈指状突起，尖端呈角质状，称指状疣；生于足跖或足跖间丘疹，中央稍凹，表面粗糙，外周有稍带黄色高起角质环，有的融合成片，碰触或走路则痛，常在外伤部位发生，称跖疣（图24-13～图24-16）。

3. 伴随症状　一般无自觉症状。

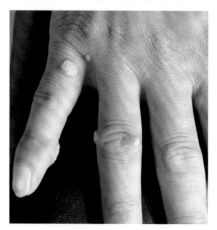

图 24-13　千日疮（1）

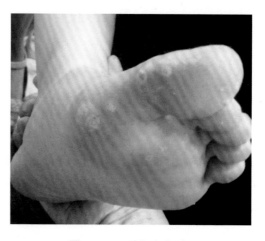

图 24-14　千日疮（2）

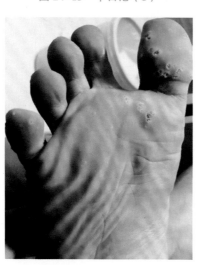

图 24-15　千日疮（3）

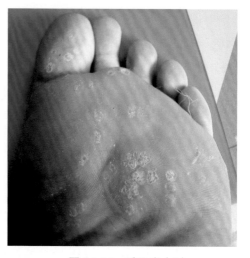

图 24-16　千日疮（4）

四、鉴别诊断

1.丝状疣 生于眼睑、颈项者，呈细软突起，呈褐色或淡红色，易脱落，但不断发生。

2.疣状痣 多从幼年开始，常排列成线状，表面平滑或粗糙或呈刺状损害，颜色灰褐或灰黄。

3.毛囊角化病 多发于 10～20 岁，可有家族史，皮疹分布以胸前背中线，以及脸部、四肢为多，丘疹易融合成片，且表面有油腻性鳞屑，恶臭。病理切片可以确诊。

4.传染性软疣 半球形，表面呈蜡样光泽，不呈刺状，中央凹陷有脐窝，可见豆腐渣样软疣小体。

5.鸡眼 生于足底与趾间受压处，损害为圆锥形角质增生。

五、治疗

（一）辨证论治

一般不需内服药，治疗仅外用即可痊愈。

（二）中医外治

1.中药外用 败毒散干擦疣体局部，每日 2 次；另用好醋擦病灶局部。另水晶膏疗法：生石灰 15g，浓碱水半茶杯，糯米 50g，将石灰放于浓碱水内，将糯米撒在石灰水上，泡 2 天，将米取出，捣烂成膏备用。用棉签药点疣上，注意避开周围正常皮肤，每 2 天涂 1 次，数天后疣体即可脱落。

2.火针治疗 用注射针头酒精棉球烧灼后快速刺入患处，每 2 周治疗 1 次。

（三）西医西药

冷冻、激光等均是较为有效的治疗方法。皮损广泛者可考虑系统服用阿维 A 胶囊。

六、预防调护

1.避免对皮肤的摩擦和撞击，以防出血与继发感染。
2.勿滥用强烈的外用腐蚀剂。

第四节　扁瘊（扁平疣）

扁瘊，其肤生疣赘，其状扁平，故名。中医古籍文献中又有"疣疮""晦气疮"等名称，此病相当于西医学的扁平疣。本病好发于颜面、手背，多见于青少年。病程数月至数年，亦偶有自行消失者。

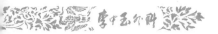

一、古籍摘要

《灵枢·经脉》云:"手太阳之别,名曰支正,上腕五寸,内注少阴;其别者,上走肘,络肩髃,实则节弛肘废,虚则生疣,小者如指痂疥,取之所别也。"

《外科枢要》云:"疣属肝胆少阳经风热血燥,或怒动肝火,或肝客淫气所致。"

《外科正宗》云:"枯筋箭,乃忧郁伤肝,肝无荣养,以致筋气外发。"

《医学入门》云:"疣疮,如鱼鳞痣、千日疮一样,多生手足,又名晦气疮。"

《证治准绳·疡医》云:"夫爪为筋之余,胆行人身之侧,正与啮爪、生疣等症相应,须滋补肾水,以生肝胆则诸病自愈矣,乃与六味地黄丸服之,二年白点自退,疣亦不生。"

《医宗金鉴》云:"枯筋箭由肝失荣,筋气外发赤豆形,破突筋头如花蕊,或系或灸便成功。"

二、病因病机

中医学认为,本病多由外感风热之毒,蕴阻肌肤;或肝失疏泄,肝经郁热,血燥聚结;或由于脾湿阻络所致。

西医学认为,本病系机体免疫力低下,感染人乳头瘤病毒所引起。

三、诊断要点

1. 好发人群 好发于青年人。

2. 好发部位 好发于面部、手背,前臂、躯干、颈部也可发生。

3. 皮损特点 皮损为正常皮色或浅褐色的针头帽大小或芝麻粒大的扁平丘疹。圆形、椭圆形或多角形,表面光滑,境界清楚,散在或密集,常由于抓挠而自体接种,沿抓痕处呈串珠状排列(图24-17~图24-20)。

4. 伴随症状 无自觉症状或偶有痒感,经过缓慢,可自行消退。消退前常出现炎症反应,异常瘙痒,可能复发。

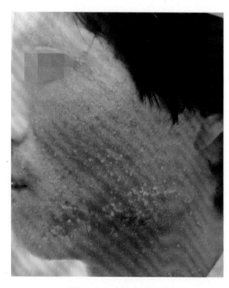

图24-17 扁瘊(1)

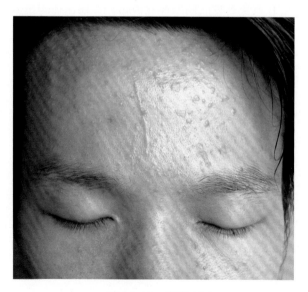

图24-18 扁瘊(2)

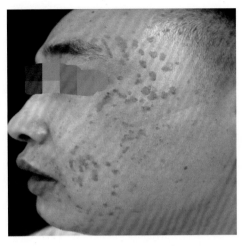

图 24-19 扁瘊（3）

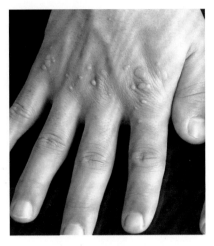

图 24-20 扁瘊（4）

四、鉴别诊断

1. 雀斑 多面部出现粟粒至芝麻大小棕色或黑褐色斑疹，不高出皮面。可有遗传史，以女性为多，且与日光照射有关，夏季明显加重，冬季减轻。

2. 汗管瘤 女性较多见，好发于上眼睑及上胸部，为小米粒大小之丘疹、结节，夏季隆起更加明显，呈正常肤色（图 24-21）。

3. 毛发上皮瘤 有遗传史，皮疹呈针头或绿豆大小之半圆形丘疹、结节，浅黄或淡红色，以鼻根、颊部、前额为多（图 24-22 和图 24-23）。

4. 疣状表皮发育不良 单个皮疹可类似扁平疣，但多广泛分布于脸、四肢（尤以手足背部）、颈，可为米粒大小至指甲大小，呈圆形、椭圆形或多角形，表面光滑呈蜡光样，上有油腻屑之皮疹。

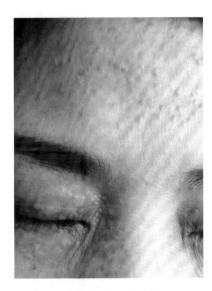

图 24-21 汗管瘤

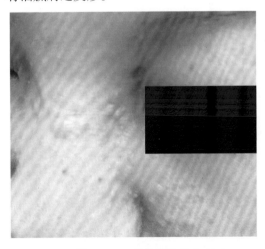

图 24-22 毛发上皮瘤（1）

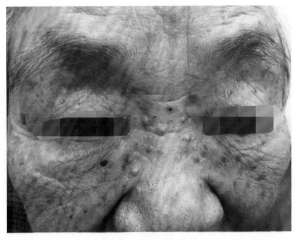

图 24-23 毛发上皮瘤（2）

第二十四章 病毒性皮肤病

五、治疗

（一）辨证论治

风湿毒蕴证 面部及手背等处多发褐色或淡红色扁平丘疹，偶有瘙痒，兼见舌红，苔薄黄或黄腻，脉弦数或细数。治拟祛风除湿解毒。方药：消风散加减，当归、防风、荆芥、蝉蜕、胡麻仁、苍术、木通、生地黄、知母、牛蒡子、石膏、苦参、大青叶、车前子、甘草。每日1剂，水煎服。

（二）中医外治

1.中药外用 ①用祛疣灵（经验方），败毒散（经验方）擦疣体局部，每日1次。对疣体时间较长，可用冰蛳散点涂。②涂擦法：三棱、莪术、香附、板蓝根适量，75%酒精500mL浸泡1周后，取药液外擦疣体，每日2～3次。

2.火针法 采用火针放在酒精灯上烧红，迅速点刺疣体，使之炭化。

（三）西医西药

1.局部治疗 外用酞丁胺搽剂或软膏、阿昔洛韦软膏、氟尿嘧啶软膏、干扰素凝胶及维A酸等。

2.全身治疗 左旋咪唑、维A酸类、聚肌胞注射液等。

3.顽固的皮疹 可采用液氮冷冻、二氧化碳激光等治疗。

六、预防调护

1.畅情志，适当运动，合理饮食。

2.避免搔抓，以防病毒自身接种而致皮疹扩散。

第五节　鼠乳（传染性软疣）

鼠乳，肤生赘疣，形如鼠乳，故名，又称水瘊子，此病相当于西医学的传染性软疣，是一种传染性、病毒性皮肤病。其特征为丘疹样皮损，中央呈脐窝状，可挤出白色物质，可自体接种，可发生于任何部位，以儿童和青年人常见。

一、古籍摘要

《诸病源候论》云："鼠乳者，身面忽生肉如鼠乳之状，谓之鼠乳。此亦是风邪搏于肌肉而变生也。"

《证治准绳·疡医》云："一男子素膏粱醇酒，先便血便结，惊悸少寐，后肛门周生小颗，如疣子，如鼠乳，大小不一，用清热消毒等药，半载之间腿内股亦然，又用化痰之药，寒热吐痰，颈间俱作。肝肾脉浮数，按之而弱，予以为足三阴经血虚火炽，法当滋化源。彼不信，别服四物、黄柏、知母之类，诸症蜂起，此胃气复伤，各经俱病也。先用补中益气汤三十余剂，诸症渐愈，乃朝用前汤，夕用八珍汤，又各五十余剂，诸症寻愈。"

二、病因病机

中医学认为，本病系腠理不密，外染邪毒，搏结所致。

西医学认为，本病系感染病毒而引起，可直接接触传染，可自体接种，也可通过媒介间接感染。

三、诊断要点

1. 发病特点　本病多发生青少年身体任何部位，多散在分布于颈项、腹部、四肢等处。

2. 皮损　皮损为半球形，绿豆大或更大隆起半球形丘疹，中央有脐窝，蜡样光泽，可挤出半固定的乳酪样白色物。散在分布，也可聚集分布，但多不互相融合（图 24-24 ～图 24-27）。

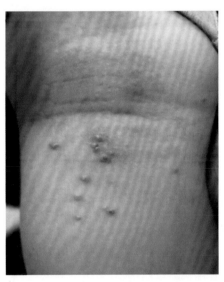

图 24-24　鼠乳（1）

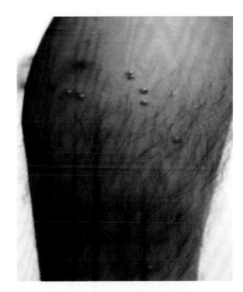

图 24-25　鼠乳（2）

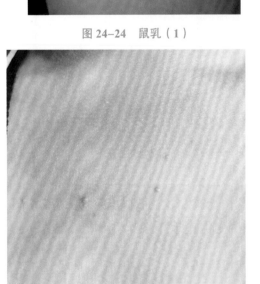

图 24-26　鼠乳（3）

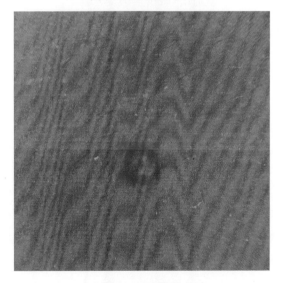

图 24-27　鼠乳（4）

3. 伴随症状　一般无自觉症状，或偶有轻微瘙痒。

4. 其他　可自体接种传染。

四、鉴别诊断

1. 千日疮（寻常疣）　表面粗糙不平，如花蕊状，虽有呈乳头状者，但中央无脐窝凹陷。

2. 线瘊（丝状疣）　初起可为小扁平或球状隆起之丘疹，或呈悬垂状，但中央无脐窝，亦无白色豆腐渣样物质。

3. 汗管瘤（汗管瘤）　为针尖至米粒大小结节，多数密集分布，色黄褐，质坚硬，多见于眼睑、颈、胸部等处，妇女居多，夏季加重。

五、治疗

（一）辨证论治

一般无须内服，以外治为主。

（二）中医外治

1. 中药外用　用败毒散干擦疣体局部，每日 1～2 次；另用好醋擦病灶局部。

2. 针挑法　先于局部以 75% 酒精消毒，后注射针在软疣顶端挑破，挤出乳酪样物质，再以棉棒蘸败毒散涂布挑破处。疣数目多者分批挑治。

3. 刮疣法　局部消毒后用刮匙将疣体刮去，部分大的疣体刮除后创面渗血，可用棉签压迫止血，然后在创面外撒败毒散。为防止复发，可在疣体周围皮肤干擦败毒散。

（三）西医西药

西医可采用冷冻等物理治疗，也可以选用酞丁安乳膏或咪喹莫特乳膏外用。

六、预防调护

1. 勤换洗衣服，最好煮沸消毒，健康儿童避免与患者接触，以防传染。

2. 避免搔抓，减少扩散。

第六节　水痘（水痘）

水痘，是一种疱疹性传染性皮肤病，以皮肤起疱、内有水液，饱满状如痘粒为表现，故名水痘，又有"水花""水疱""水疮""肤疹""痘疮"等名称，西医学亦称为"水痘"。其特点是红斑、丘疹、疱疹、结痂往往同时存在，一般表现为发热，全年均可发病，以冬春两季较多，可发生于任何年龄，但以 1～6 岁儿童多见。本病传染性较强，容易造成流行，病程 1～2 周，愈后很少复发。

一、古籍摘要

水痘病名首见于明代蔡维藩《痘疹方论》。

《景岳全书》云:"凡出水痘,先十数点,一日后,其顶尖上有水疱;二日三日,又出渐多,四日浑身作痒,疮头皆破,微加壮热即收矣。但有此疾,须忌发物,七八日乃痊……但与正痘不同,易出亦易靥,治而清热解毒为主。"

《医宗金鉴·痘疹心法要诀》云:"水痘发于脾、肺二经,有湿热而成也。初起与大豆相似,面赤唇红,眼光如水,咳嗽喷嚏,唾涕稠黏,身热二三日而始出,其形尖圆而大,内含清水,易胀易靥,不作脓浆。初起荆防败毒散主之,继以加味导赤散治之。"

《小儿卫生总微论方·疮疹论》云:"前人言疮疹有表里证,其疮皮厚,如赤根白头,渐加赤肿有脓,瘥迟者谓之大痘,此谓里证,发于脏也。其疮皮薄,如水疱,破即易干者,谓之水痘。"

《婴童百问》云:"又有发热一二日,而出水疱即消者,名曰水痘。"

《幼幼集成·水痘露丹证治》云:"水痘似正痘,外候面红唇赤,眼光如水,咳嗽喷嚏,涕唾稠黏,身热二三日而出,明净如水疱,形成小豆,皮薄,痂结中心,圆晕更少,易出易靥,温之则痂难落而成烂疮,切忌姜椒辣物,并沐浴冷水,犯之则成姜芥水肿。自始至终,惟小麦汤为准。小麦汤,治小儿水痘。白滑石、地骨皮、生甘草各五分,官拣参、川大黄、净知母、川羌活各四分、葶苈子五分、小麦一十四粒引,水煎,热服。"

二、病因病机

中医学认为,本病病机为腠理不密,外感风热邪毒,湿热内蕴,郁于皮肤。

西医学认为,水痘与带状疱疹为同一种病毒(水痘-带状疱疹病毒感染所致)。对该病毒无免疫力的儿童感染该病毒后,经呼吸道黏膜进入体内,经过血行传播,发生水痘。

三、诊断要点

1. 发病特点 有与水痘或带状疱疹患者接触史,以1～6岁幼儿多发。

2. 前驱症状 初起可见发热、咳嗽、流涕、全身不适等症状。

3. 皮损 痘疹如水珠样,呈椭圆形,周围有红晕,呈向心性分布,以躯干、头部为多,四肢较少。继而水疱干涸结痂,此起彼伏,同一时期皮损可出现斑疹、丘疹、疱疹和结痂,痂盖1～3周脱落,短期内有椭圆形浅疤(图24-28和图24-29)。

4. 伴随症状 自觉皮损处瘙痒不适,并伴有发热,多低热,也可为高热。

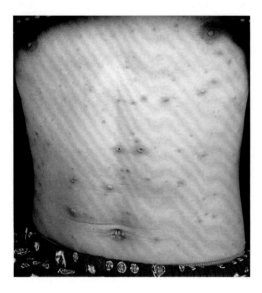

图 24-28　水痘（1）

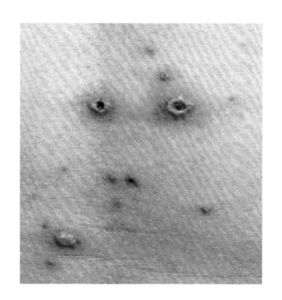

图 24-29　水痘（2）

四、鉴别诊断

1.黄水疮（脓疱疮）　多发于夏秋炎热季节，初起为水疱，继而成脓疱，疱破后结脓痂，多在头面、四肢等暴露部位。

2.水疥（丘疹性荨麻疹）　可起丘疹、水疱、风团样损害，可因继发感染而成脓疱，愈后遗留色素沉着，3～4日可退而他处又起，瘙痒剧烈，无全身症状。

3.天花（天花）　发热重，多壮热烦躁不安，不思饮食，神倦疲乏或伴呕吐，皮疹于发热3～4天后出现，呈圆形深在皮肉中央，凹陷如脐形，愈后留有瘢痕，病程长。

4.蛇串疮（带状疱疹）　皮疹沿周围神经一侧分布，很少超过躯体前后正中线，灼热剧痛。

五、治疗

（一）辨证论治

1.风热蕴毒证　初起先有痘疹稀疏不多，水疱透明，色如露珠，伴有瘙痒，轻微发热，也可呈高热，伴有头痛、鼻塞、流涕，偶有喷嚏及咳嗽，苔薄白，脉浮数等。治拟疏风清热解毒。方用银翘散加减：金银花、牛蒡子、连翘、荆芥穗、淡豆豉、淡竹叶、桔梗、薄荷、甘草、大青叶、三春柳。每日1剂，水煎服。

2.热毒炽盛证　痘出点较多，根盘绕以红晕，痘疹稠密，色紫红，痘浆混浊不透亮，甚则口腔亦有疱疹，兼有牙齿肿痛，壮热烦渴，口齿干燥，唇红面赤，神萎不振，大便干燥，小便黄，苔黄腻而厚脉洪数。治拟凉血清热解毒。方用黄连解毒汤加减：黄连、黄芩、黄柏、栀子、赤芍、生地黄、牛蒡子、连翘、金银花、板蓝根、甘草。每日1剂，水煎服。

3.毒入营血证　若体质虚弱的幼婴或久病不愈的儿童感染水痘时，病情往往很严重，痘色紫，发生坏疽，溃烂出血等。继发病毒性脑炎、病毒性肺炎、血小板减少性紫癜等。伴壮热烦躁，神志模糊，口渴欲饮，甚则抽搐，大便干结，小便短赤，舌苔黄糙而厚，脉洪数。治宜清营凉血解毒，方用清瘟败毒饮加减：水牛角、赤芍、生地黄、牡丹皮、牛蒡子、连翘、金银花、黄连、黄芩、石膏、甘草。每日 1 剂，水煎服。

（二）中医外治

外用败毒散扑撒患处，每日 1 次。

（三）西医西药

可予以阿昔洛韦、泛昔洛韦等抗病毒，抗过敏药物以止痒，炉甘石洗剂外用。

六、预防调护

1. 隔离患者至脱痂为止。

2. 防止搔抓，以防继发感染。

3. 忌食辛辣、鱼虾、蟹等发物。

4. 衣被要勤换洗，保持清洁。

第二十五章　细菌性皮肤病

第一节　黄水疮（脓疱疮）

皮肤起疱流黄水，结黄痂，浸淫四窜，故名黄水疮，又有"滴脓疮"之称，此病相当于西医学的脓疱疮，是一种常见的化脓性传染性皮肤病，本病多发于夏秋季节，尤以暑湿交蒸季节流行，以2～6岁儿童多见，常在托儿所、幼儿园或家庭中传播流行，好发于头面、项部、四肢等暴露部位。主要皮损为水疱、破流黄水，浸淫四窜，结黄色蜜痂，可接触传染和自己种植传染。

一、古籍摘要

《外科正宗·黄水疮》云："黄水疮，于头面、耳项忽生黄疱，破流脂水，顷刻沿开，多生痛痒。此因日晒风吹，暴感湿热，或因内餐湿热之物，风动火生者有之，治宜蛤粉散搽之必愈。蛤粉散，蛤粉散治黄水疮，脓水沿开痒痛当，石膏黄柏并轻粉，水调敷上即时光。蛤粉、石膏（煅）各一两，轻粉、黄柏（生研）各五钱。共为细末，凉水调搽，冬月麻油调亦好。"

《外科集验方》云："初生如疥癣，破时黄水浸淫成疮，风湿相搏，毒气聚攻，渐生遍体。或生小儿耳边，黄水疮亦谓之疳疮。"

《外科启玄》云："黄水疮，一名滴脓疮，疮水到处即成疮。"又云："天疱疮是手太阴肺经受暑热湿蒸之气所生，肺主皮毛，故遍身燎浆白疱，疼之难忍，皮损赤沾。"

《疡科心得集》云："黄水疮者，头面耳项，忽生黄疱，破流脂水，顷刻沿开，多生痛痒。此因日晒风吹，热毒郁于皮毛，暴感湿热；或内餐湿热之物，致风动火生而发。"

《外治寿世方》云："黄水疮：真柏油熬稠涂。又，芋苗晒干，烧存性，研擦。又，木槿子烧存性，猪骨髓调搽之。又，老菱壳烧灰，以小磨麻油调涂。又，石膏（煅）、龙骨（煅）、松香、枯矾各三钱，共研细，用煮鸡子黄熬油和敷之。"

《疡医大全》云："冯鲁瞻曰：面上耳边生疮，时出黄水，浸淫不愈，名曰香瓣疮。

凡初起细疮，手少动之即破，毒水流入何处，即生大水疱疮，即为黄水疮，此热毒郁于皮毛也。当以汤洗之。

黄水疮门主方。四味异功散：松香（炼老），生矾、枯矾、银粉各等分，研细。先将猪汤或米泔水熬洗，去净疮靥，拭干秽水，干则麻油调搽，湿则干掺。"

二、病因病机

中医学认为，本病因夏秋之交，气候炎热，毛窍开张，暑邪湿毒侵袭，以致气机不畅，疏泄障碍，熏蒸皮肤而成。

西医学认为，本病的病原菌多为金黄色葡萄球菌，少数为链球菌，也可为白色葡萄球菌，葡萄球菌与链球菌混合感染者亦不少见。某些外界环境条件如温度较高，出汗较多和皮肤有浸渍现象时，细菌在皮肤上容易繁殖。

三、诊断要点

1. 发病特点　多在夏秋之交季节发病，以儿童多见。

2. 好发部位　好发于颜面，尤其是口鼻周围，项部、臀部等处。

3. 皮损　典型皮损为淡黄色脓疱，由于重力作用，脓液坠积下部呈半月形，脓疱可破溃结黄色痂壳。皮损初期可为小丘疹水疱，较快变成起淡黄色脓疱，疱壁薄而松弛，破流黄水，基底糜烂，湿润色红，密集蔓延成片，干后结成蜜黄色脓痂，其脓痂下脓液向周围溢出，在四周可再生新的脓疱，形成环状，称"回状脓疱疮"（图25-1～图25-6），一般经6～10天脱痂面愈，不留瘢痕。

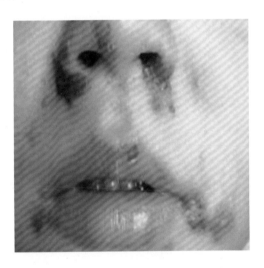

图25-1　黄水疮（1）

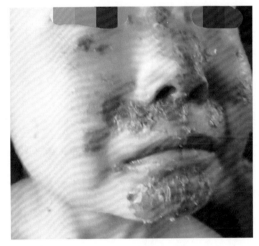

图25-2　黄水疮（2）

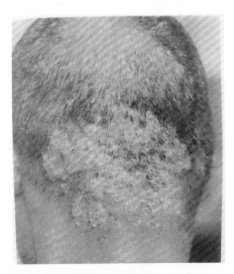

图25-3　黄水疮（3）

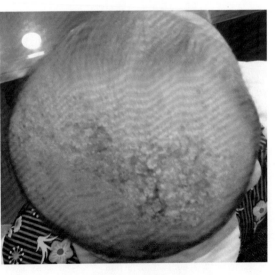

图25-4　黄水疮（4）

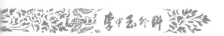

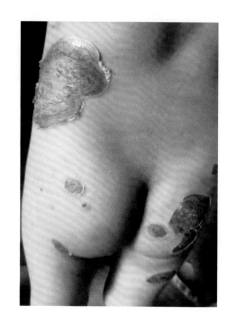

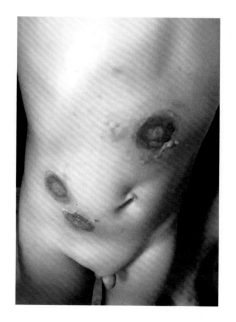

图 25-5　黄水疮（5）　　　　　　　　　　　图 25-6　黄水疮（6）

4.伴随症状　自觉痛痒，一般无全身症状或轻度发热，严重者可有高热。

5.其他　可发生附近淋巴结肿痛，重则遍身泛发，可伴面肿尿少继发肾炎，新生儿患者，因抵抗力弱，症状较重，常易并发肺炎、败血症和毒血症。

四、鉴别诊断

1.水痘　多在冬春季节流行，全身症状明显，好发于躯干，皮损以大小不等发亮的水疱为主，水疱中央呈脐窝状，不融合，向心性分布，口腔黏膜常受累。

2.湿疮（湿疹）　皮损表现多样，可有丘疹、水疱、糜烂、渗出、结痂等，可融合成片，边界不清，对称分布，可发于局部，或泛发全身，伴有瘙痒，无传染性以资鉴别。

五、治疗

（一）辨证论治

暑湿热毒证　好发于夏末，面部等处见黄色脓疱，部分破溃糜烂结痂，舌红，苔黄腻，脉滑。治拟清热、利湿、解毒。方用三子解毒汤：栀子、牛蒡子、车前子、黄芩、黄连、滑石粉、金银花、连翘、生地黄、木通、甘草。每日1剂，水煎服。

（二）中医外治

初起疱疹或糜烂流水，可用败毒散扑撒干搽患处，每日2次。结痂后外涂四黄油膏，每日1次。

（三）西医西药

1.全身治疗　皮损广泛，严重者可给予抗生素。

2.局部治疗　以杀菌、消炎、收敛、干燥为原则，外用莫匹罗星软膏、夫西地酸软膏。

3.其他　对于新生儿脓疱疮，可采用暴露干燥法。

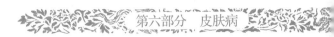

六、预防调护

1. 患处忌碰水，勿以水洗或烫洗，防止蔓延。

2. 夏季天热，小儿宜勤洗浴，浴后扑痱子粉，保持皮肤清洁干燥，做好预防。

3. 托儿所、幼儿园应定期检查，一经发现患儿，应立即隔离治疗，勤换衣服，清洗消毒。

第二节　须疮（须部毛囊炎）

须疮，疮生口周胡须部位，故以须疮名之，是近代医家命名。中医学称之为"羊胡子疮""燕窝疮"等，此病相当于西医学发生在胡须部慢性毛囊炎。须疮其临床特点是多在男性胡须部位的毛囊出现丘疹和脓疱，反复起小疱。

一、古籍摘要

《外科启玄》云："脑后项窝有疮，名曰燕窝疮，是足太阳兼督脉经，乃湿热所生也。下唇下巴骨有疮，名曰羊胡疮，是任脉经湿热所生也，在承浆穴地阁边。宜除湿清热之药掺之。"

《外科方外奇方》云："羊须疮方。旋覆花（焙）一钱，旧棉絮胎（烧存性）一两，共研末麻油调搽。"

《医宗金鉴》云："燕窝疮……此证生于下颏，俗名羊胡子疮。初生小者如粟，大者如豆，色红热痒微痛，破津黄水，形类黄水疮，浸淫成片，但疙瘩如攒，由脾胃湿热而成。宜服芩连平胃汤，外搽碧玉散即效。芩连平胃汤。黄芩一钱五分，黄连一钱，厚朴（姜炒）一钱，苍术（炒）二钱，甘草（生）五分，陈皮一钱。水二盅，姜一片，煎八分，食后服。碧玉散，黄柏末、红枣肉（烧炭存性）各五钱。共研极细末，香油调搽患处。"

《疡医大全》云："柏油膏（刘氏秘方）治小儿头上肥疮、羊胡疮、奶癣疮、脓窠疮、脚上血风疮癣、妇人纽扣风、裙边疮、耳上湿疮如神。柏油一斤，麻油四两，明矾、铜绿各二两，铅粉一两，共入锅内熬成红色，下黄蜡二两化尽，俟温不住手搅匀，离火，入羊胆汁二个，如无，入牛胆汁一个，猪胆汁二个搅匀，磁钵收贮搽之。或调金毛狮子疮药，搽疮更妙。肥疮，紫草浸冰麝，头油搽二三次愈。"

二、病因病机

中医学认为，本病总由脾胃湿热，熏蒸口周肌肤，或素体禀赋不耐，外感毒邪而发病。

西医学认为，本病多由金黄色葡萄球菌感染，侵犯毛囊引起的炎症性病变。

三、诊断要点

1. 发病特点　好发于 20～40 岁男性，多发于上唇、颊部及下唇有须毛部位。

2.皮损　皮损为多数硬结性毛囊丘疹，顶端化脓，每个脓疱中央为一根须毛，容易拔出。初起口唇周围、胡须部及颏、颊部起粟米样丘疹，以后迅速形成绿豆、赤豆大小红色结节，顶端有黄白色脓疱，中央贯穿一根须毛，须毛松动易拔出，脓疱易破，破流少许黄白色脓液，逐渐干燥结痂，痂下常有潮红糜烂、渗液（图25-7）。有的中央消退形成疤痕，外围毛囊显著融合隆起，称为狼疮样须疮，如局部出现弥漫性红肿、糜烂、渗液，称湿疹样须疮。

3.自觉症状　灼热、瘙痒及疼痛感。

4.其他　愈后一般不留瘢痕。

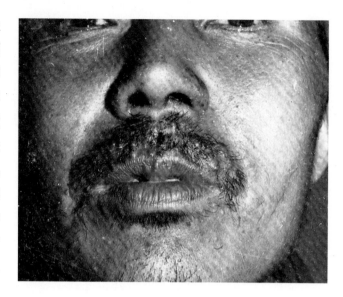

图25-7　须疮

四、鉴别诊断

1.白屑风（脂溢性皮炎）　皮损主要为红斑及油脂状鳞屑，不发生毛囊性脓疱。皮损除胡须部外头皮、眉毛部亦常同时发生。

2.流皮漏（寻常性狼疮）　皮损为结节及溃疡，病理切片检查可以区别。

3.热疮（单纯疱疹）　皮损多发于热疮之后，为密集成群的水疱，周围红晕，不起脓疱，1周左右即脱痂痊愈，不留瘢痕。

4.口周湿疮（口周皮炎）　口周皮肤瘙痒，皮肤潮红，起疱、糜烂、滋水、结痂、脱屑（图25-8）。

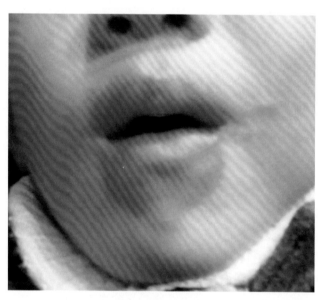

图25-8　口周皮炎

五、治疗

（一）辨证论治

1.湿热蕴蒸证　多见于嗜好肥甘辛辣之壮年男子，胡须部红斑、丘疹、脓疱、糜烂、渗液，自感灼热痒痛，口渴引饮，便结溲黄，苔薄黄，脉弦滑。治法：清热解毒利湿。方药：龙胆泻肝汤加减。

2.气血不足证　见于禀赋不足的青少年及年老体弱之人，局部皮损此起彼伏，迁延日久不愈，或暂愈数日，但稍因局部刺激又见发作。舌淡红，苔薄黄，脉沉滑。治法：益气养血。方药：托里消毒散加减。

（二）中医外治

败毒散干搽患处。

（三）西医西药

治疗上可根据病情，重度的可系统使用敏感的抗生素，轻度者可外用莫匹罗星软膏、红霉素等药膏。

六、预防调护

增强机体抵抗力，避免局部刺激，刮须时，避免损伤皮肤，保持皮肤清洁卫生，禁忌辛辣食物。

第三节　丹毒（丹毒）

皮肤作肿，色如涂丹，谓之丹毒。与西医学名称相同，此病多发于青壮年女性，春夏季节多见，好发于小腿与颜面，发病急，赤肿焮痛，很少化脓为其特点。及时正确治疗，数日可愈。若失治误治，则长年不已，久则出现象皮腿。极少数病势严重，毒邪走散，内攻脏腑，亦可危及生命。

一、古籍摘要

《诸病源候论·丹候》云："丹者，人身体忽然变赤，如丹涂之状，故谓之丹。或发手足，或发腹上，如手掌大，皆风热恶毒所为。"

《圣济总录纂要·诸丹毒》云："热毒之气暴发于皮肤间，不得外泄，则蓄热为丹毒。"

《肘后备急方》曰："升麻膏，疗丹毒肿热疮。升麻、白蔹、漏芦、芒硝各二两，黄芩、枳实、连翘、蛇衔各三两，栀子二十枚，蒴藋根四两，十物切，舂令细，纳器中，以水三升，渍半日，以猪脂五升，煎令水竭，去滓，敷之，日五度。若急合，即水煎，极验方。"

《备急千金要方》曰："丹毒论曰：丹毒一名天火，皆风热恶毒所为，入腹则杀人。其症皆由心火炽甕，热与血搏，或起于手足，或发于头面胸背，游移上下，其热如火，赤如丹砂，形如锦纹，其痛非常。凡自腹出四肢者，易治。自四肢而入腹者，难治。治丹之法，先用清凉解表，使毒渐消，方可搽敷。不尔，必逼毒入腹，以致不救。"

《外科精义》云："又有丹毒者，谓人身忽然变赤，如涂丹之状，故谓之丹毒。世俗有云：赤瘤；或因有疮，误而相触，四畔焮赤，谓之疮瘤。"

《外台秘要》云："夫丹者，恶毒之气，五色无常，不即疗之，痛不可堪，又待坏则去脓血数升，或发于节解，多断人四肢，盖疽之类疗之方。"

《外科正宗》云："火丹者，心火妄动，三焦风热乘之，故发于肌肤之表，有干湿不同，红白

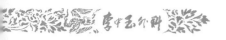

之异。干者色红，形如云片，上起风粟，作痒发热，此属心、肝二经之火，治以凉心泻肝，化斑解毒汤是也。"

《证治准绳·疡医》云："经云：少阳司天，客胜则丹疹外发，及为丹熛是也。《圣惠》云：夫一切丹毒者，为人身体忽然变赤如丹之状，故谓之丹毒也。或发手足，或发腹上如手大，皆风热恶毒所为，重者亦有疽之类也。若不急治则痛不可忍，久则坏烂出脓血数升。若发于节间，便令人四肢毒肿、人于肠则杀人、小儿得之最为急也。戴复庵云：发丹色状不一，痒痛亦异，大概皆因血热肌虚风邪所搏而发。然色赤者多，以赤故谓之丹。宜消风散，人烧枫树子存性为末，酒调服。"

《外治寿世方》云："火丹（热如火，绕脐即损人）。马齿苋捣涂之。又捣栀子，调水涂之。又桑白皮煮汁浴，或为沫，羊膏和涂。"

《疡医大全·赤游丹门》云："《圣惠》云：夫一切丹毒者，为人身体忽然变赤如丹之状，故谓之丹毒也。或发手足，或发腹上如手大，皆风热恶毒所为，重者亦有疽之类。窦汉卿曰：急用磁锋砭去其紫血，自下而上，则毒血流下，不可逆砭，急用乳香末、鸡子清调匀，涂砭处。时用芭蕉根汁涂之，内服珠砂化毒丹，生蜜调下，再服紫金锭，水磨汁下。

李东垣曰：丹毒者，谓人身忽然变赤如涂丹之状，故谓之丹毒。世俗有云：赤瘤，或因有疮；误而相触，四畔焮赤，谓之疮瘤。凡丹毒之疾，皆游走不定，状若云气者是也，小儿得之最忌，百日之内，谓之胎瘤，以其气血嫩弱，脏腑弱脆，难任镰针，所以忌也。"

二、病因病机

中医学认为，本病多由虫咬、刺伤、抓破或素患脚湿气病，复染风热湿火毒邪，气血凝结而成；或五脏蕴热，火毒内生，攻发于外。

西医学认为，本病多因足癣继发感染，或抠鼻子等继发感染所致，多为溶血性链球菌侵及皮肤及皮下组织内淋巴管及周围组织所致。

三、诊断要点

1. 好发年龄　多见于青壮年。

2. 好发部位　好发于下肢及面部。

3. 皮损　皮损表现为红斑肿胀，边界清楚，皮温高，压痛明显；同侧附近淋巴结多肿大疼痛；或此起彼伏，游走不定；或反复发作，久之小腿肿胀，硬如象皮（图25-9～图25-14）。

四、鉴别诊断

1. 痈（蜂窝织炎）　局部弥漫性肿胀，中央颜色深，周围颜色淡，边缘不清，伴有疼痛，数日后化脓溃破以资鉴别。

2. 漆疮（接触性皮炎）　有接触致敏物史，皮损形态与接触物形态一致，边界清楚，皮损为红斑、丘疹、水疱等，自觉瘙痒。

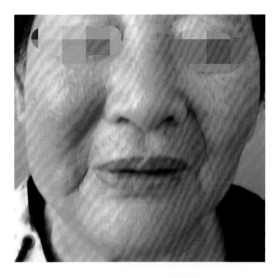

图 25-9　丹毒（1）

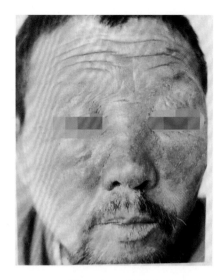

图 25-10　丹毒（2）

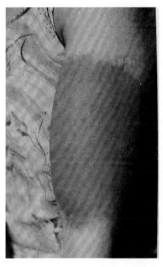

图 25-11　丹毒（3）

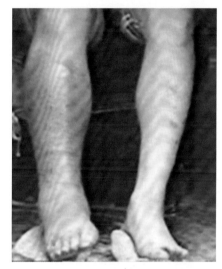

图 25-12　丹毒（4）

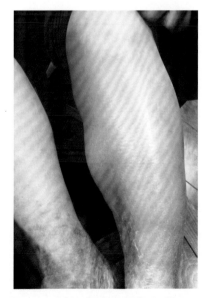

图 25-13　丹毒（5）

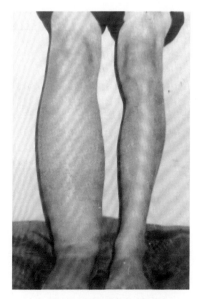

图 25-14　丹毒（6）

第二十五章　细菌性皮肤病

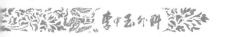

五、治疗

（一）辨证论治

1. 火毒炽盛证　发于头部，又称抱头火丹、时毒、疫毒、大头瘟。初起自感颜面某处微痒似虫行，继之出现红色斑点或水疱，很快蔓延成片，灼热肿胀，形如堆云，色如涂丹，伴有疼痛，二三日内颜面俱肿，两目合缝，甚或波及耳项头部，憎寒发热，头身疼痛，舌质红，苔薄黄，脉浮数。治宜疏风清热解毒。方药：疏风败毒汤：牛蒡子12g，连翘30g，薄荷6g，黄芩15g，柴胡、栀子、黄连、赤芍、大青叶、甘草各10g，荆芥、升麻各6g，水煎服。

2. 毒热炽盛证　若颜面俱肿，水疱满布，亮如水晶，破流黄水，高热不退，口渴烦躁，不食作呕，溲赤便秘，舌质红苔黄，脉洪数。治宜通腑泻火，清热解毒。方用泻火解毒汤：大黄、芒硝（冲服）、栀子、黄芩、黄连各10g，茵陈、连翘、石膏、蒲公英各30g，生地黄、赤芍、木通、甘草各9g，水煎服。若出现神昏谵语，配服安宫牛黄丸。若病至后期，发热已退，色红转暗，余肿较硬。治宜凉血解毒。方用四物败毒汤。

3. 湿热下注证　丹毒多发于下肢，常突然寒战高热，皮肤迅速出现鲜红色斑片，大小不一，形态各异，稍高出皮肤，境界清楚，表面紧张光亮，压之皮肤红色减退，灼热疼痛，拒按；或此起彼伏，游走不定治宜清热解毒利湿。方用龙胆泻肝汤加减。

4. 寒湿凝滞证　若反复发作，久之小腿肿胀，硬如象皮，舌淡红，苔腻，脉沉细。治宜和营通络，燥湿利湿。方用仙方活命饮或当归拈痛汤加减。

（二）中医外治

1. 中药外用　葱根水调五黄青白散（黄芩、黄连、黄柏、大黄、雄黄各10g，青黛30g，冰片15g，各研细末混匀），或金黄散外敷，每日2次。

2. 针灸治疗　针砭患处，去其蕴毒恶血。

（三）西医西药

治疗上给予青霉素、头孢等对急性期均有较好的疗效，可酌情选用。

六、预防调护

1. 忌食辛辣之物。
2. 寻找病因，积极治疗。对已成象皮腿者，可用绷带缠缚，松紧适度，亦可用弹力护套绑缚。
3. 颜面部丹毒，禁止搔抓。下肢丹毒，要卧床休息，抬高患肢。

第四节　脓窠疮（深脓疱疮）

皮肤起疱，破流脓水，疮底坑窝，故谓之脓窠疮，此病相当于西医学的深脓疱疮。多为继发于其他皮肤病如湿疹、疥疮、痱子、虫咬皮炎等的化脓性皮肤病。好发于儿童，四季均可发病，但以夏、秋季节多见。

一、古籍摘要

《外科正宗·脓窠疮》云："脓窠疮，乃肺经有热，脾经有湿，二气交感，其患先从小疱作痒，后变脓疱作疼，所成脓窠疮也。甚者清热散风，凉血除湿治之，凉血清风散是也。外以蛇床子散或诸疮一扫光擦之亦效，兼戒口味自愈。蛇床子散，蛇床子散用黄丹，轻粉枯矾枫肉良，大黄不少松香末，麻油调许治脓疮。治脓窠疮生于手足遍身，根硬作胀，痒痛非常。"

《外科方外奇方》云："脓窠疮方。黄柏片二钱，硫黄一钱五分，雄黄、煅石膏、海螵蛸各二钱，轻粉五分，共为细末，麻油调搽。"

《疡科心得集》云："脓窠疮者，大如黄豆，黄脓起疱，痛甚。起时先从水疱作痒，后变脓疱。乃肺经有热，脾经有湿，二气交感而成。治当清热散风，凉血除湿，如四妙汤加防风、荆芥，或凉血消风散；外搽普济丹，或蛇床子散，或一扫光；若不痒而痛甚，以生大黄二两，生石膏一两，研末，麻油调搽，兼戒口味，自愈。"

《外科说约》云："脓窠疮大如黄豆，黄脓起疱，痛甚者，乃脾虚湿热者多。宜内服四妙汤加苍术、防风，外搽普济丹。"

二、病因病机

中医学认为，本病多由先患水痘或蚊叮虫咬等瘙痒性皮肤病，复经搔抓摩擦，破伤染毒所致；或由于肺经蕴热，脾经积湿，二气交感蕴蒸皮肤而成。

西医学认为，本病的病原菌多为金黄色葡萄球菌。患有瘙痒的皮肤病如水痘、疥疮，虫咬皮炎或痱子时，皮肤的屏障作用可被破坏，为皮肤化脓感染提供了较好条件，加上炎热夏天，出汗较多，皮肤有浸渍现象，细菌在皮肤上容易繁殖。

三、诊断要点

1. 发病特点　多有原发皮肤病变，如水痘、疥疮、痱子、虫咬、外伤等。

2. 皮损　皮损为黄豆大小脓疱，胞壁厚，破后溃陷成窝，上有脓液。多发于小腿，初为少数散在丘疱疹或水疱，迅速扩大成脓疱，以后数目增多，很快变成黄豆大黄白色脓疱，四周红晕，灼热疼痛，疱壁厚，不易破裂，破后凹陷成窝，上有白色脓液，常向外周蔓延成片。结干黄痂，痂脱而愈（图25-15～图25-17），痊愈后可遗留疤痕，亦有结痂过早，脓流未清，反复迁延难愈。

3. 伴随症状　多伴有疼痛，全身症状较轻。

4. 其他　可伴有附近淋巴结肿痛大。

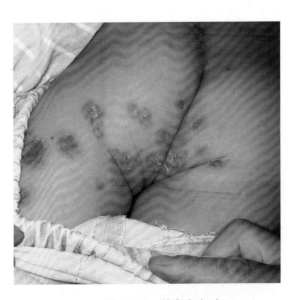

图25-15　脓窠疮（1）

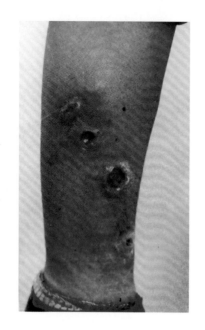

图 25-16　脓窠疮（2）

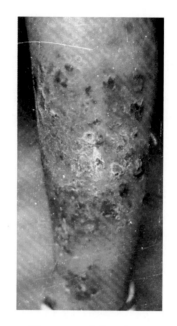

图 25-17　脓窠疮（3）

四、鉴别诊断

1. 黄水疮（脓疱疮）　脓疱较浅，破溃后一般不会形成溃疡，愈后不留瘢痕；

2. 皮肤变应性血管炎（变应性血管炎）　皮损呈多形态，有丘疹、红斑、结节、紫癜、溃疡、坏死等。

五、治疗

（一）辨证论治

热毒蕴结证　皮损为黄豆大小脓疱，疱壁厚，四周红晕，灼热疼痛，破后溃陷成窝，上有脓液，兼见口干、便干、尿赤，舌红，苔腻，脉弦数或滑。治法：清热解毒。方药：黄连解毒汤加减。

（二）中医外治

1. 四黄解毒汤湿敷。黄芩、黄连、黄柏、大黄、枯矾、甘草各 10g，加水 300mL，煎水 100mL，消毒纱布浸湿敷患处，每日 2 次。

2. 蛇床子散干擦或麻油调敷。

（三）西医西药

1. 全身治疗　皮损广泛、严重者可给予抗生素。

2. 局部治疗　以杀菌、消炎、收敛、干燥为原则，外用莫匹罗星软膏、夫西地酸软膏。

六、预防调护

1. 有原发皮肤病患者，应注意勤洗手，以免搔抓感染成疮。

2. 及时治疗患者，愈后应将其衣被及用具清洁消毒。

第二十六章　真菌性皮肤病

第一节　脚湿气（足癣）

脚丫瘙痒，潮湿起疱，糜烂流水，谓之脚湿气。又有"臭田螺"及俗名"烂脚丫""脚气"等名称，此病相当于西医学的足癣。其特点：趾缝瘙痒，起丘疱疹，糜烂流水，浸渍发白，多伴有臭味。男女老幼皆可罹患，但以青壮年较多，其发病率湿热之南方高于寒冷之北方。夏日发作，冬日减轻或痊愈，病程较久，易于复发。

一、古籍摘要

《外科正宗》云："妇人脚丫作痒，乃从三阳风湿下流凝聚不散，故先作痒而后生湿烂。又或足底弯曲之处，痒湿皆然。枯矾散中煅石膏，黄丹轻粉不相饶，四味将来为末掺，脚丫湿痒即时消。枯矾散，枯矾五钱，石膏（煅）、轻粉、黄丹各三钱。上为末，温汤洗净，搽药即愈。"

《医宗金鉴》云："臭田螺疮最缠绵，脚丫瘙痒起白斑，搓破皮烂腥水臭，治宜清热渗湿痊。注：此证由胃经湿热下注而生。脚丫破烂，其患甚小，其痒搓之不能解，必搓至皮烂，津腥臭水觉疼时，其痒方止，次日仍痒，经年不愈，非常缠绵。法宜甘草薏苡仁煎汤洗之，嚼细茶叶涂之，干则黄连膏润之；破烂甚者，宜用鹅掌皮，煅存性，研末，香油调敷，甚效。"

二、病因病机

中医学认为，本病多由久居湿地，水中工作作业，污水浊浆浸渍，感染湿毒浸淫肌肤所致；或有共用脚盆、拖鞋、毛巾等相互侵染而得；或由脾胃二经湿热下注而成。

西医学认为，本病系感染皮肤癣菌（主要是红色毛癣菌、须癣毛癣菌和絮状表皮病菌）所致。

三、诊断要点

1.好发时间　多发生于夏秋季节。

2.皮损　皮损多由一侧传染至对侧，临床上根据皮损形态可分为：①水疱鳞屑型（多发于趾间、足跖及足侧，皮损表现为深在性水疱及领圈状脱屑）。②浸渍糜烂型（多发于趾缝，趾间浸渍发白，糜烂性裂隙，瘙痒明显）。③鳞屑角化型（好发于足跖及足跟，特征为糠状鳞屑、角化过度，冬季较重）（图26-1和图26-2）。

3.伴随症状　自觉剧烈瘙痒。

4.辅助检查　皮损查真菌或真菌培养为阳性。

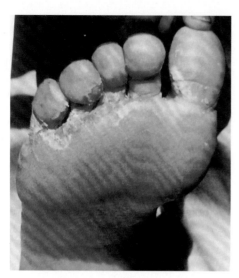

图 26-1　脚湿气（1）

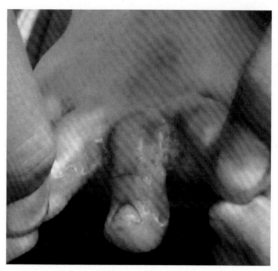

图 26-2　脚湿气（2）

四、鉴别诊断

1.掌跖脓疱（掌跖脓疱病）　本病好发于掌跖部位，女性多见。皮损为红斑基础上出现小而深的脓疱，或先为水疱后为脓疱，反复发作。脓液真菌检查为阴性。

2.足部湿疮（足部湿疹）　多发于足背，对称分布，剧烈瘙痒，皮损多为红斑、丘疹、水疱，疱液多清澈，边界不清，查真菌为阴性。

五、治疗

（一）辨证论治

1.湿热蕴毒证　皮损为成群水疱或浸渍发白，糜烂流水，重者红肿疼痛，甚或阴股起臖核，色红，苔黄，脉弦数或滑数。治宜清热利湿解毒。可内服清利汤。

2.风湿血燥证　皮损干燥、粗糙、脱屑，甚或干裂，兼见口干，舌红，苔薄，脉弦细。治宜养血祛风除湿。方用清燥汤，或消风散加减。

（二）中医外治

1.湿热蕴毒证　方用苦槿汤：苦参、土槿皮各 60g，白矾、芒硝、黄柏、蛇床子各 30g，五倍子各 15g，防风、荆芥各 10g。水煎待温外洗，洗后再干掺脚气散（经验方）或密陀僧散。

2.风湿血燥证　先用二矾汤熏洗，再搽脚气散、轻粉膏。

（三）西医西药

1.局部治疗　应根据皮损不同类型，选择不同剂型。水疱鳞屑型应选择刺激性小的溶液或霜剂，如联苯苄唑乳膏、舍他康唑乳膏等；浸渍糜烂型应先用溶液湿敷，待渗出减少后，再用上述霜剂外用治疗；角化型选择剥脱作用较强且透皮作用较好的抗真菌药物治疗，必要时采用封包治疗。如继发感染轻者，可外用抗菌药物如莫匹罗星软膏、夫西地酸乳膏、复方多黏菌素 B 软膏等。

2. 系统治疗　病情较重者可采用短期系统治疗，如口服特比萘芬片、伊曲康唑胶囊、氟康唑片等。如继发感染较重者，可系统给予抗生素治疗。

六、预防调护

注意个人卫生与公共卫生，经常洗脚，勤换鞋袜，穿透气性好的鞋袜，拖鞋、浴巾不要公用。不要用手抠患处，以防形成丹毒。患处避免水湿浸渍。脚汗多者，须同时治疗。

第二节　灰指（趾）甲（甲癣）

指（趾）甲毁坏呈灰黄色，故名灰指（趾）甲。因其指（趾）甲失去光泽，增厚色灰，甲壳色似油煎，故中医学称之为"油灰指（趾）甲""鹅爪风"。俗称"油炸甲""一灰甲""虫蛀甲"等，此病相当于西医学的甲癣，是生于甲部的真菌病，其特征为甲变色增厚，破损变形。

一、古籍摘要

《外科证治全书》说："鹅爪风，即油灰指甲，用白凤仙花捣涂指甲上，日日易之，待至凤仙过时，灰甲即好。"

二、病因病机

中医学认为，本病由甲根外染湿热泄毒，凝滞脉络，爪甲失去荣养所致。

西医学认为，本病常继发于手、足癣，由皮肤癣菌即毛癣菌、小孢子菌和表皮菌感染侵犯甲板而引起。

三、诊断要点

1. 发病特点　本病继发于鹅掌风、脚湿气、圆癣、阴癣等，中老年患者多见。

2. 皮损　指（趾）甲变形，失去光泽而呈灰白色，状如油炸，甲表面出现高低不平，呈顶针状，增厚或蛀空（图 26-3 ～图 26-6），可有以下三种表现。

（1）增厚型　甲缘增厚渐至整个指（趾）甲肥厚，甲壳变脆，凹凸不平。

（2）萎缩型　甲板萎缩变白，或见甲缘蛀空呈蜂窝状，或见甲壳与下方分离而张开，或见爪甲枯脆面脱落。

（3）破损型　甲板部分增厚，边缘破损，略带草绿色，少数甲沟红肿，甲板高低不平，轻者仅 1 ～ 2 个指（趾）甲受损，重者所有指（趾）甲皆可相染。

3. 伴随症状　一般无痛痒感。

4. 其他　病程缠绵，有传染性，可引起甲沟炎。

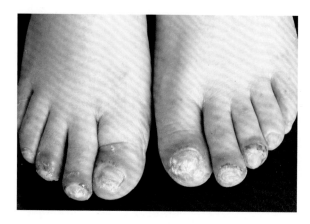

图 26-3 灰指甲（1）

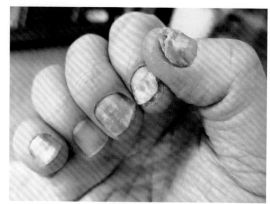

图 26-4 灰指甲（2）

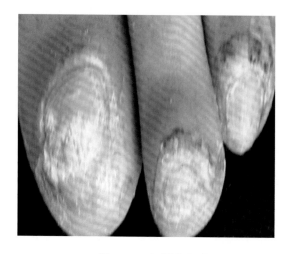

图 26-5 灰指甲（3）

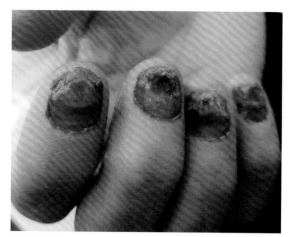

图 26-6 灰指甲（4）

四、鉴别诊断

1. 脆甲症 甲壳不韧不坚，多易断裂，此病与血虚及长期在碱水中工作等有关。

2. 厚甲症 甲壳增厚，甲壳或指（趾）头外伤，或某些皮肤病，如白疕（银屑病）、浸淫疮（湿疹）等兼发。在皮肤上可见到各病的典型皮损，甲内不含癣菌。

3. 甲变色症 甲壳上为点状或条状异色斑点，甚至全甲变色，如白甲与黑纹甲等，常与服用某些药物有关。

五、治疗

（一）辨证论治

本病一般不需内服中药汤剂，

（二）中医外治

灰甲散（轻粉、黄丹、雄黄各30g，枯矾60g，白降丹、冰片各1g）研极细，备用。每天晚上先以锋利刀片将病甲轻轻削去，以不出血为度，用食醋浸泡10分钟，擦干后干涂脚气散少许，直到新甲长出为止。

（三）西医西药

口服伊曲康唑，每次 200mg，每日 2 次，饭后服，连用 1 周，停药 3 周为 1 个疗程，共 3～4 个疗程。治疗期间注意肝功能及血常规监测。

六、预防调护

1. 患有鹅掌风或脚湿气患者，应积极治疗，以防日久蔓延成灰指甲。

2. 对治疗要耐心，长久坚持，方可收效。

第三节 鹅掌风（手足癣）

因手部皮肤增厚、粗糙、干裂，形如鹅掌，故谓之鹅掌风，又有"掌心风"之称，此病相当于西医学的手足癣。男女老幼均可患病，但以青壮年较为多见。南方潮湿地带比北方干燥地区发病率高，常与湿疹、皮炎并发。本病多发于手掌，其皮损夏季常见起水疱或糜烂渗液，冬季表现为皮肤增厚、干燥、皲裂、鳞屑。

一、古籍摘要

《外科大成》云："白朱砂散，治顽癣并鹅掌风。朱砂、雄黄、象皮（煅）、硼砂各一钱，蟾酥五分，白朱砂（煅）二钱，上为细末。用真生桐油调搽患处，以火烘之，痒止为度。遍身顽癣如癞者，烧猪粪熏之烘之。鹅掌风烧鸽粪熏之烘之。"

《外科证治全生集》云："鹅掌风，患于手足掌指皮上，硬而痒燥烈者是。"

《医宗金鉴·外科心法要诀》云："鹅掌风生掌心间，皮肤燥裂紫白斑，杨梅余毒血燥热，兼受风毒凝滞源。注：此证生于掌心，由生杨梅余毒未尽，又兼血燥，复受风毒，凝滞而成。初起紫白斑点，叠起白皮，坚硬且厚，干枯燥裂，延及遍手。外用二矾散洗之，三油膏擦之，内用祛风地黄丸料，加土茯苓、白鲜皮、当归为佐，作丸服之其效。若年久成癣难愈。又有不因杨梅后，无故掌心燥痒起皮，甚则枯裂微痛者，名掌心风。由脾胃有热，血燥生风，血不能荣养皮肤而成。宜服祛风地黄丸，外用润肌膏，久久擦之即愈。"

《外科证治全生集》曰："鹅掌风治法：鹅掌风，患于手足掌指皮上，硬而痒燥烈者是。用麻油一两，红砒一钱，敲细如粞，入油煎至砒枯烟绝为度，去砒留油。有风之处，日以火烘油，擦二三次，至愈止。"

二、病因病机

中医学认为，本病多因外感风、湿、热之毒，蕴积肌肤；病久则气血不能荣润，皮肤失养，以致皮肤肥厚、干燥、皲裂，形如鹅掌；或由相互接触，毒邪相染，可沾染他人，亦可由脚湿气传染而得。

西医学认为，本病系因生长于手掌和指间的皮肤癣菌（主要是红色毛癣菌、须癣毛癣菌和絮状表皮癣菌）感染所致。

三、诊断要点

1. **发病特点**　多见于成年人，好发于手掌心及指缝间。

2. **皮损**　皮损初起为小水疱，甚痒，破溃或吸收后出现皮肤肥厚、干燥、皲裂、脱屑，形如鹅掌，以后逐渐扩大或融合，形成不规则的损害（图 26-7 ～图 26-12）。

3. **其他**　病程缓慢，如不及时治疗，可多年不愈。

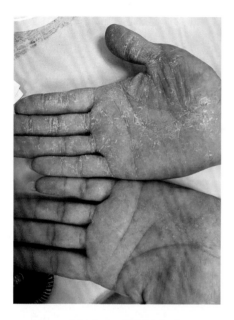

图 26-7　鹅掌风（1）

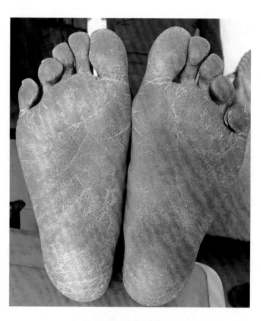

图 26-8　鹅掌风（2）

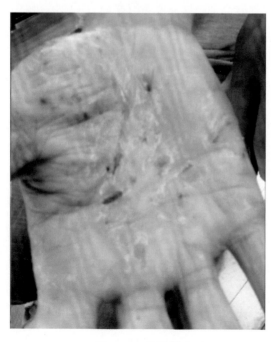

图 26-9　鹅掌风（3）

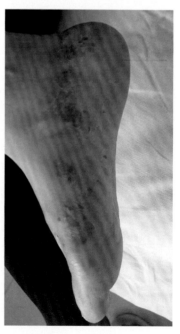

图 26-10　鹅掌风（4）

第二十六章
真菌性皮肤病

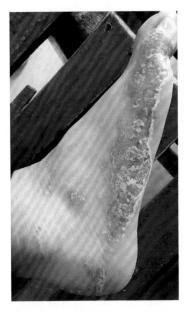

图 26-11 鹅掌风（5）

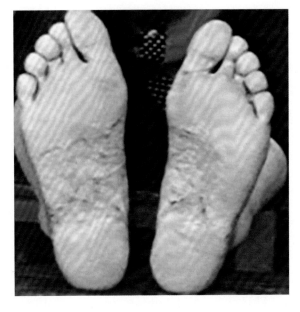

图 26-12 鹅掌风（6）

四、鉴别诊断

1. 手部湿疮（手部湿疹）　皮损为红斑、丘疹、水疱、糜烂等多形性皮损，边界欠清，对称分布，易反复发作，不易根治，查真菌阴性以资鉴别。

2. 田螺疱（汗疱疹）　对称性发于手指侧缘，主要皮损为密集的小水疱，水疱较深、较大，疱壁厚难破裂，常成批出现，一般在 1 ～ 2 个月内自愈，夏天多见。

3. 脚鸭毒（癣菌疹）　手足癣、头癣等远隔部位发生的皮肤无菌性炎症的一种皮疹，是皮肤癣菌感染的一种过敏反应，表现为红斑、丘疹、水疱等湿疹样皮损，常沿着手指伸缘或手掌出现多数成群的小水疱，疱壁紧张而突出。

4. 旋指疳（连续性肢端皮炎）　常在一个指头有脓疱，糜烂，逐渐蔓延而经久不愈。

五、治疗

（一）辨证论治

1. 湿热蕴蒸证　多为手掌心及指缝潮红，疱疹，糜烂流滋，干燥结痂，白皮翘起，皮肤瘙痒，可因搔抓引起化脓而致附近臖核。治法：清热利湿祛风。方药：萆薢渗湿汤、黄连解毒汤加减。

2. 风湿血燥证　皮损干燥、粗糙、脱屑，甚或干裂，兼见口干，舌红，苔薄，脉弦细。治法：养血祛风除湿。方药：清燥汤，或消风散加减。

（二）中医外治

二矾汤加减熏洗后外涂轻粉膏。

（三）西医西药

1. 局部治疗　可外用特比萘芬乳膏、酮康唑乳膏等，治疗消退后继续巩固 1 ～ 2 周。

2. 系统治疗　可口服抗真菌药物如伊曲康唑等。

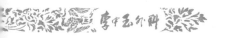

六、预防调护

1. 注意个人、家庭及集体卫生。

2. 有脚湿气者，宜及早治疗，否则易发本病及灰指（趾）甲。

3. 手部出现干燥、皲裂者，避免接触碱性洗涤品。

第四节　阴癣（股癣）

癣发于股阴部，谓之阴癣。俗名骑马癣，此病相当于西医学的股癣，是发生在阴部的浅表性真菌病。潮湿季节，男性青壮年较为多见。本病特征为阴股内侧见圆形或椭圆形鲜红色斑片，中央有渐轻或自愈倾向，四周有活动性外延清晰边缘，匡郭鲜明，呈画圈地图样。多见于高温季节，南方较北方发病率高，患者以男性青壮年为多见，有夏重冬轻或痊愈，来年再发的特点，伴有鹅掌风或脚湿气。

一、古籍摘要

《苏沈良方》云："治癣方，久患用之即瘥。决明子（不以多少），上为末，加少水银粉，同为散。先以物擦破癣上，以散敷之。"

《续名医类案》云："两股间湿癣，长三四寸，下至膝，发痒时爬搔，汤火俱不解，痒定，黄赤水出，又痛不可耐。灸炳、熏渫、硫黄、茹、僵蚕、羊蹄根之药，皆不效。其父母来求疗，张曰：能从予言则瘥。父母诺之。以排针磨尖快，当其痒处，于癣上各刺百余针，其血出尽，煎盐汤洗之。如此四次，大病方除。此方不尽以告后人，恐为癣药所误。湿淫于血，不可不砭者矣。"

《疡医大全》云："阴癣生在下半身，治之最难，多属寒湿，总之血分受病，以致皮肤不和也。"

二、病因病机

中医学认为，本病因夏日炎热股内多汗潮湿，洗浴不勤，内裤污染；或有脚湿气、鹅掌风互相传染而生。

西医学认为，本病是一种皮肤癣菌感染，具体癣菌为红色毛癣菌、须癣毛癣菌、絮状表皮癣菌等引起。

三、诊断要点

1. 好发部位　发于腹股沟内侧会阴部、肛门周围，以中青年男性多见。

2. 皮损　典型皮损为圆形或椭圆形红斑，四周微隆起，中央有自愈倾向，有时可互相融合，边界清楚。初起常在一侧阴股内侧起黄豆大或指甲大红斑，渐至钱币大小，圆形或椭圆形，或增大融合成片，呈环形或形似地图，匡郭清晰，四畔隆起，边缘蔓延，并可有粟粒状红丘疹，或小脓疱，中间渐愈。皮损色微红，或暗红，有时脱糠秕状细小白屑（图 26-13 和图 26-14）。

3. 伴随症状　自觉瘙痒，夏重冬轻。

4. 辅助检查　真菌直接镜检可查到菌丝。

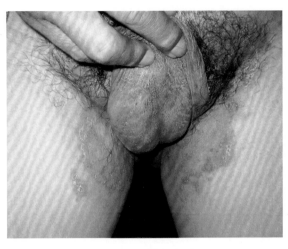
图 26-13　阴癣（1）

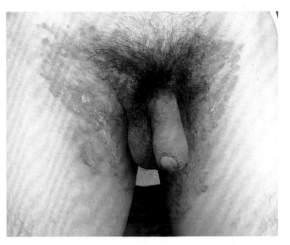
图 26-14　阴癣（2）

四、鉴别诊断

1. 牛皮癣（神经性皮炎）　有明显的皮肤粗糙、肥厚，苔藓样变更加显著，没有水疱，剧痒难忍，多发于颈部两侧，真菌检查阴性。

2. 肾囊风（阴囊湿疹）　阴囊部先发，然后延及阴股与会阴，初为红斑丘疹，而后结肥厚，抓后有轻度糜烂，皮损边界不清，查真菌阴性。

3. 汗渐疮（擦烂红斑）　除阴股外，在腋窝及乳房下方等处亦可发生，表现为红斑、流滋与燥裂，局部有热痛感。

4. 湮尻疮（尿布皮炎）　发生于婴儿被尿布覆盖之皮肤，局部发红，擦烂渗液，皮疹境界清晰，真菌检查阴性。

五、治疗

（一）辨证论治

湿热蕴积证　腹股沟、会阴、肛周出现边界清楚红斑，部分边缘有小水疱，伴有瘙痒，舌红，苔黄，脉数。治以清热解毒，利湿祛风。方用消风散加减。

（二）中医外治

外搽体癣散：轻粉、黄丹、硫黄、雄黄、枯矾、冰片、滑石粉。研极细末，干搽局部，每日2次。

（三）西医西药

1. 局部治疗　以外用抗真菌药物为主，一般疗程 2 周以上，皮损消退后再用 1～2 周。药物：① 1%～2% 咪唑类药物，如联苯苄唑、咪康唑、酮康唑、益康唑等。② 1% 丙烯胺类药物，

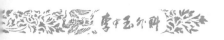

如特比萘芬、萘替芬等。

2. 系统治疗　广泛的顽固的股癣可选用系统治疗。如口服伊曲康唑胶囊、特比萘芬片、氟康唑片等，连续1～2周，注意肝功能异常患者慎用。

六、预防调护

经常换洗内裤，清洗阴部，保持局部干燥清洁。积极治疗鹅掌风、脚湿气、灰指甲，以防相互触染。严禁局部外涂肤轻松等激素类药物，否则会引起皮损缠绵难愈或迅速扩散。

第五节　圆癣（体癣）

皮肤上起圆形或椭圆形红斑似钱币，状若苔藓，故名圆癣，俗称"金钱癣"或"铜钱癣"。此病相当于西医学中的体癣，是生于体表的一种浅部真菌病。可发生于面、头、躯干、四肢，圆形或椭圆形斑片，中心有自愈倾向，但四周有活动性边缘。本病常于炎热夏季发作，冬季好转，青壮年较多，多由鹅掌风、脚湿气、阴癣、灰指甲传染而来。

一、古籍摘要

《诸病源候论》云："圆癣之状，作圆文隐起，四畔赤，亦痒痛是也，其里亦生虫。"其又云："癣病之状，皮肉瘾疹如钱文，渐渐增长，或圆或斜，痒痛，有匡郭，里生虫，搔之有汁。此由风湿邪气客于腠理，复值寒湿与血气相搏，则血气痞涩，发此疾。"

《外科证治全书》云："初起如钱，渐渐增长，或圆或歪，有匡郭，痒痛不一。"

二、病因病机

中医学认为，炎热暑湿，多汗污衣，邪毒客于腠理，蕴积皮肤，发为此疾。

西医学认为，本病是由红色毛癣菌、须癣毛癣菌、犬小孢子菌、铁锈色小孢子菌和絮状表皮癣菌等所引起。发病与机体抵抗力密切相关，糖尿病、消耗类疾病等患者较易感染。

三、诊断要点

1. 好发部位　本病好发于面、颈、躯干、四肢等。

2. 皮损　初起皮肤上出现群簇针头大小的淡红色丘疹或丘疱疹，向外蔓延，逐渐形成圆形，小者则称笔管癣或雀目癣，如钱币者称金钱癣，圆而不整者称为荷叶癣，皮疹大小不一，数目不定，可互相融合，重叠形成多环状或大片损害，边缘清晰，中央炎症较轻或色素沉着，其上覆盖细薄鳞屑，外缘常高起呈堤状，较重时边缘常有断断续续水疱、脓疱、结痂，排列成弧形或环形，鳞屑较厚，儿童的圆癣可形成特殊的花环状（图26-15和图26-16）。中央常有自愈倾向。夏重冬轻，多冬愈夏发。

3. 伴随症状 多有瘙痒，或无自觉不适。

4. 辅助检查 真菌镜检或培养为阳性。

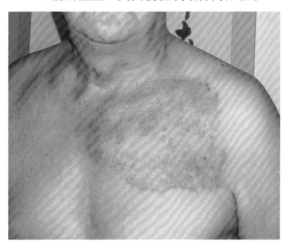

图 26-15 圆癣（1）

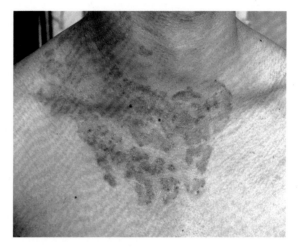

图 26-16 圆癣（2）

四、鉴别诊断

1. 风热疮（玫瑰糠疹） 多发于胸胁与股内，斑疹数目较多，为圆形或椭圆形，呈淡玫瑰色，皮疹长轴与皮纹一致，有母子斑之分，无中央自愈倾向，病情呈急性，病程只有数周，不易复发，真菌检测阴性。

2. 白疕（银屑病） 皮损为点滴状、钱币状、地图状红斑，上覆有多层银白色鳞屑，剥离银屑时，基底可露出潮红浸润面及筛状出血点，冬重夏轻，病程缓慢，病情顽固，多年不愈。

3. 白屑风（脂溢性皮炎） 好发于多脂区，损害呈亚急性炎症，表面有油腻性碎小鳞屑，瘙痒剧烈，真菌检查阴性。

4. 牛皮癣（神经性皮炎） 多发生在颈部，皮损有近皮色光泽丘疹，皮肤增厚、粗糙、苔藓样变等。

5. 中药毒（固定药疹） 有用药史，皮疹好发于口周、外阴皮肤黏膜交界处与四肢、躯干部，有固定性特征，每次发于原部位并扩大增多，呈圆形、卵圆形、鲜红或紫红色斑片，真菌检查阴性。

五、治疗

（一）辨证论治

风湿热毒证 全身多发圆形淡红色斑片，上有少许鳞屑或脓疱，伴有口干，舌红，苔腻，脉弦数或细数。治拟清热燥湿祛风。方用消风散加减。

（二）中医外治

外用体癣散搽之，每日 2 次。

（三）西医西药

1. 局部治疗 联苯苄唑乳膏、咪康唑乳膏、酮康唑乳膏、特比萘芬乳膏、硝酸舍他康唑乳膏等。

2. 系统治疗 特比萘芬片、伊曲康唑胶囊、氟康唑分散片等。

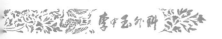

六、预防调护

注意个人卫生，保持皮肤干燥清洁。积极治疗鹅掌风、脚湿气、灰指甲，以防相互触染。严禁局部外涂肤轻松等激素类药物，否则会引起皮损缠绵难愈或迅速扩散。

第六节　紫白癜风（花斑癣）

因汗出浸渍引发斑疹，故名汗斑。因皮疹形如花斑、紫（褐）斑或白斑交叉，故又称"紫白癜风""花斑"等，此病相当于西医学的花斑癣。本病多发于成年男性，夏季加重，冬季隐而不显。好发于胸背，有时可蔓延至颈、项颌、颊、腋窝、小腹等多汗之处，发生紫褐色、灰白色黄豆皮大小境界较清的斑疹，搔之有薄皮鳞屑，轻微瘙痒。

一、古籍摘要

《证治准绳·疡医》云："夫紫癜风者，由皮肤生紫点，搔之皮起而不痒痛者是也。此皆风湿邪气客于腠理与气血相搏，致营卫痞涩，风冷在于肌肉之间，故令色紫也。

治紫白癜风涂药：白矾、绿矾、生砒霜各一钱。上研极细如粉。用生茄子蒂，蘸擦患处，先浴后擦。

三黄膏：治紫白癜风疮癣疥。雄黄、雌黄、砒霜（并另研）各半钱，白矾、黄丹（并另研）、蛇床子（为末）、蔺茹各一两，白胶香（另研）、轻粉各一钱。上件用清油四两，入巴豆四粒煎黄色。去巴豆入诸药；又入黄蜡少许，熬成膏子。先用荆芥汤洗，后用药擦，神效。

四神散：治紫白癜风。雄黄、雌黄、硫黄、白矾各等分。上研为细末。每用时，先浴令通身汗出，次用生姜蘸药擦患处良久，热汤洗。当日色淡，五日除根。"

《外科正宗》云："紫白癜风乃一体二种。紫因血滞，白因气滞，总由热体风湿所侵，凝滞毛孔，气血不行所致，此皆从外来矣。初起毛窍闭而体强者，宜万灵丹以汗散之，次以胡麻丸常服，外用密陀僧散搽擦，亦可得愈。"

《寿世保元》云："一治紫癜风、白癜风，即如今汗斑之类。"

《外科证治全书》云："紫白癜风，初起斑点游走成片，久则可蔓延遍身。初无痛痒，久则微痒，由汗衣经晒着体，或带汗行日中，暑湿浸滞毛窍所致。

密陀僧散：硫黄、雄黄、蛇床子各二钱，石黄、密陀僧各一钱，轻粉五分。为末醋调，搽患上。"

《医宗金鉴·外科心法要诀》云："紫白癜风无痒痛，白因气滞紫血凝，热体风侵湿相搏，毛窍闭塞发斑形。注：此证俗名汗斑，有紫、白二种。紫因血滞，白因气滞。总由热体风邪、湿气，侵入毛孔，与气血凝滞，毛窍闭塞而成。多生面项，斑点游走，延蔓成片，初无痛痒，久之微痒。初起宜万灵丹汗之，次以胡麻丸常服；外用密陀僧散擦患处，令汗出，风湿自解。古今治法虽多，取效甚少。得此证者，当忌鱼腥、煎炒、火酒、动风发物。胡麻丸，大胡麻四两，苦参、防风、石菖蒲、威灵仙各二两，白附子、独活各一两，甘草（生）五钱，共为细末，白酒浆和丸，如绿豆大。每服二钱，形瘦者，一钱五分，食后临卧白滚水送下。密陀僧散，雄黄、硫黄、蛇床子各二钱，密陀僧、石黄各一钱，轻粉五分，共研末，醋调搽患上。方歌：密陀僧散风湿患，入腠成癣紫白斑，雄硫轻粉蛇床子，石黄共末醋搽痊。"

《疡医大全》云："汗斑门主论。张仲景曰：汗斑乃暑热之时，人不知而用日晒之手巾，揩其身上之汗，便成此病。最无害而难愈，宜内服苍耳丸主之。

汗斑肥皂：硫黄、雄黄、白砒、明矾、密陀僧各一两，肥皂去筋弦膜，净六两，共捣为大圆，擦汗斑上，停一顿饭时，洗去。将手巾另用清水搓过。切不可擦脸，恐有气息攻目。

又方：密陀僧、硫黄各一钱，冰片一分，研细，烧酒调搽。"

《外科方外奇方》云："不二散，密陀僧三钱，硫黄一两，草乌三钱，红砒一钱，共为细末，米醋调搽，专治汗斑。"

二、病因病机

中医学认为，炎热暑湿，汗衣着体，邪毒客于腠理，蕴积皮肤，发为此疾。

西医学认为，本病是由糠秕孢子菌感染所致。

三、诊断要点

1. 好发部位　好发于胸背、颈、肩及上臂等处，以成年男性多发。

2. 皮损　皮损多为圆形或椭圆形淡红或淡褐色斑片，部分融合后形态不规则，边界清楚，可轻度色素减退，可覆少许细糠状鳞屑（图26-17～图26-20）。

3. 伴随症状　多无自觉不适。

4. 其他　病程经过缓慢，冬轻夏重。

5. 辅助检查　真菌镜检中可见成群大小不一的孢子和菌丝体；或通过滤过性紫外线检查，可见到黄或棕黄的荧光，即可确诊。

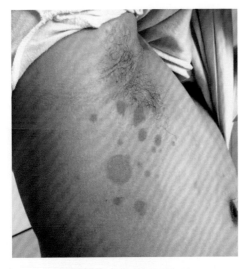

图26-17　紫白癜风（1）

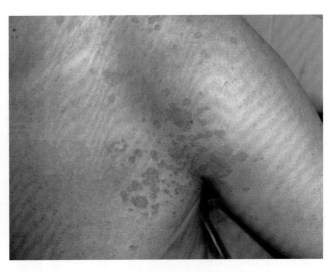

图26-18　紫白癜风（2）

第二十六章　真菌性皮肤病

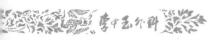

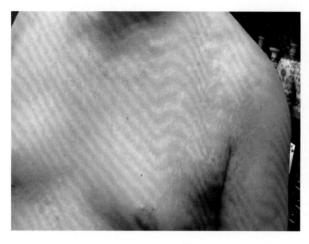

图 26-19　紫白癜风（3）

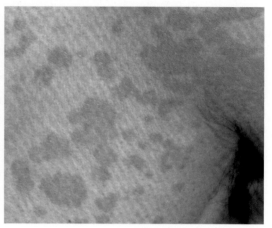

图 26-20　紫白癜风（4）

四、鉴别诊断

1. 白驳风（白癜风）　皮损为纯白色斑片，无鳞屑，白斑中毛发亦白，境界清晰，周围皮肤色深，无痒感，亦无传染性。

2. 风热疮（玫瑰糠疹）　皮疹呈淡红色，皮损长轴沿皮纹方向排列，自觉瘙痒，经过 1～2 个月后自然消失。

3. 紫癜风（扁平苔藓）　好发于腕屈、前臂、阴股、腰臀及口腔黏膜的扁平丘疹，为多角形，色紫有光泽，轻微瘙痒，病理示颗粒层楔形增厚，基底细胞液化变性，真皮浅层淋巴细胞带状浸润等以资鉴别。

4. 黧黑斑（黄褐斑）　多发生于面部，呈片状，无糠秕状鳞屑，真菌镜检阴性。

五、治疗

（一）辨证论治

一般不需内治，以外治为主。

（二）中医外治

外用汗斑散干搽（经验方），每日 1 次。

（三）西医西药

外用为主，可给予联苯苄唑乳膏、咪康唑乳膏、酮康唑乳膏、硝酸舍他康唑乳膏等。口服伊曲康唑 7～14 天。

六、预防调护

讲究卫生，防止过度出汗，勤沐浴更衣，患者所着汗衫、内裤应煮沸及日晒消毒。

第七节　陈肝疮（孢子丝菌病）

陈肝疮，皮肤起结节、肿块、溃疡，出脓，故谓之。又有"蝼蛄串"之名，此病相当于西医学的孢子丝菌病，是一种由外伤引起的深部真菌病。多发生于直接接触草木和土壤的农民，常有明确的外伤史。多数患者只发生于皮肤，以沿淋巴管成串出现无痛的结节、脓肿和溃疡等症状为其特点，是一种不多见的皮肤病。

一、古籍摘要

《外科正宗》云："蝼蛄串者，乃得于思虑伤脾，脾气郁结所生。是疾气血浇薄者多，盖四肢属脾土，其患多生于两手，初起骨中作痛，渐生漫肿坚硬，不热不红，手背及内关前后连肿数块，不能转侧；日久出如豆腐浆汁，串通诸窍，日夜相流，肿痛仍在，患者面黄肌瘦，饮食减少，日则寒热交作，内症并出。首尾俱宜益气养荣汤、加味逍遥散调和气血，扶助脾胃，其中可生者十有二三矣。补而不应，气血沥尽而亡者多。"

《疡医大全》云："陈肝疮，乃手少阳三焦经，生于左右臂上三五处，如疖肿，痛不可忍，不可挨擦。"

二、病因病机

中医学认为，多因工作不慎，皮肤破伤，外感湿毒，湿热毒邪乘隙侵入腠理、筋脉，气血凝结而为病。

西医学认为，本病系外伤后继而感染申克氏孢子丝菌病引起的皮肤感染所致。

三、诊断要点

1. 发病特点　一般均先有外伤史。
2. 皮损　在肢端或外伤部位出现初疮，皮肤沿淋巴管散播，出现多个皮下结节，无压痛，可移动。慢慢由淡红变成紫红，中央化脓坏死溃破，流出稀薄灰黄色的脓液，上有痂皮（图 26-21 和图 26-22）。
3. 辅助检查　真菌培养呈阳性。皮肤病理呈感染性肉芽肿改变，特殊染色见孢子。

四、鉴别诊断

1. 疖肿（疖）　夏季多发好发于面、颈及四肢，局部红肿热痛，顶端有脓头，病程短。
2. 鼠瘘（瘰疬性皮肤结核）　好发于颈项及腋窝，疮疖穿破可成瘘管，脓液培养可鉴别诊断。

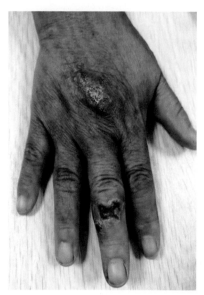
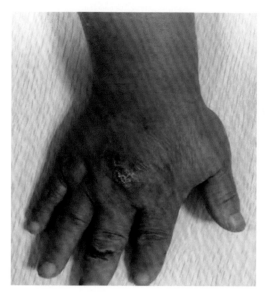

图 26-21　陈肝疮（1）　　　　　　　　图 26-22　陈肝疮（2）

五、治疗

（一）辨证论治

肢体皮肤损伤处发生染毒结节样之初疮，日后向近端蔓延，呈长形条索状出现多个皮下结节，或顺经络出现多个或数十个蚕豆大小的肉芽肿、结节或溃疡，疮色紫暗，分泌物不多，初疮周围可有数个黄豆样的肉芽肿，舌质红，苔薄，脉数。治宜和营清热，利湿化痰。方用五神汤加减，配服醒消丸 3g（分两次吞）。

（二）中医外治

结节未溃，外敷金黄膏，溃破后掺九一丹，外贴太乙膏。

（三）西医西药

可采用 10% 碘化钾溶液，开始每次 5mL，每日 3 次，逐渐增加到每次 10 ～ 15mL，每日 3 次。皮损消退后再服 3 ～ 4 周，巩固疗效。对碘化钾过敏者，可口服特比萘芬片、伊曲康唑胶囊等。局部换药忌用激素类软膏。

六、预防调护

接触土壤、木材或腐烂的植物时注意戴手套，保护自己。一旦刮破，注意碘伏消毒。出现反复不愈的伤口时，赶紧去医院检查就诊。

第八节　肺风粉刺（马拉色菌毛囊炎）

马拉色菌毛囊炎是由球形马拉色菌感染所致的一种毛囊炎性损害的皮肤真菌病，又称糠秕孢子菌毛囊炎。中医古籍没有对该病的记载，根据其临床表现，可将其归属于中医学"肺风粉刺"范畴。本病好发于皮脂腺比较丰富的地方，如胸背部、颈部，皮损主要为圆顶的红色小丘疹。

一、病因病机

中医学认为，多因热毒或湿热毒邪侵袭，肺经受热，肺气不清，内不能清宣湿热毒邪，外不能固守营卫之气，湿热毒邪交争，正不胜邪，毒邪蕴结于肌肤而发为本病。

西医学认为，本病是由糠秕或球形马拉色菌引起的，马拉色菌是人体正常寄生菌，在促发因素影响下（如长期使用糖皮质激素或广谱抗生素等），马拉色菌就可在毛囊内大量繁殖，其脂肪分解酶使毛囊的甘油三酯变成游离脂肪酸，刺激毛囊口产生多量脱屑，引起毛囊导管阻塞。马拉色菌的过度繁殖，皮脂的潴留、细胞碎片的积聚和游离脂肪酸的刺激，导致阻塞的毛囊扩张，继而破裂，内容物释入组织而产生炎症反应。

二、诊断要点

1. 好发人群　好发于青中年人，男女均可发病。

2. 好发部位　多发生于皮脂腺分泌旺盛的部位，如背上部、胸前、双肩、颈部，少数见于前臂、小腿和面部，腹部有时亦会发生。

3. 皮损　皮损呈弥漫性或散在性，多呈对称性分布，无融合。皮疹为圆顶状毛囊红色小丘疹，间有毛囊性小脓疱，可挤出粉脂状物，周边有红晕（图 26-23 和图 26-24）。

4. 伴随症状　有不同程度的瘙痒，常伴有灼热和刺痛感。

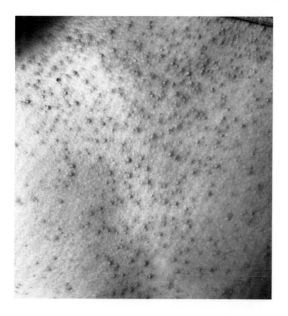

图 26-23　肺风粉刺（1）

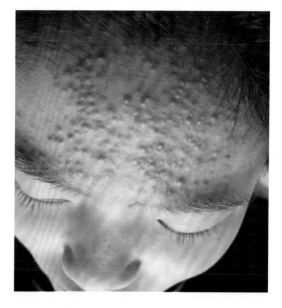

图 26-24　肺风粉刺（2）

三、鉴别诊断

1. 寻常痤疮　多见于青春期男女，损害为毛囊性丘疹，用手可挤出皮脂，有化脓倾向，好发于颜面及胸背部，有黑头粉刺，抗生素治疗效果好。

2.嗜酸性脓疱性毛囊炎　临床表现与马拉色菌性毛囊炎相似，脂溢部位有毛囊性丘疹、脓疱，但血液中嗜酸性粒细胞升高，最高可达40%以上，毛囊内的脓液含有大量的嗜酸性粒细胞和中性粒细胞、单核细胞及上皮细胞，糖皮质激素内服或外用有效。

3.细菌性毛囊炎　脓液细菌培养可培养到金黄色葡萄球菌。

四、治疗

（一）辨证论治

1.肺经风热证　皮损为密集毛囊性红色小丘疹，可见毛囊性小脓疱，可伴有疼痛，舌质红，苔薄黄，脉弦滑。治法：清宣肺热，解毒散结。方药：枇杷清肺饮加减。

2.湿热内蕴证　皮损为密集毛囊性红色小丘疹，可见较多毛囊性小脓疱，皮肤油腻，瘙痒，伴有口臭、便秘、溲黄，舌质红，苔黄腻，脉滑数。治法：清热除湿解毒。方药：茵陈蒿汤合黄连解毒汤加减。

（二）中医外治

1.中药外用　①拔毒散：干擦患处，每日1次。也可用体癣散。②藿香、大黄、黄精、苦参、地肤子煎汤外洗。③四黄洗剂外擦，每日3次。

2.火针疗法　将患部皮肤严格消毒后，选用直径为1mm的单头火针，将针头在酒精灯外焰烧至白亮时，对准皮损中央迅速刺入2～3mm，以皮损中央为圆心沿横轴方向旁开1.5mm各刺1针。嘱患者勿用手搔抓，勿碰水，根据患者耐受程度分批进行。

（三）西医西药

1.局部治疗　2%酮康唑香波洗澡，每日1次，在患部擦至发泡后，停留5分钟，清水冲干净。与其他药联合应用可有协同。联苯苄唑酊或霜，外用。

2.系统治疗　对外用效果不佳的可口服抗真菌药物。伊曲康唑每日200mg或400mg，分两次服，连用1～2周。注意监测血常规及肝肾功能。

五、预防调护

1.注意个人卫生，勤洗澡，勤换衣服。

2.清淡饮食，避免辛辣、油腻。

3.避免搔抓。

第九节　白秃疮（白癣）

白秃疮，因头生白屑，发落而秃成疮，故名。中医学又称白秃、蛀发，此病相当于西医学发癣中的白癣。本病多见于儿童，尤以男童为多见。

一、古籍摘要

《刘涓子鬼遗方》云："又名癞头疮，秃疮，白秃。"

《诸病源候论·白秃候》云："凡人皆有九虫在腹内，值血气虚则能侵食。而蛲虫发动，最能生疮，乃成疽、癣、瘑、疥之属，无所不为。言白秃者，皆由此虫所作，谓在头生疮有虫，白痂甚痒，其上发并秃落不生，故谓之白秃。"

《外台秘要》云："主秃方。取三月三日桃花开口者，阴干，与桑椹等分，捣末，以猪脂和，以灰汁洗，后涂药瘥。"

《外科正宗》云："白秃疮因剃发腠理司开，外风袭入，结聚不散，致气血不潮，皮肉干枯，发为白秃，久则发落，根无荣养。如秃斑光润不痒，内血已潮，以姜蘸润肌膏常擦，其发渐生。秃斑干枯作痒者，内必有虫，宜用麦钱散搽之，虫死、风散、发生可愈。后忌动风、发物等件。"

《外科大成》云："秃疮生白痂成个而不相连。若疮则生黄痂成片有脓为异耳。"

《外科十法》云："白秃疮，此火旺血虚而生虫也。麦钱散主之。发落不生，骨碎补为末，麻油调搽之。"

《外科证治全书》云："于发内为油风，为蛀发癣、白秃疮、发际疮，为蜡梨疮。"

《疡医大全》云："如癣白头，遍体上下随感而发，其疮有虫，故名虫胞，谓从胎胞而来也。总是湿火相乘，血热毒盛，腠理愈开，淫毒益炽，痒为气虚，楚属血虚，其证属腑，旋久而气血两虚，则因热而起，又因热乘虚而内攻矣。治宜托里解毒为主。然愈时结聚于顶者，六阳诸毒上冲，火毒炎上之征也。若初起便发于顶者，胎毒壅盛，上参阳位也。如发稀而有白屑，至久不愈者即名秃疮。"

二、病因病机

中医学认为，该病多有明显的接触传染史，或由脾胃湿热内蕴，湿盛则瘙痒流汁，热盛则生风生燥，肌肤失养，以致皮生白屑，发焦脱落而成。

西医学认为，本病多由感染皮肤癣菌，尤以犬小孢子菌及铁锈色小孢子菌为主。与患者、患者衣物及患病动物接触致病。

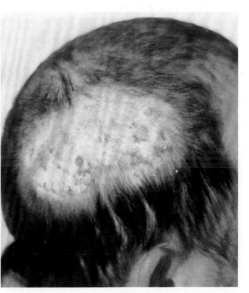

图 26-25　白秃疮

三、诊断要点

1. 发病特点　多为儿童发病，有接触患者及患病动物史。

2. 皮损　为头部出现片状白色鳞屑斑，其上头发距头皮 2～4mm 折断；发根处有白色菌鞘。

3. 伴随症状　自觉瘙痒不适。

4. 辅助检查　真菌镜检阳性或 Wood 灯见亮绿色荧光。

5. 其他　青春期可自愈，不留疤痕（图 26-25）。

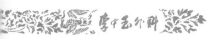

四、鉴别诊断

1.油风（斑秃） 后者多见于成人，头发突然片状脱落，露出光亮头皮，无白色鳞屑。

2.白疕（头部银屑病） 头部见片状红斑、鳞屑，剥去鳞屑有点状出血，皮损处头发呈束状，无脱发及短发，真菌检查阴性。

3.白屑风（脂溢性皮炎） 多见于青年，头部白色油腻性鳞屑，伴有头顶及前额处毛发变细、变软、脱落，无断发。

五、治疗

（一）辨证论治

1.血虚风燥证 常见皮损呈灰白色斑片，瘙痒明显，毛发干枯，易于折断，面色晦黄。舌淡红，苔薄白，脉细弱。治法：养血润肤，祛风止痒。方药：当归饮子加减。

2.湿热证 皮损红斑肿胀，丘疹脓疱，结黄色痂皮，常伴有发热，身痛。舌尖红，苔薄黄，脉滑数。治法：清热利湿，杀虫止痒。方药：萆薢渗湿汤加减。

（二）中医外治

1.中药外用 ①雄黄膏（雄黄20g，鞣酸10g，氧化锌10g，研细过筛，再加入已熔待温的凡士林60g中，充分搅拌后待用），每日1次。②藤黄膏（藤黄3g，枯矾各3g，轻粉1.5g，明雄1.5g。共研细末，用麻油120g，黄蜡9g，白蜡9g，熬枯收膏），外敷患处。

2.针刺疗法 取曲池、合谷、肝俞、足三里等穴位，泻法，针刺得气后留针30分钟，1次/日，1周1个疗程。

（三）西医西药

1.系统用药 皮损泛发者，可口服伊曲康唑胶囊或特比萘芬片。

2.外用药物 外用酮康唑洗剂洗头，同时外用抗真菌药物，如特比萘芬乳膏、酮康唑乳膏。

六、预防调护

注意卫生，保持清洁，注意枕巾、帽子等消毒。

第二十七章 虫类致皮肤病

第一节 疥疮（疥疮）

皮肤起疮，形如芥子，故名疥疮，又有虫疥、干疥、湿疥、脓窝疥、癞疥等名称。西医学亦称疥疮，是一种由疥虫引起的瘙痒性传染性皮肤病。本病可发于任何年龄，传染性强，蔓延迅速。常在集体单位如学校、旅社、浴池中造成流行。发于皮肤皱褶处较多，如指缝、腋下、阴股部等，亦可泛发周身，但头面部很少累及，小儿可发于头面。剧烈瘙痒，日轻夜重。

一、古籍摘要

《诸病源候论·疥候》云："疥者，有数种：有大疥，有马疥，有水疥，有干疥，有湿疥。多生手足，乃至遍体。大疥者，作疮有脓汁，焮赤痒痛是也……湿疥者，小疮，皮薄，常有汁出。并皆有虫，人往往以针头挑得，状如水内瘑虫。"

《外台秘要》云："疗疥及风瘙疮苦痒方，丹参四两，苦参四两，蛇床子一升，上三味，切，以水六升煎之，以洗疥疮，以粉粉身，日再为之，即瘥。"

《外科启玄》云："干疙瘩作痒作疼，名曰疥疮，皆因血热所生，又有脓窠疮肿痛，是肺受风热，治宜消风败毒。外用搽药杀虫痒，以一上散治之。疥亦用熏拈子。恐毒内罨，先服汤剂数贴后熏方妙。"

《证治准绳·疡医》云："严子礼云：夫痂疥之为病，虽苦不害人，然而至难可者多矣。《素问》云：诸痛痒疮，皆属于心。多由心气郁滞，或饮食不节，毒蕴于肠胃，发见于皮肤。古方有所谓马疥、水疥、干疥、湿疥种类不一，生于手足乃至遍体。"

《外科正宗·疥疮论》云："夫疥者，微芒之疾也。发之令人搔手不闲……外以绣球丸搽擦……绣球丸，樟冰、轻粉、川椒、枯矾、水银、雄黄各二钱，枫子肉（另碾）一百枚，以上共为细末，同大枫子肉再碾和匀，加柏油一两化开，和药搅匀，作丸圆眼大，于疮上擦之。"

《外科真诠·疥疮》云："疥疮先从手丫生起，绕遍周身，瘙痒无度，有干、湿、虫、砂、脓五种之分，虽由传染而来，总因各经蕴毒，兼受风湿所致……外治干疥用轻桃丸，湿疥擦臭灵丹……轻桃丸：轻粉一钱，白薇二钱，防风一钱，苏叶一钱。共研细末，用油胡桃肉三钱，同猪板油捣成丸如弹子大，擦疮上一二日即愈，臭灵丹：硫黄末、油核桃、生猪油一两，水银一钱，共捣膏擦。"

《外科理例·疮疥》云："瘙痒或脓水浸淫者，消风除湿。痒痛无脓者，祛风润燥。瘙痒或疼，午后尤甚者，益阴降火。焮痛，大便秘涩者，滋阴泻火。搔起白屑，耳作蝉鸣者，祛风

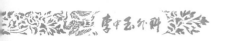

清热。"

《外科枢要·论疥疮》云："疥疮属脾经湿毒积热，或肝经血热、风热，或肾经阴虚发热。其体倦食少，为脾经湿热，用补中益气汤。饮冷作痛，为脾经积热，用清热解毒散。瘙痒发热，为脾虚风热，用人参消风散。瘙痒作痛，为风热，用当归饮子。便秘作痛，为热毒，用升麻和气饮。热渴便利，为脾肺虚热，用竹叶黄芪汤。内热晡热，或时寒热，属肝经血虚风热，用加味逍遥散、六味丸。"

《外治寿世方》云："疥疮，枯矾、滑石各五钱，硫黄三钱，共为细末，猪油同研糊涂，极效。"

《医宗金鉴·外科心法要诀》云："疥疮干湿虫砂脓，各经蕴毒风化成，治论上下分肥瘦，清风利湿兼杀虫。注：此证有干、湿、虫、砂、脓之分，其形虽有五种，总由各经蕴毒，日久生火，兼受风湿，化生斯疾，或传染而生。凡疥先从手丫生起，绕遍周身，瘙痒无度。如肺经燥盛，则生干疥，瘙痒皮枯，而起白屑；如脾经湿盛，则生湿疥，臖肿作痛，破津黄水，甚流黑汁；如肝经风盛，则生虫疥，瘙痒彻骨，挠不知疼；如心血凝滞，则生砂疥，形如细砂，燃赤痒痛，抓之有水；如肾经湿热，则生脓窠，疥形如豆粒，便利作痒，脓清淡白；或脾经湿盛，亦生脓窠疥，但顶含稠脓，痒疼相兼为异。疥虽有余之证，而体虚之人亦生，以便秘为实，便利为虚。亦有虚而便燥者，如风秘则便燥，血分枯燥则便涩。又在疮形，色重色淡，及脉息之有力、无力辨之。初起有余之人，俱宜防风通圣散服之；虚者服荆防败毒散透发之。及形势已定，则无论虚实，干疥服消风散，湿疥服苍术膏，虫疥服芦荟丸，砂疥服犀角饮子，脓窠疥服秦艽丸，经久不愈，血燥者，服当归饮子。外治：干疥者，擦绣球丸；湿者，擦臭灵丹，润燥杀虫俱效。疥生上体多者，偏风热盛；下体多者偏风湿盛。肥人多风湿，瘦人多血热，详辨治之。"

二、病因病机

中医学认为，本病因感受风湿热虫，郁于皮肤所致。

西医学认为，本病系因疥虫寄居人体引起。

三、诊断要点

1. 发病特点　有与疥疮患者接触史。

2. 好发部位　好发于手指缝、手腕屈面、下腹部、阴股内上侧及阴囊，一般不发于头面部。

3. 皮损　皮损为针尖大小微红色丘疹、水疱。典型者能见到灰白色的线状隧道，疥虫隐藏于隧道两端，夜间或遇热时活动频繁，引起瘙痒，皮损常因挠抓染毒、结痂而变得不典型（图27-1～图27-4）。

4. 辅助检查　用低倍显微镜检查可找到虫体与虫卵外，亦可以用针尖在隧道的两端挑破皮肤轻刮，见到一个移动的小白点疥虫。

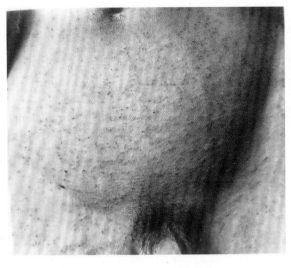

图 27-1 疥疮（1）

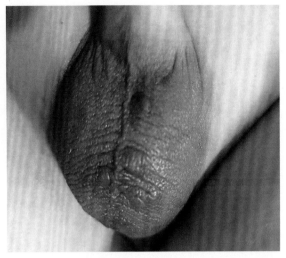

图 27-2 疥疮（2）

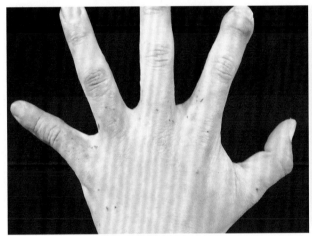

图 27-3 疥疮（3）

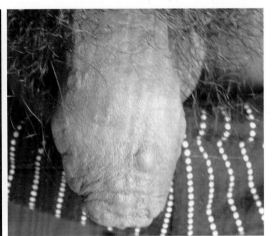

图 27-4 疥疮（4）

四、鉴别诊断

1. 浸淫疮（湿疹） 任何年龄均可发病，无传染性，皮损为多形性，急性期潮红瘙痒、糜烂流滋，慢性期皮肤变厚粗糙。

2. 风瘙痒（皮肤瘙痒症） 初起皮肤正常，好发于四肢伸侧，重者可延及全身，自感盛痒，日久可见抓痕、血痂。

3. 水疥（丘疹性荨麻疹） 多见于儿童，春、秋季节多发。皮疹主要表现为红斑与风团似梭形，顶部有小丘疹或小水疱，好发于暴露部位，自觉痛痒，容易复发。

4. 虱病（虱病） 由虱子引起，多发于头部、阴部，皮损表现为局部瘙痒及血痂，常可找到虱子或虱卵。

5. 粟疮（痒疹） 儿童及成年人均可发病，但以儿童为多，好发于四肢伸侧及躯干部，主要表现为风团样丘疹，豆大坚实，瘙痒无度，搔抓后可使皮肤变粗糙，多呈灰褐色，手触有皮厚感。

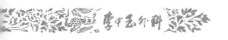

五、治疗

本病一般无须内服治疗，以外治为主。

（一）中医外治

外用药物，方用：苦参、百部、艾叶各60g，水煎外洗，再用水硫膏（水杨酸3g，硫黄22g，凡士林75g，调匀）外涂周身（除头面），每晚1次，连用7天后，拆洗被褥、内衣，并用硫黄熏蒸。

（二）西医西药

治疗目的是杀虫止痒，治疗并发症，争取早发现、早诊断、早治疗。家中或集体单位的患者要同时治疗。常用的药物如下：

1. 5%～20%硫黄软膏　治疗前先洗澡，然后自颈部以下全身搽药，每日1次，连用4天为1个疗程，如果未痊愈，再用1个疗程。

2. 1% γ-666霜　可使疥螨的中枢神经和周围神经麻痹，使之中毒死亡。孕妇、哺乳期妇女、2岁以下婴幼儿禁用，儿童慎用。自颈部以下全身外用，24小时后洗掉，成人用量不超过30g。如果未愈，1周后再次使用一次。

3. 疥疮结节　局部外用糖皮质激素软膏和蛇黛软膏，或液氮冷冻治疗，或皮损内注射糖皮质激素。

六、预防调护

1. 发现疥疮患者，要进行隔离，并彻底治疗。患者的衣物应彻底清洗消毒。

2. 加强宣传教育，改善个人及环境卫生条件，特别是学校、工厂、旅馆、公共浴池等，要定期清洗消毒。

第二节　虫毒（虫螫伤）

虫毒是指某些昆虫叮咬人体时，其唾液或毒液侵入皮肤引起的炎性皮肤反应。中医有以"恶虫叮咬伤""虫螫伤""蠼螋疮""虫毒""蜂螫""蝎螫""蜈蚣螫"等记载，此病相当于西医学虫咬皮炎。其临床特点是被毒虫叮咬后，局部皮肤即发生丘疱疹、红肿灼痛或瘙痒。多发于夏、秋季节，男女老少皆可罹患。

一、古籍摘要

《肘后备急方·治卒中沙虱毒方》云："山水涧多有沙虱，甚细略不可见。人入水浴，及以水澡浴。此虫在水中，着人身，及阴天雨行草中，亦着人。"

《诸病源候论·杂毒诸病》云："蝎螫候：此虫五月、六月毒最盛。云有八节、九节者弥甚。

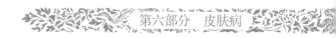

螫人，毒势流行，多至牵引四肢皆痛，过一周时始定。"又云："蜈蚣螫候：此则百足虫也。虽复有毒，而不甚螫人，人误触之者，故时有中其毒。"

《诸病源候论·蚝虫螫候》亦云："此则树上蚝虫耳。以其毛刺能螫人，故名蚝虫。此毒盖轻，不至深毙，然亦甚痛，螫处作疹起者是也。"

《外科正宗·恶虫叮咬》云："恶虫，乃各禀阴阳毒种而生。见之者勿触其恶，且如蜈蚣用钳，蝎蜂用尾，恶蛇以舌螫人，自出有意附毒害人，必自知其恶也。凡有所伤，各寻类而推治。"

《本草纲目》云："壁虱即臭虫也，状如酸枣仁，咂人血食，与蚤皆为床榻之害。"

《外科启玄》云："蜈蚣叮疮，凡人被蜈蚣叮咬，其痛切骨，或浑身麻木，即将雄黄末捻香油纸条点火熏其伤处，其痛自止，虽诸方不及此方之妙，以灸亦可，亦有人误食蜈蚣游过之物，能令中毒而死，宜以紫金锭吞吐之即效。蜂叮疮，凡蜂子叮人有毒，刺入肉内，即须挑去，次以好黄酒洗之则瘥，不然照前燃油纸灯熏亦妙。蝎子叮，北方蝎子最毒，凡一螫人，痛至鸡鸣，虽药不妙，不若以香油蘸青布捻子穿入笔筒，叩定痛处，以烟熏之，少刻即瘥，百计不如此也。虫伤疮，虫有杨瓦俱能刺人，即令皮肤肿痛，如火燎一般，即以淡豆豉捣敷之，但有毛即出而不痛，如毛未出仍痛再擦之，须得毛出方痊，如无豆豉或醋或盐卤洗之亦妙。蟹疮，凡蟹尿人身上，即疮如粟粒累累，似虫螫痛，又恶寒发热，即以犀角磨汁涂之则愈，不然以苎麻丝搓去疮汁，再加金黄散一上即安。"

《医宗金鉴·外科心法要诀·蜈蚣咬伤》云："此伤取雄鸡倒控少时，以手蘸鸡口内涎沫搽伤处，其痛立止；甚者，生鸡血趁热饮之，立效。"

《洞天奥旨》云："蜂之叮人，有毒刺入肉内，即须挑去，以尿泥涂之，即止痛。"

《外科证治全书》云："治蜂螫伤方。才伤即用小便浸洗，拭干以香油涂之愈。又方，米醋磨雄黄涂之。又方，用井水调蚯蚓粪涂，立止痛。"又云："治蝎伤方，用大蜗牛一个捣烂涂之，其痛立止。如一时不得蜗牛，则用胆矾末，醋和敷伤处。"

《外科真诠》云："树间毛虫放毛射入所致，初痒次痛，势如火燎。"

二、病因病机

中医学认为，多因春夏之季，诸虫繁生，活跃爬行，叮咬人肤，人中其毒，郁而蕴热、化湿，阻于肌肤而发病。甚者入于营血，侵及脏腑而病情危重。

西医学认为，伤害人体的昆虫，引起皮肤病的机制有：①叮咬的机械损伤，如螨、蚊、臭虫等。②毒性刺激，如桑毛虫等虫类的分泌物、排泄物、鳞片、刺毛等刺激皮肤，蜈蚣、蝎等刺人时排泄的毒液，引起局部或全身反应。③变态反应，有些昆虫的毒腺浸出液和唾液内含有多种抗原，可引起即刻型变态反应，如血吸虫尾蚴钻入皮肤后死于皮内，可引起变态反应。④异物反应，昆虫的口器或肢体留在组织内，可引起肉芽肿性丘疹或结节性反应。

三、诊断要点

1. 蜈蚣螫伤 有蜈蚣咬伤史，好发于暴露部位；皮损出现两个瘀点，四周红肿，疼痛彻骨，并常引起红丝疔。

2. 蝎螫伤 有接触蝎的环境，好发于人体暴露部位；患处顿时大片红肿，剧烈疼痛，严重者出现流涎、恶心呕吐、嗜睡、高热等症状。

3. 蜂螫伤　蜂咬伤后，局部立即有明显的灼痛和瘙痒，迅速红肿。患处有小出血点，或有水疱，甚则出现大面积肿胀，甚则坏死，重者有发热、恶心等全身症状。

4. 蚂蟥螫伤　有接触蚂蟥的环境，好发于暴露部位，吸附处往往发生丘疹、风团，中心有一淤点。把撕下蚂蟥，吸附处易流血不止。

5. 蚊虫、臭虫、跳蚤螫伤　蚊虫一般在夏季和初秋晚间叮咬人的皮肤，以锐利的喙刺入皮肤吸血，并放出唾液。刺激皮肤引起红斑、丘疹、风团、水疱。每一个损害处中央有一针头大小红暗淤点，手压时不完全消退，在淤点周围出现苍白圈是其特征。皮疹2～4天可自行消退。有的人被叮咬后皮肤可无症状，有的感觉瘙痒或微痛，可出现红肿，甚至瘀斑。

6. 蠓虫螫伤　好发于面、颊、上肢等暴露部位，皮损为赤豆大风团样皮疹或水肿性丘疹，中央有虫咬点或水疱，呈不规则疏散分布，奇痒难忍。

7. 隐翅虫螫伤　皮肤损害以面、颈、四肢等暴露部位为主，多发于夏秋季节，皮疹为线状或条索状红肿，上有密集水疱、丘疹或脓疱，灼热、疼痛，重者愈后遗留色素沉着。

8. 螨虫咬伤　好发于面颊、上肢等暴露部位，皮损大部为丘疹或风团，中央有虫咬小点或水疱，局部剧烈痛痒。

以上具体表现见图27-5～图27-10。

四、鉴别诊断

1. 水疥（丘疹性荨麻疹）　小儿多见，皮疹为纺锤形风团，上有水疱，主要分布于腰骶或四肢等处皮肤。

2. 蛇串疮（带状疱疹）　蛇串疮皮疹为丘疹、丘疱疹、水疱，呈簇状、带状排列，痛多痒少。

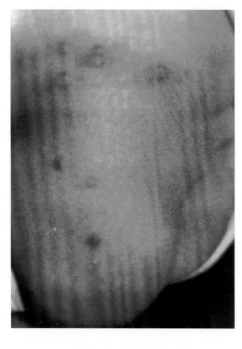

图27-5　虫螫伤（1）

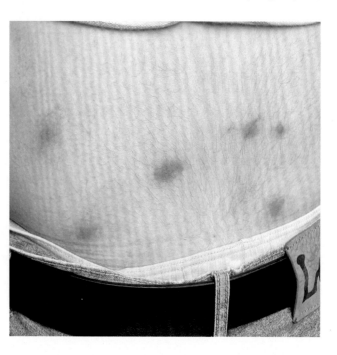

图27-6　螨虫咬伤

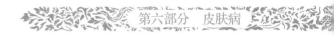

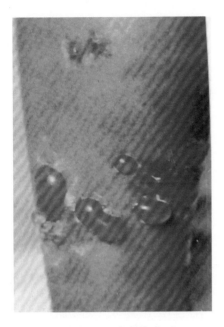

图 27-7　虫螫伤（2）

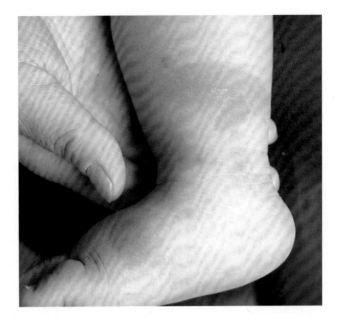

图 27-8　虫螫伤（3）

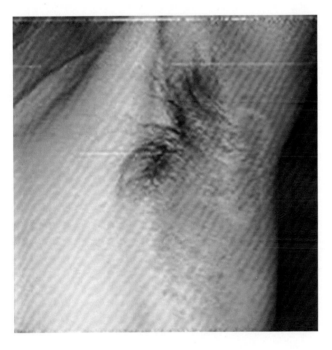

图 27-9　隐翅虫螫伤（1）

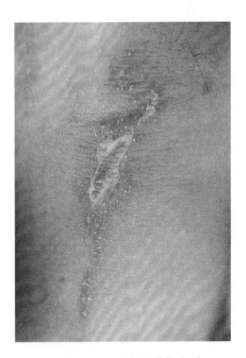

图 27-10　隐翅虫螫伤（2）

五、治疗

（一）辨证论治

1. 毒热炽盛证　皮疹多见于头面、颈项、手足等暴露部位。因恶虫种类不同，叮咬部位不同，个体反应不同，导致临床表现各异。皮疹形态多种多样，常见有丘疹、风团、红斑、瘀斑，间或有水疱、血疱、脓疱、糜烂、肿块等，瘙痒感或灼热刺痛，兼见畏寒发热，心烦不安，肢体

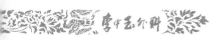

麻木，头痛头胀，恶心欲呕，食呆腹满等中毒症状。可内服五味消毒饮加减：蒲公英 15g，金银花 30g，生甘草 10g，水煎服。若全身症状较重者可服新癀片（中成药）2 片，日 3 次。

2. 肝风上扰证　全身见皮损，兼见颈项发硬，牙关紧闭，头晕眼花者，方用葛根汤加减：生麻黄 3g，葛根 15g，防风、天麻各 6g，钩藤 15g，薄荷 3g，僵蚕 10g，水煎服。

（二）中医外治

根据不同螫伤证候用药，或败毒散干搽局部（经验方），或油调涂之。或苏打粉或碱面适量，开水溶解调二味拔毒散敷患处。局部以炉甘石洗剂外涂。

（三）西医西药

1. 系统治疗　剧烈瘙痒者，可口服抗组胺药物对症治疗；皮损泛发、全身过敏严重者，可系统应用糖皮质激素。

2. 局部治疗　症状轻者可外用糖皮质激素类软膏，如有继发感染者应及早外用抗生素，形成结节者可外用激素、蜈黛软膏等，如效不佳，可局部注射糖皮质激素。蜂螫伤后应立即拔出毒刺，挤出毒液，局部外涂 5% 或 10% 碳酸氢钠溶液；疼痛较著者可口服止痛药，或局部注射普鲁卡因。对有全身反应如休克者，要立即抢救。

六、预防调护

积极开展爱国卫生活动，搞好环境卫生，经常杀虫消毒。加强个人防护，夏日应挂蚊帐、点蚊香，外出时可穿防护衣。昆虫叮咬时勿拍打，应将其弹落。

第二十八章　皮炎湿疹类皮肤病

第一节　浸淫疮（湿疹）

起疮糜烂流水，浸淫四窜，似水淫泆，故名浸淫疮。由于发病年龄、部位、证候特点不同，会有很多不同的名称。类似于西医学的急性、亚急性湿疹，或自身过敏性皮炎，传染性湿疹样皮炎等，是一种遍发全身的瘙痒渗出性皮肤病。本病可发生于任何年龄、性别和季节。头面、躯干、四肢、前后阴等部位均可罹患。其特点：肤起粟粒大红色丘疹或水疱，瘙痒无度，蔓延全身，抓破流黄水，湿烂浸淫，融合成片，常对称分布，起病多急，病程较久，易于复发。

一、古籍摘要

浸淫疮之名首见于汉代《金匮要略》，其云："浸淫疮，从口流向四肢者可治，从四肢流来入口者不可治。浸淫疮，黄连粉主之。"

《诸病源候论·浸淫疮候》云："浸淫疮，是心家有风热，发于肌肤。初生甚小，先痒后痛而成疮，汁出，侵溃肌肉；浸淫渐阔，乃遍体。其疮若从口出，流散四肢者，则轻；若从四肢生，然后入口者，则重。以其渐渐增长，因名浸淫也。"

《诸病源候论·淫浸疮候》云："小儿五脏有热，熏发皮肤，外为风湿所折，湿热相搏身体。其疮初出甚小，后有脓汁，浸淫渐大，故谓之浸淫疮也。"

《圣济总录·浸淫疮》云："论曰：心恶热，风热蕴于心经，则神志躁郁，气血鼓作，发于肌肤而为浸淫疮也，其状初生甚者轻治心有风热，生浸淫疮遍体。"

《疡医大全》云："香瓣疮又名浸淫疮，初生甚小，先疮后痛，汁出浸淫，湿烂肌肉，延及遍身，多生面上耳边。"

《医宗金鉴·外科心法要诀》云："此证初生如疥，瘙痒无时，蔓延不止，抓津黄水，浸淫成片，由心火、脾湿受风而成。""浸淫疮发火湿风，黄水浸淫似疥形，蔓延成片痒不止，治宜清热并消风。"

《证治准绳·疡医》云："浸淫疮者，浅搔之，蔓延长不止，瘙痒者，初如疥。搔之转生，汁相连着是也。仲景云：从口流向四肢者，可治，四肢流来入口者，不可治。运气：浸淫皆属火。经云：岁火太过，甚则身热肤浸淫是也。"

《外科方外奇方》云："松黄散专治腿上湿疮，雄黄六钱，川柏一两五钱，炒蛇床子一两，炒川椒，轻粉、水银各二钱共末，密陀僧四两，硫黄三钱，明矾一钱二分，烟胶九钱，松香一两三钱，研末。法用葱三两捣汁拌，熬烊入阴水内取起，再拌入水取起。"

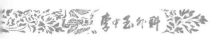

《外科集验方》云："或初生甚小，先痒后痛，汁出浸淫，湿烂肌肉，延及遍身，名曰浸淫疮。"

二、病因病机

中医学认为，禀自先天遗传，禀性不耐；或饮食不节，不戒口味，嗜食鱼腥海鲜膏粱厚味，辛辣炙煿，熏蒸脏腑，兴风助湿之品，导致脾失健运，湿热内蕴；或情志不遂，气郁化火，肝经蕴热；或心绪烦扰，心火妄动；或外受风湿热毒侵扰，搏结浸淫肌肤，发为本病。亦有因病久伤血，血虚生风，肌肤失养而成者。

西医学认为，本病的病因复杂，其发生与过敏体质、外来的各种物理、机械、化学、药物或羊毛羽绒等刺激，以及精神紧张、过度劳累、感染病灶、内分泌失调、代谢障碍、饮食鱼虾海鲜或牛羊肉等发物等，均可引起本病。

三、诊断要点

1. 皮损可发生在任何年龄、性别、部位，常对称分布。
2. 自觉瘙痒剧烈。
3. 皮损可呈多形性，有红斑、丘疹、丘疱疹、渗液、结痂。皮肤粗糙肥厚及苔藓样变等。
4. 病程不规则，常反复发作。

四、鉴别诊断

1. 漆疮（接触性皮炎） 有明显接触史，皮损局限于接触部位，皮损多为单一形态，境界清楚，祛除接触病因可自愈。

2. 摄领疮（神经性皮炎） 皮损多见于颈部、四肢伸侧、尾骶部。典型皮损为苔藓样变，边界清楚，无渗出，瘙痒阵发性加剧。

五、治疗

（一）辨证论治

本病发病为禀性不耐，加之湿热内蕴，外感风湿热邪相搏，浸淫肌肤而成。其中"湿"是其主要因素。由于湿邪黏腻、重浊、易变，故病多迁延缠绵。治疗总以祛湿为先或清热祛风利湿，或燥湿健脾化湿，或活血养血祛风，或养阴润燥等，随证施治，常能收到预期疗效。

1. 湿热浸淫证 初起患处皮肤潮红，微肿，灼热瘙痒，继之起粟粒或绿豆大小红色丘疹、丘疱疹或小水疱，迅即密集成片，疱破糜烂脂水频流，黄黏而腥，浸淫蔓延，甚或遍发周身（图28-1～图28-9）。若染毒化脓，湿烂更甚，红肿痒痛，附近臖核肿大。凡起病急，湿烂浸淫，黄水淋漓，泛发遍体，瘙痒不止。伴胸闷，纳呆，心烦口渴，大便秘结，小溲黄赤，舌质红，苔黄腻，脉滑数。治法：清热利湿，凉血解毒。方药：清利汤加减。常用黄柏、金银花、徐长卿、生地黄15g，滑石、车前子各20g，苦参、泽泻各12g，黄芩、栀子、甘草各10g。水煎服。热盛加石膏、大黄；若患处染毒化脓，加黄连、蒲公英、连翘等。

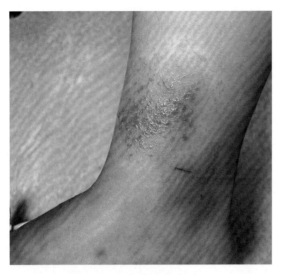

图 28-1 急性湿疹（1）

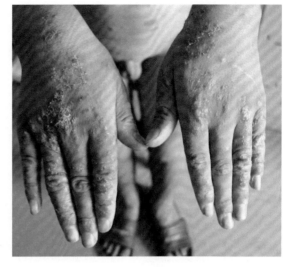

图 28-2 急性湿疹（2）

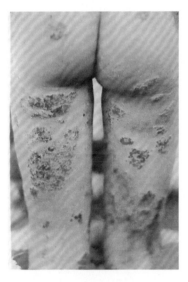

图 28-3 急性湿疹（3）

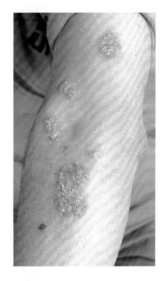

图 28-4 急性湿疹（4）

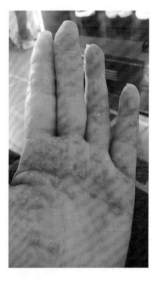

图 28-5 急性湿疹（5）

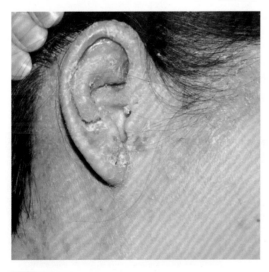

图 28-6 急性湿疹（6）

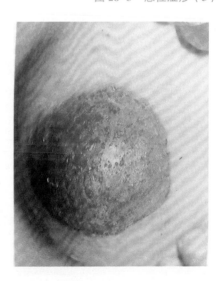

图 28-7 急性乳房部湿疹

第二十八章 皮炎湿疹类皮肤病

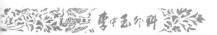

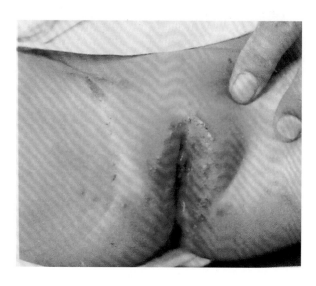

图 28-8 急性女阴部湿疹

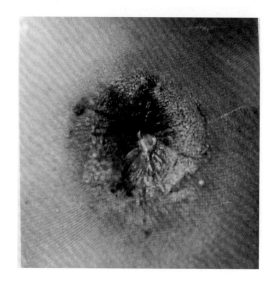

图 28-9 急性肛门部湿疹

2. 风热血燥证 常由于急性者未能及时治疗或治疗不当，致病程迁延所致。皮损以暗红色丘疹、痂皮为主，伴有淡红色小水疱，糜烂流水，泛发全身，剧烈瘙痒，常抓破出血，渗液不多（图 28-10～图 28-18），病情相对稳定。舌质红，苔薄白或薄黄，脉弦数。治法：活血凉血，祛风清热燥湿。方药：清燥汤加减。常用当归、川芎、赤芍、生地黄、黄连、防风、天花粉、苦参、威灵仙、蝉蜕、黄芩、甘草、连翘、牡丹皮、大黄。

3. 血瘀风燥证 常由于急性或亚急性者处理不当，长期不愈或反复发作而成，亦有少数起病即为慢性者。表现为患部皮肤干燥、粗糙、肥厚，暗褐、棕红色或灰白色，覆以少许糠秕样鳞屑，色素沉着；或因抓破而结痂，个别有不同程度的苔藓样变（图 28-19～图 28-22），多局限性，边缘亦较清楚，外周亦可有丘疹、丘疱疹，当急性发作时可有明显渗出。可发于身体任何部位，常见于小腿、手、足、颈项部、肘窝、膝窝、外阴、肛门等处，或全身广泛性发生，病程不定，经久不愈。伴有面色暗，舌质暗红，苔薄白，脉沉滑。治法：活血祛风，清热燥湿。方药：四物汤合消风散加减。

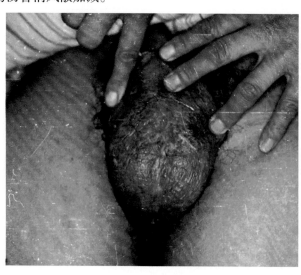

图 28-10 亚急性阴囊部湿疹

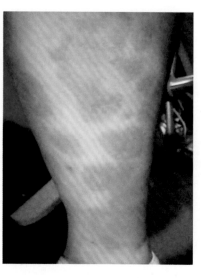

图 28-11 亚急性湿疹（1）

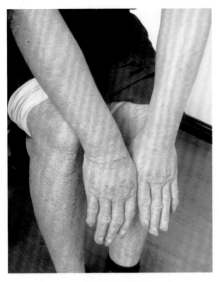

图 28-12 亚急性湿疹（2）

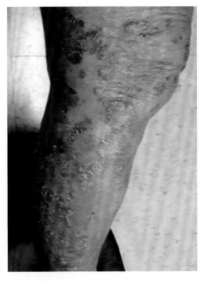

图 28-13 亚急性湿疹（3）

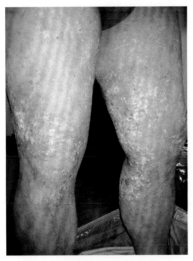

图 28-14 亚急性湿疹（4）

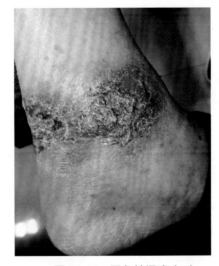

图 28-15 亚急性湿疹（5）

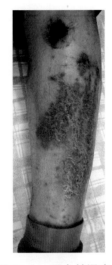

图 28-16 亚急性湿疹（6）

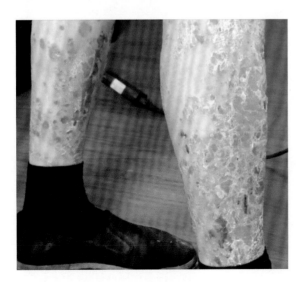

图 28-17 亚急性湿疹（7）

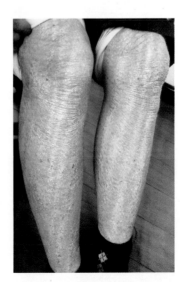

图 28-18 亚急性湿疹（8）

第二十八章 皮炎湿疹类皮肤病

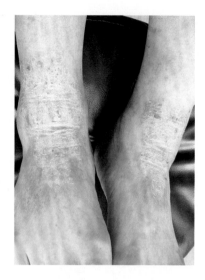

图 28-19　慢性湿疹（1）

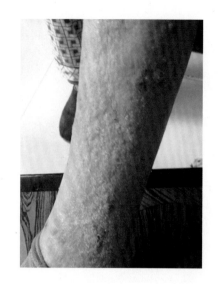

图 28-20　慢性湿疹（2）

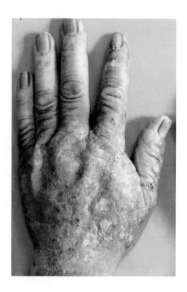

图 28-21　慢性湿疹（3）

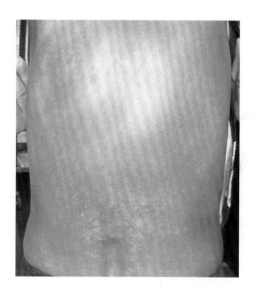

图 28-22　慢性湿疹（4）

4.脾虚湿蕴证　发病较缓，皮肤潮红，有丘疹，瘙痒，抓后糜烂渗出，可见鳞屑。若伴有面色无华，纳食不佳，腹胀，大便溏，舌淡，苔薄白或白腻，脉缓或濡。治法：活血养血祛风，健脾运湿。方药：参苓白术散合当归饮子加减。

（二）中医外治

急性期选用清热止痒中药，如黄柏、苦参、生地榆、枯矾、大黄、五倍子等，水煎冷湿敷于患处，后搽中玉湿肤宁；亚急性期可用三黄洗剂，5%黑豆馏油软膏等；慢性期可用乳剂、软膏剂，如青黛膏、10%～20%黑豆馏油软膏等。

（三）西医西药

1.系统用药　①抗组胺药：马来酸氯苯那敏、赛庚啶、西替利嗪、氯雷他定等。②钙制剂：维丁胶性钙、10%葡萄糖酸钙、氯化钠溴化钙。③维生素类：维生素 B 族及维生素 C。④有继发感染者可选用抗生素。

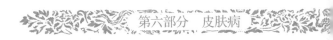

2.外用药物　局部渗出较多者，用2%硼酸溶液或0.1%雷夫奴尔溶液湿敷。对亚急性或慢性湿疹，用皮质类固醇霜剂或油剂涂敷局部。

六、预防调护

1.急性者忌用热水烫洗和肥皂等刺激物洗涤，应避免搔抓。

2.忌食辛辣、鸡、鸭、牛、羊肉等发物。

第二节　串皮风毒（传染性湿疹样皮炎）

初发小疮、毒邪走窜，以致溃口周围或全身皮肤迅速瘙痒，起疱流水，名为串皮风毒，又称"湿毒疮"，此病相当于西医学的传染性湿疹样皮炎，是其分泌物刺激周围皮肤而引起的一种湿疹样变态反应性的皮肤病。

一、病因病机

中医学认为，本病多由外伤皮肤破损，复染湿热邪毒；或素患疮疡，治疗不当，脓水浸渍，湿热毒邪搏结于肤，相染而成；或由于素体禀赋不耐，或饮食失调，七情内伤，湿热内蕴，或感受外来风、湿、热毒之邪搏于皮肤所致。

西医学认为，本病属于自身敏感性皮炎的特殊类型，常见于较多分泌物的溃疡、窦道、慢性化脓性中耳炎及腹腔造瘘开口周围皮肤，发病与分泌物及其中细菌毒素的刺激有关。

二、诊断要点

1.病史　本病常常继发于中耳炎、褥疮、溃疡等，原发病灶处理不当而导致的继发感染灶。

2.临床表现　皮疹多以小丘疹、脓疱或浆液性的小水疱为主，可累及远隔部位，瘙痒剧烈，局部淋巴结可肿大及压痛。

3.实验室检查　血液中白细胞增多，血沉增快。

三、鉴别诊断

本病常与普通湿疹相鉴别，本病常发生于有感染灶的周围，原发病灶好转后，湿疹样皮炎也随之好转。

四、中医治疗

（一）辨证论治

1.湿热蕴肤证　此病轻者只在伤口或溃疡面周围起疱、糜烂流水，重者迅速蔓延成片，走窜全身皮肤，以面部、会阴部为甚，皮色潮红，起丘疹、水疱、脓疱，滋水淋漓，痒痛兼作，舌质红，苔白腻或黄腻，脉数（图 28-23 ~ 图 28-26）。治法：凉血清热利湿。方药：败毒渗湿汤。常用赤芍、生地黄、牡丹皮、黄芩、黄连、黄柏、大黄、苦参、连翘、木通各 10g，金银花、茵陈、车前子各 30g（另包），甘草 6g，水煎服。

2. 血虚风燥证　若病至后期，糜烂面渗液减少，渐见结痂，或出现剥脱之皮屑，但痒无痛，舌质红苔薄白，脉细。治法：活血养血祛风。方药：防风清燥汤加减。

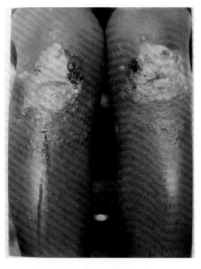

图 28-23　串皮风毒（1）

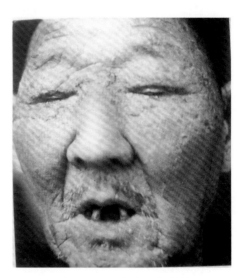

图 28-24　串皮风毒（2）

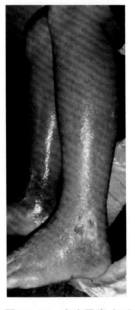

图 28-25　串皮风毒（3）

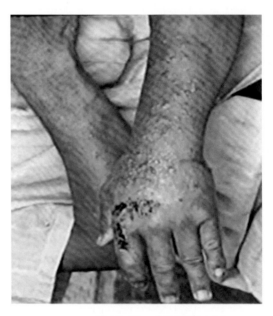

图 28-26　串皮风毒（4）

（二）中医外治

发病早期，以红斑、水疱为主，外搽绿色散，每日 2 次。发病后期糜烂渗出减少，可见结痂、脱屑者，可外用苦参膏，苦参 100g，大枫子、蛇床子各 50g，大黄、黄连、川椒各 30g，轻粉、青黛、冰片各 10g，香油 1000g，蜂蜡 100g。制法：先将前六味药浸泡于香油中 3 日，入锅

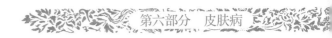

内文火煎熬，至药枯去渣，再加入蜂蜡、轻粉、青黛、冰片，停火搅拌至凉即成。涂擦，每日2次。

（三）西医西药

1. 基础治疗　积极治疗原发病灶。

2. 系统治疗　可选用1～2种抗组胺药物，原发灶若有细菌感染，应使用抗生素抗感染治疗，若皮损反复全身，可酌情使用糖皮质激素，或免疫抑制剂。

3. 外用药物　若原发病灶渗出较多，可用3%硼酸溶液湿敷，渗出减少，可选用糖皮质激素药膏、抗生素等膏剂。

五、预防调护

1. 忌食辛辣之物。

2. 勿用热水烫洗患处。

第三节　胎敛疮（婴儿湿疹）

疮发于婴儿，责之于胎传，故名胎敛疮，发病于吃奶期间，故又有"胎癣""奶癣""乳癣""胎毒"等名称，此病相当于西医学的婴儿湿疹、特应性皮炎和脂溢性皮炎，是一种婴儿期常见的过敏性皮肤病。多见于肥胖性体质婴儿，尤多见于人工哺育婴儿。常发生在头面部，皮损呈多形性，起疮流水或结痂脱屑，剧烈痛痒，反复发作等为特征。

一、古籍摘要

《诸病源候论·癣候》云："小儿面上癣，皮如甲错起，干燥，谓之乳癣。"

《外科正宗·奶癣》云："奶癣，儿在胎中，母食五辛，父餐炙煿，遗热与儿，生后头面遍身发为奶癣，流脂成片，睡卧不安，瘙痒不绝。以文蛤散治之，或解毒雄黄散，甚则翠云散妙。文蛤散：文蛤四两，点红川椒二两，轻粉五钱，先将文蛤打成细块，锅内炒黄色，次下川椒同炒，黑色烟起为度，入罐内封口存性，次日入轻粉，碾为细末，罐收贮；香油调搽，奶母戒口为妙。"

《外科证治全生集》云："初生幼孩，因胎中受毒，腿上患色红肿成片，身热，名曰赤游。游者，游走也，游走遍身而死。取哺退鸡蛋内臭水，拂上一二次痊愈。或幼孩口内生疳，或腮内生一红块，名曰螳螂子，亦皆胎毒也。"

《外科证治全书》云："胎癣，俗名奶癣，生婴儿头面，或生眉端，瘙痒流脂成片，久则延及遍身。宜用文蛤散搽之，或绣球丸亦效。乳母须忌一切动风湿发物。"

《医宗金鉴·外科心法要诀》云："此证生婴儿头顶，或生眉端，又名奶癣。痒起白屑，形如癣疥，由胎中血热，落草受风缠绵，此系干癥；有误用烫洗，皮肤起粟，瘙痒无度，黄水浸淫，延及遍身，即成湿癥。俱服消风导赤汤，干者抹润肌膏；湿者用嫩黄柏头末，与滑石等分撒之。

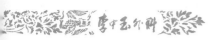

脓痂过厚，再以润肌膏润之，又有热极皮肤火热，红晕成片，游走状如火丹，治法不宜收敛，只宜外发，宜服五福化毒丹，亦以润肌膏抹之；痒甚者，俱用乌云膏搽之。乳母俱忌河海鱼腥、鸡、鹅、辛辣、动风、发物，缓缓自效。"

《外科方外奇方》云："小儿胎疮方，苦参（研细）一两，用母发一团，鸡子黄十个，熬出油，调入候凝抹之。"

《疡医大全·奶癣疮门主论》曰："小儿初生奶癣，类乎疥癞。初起手足，次延腹背，缠绵不已。用僵蚕不拘多少，去嘴研末，煎汤浴之，或一日一次，毒必发生，然后用青黛散搽之。

文蛤散：文蛤四两，红川椒二两，轻粉五线，先将文蛤打成细块，锅内炒黄色，次下川椒同炒黑色烟起为度，入罐内封口存性。次日入轻粉研为细末，罐收贮，香油调搽，乳母戒口为妙。

又方：大枫肉、黄柏各五钱，蛇床子二钱五分，枯矾、雄黄各一钱，轻粉一钱三分，共为末。腊猪油调搽。

青黛散：青黛、黄柏、枯矾、雄黄、百药煎、硫黄各等分，共研细。湿则干掺；干则香油调搽，以愈为度。"

二、病因病机

中医学认为，本病由于怀胎时母食五辛，遗热于儿，以致婴儿禀性不耐；或因母乳过食辛辣炙煿之物，熏蒸脏腑，导致婴儿脾胃运化失司，湿热内蕴；或因调护不当，婴儿闷热汗出，浸渍蒸凝于肤；或因母乳过食辛辣炙煿之物，熏蒸脏腑，湿热内蕴。

西医学认为，其病因病机同湿疹。部分患者是四弯风（特应性皮炎）婴儿期。

三、诊断要点

1.好发于颜面、眉间、头皮等处。

2.皮损为多形性，以红斑、丘疹、糜烂、渗出、结痂、鳞屑为主。

3.婴儿可因瘙痒而挠抓。病情时轻时重，反复无常，缠绵不愈。

四、鉴别诊断

1.黄水疮（脓疱疮）　多发于夏秋之际，开始亦起红粟、水疱，但不久即成脓疱，周围绕以红晕，疱壁松弛，破溃流脓，后结黄蜜色痂皮，好发于颜面、四肢等暴露部位，有传染性。

2.涅尻疮（尿布皮炎）　仅发生在臀部、阴部、大腿等处和尿布相接的部位，皮损为边界清楚的红斑。

五、治疗

（一）辨证论治

1.胎火湿热证　常见于满月前后，亦有迟至3个月或1～2岁小儿发病。多生于肥胖婴儿，初起多见于脸面、眉间、额部、两颊、额上、头皮、耳项等处，重者可发于全身各处。成片潮红，起粟粒大丘疱疹，抓破糜烂，滋水淋漓，结痂（图28-27和图28-28）。可伴有饱食无度，消化不良，大便时而秘结，时而腹泻，病情时轻时重，可常年不愈。治法：清热利湿解毒。方药：萆薢渗湿汤加减。萆薢 30g，牛蒡子 10g，连翘 10g，黄芩 10g，黄连 10g，滑石 30g，车前子 30g，金银花 30g，苍术 10g，牡丹皮 10g，苦参 10g，木通 10g，茯苓 15g，栀子 10g，甘草 6g。每天 1 剂，水煎服。

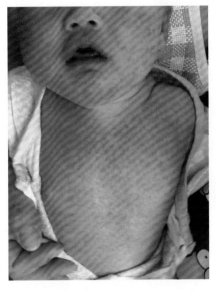

图 28-27　胎敛疮（1）

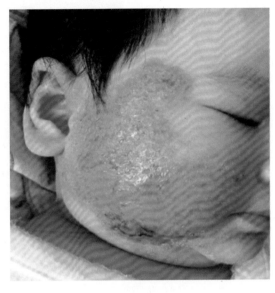

图 28-28　胎敛疮（2）

2. 脾虚湿蕴证　皮损以淡红斑、小丘疹、薄痂皮鳞屑为主，患儿多为营养较差，瘦弱，或皮肤干燥，婴儿好发于颜面，多自两颊开始，渐侵额部、眉间、头皮，亦可侵及颈部、肩胛或胸背等处，甚至遍及全身（图 28-29 ～图 28-31）。常见于营养欠佳，面黄肌瘦的婴儿。初则皮肤暗淡，继则成片小水疱，抓破后津血流脂，结薄痂、鳞屑。患儿常有食欲不佳，消化不良，腹胀，大便稀溏，或完谷不化，舌质淡，苔白或白腻，脉缓。治法：健脾理湿助运。方药：消风散、参苓白术散加减。

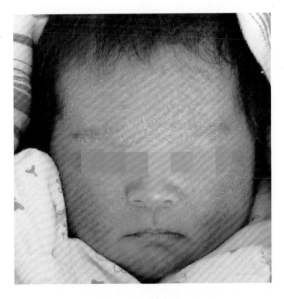

图 28-29　胎敛疮（3）

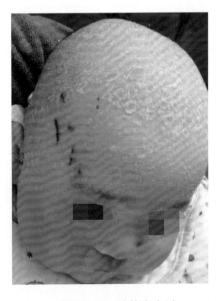

图 28-30　胎敛疮（4）

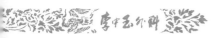

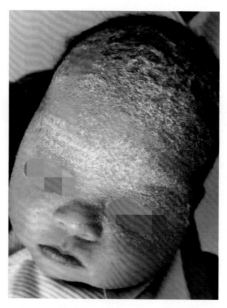

图 28-31　胎敛疮（5）

（二）中医外治

胎火湿热证　外搽败毒粉：滑石粉 30g，枯矾 20g，青黛 10g，黄柏 20g，雄黄 10g，甘草
10g。破壁为粉，备用。或文蛤散扑撒患处，每日 2 次。或中玉湿肤宁、黄连膏、文蛤膏，每日
2 次。

（三）西医西药

西医以局部治疗为主。皮损渗出较多者，以 3% 硼酸溶液或生理盐水湿敷。亚急性皮损选用
氧化锌糊、氧化锌油。慢性皮损可选用糖皮质激素软膏、钙调磷酸酶抑制剂及润肤保湿剂。

六、预防调护

1. 忌用肥皂水洗涤，结痂厚，先用麻油湿润，然后轻轻揩去结痂。

2. 乳母忌食辛辣、海鲜、羊肉等发物。

3. 用纱布包住患儿双手，防止搔抓；头部戴布帽，以减轻后枕部的摩擦。

4. 不宜盖捂过厚、过严密，穿换衣服适宜，不用有刺激或容易过敏的物品。

5. 患儿及哺乳者，同时避免接触单纯疱疹患者。

第四节　四弯风（特应性皮炎）

疮多生于肘弯、腿弯，故名之为四弯风，此病相当于西医学的异位性皮炎或先天过敏性湿
疹，或称之为特应性皮炎。此病多发于四肢弯曲处的瘙痒性皮肤病，以多形性皮损，反复发作，
时轻时重，自觉剧烈瘙痒为特征，常伴有哮喘等过敏性疾病。通常可分为婴儿期、儿童期、青年

及成人期三个类型。婴儿期一般发病较早，约 60% 在生后 1～6 个月内发病，90% 左右在 5 岁内发病，超过 35 岁发病的不足 5%，中医根据皮损形态不同，又有奶癣、浸淫疮、血风疮、胎毒等名称。

一、古籍摘要

《外科正宗》云："血风疮，乃风热、湿热、血热三者交感而生。发则瘙痒无度，破流脂水，日渐沿开。甚者内服消风散加牛膝、黄柏，外搽解毒雄黄散或如意金黄散俱可敷之。如年久紫黑坚硬，气血不行者，用针砭去黑血，以神灯照法熏之，以解郁毒，次以前药敷之方效。"

《外科证治全书》云："燥热内淫，风邪外袭，风湿相搏，发为疙瘩，或如粟米，瘙痒无度，破津脂水，津淫成片……外敷雄黄解毒散，或绣球丸亦妙。忌椒、酒、鸡、鹅、动风等物。"

《医宗金鉴·外科心法要诀》云："四弯风，形如风癣，属风邪袭入腠理而成。其疮无度，搔破津水，形如湿癣。法宜大麦一升熬汤，先熏后洗，次搽三妙散，渗湿杀虫，其疮即止，缓缓取效。"

二、病因病机

中医学认为，本病由于先天遗传，禀性不耐；饮食不节，喜食鱼腥海味、五辛发物所致脾失健运，湿热内生；外感风湿热邪，蕴聚肌肤而成；病久缠绵，耗伤阴液，营血不足，血虚风燥，肌肤失养所致。

西医学认为，本病病因复杂，可能与以下因素有关。①遗传因素：患者常有先天过敏体质，30% 患者由于丝聚蛋白基因突变，造成皮肤屏障功能障碍。②环境因素：患者可由各种吸入、食入过敏原进入体内，诱发皮肤的超敏反应。发病机制涉及免疫学机制和非免疫学机制。许多免疫细胞、细胞因子、趋化因子及前炎症分子参与其免疫学发病机制。血管功能失调是其非免疫学机制的主要症状表现。

三、诊断要点

1. 多发病于婴幼儿，个人或家庭中有遗传过敏史（如哮喘、过敏性鼻炎、遗传过敏性皮炎）。

2. 婴儿和儿童期皮损多见于面部及四肢伸侧或肘窝，为红斑、丘疹及渗出等多形性损害。青年和成人的皮损常为肢体伸侧或屈侧的苔藓样的皮损，瘙痒剧烈，呈慢性复发性过程。

3. 血嗜酸性粒细胞计数升高，血清 IgE 增高可作为辅助诊断。

4. 诊断标准：目前多采用 Williams 标准。

主要标准：皮肤瘙痒。次要标准：①屈侧受累史，包括肘窝、腘窝、踝前、颈部（10 岁以下儿童包括颊部皮疹）。②哮喘或过敏性鼻炎史（或在 4 岁以下儿童的一级亲属中有特应性疾病史）。③近年来全身皮肤干燥史。④有屈侧湿疹（4 岁以下儿童面颊部 / 前额和四肢伸侧湿疹）。⑤2 岁前发病（适用于 > 4 岁患者）。

确定诊断：主要标准 +3 条或 3 条以上次要标准。

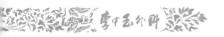

四、鉴别诊断

1.湿疮（湿疹） 可发生于任何年龄，皮损形态和部位与年龄无特定的关系，家族遗传过敏史不明显。

2.面游风（婴儿脂溢性皮炎） 无家族遗传过敏性病史，头皮、眉间、面颊等部位有油腻性灰黄色或棕黄色痂屑，瘙痒轻。预后少有复发。

3.牛皮癣（神经性皮炎） 本病好发于成年人。皮损好发在颈项、肘伸侧、上眼睑、骶尾处，苔藓样变明显，无遗传过敏性病史。

五、治疗

（一）辨证论治

婴儿和儿童期皮损多见于面部及四肢伸侧或肘窝，为红斑、丘疹及渗出等多形性损害。某些食物，如鸡蛋牛奶、鱼虾及出牙、气候突变等因素，可使病情加重。治疗调护得当，常在2岁内逐渐痊愈。调护不当，病情反复发作，可延续到儿童期、青年期。儿童期后皮损常局限于四肢膝窝、肘窝或伸侧等处。为局限性、对称性、干燥带有鳞屑的丘疹，久之成为边缘清楚的苔藓样斑片，因搔抓而有抓痕，表皮剥脱有血痂，少数为米粒至黄豆大小近皮色或棕褐色的丘疹、疱疹，颜色潮红，日久变硬，色褐，瘙痒剧烈。除上述症状外，患者常伴有全身皮肤干燥，或呈轻度鱼鳞病样改变，手掌纹理粗糙，色素沉着，呈淡褐色晕。皮肤经钝刺激后呈白色划痕，冷热刺激、情绪波动、出汗及毛织品接触，均易使瘙痒加剧（图28-32～图28-37）。四弯风与奶癣、浸淫疮、血风疮证候有相同、相似之处。与先天遗传，禀性特异体质密切相关，病程较长，缠绵日久，反复发作，中医治疗急性期以清热利湿解毒为主，后期以养血润燥运湿为主，内服外用，随证灵活变通。

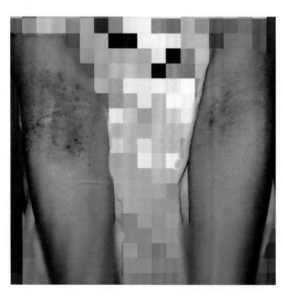

图28-32 上肢肘弯

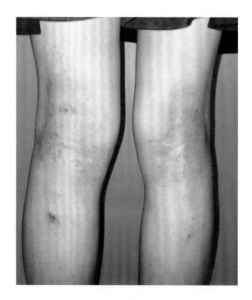

图28-33 下肢四腘弯

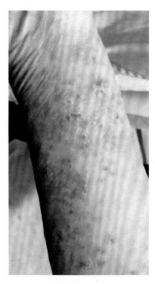

图 28-34 四弯风（1）

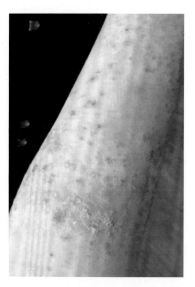

图 28-35 四弯风（2）

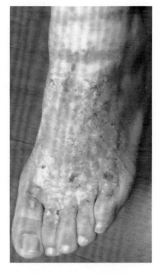

图 28-36 四弯风（3）

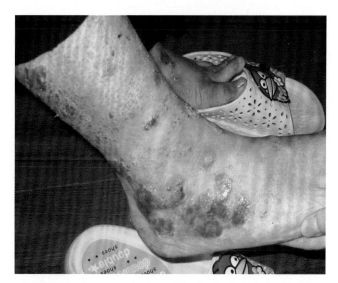

图 28-37 四弯风（4）

1. 湿热内蕴证　四弯处起红粟、水疱、瘙痒、溢水、结痂。便干溲黄，舌红，苔薄黄腻，此病发在婴儿期皮损多见于前额、面颊、下颏、耳郭、头皮等处，逐渐蔓延至四肢和全身。初起为红斑，渐渐在红斑基础上出现粟粒大丘疹、丘疱疹及水疱，可密集成片，形态不一。搔抓后出现糜烂、渗液、结痂。头部可呈黄色脂溢性痂，色淡红或褐黄色，伴小便短赤，大便溏或干结，舌红苔黄腻，脉弦滑，病情时重时轻，反复无常。治法：清热利湿止痒，方用黄连解毒汤、萆薢渗湿汤加减。

2. 脾虚湿蕴证　病情反复发作，自觉瘙痒，时轻时重，皮损较干燥，或有丘疹、水疱、糜烂、渗出等，伴面色苍白、神疲乏力、腹胀、便溏，舌质淡，苔腻，脉细弱。治拟健脾除湿。方用参苓白术散或除湿胃苓汤加减。

3. 血瘀风燥证　患者病情反复发作，皮损色暗褐，皮肤肥厚、粗糙、干燥，伴抓痕、血痂，舌暗红，少苔，脉沉滑。治拟活血养血，润燥止痒，方用当归饮子、防风清燥汤加减。

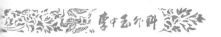

（二）中医外治

1.中药外用 渗出较多者，可扑撒止痒扑粉、青黛散。用清热解毒类中药水煎外洗或湿敷患处。皮损肥厚干燥者，适用于黄连膏、青黛膏。

2.自血疗法 适用于慢性期皮疹，抽取自身静脉血，即时肌内注射，隔日1次，7次为1个疗程。

（三）西医西药

1.系统用药 以抗组胺药口服为主。

2.外用药物 根据病情，外用糖皮质激素、钙调磷酸酶抑制剂、润肤剂等。

3.其他疗法 紫外线光疗法。

六、预防调护

1.忌食海鲜、辛辣、醇酒等刺激性食物，应注意避免各种刺激。

2.内衣应穿棉纱制品，毛料、化纤、羽毛不能直接与皮肤接触。

3.冬季保暖，避免上呼吸道感染及哮喘发作。

第五节　漆疮（接触性皮炎）

本病又称毒物性皮炎，为皮肤或黏膜接触某种外来刺激物质后新发生的皮肤急性炎症反应，包括中医学的"漆疮""马桶疮"等疾病。

一、古籍摘要

《洞天奥旨》云："漆疮者，闻生漆之气而生疮也，盖漆之气，本无大毒，以漆能收湿，人之肺经偶有微湿，而漆气侵之，则肺气敛藏，不敢内润于皮毛，而漆之气欺肺之气怯，反入于人身，彼此相格，而皮肤肿起发痒矣。痒必至于抓搔，抓搔重而发疼。不啻如火之制肤而燥裂也。倘用漆之时，用蜀椒研末涂诸鼻孔，虽近于漆器，亦不生疮，无如世人之懒用也，如一时闻漆之气，即用薄荷、柳叶、白矾煎汤饮之，亦不生疮。即既已生疮，以此三味洗之三五遍，亦愈矣。若犹不愈，以蟹黄搽之，内服芝麻油一二碗，无不安也。"

《外科正宗》云："漆疮由来自异，有感而弗感也，俗称木生人感之非也。但漆乃辛热火象有毒之物，人之皮毛腠理不密，故感其毒。"

《洞天奥旨》云："治漆疮作痒。芒硝五钱，煎汤遍痒处涂之即止。又方，治漆疮作痒，贯众研末，油调涂即愈。又方神效：荷叶一片，煎汤一二碗，少温洗之即愈。"

《外科证治全生集》云："漆疮属性：取杉木屑，煎汤温洗。接以蟹黄、滑石二末，白蜜调敷。"

《医宗金鉴》云："此证由人之腠理不密，感漆辛热之毒而生。初发面痒而肿，抓之渐似瘾

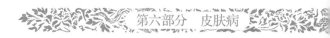

疹，色红，遍传肢体焮痛，皮破烂斑流水，甚者寒热交作。宜韭菜汁调三白散涂之，内服化斑解毒汤。"

二、病因病机

中医学认为，本病由于禀性不耐，皮毛腠理不密，外受辛热之毒（接触某种刺激物质），毒热蕴于肌肤而发病。

西医学认为，本病根据发病机制，可分为刺激性接触性皮炎和变应性接触性皮炎。①刺激性接触性皮炎：接触物（如强酸、强碱等）本身具有强烈刺激性，任何人接触该物均可发病。或刺激性虽小，但接触时间长也可致病。②变应性接触性皮炎：为典型的Ⅳ型超敏反应。接触物为致敏因子，本身并无刺激性，多数人接触后不发病，仅有少数过敏体质者接触后发病。

三、诊断要点

1. 多发于成人，以头面、手足、臀部等身体暴露部位较多。
2. 有接触某种物品史。
3. 接触部位边界清楚，可出现红肿，潮红斑，丘疹，疱疹，糜烂流水，极少泛发全身。
4. 皮肤瘙痒。

四、鉴别诊断

1. 湿疮（湿疹）　呈多形性，有红斑、丘疹、水疱、渗液、结痂、粗糙肥厚及苔藓样变等。病程不规则，常反复发作。

2. 抱头火丹（丹毒）　有红斑、水疱、肿胀、疼痛等症外，多伴有发热，无明显接触某种物品史。

3. 激素性皮炎　激素性皮炎也会出现红斑、丘疹，或水疱、瘙痒等症状，有明确的应用含有激素的药物史，多是慢性发作病程。

五、治疗

（一）辨证论治

1. 热毒蕴肤证　发病前均有接触某种物品史，局部潮红，肿胀，水疱，糜烂渗出，灼热、瘙痒，境界清晰（图28-38～图28-41）。严重者有口渴，便干，尿黄，舌质红，苔薄白或微黄，脉弦滑或微数。治法：凉血清热，解毒利湿。方药：化斑解毒汤。常用牛蒡子、连翘、牡丹皮、生地黄、赤芍、黄芩、黄连、栀子、金银花、大青叶、大黄、甘草。

2. 湿热毒蕴证　起疱、糜烂、流水、瘙痒重者，伴发热，口渴，大便干，小便短赤，舌质红，苔黄，脉滑数。治法：清热解毒利湿。方药：龙胆泻肝汤加减。常用牛蒡子、连翘、生地黄、黄芩、黄连、栀子、木桶、滑石、泽泻、车前子、金银花、大青叶、大黄、茵陈、甘草。每日1剂，水煎服。

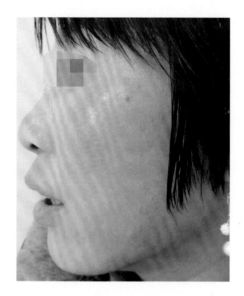
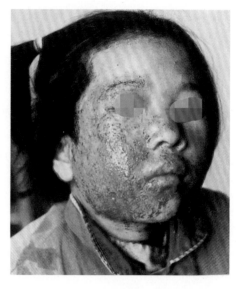

图 28-38　化妆品接触性皮炎　　　　　图 28-39　涂某种药膏过敏性皮炎

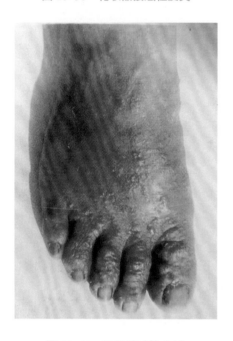
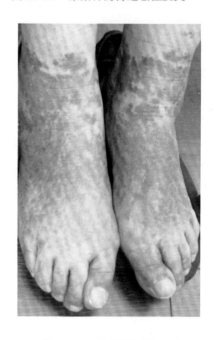

图 28-40　塑料鞋过敏（1）　　　　　图 28-41　塑料鞋过敏（2）

（二）中医外治

中药外用　皮肤焮红灼热者，外用四黄败毒散加减：黄芩、黄连、黄柏、大黄、枯矾、青黛、苦参各 10g，甘草 30g，加水 500mL，煎至 200mL，待凉，湿敷患处 20 分钟，再涂黄连膏，每日 2 次。

（三）西医西药

1. 系统治疗　常使用抗组胺药物，如氯雷他定、盐酸左西替利嗪、依巴斯汀片、赛庚啶等，较严重者可短期使用糖皮质激素治疗。

2. 局部治疗　可根据皮损酌情选用炉甘石洗剂涂擦，3% 硼酸溶液湿敷，糖皮质激素软膏外用。

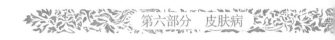

六、预防调护

1. 杜绝接触易过敏的物品，包括使用化妆品。

2. 患处禁用热水洗、敷，禁食辛辣刺激物品。

3. 减少局部摩擦，不要乱用外用药。

第六节　面部激素药毒（激素性皮炎）

面部激素药毒相当于西医学的面部糖皮质激素性皮炎，是指长期应用含激素的外用药品，或内服皮质激素形成的依赖性炎症样反应，是近代才有的一种常见的皮肤病。由于近代皮肤病治疗内服外用皮质激素药物，以及大量应用化妆品，致使很多女性面部出现肿胀性，弥漫性红斑、丘疹、灼热瘙痒，唯有使用含皮质激素类药物才能缓解，但是停止使用皮质激素类药物随即复发，且会突然加重，如此反复，缠绵不已，痛苦且损容。

一、病因病机

中医学认为，本病为风、湿、热三邪，侵及肌表而发病。激素类药物药性多为辛燥、甘温之品，误用日久，易助阳化热，积久灼阴。面部为诸阳之会，风为阳邪，易袭阳位。药毒之热侵犯面部皮肤，根据患者素体寒热差异，形成各种证候；素体蕴热者，可形成风热蕴肤证、毒热蕴结证；素体脾虚多湿者，可形成湿热壅肺证；素体阴血亏少者，常形成血虚风燥证。

西医学认为，激素依赖性皮炎是由于面部长期外用含糖皮质激素制剂，导致反复出现皮肤潮红、丘疹、萎缩变薄、毛细血管扩张、脱屑、痤疮样及酒渣鼻样皮疹等，伴灼热、疼痛、瘙痒、干燥、紧绷感的皮肤病。

二、诊断要点

1. 用药史　有明确的长期外用糖皮质激素史。可根据外用激素高、中、低效的使用时间确定。

2. 临床表现　停用激素后，皮疹复发或加重，或出现以下症状。

（1）主观症状：自觉灼热、瘙痒、疼痛、紧绷感。

（2）皮肤变薄、潮红伴毛细血管扩张。

（3）痤疮样皮炎：粉刺、丘疹、脓疱。

（4）色素沉着。

（5）皮肤老化：皮肤干燥、脱屑、粗糙，甚至萎缩。

（6）毳毛增粗变长。

诊断：1条为基本条件，加上其他的1～2种，并根据皮损发生部位，进行诊断及临床分型。

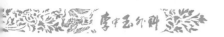

三、鉴别诊断

1. 面游风（脂溢性皮炎） 分布部位较广泛，不只局限于面部，有油腻鳞屑，不发生毛细血管扩张，常有不同程度的瘙痒。

2. 颜面播散性粟粒性狼疮 皮损为粟粒大小淡红色、紫红色结节，表面光滑，对称分布于面颊部、眼睑、鼻唇沟等处，以玻片压之可呈苹果酱色。

四、治疗

（一）辨证论治

湿热蕴肤证 主要表现皮肤宣浮肿胀，大片性鲜红色斑片，境界清或不清，严重者可有丘疱疹，灼热，瘙痒，遇热、干燥加重，内服外用糖皮质激素，很快暂时缓解，停止使用糖皮质激素类药物则随即复发，如此反复，形成依赖，越来越重，缠绵不已（图28-42～图28-45）。常伴有烦躁不安，夜寐不佳，大便干，小便黄，舌质红，苔白黄腻，脉滑。治法：凉血清热解毒。方药：败毒汤加减。常用当归、赤芍、生地黄、牡丹皮、黄芩、黄连、栀子、牛蒡子、连翘、金银花、苦参、甘草。腑热盛加大黄、石膏，有湿热加车前子、滑石粉，有风证加防风、地肤子、白鲜皮，脾胃虚寒加苍术、茯苓，夜寐不佳用茯神，有阴虚加石斛。

（二）中药外用

四黄败毒散加减：黄芩、黄连、黄柏、大黄、枯矾、青黛、苦参各10g，甘草30g。加水500mL，煎至200mL，待凉，湿敷患处20分钟，再涂黄连膏，每日2次。保持皮肤湿润，禁用干燥粉剂扑撒。

（三）西医西药

以系统用药为主，可口服氯雷他定、西替利嗪、依巴斯汀等抗组胺药止痒，口服羟氯喹、烟酰胺片、多西环素片等抗炎。

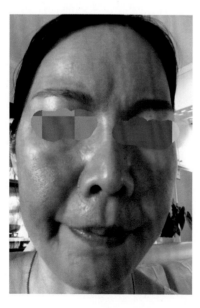

图28-42 激素性皮炎（1）

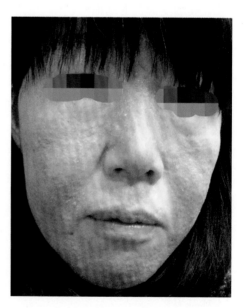

图28-43 激素性皮炎（2）

第二十八章 皮炎湿疹类皮肤病

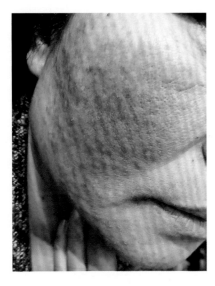

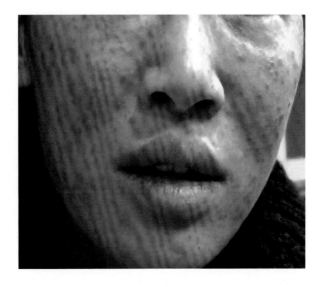

图 28-44　激素性皮炎（3）

图 28-45　激素性皮炎（4）

五、预防调护

1. 一定要停止使用一切化妆品，停止使用含皮质激素的药物。

2. 只用凉清水洗擦患处，不挠抓，减少刺激。

3. 禁食辛辣之物。

第七节　粉花疮（油彩皮炎）

由于使用油彩或化妆品引起的疮疡，谓之粉花疮，此病相当于西医学的油彩皮炎。其特征为：接触油彩或化妆品后，皮肤瘙痒，继而出现密集性大小不等的潮红色丘疹，融合成片，反复发作，日久留下灰黑色沉着斑。

一、古籍摘要

《千金翼方》云："粪蓝味苦，微寒。主面目通身漆疮。"

《疡医大全·粉花疮门》云："粉花疮多生于室女，火浮于上，面生粟累，或痛或痒，旋灭旋起。亦有妇女好搽铅粉，铅毒所致。"

二、病因病机

中医学认为，本病多由禀性不耐，或腠理不密，外涂含有铅、砷、汞等有毒物质化妆品，凝滞皮毛窍，或卸妆粗糙，使风吹日晒，或灯光久照，代谢失常，彩毒之邪蕴结于肤，诱发本病。

西医学认为，由于面部肌肤长期接触各种油彩，致使很多人发生了皮肤刺激、过敏或色素沉着改变。

三、诊断要点

1. 多见于使用油彩化妆品的文艺工作者。

2. 主要发生在接触部位，以面部最常见。

3. 临床表现

（1）皮炎型　一般在油彩上妆1小时左右，涂油彩处出现瘙痒感，卸妆后在局部出现水肿性红斑、丘疹，边界欠清，重者眼周宣浮红肿尤为明显，剧烈瘙痒。停止化妆后1周左右皮损可消退，再接触油彩、化妆品仍可再发，反复多次复发后局部皮肤干燥、脱屑，甚至出现色素沉着（图28-66）。

（2）痤疮型　主要见于前额、两颊及下颌部连续多次化妆演出后，散在或广泛粟粒、高粱粒、赤豆大小红色炎性丘疹，可伴有黄白色、黑头粉刺或毛囊炎。多发生在青年演员，原患痤疮者损害可明显加重。

（3）色素沉着型　多见于皮炎反复发作之后，但亦有并无明显皮炎而发生者，艺龄较长的中老年演员居多。主要见于眼周、鼻侧、额、颊及耳前部位，皮损为大小不等的青褐、黑褐或灰褐色色素斑，边缘欠清，分布常对称，少数发生在颈部。耳前的色素沉着斑上可间有网状色素减退或正常皮色斑纹，并伴有毛细血管扩张，色素斑一经出现则难以完全消退（图28-46～图28-47）。

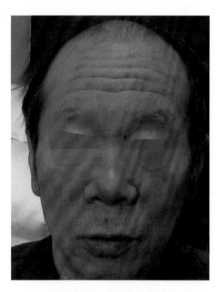 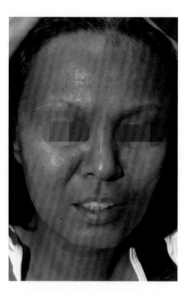

图28-46　粉花疮（1）　　　　　　　　图28-47　粉花疮（2）

（4）瘙痒型　多于上妆或卸妆后，油彩化妆部位出现刺痒或蚁行感，重者可伴有灼热或灼痛。痛痒感一般于卸妆数小时后明显减轻或消失。

4. 自觉不同程度的瘙痒或灼热感。

5. 病程依皮损类型及上卸妆情况而定。皮炎型若停止上妆后1周左右可消退，极少数反复接触者越发越重，痤疮型及色素沉着型则消退较慢。

四、鉴别诊断

1. 粉刺（痤疮）　无油彩化妆品接触史，多为青春期男女，好发于颜面，前胸及后背，有粉刺、丘疹、脓疱、结节、囊肿。

2. 黧黑斑（黄褐斑）　发生于颜面，尤以两颊、额部、鼻等处多见，皮损为黄褐色至暗褐色斑片，境界清，慢性经过，无自觉症状。发生与内分泌紊乱，对紫外线过敏等因素有关。

3. 湿疮（湿疹）　常为额部、眉部、耳前等部位的微红色斑疹、丘疹、疱疹，糜烂、结痂、覆以鳞屑，呈对称性，瘙痒明显。

五、治疗

（一）辨证论治

1. 湿热毒盛证　若发病时间短，病之早期皮肤肿胀、潮红、红斑、疱疹、糜烂、流水，舌红，苔黄腻。治法：清热解毒利湿。方药：解毒利湿汤加减。常用牛蒡子、栀子、车前子、黄芩、黄连、连翘、金银花、萆薢、滑石、木通、甘草。每日1剂，水煎服。外用：上药药渣，另加白矾30g，甘草30g，加水500mL，煎至300mL，待凉湿敷患处，擦干涂中玉湿肤宁，一日2次。

2. 肺胃蕴热证　皮损以潮红、粉刺、丘疹，大便干，小便黄，舌红，苔黄腻，脉滑数。治法：宣肺清胃泻火。方药：黄芩清肺饮加减。常用黄芩、黄连、栀子、连翘、当归、川芎、赤芍、生地黄、天花粉、葛根、防风、红花、石膏、大黄、薄荷、甘草。每日1剂，水煎服。外用：痤疮散外搽，每天晚上1次。

3. 阴虚风燥证　皮损皮肤丘疹，干燥、结痂、鳞屑、增厚、瘙痒，舌红，少苔，脉细数。治法：滋阴润燥，祛风止痒。方药：消风散加减。外用中玉黄连膏涂之。

（二）西医西药

采用防治结合，以防为主的方法，在治疗上按一般接触性皮炎、黑变病及痤疮的治疗原则处理。

六、预防调护

1. 停止使用导致发病的油彩和化妆品。

2. 上下妆操作动作宜轻柔，卸妆时宜用温水清洗。

3. 若皮损已经发生，局部禁用刺激性强的外用药。

第八节　水渍疮（水田皮炎）

由于皮肤长期被水浸渍，引起瘙痒、肿胀、起疱、流水，谓之水渍疮。俗称"水田风""水

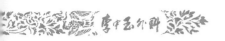

田痒""水渍疮"，多是插秧时节从事稻田耕作者，或其他长期被水浸渍劳动者所发生的皮肤病。本病相当于西医学的水田皮炎或稻田皮炎。

一、古籍摘要

《外科启玄》云："水渍手丫烂疮，辛苦之人，久弄水浆，不得停息，致令手丫湿烂成疮，疼痛难行。""水渍脚丫烂疮，久雨水湿，劳苦之人跣行，致令足丫湿烂成疮，疼痛难行，惟用密陀僧赤置地下去火性，碾细末，先以矾水洗足拭干，即以此末上之，次日即能行走。"

《洞天奥旨》云："手足，乃四末也，属脾而最恶湿。以脾为湿土，以湿投湿，安得不助湿乎？湿以加湿，此湿疮之所以生也。况劳苦之人，以其手足日浸渍于水浆之中，乌能保皮肤之坚硬乎？手足十指，未免开裂而腐烂矣。"

二、病因病机

本病常因久浸泥浆、污水，湿邪外侵，复染农药、化肥、污物、烂草，肌肤摩擦；或夏季水温，湿热熏蒸，湿毒热邪，侵蕴腠理，而致浸渍糜烂。

三、诊断要点

1. 长期从事水浸渍劳动者易发生。

2. 指（趾）缝皮肤肿胀，皱褶内色白、微痒，逐渐外延至足底等处大片鲜红或粉红色肿胀斑，严重者白皮撕脱，基面呈鲜红、糜烂、渗水，由痒转痛。

3. 甲板白软、甲沟肿烂、甲尖毁缺。

4. 容易合并感染，形成红丝疔、流火或臀核。

四、鉴别诊断

1. 手足癣　无长期水浸渍病史，好发于手足，可兼有甲癣，皮损为浅在性小水疱，鳞屑，反复发作可并发皲裂。以瘙痒为主，夏重冬轻，病程较长，真菌检查阳性。

2. 汗疱疹　好发于手指、掌跖，皮损为多数群集或散在的表皮深处小疱，正常肤色，破后流出黏性液体，数日后水疱吸收、干涸，自觉灼热及痛痒，夏重冬愈，常有手足多汗史。

五、治疗

（一）辨证论治

此病多见于成年男性长期处于水中劳动者，多见于足、手部，以夏暑炎热季节多见。始于指（趾）缝皮肤肿胀，皱褶内色白、微痒，逐渐外延至足底等处大片鲜红或粉红色肿胀斑，严重者白皮撕脱，基面呈鲜红、糜烂、渗水，由痒转痛。指（趾）甲板呈白软、甲沟肿烂、甲尖毁缺（图28-48和图28-49）。染毒者，常伴有红丝疔、流火或臀核。一般无须内服药。手足部染毒者，可参照"红丝疔""流火"施治。

（二）中医外治

取鲜墨旱莲400g，明矾75g，加水1000mL，煎水500mL，待凉，溻洗患处20分钟，擦干外涂败毒散，每日 2 次。有糜烂者，再涂用黄连膏。

（三）西医西药

稻田皮炎的治疗要以止痒、消炎，保护皮肤，预防继发感染为主。

1. 浸渍糜烂型皮炎在浸渍阶段，用 12% 明矾水或 3% 硼酸液洗涤，再撒布干燥粉剂（硼酸 10g，氧化锌 20g，滑石粉加至 100g，或冰片 1g，枯矾 25g，氧化锌 20g，滑石粉加至 100g）。

2. 糜烂阶段用 1 ∶ 5000 高锰酸钾或 0.1% 雷夫奴尔冷湿敷，然后涂 20% 鞣酸软膏。

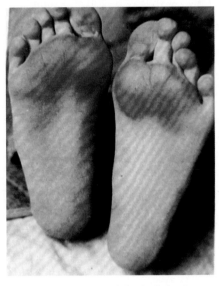

图 28-48　水渍疮（1）

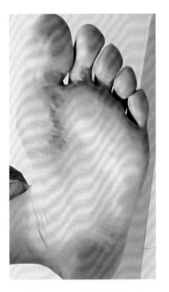

图 28-49　水渍疮（2）

六、预防调护

1. 撤离水中作业工作。

2. 患处易通风、晾晒，易干燥为度。

第九节　日晒疮（日光性皮炎）

日晒疮（日光性皮炎），又称"晒伤""风毒肿"，是由于强烈日光照射皮肤后，局部出现的急性光毒反应。主要以暴晒部位出现红斑、肿胀、水疱，疼痛、瘙痒、灼热为主要临床表现，此病相当于西医学的日晒伤，也称晒斑或日光性皮炎。

一、古籍摘要

《外科启玄·日晒疮》云："三伏炎天，勤苦之人，劳于工作，不惜身命，受酷日晒曝，先疼后破，而成疮者，非血气所生也，内宜服香薷饮加芩连之类，外搽金黄散、制柏散青黛等药治之则自安矣。"

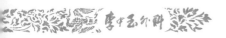

《洞天奥旨》云:"日晒疮乃夏天酷烈之日曝而成者也。必先痛后破,乃外热所伤,非内热所损也。"

二、病因病机

中医学认为,本病由禀赋不耐,血热内蕴,复因日光毒热侵伤肌肤,毒热蕴郁肌肤,不得宣泄而发。

西医学认为,皮肤超过了耐受量的紫外线引起,主要是波长 290 ～ 320nm 的中波紫外线引起。一方面可因个体皮肤易晒伤,另一方面可因日光过强,暴露时间过长。皮肤经紫外线照射后,产生一系列复杂的光化学反应。

三、诊断要点

1. 春夏季多见。

2. 浅肤色人群易发病。

3. 临床表现:日晒后数小时至十余小时内,暴露部位出现弥漫性红斑,呈鲜红色,边界清楚,后红斑渐淡和消退,脱屑,并留有色素沉着。皮损较重时可出现水肿、水疱,可破裂结痂。

4. 局部可自觉灼痛。皮损泛发时可有不适、寒战和发热等全身症状。

四、鉴别诊断

漆疮(接触性皮炎) 有接触漆类物品史,皮损虽多发于暴露部位,但往往较局限,边界清楚,与暴晒无关。

五、治疗

(一)辨证论治

1. 热毒灼肤证 皮肤弥漫性红肿、灼热、痒痛,重者伴身热、头痛、乏力、口渴、溲短赤,大便干(图 28-50 和图 28-51)。舌质红,舌薄黄,脉数。治法:清热解毒,凉血疏风。方药:芩连四物汤,或清营汤合桑菊饮加减。热甚加生石膏,烦渴加西瓜翠衣、生石斛、炒知母、天花粉。

2. 湿毒搏结证 局部潮红、肿胀,可有水疱、大疱,灼痛,恶心纳差,头晕乏力(图 28-52)。舌质红,苔黄或厚腻,脉滑数。治法:清热除湿,凉血解毒。方药:清暑汤加减。

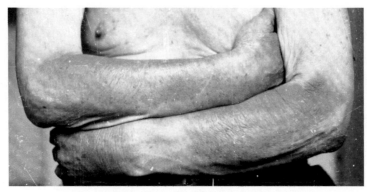

图 28-50 日光性皮炎(1)

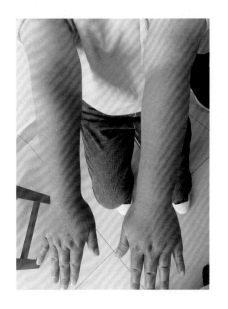

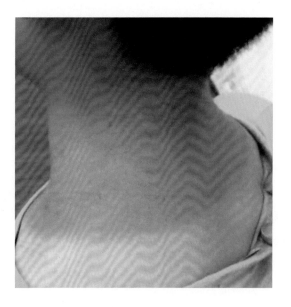

图 28-51　日光性皮炎（2）　　　　　　　图 28-52　日光性皮炎（3）

（二）中医外治

生地榆、马齿苋、黄柏、苦参煎汤冷湿敷，每次 20 分钟，每日 2～3 次。六一散涂擦，每日 2 次。

（三）西医西药

1. 重者可口服糖皮质激素，轻者可口服氯雷他定等抗组胺药。

2. 早期红肿明显，可给予 3% 硼酸溶液或冰牛奶冷敷，后期红肿减轻、脱屑，可给予糖皮质激素外用。

六、预防调护

1. 经常户外运动，提高对日光的耐受性。

2. 避免暴晒，外出注意防晒，物理防晒并涂防晒霜。

3. 注意避免口服野菜、无花果、田螺、磺胺等加重光敏的食物和药物，更要注意防晒。

第十节　旋耳疮（耳部湿疹）

沿耳周生疮，糜烂渗液，瘙痒、疼痛，故名旋耳疮，又有"月食疮"之称。其特点是耳周皮肤瘙痒，潮红、糜烂、流水、结痂。本病多见于小儿，常对称发生于两耳后皱襞处，亦可延及整个耳壳，易反复发作，此病相当于西医学的耳部湿疹。

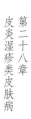

第二十八章　皮炎湿疹类皮肤病

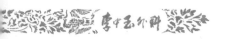

一、古籍摘要

《诸病源候论·月食疮候》云："月食疮，生于两耳及鼻面间，并下部诸孔窍侧，侵食乃至筋骨。月初则疮盛，月末则疮衰，以其随月生死，因名之为月食疮也。""又小儿耳下生疮，亦名月食。"

《证治准绳·疡医》云："月蚀疳疮，生小儿耳窍之旁，虽曰指月而生，恐未必然。大抵风湿热毒成疳耳。"

《医宗金鉴·外科心法要诀》云："旋耳疮生耳后缝，疮延上下连耳疼，状如刀裂因湿热，穿粉散搽即成功。注：此证生于耳后缝间，延及耳折，上下如刀裂之状，色红时津黄水，由胆、脾湿热所致。然此疮月盈则疮盛，月亏则疮衰，随月盈亏，是以又名月蚀疮也。宜穿粉散搽之，即可成功。"

《外科证治全书》云："在耳为耳病，耳窍内为黑疗、耳痔、耳挺、耳痣、耳蕈，耳上梢后折间为耳后疽，耳折间连耳叶通肿为耳发，耳垂后为耳根毒，耳后缝间为旋耳疮。"

二、病因病机

中医学认为，禀赋不耐，食辛辣厚味，鱼腥海味，湿热内蕴，加之外受风湿热毒，熏蒸于耳部；或耳道流脓，浸淫耳壳，皆能产生本病。

三、诊断要点

多发生在耳后皱襞处，也可见耳轮上部及耳道，皮损表现为红斑、渗出、结痂及皲裂，常两侧对称，瘙痒明显。

四、鉴别诊断

1.漆疮（接触性皮炎） 漆疮皮疹形态单一，皮损境界清楚，常有明显的接触致敏物，祛除病因，较快痊愈，不再接触即不复发。

2.牛皮癣（神经性皮炎） 牛皮癣好发于颈项、肘、尾骶部。典型损害为苔藓样变，边界清楚，干燥而无渗出倾向。

五、治疗

（一）辨证论治

1.湿热蕴肤证 初起耳后折缝及耳下四周起粟粒大红色丘疹或水疱，或广泛性红斑，表皮剥脱、糜烂、流黄水，结蜜黄色蜜痂，痂脱后皲裂开，露出鲜红嫩肉，状若刀切，痒痛相兼，缠绵难愈（图28-53和图28-54）。凡起病急，耳壳肿胀，烂痒痛，黄水频流，耳周瘰核累累，伴便秘溲赤，舌质红，脉滑数者，为湿热内蕴，熏蒸于上所致。治法：清利湿热。方药：龙胆泻肝汤加减。

2.脾虚血亏证 若病久反复发作，局部渗液不多，耳折缝裂开状如刀割，时津血水，疼痛难忍，舌质红少苔，脉细数者。治法：益气健脾，滋阴养血。方药：参苓白术散合增液汤加减。小儿减量。

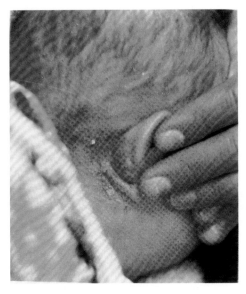

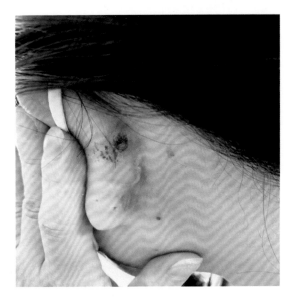

图 28-53　旋耳疮（1）　　　　　　　　图 28-54　旋耳疮（2）

（二）中医外治

皮损肿胀，烂痒痛，黄水频流者，外用四黄粉：大黄、黄连、黄柏、黄芩、枯矾、松香、青黛各等分，共研细粉末，干搽或香油调涂，每日 1～2 次。渗液不多，皲裂者，外用中玉黄连膏。

（三）西医西药

1. 系统用药　赛庚啶 2mg 或马来酸氯苯那敏 4mg，口服，每日 3 次。维生素 C_2 片，口服，每日 3 次。

2. 外用药物　氯霉素、赛庚啶各等量，研细，外撒局部；结痂后，用皮质类固醇剂加氯噻吩调敷，有化脓者加用抗生素。

六、预防调护

1. 忌食辛辣鱼腥、酒酪等食物。

2. 避免剧烈搔抓及水洗，以防染毒化脓。

第十一节　汗淅疮（间擦疹）

常因体表皱褶处的皮肤相互摩擦，或汗液浸渍而发生的疮疡，故谓之"汗淅疮"，亦称"褶烂""擦烂"。多发于夏季，易发于婴儿及体伴妇女的皱褶部位，如乳房下、腋下、腹股沟、肛门周围、颈项、腹壁皱褶处，此病相当于西医学的间擦疹、擦烂红斑等。

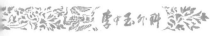

一、古籍摘要

《外科启玄·汗淅疮》云："肥人多汗，久不洗浴，淹淅皮肤，烂成疮者，痛不可忍。"

二、病因病机

中医学认为，本病由炎热暑湿，汗淅污垢，酿成湿热之邪，熏蒸体肤，体肥汗沤，或小儿尿淹，妇女经带浸渍，久不洗浴而淹烂成疮。

三、诊断要点

1. 本病常见于肥胖婴儿颈部和耳后皱襞处及肥胖人的腋下、乳房下、腹股沟、阴股部皱襞、臀间沟、指（趾）间。

2. 炎热和潮湿季节多见。

3. 初起为境界清楚的红斑，肿胀明显，范围与皱襞相当，继之可发生糜烂、渗出，重者可形成溃疡。

4. 如继发感染可出现淋巴结炎。

5. 自觉瘙痒和烧灼感。

四、鉴别诊断

1. 湿疹　皮疹比较广泛，对称分布，可见红斑、丘疹、水疱等多形皮疹，渗出明显，边界不清，反复发作，剧烈瘙痒。

2. 念珠菌病　皮损不仅局限于褶皱部位，周围皮肤常有散在圆形平顶的红色丘疹，表面有环状鳞屑，真菌镜检可见菌丝或孢子。

3. 反向型银屑病　除皱襞部位外，躯干、四肢伸侧可见典型的银屑病皮疹。

五、治疗

（一）辨证论治

湿热蕴肤证　皮肤潮红，微肿，红斑与摩擦皮肤范围一致，且轮廓鲜明易辨。严重者可有丘疹，水疱，糜烂，渗出，局部灼热，瘙痒，糜烂处可有刺痛（图28-55和图28-56），苔黄腻，脉滑数。治法：宜清热利湿，凉血解毒。常用方药：用连翘、金银花各15g，赤芍9g，炒山栀6g，滑石15g，甘草6g，水煎服。若皮损潮红、糜烂严重者，加萆薢、薏苡仁、丹皮；口渴溺赤者，加竹叶、木通；便秘者，加大黄、芒硝。

（二）中药外治

黄连败毒散：黄连、大黄、枯矾、雄黄、松香、滑石粉，破壁为粉。若丘疹，水疱，糜烂，渗出，干擦；若干燥、结痂，用香油调涂，每日2次。

（三）西医西药

早期可外用滑石粉、松花粉等；如有糜烂渗液时，外用依沙吖啶、氧化锌油或3%的硼酸溶液湿敷，待干燥后改为霜剂。若继发细菌或真菌感染，选用合适的抗生素或抗真菌药物。

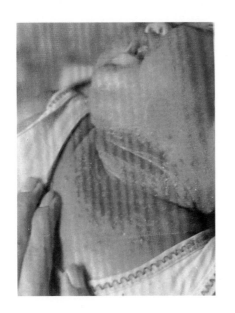 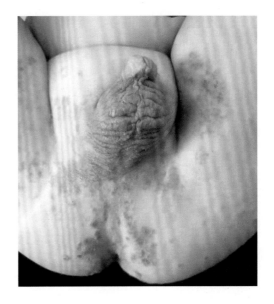

图 28-55　汗淅疮（1）　　　　　　　图 28-56　汗淅疮（2）

六、预防调护

1. 加强调护，保持皮肤清洁卫生，减少局部汗出浸渍。
2. 患病部位减少摩擦，勿用热水洗敷刺激。

第十二节　猢狲疳（尿布皮炎）

本病是一种因大小便湮淅阴部而湿烂生疮的皮肤病，此病相当于西医学尿布皮炎，俗称猴子疳、淹尻疮。

一、古籍摘要

《洞天奥旨》云："湮尻疮，生于新生之儿，或在颐下项边，或在颏肢窝内，或在两腿丫中，皆湿热之气湮烂而成疮也。"

《儿科萃精》云："小儿初生，从肛门或阴囊边，红晕长起，渐至遍身溃烂，即不可救，此儿受父母命门相火之毒而发，名猢狲疳。"

《疡科心得集》云："如或臀肿烂，红赤无皮，或亦有赤遍体者，此即名猴狲疳。"

二、病因病机

中医学认为，本病由于尿、屎淹淅，加用橡皮布、油布、塑料布，使部皮肤经常处于潮湿或浸渍状态，以致湿热秽浊蕴蒸，肌肤擦烂成疮。

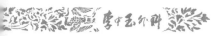

三、诊断要点

1. 1～4个月的婴儿，臀部、外阴、股部等部位有不洁尿布接触史。

2. 临床表现：尿布接触部位发生红斑、丘疹、丘疱疹、糜烂，严重者可形成浅溃疡。

四、鉴别诊断

1. **臀部念珠菌性皮炎**　多见于较肥胖的中年妇女或儿童。患者常伴多汗，皮损周围常有散在顶平而圆形的针头大小的丘疹，常有环状白色鳞屑，真菌检查可见菌丝和芽孢。

2. **汗淅疮（擦烂红斑）**　好发于皮肤褶皱部位，无尿布接触史。

五、治疗

（一）辨证论治

湿热蕴蒸，湿毒下注证　皮损常局限于接触尿布的部位，如臀部、肛门、阴囊及外阴等。初发为轻度潮红、肿胀，以后可出现丘疹、水疱、糜烂等（图28-57和图28-58），继发感染可出现脓疱及浅溃疡。治宜清热利湿，凉血解毒。方以导赤散化裁。若高热者加连翘、薄荷，便秘者加大黄、玄参。

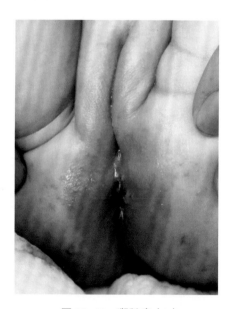 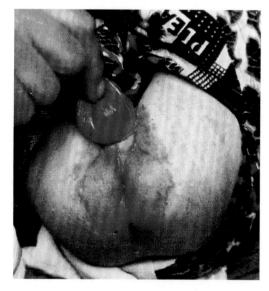

图 28-57　猢狲疳（1）　　　　　　　图 28-58　猢狲疳（2）

（二）中医外治

外治法为本病首选。方药：赤石脂12g，黄柏20g，枯矾6g，六一散30g，冰片6g。分别研末，和匀，洗净患处，纱布包扑患处，每日2～3次，干燥后用黄连膏，每日2次。

六、预防调护

温水洗净臀部，勤撒扑粉。保持局部清洁、干燥、通风。换洗尿布时应先洗净臀部，尿布以细软为宜。

第十三节　肾囊风（阴囊湿疹）

阴囊属肾，阴囊作痒，破流脂水，谓之肾囊风，又有"胞漏疮""绣球风"等名。多见于成年人，以阴囊作痒，潮湿、潮红、糜烂、流水、结痂、干燥、肥厚为特征，此病相当于西医学的阴囊湿疹。一般病程较长，易反复发作，经久不愈。

一、古籍摘要

《外科正宗·肾囊风）云："肾囊风乃肝经风湿而成。其患作痒，喜浴热汤；甚则疙瘩顽麻，破流脂水，宜蛇床子汤熏洗二次即愈。蛇床子汤：蛇床子、当归尾、威灵仙、苦参各五钱，水五碗，煎数滚入盆内，先熏，待温浸洗二次愈。"

《医宗金鉴·外科心法要诀》云："肾囊风，一名绣球风，系肾囊作痒，由肝经湿热、风邪外袭皮里而成。初起干燥痒极，喜浴热汤，甚起疙瘩，形如赤粟，麻痒，搔破浸淫脂水，皮热痛如火燎者，此属里热，俱宜龙胆泻肝汤服之，外用蛇床子汤熏洗之，洗后擦狼毒膏甚效。蛇床子汤：威灵仙、蛇床子、当归尾各五钱，缩砂壳三钱，土大黄、苦参各五钱，老葱头七个，水五碗，煎数滚，倾入盆内，先熏，候温浸洗。狼毒膏：狼毒、川椒、硫黄、槟榔、文蛤、蛇床子、大风子、枯白矾各三钱，共研细末，用香油一茶盅煎滚，下公猪胆汁一枚，和匀调前药擦患处。"

《外科证治全书》云："肾囊风，用合掌散。以右手中指蘸满香油，黏药涂于左手心上，合掌摩擦数次，只有药气，不见药形为度。将两手搓擦患处，每日早晚擦二三次，三日即愈，再擦三四次不发。有湿热抓破成疮者，则用黄丹、枯矾、生牡蛎等分为末，擦搓。或以蛇床子汤同白矾煎汤洗之。"

《疡医大全》云："老杉木（煨存性）、宫粉各等分，研细，清油调搽。并治大人绣球风。肾囊睾丸肿大，棉花子仁一两煎汤常洗自消。气卵胞、老丝瓜皮、老生姜皮，共入锅中炒，冲生白酒热服，得汗即消。"

二、病因病机

中医学认为，本病多因少于洗浴，寡于更换内裤，炎热暑湿、地居卑湿，坐卧密闷，劳役汗出浸渍，日久湿热浸淫成疮。或由于肝脾二经湿热下注而成。

三、诊断要点

1. 发于阴囊部位。

2. 皮损急性期以潮红、肿胀、潮湿、糜烂、渗出为主，慢性期以皮肤粗糙、肥厚、色素增加为多见。

3. 自觉剧痒，时轻时重，反复发作，经年不愈。

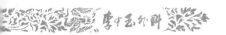

四、鉴别诊断

股癣 以青壮年男性多见，皮损初起为丘疹、丘疱疹、小水疱，渐扩大为鳞屑性红色斑片，边界清楚，中央趋于消退，色沉，脱屑，边缘有小红丘疹、丘疱疹、小水疱。真菌镜检阳性。

五、治疗

（一）辨证论治

1. 湿热下注证 初始阴囊皮肤潮湿、瘙痒，继之渐潮红、肿胀，起丘疹、丘疱疹，皮肤灼热，搔破流水，淋漓、浸淫，甚至湿透内裤异臭难闻。多局限于阴囊皮肤，有时延及腹股沟、肛门周围，少数可延及阴茎（图28-59和图28-60）。可伴有烦躁易怒，夜寐不安，口苦纳呆。舌红，苔薄黄或黄腻，脉滑数或弦数。治法：疏肝清热利湿。方药：龙肝泻肝汤加减。

2. 湿敛血燥证 多有急性日久不愈，缠绵延转而成。症见阴囊瘙痒不休，皮肤干燥、粗糙、增厚，抓破津血溢水，或见皲裂作痛。舌红苔剥，或舌淡苔净，脉弦细。治法：养血润燥，燥湿祛风。方药：消风散加减。

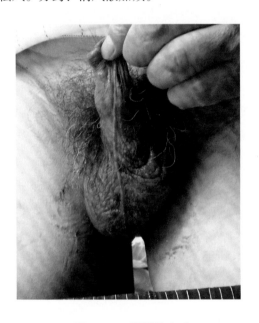

图28-59 肾囊风（1）

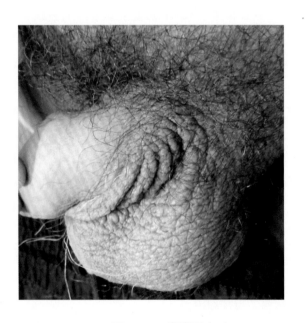

图28-60 肾囊风（2）

（二）中医外治

急性期外用止痒扑粉，慢性期用黄连膏、中玉湿肤宁。

（三）西医西药

1. 系统用药 以抗组胺类药物为主。

2. 外用药物 可选用炉甘石洗剂、氧化锌糊或糖皮质激素乳膏或凝胶；可使用他克莫司、吡美莫司等钙调磷酸酶抑制剂。

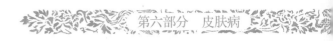

六、预防调护

1. 忌热水烫洗，不滥用外涂药物。

2. 保持内裤清洁，以棉织品为好。

3. 清淡饮食，忌辛辣刺激之品。

4. 合理使用润肤保湿剂，以促进皮肤屏障保护和恢复。

第十四节　药毒（药物性皮炎）

因使用药物引起的皮肤瘙痒，斑疹、丘疹、疱疹、糜烂、流水、结痂的皮肤病，谓之中药毒。西医学称之为药物性皮炎，又称药疹，是指药物通过口服、注射、皮肤黏膜用药等途径进入人体，所引起的皮肤黏膜急性炎症反应，以具有一定的潜伏期，常突然发病，除固定性药疹外，皮损呈多形性、全身性、对称性、广泛性，多由面颈部迅速向躯干四肢发展的趋势为特征。

一、古籍摘要

《肘后备急方》云"治卒服药过剂烦闷方"及"治卒中诸药毒救解方"。

《诸病源候论》云："凡药物云有毒及有大毒者，皆能变乱于人为害，亦能杀人。但毒有大小，自可随所犯而救解之。但着毒重者，亦令人发病时咽喉强直，而两眼睛疼，鼻干，手脚沉重，常呕吐，腹里热闷，唇口习习，颜色乍青乍赤，经百日便死。其轻者，乃身体习习而痹，心胸涌涌然而吐，或利无度是也。但从酒得者难治，言酒性行诸血脉，流遍周体，故难治。因食得者易愈。言食与药俱入胃，胃能容杂毒，又逐大便泄毒气，毒气未流入血脉，故易治。若但觉有前诸候，便以解毒药法救之。"

《证治准绳·疡医·发背》云："背上细瘤无数，浸淫一二尺，如汤火伤。烦躁多渴何如？曰：此丹毒发疽也，因服丹石刚剂所致，红润者生，紫黯者死。"

《证治准绳·疡医·面疮》云："此积热在内，或多食辛辣浓味，或服金石刚剂太过，以致热壅上焦，气血沸腾而作，属足阳明胃经。初觉微痒如虫蚁行，搔损则成疮，痛楚难经。宜服黄连消毒散去人参，加薄荷、栀子，及活命饮加桔梗、升麻。紫金丹、乌金散选用。外用祛风润肌之剂敷之。"

《外科正宗·中砒毒》云："砒毒者，阳精大毒之物，服之令人脏腑干涸，皮肤紫黑，气血乖逆，败绝则死。"

《寿世保元·中毒》云："人为百药所中伤，其脉洪大者生，微细者死。"又曰："洪大而迟者生，微细而数者死，大凡百毒所中。用甘草绿豆水煎服之，能解百毒。"

《疡医大全·救中药毒门主论》云："凡服药过多，生出毒病，头肿如斗，唇裂流血，或心口饱闷，或脐腹撮痛，皆中药毒也。"又云："凡解药毒汤剂，不可热服，宜凉饮之，盖毒得热则势

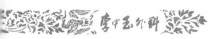

愈盛也。"

二、病因病机

中医学认为，本病多因禀赋不耐，药毒内侵所致；或热毒入营，血热生风，风热搏结于肌肤发为风蓓蕾；或药毒郁而化火，火迫血行，血不循经，溢于肌肤发为紫斑；或因嗜食辛辣肥甘，湿热内蕴，更与药毒相结，下注阴器则湿烂肿痛；或毒热入营，气血两燔，毒攻肌肤，则起红斑大疱，糜烂流水。

西医学认为，本病的发生机制是多方面的，有变态反应和非变态反应的中毒反应、光感作用或菌群失调及酶系统紊乱等。其中，变态反应是发生药毒的主要因素。

任何一种药物在一定条件下都有引起药毒的可能性，引起本病的常见药物有以下 6 类。

1. 抗生素类　以青霉素、链霉素最多，其次是氨苄西林、氯霉素、土霉素等。

2. 磺胺类　如磺胺唑、长效磺胺等。

3. 解热镇痛类　其主要成分大多是阿司匹林、氨基比林和非那西丁等，其中以吡唑酮类和水杨酸类（如阿司匹林）的发病率最高。

4. 催眠药、镇静药、抗癫痫药　如苯巴比妥、甲丙氨酯、氯普噻吨、苯妥英钠等，以苯巴比妥引起者最多。

5. 异种血清制剂及疫苗　如破伤风抗毒素、蛇毒免疫血清、狂犬病疫苗等。

6. 中药　中药也可引起药物性皮炎，文献中报告单味药物有葛根、天花粉、板蓝根、大青叶、穿心莲、丹参、毛冬青、益母草、槐花、紫草、青蒿、防风、白蒺藜、大黄、蓖麻子、马钱子、蟾蜍、砒霜及外用含汞的丹药等。

三、诊断要点

1. 有用某种药史。

2. 有一定的潜伏期，首次用药多在 4～20 天内发病，重复用药常在 1 天内发病。

3. 皮损突然发生，除固定药疹外，多为对称性或广泛性分布，进展较快。

4. 自觉症状一般常有灼热、瘙痒，多数伴有发热，严重者可伴有肝、肾、心脏等内脏损害。

四、鉴别诊断

1. 疫痧（猩红热）　无用药史发，病突然，高热，头痛，咽痛，全身中毒症状明显，皮肤呈现弥漫的针尖大小的点状红色丘疹，于肘窝、腋窝、腹股沟处可见排列成淤点状线条，初期舌乳头红肿肥大，可见"杨梅舌"，口周苍白为其特点。

2. 麻疹　经 9～11 天潜伏期，出现鼻流清涕，眼部充血、怕光，分泌物增多，初期口腔黏膜可见蓝白色或紫白色小点，周围有红晕，经 2～5 天皮疹发全。发疹时高热，出疹 5～7 天后，体温下降，皮疹开始消退。

3. 浸淫疮（湿疹）　无用药病史，病程长，且多反复发作，瘙痒、渗出明显。

五、治疗

（一）辨证论治

1. **风热搏结证** 若见鲜红风团堆垒成片，此起彼伏，剧烈瘙痒，或焮肿灼热，或焮红成片，斑斑如锦文，或红粟密布持续不消，伴恶寒发热，舌红，脉浮数或滑数（麻疹样、猩红热样、多形性红斑样）（图 28-61 ～图 28-64）。治法：疏风凉血解毒。方药：消风散加减。常用生地黄、生石膏各 30g，赤芍 15g，荆芥 10g，金银花 30g，蝉蜕 12g，白茅根 30g，牡丹皮、玄参各 15g，牛蒡子 10g，菊花 15g，板蓝根 30g，甘草 10g，水煎服。

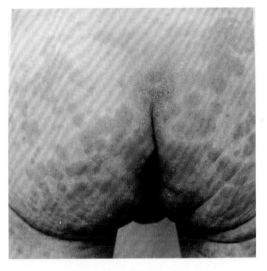

图 28-61 药毒（1）

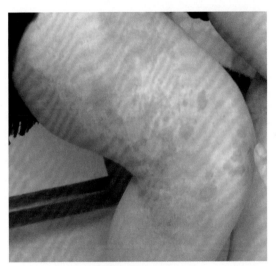

图 28-62 药毒（2）

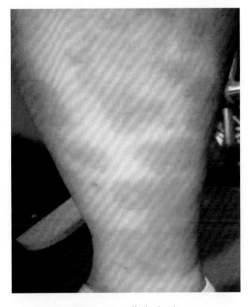

图 28-63 药毒（3）

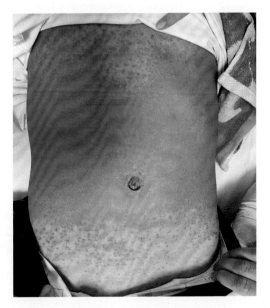

图 28-64 药毒（4）

2. **血热血瘀证** 若紫斑累累，压不退色，并伴腹痛，关节痛，或紫暗色褐，形圆似铜钱（图 28-65 和图 28-66），舌质红，苔薄白，脉弦者（紫癜样、固定性红斑样）。治法：凉血化瘀解毒。

方药：犀角地黄汤合化斑汤加减。常用：水牛角、生地黄各 30g，赤芍 15g，生石膏 30g，玄参、牡丹皮各 15g，金银花、白茅根各 30g，丹参 10g，紫草 15g，甘草 10g，水煎服。腹痛、关节痛者加白芍、延胡索、木香、金银花、鸡血藤等。

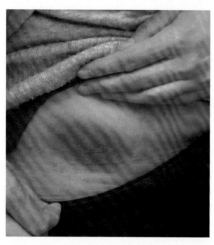

图 28-65　药毒（5）

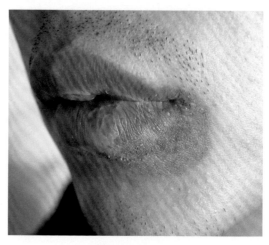

图 28-66　药毒（6）

3.湿热下注证　若阴器、阴囊红肿，起红斑、丘疹、水疱，糜烂流水，瘙痒疼痛，舌质红苔黄，脉弦滑。治法：清热利湿解毒。方药：龙胆泻肝汤加减。常用：龙胆草、黄芩各 10g，生地黄 30g，木通 10g，泽泻、车前子、黄柏各 15g，苦参、栀子各 10g，蒲公英、金银花各 30g，白芷 10g，水煎服。

4.火毒炽盛证　若周身皮肤潮红，或秕糠状脱屑，甚或表皮大片剥脱，体无完肤，或皮疹初为鲜红、紫红色斑片，或豆大、花生米大水疱，迅即变为松弛性燎浆大疱，极易擦破剥脱，露出鲜红创面，酷似烫伤，并遍布周身，累及口腔、眼、阴部黏膜等，伴高热、神昏谵语，舌质红绛，脉弦滑数（图 28-67～图 28-70）。治法：宜泻火解毒，凉血滋阴。方药：清瘟败毒饮加减。常用：生地黄、玄参、生石膏各 30g，牡丹皮 15g，金银花 30g，黄芩 12g，黄连 10g，栀子 12g，麦冬 20g，白茅根 30g，连翘 10g，板蓝根 30g，甘草 10g，水煎服。

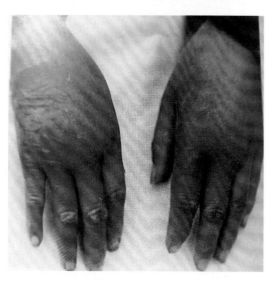

图 28-67　药毒（7）

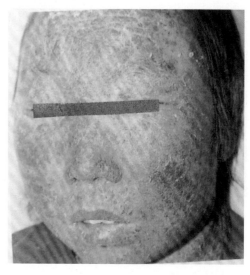

图 28-68　药毒（8）

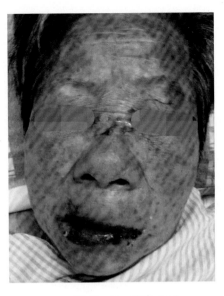

图 28-69　药毒（9）

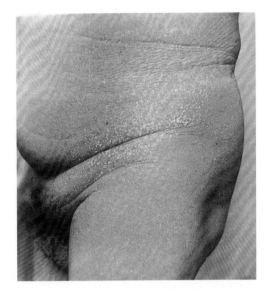

图 28-70　药毒（10）

（二）中医外治

皮损红斑、丘疹、水疱，糜烂流水者，局部外用青黛散（青黛、黄柏各 60g，煅石膏、滑石各 120g，共研细面）干撒患处，每日 3 ～ 5 次。皮损潮红，或糠秕状脱屑者，外用豫源本草膏、中玉湿肤宁。

（三）西医西药

轻证一般用抗组胺药物，维生素 C 及钙剂抗过敏治疗。重症需加用糖皮质激素治疗，当病情好转则逐渐减量直至停用。病情特别严重的，需及早采取各种有效措施。

1. 大剂量糖皮质激素静脉滴注，相当于泼尼松每日 1.5 ～ 2.0mg/kg，病情稳定后，可逐渐减量。

2. 防止感染，采取严格隔离消毒措施，如房间、床单等用物要无菌消毒，护理人员严格无菌操作规程，尽可能减少感染机会。如已并发感染者，则应选用适当的抗生素。

3. 注意维持电解质平衡，密切注意有无低钾。渗出较多时，除补充液体外，还应补充胶体。

4. 静脉注射免疫球蛋白，一般每天 5 ～ 20g，连用 3 天。

5. 血浆置换，清除致敏药物及代谢毒性产物和炎性介质。

6. 加强护理，口腔及黏膜损伤时注意保持清洁，经常含漱 2% 碳酸氢钠溶液或金银花水。

7. 外用疗法根据皮炎的一般处理原则，对剥脱性皮炎及大疱性表皮松解型药疹则以暴露疗法为主。

8. 过敏性休克必须争取时间，就地抢救，待病情稳定后方可转院。一般抢救措施：立即皮下或者肌内注射 1 ∶ 1000 肾上腺素 0.5 ～ 1.0mL，病情严重者可静脉给药。有呼吸困难者，静脉注射氨茶碱，缓慢注入。呼吸道梗阻者考虑气管插管，必要时气管切开。维持血压稳定，如果血压偏低，给予去甲肾上腺素或升压药静脉滴注。使用糖皮质激素抗休克。

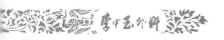

六、预防调护

1. 用药前必须详细询问患者药物过敏史，避免使用已知的过敏药物及结构类似的有交叉过敏的药物。

2. 严格执行药物使用规范，对青霉素、抗毒血清制剂、普鲁卡因等，用药前要做皮试，皮试阳性者禁用该药。

3. 熟悉药物使用说明书，用药过程中要注意观察用药后的反应，遇到全身出疹、瘙痒，要考虑药疹的可能性，及时诊断，及时处理。首先应停用一切可疑致敏药物及其结构近似的药物。

4. 多饮白开水，忌食辛辣、鱼腥发物。

5. 对已出现药疹的患者，医生应明确知，并在病历首页用红笔标明，并嘱患者牢记，避免再次使用。

6. 重证药疹，应按危重患者进行护理。

第十五节 膏药风（接触性皮炎）

膏药风是一种因敷贴膏药或橡皮膏类的外用药物而发生的接触性皮炎。本病是中草药物引起接触性皮炎较多见的一种，引起膏药风常见的膏剂有铅丹制剂、松香制剂、胶质制剂、化学制剂等。本病西医称为接触性皮炎。

一、病因病机

中医学认为，本病由禀赋不耐，外贴膏药，药毒蕴结于肌而生。

二、诊断要点

1. 有外敷贴膏药或橡皮膏类药物史。

2. 发生于药物外贴敷部位。

3. 皮损有潮红肿胀、水疱、糜烂、渗出等，边界清楚，形态大小与所用药一致。

4. 自觉瘙痒或灼热，无全身症状。

三、鉴别诊断

1. 急性湿疮（湿疹）　无外敷贴膏药史，虽急性发作但不突然，皮损为多形性，边界欠清楚，发病部位不定，常对称分布，有复发倾向，易转变为慢性。

2. 丹毒　皮损颜色鲜红，境界清楚，无接触史，局部疼痛明显，伴有发热、恶寒、头痛、恶心等全身症状。

四、治疗

（一）辨证论治

贴敷膏药处先出现皮肤瘙痒，灼热，继之出现潮红、肿胀，后有水疱、糜烂、渗出，边界清楚，形态或方或圆，与膏药或橡皮膏类外用药的形态类似。一般无全身症状（图28-71～图28-76）。辨证多从风、湿、毒立论。选用黄连解毒汤、萆薢渗湿汤、龙胆泻肝汤加减。

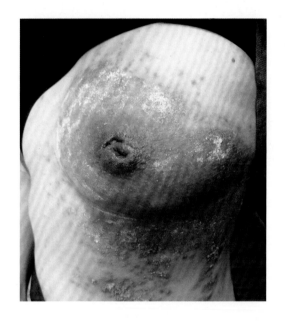

图28-71　膏药风（1）

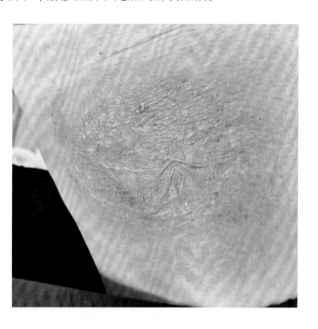

图28-72　膏药风（2）

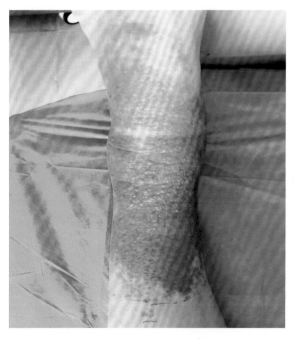

图28-73　膏药风（3）

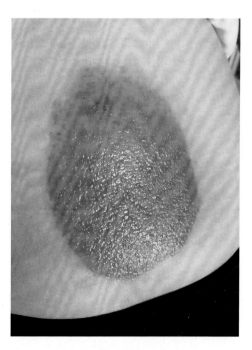

图28-74　膏药风（4）

第二十八章　皮炎湿疹类皮肤病

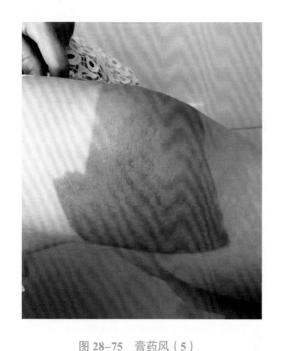

图 28-75 膏药风（5）

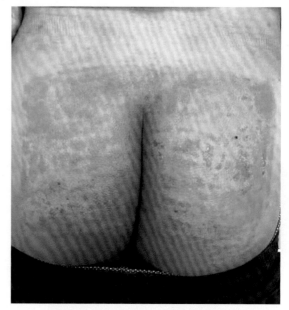

图 28-76 膏药风（6）

（二）中医外治

早期皮损潮红、肿胀、水疱、糜烂、渗出，使用止痒扑粉、金黄散、青黛散。结痂干燥，使用豫源本草膏、中玉湿肤宁。

（三）西医西药

给予适当抗组胺药物、维生素C、钙剂等抗过敏药物，严重者可短期使糖皮质激素控制病情。

五、预防调护

1. 停止使用该膏药或橡皮膏类外用药。

2. 忌食辛辣、鱼腥发物。

3. 忌用热水烫洗、肥皂水洗涤。避免搔抓，勿用对局部有较强刺激的外用药。

第二十九章　荨麻疹类及神经功能障碍性皮肤病

第一节　风瘖癗（荨麻疹）

风瘖癗，此病相当于西医学的荨麻疹，是一种常见的瘙痒性皮肤病。其特点是皮肤起丘疹、风团，或红或白，形如豆瓣，堆累成片，骤起速退，此起彼伏，发无定处，剧烈瘙痒，故名风瘖癗。中医学文献又有瘾疹、风瘙瘾疹、风疹块等名称，俗称鬼饭疙瘩。本病可发生于任何年龄、季节和部位。急性者骤发速愈，愈后不留痕迹；慢性者经年累月，反复发作，久治不愈，或渐留有棕褐色或黑褐色色素斑，永久不退。

一、古籍摘要

《诸病源候论》云："夫人阳气外虚则多汗。汗出当风，风气搏于肌肉，与热气并，则生瘖癗。状如麻豆，甚则渐大，搔之成疮。""风邪气客于皮肤，复逢风寒相折，则起风瘙瘾疹。若赤疹者，由凉湿折于肌，肌中之极热结成赤疹也。得天热则剧，取冷则瘥。白疹者，由风气折于肌中，肌中热，热与风相搏，所以为白疹也。"

《证治准绳·疡医》云："夫风瘾疹者，由邪气客于皮肤，复遇风寒相搏，则为瘾疹。若赤疹者，由冷湿搏于肌中，风热结成赤疹也。遇热则极，若冷则瘥也。白疹者，由风气搏于肌中，风冷结为白疹也，遇冷则极，或风中亦极，得晴明则瘥，着浓暖衣亦瘥也。"

《外科大成》云："游风者，为肌肤倏然焮赤肿痛，游走无定，由风热壅滞，荣卫不宣，则善行而数变矣，较之丹毒，只红肿起粟而不走，故与游风为异耳，其风热者，则色赤，宜小柴胡汤，加防风、连翘清之。内热甚者，紫雪散下之；肿势甚者，砭之；风寒者，则色白，宜荆防败毒散散之。"

《疡科心得集》云："夫恶疮，诸痛痒疮，皆属于心；诸湿肿满，皆属于脾。心主血，脾主肉，血热而肉湿，湿热相合，浸淫不休，溃败肌肤，而诸疮生矣。然有辨焉，如疥癣瘾疹之属，怫郁气血，在皮肤腠理间者，可以表而散。"

《疡医大全》云："孙真人论曰：《素问》云：风邪客于肌中则肌虚，真气发散，又被寒搏皮肤，外发腠理，开毫毛，淫气妄行，则为痒也。所以有风疹瘙痒，皆由于此。又有赤疹者，忽然起如蚊虫咬，烦痒极者重抓疹起，瘙之逐手起。"

《医宗金鉴》云："瘾疹者，乃心火灼于肺金，又兼外受风湿而成也，发必多痒，色则红赤，隐隐于皮肤之中，故名曰瘾疹。先用加减羌活散疏风散湿，继以加味消毒饮清热解毒，表里清而疹愈矣。加味羌活散：羌活、前胡、薄荷叶、防风、川芎、枳壳（麸炒）、桔梗、蝉蜕、连翘

（去心）、生甘草、赤苓，引用生姜，水煎服。"

二、病因病机

中医学认为，先天禀性不耐，腠理不密，风寒、风热之邪乘袭肌表；或饮食失节，湿热实热内蕴，内不得疏泄，外不得透达，郁于皮毛腠理之间；或情志不遂，肝郁化火，血热生风；或平素体弱，气血亏虚，卫外不固，外邪乘入等均能致病。

西医学认为，本病多因食物、药物、感染、冷热、动物、精神因素等诱发。其发病机制并不清楚，大体分为变态反应和非变态反应两种，某些与遗传因素有关。

三、诊断要点

1. 任何年龄均可累及。

2. 皮损为丘疹、风团，骤起骤消，发无定处，小如米粒、花瓣，大似蚕豆，或融合成片，局限或泛发周身（图 29-1 ～图 29-6）。消退后不留痕迹，一般皮损持续不超过 24 小时。

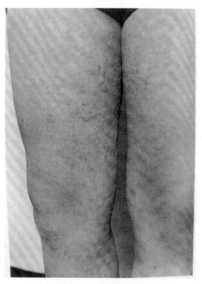

图 29-1　风痞瘟（1）

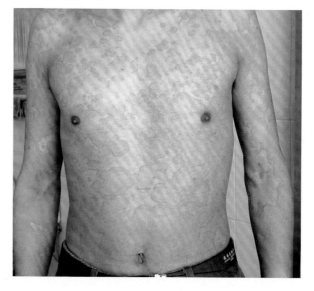

图 29-2　风痞瘟（2）

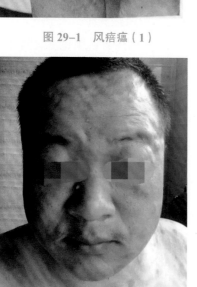

图 29-3　风痞瘟（3）

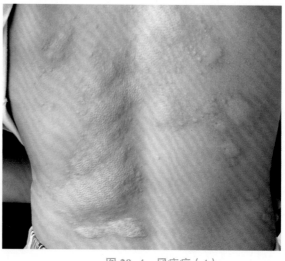

图 29-4　风痞瘟（4）

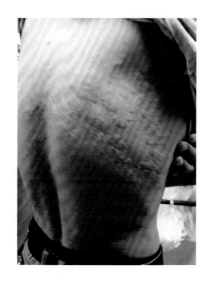
图 29-5 风痦瘟（5）

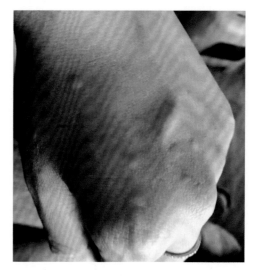
图 29-6 风痦瘟（6）

3. 常伴有瘙痒。

4. 病情重者可出现胸闷呼吸困难、腹痛，严重者可出现头晕、昏厥等过敏性休克症状。

四、鉴别诊断

1. 药毒（荨麻疹性药疹）　后者有明确服药史，皮损持续 24 小时以上不消退以资鉴别。

2. 土风疮（丘疹性荨麻疹）　多由于蚊虫叮咬所致，发于暴露部位，皮损为纺锤形丘疹、丘疱疹，自觉剧烈瘙痒，持续数天消退以资鉴别（图 29-7 和图 29-8）。

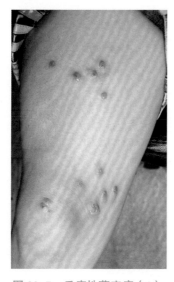
图 29-7 丘疹性荨麻疹（1）

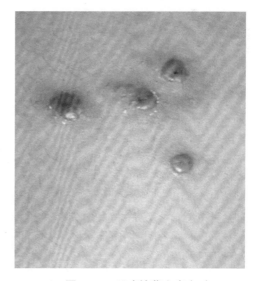
图 29-8 丘疹性荨麻疹（2）

五、治疗

（一）辨证论治

1. 风寒证　风团块色淡红或白，或如肤色，遇冷加重，得温则减，伴恶风畏寒，舌淡红，苔

第二十九章　荨麻疹类及神经功能障碍性皮肤病

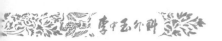

薄白，脉浮紧者。治法：疏风散寒，调和营卫。方药：麻黄合桂枝汤加减。常用麻黄、桂枝、赤芍、白芍、甘草、生姜各10g，蝉蜕15g，大枣5枚，水煎服。

2.风热证　疹色潮红，触之有热感，遇热加重，得冷则缓，伴微热恶风，心烦口渴，舌质红，苔薄白，脉浮数者。治法：祛风清热和营。方药：麻黄连翘赤小豆汤加减。常用麻黄、薄荷、赤芍、甘草、生姜各10g，赤小豆30g，生石膏25g，蝉蜕15g，连翘12g，大枣5枚，水煎服。

3.风邪袭表，里热壅阻证　疹色红，伴发热，腹痛，大便秘结，或恶心呕吐者。治法：疏散风邪，通里攻下。方药：防风通圣散加减。常用荆芥、防风、薄荷、连翘、大黄、枳壳、厚朴、半夏、甘草各10g，白芍30g，蝉蜕15g，水煎服。若腹痛泄泻，上方去大黄加乌梅30g，白术15g。若小儿脐周腹痛，并见夜间磨牙咬齿，属虫积湿热内蕴，上方量酌减，加乌梅10g，使君子10g，川楝子6g。

4.肝经郁热证　症见疹色鲜红，灼热剧痒，心烦不寐，或兼口舌糜烂，舌质红，苔薄黄，脉弦数者。治法：疏肝清热，凉血祛风。方药：丹栀逍遥散合导赤散加减。常用牡丹皮、栀子、柴胡、薄荷、木通、竹叶、甘草各10g，白茅根30g，生地黄20g，蝉蜕、白蒺藜、茯苓各15g，菊花12g，水煎服。

5.气血亏虚证　疹块色淡红或瓷白，或如肤色，瘙痒不甚，反复发作，数月或经年不愈，伴面色㿠白，神疲乏力，舌质淡，苔薄白，脉细弱或缓。治法：益气养血，祛风和营。方药：当归饮子加减。常用黄芪、当归、川芎、荆芥、防风、何首乌、生姜、甘草各10g，地肤子、白鲜皮、熟地黄、白芍、白蒺藜、蝉蜕各15g，大枣5枚，水煎服。气虚偏重，兼见气短乏力者，上方加党参15g，白术10g；表虚卫外不固，兼见恶风自汗者，上方加白术15g。

（二）西医西药

1.口服赛庚啶、马来酸氯苯那敏及二代抗组胺药物，如西替利嗪、氯雷他定等药物，静脉注射葡萄糖酸钙等。若伴腹痛，恶心呕吐，可适当加用敏感抗生素及山莨菪碱等。伴有休克、呼吸困难、喉头水肿者，适量给予肾上腺素、糖皮质激素、氨茶碱等，必要时气管切开，应用心肺复苏术。

2.对反复发作久治不愈的慢性荨麻疹，建议长疗程服用二代抗组胺药物。

六、预防调护

1.平素加强体育锻炼，提高机体的耐寒耐热能力。

2.适当调节寒温，患病期间应避风邪。

3.禁食辛辣炙、荤腥动风之品。

4.和顺情志，切忌恼怒，积极防治肠道寄生虫病。

第二节 瘾疹（人工荨麻疹）

皮肤瘙痒、搔抓刺激后几秒内出现境界清楚的局限性水肿或风团，谓之人工荨麻疹，又称皮肤划痕症，属于中医学"瘾疹"的范畴。

一、古籍摘要

《素问·四时刺逆从论》云："少阴有余，病皮痹瘾疹。"

《诸病源候论·风瘙隐胗候》云："小儿因汗，解脱衣裳，风入腠理，与血气相搏，结聚起，相连成隐胗。风气止在腠理，浮浅，其势微，故不肿不痛，但成隐胗瘙痒耳。"

《证治准绳·疡医》曰："孙真人论曰：《素问》云，风邪客于肌中则肌虚，真气发散，又被寒搏皮肤，外发腠理，开毫毛，淫气妄行之则为痒也。所以有风疹瘙痒，皆由于此。又有赤疹者，忽然起如蚊虫咬，烦痒极者，重抓疹起，瘙之逐手起。又有白疹者发冷；亦有赤疹，盖赤疹者发热。夫风瘾疹者，由邪气客于皮肤，复遇风寒相搏，则为瘾疹。若赤疹者，由冷湿搏于肌中，风热结成赤疹也，遇热则极，若冷则瘥。白疹者，由风气搏于肌中，风冷结为白疹也，遇冷则极，或风中亦极，得晴明则瘥，着厚暖衣亦瘥也。其脉浮而洪，浮则为风，洪则为气，风气相搏，则成瘾疹，致身体为痒也。丹溪云：疹属热与痰，在肺清肺火降痰，或解散出汗，亦有可下者。疹在表者，消毒饮子、防风通圣散；在里者，大柴胡汤、四顺饮子。虚者补中益气汤。皆同伤寒施治也。"

《医宗金鉴》云："阳溪主治诸热证，瘾疹痂疥亦当针，头痛牙痛咽喉痛，狂妄惊中见鬼神。注：阳溪穴，主治热病烦心，瘾疹，痂疥，厥逆，头痛，牙疼，咽喉肿痛，及狂妄，惊恐见鬼等证。针三分，留七呼，灸三壮。"

二、病因病机

中医学认为，本病多由禀赋不耐，体质异常，或脏腑内蕴湿热，或外感风寒邪毒，以致营卫不和，气血不宣，郁于皮肤。

三、诊断要点

1. 可患于任何年龄、性别和季节。

2. 自觉全身皮肤瘙痒，日轻夜重，搔抓、衣服摩擦等刺激，或紧束腰带、乳罩的压力，均可导致皮肤出现风团。若用钝器搔划皮肤，所划之处很快出现条状隆起，以致可以在皮肤上书写字句（图 29-9 和图 29-10）。

3. 此病多为慢性，可持续数月或长期存在。

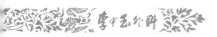

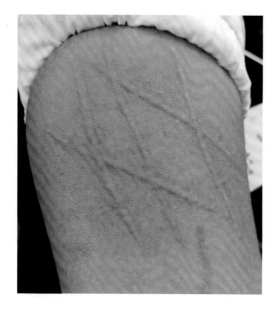

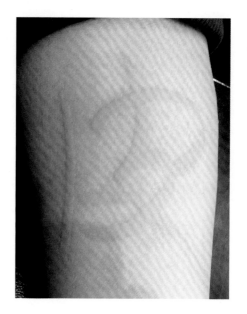

图 29-9　人工荨麻疹（1）　　　　　　　图 29-10　人工荨麻疹（2）

四、治疗

（一）辨证论治

1. 湿热证　全身瘙痒，抓后风团，其风团色红，遇热加重，舌质红苔黄腻，脉数。治法：滋阴凉血，清热利湿。方药：二参汤。常用玄参30g，苦参15g，生地黄、石膏、茵陈各30g，大黄10g，车前子20g，乌梢蛇、甘草各10g，水煎服。

2. 风寒证　风团色苍白，遇寒凉加重，舌质淡，苔薄白，脉沉紧。治法：祛风散寒，宣通腠理。方药：麻黄浮萍汤。常用麻黄6g，浮萍草15g，桂枝9g，黄芪30g，葛根15g，苦参10g，乌梢蛇12g，甘草10g，水煎服。

3. 气血亏虚证　风团淡红，遇风寒加重，长年累月不已，体质虚弱，舌质淡，苔薄白，脉缓。治法：补气养血祛风。方药当归饮加减。

（二）西医西药

以抗组胺药物治疗为主。

五、预防调护

1. 平素加强体育锻炼，提高机体的耐寒耐热能力。

2. 适当调节寒温，患病期间应避风邪。

3. 禁食辛辣炙、荤腥动风之品。

第三节　赤白游风（血管性水肿）

赤白游风，是一种发生于皮下组织较疏松部位或黏膜的局限性水肿。以发病突然，好发于口唇、眼睑、外阴等处的无凹陷性水肿为特征。因水肿"得风则游行"，故称游风。水肿表面色红者为赤游风，色白者为白游风，统称为赤白游风。也有医家称之为赤肿、游肿。西医学称为血管性水肿，分获得性和遗传性两类。

一、古籍摘要

《诸病源候论·赤游肿候》云："小儿有肌肉虚者，为风毒热气所乘，热毒搏于血气，则皮肤赤而肿起。其风随气行游不定，故名赤游肿也。"

《证治准绳·疡医》云："赤白游风，属脾肺气虚，腠理不密，风热相搏，或寒闭腠理，内热怫郁。或阴虚火动，外邪所乘。或肝火风热、血热。治法：若风热用小柴胡汤加防风、连翘。血热用四物加柴胡、山栀、丹皮。风热相搏，用荆防败毒散。内热外寒，用加味羌活散。"

《医宗金鉴·外科心法要诀·发无定处》云："赤白游风如粟形，浮肿焮热痒兼疼，表虚风袭怫郁久，血赤气白热化成。注：此证发于肌肤，游走无定，起如云片，浮肿焮热，痛痒相兼，高累如粟，由脾肺燥热，而兼表虚腠理不密，风邪袭入，怫郁日久，与热相搏则化热益盛而成。滞于血分者，则发赤色；滞在气分者，则发白色，故名赤白游风也。初俱宜荆防败毒散疏解之。赤者次服四物消风饮；白者次服补中益气汤加防风、蝉蜕、僵蚕、生何首乌治之。初俱用牛肉片贴之（猪羊俱可）。游走太速者，砭之。定停者，以真君妙贴散鸡子清调敷。其看顺逆之法，与丹毒门参考。忌鱼腥、鸡、鹅、动风燥血之物，犯则难愈。四物消风饮：生地三钱，当归二钱，荆芥、防风各一钱五分，赤芍、川芎、白鲜皮、蝉蜕、薄荷各一钱，独活、柴胡各七分，红枣肉二枚，水二盅，煎八分，去渣服。"

《外科大成》云："游风者，为肌肤倏然焮赤肿痛，游走无定，由风热壅滞，荣卫不宣，则善行而数变矣，较之丹毒，只红肿起粟而不走，故与游风为异耳。"

二、病因病机

中医学认为，本病与脾肺功能失调、风邪外侵、饮食不当相关。

1.脾肺功能失调　脾主肌肉，主运化水湿，若脾运失枢，水湿停聚肌肤则发为肿胀；肺主皮毛，主一身之气，若肺气失宣，皮肤腠理失密，水湿及外邪易乘虚而入引发肿胀。本病以局限性水肿为主要症状，与脾肺二脏关系密切。脾肺气虚，其肿胀宜浮而色淡；若脾肺偏热，其肿胀充实而色红。

2.风邪外侵　风为百病之长，风邪袭人常夹寒、夹热。风寒侵袭，体表腠理闭而不宣，其局部色淡或白，且恶寒，无汗；若风热侵袭，体表腠理疏松，经脉充盈，故其局部色红或淡红。外

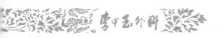

邪侵扰，往往使病发急骤。

3. 饮食不当　因食鱼虾海味、辛辣、醇酒、炙煿之品，以及某些药物，易导致脾肺功能偏颇，湿热外壅而发病。

西医学认为，本病分为遗传性和获得性两种。其中，遗传性血管性水肿为常染色体显性遗传，而获得性血管性水肿常发生在有过敏素质的个体，药物、食物、粉尘、吸入物及日光、冷热等物理因素为最常见的诱因。

三、诊断要点

1. 发病迅速，多在眼睑、口唇、阴部等组织疏松部位。

2. 皮损为突然发生，局限性、非凹陷性水肿，呈淡红色或苍白色，边缘不清。

3. 自觉发胀、瘙痒或有烧灼感。

4. 一般持续 1～3 天或更长时间后可消退。

5. 可伴发喉头水肿引起呼吸困难，甚至窒息死亡（图 29-11 和图 29-12）。

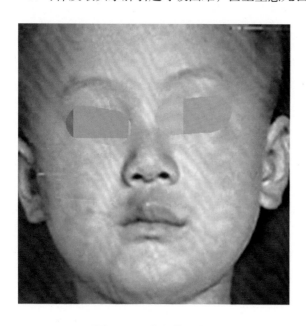

图 29-11　赤白游风（1）

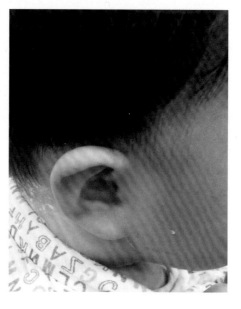

图 29-12　赤白游风（2）

四、鉴别诊断

1. 抱头火丹（颜面丹毒）　发病急，常先有恶寒，发热，发痛等症，继而出现水肿性红斑，表面光亮发热，边界清楚，迅速向周围扩大，颈部或耳后常有淋巴结肿大，压痛。

2. 唇风（唇炎）　多生于下唇，上唇也可累及，初起发痒，口唇肿起呈暗红色，日久破裂并有皮屑，痛如火燎。

3. 土风疮（虫咬性皮炎）　蚊虫叮咬颜面，局部红肿，中央有针头大暗红色淤点或小水疱，伴剧烈瘙痒。

第二十九章
荨麻疹类及神经功能障碍性皮肤病

五、治疗

（一）辨证论治

1. 脾肺气虚，风寒相搏证　口唇、眼睑、耳垂及手背等处突然肿起，局部紧张发亮，正常肤色或浅白色，压之无凹陷，伴微恶风寒，无汗，少气乏力，饮食欠佳。舌淡，苔薄白，脉濡细或缓。治法：补益脾肺，疏风散寒。其中脾虚为主者，选用补中益气汤酌加防风、蝉蜕等；肺虚为主者，选用补肺汤酌加防风、刺蒺藜等；脾肺俱虚者，选用补中益气汤合补肺汤加减。

2. 脾肺燥热，风热壅滞证　发病部位以口唇、眼睑为主，亦可见于头皮，或累及整个面部，肿起如云片，边界不清，色浅红，压之无凹陷而色变浅。皮肤热，发病急速，消退较快伴有口渴，身热，溲黄。舌红，苔薄黄，脉数或滑数。治法清理脾肺，消散风热。方药：四物消风饮酌加枇杷叶、桑白皮、生石膏、知母等。

（二）中医外治

1. 局部水肿，可用如意金黄散蜜水调涂，或用如冰散冷开水调外敷。

2. 肿胀明显，选用马齿苋洗剂湿敷。

（三）西医西药

遗传性血管性水肿治疗困难，部分患者可用桂利嗪，发作期可用肾上腺素，长期可使用氨基己酸、雄激素等；获得性血管性水肿治疗原则与荨麻疹相同。

六、预防调护

1. 忌食鱼海味，鸡、鸭、牛、羊肉，辛辣动风之品。

2. 避免挠抓。

第四节　马疥（结节性痒疹）

马疥是一种慢性、炎症性、瘙痒性的皮肤病，以皮肤结节损害、剧烈瘙痒为特征，多见于成年人，尤以妇女为多，病程较长，往往经年累月不愈。中医学又称"顽湿聚结"，此病相当于西医学的结节性痒疹。

一、古籍摘要

《诸病源候论》云："马疥者，皮肉隐嶙起，作根墌，搔之不知痛……风痒候：邪气客于肌肉，则令肌肉虚，真气散去，又被寒搏皮肤，外发腠理，闭毫毛，淫邪与卫气相搏，阳胜则热，阴胜则寒。寒则表虚，虚则邪气往来，故肉痒也。凡痹之类，逢热则痒，逢寒则痛。"

《医宗金鉴·外科心法要诀》云："凡诸疮作痒，皆属心火。火邪内郁，表虚之人，感受风邪，袭入皮肤，风遇化火作痒，致起疮形如粟粒，其色红，搔之愈痒，久而不瘥，亦能消耗血

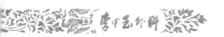

液，肤如蛇皮。"

近代医家赵炳南则将其称作"顽湿聚结"。

二、病因病机

中医学认为，本病总由禀赋不足，或后天脾虚失运，或热病后期体虚，而外感风寒或风热之邪；内蕴湿邪，或昆虫咬伤，湿毒风邪凝聚肌肤而致。

西医学认为，本病病因与发病机制尚不清楚，但多认为与变态反应有关。部分患者具有家族性遗传过敏史，伴发荨麻疹、哮喘、花粉症等。此外，虫咬、食物或药物过敏、精神因素、气候变化、胃肠道功能紊乱、内分泌障碍、病灶感染等，也可能与本病的发生有关。

三、诊断要点

1. 常见于中年女性。

2. 好发于四肢，尤以小腿伸侧多见，也可泛发全身，面部、掌跖较少波及。

3. 皮损特征为坚硬、圆形、红褐色或黑褐色丘疹或结节，表面粗糙，瘙痒剧烈。初起为淡红色丘疹，迅速变成半球形结节，顶部角化明显呈疣状外观；皮损周围有色素沉着或苔藓样变。

4. 慢性经过可长期不愈（图 29-13 ～图 29-16）。

四、鉴别诊断

1. **寻常疣**　角化性丘疹或结节，但不痒。好发手足及面部。

2. **原发性皮肤淀粉样变**　苔藓样型皮疹，为粟粒至绿豆大、质坚硬半球形疹，好发于四肢伸侧、背部，但密集而不融合，呈串珠样排列，表面粗糙。

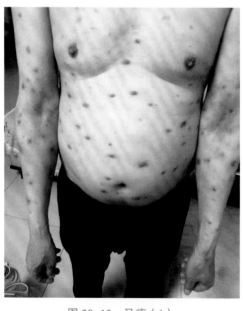

图 29-13　马疥（1）

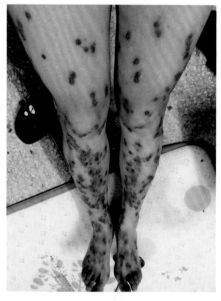

图 29-14　马疥（2）

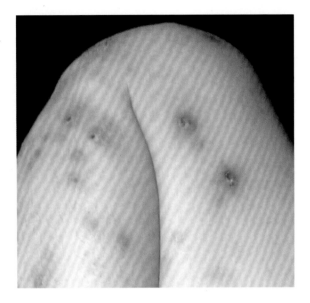

图 29-15　马疥（3）

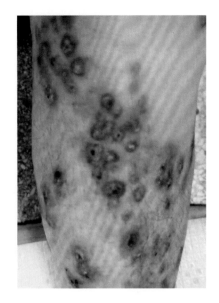

图 29-16　马疥（4）

五、治疗

（一）辨证论治

1. 风热血燥证　皮疹呈坚硬丘疹或结节状，皮色正常或红色，阵发性剧烈瘙痒，日轻夜重，或情绪紧张时为甚，伴有心烦不安，失眠多梦，舌淡红，少苔。治法：养血安神，疏风止痒。方药：四物消风散加减，防风、荆芥各 9g，生地黄、赤芍各 12g，当归、白鲜皮、地肤子、全蝎各 10g，徐长卿、丹参各 30g，水煎服。若气虚者加黄芪、黄精；失眠多梦者，加熟地黄、炒酸枣仁、珍珠母、石决明。

2. 脾虚湿蕴证　若兼见丘疹，多发于四肢及手足背部，伴有倦怠乏力，口不渴，纳呆食少，舌淡苔白，脉滑或濡，治法：祛风解毒，健脾燥湿。方药：除湿胃苓汤、萆薢渗湿汤加减。

3. 血瘀风燥证　皮损黑褐坚硬干燥，呈疣状，周围色素增深，久治不愈者，治法：活血化瘀，疏风止痒。方药：桃红四物汤、清燥汤加减。

（二）中医外治

1. 中药外用　先用百部、大枫子、苦参、黄柏、甘草各 30g，煎水待温熏洗，再涂硫黄黄连膏（黄连膏加硫黄），每日 1 次。

2. 针刺疗法　可火针治疗或梅花针叩打局部。针刺曲池、血海、三阴交、神门等穴。

3. 耳针疗法　取穴肺、神门、肾上腺、皮质下或敏感点，留针或埋针。

4. 穴位封闭　丹参针穴位封闭。选穴：足三里、神门、血海、大椎、三阴交、合谷等，每次可选 1～2 穴，每穴注射 0.5 mL。

（三）西医西药

1. 局部治疗　可外用各种剂型的糖皮质激素或焦油类制剂，角化显著的可外贴含醋酸曲安奈德及新霉素的肤疾宁等硬膏。

2. 局部封闭治疗　注射曲安奈德。

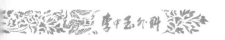

3. 全身治疗　抗组胺药可联合镇静安眠药物同时使用，如果病情严重，有文献报道，可选择雷公藤多苷片、沙利度胺片、醋酸泼尼松片、氨苯砜联合应用，但应注意这些药的副作用。皮损增生明显、质硬者，可口服维 A 酸类药物。

4. 物理治疗　液氮冷冻、激光治疗等。

六、预防调护

1. 注意避免虫咬、日晒，讲究个人卫生。
2. 避免热水烫洗，尽量避免搔抓。
3. 注意劳逸结合，精神轻松愉快。

第五节　粟疮（痒疹）

粟疮是一组急性或慢性炎症性瘙痒性皮肤病，以风团样丘疹、结节，自觉剧烈瘙痒为临床特征。好发于四肢伸侧，重者可遍及全身，冬夏均可发生，多见于儿童及中年妇女，此病相当于西医学的痒疹。

一、古籍摘要

《外科真诠》云："血风疮：血风疮生于两胫内外臁，上至膝，下至踝骨，乃风热、湿热、血热交感而成。初起瘙痒无度，破流脂水，日渐沿开，形同针眼。多生于好饮之徒，过饮于酒以致湿滞不散，血气一衰，疮渐生矣。治之之法，必须断酒，内服补气分湿汤，外贴十神膏，方能奏效。妇人患此，因肝脾二经风热郁火血燥所致，宜内服加味逍遥散治之。"

二、病因病机

中医学认为，外邪侵袭外受风邪，夹湿夹热，浸淫肌肤腠理，导致营卫不和，经脉失疏，气血运行紊乱，风湿热邪与气血相搏结，肌肤失养而发为本病。或情志内伤，忧思郁怒，肝气郁结化火，蕴伏于营血，血热风盛，或火热内蕴，耗阴伤血，血虚风燥，肌肤失于濡养，或病久气结血瘀，凝塞经脉而致。

西医学认为，本病病因复杂，多认为与超敏反应有关，有人伴有花粉症、荨麻疹及哮喘等过敏性疾病。常与遗传、过敏、精神因素、肠寄生虫、胃肠道功能、内分泌异常、恶性肿瘤等有关。

三、诊断要点

1. 好发于四肢伸侧，尤以下肢为甚，重者可遍及全身，但很少累及腘窝及掌跖，腹股沟淋巴结常肿大。

2. 皮损初发为风团或风团样小丘疹、丘疱疹或扁平斑丘疹，时隐时现，反复再发，逐渐增多，散漫全身，风团消退后逐渐形成坚硬小结节，为圆形粟粒或绿豆大小的淡红、褐黄或似正常肤色的丘疹，质较硬。搔抓日久可出现抓痕、血痂、色素沉着、苔藓样改变、湿疹样改变或化脓感染（图 29-17 和图 29-18）。

3. 自觉剧痒，可伴失眠。

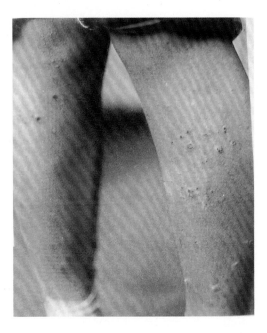
图 29-17　粟疮（1）

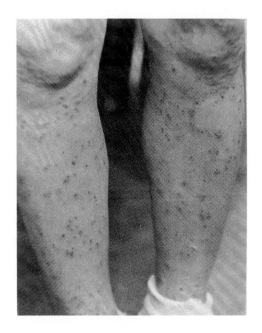
图 29-18　粟疮（2）

四、鉴别诊断

1. 瘾疹（荨麻疹）　荨麻疹皮损为风团，而无丘疹，风团消退快，不留痕迹，时起时伏，严重者可伴恶心，腹痛腹泻，呼吸困难，甚至过敏性休克。

2. 湿疮（慢性湿疹）　慢性湿疹常有急性及亚急性湿疹迁延而来，皮损为暗红色肥厚性斑片，表面粗糙，有鳞屑、抓痕、色素沉着，阵发性瘙痒，搔抓、烫洗等刺激后有渗出倾向。

3. 疥疮　瘙痒剧烈，以夜间为甚，患者无一定好发年龄，有接触传染史，皮疹多在指间、腕部、腹部等处，以皮疹及小水疱为主，男性患者阴囊常发生疥疮结节。实验室检查可查到疥虫或虫卵。

五、治疗

（一）辨证论治

1. 风湿热证　多见于病变初期，遍身起红色丘疹，瘙痒无度，抓痕累累，或搔破糜烂，口苦咽干，大便干结，小便黄，舌质红，苔薄白或薄黄，脉象弦滑或滑数。治法：清热除湿，祛风止痒。方药：消风散加减。

2. 阴虚血燥证　多见于病程较长者，皮疹如粟粒，瘙痒无度，日轻夜重，皮肤粗糙干燥，或

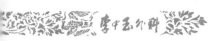

有脱屑，身体消瘦，夜间盗汗，精神疲惫，舌质红，苔薄或少苔，脉弦细或细数。治法：滋阴润燥，养血祛风。方药：四物消风散加减。

3. 血瘀生风证　多见于病程较长者，皮疹为坚实的硬丘疹，瘙痒剧烈，夜间加重，结血痂，皮肤粗糙肥厚，呈苔藓样变，色素沉着，舌质紫暗或有淤点、淤斑，苔薄，脉弦涩滞。治法：活血化瘀，息风止痒。方药：桃红四物汤加减。

（二）中医外治

外用水硫膏外擦，每日 2 次。苦参、蛇床子、百部、花椒、地肤子、白鲜皮等各 30g，煎水浴洗。

（三）西医西药

1. 局部治疗　可外用各种剂型的糖皮质激素。

2. 全身治疗　抗组胺药可联合镇静安眠药物同时使用。

3. 物理治疗　UVB 光疗等。

六、预防调护

1. 注意避免虫咬、日晒，讲究个人卫生。

2. 避免热水烫洗，尽量避免搔抓。

3. 注意劳逸结合，精神轻松愉快。

第六节　风瘙痒（皮肤瘙痒症）

中医称瘙痒症为"痒风""风瘙痒""血风疮"，是一种无原发性皮肤损害，而以瘙痒为主要症状的皮肤感觉异常的皮肤病，好发于老年人及青壮年人。

一、古籍摘要

《诸病源候论》云："风瘙痒，此由游风在于皮肤，逢寒则身体疼痛，通热则瘙痒。"

《外科正宗》云："血风疮，乃风热、湿热、血热三者交感而生。发则瘙痒无度，破流脂水，日渐沿开。甚者内服消风散加牛膝、黄柏，外搽解毒雄黄散或如意金黄散俱可敷之。如年久紫黑坚硬，气血不行者，用针砭去黑血，以神灯照法熏之，以解郁毒，次以前药敷之方效。解毒雄黄散：治风湿流注腿脚，致生血风顽疮，紫黑瘙痒者。雄黄（四两），硫黄（八两），上二味，共碾细末，柏油调搽，纸盖之，三日一换。如意金黄散（见肿疡门）治症同前。用公猪胆汁调稠敷患上，油纸盖托勿动，待其自脱，脱后色红再敷之，以色白为度。神灯照法（见肿疡门）治年久紫黑血风顽疮，流水作痒不绝。先用葱汤洗净患上，点火以灯焰熏之，每熏二捻为度。凉血消风散（见疥疮门）。"

《医宗金鉴》云："血风疮证生遍身，粟形瘙痒脂水淫，肝肺脾经风湿热，久郁燥痒抓血津。注：此证由肝、脾二经湿热，外受风邪，袭于皮肤，郁于肺经，致遍身生疮。形如粟米，瘙痒无度，抓破时，津脂水浸淫成片，令人烦躁、口渴、瘙痒，日轻夜甚。宜服消风散，外敷雄黄解毒散。若日久风邪郁在肌肤，则耗血生火，瘙痒倍增，夜不得寐，挠破津血，心烦，大便燥秘，咽干不渴，此属火燥血短。宜服地黄饮，外擦黄连膏、润肌膏，合而用之悉效。兼忌椒、酒、鸡、鹅、动风等物。雄黄解毒散：雄黄、寒水石（煅）各一两，白矾（生）四两，共研细末，滚水调敷。方歌：雄黄解毒寒水石，白矾四两共研之，血风疮生粟米痒，滚水调敷渗毒湿。地黄饮组成：生地黄、熟地黄、何首乌（生）各三钱，当归二钱，丹皮、黑参、白蒺藜（炒，去刺）、僵蚕（炒）各一钱五分，红花、甘草（生）各五分，水煎，早、晚服。方歌：地黄饮治血风疮，痒盛不眠血燥伤，首乌丹皮生熟地，黑参归蒺草红僵。消风散（见项部纽扣风），黄连膏（见鼻部鼻疮），润肌膏（见头部白屑风）。"

《外科证治全书·痒风》云："遍身瘙痒，并无疮疥，搔之不止。肝家血虚，燥热生风，不可妄投风药，养血定风汤主之。外用地肤子、苍耳叶，浮萍煎汤暖浴。"

《圣济总录》云："风瘙痒者，表虚卫气不足，风邪乘之，血脉留滞，中外鼓作，变而生热，热即瘙痒。久不瘥，淫邪散溢，搔之，则成疮也。"

二、病因病机

中医学认为，本病病因复杂，多因禀赋不耐，血热内生，外感之邪侵袭，则血热生风，因此致痒；或久病体弱，则气血亏损，风邪乘虚外袭，血虚生风，肌肤失养而成；或因饮食不节，过食辛辣炙煿之物，损伤脾胃，湿热内生，化热生风，内不得疏泄，外不得透达，郁于肌肤腠理而发。

西医学认为，本病病因较为复杂。全身性瘙痒症的内因多与某些内部疾病相关，外因则与外来刺激相关。季节性瘙痒可能与气温变化有关。此外，皮肤萎缩，皮脂腺及汗腺分泌功能减退，引起皮肤干燥、多汗、感染，以及内分泌失调，都可能成为皮肤瘙痒症的致病因素。

三、诊断要点

1.常发于老年人及青壮年，好发于冬季。

2.瘙痒主要表现为阵发性，以夜间为重，情绪激动、饮酒后、被褥温暖及摩擦搔抓，可使病情加重。无原发损害者，由于剧烈搔抓，可引起条索状表皮剥脱和血痂，也可引起湿疹样变。

3.患者常常因瘙痒剧烈而影响睡眠。

4.多发生于冬季或秋末（图29-19和图29-20）。

四、鉴别诊断

1.虱病　虽有全身皮肤瘙痒，但主要发生在头部、阴部，具有传染性，并可找到虱卵或成虫。

2.疥疮　好发于皮肤褶皱处，皮损以丘疱疹为主，隧道一端可挑出疥螨。

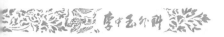

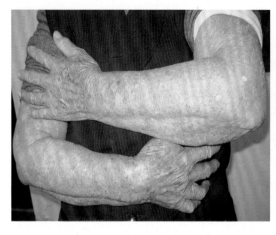

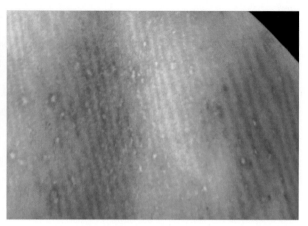

图 29-19　风瘙痒（1）　　　　　　　　图 29-20　风瘙痒（2）

五、治疗

（一）辨证论治

本病治疗原则为祛风清热凉血；及时查找原因，多采取标本兼顾、内外兼治的方法。

1. 风热血热证　剧烈瘙痒，遇热加重，可见抓痕及血痂，伴心烦、口渴，小便黄赤，大便干结，舌红，苔薄黄，脉数。治法：疏风清热，凉血止痒。方药：消风散合四物汤加减。

2. 湿热内蕴证　瘙痒剧烈，搔抓后常继发湿疹样变或感染，伴口干口苦，纳差，小便黄赤，大便干结，舌红，苔黄腻，脉滑数。治法：清热利湿止痒。方药：龙胆泻肝汤加减。

3. 血虚肝旺证　以老年人为多，病程较久，皮肤干燥，常有少量脱屑，若情绪波动，则瘙痒加重，伴头晕眼花，失眠多梦，舌红，苔薄白，脉细数。治法：养血平肝，祛风止痒。方药：当归饮子加减。

（二）中医外治

1. 中药外用　雄硫止痒膏（经验方）：苦参、百部、川椒、黄柏、甘草、五倍子、雄黄、硫黄、枯矾、蜂蜡、香油。制法：前6味药香油煎枯滤出，加入其余药物，调和待凉即成。每天1次涂药于患处。

2. 针刺疗法　选取曲池、合谷、足三里、血海等穴位，用泻法，每日1次。

3. 耳针疗法　选取神门、肾上腺、内分泌、肺区等区域，单耳穴位贴敷，双耳交替，每周轮换1次。

（三）西医西药

1. 系统用药　抗组胺药：马来酸氯苯那敏、赛庚啶、氯雷他定、西替利嗪等；抗焦虑药：瘙痒剧烈，影响睡眠者，可选用安定、多虑平等。

2. 外用治疗　可选用皮质类固醇霜剂或软膏、保湿剂等。

六、预防调护

1. 忌饮酒、辛辣刺激性食物。

2. 避免搔抓、热水烫或摩擦等方式止痒。

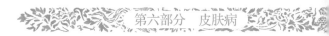

3. 内衣应穿棉织品，不宜穿毛织品。

4. 畅情志，保持心情舒畅。

第七节　牛皮癣（神经性皮炎）

牛皮癣，此病相当于西医学的神经性皮炎。其特点：肤起斑丘疹，融合成片，高出皮肤，表面粗糙，纹理加深，阵发性剧痒，呈苔藓样，硬厚如牛领之皮，故名牛皮癣，中医学文献又有"摄领疮""顽癣"等名称。本病多见于青壮年，好发于颈项两侧、两肘、膝及骶尾等处，常对称分布。病程较久，易于反复。西医学的牛皮癣（银屑病）此病相当于中医学的白疕、松皮癣，与本病不同，应予以鉴别。

一、古籍摘要

《诸病源候论·摄领疮候》云："摄领疮，如癣之类，生于颈上，痒痛，衣领拂着即剧。云是衣领揩所作，故名摄领疮也。"

《外科正宗·顽癣》云："牛皮癣如牛项之皮，顽硬且坚，抓之如朽木。"

《医宗金鉴》云："此证总由风热湿邪，侵袭皮肤，郁久风盛，则化为虫，是以瘙痒之无休也。其名有六：一曰干癣，瘙痒则起白屑，索然雕枯；二曰湿癣，瘙痒则出黏汁，浸淫如虫行；三曰风癣，即年久不愈之顽癣也，搔则癍顽，不知痛痒；四曰牛皮癣，状如牛领之皮，厚而且坚。"

《疮疡经验全书》曰："癣疮：夫癣之生也，由于脾经湿热，及肺气风毒所致。或坐卧当风，酷暑渍水，以致皮肤不仁，遂成顽癣。或如云，或如铜钱，或如荷叶，或长，或歪，其形不一。发于上者，属阳，易治；发于下部胯间豚腿，属阴，难愈。年久者，癣内湿热所化，有疥虫极痒。其名有六马：一曰干癣，搔则出白屑，索然雕枯，如蟹爪路之形。二曰湿癣，搔则脂水浸淫，如虫在内，极痒。遇热汤浴之，其痒不可当。三曰风癣，搔则癍顽不仁，全不知痛痒，皮肤如木。四曰牛癣，其状如牛领之皮，坚而厚，竹片刮之，觉有脂水出。五曰狗癣，时作微痒，白点相连。六曰刀癣，轮廓皆无，如云岩之气，运行无定。治法当清心火、散肺风之药服之。

枯矾、苦参、白芷、蛇床子、风子肉各一两，轻粉五钱。上为末，柏油为丸，搽入肌肉。"

二、病因病机

中医学认为，本病多因情志不遂，五志化火，肝郁血热，营血失和，经脉充斥而发斑疹；或嗜食辛辣酒酪，湿热内生，复感风邪，风热蕴阻肌肤，发为本病；或风热久羁，耗血伤阴，血虚风燥，肌肤失养，亦能致病。

西医学认为，本病患者常伴有头晕、失眠、烦躁易怒、焦虑不安等神经衰弱症状，认为该病与大脑皮层兴奋和抑制功能失调有关；搔抓及慢性摩擦，以及受到毛织品或化学物质的刺激是主要诱因或加重因素，病程中形成瘙痒－搔抓－瘙痒的恶性循环，造成本病发展，并导致皮肤苔藓样变。

三、诊断要点

1. 多见于成人。

2. 好发于肘部、颈部、上眼睑及骶尾部等处。

3. 皮损为多角形扁平丘疹。渐融合成片，增厚粗糙，皮肤纹理粗重，呈席纹状，其色淡红、鲜红，渐变为暗红、红褐色，皮损反复发作，经常搔抓，呈苔藓样变，坚硬且厚，如牛项之皮，上覆少许细薄鳞屑（图 29-21～图 29-24）。

4. 常伴有剧烈瘙痒。

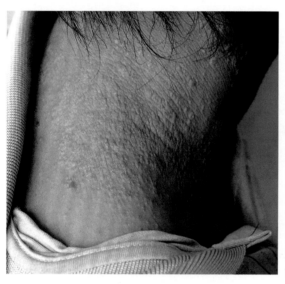

图 29-21　牛皮癣（1）

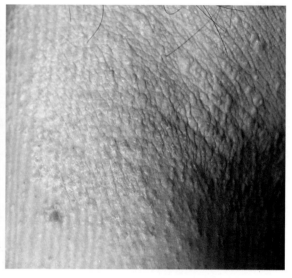

图 29-22　牛皮癣（2）

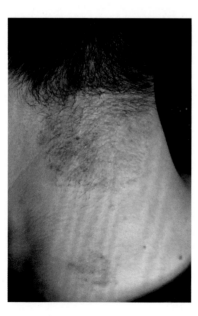

图 29-23　牛皮癣（3）

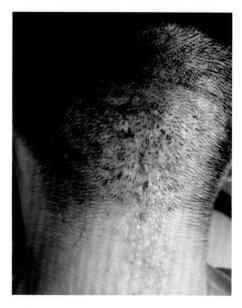

图 29-24　牛皮癣（4）

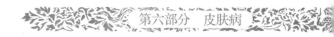

四、鉴别诊断

1.湿疮（慢性湿疹） 多由急性、亚急性湿疹发展而来，好发于四肢屈侧，有渗出倾向，边界不清以资鉴别。

2.顽癣（皮肤淀粉样变） 好发于下肢及肩背部，见褐色坚硬丘疹，多无融合，伴有剧烈瘙痒，病理真皮乳头处见红色不定形团块样物质。

五、治疗

（一）辨证论治

1.肝郁血热证 初发皮肤瘙痒，搔抓或摩擦后，出现散在的多角形扁平丘疹。渐融合成片，增厚粗糙，皮肤纹理粗重，呈席纹状，其色淡红、鲜红，渐变为暗红、红褐色，皮损反复发作，经常搔抓呈苔藓样变，坚硬且厚，如牛项之皮，色变灰白，上覆少许细薄鳞屑。若皮损色红，剧烈瘙痒，伴心烦少寐，急躁易怒，舌质红，苔薄黄，脉弦滑。治法：疏肝理气，清热凉血。方药：清燥汤，丹栀逍遥散加减：牡丹皮、栀子、龙胆草、柴胡、当归、赤芍、白芍各10g，生地黄20g，白蒺藜、白鲜皮各15g，蝉蜕、苦参各10g，夜交藤20g，甘草10g，水煎服。痒甚加乌梢蛇12g。

2.血虚风燥证 若久病不愈，皮损增厚粗糙，其色淡褐或灰白，表面干燥有少许细薄鳞屑，舌淡红，苔薄白，脉细。治法：养血祛风，润肤止痒。方用消风散、止痒合剂：当归15g，丹参、鸡血藤、夜交藤、白蒺藜各30g，地肤子15g，生地黄20g，苦参、乌梢蛇各10g，白鲜皮15g，水煎服。

（二）中医外治

1.外用湿肤宁、水硫膏外涂患处，每日2～3次。

2.复方斑蝥酊涂擦患处，每日2～3次。

（三）西医西药

1.系统用药 口服抗组胺类及镇静类药。

2.外用药 10%黑豆馏油软膏，5%～10%硫黄膏及糖皮质激素软膏、霜剂，二甲基亚砜制剂或涂膜剂。

3.其他疗法 对皮损久不消退，顽厚革化者可用冷冻或激光疗法。

六、预防调护

1.调畅情志，避免精神刺激，忌食辛辣酒类等刺激食品。

2.勿剧烈搔抓、摩擦及热水烫洗局部。

第三十章　红斑鳞屑性皮肤病

第一节　风热疮（玫瑰糠疹）

风热疮，皮肤起红斑，抓之则起白屑，因于风热闭塞腠理引起，故名风热疮。又有"风癣""血疳"等名称。因皮肤起红斑，色似玫瑰，脱细薄鳞屑如秕糠，西医学称为玫瑰糠疹。本病多发于春秋季，常见于青壮年，病程 2～4 周，亦有数月不愈者，愈后一般不再复发。

一、古籍摘要

《外科启玄·风热疮》云："此疮初则疙瘩痒之难忍，爬之而成疮，似疥非疥，乃肺受风热，故皮毛间有此症也，宜防风通圣散数剂治之，三五日即愈，不似疥难痊，若不早治，亦恐遍身成癞也。"

《外科正宗·顽癣》云："风癣如云朵，皮肤娇嫩，抓之则起白屑……此等总皆血燥风毒客于脾、肺二经，初起用消风散加浮萍一两，葱、豉作引，取汗发散。久者服首乌丸、蜡矾丸，外擦土大黄膏，或槿皮散选而用之，俱可渐效。"

《医宗金鉴·外科心法要诀·血疳》云："血疳形如紫疥疮，痛痒时作血多伤，证因风热闭腠理，消风散服功最强。"

《疡医大全》云："血疳门主论属性。窦汉卿曰：血疳乃脏中虚弱，邪气相侵，真气衰少，风毒闭塞腠理，发于肌肤。初如紫疥，破时出血，疮生遍身，行处成疮，损伤皮肉，痒痛难禁。治法先宜养血清热，次宜清肌渗湿。"

《外科大成·血疳》云："血疳形如紫疥，痒痛多血，由风热闭塞腠理也。宜清肌渗湿汤。"

二、病因病机

中医学认为，本病多因外感风热之邪，蕴于肌肤，闭塞腠理，郁久化热，热灼阴津，血热化燥；或嗜食辛辣炙煿，或五志化火，血热内蕴，复感秋燥之气，风温毒邪，风热血气相搏，阻于肌肤而发病。

西医学认为，本病病因尚不清楚，多数认为与病毒（如柯萨奇 B 组病毒）感染有关。细菌免疫反应可能参与本病的发生。

三、诊断要点

1. 发病特点　多见于春秋两季，好发于中青年。

2.好发部位　好发于胸背胁肋、腹部、四肢近端。

3.皮损　皮损大多先在胁肋或四肢局部出现一个圆形或椭圆形的淡红色斑片，称为原发斑或母斑。母斑出现 1～2 周内，迅速分批出现形态相仿、范围较小的红斑。其长轴与皮纹走行一致，中心有细微皱纹，境界清楚，边缘不整，略似锯齿状，表面附有糠秕样鳞屑，自觉痒甚，一般无全身症状。皮损颜色常不一致，色鲜红至褐色、褐黄色或灰褐色不等。

4.其他　预后良好，如不治疗，一般 4～6 周可自然消退，但也可迁延 2～3 个月，甚至更长时间才能痊愈，消退时一般先自中央部开始，由黄红色渐变为黄褐色，淡褐色面消失，边缘消退较迟（图 30-1～图 30-4）。

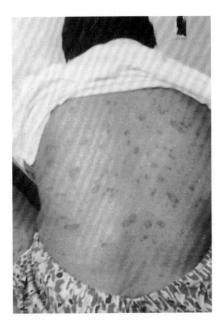

图 30-1　风热疮（1）

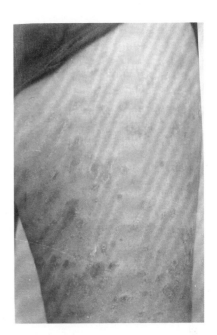

图 30-2　风热疮（2）

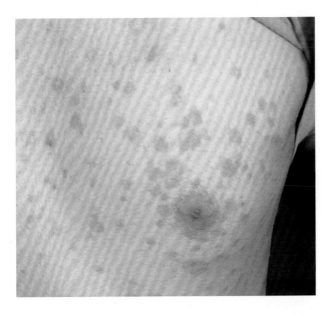

图 30-3　风热疮（3）

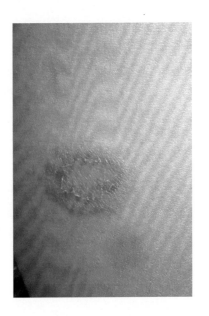

图 30-4　风热疮（4）

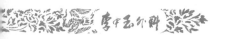

四、鉴别诊断

1.圆癣（体癣）　一般皮疹数目不多，但面积大，呈环形或多环形，四周常有红晕、丘疹、小水疱，真菌检查阳性。

2.白疕（银屑病）　发病部位不定，皮损为大小不等的红色斑片，其上堆集较厚的银白色鳞屑，搔抓后渐露出一层淡红发亮的半透明薄膜，再刮除薄膜有露筛孔样点状出血。

3.紫白癜风（花斑癣）　多发于胸背、颈项，皮损为淡红或赤紫色，黄豆到蚕豆大小的斑片，微微发亮，后期呈灰白色斑片。冬轻夏重，或入冬自愈，至夏又发。真菌检查阳性。

五、治疗

（一）辨证论治

1.风热蕴肤证　发病较急，皮损呈圆形或椭圆形淡红色斑片，中心有细微皱纹，表面有少量糠秕状鳞屑，其排列常与皮肤纹理一致，伴心烦口渴，大便干，尿微黄，舌红，苔白或薄黄，脉浮数。治法：疏风清热止痒。方药：消风散加减。大便干结者，加大黄；瘙痒剧烈者，加刺蒺藜。

2.风热血燥证　皮疹分布于躯干、四肢，为鲜红或紫红色斑片，鳞屑较多，皮损范围较大，瘙痒剧烈，伴有抓痕、血痂等，舌红，少苔，脉沉细弦。治法：养血润燥，消风止痒。方药：当归饮子加减。口渴喜饮者加麦冬、北沙参、五味子；大便干结者，加瓜蒌仁。

（二）中医外治

1.中药外用　败毒散、止痒扑粉，干擦患处，每日2次。

2.针刺疗法　循经取穴：合谷、风池、血海。方法：皮疹鲜红时宜施泻法，淡红时施补法。针刺得气后留针30分钟，每日1次，10次为1个疗程。

3.耳针疗法　取心、肝、肺等穴位。方法：针后留针30分钟，2日1次，10次为1个疗程。

（三）西医西药

1.系统药物　抗组胺类药物，以及维生素类药物口服。尽量不用激素，但皮损伴有紫癜、瘙痒显著或皮损较多者，可短期内使用泼尼松，用量20～30mg/d，并逐渐减量。

2.外用药物　炉甘石洗剂或糖皮质激素药膏。

3.其他治疗　可紫外线照射治疗。

六、预防调护

1.保持心情舒畅，不食辛辣及鱼腥发物。

2.注意皮肤清洁卫生，患病期间忌用热水烫洗皮损。

3.多饮水，保持大便通畅。

第二节 吹花癣（单纯糠疹）

面部起斑，瘙痒抓之如白屑，发于春月，淡若桃花，故名吹花癣。因部分患者由肠寄生虫引起，故又谓之虫斑，此病相当于西医学的单纯糠疹，又称"白色糠疹"。其特征为大小不等的圆形或椭圆形淡白色或灰白色斑片，境界不太清楚，上覆少许糠秕状鳞屑，是一种发生在儿童或女性青年颜面的常见的鳞屑性非特异性皮肤病。

一、古籍摘要

《外科正宗》云："顽癣乃风、热、湿、虫四者为患。发之大小圆斜不一，干湿新久之殊。风癣如云朵，皮肤娇嫩，抓之则起白屑；湿癣如虫形。"

《外科证治全书·发无定处·癣》云："吹花癣，生面上如钱，瘙痒抓之如白屑，发于春月，故俗名桃花癣，妇女多有之。用绿豆捣碎，将纸蒙碗，针刺数小孔，将豆放纸上，以大炭火一块烧豆，灼尽，纸将焦即去豆，揭纸碗中有水，取涂，三五次愈。"

二、病因病机

中医学认为，本病多属风热郁肺，随阳气上升蕴阻肌肤而成；或饮食失节，虫积内生，脾不健运，气血不荣而发本病。

西医学认为，本病病因不明，营养不良、维生素缺乏、曝光均可诱发本病。

三、诊断要点

1. 发病特点　好发于学龄期儿童及青年女性，冬春两季多发，夏秋季可减轻或消退。

2. 好发部位　皮损多见于面部，亦可发于其他部位。

3. 皮损　皮损为钱币、花瓣大小不等的圆形或椭圆形淡白色或灰白色斑片，境界不清，上覆糠秕状鳞屑（图 30-5 和图 30-6）。

4. 伴随症状　一般无自觉症状，有时轻度瘙痒。

5. 其他　皮损经数月或更长一些时间可自行消退。部分患者鳞屑消退后白色斑尚可持续 1 年或更久。

四、鉴别诊断

1. 白驳风（白癜风）　白斑明显，境界清楚，表面无鳞屑，周边皮肤色素往往加深。

2. 圆癣（体癣）　一般皮疹数目不多，但面积大，呈环形或多环形，四周常有红晕、丘疹、小水疱，真菌检查阳性。

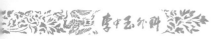

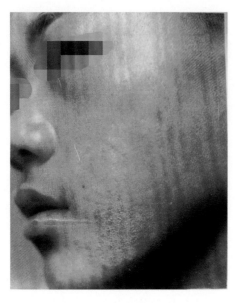

图 30-5　吹花癣（1）

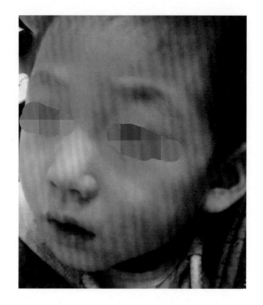

图 30-6　吹花癣（2）

五、治疗

（一）辨证论治

1. 风热郁肺证　皮损颜色微红，一般无自觉症状或有微痒，口渴欲饮，舌质红，苔薄黄，脉数。治法：疏风清肺，宣肺祛斑。方药：桑菊饮加减。口干者加石斛、天花粉。

2. 脾失健运，虫积内生证　皮损淡白，边缘欠清，表面干燥，上覆少许细薄秕糠状鳞屑，常伴有脐周腹痛，纳食不佳，舌质淡，苔薄白，脉细。治法：健脾和胃驱虫。方药：香砂六君子汤加减。

（二）中医外治

1. 中药外用　轻粉散、拔毒散外擦，间用食醋擦之；25% 硫黄软膏外搽，每日 2 ～ 3 次。

2. 针刺疗法　取穴：大椎、合谷、风池、曲池、血海等穴。留针 20 ～ 30 分钟，每日 1 次。

3. 耳针疗法　取肺、心、皮质下等穴，每日 1 次。

（三）西医西药

1. 系统用药　复合维生素 B 口服。

2. 外用药物　局部外用润肤膏或皮质类固醇霜剂。

六、预防调护

1. 避免日光暴晒，注意保持面部清洁。

2. 有肠道寄生虫者应积极治疗，多食水果蔬菜。

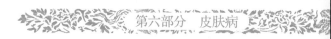

第三节 猫眼疮（多形红斑）

猫眼疮是一种肤生圆形红斑，状似猫眼的急性炎症性皮肤病，此病相当于西医学的多形红斑。其特点：发病急骤，肤起红斑、丘疹，上有水疱，光彩闪烁，状似猫眼，故名猫眼疮。中文文献认为"得此疮者，常在春秋二月、八月，雁来时则发，雁去时便瘥"，故中医学又有"雁疮""寒疮"等名称。本病好发于冬春秋季，常见于青壮年，女多于男，皮疹呈多形性，好对称发于手足背面及关节附近，亦可累及面部及二阴。病程2～4周，但易复发。

一、古籍摘要

《诸病源候论·雁疮候》云："雁疮者，其状生于体上，如湿癣、瘑疮，多着四肢，乃遍身。其疮大而热，疼痛。得此疮者，常在春秋二月、八月，雁来时则发，雁去时便瘥。"

《证治准绳·疡医》云："寒疮流水，俗呼为冻疮。或经年不愈者，用野中净土晒干，以大蒜研如泥，捏作饼子如大观钱厚薄，量疮口大小贴之，以艾火加于饼上灸之，不计壮数以泥干为度。去干饼子再换湿饼子灸，不问多少，直至疮痂觉痛痒，是疮可治也。"

《外科证治全书》云："猫眼疮，一名寒疮，初起形如猫眼，光彩闪烁，无脓无血，但痛痒不常，由郁热被外寒凝结而成。宜敷真君妙贴散，多食鸡、鱼、韭、蒜自愈。"

《医宗金鉴》云："此证一名寒疮，每生于面及遍身，由脾经久郁湿热，复被外寒凝结而成。初起形如猫眼，光彩闪烁，无脓无血，但痛痒不常，久则近胫。宜服清肌渗湿汤，外敷真君妙贴散，兼多食鸡、鱼、蒜、韭，忌食鲶鱼、蟹、虾而愈。"

《疮疡经验全书》曰："寒疮：一人面上及遍身生疮，似猫眼，有光彩，无脓血，冬则近胫，名曰寒疮。此乃脾家湿热所化，宜服雄黄解毒丸，再服清肌渗湿汤。多食鱼鸡葱韭而愈，惟鲤鲇鱼虾蟹不可食。

清肌渗湿汤：苍术、白术、升麻、甘草、泽泻、山栀、黄连、厚朴、茯苓、当归、川芎、青皮、木通、苦参、车前子、小柴胡。"

二、病因病机

中医学认为，本病多由先天禀赋不耐，腠理不密，感受不耐之物，搏于肌肤而发；阳气不足，卫外不固，风寒、风热之邪侵袭肌肤而发；因过食辛辣肥甘厚味，损伤脾胃，湿浊内生，蕴久化热，湿热蕴阻肌肤而发；素体湿热内蕴，复感毒邪，热毒内蕴，燔灼营血，以致火毒炽盛，蕴结肌肤而发。

西医学认为，本病病因复杂，感染、药物、食物及物理因素（如寒冷、日光、放射线等）均可引起本病，某些因素（如风湿热、自身免疫病、恶性淋巴瘤等）也可出现多形性红斑样皮损。临床上将病因不明显的称为特发性多形红斑，病因明确的称为症状性多形红斑。

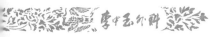

近年研究认为，细胞介导的免疫反应在本病发病中起重要作用，多形红斑皮损中有激活的 T 细胞，其中 CD_8^+ 阳性的细胞毒性或抑制性 T 细胞在表皮中占主导地位，而 CD_4^+ 辅助 T 细胞则主要分布于真皮。此外，还发现轻型多形性红斑与 HLA-DQ3 密切相关，而重症型多形红斑则与药物异常代谢相关。

三、诊断要点

1. 发病特点 多见于冬春两季，好发于青壮年，女性多于男性。

2. 好发部位 好发于手、足背，颜面等暴露部位，严重者黏膜亦可受累，常呈对称性。

3. 皮损 典型的皮损为水肿性红斑，上有重叠的斑丘疹、水疱，形似虹彩状，称虹膜样红斑，亦有水疱、血疱、糜烂等多形性。

4. 伴随症状 自觉烧灼、胀痛、瘙痒。

5. 其他 病程有自限性，每次发作经历 4～6 周，易于反复发作（图 30-7～图 30-10）。

6. 辅助检查 病理检查具有特征性：表皮基底细胞水肿或液化变性，表皮内有个别或多数角质形成细胞坏死，表皮下水疱形成，真皮浅层水肿，血管周围有淋巴细胞浸润。

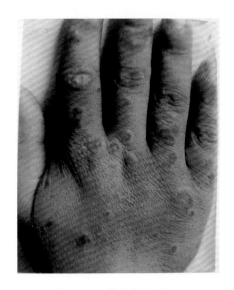

图 30-7 猫眼疮（1）

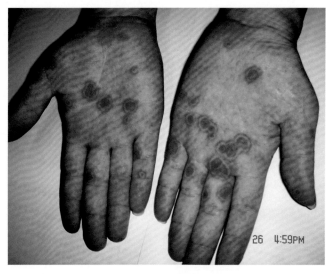

图 30-8 猫眼疮（2）

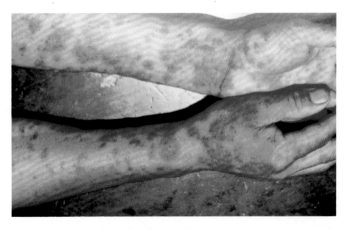

图 30-9 猫眼疮（3）

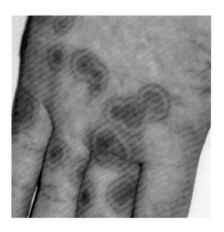

图 30-10 猫眼疮（4）

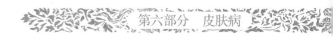

四、鉴别诊断

1.冻疮（冻疮） 多见于冬季，好发于肢体末端暴露部位，皮损为暗红色水肿性斑块，边界不清，不对称，遇热瘙痒，天气转暖才缓解，无典型虹膜样皮损。

2.天疱疮（寻常型天疱疮） 正常皮肤上或红斑上发生水疱、大疱，疱壁松弛，容易破裂，形成大片糜烂，尼氏征阳性。病理变化为表皮内水疱，有棘层松解现象。无典型虹膜样皮损，以及病理变化是主要鉴别点。

3.中药毒（多形红斑型药疹） 药疹可有多形红斑型，但有服用致敏药物史，停药后经适当处理后即可消退，与季节无关，也无好发部位。

4.火赤疮（疱疹样皮炎） 群集水疱，环形排列，剧烈瘙痒，黏膜不被累及，多发于四肢、躯干；患者对碘过敏，以 25% ～ 50% 碘化钾做斑贴试验，多数于 24 小时局部红肿，并发生水疱。

五、治疗

（一）辨证论治

1.湿热内蕴证 红斑水肿，色泽鲜红，伴见水疱，或口腔糜烂，外阴湿烂，自感痛痒不适；或伴见发热头重，身倦乏力，纳呆呕恶，溲赤便秘，或黏滞不爽；舌红，苔黄腻，脉弦滑或微数。治法：清热凉血利湿。方药：龙胆泻肝汤加减。常用药如当归、赤芍、金银花、牛蒡子、连翘、栀子、黄芩、生地黄、泽泻、车前草、木通、牡丹皮、甘草。

2.寒湿凝结证 常见皮疹色暗，肢端肿胀，遇冷加重，手足发凉，大便溏薄，小便清长，舌淡红，苔薄白，脉沉细。治法：温经散寒，活血通络。方药：当归四逆汤加减。常用药如当归、川芎、赤芍、红花、桂枝、细辛、防风、茯苓、苍术、黄柏、甘草。

3.火毒炽盛证 皮损多发于口腔、阴部黏膜，广泛累及，有红斑、大疱、糜烂，伴出血，发热，便秘，溲赤，舌红，苔黄，脉滑数。治法：清热解毒，凉血利湿。方药：犀角地黄汤、黄连解毒汤加减。常用药如水牛角、生地黄、赤芍、牡丹皮、黄连、黄芩、金银花、连翘、板蓝根、山豆根、土茯苓、紫草、生甘草。

（二）中医外治

1.中药外用 红斑、丘疹者可选用黄连膏。寒湿凝结型可外用玉红膏。火毒炽盛证可选用四黄败毒汤温敷患处，再扑撒败毒散。干燥后再涂外用黄连膏、加味玉红膏，每日 2 次。黏膜溃疡者用珍珠蓝面药、青吹口散或锡类散外吹，每日 4 ～ 5 次。

2.针刺疗法 皮疹较红者，取合谷、曲池、风池，瘙痒肿痛明显者可选血海、阴陵泉、三阴交。

3.耳针疗法 选取交感、神门、皮质下、心、肺、脾等耳穴压豆。

（三）西医西药

1.系统用药 祛除可能病因，明确病毒感染者，给予抗病毒治疗。口服抗组胺类药物、钙剂、维生素 C 等。重症患者给予糖皮质激素，有继发感染者加用抗生素，保持水电解质平衡，给予高蛋白等支持疗法。注意激素不良反应，包括血压、血糖的改变，胃肠道出血，精神症状，继

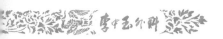

发细菌、真菌或病毒感染。

2. **外用药物** 外用药物主要使用具有止痒和干燥作用的保护剂，如炉甘石洗剂。对糜烂渗液者，可用高锰酸钾液洗浴。

六、预防调护

1. 忌食辛辣鱼腥，加强口腔等黏膜处护理。

2. 遇冷发病或加重者须注意保暖。

3. 可在发病前即服当归四逆汤数剂，以防复发。

4. 对因药物诱发者，应立即停药。

第四节　白疕（银屑病）

皮肤起红斑，上覆白色鳞屑，层层剥脱，故名白疕，又有"干癣""白癣""白壳疮""疕风""蛇虱""松皮癣"等名称，此病相当于西医学的银屑病，是一种常见的慢性复发性皮肤病。其特征是皮肤上起境界清楚大小不等的红斑，在红斑或丘疹上堆集多层的银白色鳞屑，剥去鳞屑，露出发亮的薄膜，再剥离有筛状出血现象，临床根据症状不同，可分为寻常型、脓疱型、关节病型、红皮病型。男女老幼皆可患病，但多见于青壮年。好发于四肢伸侧，对称分布，头皮、躯干均可累及。北方寒冷地带患者较多，冬春发病或加重，夏季痊愈或减轻。数年之后季节性亦不明显，在自然人群中的发病率为 1%～3%，少数患者有家族史。病程缠绵，易于复发。

一、古籍摘要

《诸病源候论·干癣候》云："干癣但有匡郭，皮枯索，痒，搔之白屑出是也。"

《外台秘要》云："若其风毒多，湿气少，故风沉入深，故无汁，为干癣，其中生虫。又湿癣者，亦有匡郭，如虫行，浸淫赤湿，痒搔之，多汁成疮，是其风毒气浅，湿多风少，故为湿癣也。其中亦有虫。"

《外科启玄》云："白壳疮者即癣也，而有四种，曰风癣、杨梅癣、花癣、牛皮癣，皆因毛孔受风湿之邪所生外。"

《外科正宗》云："顽癣乃风、热、湿、虫四者为患。发之大小圆斜不一，干湿新久之殊。风癣如云朵，皮肤娇嫩，抓之则起白屑；湿癣如虫形，搔之则有汁出；顽癣抓之则全然不痛；牛皮癣如牛项之皮，顽硬且坚，抓之如朽木；马皮癣微痒，白点相连；狗皮癣白斑相簇，此等总皆血燥风毒克于脾、肺二经。初起用消风散加浮萍一两，葱、鼓作引，取汗发散。久者服首乌丸、蜡矾丸，外擦土大黄膏，用槿皮散选而用之，亦可渐效。"

《外科证治全书》云："白疕，又名疕风，皮肤燥痒，起如疹疥而色白，搔之屑起，渐至肢体枯燥坼裂，血出痛楚。"

《证治准绳·疡医》云："遍身起如风疹、疥、丹之状，其色白不痛，但瘙痒，抓之起白疕，名曰蛇虱。"

《外科大成》云："白疕，肤如疹疥，色白而痒，搔起白疕，俗称蛇风。由风邪客于皮肤，血燥不能荣养所致，宜搜风顺气丸、神应养真丹加白蛇之类。"

《医宗金鉴》云："白疕之形如疹疥，色白而痒多不快，固由风邪客皮肤，亦由血燥难荣外。注此证俗名蛇虱。生于皮肤，形如疹疥，色白而痒，搔起白皮，由风邪客于皮肤，血燥不能荣养所致。初服防风通圣散，次服搜风顺气丸，以猪脂、苦杏仁等分共捣，绢包擦之俱效。"

二、病因病机

中医学认为，本病病因病机为素体血热内蕴，外感风温、风燥之邪，阻于肌表，伤营化燥，血热生风，肌肤失养；或素体血虚血燥，或风邪久羁，风盛化燥，血燥津枯而致血虚风燥，肌肤失荣；或素体湿热内蕴，外受风寒湿邪侵袭，浸淫于肌表或痹阻于筋骨关节；亦有病久入络，气血凝滞而致肌肤甲错者；或邪热日久化毒，毒热入营，燔灼肌肤，伤阴耗血者。

西医学认为，银屑病的确切病因尚未清楚。目前认为，银屑病是遗传因素与环境因素等多种因素相互作用的多基因遗传病，通过免疫介导的共同通路，最后引起角质形成细胞发生增殖。

三、诊断要点

1. 红斑或丘疹上有堆集很厚的白色鳞屑，抓之脱落露出淡黄色透明薄膜，刮之基底有筛状出血点，即可诊断为寻常型银屑病。

2. 有寻常型银屑病的皮疹，兼有密集米粒大小的白色脓疱，脓液培养无细菌生长，或伴有发热等全身症状，即为脓疱型银屑病。

3. 有银屑病史或有其皮损，伴有关节炎症状，远端小关节肿大、强直、变形等症状，类风湿因子阴性者，可诊断为关节病型银屑病。

4. 全身皮肤弥漫性潮红、浸润，每日有大量脱屑，伴有片状正常"皮岛"，表浅淋巴结肿大，血白细胞计数增高，全身症状明显者，可诊断为红皮病型银屑病。

此病男女老少皆可发生，最小3个月，最大80多岁，但以青壮年患者为多。临床上一般分为4型，即寻常型、脓疱型、红皮病型、关节病型。

（1）寻常型银屑病 占本病的95%左右，多为急性发作，迅速扩延到全身，也有初起仅局限在头皮或四肢伸侧，逐渐扩展到全身。皮损表面为白色鳞屑，基底为潮红的斑疹，形态呈点滴状、钱币状、地图状、蛎壳状，或混合性皮损。但其上都有堆集较厚的银白色或灰白色闪光的鳞屑，鳞屑易被刮除，下面露出淡红色半透明的薄膜，再轻刮一下即可看到呈筛状如露水珠样的出血点，是白疕的重要特征。因病变的部位不同，可有不同表现。如头皮部的皮疹呈暗红色，覆有灰白色较厚的鳞屑，把头发集成束状，但不脱发；在甲床上的损害呈点状凹陷，状似顶针箍，或凹凸不平变黄增厚，甲床与甲板分离，其游离缘可翘起或破碎；在面部的皮疹可呈小片红斑，少鳞屑，类似脂溢性皮炎；在小腿前侧多年反复发作的皮损可有浸润，肥厚，伴苔藓样变；在腋窝、腹股沟、女性乳房下等皱褶处，可有浸渍、皲裂，病程缓慢，反复发作。进行期时，新皮疹不断出现、扩大，颜色鲜红，鳞屑增多，摩擦、外伤、针刺处均可引起皮疹的发生；静止期时则

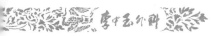

病情稳定；退行期时则皮损缩小，逐渐消失，也有从中心开始消退的，遗留暂时性色素减退或色素沉着斑（图 30-11～图 30-30）。

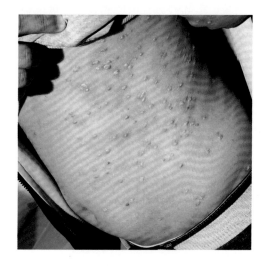

图 30-11　点滴型（1）

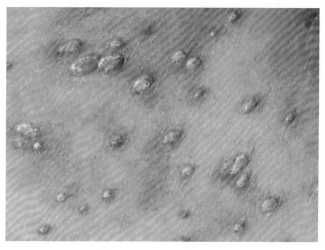

图 30-12　点滴型（2）

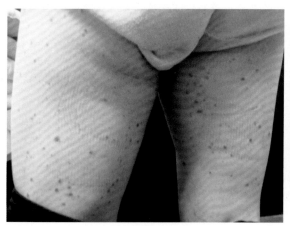

图 30-13　点滴型（3）

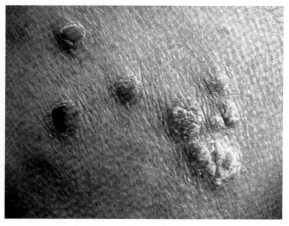

图 30-14　点滴型（4）

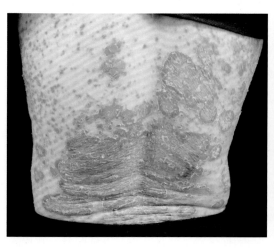

图 30-15　斑块型（1）

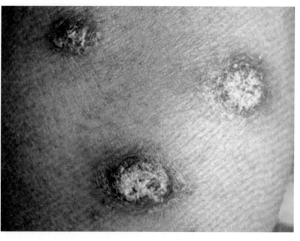

图 30-16　斑块型（2）

第三十章
红斑鳞屑性皮肤病

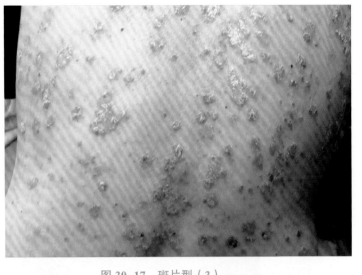

图 30-17　斑片型（3）

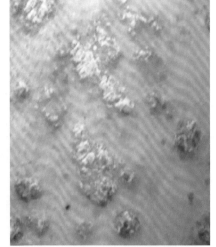

图 30-18　斑块型（4）

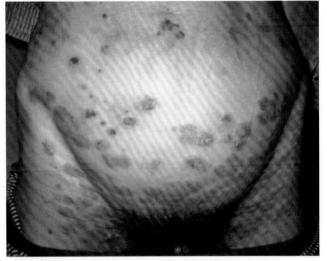

图 30-19　斑块型（5）

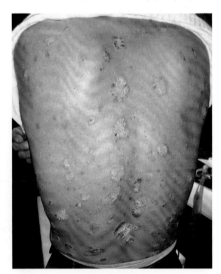

图 30-20　斑块型（6）

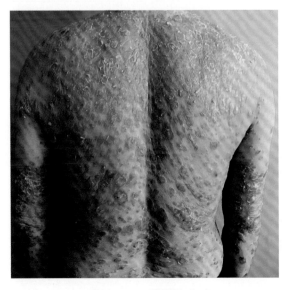

图 30-21　地图状（1）

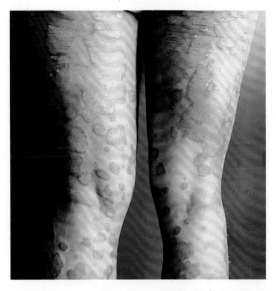

图 30-22　地图状（2）

第三十章
红斑鳞屑性皮肤病

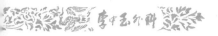

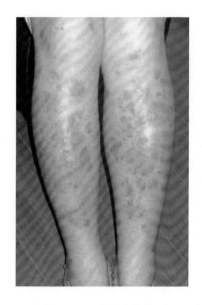

图 30-23　地图大片状

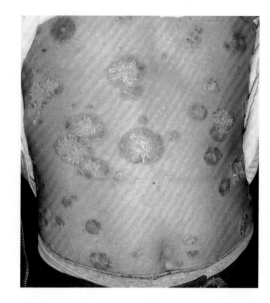

图 30-24　地图状（3）

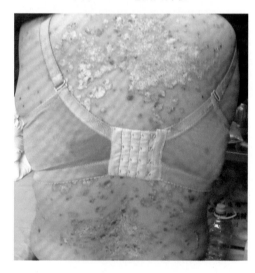

图 30-25　地图状（4）

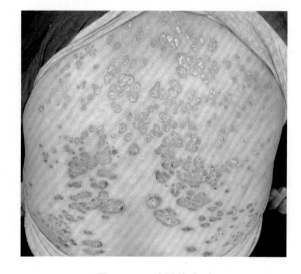

图 30-26　地图状（5）

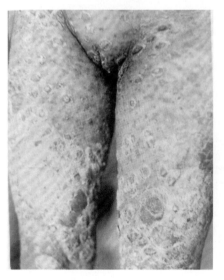

图 30-27　蛎壳状

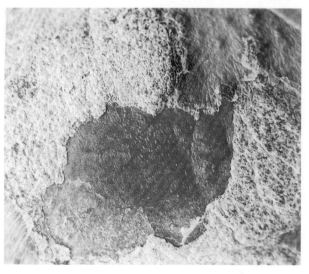

图 30-28　鳞屑－半透明薄膜－筛状出血

第三十章
红斑鳞屑性皮肤病

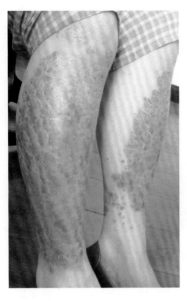

图 30-29 斑块型（7）

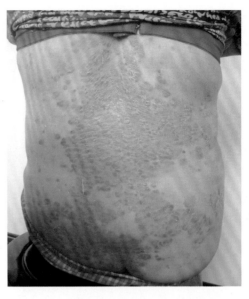

图 30-30 斑块型（8）

（2）脓疱型银屑病 较为少见，但病情严重，占银屑病的 0.7% 左右，临床上有两种类型。泛发性脓疱型：常因妊娠、感染、激素等影响，由寻常型发展成脓疱型。皮疹为红斑上出现密集的粟粒大小的黄白色脓疱，形成环形或半环形，有的呈"脓湖"状，以后干涸、脱落。急性者 1～2 天布满全身，伴有寒战、高热、恶心等全身症状。缓慢发病者先局限一处，缓慢发展，常呈环状，类似离心性环状红斑，但其边缘有细小脓疱，逐渐干涸，脱屑，全身症状轻微。2～3 周好转或转化为红皮病，有时伴有关节病变。局限性脓疱型银屑病：又称为掌跖脓疱型银屑病，多发生在中老年人，以女性为多。皮疹为粟粒大小的淡黄色脓疱，基底潮红，1～2 周结痂、脱屑。多局限在大、小鱼际和足底部位，发病时伴瘙痒，或有疼痛和肿胀，经常反复发作。病久可转变为泛发性脓疱型银屑病（图 30-31～图 30-36）。

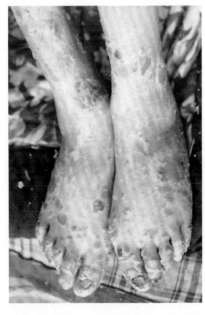

图 30-31 脓疱型（1）

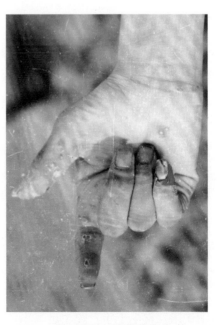

图 30-32 脓疱型（2）

第三十章 红斑鳞屑性皮肤病

-817-

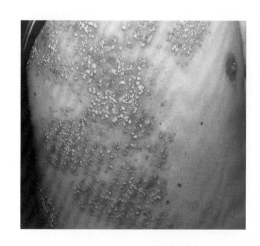

图 30-33 脓疱型（3）

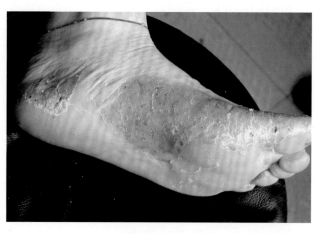

图 30-34 脓疱型（4）

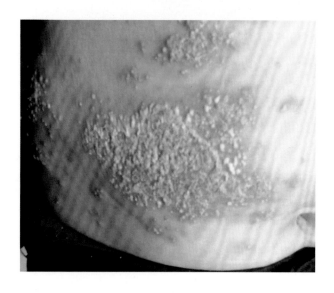

图 30-35 脓疱型（5）

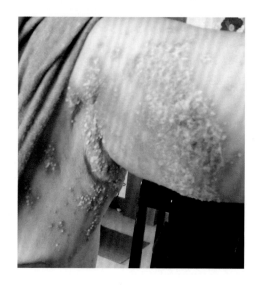

图 30-36 脓疱型（6）

（3）红皮病型银屑病　又称银屑病性剥脱性皮炎，病情严重，占银屑病的1%左右，多由外用强烈刺激性的药物、服用皮质类固醇药突然停药或减量过快所致，少数由寻常型演变而成；脓疱型在消退过程中也可形成红皮病。特征为全身弥漫性潮红、肿胀、浸润，伴有大量脱屑，仅存少数斑片状的正常皮肤，犹如分布在海洋中的岛屿，称之为"皮岛"，是本病的重要特征。皮肤逐渐大量剥脱，头皮有很厚的鳞屑痂，手部脱皮如破手套，足部如破袜套，指（趾）甲增厚、变形、脱落。常有怕冷、发热、头痛、关节酸痛等全身症状，病情顽固，伴有关节炎或脓疱型者预后不良，后期患者逐渐衰弱，容易继发皮肤和淋巴结感染，合并肺炎等内脏损害者，出现危险证候（图30-37和图30-38）。

（4）关节病型银屑病　又名为银屑病性关节炎。银屑病的关节炎发病率自0.7%～6.8%不等，多发于中老年患者，常由寻常型患者反复发作后发生，也有先出现关节症状的，或与脓疱型、红皮病型并发。关节症状与皮损有平行关系，有一定遗传性。急性发病者，多个关节红肿热痛，活动受限。常见于手、腕、足等小关节，尤以指（趾）末端关节为多，也可累及脊柱。严重者足、膝、踝、肩、髋各处均有损伤，甲损害明显，有点状凹陷、纵嵴、脆裂、脱落等（图30-39和图30-40）。重者伴有高热、贫血等全身症状，可并发淀粉样变、溃疡性结肠炎、风湿性心脏病、肾炎等。伴发脓疱型银屑病者，预后较差。

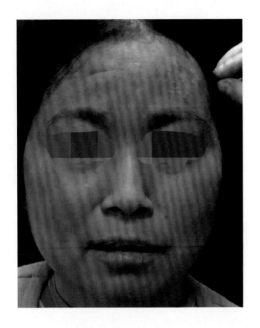

图30-37　红皮症（1）

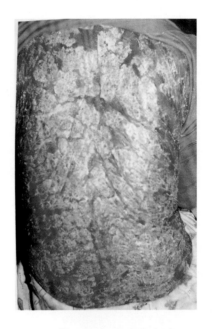

图30-38　红皮症（2）

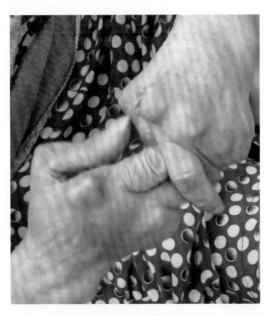

图30-39　伴有关节炎型（1）

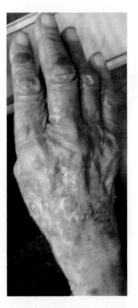

图30-40　伴有关节炎型（2）

根据皮损形状还可分为特殊类型，皮肤上可见钱币大，马蹄形，暗红色斑片，外呈鲜红色，境界较清，上附薄白鳞屑（图30-41和图30-42）。也有秕糠状，皮肤出现泛发性薄白鳞屑，呈秕糠状（图30-43～图30-46）。

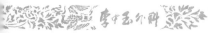

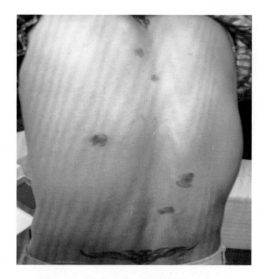

图 30-41　马蹄形（1）

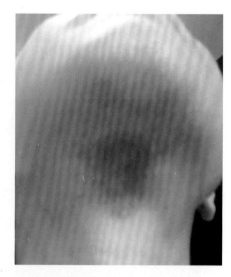

图 30-42　马蹄形（2）

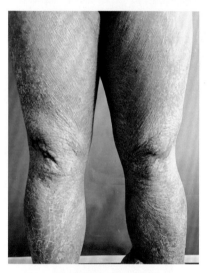

图 30-43　秕糠状（1）

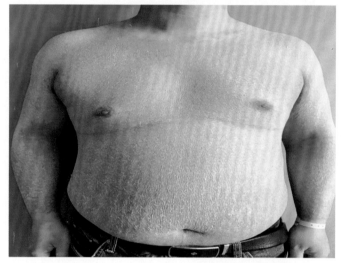

图 30-44　秕糠状（2）

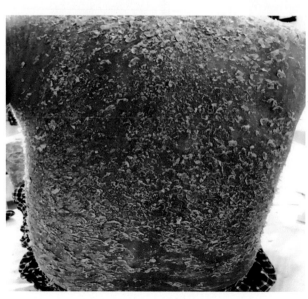

图 30-45　环状

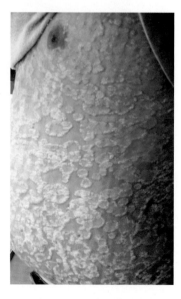

图 30-46　秕糠状（3）

第三十章　红斑鳞屑性皮肤病

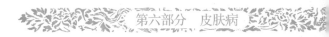

四、鉴别诊断

1.慢性湿疮（湿疹） 皮肤肥厚，色素沉着，伴有抓痕、血痂，鳞屑不多，没有薄膜、筛状出血点，剧烈痛痒。

2.风热疮（玫瑰糠疹） 皮疹为红色圆形或椭圆形斑片，有子母斑现象，鳞屑不多，多数有自愈倾向，四肢、头面罕见。

3.白皮癣（石棉状糠疹） 头皮起银白色或灰白色石棉状发亮的鳞屑，鳞屑为小片状，将毛发根部黏着成块，层层堆积很厚，呈屋瓦状，鳞屑易于剥离，基底皮色正常。

4.白屑风（头皮部脂溢性皮炎） 头皮部有灰白色或灰褐色油腻性细小鳞屑，伴有瘙痒和脱发。

五、治疗

（一）辨证论治

1.风热血热证 相当于寻常型进行期，发病时间短，不断有新皮损出现或慢性期急性发作，丘疹、斑疹，色鲜红，上覆鳞屑较薄，剧烈瘙痒，或夏季加重，遇热加重，大便干结，小溲黄赤，舌质红，苔薄黄，脉滑数。治法：凉血清热祛风。方药：犀角地黄汤合消风散加减。常用药物如水牛角、当归、赤芍、牡丹皮、防风、苦参、黄芩、黄连、牛蒡子、连翘、石膏、蝉蜕、大黄、甘草。热盛加龙胆草、栀子；皮损以下肢为重者，加川牛膝、茜草根。

2.湿热血燥证 相当于寻常型稳定期，病情稳定，皮损不扩大，或有少数新发皮疹，剧烈瘙痒，皮肤干燥，鳞屑增厚，或苔藓样变，基底暗红，大便干，小便黄，舌质红，苔薄白稍黄，脉沉细。治法：滋阴润燥，祛风清热。方药：清燥汤合消风散加减。有血热者加赤芍、牡丹皮，大便干结者加大黄。

3.血瘀生风证 病期较长，反复发作，多年不愈，皮损紫暗或有色素沉着，鳞屑较厚，有的呈蛎壳状，苔薄，舌暗有瘀斑，脉细涩。治法：活血化瘀，祛风润燥。方药：桃红四物汤合消风散加减。常用药物如当归、川芎、赤芍、生地黄、牡丹皮、红花、桃仁、蝉蜕、防风、荆芥、大黄、石膏、知母、胡麻仁、甘草。

4.湿热交蒸证 相当于皱褶部位银屑病及掌跖脓疱病。多发于腋窝、腹股沟等屈侧部位，红斑糜烂，浸渍流滋，瘙痒；或掌跖部有脓疱，多在阴雨季节加重，伴有胸闷纳呆，神疲乏力，下肢沉重，或带下增多，色黄，苔薄黄腻，脉濡。治法：清热解毒，健脾利湿，和营通络。方药：三妙散或萆薢渗湿汤加减。常用药物如苍术、黄柏、萆薢、金银花、黄芩、连翘、蒲公英、赤芍、车前子、茯苓、猪苓、泽泻、甘草。

5.寒湿阳虚证 相当于关节病型银屑病。银屑病皮损伴有多个关节的酸痛、肿胀、畸形，活动不利，伴有畏寒怕冷，低热自汗，倦怠乏力，大便溏稀，苔薄白，脉濡细。治法：温阳散寒，化湿通络。方药：小续命汤合消风散加减。常用药物如麻黄、桂枝、防风、防己、党参、白术、黄芩、川芎、附子、当归、蝉蜕、胡麻仁、甘草。

6.火毒炽盛证 相当于红皮病型和全身脓疱型，全身皮肤发红，或呈暗红色，甚则稍有肿胀，鳞屑不多，皮肤灼热或有密布散在的小脓疱，往往有壮热，口渴，便干，溲赤，舌红绛，苔薄黄，脉弦滑数。治法：凉血清热解毒。方药：清瘟败毒饮加减。常用药物如生地黄、赤芍、牡

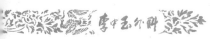

丹皮、金银花、连翘、生栀子、黄芩、紫草、牛蒡子、防风、荆芥、大黄、石膏、生甘草、熊胆粉。

（二）中医外治

1. 中药外用 湿热血燥证可选用外涂轻粉膏，每日1次；血瘀生风证可选用中玉癣肤宁或轻粉膏，每日1次；寒湿阳虚证可选用中玉癣肤宁或轻粉膏，每日1次；湿热交蒸者，湿者干撒轻粉散，结痂涂轻粉膏，每日1次；火毒炽盛证可选用青黛散，干燥后用黄连膏，每日1次。

2. 中药药浴 静止期常选用侧柏叶、苦参、马齿苋、黄柏、地骨皮、白鲜皮等中药煎水，放温后浸泡洗浴，一般15～20分钟为宜。

3. 放血疗法 取患者大椎穴或皮损肥厚处，常规消毒，以三棱针挑破挤出血1～2滴，以消毒棉签擦去血液，隔日1次，1周为1个疗程。

4. 拔罐疗法 取皮损肥厚处。方法：将蘸有95%的酒精棉花棒点燃，在罐内绕1周抽出，然后迅速将罐子置于所选皮损上，隔日1次，15次为1个疗程。

5. 耳穴疗法 主穴：神门、肺俞、内分泌等穴位。留针20～30分钟，隔日1次，10次为1个疗程。

（三）西医西药

1. 点滴状银屑病 主要以外用药或光疗为主，外用药包括维生素D_3衍生物、糖皮质激素。可单独使用，也可联合使用。

2. 斑块状银屑病 轻度患者以局部治疗为主，大多能有效控制病情。外用制剂包括维生素D_3衍生物、维A酸类、中效或强效糖皮质激素及钙调磷酸酶抑制剂等。局部光疗也可选用。中重度患者需系统治疗，药物包括维A酸类、免疫抑制剂，如MTX、环孢素、雷公藤制剂和生物制剂等。系统治疗可联合局部用药以提高疗效。

3. 红皮病型银屑病 需要系统治疗，药物包括维A酸类、MTX、环孢素和生物制剂等。阿维A及MTX对红皮病型银屑病长期疗效好，但起效较慢，逐渐减量可有效预防复发。病情重、不稳定的患者，推荐使用环孢素或生物制剂。一般不推荐局部或系统应用糖皮质激素，除非患者出现严重中毒症状并危及生命。病情严重紧急时，应系统使用糖皮质激素控制急性炎症，病情控制后逐渐减量至停用。如患者合并发热、低蛋白血症、水电解质紊乱、继发感染和肝功能异常等，应注意监测全身状况，给予营养支持、维持水电解质平衡、防治感染及保肝等。同时，注意保护心、肾和中枢神经系等重要脏器或系统的功能。

4. 脓疱型银屑病 泛发性患者可选维A酸类、MTX、环孢素和生物制剂等。阿维A是泛发性脓疱型银屑病的标准治疗药物，在急性病情控制后逐渐减至小剂量维持。对于重症患者，可选用生物制剂或环孢素作为初始治疗，待病情控制后可改用维A酸类或MTX维持。糖皮质激素能够快速控制脓疱蔓延，缓解全身症状，但使用须谨慎，建议只在病情特别严重、危及生命，且其他措施疗效不佳或有禁忌的情况下慎重选用。推荐与阿维A或免疫抑制剂联合，取得满意疗效后逐渐减量至停用。局部用药以保护皮肤为主，脓疱未破时可用炉甘石洗剂减轻肿胀，脓疱破后以清洁皮肤为主。局限性脓疱型银屑病除局部治疗外，也可参考使用系统治疗。

5. 关节病型银屑病 目的是控制炎症、预防关节损伤和失能。应充分评估患者的关节损害类型及严重程度。治疗包括适当休息，避免过度劳累加重关节损伤，鼓励适度节功能锻炼。系统药

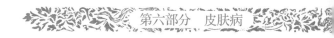
物包括非甾体抗炎药、MTX 和生物制剂等。雷公藤制剂和白芍总苷可减轻关节炎症状。

六、预防调护

1. 多与患者沟通，使患者保持良好的心态，避免精神过度紧张，保持良好的心理状态。
2. 生活规律，起居有常，清淡饮食，多饮水，多食用新鲜蔬菜、水果，勿食辛辣刺激性食物。
3. 增强体质，锻炼身体。
4. 避免各种物理性、化学性物质和药物性刺激，防止外伤。

第五节 干癣（副银屑病）

副银屑病是一种病因不明的慢性红斑鳞屑性皮肤病。中医古籍没有对该病的记载，根据其临床表现，可将其归属于中医学"干癣"范畴。本病多见于青中年，男性多见。皮损好发于躯干和四肢。皮损多为大小不一的淡红色及黄红色斑，境界不很清楚，无明显浸润，其上被有少量鳞屑。发展较慢，呈慢性经过，不易治愈。

一、古籍摘要

中医古籍没有对该病的记载。

二、病因病机

中医学认为，本病初起多因风寒风热之邪侵犯肌肤，气机不畅，营血失和，气血阻滞肌肤而成；也有因血热蕴积，外不能宣泄，内不能利导，阻于肌表而成；病久风寒、风热、湿热之邪已化，气血耗伤血虚风燥，肌肤更失气血之养。

西医学认为，本病病因和发病机制尚不十分清楚，目前认为可能与感染、自身免疫病、蕈样肉芽肿、慢性皮炎等因素有关。

三、诊断要点

1. 发病特点　临床少见，多见于青壮年，男性多见。
2. 皮损　根据其皮损表现临床分为 4 型，分别是点滴型、斑块型、苔藓样型与痘疮样型。

（1）点滴型副银屑病　又称慢性苔藓样糠疹，此型较常见，皮损为针头至指甲大小淡红色斑疹、斑丘疹，有轻微浸润，表面覆盖黏着性细薄鳞屑，无点状出血现象，无自觉症状，皮疹分布于躯干及四肢等处（图 30-47 和图 30-48）。病程缓慢，反复发作，部分患者有自愈倾向，也有数年不愈者。最多见于青年，约 2/3 为男性。

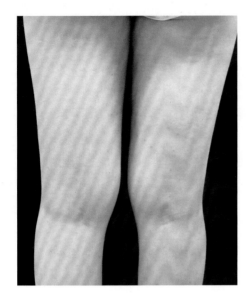

图 30-47　点滴型副银屑病（1）

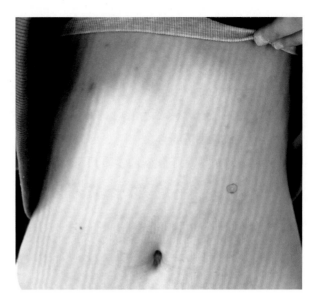

图 30-48　点滴型副银屑病（2）

　　（2）斑块型副银屑病　此型较少见，皮损为大小不一，界限清楚的淡红色或紫褐色斑块，硬币至手掌大小，数目不定，可相互融合，上覆细薄鳞屑，无点状出血现象。好发于躯干和四肢近端，轻度瘙痒或无自觉症状。慢性经过，病久可形成苔藓样肥厚或萎缩，类似皮肤异色症。病程缓慢，一般不会自然消退，好发于中年人，多冬重夏轻。此型有的可演变为蕈样肉芽肿。

　　（3）苔藓样副银屑病　此型极少见，皮损类似扁平苔藓样的扁平小丘疹，淡红色或暗红色损害排列成网状斑片，可有点状皮肤萎缩和异色症样改变。好发于颈部两侧、躯干和乳房处，极少见于颜面、掌跖及黏膜。无自觉症状或轻度瘙痒。病程缓慢，不易自愈。

　　（4）痘疮样型副银屑病　又称为急性痘疮样苔藓状糠疹，此型罕见。皮损为针头大至绿豆大圆形红色或棕红色丘疹，丘疱疹或脓疱，并易坏死、出血或结痂，表面覆盖鳞屑。皮疹大多突然出现于躯干、上肢屈侧或腋部。愈后可留有轻度凹陷性瘢痕（图 30-49）。病程长短不一，可呈急性、亚急性或慢性经过。多见于青年人，婴儿及老年人罕见。

　　3.其他　反复发作，不易治愈。

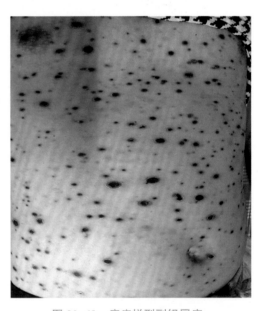

图 30-49　痘疮样型副银屑病

四、鉴别诊断

　　1.白疕（点滴型银屑病）与点滴型副银屑病　点滴型银屑病皮损颜色更鲜红，云母状鳞屑，有点滴样出血。

　　2.风热疮（玫瑰糠疹）与斑块状副银屑病　玫瑰糠疹病程较短，急性发作，常出现母斑。

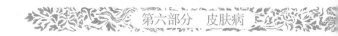

3.水痘（水痘）与痘疮样型副银屑病 水痘多见于儿童，无鳞屑性丘疹，急性发作，病程较短。

4.紫癜风（扁平苔藓）与苔藓样副银屑病 扁平苔藓为深紫色多角形扁平丘疹，不呈网状排列，口腔常有皮疹，自觉瘙痒，组织病理可鉴别。

五、治疗

（一）辨证论治

1.血虚风燥证 病程较长，皮损为紫褐色或淡红色扁平丘疹、浸润性斑块、细碎屑，或网状斑片，或萎缩斑等，伴见口干欲饮，皮肤干燥，面色少华。舌红或淡红，苔薄少，脉象滑细或细弦。治法：养血疏风，凉血润燥。方药：清燥汤加减。常用药物如当归、川芎、赤芍、生地黄、黄连、防风、灵仙、蝉蜕、天花粉、苦参、黄芩、甘草。若热重者加牛蒡子、连翘、牡丹皮、大青叶，湿重者加车前子、茯苓、滑石。

2.血热证 皮损为褐红针头指甲盖大互不融合的丘疹、浸润性斑丘疹，上覆少许鳞屑，刮之无点状出血。可无不适或伴咽干，便秘，舌质红，苔薄白，脉滑或弦滑。治法：清热凉血解毒。方药：芩连四物汤合清营汤加减。

3.血瘀证 皮损肥厚浸润，颜色暗红，舌质紫暗或有瘀点瘀斑，脉涩。治法：活血祛瘀，通络解毒。方药：活血散瘀汤加减。

（二）中医外治

1.中药外用 青黛膏、黄连膏，每日1次。也可用生地黄、炒蒺藜、大黄、鸡血藤、透骨草、侧柏叶煎汤外洗，每日1次，2周为1个疗程。

2.物理疗法 也可用硫黄浴、矿泉浴等。

（三）西医西药

西医学的治疗原则是抑制病情发展，对症处理。应尽可能寻找并祛除病发相关因素，若怀疑与药物有关，应停用相关药物。

1.系统用药 包括抗生素、维生素、抗组胺药、免疫抑制剂，严重患者可使用糖皮质激素。

2.外用药物 局部外用皮质类固醇制剂，或各种角化促成剂。

3.其他疗法 窄谱 UVB（311nm）治疗副银屑病有较好的疗效。光化学疗法（PUVA）有效。

六、预防调护

1.平素注意保暖，以防感冒。

2.多食瓜果蔬菜，忌食辛辣之物。

3.养成良好生活习惯，保证充足睡眠，畅情志，避免紧张。

4.不可用刺激性强的外用药，注意皮肤保湿。

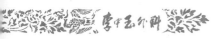

第六节 白皮癣（石棉状糠疹）

头皮堆积较厚的银白色或灰白色石棉样鳞屑，谓之石棉状头癣，又称石棉状糠疹，这是西医学的名称。本病属于中医学"白皮癣"的范畴。

一、古籍摘要

《名医别录》云："碧石青，味甘，无毒。主明目，益精。"

《外科正宗》云："此等总皆血燥风毒克于脾、肺二经。初起用消风散加浮萍一两，葱、鼓作引，取汗发散。久者服首乌丸、蜡矾丸，外擦土大黄膏，用槿皮散选而用之，亦可渐效。"

二、病因病机

中医学认为，头皮毛孔开张，风寒外邪侵袭，客于头皮腠理，气血不宣，肌肤失养，化燥生风，故白屑叠见。或因湿热互结，循经上行于头而发，症见糠状鳞屑堆积难除；或因素体血热体质，加之喜食肥甘辛辣，火助燥热，怫郁肌肤，症见鳞屑纯白，酷似石棉结晶。

西医学认为，本病病因尚不明确，有人认为可能是头皮由于细菌感染或外伤所引起的一种特殊反应。此外，本病亦可继发于银屑病、脂溢性皮炎或链球菌感染者。

三、诊断要点

1. 发病特点　此病多发于青年女性。

2. 好发部位　好发于头皮。

3. 皮损　头皮起银白色或灰白色石棉状发亮的鳞屑，鳞屑为小片状，将毛发根部黏着成块，层层堆积很厚，呈屋瓦状，鳞屑易于剥离，基底皮色正常。毛发近端有 1 ～ 3 个纯白色而无光泽的鞘状物，很似石棉状结晶，包围毛发，以毛干为中轴可上下移动，但头发远端无此现象。毛囊口棘状隆起，紧包围毛发，头皮微痒，毛发多不受影响，但有些斑片结成厚痂，其下可有少许脓性溢液，并有暂时性秃发（图 30-50 和图 30-51）。

四、鉴别诊断

1. 白屑风（脂溢性皮炎）　石棉状糠疹临床表现与慢性脂溢性皮炎相似，但后者炎症较明显，鳞屑细、少、薄，常伴有脱发，易继发湿疹化，无石棉状的鳞屑性厚痂皮，并且可扩展到颜面部、颈项部，瘙痒明显。

2. 白疕（头皮银屑病）　也可出现散在白色鳞屑性斑片，但无白色发鞘，且局部鳞屑往往将头发缩紧呈束状发，将鳞屑剥除后可见点状出血，身体其他部位常常伴有同样皮损。

3. 白癣（白癣）　受累发根也可出现白色套样菌鞘，形成白色鳞屑样斑片，但头发明显受累，病发无光泽，长出 0.4cm 左右即自行折断，真菌检查阳性。

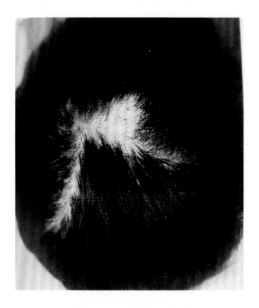

图 30-50 白皮癣（1）

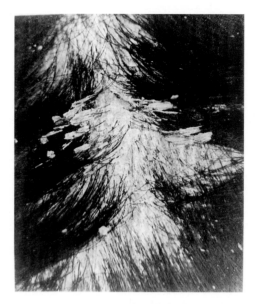

图 30-51 白皮癣（2）

五、治疗

（一）辨证论治

1. 湿热熏蒸证　头皮起灰白色或污秽堆积性石棉状鳞屑，包围毛发，状如霜雪，且搔之不易脱落，其下可有少许脓性溢液，偶尔还可闻及腥臭味。舌红，苔黄腻，脉数。治法：清热化湿。方药：三仁汤、二妙散加减。常用方药如生薏苡仁、炒苍术、黄柏、羌活、通草、赤小豆、牡丹皮等。

2. 血燥生风证　常见白色鳞屑成片状分布在头皮，堆积成屋瓦状，状如石棉覆盖在头皮，或伴有瘙痒，心烦易怒。舌质红，苔薄黄少津，脉细数。治法：养阴润燥，祛风止痒。方药：知柏地黄汤、消风散加减。常用方药如黄柏、牡丹皮、生地黄、天冬、天花粉、荆芥、防风、何首乌等。

（二）中医外治

1. 中药外用　外用灵验油（经验方）搽之，每日 2 次。方药：废机油 200mL，硫黄粉 50g，水杨酸 10g，轻粉 5g，黄丹 10g，冰片 3g。制法：先将五味药各研极细混匀，加入机油中，搅匀即成。每日搽 1～2 次，以愈为度。

2. 针刺疗法　取合谷、大椎、曲池、足三里等穴位。实施泻法，针刺得气后留针 30 分钟，2 日 1 次，10 次为 1 个疗程。

（三）西医西药

1. 系统药物　可口服维生素 B 类药物，维 A 酸类药物。

2. 外用药物　可给予水杨酸制剂、维 A 酸软膏、复方酮康唑洗剂、吡硫翁锌气雾剂、二硫化硒洗剂等。

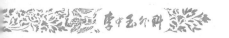

六、预防调护

1. 清淡饮食，多食蔬菜水果，勿食辛辣刺激食物。
2. 保持心情舒畅，勿熬夜。

第七节　白屑风（脂溢性皮炎）

白屑风，此病相当于西医学的脂溢性皮炎。其特点：皮肤瘙痒潮红，或干叠起白屑故名白屑风。依其发病部位不同，中医学又有不同的名称。如发于面部者，称面游风；发于眉见者，称眉风癣；发于胸前者，称纽扣风。本病多见于青壮年或婴幼儿，多发于头面、眉间、耳后、项、胸、腋下或阴部。病程迁延，愈后易复发。

一、古籍摘要

《外科正宗·白屑风》云："白屑风多生于头、面、耳项、发中，初起微痒，久则渐生白屑，叠叠飞起，脱之又生。此皆起于热体当风，风热所化，治当消风散，面以玉肌散擦洗，次以当归膏润之。发中作痒有脂水者，宜翠云散搽之自愈。"

《医宗金鉴·外科心法要诀》云："白屑风：白屑风生头与面，燥痒日久白屑见，肌热风侵成燥化，换肌润肌医此患。注：此证初生发内，延及面目，耳项燥痒，日久飞起白屑，脱去又生。由肌热当风，风邪侵入毛孔，郁久燥血肌肤失养，化成燥证也。宜多服祛风换肌丸。若肌肤燥裂者，用润肌膏擦之甚效。

祛风换肌丸：大胡麻、苍术（炒）、牛膝（酒洗）、石菖蒲、花粉、苦参、何首乌（生）、威灵仙各二两，当归身、川芎、甘草（生）各一两，上为细末，陈煮酒跌丸绿豆大。每服二钱，白滚水送下，忌鱼腥、发物、火酒。方歌：换肌丸治白屑风，燥痒日增若虫行，风燥血分失润养，叠起白屑落复生。归芎胡麻苍术膝，菖蒲花粉草威灵，苦参何首乌为末，煮酒跌丸绿豆形。

润肌膏：香油四两，奶酥油二两，当归五钱，紫草一钱，将当归、紫草入二油内，浸二日，文火煤焦去渣；加黄蜡五钱溶化尽，用布滤倾碗内，不时用柳枝搅冷成膏。每用少许，日擦二次。方歌：润肌膏擦白屑风，肌肤燥痒用更灵，酥香二油归紫草，焦加蜡滤搅凝。"

《疡医大全》云："头生白屑，乃肝经风盛也。山豆根浸油涂之，或研细以乳汁调涂。"

《外科证治全书》曰："面游风，初起面目浮肿，燥痒起皮，如白屑风状，次渐痒极，延及耳项，有时痛如针刺。湿热盛者浸黄水，风燥甚者干裂，或浸血水，日夜难堪。治宜养血润肤饮，兼六味地黄丸，早晚轮服，十余日取效；外用生猪脂频润抹之，或用鳗鲡鱼汁取油涂之。

养血润肤饮：当归三钱，熟地、生地、黄芪各四钱，天冬（去心）、麦冬（去心）各二钱，升麻、片芩各一钱，桃仁泥、红花各六分，天花粉一钱五分，上水煎，温服。如大便燥结，加火麻仁、郁李仁各五钱。如盛痒甚，加明天麻一钱五分。"

二、病因病机

中医学认为，素体血热血燥，或先天禀赋不耐，嗜食辛辣酒酪、肥甘炙煿、鱼腥海味，湿热内蕴，风邪外侵，郁于肌腠；或湿热血热，伤阴耗血，肌肤失荣，发为本病。

西医学认为，本病与皮脂增多基础上合并马拉色菌增多有关，精神因素、饮食、熬夜、饮酒等诱发而加重本病。

三、诊断要点

1. 发病特点 多见于青壮年及婴幼儿。
2. 好发部位 好发于头面部、胸背部等皮脂溢出部位。
3. 皮损 皮损初起头皮潮红，毛孔周围起红丘疹，或起片状红斑，上覆白色干燥细薄鳞屑或黄白色油腻鳞屑，搔之飞起，如秕糠状，或流水糜烂结痂，状如脂膏，有腥臭味，常伴有脱发（图 30-52 ～图 30-57）。

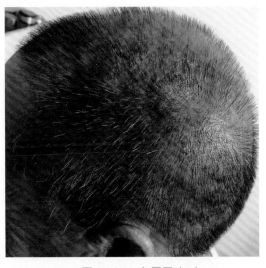

图 30-52 白屑风（1）

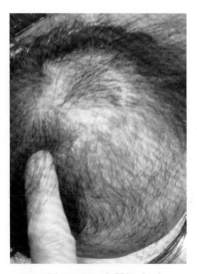

图 30-53 白屑风（2）

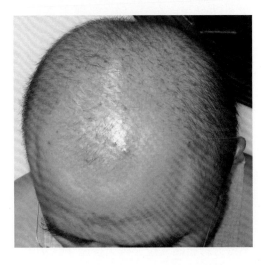

图 30-54 白屑风（3）

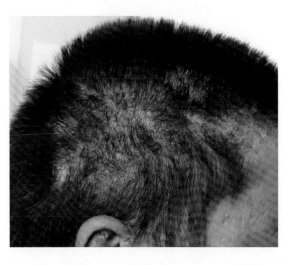

图 30-55 白屑风（4）

第三十章 红斑鳞屑性皮肤病

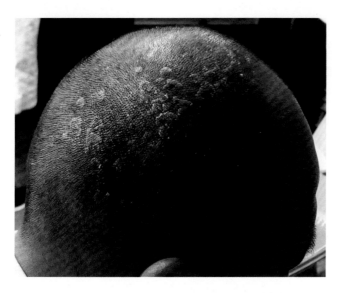

图 30-56　白屑风（5）

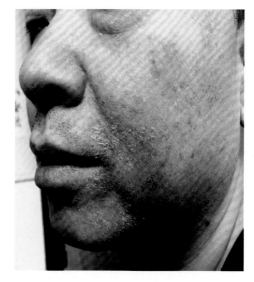

图 30-57　白屑风（6）

4.伴随症状　自觉瘙痒。

四、鉴别诊断

1.白疕（头部银屑病）　红斑上有较多银白色鳞屑，搔抓后出现薄膜及点状出血，可见到束状发。皮损常常超出前额发际线以资鉴别。

2.白癣（白癣）　多见于儿童，头部出现片状灰白色鳞屑斑，其上毛发距头皮 2～4mm 处折断，真菌镜检阳性以资鉴别。

五、治疗

（一）辨证论治

1.湿热内盛证　皮肤潮红湿烂，流滋黄水，结密黄厚痂，头发黏集成束，舌质红，苔黄腻，脉滑数者。治法：清热利湿。方药：芩连四物汤、清利汤加减。常用方药：黄芩 10g，黄柏 15g，苍术 10g，茵陈 15g，栀子 12g，苦参 10g，金银花 15g，白芷 12g，赤芍 15g，车前子 20g（另包），泽泻 15g，滑石 20g，甘草 6g。若便干者加大黄。

2.血热风燥证　皮肤潮红，干燥瘙痒，叠起白屑，抓破津血，毛发枯燥，心烦口干，舌质红，脉弦数。治法：凉血消风。方药：消风散加减。常用方药：生地黄 30g，当归 15g，苦参 12g，蝉蜕 10g，知母 12g，生石膏 20g，牡丹皮 12g，白芷 12g，白茅根 20g，玄参 15g，白鲜皮 15g，甘草 10g，水煎服。

（二）中医外治

1.中药外用　属湿热内盛者，外用痤疮抑菌散，或用脂溢散（经验方）：硫黄、枯矾、冰片、轻粉、熊胆粉、石膏等，研细粉，干搽患处，每日 1 次。属血热风燥者，可用轻粉膏、黄连膏，每日 2 次涂擦患处。

2.耳针疗法　在肾上腺、神门及皮损相应穴位，王不留行籽压贴穴位，每天按压 3～4 次。

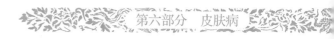

（三）西医西药

1. 系统用药　维生素 B_2 和复合维生素 B 等。

2. 外用药物　按照不同的部位，选用不同制剂。如头皮可用硫化硒洗剂，其他部位可用复方硫黄洗剂，若渗出明显时，可用 3% 硼酸溶液。

六、预防调护

1. 忌食辛辣刺激性食物，避免熬夜，怡情移性。

2. 可以配合硫黄乳膏洗发，一般每周使用 1～2 次。

3. 保持大便通畅。

第八节　赤游肿（离心性环状红斑）

中医学称离心性环状红斑为"赤游肿"，是一种可由多种原因诱发，如感染、药物、食物、内在疾病等导致的炎症性皮肤病。本病表现为一种慢性的炎症性水肿性红斑，以环状、多环状的皮疹为特点，多发于四肢和躯干，慢慢向四周扩散，容易复发。

一、古籍摘要

《圣济总录·热肿》云："热盛则肿，流走无常，若火炙然，亦或谓之流肿也。"

《证治准绳》云："赤白游风，属脾肺气虚，腠理不密，风热相搏，或寒闭腠理，内热怫郁。或阴虚火动，外邪所乘。或肝火风热，血热。治法：若风热用小柴胡汤加防风、连翘。血热用四物加柴胡、山栀、丹皮。风热相搏，用荆防败毒散。内热外寒，用加味羌活散。胃气虚弱，用补中益气汤加羌活、防风及消风散。血虚用加味逍遥散。阴虚逍遥散、六味丸。若肝肾虚热，用六味丸，则火自息，风自定，痒自止。

一妇人，身如丹毒，搔破脓水淋漓，热渴头晕，日哺益甚，用加味逍遥散而愈。一妇人，患赤白游风，哺热痒甚。予用清肝养血之剂，不信。乃服大麻风药，臂痛而筋挛，又服化痰顺气之剂，四肢痿弱而殁。一妇人患前症，数用风药，煎汤泡洗，以致腹胀而殁。一女子，赤晕如霞，作痒发热，用味小柴胡汤加生地黄、连翘、牡丹皮而愈。

如冰散：治风邪热毒，壅滞肌肉，荣卫不宣，蕴积成肿，血涩肤腠，如丹之状，风随气行，游无定处，邪毒攻冲，燉赤热痛。朴硝五两（另研），寒水石、蛤粉各三两，白芷一两，片脑一钱（另研），上为细末，研匀。每用新汲水调，稀稠得所，以鸡翎涂扫，不令药干。

治赤游肿方：川大黄二两，慎火草五两。上各捣涂之，干即再涂。"

二、病因病机

中医学认为，多由禀赋不耐，脾胃气血虚弱，中气不足，卫外失固，外感风寒、风热之邪，

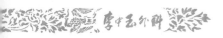

瘀阻肌肤；或进食鱼虾海鲜动风之物，或七情内伤，气郁化火，阴血耗伤风气内生，肌肤失养而发为本病。

西医学认为，本病可能与感染、虫咬、吸入物、药物等相关，极少数患者可能与恶性肿瘤有关。

三、诊断要点

1. 发病特点　以青壮年最为多见。

2. 好发部位　好发于四肢、躯干，分布较为广泛。

3. 皮损　初起多为单个或多个淡红色丘疹，离心性向周围扩大，形成环状或融合成多环状。皮疹中央消退，扩张性边缘隆起如堤状，内缘有黄色鳞屑附着，偶见小水疱（图 30-58 和图 30-59 ）。

4. 伴随症状　自觉症状无或时有轻度瘙痒。

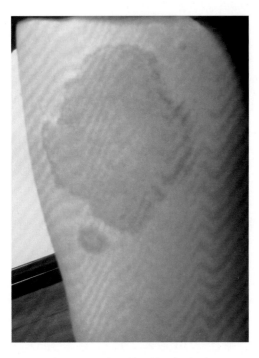

图 30-58　离心性环状红斑（1）

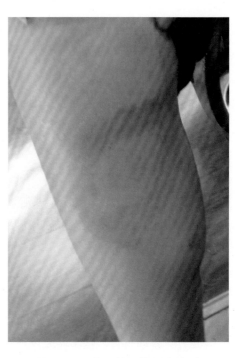

图 30-59　离心性环状红斑（2）

四、鉴别诊断

1. 圆癣（体癣）　该病为环形皮损，可发于身体的各个部位，边缘部有小丘疹、小水疱和鳞屑，瘙痒显著，真菌加免疫荧光检查为阳性。

2. 瘾疹（荨麻疹）　该病皮损为风团，发生快，消退迅速，皮肤划痕症阳性。

3. 红蝴蝶疮（红斑狼疮）　此病也可以表现为环形红斑，但有光敏、关节炎等临床症状和肾损害，血液学等实验室检查异常，以资鉴别。

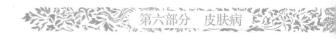

五、治疗

（一）辨证论治

1.风热证 皮损颜色较红，可伴有咽痛，发热，口干，大便干结，小便黄赤。舌质红，苔黄腻，脉滑数。治法：清热疏风。方药：芩连四物汤、银翘散加减。

2.风寒证 皮疹颜色淡红，可伴有恶风、恶寒。舌质淡红，舌体胖，苔白，脉浮紧。治法：疏风散寒。方药：麻黄汤加减。

3.血虚风燥证 皮疹颜色淡红可伴有皮肤干燥，面色淡白无华，头晕心悸等不适症状。舌淡红，苔薄白，脉沉细弱。治法：养血疏风。方药：消风散、当归饮子加减。

（二）中医外治

1.中药外用 可用苍术、马齿苋、牡丹皮等中药水煎后冷敷患处，每次 15～20 分钟左右，每日 2 次。

2.刺血疗法 用三棱针消毒后在委中、承山点刺放血，3 天 1 次，3 次为 1 个疗程。

3.耳针疗法 选取肺门、肝区、脾区、内分泌等穴位，埋针或耳穴压豆，每日按压数次。

（三）西医西药

1.系统用药 祛除病因和对症治疗，抗组胺药物、钙剂等口服。

2.外用药物 外用炉甘石洗剂等。

六、预防调护

1.注意饮食卫生。

2.注意预防各类感染。

3.积极寻找可能相关的内科疾病。

4.避免各种刺激。

第九节　紫癜风（扁平苔藓）

皮肤起紫褐色扁平丘疹谓之紫癜风，此病相当于西医学的扁平苔藓。紫癜风为一种皮肤及黏膜炎症性疾病，以紫红色多角形扁平丘疹，剧烈痛痒为特征。男女均可发病，发病年龄以 30～60 岁最多见，好发于春夏季节，皮疹经久不退，病程缠绵不愈。

一、古籍摘要

《普济方》云："夫紫癜风之状，皮肤皱起生紫点，搔之皮起而不痒痛是也。"

《杨氏家藏方》云："治紫癜风。硫黄研细，上以茄蒂蘸药少许，擦良久，以温汤洗去。"

《辨证录》云："人有生喉癣于咽门之间，以致喉咙疼痛者，其症必先作痒，面红耳热而不可

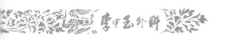

忍，其后则咽唾之时，时觉干燥，必再加咽唾而后快，久则成形而作痛，变为杨梅之红瘭，或痛或痒而为癣矣。夫癣必有虫，咽喉之地，岂容生虫？世人往往得此病，恬不为意，到不能治，而追悔于失治也，不其晚乎？此病因肾水之耗，以致肾火之冲，而肺金又燥，清肃之令不行，水火无既济之欢，金火有相形之势，两相战斗于关隘之间，致成此症。治法仍须补肾中之水，而益其肺气，以大滋其化源，兼用杀虫之味，以治其癣，庶几正固而邪散，而虫亦可以尽扫也。化癣神丹：玄参一两，麦冬一两，五味子一钱，白薇一钱，鼠粘子一钱，百部三钱，甘草一钱，紫菀二钱，白芥子二钱，水煎服。二剂而疼痛少痊，又服四剂，而癣中之虫尽死矣。即不可仍用此方，另用润喉汤：熟地一两，山茱萸四钱，麦冬一两，生地三钱，桑白皮三钱，甘草一钱，贝母一钱，薏仁五钱，水煎服。连服十剂，而痒与痛俱除矣。方中再加肉桂一钱，饥服冷服，实为善后之策，又万举而万全也。盖从前多用微寒之药，恐致脾胃受伤，加入肉桂以补火，则水得火而无冰冻之忧，土得火而有生发之乐，下焦热而上焦自寒也。"

《医宗金鉴》曰："喉癣：喉癣咽干生苔藓，初痒时增燥裂疼，过饮药酒五辛火，霉烂延开蚁蛀形。

注：此证一名天白蚁。咽嗌干燥，初觉时痒，次生苔藓，色暗木红，燥裂疼痛，时吐臭涎，妨碍饮食。由过食炙煿药酒、五辛等物，以致热积于胃，胃火熏肺而成斯疾。宜服广笔鼠粘汤，未溃吹矾精散，已溃吹清凉散。患者清心寡欲，戒厚味发物，或者十全一二，若失治兼调理不谨，致生霉烂，延漫开大，叠起腐衣，旁生小孔，若蚁蛀蚀之状，多致不救。

广笔鼠粘汤：生地黄、浙贝母（去心，研）各三钱，元参、甘草（生）各二钱五，鼠粘子（酒炒，研）、花粉、射干、连翘（去心）各二钱，白僵蚕（烧，研）一钱，苦竹叶二十片，水二盅，煎八分，饥时服。

清凉散：硼砂三钱，人中白（煅）二钱，黄连末一钱，南薄荷六分，冰片五分，青黛四分。共研极细末，吹入喉癣腐处。"

二、病因病机

中医学认为，本病由于湿热内蕴，外受风邪，风湿热搏结，阻于肌肤，气血瘀滞；或因肝肾阴虚，虚火上炎，口腔、唇部失于润养而致病。

西医学认为，本病的病因与发病机制至今尚无定论。目前认为其发病可能与遗传、感染（细菌、螺旋体、念珠菌和幽门螺杆菌等）、精神神经、药物（主要有磺胺类、金或汞制剂、链霉素、青霉胺、甲苯磺丁脲和氯噻嗪类药物等）、慢性病灶，以及代谢和内分泌等因素有关。本病也常和斑秃、白癜风、天疱疮、类天疱疮、系统性红斑狼疮、皮肌炎、硬皮病、桥本甲状腺炎和溃疡性结肠炎等自身免疫性疾病并发。其发病机制主要通过各种细胞因子介导的T细胞免疫反应，继发或伴随体液免疫反应。

三、诊断要点

1.典型损害为紫红色，粟米至绿豆大小、多角形扁平丘疹，丘疹表面光滑发亮，可有白色小点或网状细纹，皮损往往大小一致，密集成片，亦可孤立散在，或呈线状、环状排列，亦可因搔抓引起同型反应。

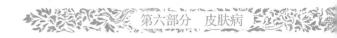

2.皮损发于皮肤及黏膜，发于皮肤者，常见于四肢，尤以腕屈侧、踝周围和股内侧最多见。发于黏膜者，常见于口腔和外阴黏膜，或单独存在或与皮肤损害，同时发生，主要为树枝状或网状白色细纹，或白色斑点、斑片，皮损也可累及头皮引起脱发，累及甲部出现甲板、甲床的病变。

3.皮损可仅局限于某一部位，亦可急性遍发全身。多自觉瘙痒明显，但也有微痒、不痒、烧灼和疼痛感。

4.病程慢性，常持续多年，或反复发作。

四、鉴别诊断

1.顽癣（皮肤淀粉样变）　多见于小腿伸侧，为绿豆大小的圆顶丘疹，密集成片，互不融合，无光泽，无 Wickham 纹。病理检查示真皮乳头有淀粉样物质沉积可以鉴别。

2.白疕（银屑病）　点滴型白疕可与扁平苔藓皮损相似，但白疕皮损的鳞屑多，易于刮除，有薄膜现象及点状出血。

3.牛皮癣（神经性皮炎）　皮疹好发于颈项、肘部和腘窝等处，常成典型的苔藓样变，无 Wickham 纹及口腔损害。

4.顽湿聚结（结节性痒疹）　肥厚性扁平苔藓与钝头性扁平苔藓的皮疹有时和结节性痒疹的皮疹相似，但在这两型扁平苔藓的斑片和斑块周围，往往有典型的扁平苔藓的扁平丘疹，结合组织学检查进行鉴别。

5.药毒（药疹）　扁平苔藓样药疹酷似扁平苔藓，但一般药疹多在用药数日至数周发疹，起病急，发疹对称，停药后多会逐渐消退，根据服药史和皮肤活检可诊断。

五、治疗

（一）辨证论治

1.风湿热型（发于皮肤）　皮损斑丘疹，或融合成片，或条带成片，表面呈紫红色，光滑，剧痒，口不渴，女子白带多。舌淡红，舌体胖大，舌苔薄白或腻，脉濡（图 30-60 ～图 30-63）。治法：清热利湿。方药：板栀泽鲜汤，板蓝根 20g，黄芩、栀子、白鲜皮、地肤子、蝉蜕、僵蚕、桑枝、菊花、木贼、苍耳子、泽泻、当归各 9g，水煎服或消风清燥汤加减。

2.虚火上炎型（发于口腔）　口腔有皮疹，或呈乳白，或糜烂（图 30-64），伴有头昏、多梦、记忆力减退，舌边尖红，苔薄白，脉沉细而缓。证属肝肾阴虚，虚火上炎。治法：补益肝肾，滋阴降火。方药：滋阴活血化瘀汤，生地黄、当归、枸杞子、丹参各 15g，玄参、赤芍、天花粉、川芎、石斛各 12g，桃仁、红花各 10g，水煎服。若口干明显者，重用石斛、天花粉、生地黄、玄参；肾虚明显者，加怀牛膝、女贞子；局部充血，糜烂或溃疡者，重用桃仁、红花；睡眠差者，加夜交藤。

（二）中医外治

百部膏：百部、白鲜皮、大枫子、白芷、当归、木鳖子、狼毒各 9g，黄柏 12g，雄黄 5g，共研细末，凡士林调成 20% 软膏，每日涂擦 1 次。

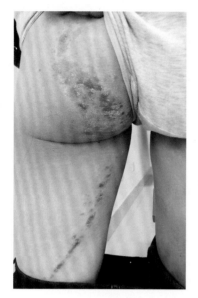

图 30-60 紫癜风（1）

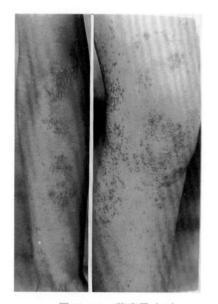

图 30-61 紫癜风（2）

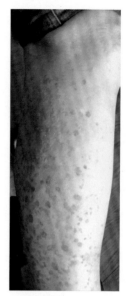

图 30-62 紫癜风（3）

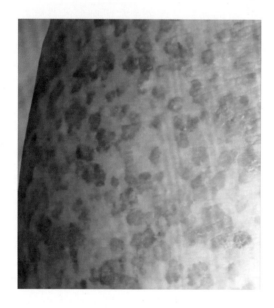

图 30-63 紫癜风（4）

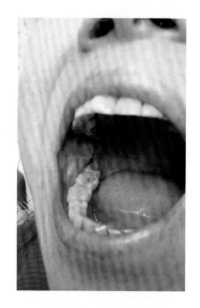

图 30-64 紫癜风（5）

（三）西医西药

1.系统用药　可口服维生素 A、阿维 A；病情顽固者，可口服免疫抑制剂，如 MTX、硫唑嘌呤等，或糖皮质激素。

2.外用药物　可外用糖皮质激素类软膏、维 A 酸软膏、他克莫司软膏、润肤剂等外用。对小面积的损害，可用强效糖皮质激素封包治疗。

六、预防调护

1.避免热水烫洗，搔抓患处，以免发生同形反应。

2.清淡饮食，忌辛辣刺激、五辛发物、肥甘厚腻。

3.保持心情舒畅，忌忧思恼怒。

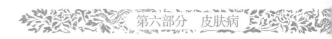

第十节　红皮（红皮病）

　　本病是一种累及全身，以弥漫性潮红肿胀、持续性大量落屑为特征，属重症慢性炎症性皮肤病。中医学无类似病名，本病可由银屑病、湿疹、药物性皮炎、天疱疮、恶性肿瘤等皮肤病继发而成。治疗参照有关病种基础上辨证论治，往往能收到较好的疗效。

一、古籍摘要

　　《林氏活人录汇编》云："斑疹门：或问：斑疹因何而生？属阴属阳？属虚属实？属表属里？可得闻其详乎？

　　答曰：斑疹之发，有外感风热者，有胃腑实热为病者，有伤寒失下者，有伤寒阳明经证失汗发衄，不衄则发颐，不生颐则发斑疹者，总属阳明胃与大肠之风热亢盛已极，内不得疏泄，外不得透达，怫郁于皮毛腠理之间，轻则为疹，重则为斑，一如火乘金位，金受火克之故，此乃阳毒，属表属实之斑疹也。有阴虚血热者，有阳虚血热者，有气血两虚而虚热郁盛者，此三焦无根之火乘其气血之虚而空发于上，怫郁于皮毛血脉之中，内不得清，外不得散，遂发斑疹，乃阴虚属里之证也。

　　或问：何以为斑？何以为疹？阴阳既别，何者为重？何者为轻？

　　答曰：斑者成片，不分颗粒，一如云朵拱起，淡红者轻，紫红者重，黑者凶，轻者痒而重者痛。疹者如痱瘰，或类蚊迹蚤虱痕而不盛，一日之中起伏隐现不常，隐隐见于肌肤之间，不大起发者是。大约阳证斑疹，易看而易治；阴证斑疹，挟虚而发，难看而难治。苟不细审，则阴证误以为阳，立至危殆，可不慎欤？

　　斑疹之脉与形证：身热无汗，烦渴躁闷，或痛或痒，如云若锦，腹痛胸满，二便秘结，六脉浮洪有力，或浮数有力者，系手阳明大肠、足阳明胃二经风热为病，所谓阳斑也；若内热自汗，渴不欲饮，心烦身躁，胃弱脾泄，喜湿恶热，色白而不红，但痒而不痛，六脉迟缓微弱，或虚数无力者，手太阴肺、足太阴脾、手少阴心、足少阴肾经之阴火内亢为病，所谓阴斑也。疹形虽与斑异，而致病之因、受病之脏腑及所现之脉与形证无不同。盖斑有阴阳，则疹亦有阴阳，自在医者审其证之阴阳虚实、脉之无力有力可也。

　　斑疹治法：两阳合明，其火自盛，兼有食积，致生积热，故斑疹之因必归过于胃与大肠也。火盛则血热而金燥，盖心为火脏，主血脉，肺为金脏，主皮毛，火聚胸中，肺受熏蒸，心火愈炽，或热极反兼风化，或客风鼓动内火，其病发于心肺二经。所谓阳斑阳疹，必先清散风热于表，疏导积热于内，表里和解，以救炎炎之势。如二便秘结，急宜利之。若脾肾之阴虚火盛，不能归经固藏，发越于上，而心肺受其熏灼而病，亦有因风致火，或因热极生风而发。所谓阴斑阴疹，初则亦宜清解，使其透发，宽其胸膈，解其烦躁，次则察脉之大小虚实，脾胃之实与不实，大便之结与不结，或清补，或温补。

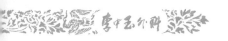

又曰：虽阴阳俱有斑疹，而阳证发斑者多，且多发于热病之末，阴证则发疹者多，且多发于病之始。盖斑由积热，发之稍缓，疹兼风火，发之尤速。发之速者祸轻，发之缓者，其祸反深，则又天下事理必然之势也。

通治阳证斑疹主方：生地三钱，防风、荆芥各一钱五分，川黄连五分，黄芩、桔梗各一钱，牡丹皮、犀角屑各五分，甘草三分，水煎，不拘时服。血中伏火，必先凉血和血，故以生地为君，而丹皮佐之；芩、连泻心肺之火，佐桔梗以开郁结；犀角清心家之热毒，而甘草佐之；荆、防用以解散内外之风邪。外感重者，加羌活一钱，川芎、薄荷各五分，暂去芩、连、生地。如阳明胃家热毒，烦渴躁热，无汗背寒，斑疹黑紫色者，速加石膏一两，连翘一钱五分，玄参一钱，犀角五分，去防风、桔梗。伤寒邪热入胃，舌苔黄黑有刺，二便不通，谵语狂热者，加大黄五钱，芒硝三钱，枳实二钱，去生地、防风、丹皮。伤寒阳明失表，烦渴外热，半表半里，大便不去，无下证者，加干葛三钱，牛蒡子二钱，玄参一钱五分，薄荷一钱，去生地、丹皮、黄连、犀角。"

二、病因病机

中医学认为，本病多由心火炽盛，外感毒邪，热入于营血，而致气血两燔，烧灼津液，肌肤失养所致；或内服，或外擦药物而中毒，毒热入于营血，内传脏腑，外走肌肤，日久伤阴耗血而成。

西医学认为，本病系原发疾病如银屑病、湿疹等病情控制不佳，受感染或药物等因素病情加重所致，或药物过敏引起，或继发于肿瘤性疾病。

三、诊断要点

1. 可发于任何年龄，以中老年患者为多。

2. 发疹前常有发热、寒战、倦怠等前驱期。

3. 急性期全身潮红肿胀，局部渗出结痂脱屑，伴有腥臭味道。恢复期脱屑减少，逐渐露出正常皮肤，局部留有色素沉着，口腔黏膜及睑结膜充血糜烂溃疡，手足甲脱落。

四、治疗

（一）辨证论治

1. 热毒炽盛，气血两燔证　见于急性期，全身呈广泛潮红，并有轻度水肿，大多干燥，少数出现湿润结痂，继之大量脱屑，鳞屑大小不等（图30-65～图30-68）。伴有纳食不香，口苦，烦躁易怒，便干溺赤，舌质红，苔白或黄而腻，脉弦滑而数。治法：清营凉血解毒。方药：解毒凉血汤加减。常用生地黄15g，黄连9g，生石膏30g，生栀子10g，重楼、紫花地丁各15g，白茅根、金银花各30g，莲子心3g，水煎服。

2. 余毒伤阴证　见于恢复初期，周身皮肤潮红肿胀减轻，脱屑，痒轻或重，手掌角质层较厚，常呈大片脱皮。伴有口渴不欲饮，低热不退，舌淡苔绛。治法：养阴清解余热。方药：生地黄15g，黄芪20g，丹参、沙参各15g，西洋参6g，玉竹10g，天冬15g，麦冬、白蒺藜各12g，白鲜皮15g，地肤子12g，水煎服。

第三十章
红斑鳞屑性皮肤病

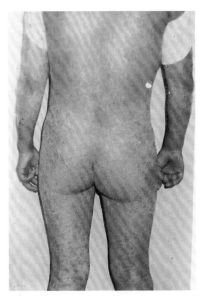

图 30-65　红皮病（1）

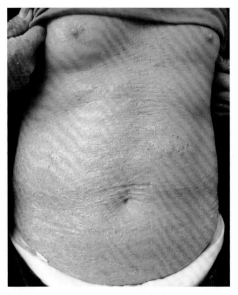

图 30-66　红皮病（2）

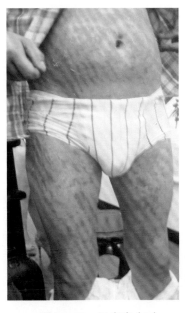

图 30-67　红皮病（3）

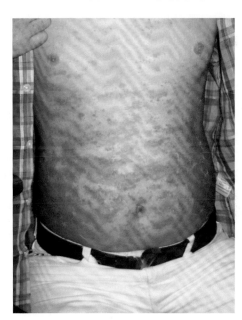

图 30-68　红皮病（4）

（二）中医外治

1. 黄连膏，大枫子油或甘草油，局部外擦。

2. 香油外搽，配合米糠煎汤沐浴。

3. 皮肤干燥，脱屑明显者，选用九华膏、硼酸软膏、清凉膏等外涂。

（三）西医西药

明确不同发病因素，若为银屑病诱发，可选用阿维 A、氨甲蝶呤、环孢素等；若为湿疹、药物引起，可以选择激素治疗；若为肿瘤，积极治疗肿瘤。

五、预防调护

1. 加强护理，保持衣被清洁，防止感染。

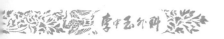

2.加强营养，适当补充蛋白，减少低蛋白血症发生。

3.忌辛辣刺激食品及鱼腥发物。防寒保温，对迁延日久者，应考虑有内脏恶性肿瘤的可能，注意及时检查。

第十一节　光泽癣（光泽苔藓）

本病为一原因未明的慢性皮肤病。临床特点为皮肤上起有针头大小具有光泽的小丘疹，多数散在或聚集，但不融合，好发于阴茎、腹股沟及下腹部等处。

一、古籍摘要

中医古籍没有对该病的记载。

二、病因病机

中医学认为，本病主要由风热之邪外袭，搏结于气血，阻滞于肌肤经络引起；或血虚痰凝，郁结肌肤所致。

西医学认为，本病病因尚不明确。

三、诊断要点

1.发病特点　好发于儿童及青少年。

2.皮损　皮损为针尖至粟粒大，高出皮面的扁平坚实丘疹，呈圆形或多角形。正常皮色或淡红、褐黄色，表面有光泽，多数密集，但不融合，大小始终不变。轻微摩擦皮损可有少量鳞屑，玻片压视，显示乳白色小点。皮损有时可呈环状排列，少数病例有呈泛发型或融合型（图30-69）。

3.伴随症状　多无自觉症状。

4.其他　病程局限，可自行消退。

四、鉴别诊断

1.紫癜风（扁平苔藓）　本病为紫红色扁平丘疹，多粟粒至黄豆大小，表面有白色网状条纹，自觉瘙痒，病理基底细胞液化及淋巴细胞带状浸润以资鉴别。

2.扁瘊（扁平疣）　好发于面部及手背，为褐色扁平丘疹，病理见空泡细胞以资鉴别。

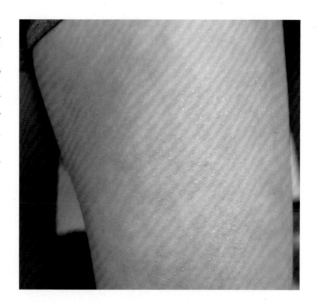

图30-69　光泽苔藓

五、治疗

（一）辨证论治

1.风热瘀阻证 病程较短，皮疹较广泛，丘疹呈淡红色或银白色，坚实，常伴口干，心烦，舌红，苔薄，脉弦。治法：清热祛风，活血化瘀。方药：消风散加减。

2.血虚风燥证 病程较久，皮损较局限，颜色较淡，皮肤干燥，伴头晕眼花，口干，舌淡红，苔薄，脉细弱。治法：养血祛风润燥。方药：当归饮子加减。

（二）中医外治

1.中药外用 大风子20g，乌梅20g，鸦胆子20g，生薏苡仁20g，川椒20g，槟榔20g，紫草20g，丹参20g，苍术20g，香附25g，大黄15g。加白酒浸泡60天，过滤备用，日擦患处4～5次，4周为1个疗程，可连用2～3个疗程。

2.针刺疗法 取穴位曲池、血海、足三里等穴位，用补法，每10次为1个疗程。

（三）西医西药

1.系统用药 一般无须治疗。

2.外用药物 瘙痒剧烈者可用激素药膏，必要时可系统使用激素、维A酸制剂等。

六、预防调护

清淡饮食，避免搔抓。

第十二节 狐尿刺（毛发红糠疹）

狐尿刺相当于西医学的毛发红糠疹，是一种以局限性毛囊角化、掌跖角皮病和红皮病为特征的慢性鳞屑性角化性皮肤病。本病好发于头皮、颜面或掌跖部位，病程慢性。中医学又名"狐狸刺"。

一、古籍摘要

《外台秘要》云："凡诸螳螂之类，盛暑之时，多有孕育，游诸物上，必有精汁，其汁干久则有毒，人手触之，不疑之间，则成其疾，故曰狐尿刺，日夜燥痛，不识眠睡，百方疗不能瘥方。但取蒲公英茎叶根断之，取白汁涂令浓一分，即瘥，神验。"

《圣济总录》云："狐尿刺者，狐狸尿草棘上，人有误犯，则发肿痛焮热，多在于手足指节，然亦有端居不出，而被此毒者。盖毒有相类之证，亦不必狐尿乃尔也。"

二、病因病机

中医学认为，本病主要是由于因气血不和，邪恋肌肤；或脾胃虚弱，中气不足，复感外邪，致使精微不化，气血生化失职，肌肤失养；或因胎中遗传；或由气血燔灼，毒热炽盛而致。

西医学认为，本病病因至今不明，除遗传因素外，维生素A缺乏、内分泌功能障碍、角化障碍和肝功能不良，也可能是起病的因素。

三、诊断要点

1. 好发部位　皮损好发于手指和肘、膝伸侧，其次为躯干和四肢伸侧，严重者皮损可波及全身，形成红皮病。

2. 皮损　为毛囊性角化丘疹，呈圆锥形，淡红至暗红色，质硬，中有毛发，触之似棘刺，可密集融合成片，基底发红，疹间有正常皮肤，形成岛屿状。在片状损害外围可见散在毛囊性丘疹。掌、跖部大片呈黄色的角质增厚，可伴有皲裂。指（跖）甲常累及，呈浑浊、增厚。指节背面可见特征性的毛囊性丘疹。

3. 辅助检查　组织病理示毛囊部位角化过度，点状角化不全，棘层肥厚，基底层液化变性，真皮上部毛囊周围轻度慢性炎症细胞浸润（图30-70～图30-73）。

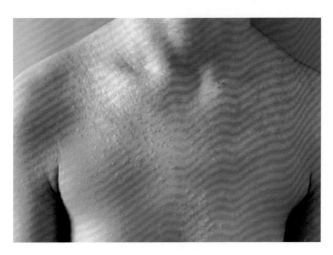

图30-70　狐尿刺（1）

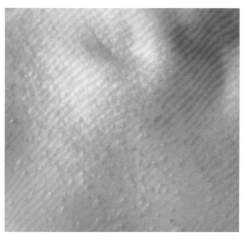

图30-71　狐尿刺（2）

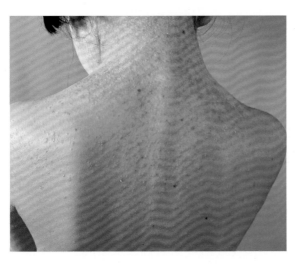

图30-72　狐尿刺（3）

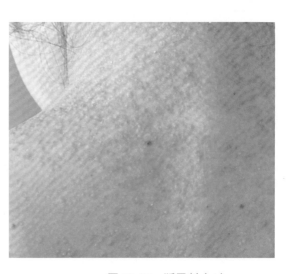

图30-73　狐尿刺（4）

四、鉴别诊断

1. 白疕（银屑病） 具有多层银白色鳞屑，剥除鳞屑，有点状出血，皮疹不与毛囊一致，掌跖部一般无改变。

2. 紫癜风（扁平苔藓） 皮疹为紫红或暗红色有光泽的多角形扁平丘疹，有 Wickham 纹，无毛囊性角质栓，很少累及头面及掌跖部。

五、治疗

（一）辨证论治

1. 血热证 病程短，头皮、面部或躯干皮疹色红、细碎脱屑，可见坚硬之丘疹，自觉瘙痒，或伴口干。舌红或淡红，苔薄白或薄黄，脉弦或滑。治法：清热解毒，凉血疏风。方药：凉血活血汤合消风散加减。

2. 血燥证 病程日久，全身皮损干燥、脱屑，掌跖角化过度，指、趾甲增厚，可伴口唇干燥，皮肤发紧，便秘，少汗或无汗。舌淡红，苔薄少，脉沉缓或细。治法：健脾益气，养血活血。方药：健脾润肤汤加减。

（二）中医外治

1. 中药外用 皮损泛发，干燥粗糙者，可涂甘草油。

2. 其他疗法 可用米糠浴或矿泉浴等物理疗法。

（三）西医西药

1. 系统用药 皮损广泛，呈慢性病程，反复发作者，应积极治疗。可口服维 A 酸类药物、维生素 A、维生素 E 治疗。有发生红皮倾向者，病情顽固者，可采用免疫抑制剂如 MTX、硫唑嘌呤等。

2. 外用药物 局部可采用润滑剂、卡泊三醇、糖皮质激素制剂等药物治疗。

3. 其他治疗 窄谱中波紫外线也有一定效果。

六、预防调护

1. 忌吃辛辣刺激性食物，少食煎炸食品；补充新鲜蔬菜、水果和高蛋白。

2. 养成良好生活习惯，保证充足睡眠，保持精神和情绪的稳定，避免工作、学习过于紧张。

3. 保持大便通畅，有良好排便习惯。

4. 不可过度烫洗，局部注意保湿。

第三十一章 大疱性皮肤病

第一节 天疱疮（天疱疮）

皮肤起燎浆水疱，谓之天疱疮，与西医学天疱疮有相似之处。天疱疮是一种慢性、复发性预后不良的严重的大疱性皮肤疾病。特征为在外观正常的皮肤和黏膜上出现松弛性水疱，尼氏征阳性，病情严重者可危及生命。本病好发于成年人，30～50岁发病者占半数，男女之比无明显差异。病程经过慢性，预后不良。

一、古籍摘要

《景岳全书》云："天疱疮形如水疱，皮薄而泽，或生头面，或生遍身，乃太阴阳明风热所致，故见于皮毛肌肉之间。宜清血凉血，热解则愈。"

《证治准绳·疡医》云："天疱疮，即丹毒之类而有疱者，由天行少阳相火为病，故名天疱。为火热客于皮肤间，外不得泄，怫热血液结而成疱，如豌豆疮。根赤头白，或头亦赤，随处而起，若自里达于外，发在春夏，三焦俱热，则服通圣散。若从身半已下起者，则服黄连解毒和四物汤。若发于秋冬，则宜升麻、葛根、犀角或加柏、芩一二味；外敷如马齿苋、吴蓝、赤小豆、苎根之类，皆解毒消肿，可用于初起之时。或蚌壳，或龟甲、水龙骨各煅存性，则收湿生肌，可用于浸淫之后。"

《外科正宗》云："天疱者，乃心火妄动，脾湿随之，有身体上下不同，寒热天时微异。上体者风热多于湿热，宜凉血散风；下体者湿热多于风热，宜渗湿为先，外用胡粉散、石珍散搽之自愈。此不早治，变为顽风紫癜难瘥。

解毒泻心汤，解毒泻心汤芩连，荆防牛子石膏全，山栀滑石玄参草，木通知母共相煎。治心经火旺，酷暑时临，致生天疱，发及遍身者。

黄连、防风、荆芥、山栀、黄芩、牛蒡子、滑石、玄参、知母、石膏各一钱，甘草、木通各五分。水二盅，灯心二十根，煎八分，食远服。

清脾甘露饮，清脾甘露饮茵陈，术地翘芩栀赤苓，麦冬泽泻苍枳壳，玄明粉草共灯心。治脾经湿热郁遏，乃生天疱，下体多而疼痛者。

白术、赤茯苓、山栀、茵陈、麦门冬、生地、黄芩、枳壳、苍术、泽泻、连翘、甘草、玄明粉各等分。水二盅，竹叶、灯心各二十件，煎八分，食前服。

胡粉散，胡粉散治天疱疮，杭粉轻粉石膏当，蛤粉共将研细末，丝瓜汁和效无双。治天疱红肿发热，急胀疼痛，用针挑破掺此药。

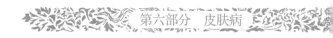

杭粉一两，轻粉、石膏、蛤粉各三钱。共研极细，挹干患上，用此掺之。或用丝瓜叶捣汁调搽亦好。如冬月无此，用染布青缸汁调搽。"

《外科枢要》云："天疱疮属元气不足，邪气所乘，亦有传染而患。受症在肝肾二经，故多在下体发起。有先筋骨痛而后患者，有先患而后痛者。初起脉浮数，邪在脾肺经也，先用荆防败毒散解散之；脉弦数，邪在肝胆经也，先用龙胆泻肝汤清解之；脉沉数，邪在脏腑也，先用内疏黄连汤通导之；后用换肌消毒散为主，愈后再无筋骨疼痛之患。"

《外科秘录·天疱疮》云："天疱疮，生于头面、遍身、手足之间，乃毒结于皮毛，而不入于营卫。论理尚轻，然治之不得法，疼痛难忍，不啻如火烙炎烧矣。此疮乃肺气虚，而火毒结于肺，本是暑热湿蒸之气，因肺气虚而犯之也。其症燎浆白疱，皮破赤沾，小儿生于夏日居多。故治法必须用解暑散火之药。然单散火而不补肺，则火不能去，而气益虚，疮难速愈矣。补气而佐之解暑，则火毒自消，而疮亦易愈。外用丝瓜叶捣烂，调定粉敷之，尤易奏功也。"

《外科大成·天疱疮》云："天疱疮者，初期白色燎浆水疱，小如芡实，大如棋子，延及遍身，疼痛难忍。"

《医宗金鉴》云："初起小如芡实，大如棋子，燎浆水疱，色赤者为火赤疮；若顶白根赤，名天疱疮。俱延及遍身，焮热疼痛，未破不坚，疱破毒水，津烂不臭，上体多生者，属风热盛，宜服解毒泻心汤；下体多生者，属湿热盛，宜服清脾除湿饮。未破者，俱宜蜞蚪拔毒散敷之；已破者，俱宜石珍散撒之，清其湿热，破烂自干，甚效。"

《外科证治全书·火赤疮》云："天疱疮由风热毒气客于皮肤，搏于血气而生，始如汤烫作疱，一破浆出成疮。

冯鲁瞻曰：有种天行斑疮，须臾遍身，皆戴白浆，此恶毒气。永徽四年，此疮自西域东流于海内。但煮食葵菜叶，以蒜韭啖之，即止。

天疱疮门主方，胡粉散：天疱红肿发热，急胀疼痛，用针挑破，掺之。石膏（煅）、蛤粉、轻粉各三钱，杭粉一两，共研极细，挹干患上，用此掺之。

石珍散：天疱日久作烂，疼痛不已，脓水淋漓。石膏（煅）、真轻粉各一两，青黛、黄柏各三钱，研细。甘草汤洗净，以此药掺之，其痛即止。"

二、病因病机

中医学认为，本病多属内因心火，脾湿蕴蒸，复感风热暑湿之邪，致使火邪犯肺，不得疏泄，熏蒸不解，外越皮肤而发。亦因湿热内蕴，日久化燥，耗气灼津，致使气阴两伤。

西医学认为，本病病因不明，由于棘细胞间有 IgG 沉积，将患者血清或 IgG 被动转移至实验鼠，鼠可出现表皮棘细胞松解，而祛除血清中的 IgG 成分可使病情缓解，因此，本病是由器官特异性自身抗体——抗天疱疮抗原抗体介导的器官特异性自身免疫病。

三、诊断要点

1. 发病特点　好发于中年人，男性多于女性。

2. 皮损　典型临床表现为水疱发生在红斑或正常皮肤上，疱壁薄而松弛，尼氏征阳性，易破裂形成糜烂，表面可附有淡黄色痂；病程慢性，此起彼伏；偶见血疱、溃疡、组织坏死；可累及全身各处的皮肤，口腔、咽、喉、食管、外阴、肛门等处黏膜也可受累；表现为水疱和糜烂。皮损愈合后可留有色素沉着。

3. 伴随症状　自觉瘙痒、疼痛、灼热等。

4. 辅助检查　皮损处组织病理表现为表皮内水疱、棘层细胞松解。免疫病理检查可进一步明确诊断。直接免疫荧光检查示棘细胞间 IgG、IgM、IgA 或 C_3 沉积；间接免疫荧光检查示血清中有天疱疮抗体。

5. 其他　本病一般分为寻常型、增殖型、落叶型和红斑型 4 种经典类型，还可有其他特殊类型，如副肿瘤性天疱疮、药物诱发性天疱疮、疱疹样天疱疮和 IgA 型天疱疮等。

（1）寻常型天疱疮　是天疱疮中最多见和较严重的一种，其特征是在正常皮肤上出现松弛性大疱。大部分患者在发病初期先出现口腔水疱，经过数月甚至数年之后皮肤才出现水疱，形成典型的寻常型天疱疮。发病初期可以是缓慢的，在急剧发展期，可伴有发热。如果不伴有并发症，水疱本身不痛、不痒，或只有微痒（图 31-1 ～图 31-4）。

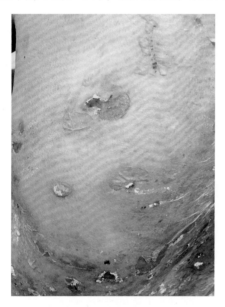

图 31-1　天疱疮（1）

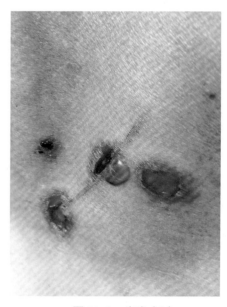

图 31-2　疱疮（2）

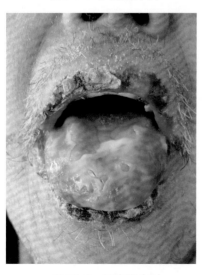

图 31-3　天疱疮（3）

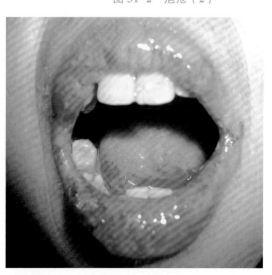

图 31-4　天疱疮（4）

（2）增殖型天疱疮　可由寻常型天疱疮转化而来，本型比较少见，其特征是在黏膜和皮肤上发生松弛性大疱，疱破后在糜烂面上常形成肥厚的乳头瘤样增殖，有恶臭的脓性分泌物，往往多见于皮肤皱褶处，如腋下、腹股沟、会阴部及乳房下等，病程慢性，自觉症状轻微（图31-5和图31-6）。

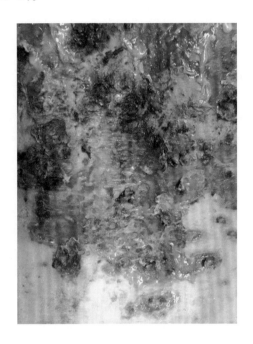

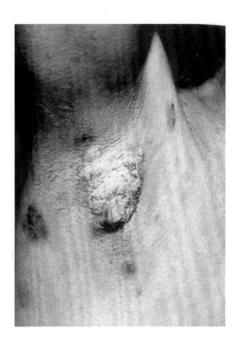

图31-5　天疱疮（5）　　　　　　　　　图31-6　天疱疮（6）

（3）落叶型天疱疮　其特征是在正常皮肤上，有时也可发生在红斑基底上的极易破裂的松弛性大疱，有的甚至在大疱尚未形成之前已经破裂，水疱反复成批出现，疱膜和痂皮持续脱落，全身皮肤形如树枝落叶之状，故名"落叶型天疱疮"，破裂干燥成灰黄色或褐黄色的片，似酥油饼状，这是本病的又一特征。初期好发于头面、躯干，逐渐波及全身（图31-7和图31-8）。

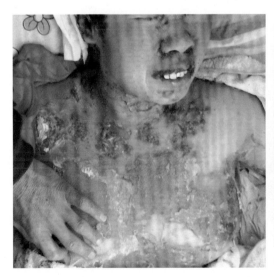

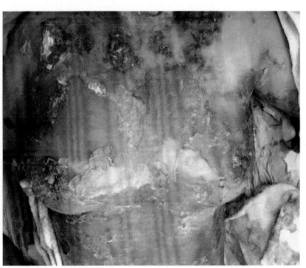

图31-7　天疱疮（7）　　　　　　　　　图31-8　天疱疮（8）

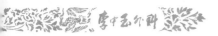

（4）红斑型天疱疮　较为良性，病程可达十数年或数十年之久，若不发展成落叶型或寻常型天疱疮，一般健康不受影响。其特征是松弛性易破裂的大疱和水疱。开始时常在两颊、鼻部或耳部出现片状红斑，表面很快形成脂性鳞屑和痂皮，颇似脂溢性皮炎；有时皮疹呈蝶形，类似红斑狼疮（图31-9和图31-10）。

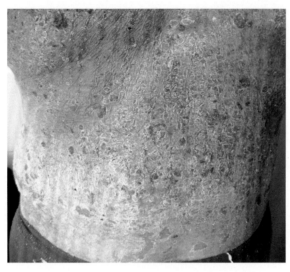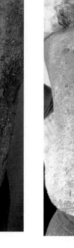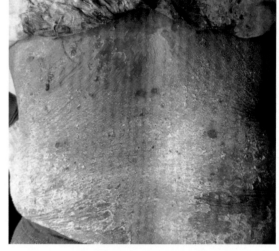

图31-9　天疱疮（9）　　　　　　　　　　　　图31-10　天疱疮（10）

四型天疱疮有时可以相互转化，常见的是寻常型转变成增殖型，红斑型转变成落叶型，甚至两者界限不清，很难区分。

四、鉴别诊断

1. 火赤疮（疱疹样皮炎）　好发于两肩、腰骶及四肢伸侧皮损多形性，红斑、丘疹、水疱、风团、结痂可以并存，典型者呈环状或半环状排列，周围红晕明显。尼氏征阴性，碘试验阳性，常不累及黏膜，自觉剧痒。血嗜酸性粒细胞明显增高。

2. 类天疱疮（大疱性类天疱疮）　多见于中老年人，好发于躯干、四肢伸侧、腋窝和腹股沟，在红斑、水肿性红斑或正常皮肤上发生水疱或大疱，疱壁较厚，不易破，尼氏征阴性，疱破后呈糜烂面，愈合后有色素沉着斑。皮损处组织病理示表皮下水疱，无棘层松解，真皮内有炎症细胞浸润，主要为嗜酸性粒细胞。直接免疫荧光检查示表皮基底膜区IgG和（或）C_3线状沉积；间接免疫荧光检查示70%的患者血清中有抗表皮基底膜区IgG型抗体线状沉积。外周血可检测到抗BP抗原抗体。

3. 中药毒（大疱性表皮松解型药疹）　是严重的药疹，由药物引发。发病急，1～4天内皮损遍及全身，全身中毒症状重，有高热、疲乏、咽痛等。初起为紫红色、暗红色或略带铁灰色斑，很快扩大、增多、融合，其上出现大小不等的松弛性水疱及表皮松解，水疱易破，尼氏征阳性，其他重要脏器如心、肝、肾、脑等，均可同时严重受累。

4. 擦疱疮（获得性大疱性表皮松解症）　是自身免疫性大疱性皮肤病，多见于成年人，易受外伤处发生水疱、瘢痕、粟丘疹，无家族史，血循环中有抗Ⅶ型胶原的IgG抗体，人类白细胞抗原（HLA）-DR2发病率高。

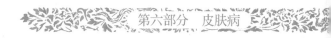

五、治疗

（一）辨证论治

1. 热毒炽盛证 多起病急骤，水疱成批发出，掀红糜烂，灼热，或有血疱，或有渗血，或有红肿疼痛，伴有寒战高热，口渴欲饮，烦躁不安，大便干结，小便黄赤，舌红绛，苔黄糙，脉弦细而数。治法：凉血清热，解毒利湿。方药：犀角地黄汤加减。常用药如生地黄、赤芍、牡丹皮、金银花、连翘、栀子、黄芩、黄连、黄柏、生石膏、生大黄、土茯苓、大青叶、车前子。神志不清者，加安宫牛黄丸或紫雪丹。

2. 心火脾湿证 燎浆水疱，反复新起，疱壁松弛，未破不坚，皮毛脆弱，擦则起疱破烂，疱破津烂不易愈合，甚则口舌糜烂，兼见心烦不眠，胃纳呆滞，腹胀便溏，甚则恶心呕吐，体重下降，舌尖红，苔黄腻，脉濡数。治法：清心泻火，清脾除湿。方药：清脾除湿饮加减。常用药如生地黄、淡竹叶、黄芩、石斛、猪苓、茯苓、白术、苍术、连翘、茵陈、泽泻、枳壳，水煎服。胸闷纳呆者加陈皮、砂仁，渗液多者加车前子，红斑明显者加生栀子，心火炽盛者加莲子心、黄连，口腔糜烂者加金银花，大便干燥者加大黄，高热者加生玳瑁、生石膏。

3. 气阴两伤证 重者见于病之进展期，遍体层层脱屑，状如酥饼。轻者见于恢复期，新疱已少，疱始结痂，干燥脱屑，入夜痒甚。兼见口干咽燥，面红低热，便干尿少，或有头晕乏力，气短，舌光或裂，脉细数。治法：益气养阴，清解余毒。方药：解毒养阴汤加减。常用药如生地黄、西洋参、沙参、石斛、生黄芪、牡丹皮、金银花、玉竹、天冬、麦冬。痒剧者加刺蒺藜、钩藤、僵蚕，便秘者加火麻仁、蜂蜜。

（二）中医外治

中药外用　糜烂、渗液者用渗湿败毒液湿敷，干燥结痂者用黄连膏。

（三）西医西药

1. 系统用药

（1）糖皮质激素　首剂量的选择应按照皮损的范围、严重程度来决定。不足10%的轻症病例，或损害仅限于口腔黏膜的患者，以醋酸泼尼松30～40mg/d为宜；占30%左右的中度病例，以醋酸泼尼松60mg/d为宜；占50%以上重症病例，则以醋酸泼尼松80mg/d为宜。病情稳定后逐渐减量，若在3～5天内无进展，则应及时增加用量，增加剂量应为原剂量40%～50%。一般服药疗程为4～5年。

（2）免疫抑制剂　当患者已使用大剂量糖皮质激素仍不能控制皮损，或有使用糖皮质激素的禁忌证，应选用免疫抑制剂，如氨甲蝶呤、环磷酰胺、环孢A等，但用药时应注意监测其副作用。

（3）其他　继发感染者，加用抗生素。

2. 外用药物　清洁皮肤疮面，可使用1：8000高锰酸钾溶液浸泡，外涂新霉素油膏等，防止皮肤感染。

3. 其他疗法　补充钙、钾等电解质，纠正水、电解质紊乱，补充蛋白质。

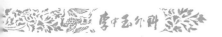

六、预防调护

1. 患者要保持情绪愉快，睡眠充足。

2. 注意饮食营养，避免受凉。

3. 高热者应卧床休息，吃易消化的食品。

4. 长期卧床者应防止褥疮，疱破后糜烂滋水，应注意保持皮肤清洁，防止化脓。口中起疱者，应注意口腔护理。

第二节　类天疱疮（大疱性类天疱疮）

类天疱疮是一种以表皮下水疱为主的慢性老年性皮肤病，西医又称大疱性类天疱疮。因其皮损类似于天疱疮，故名类天疱疮，其特征是在红斑上或者正常皮肤上出现紧张性大疱，疱壁较厚，呈半球形，不易破裂，尼氏征阴性，预后较好。本病多见于老年人，但青壮年、儿童亦可患病。病程长，预后较好。

一、古籍摘要

《医宗金鉴·外科心法要诀》云："此证由心火妄动，或感酷暑时临，火邪入肺，伏结而成。初起小如芡实，大如棋子，燎浆水疱，色赤者为火赤疱，若顶白根赤，名曰天疱疮。"

二、病因病机

中医学认为，本病多由脾虚失运，湿热内生，蕴阻肌肤所致，可参照天疱疮。

西医学认为，病因不明，多数患者血清中存在抗基底膜带成分的自身抗体，免疫电镜显示这种抗体结合在基底膜的透明层，因此，本病也为器官特异性自身免疫病。

三、诊断要点

1. 发病特点　好发于老年人。

2. 好发部位　好发于躯干、四肢伸侧、腋窝和腹股沟，多伴有瘙痒。

3. 皮损　皮损为在红斑、水肿性红斑或正常皮肤上发生水疱或大疱，疱壁较厚，不易破，尼氏征阴性，疱破后呈糜烂面，愈合后有色素沉着斑。病程长，预后较好，但可反复发作（图30-11 和图 30-12）。

4. 其他　组织病理示表皮下水疱，无棘层松解，真皮内有炎症细胞浸润，主要为嗜酸性粒细胞。直接免疫荧光检查示表皮基底膜区 IgG 和（或）C_3 线状沉积；间接免疫荧光检查示 70% 的患者血清中有抗表皮基底膜区 IgG 型抗体线状沉积。外周血可检测到抗 BP 抗原抗体。

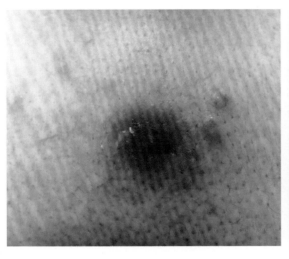 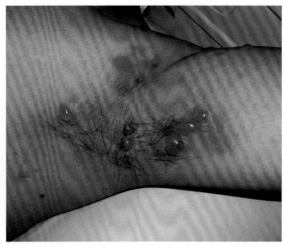

图 31-11 类天疱疮（1） 　　　　　图 31-12 类天疱疮（2）

四、鉴别诊断

1. 线状 IgA 大疱性皮病（线状 IgA 大疱性皮病） 此病好发于儿童，也可见于成人，临床特点为浮肿性丘疹、红斑，排列呈环状、弧形、花瓣状。在此基础上发生黄豆大小的张力性水疱，尼氏征阴性。免疫荧光显示为基底膜带的线状 IgA 沉积。

2. 火赤疮（疱疹样皮炎） 好发于两肩、腰骶及四肢伸侧皮损多形性，红斑、丘疹、水疱、风团、结痂可以并存，典型者呈环状或半环状排列，周围红晕明显。尼氏征阴性，碘试验阳性，常不累及黏膜，自觉剧痒。血嗜酸性粒细胞明显增高。

3. 天疱疮（天疱疮） 皮损为水疱，疱壁极薄而松弛，常有口腔黏膜的损害，尼氏征阳性。免疫荧光示表皮棘细胞间有 IGg 和 C_3 沉积。

五、治疗

（一）辨证论治

1. 脾虚湿热证 红斑水疱，疱壁较厚，不易破裂，破后糜烂，或伴有怕冷，发热，胃纳不香，苔薄黄腻，脉滑数。治宜健脾益气，清热利湿。方以参苓白术散加减。热重者加黄连、黄芩、板蓝根，湿热重者加泽泻、萆薢，皮肤瘙痒者加苦参、蝉蜕、防风，纳食不香加木香、砂仁。

2. 血热夹湿证 水疱周围色紫，夹有血疱、血痂，舌红，苔薄，脉弦数。治宜凉血利湿。方以犀角地黄汤、清燥汤加减。

（二）中医外治

中药外用 渗出明显者用渗湿败毒液湿敷，干燥结痂者用黄连膏。

（三）西医西药

1. 系统用药

（1）激素类药物 皮肤损害占体表面积不足 10% 的轻症病例，一般以 30mg/d 为宜；对皮损

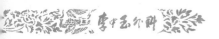

占体表面积在 30% 左右的中度病例，一般以 40～50mg/d 为宜；对皮损占体表面积 50% 以上的重症病例，则以 60～80mg/d 为宜。皮损控制后需维持治疗，一般需要服用 2～3 年。对重症病例，采用了大剂量醋酸泼尼松仍未能控制，可考虑用冲击疗法。注意使用激素期间密切观察其副作用。

（2）免疫抑制剂　对于使用较大剂量激素仍不能较好控制病情或激素减量病情易复发者，可加用 MTX、CTX、CsA 等治疗。

（3）其他药物　对于病情较轻，瘙痒不甚，患者年龄较大者，外用超强效激素不佳者，也可加用四环素类药物联合烟酰胺来治疗。另外，雷公藤多苷片、沙利度胺、氨苯砜、丙球蛋白、生物制剂等，根据病情也可选用。

2. 外用药物　对于病情较轻，瘙痒不甚，患者年龄较大者，可试用超强效激素外用治疗，如卤米松软膏。

六、预防调护

1. 注意休息。

2. 预防全身和局部继发感染。

3. 给予高蛋白、高维生素、低盐饮食。

第三节　火赤疮（疱疹样皮炎）

疱疹样皮炎是一种有多形性损害的慢性复发性皮肤病。其临床以皮肤上水疱、大疱多形皮疹共存，环形水疱及大疱突出，疱壁紧张，不易破裂，有持久而剧烈的瘙痒为特征。本病好发于中老年人，亦偶见于 5 岁以下儿童。男女性别比例约 2∶1，好发部位多在腋后皱褶、肩胛、腰背、四肢伸侧，严重者波及全身。黏膜损害者非常罕见。本病常反复发作，可迁延数年至数十年，但亦有自然缓解痊愈者。

一、古籍摘要

《疡医大全》云："赤游丹门主论。《内经》运气丹熛皆属火。经曰：少阳司天，客胜则丹疹外发，及为丹熛是也。《圣惠》云：夫一切丹毒者，为人身体忽然变赤如丹之状，故谓之丹毒也。或发手足，或发腹上如手大，皆风热恶毒所为，重者亦有疽之类也。若不急治，则痛不可忍；久则坏烂，出脓血数升。若发于节间，便令人四肢毒肿，入于腹则杀人，小儿得之最为急也。戴复庵曰：发丹色状不一，痒痛亦异，大概因血热肌虚，气邪所搏而发。然色赤者多，以赤故谓之丹，有发而色白，谓之冷瘼。此病多缘肌肉疏为风邪所袭而成。风热则赤，风冷则白，今人但呼赤为丹，白为瘼，古方亦名为癮疹，非特分寒热，亦兼备四气。近世方论呼白为婆瘼，赤为血风。朱丹溪曰：内伤斑者，胃气极虚，一身如火游外所致，宜补以降之。《刘涓子鬼遗方》云：

丹者恶毒之疮，五色无痛为丹毒，痒者为风丹。陈实功曰，赤游丹又名火丹，乃心火妄动，三焦风热乘之，故发于肌肤之表。有干湿之不同，红白之各异。干者色红形如云片，上起风粟作痒发热，此属心肝二经之火，治以凉心泻肝，化斑解毒汤主之。湿者色多黄白，大小不等，流水作烂多痛，此属脾肺二经湿热，宜清肺泻脾，除湿胃苓汤主之。腰胁生之，肝火妄动，又名缠腰丹，柴胡清肝汤主之。甚者急以细磁锋砭血，精猪肉片贴之。"

二、病因病机

中医学认为，本病多因内有湿热结聚，外感风湿热毒，内外相搏，蕴积肌肤而成。日久则伤津耗血，肌肤失养，生风化燥，风燥湿热相合而成慢性。

西医学认为，对本病病因尚不清楚。目前大多认为有两方面原因，与免疫异常和谷胶致敏性肠病有关。

三、诊断要点

1. 发病特点　本病好发于中、老年人，男性多见。

2. 好发部位　多在腋后皱褶、肩胛、腰背、四肢伸侧，黏膜罕见。

3. 皮损　皮疹呈多形性，初为红斑、丘疹、丘疱疹、风团、水疱、大疱，周围绕有红晕，分布对称，呈半环形或环形排列，典型者外观状如珠戒（图 31-13 ～图 31-15）。

4. 伴随症状　自觉有剧烈的瘙痒，多数患者有全身不适，倦怠乏力，低热，咽喉干痛等前驱症状。

5. 其他　多数反复发作，时轻时重，病程慢性，可迁延数年至数十年，但亦有自然缓解痊愈者。25% ～ 50% 碘化钾软膏做斑贴试验，80% 患者 24 小时内局部出现红斑、水疱。

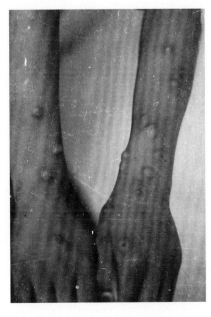 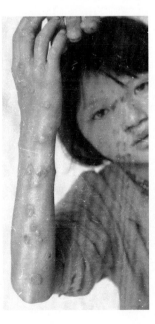 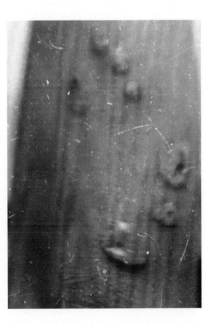

图 31-13　疱疹样皮炎（1）　　　图 31-14　疱疹样皮炎（2）　　　图 31-15　疱疹样皮炎（3）

第三十一章　大疱性皮肤病

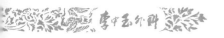

四、鉴别诊断

1. 天疱疮　皮损为水疱，疱壁极薄而松弛，常有口腔黏膜的损害，尼氏征阳性。

2. 类天疱疮　皮损以大疱为主，疱壁厚不易破裂，无红斑、丘疹、风团、抓痕等。

3. 疱疹样脓疱病　皮损为在红斑上起针头到绿豆大小的脓疱群，全身症状较重。

4. 痒疹　好发于儿童，皮损为散在的丘疹、风团、丘疱疹或有结节，以四肢伸侧为多。重者可累及全身，常伴有腹股沟淋巴结肿大。

五、治疗

（一）辨证论治

1. 风湿热蕴证　多见于急性发作者，遍身泛发红斑、丘疹、水疱、风团，剧痒。伴有头痛发热、咽干、舌红，苔白腻，脉弦滑数。治法：健脾利湿，祛风清热解毒。方药：犀角地黄汤或萆薢渗湿汤加减。常用药如萆薢、茯苓、防风、白鲜皮、地肤子、黄连、黄芩、黄柏、白花蛇舌草、苦参、牛蒡子、连翘、生甘草。

2. 血虚风燥证　多见于慢性反复发作者。除红斑、水疱外，以抓痕、血痂、皮肤肥厚、粗糙、色素沉着为主，伴有头晕，倦怠乏力，消瘦，纳食少，舌红，苔薄，脉细数。治法：养血润燥，祛风燥湿。方药：清燥汤、消风散加减。

（二）中医外治

中药外用　渗出明显者用败毒渗湿液湿敷，每日2次。皮损干燥者用豫源本草膏、黄连膏涂之。

（三）西医西药

1. 系统用药　首选药物为氨苯砜，每日100～150mg，开始量每日50mg，1周后如无反应，可增至100mg，必要时可增至150mg。对DDS不敏感者，用小剂量激素治疗；也可给予抗组胺类药物以止痒。

2. 外用药物　激素药膏、抗生素药膏等。

3. 其他　无谷胶饮食，最少限制6个月，一般为2年。

六、预防调护

1. 注意生活规律，多休息。

2. 多吃蛋白质类食物。

3. 禁止进食含谷胶的食物。

4. 禁食溴类、碘类药物。

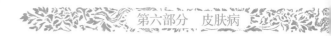

第四节 甲疽（连续性肢端皮炎）

甲周及指（趾）末端皮肤起疱、糜烂、结痂，谓之甲疽，或称旋指疳。西医学称之为连续性肢端皮炎，是一种以无菌性脓疱为特征的慢性复发性皮肤病，好发于指趾端，也有人认为本病是一种局限性脓疱性银屑病。

一、古籍摘要

《诸病源候论·甲疽候》云："甲疽之状，疮皮厚，甲错剥起是也。其疮亦痒痛，常欲抓搔之，汁出。其初皆是风邪折于血气所生，而疮里亦有虫。"

《洞天奥旨·旋指疳》云："疳疮生于手足，最不易治，以十二经井穴多起于手足也。井穴既有十二经之分，则疳生于少商宜治肺，生于少冲宜治心，生于大敦宜治肝，生于隐白宜治脾，生于涌泉宜治肾矣，生于中冲宜治心包络，生于商阳宜治大肠，生于少泽宜治小肠，生于窍阴宜治胆，生于厉兑宜治胃，生于至阴宜治膀胱，生于关冲宜治三焦矣。然而手足者，四肢也，四肢属脾之部位，故疳虽生于十二经之井边，而治法断不可单治井经也。盖疳之生也，本于脾脏之湿热也，湿热善腐诸物，长夏正湿热盛之时也，不见万物之俱腐乎？故治法必须治脾之湿热为主。治脾而胃亦不可置之也，脾胃表里，治则同治耳。或见疳生于井穴，少分各井而佐之何经之药，尤治之神也。"

《外科启玄·旋指疳》云："人之手足虽五脏之经所起，而脾主四肢，因脾中有湿热，故能腐诸物是也，如长夏六月间湿热盛，而诸物腐焉，治法宜大清湿热于脾胃，外以儿茶五钱，雄黄一钱，片脑二分，共末泔水洗搽之妙。"

二、病因病机

中医学认为，本病由外感热毒时邪，侵袭指端肌肤，内因脾胃湿热久蕴，外淫四末而发病。或因饮食不节，脾胃久蕴湿热，湿郁化热，外淫肌表，脓疱频发，湿热互结，病势缠绵。

西医学认为，本病与葡萄球菌、病毒感染有关，也可能与自身免疫有关。本病月经期加重、妊娠期减轻，可能与内分泌失调有关，还可能与自主神经功能紊乱有关。

三、诊断要点

1. 好发于中年妇女，起病前常有外伤或感染史。

2. 初期指节末端出现红斑及无菌性小脓疱，脓疱干涸后附着灰白色或污黄色痂皮，脱落后为红色糜烂面或浅溃疡，不久新脓疱在原处复发，此起彼伏，逐渐向外扩展，延伸成半月形匐行性边缘，边界清楚，严重者可累及整个手臂或足踝和小腿；后期常发生皮肤萎缩及指趾甲脱落，影响手足功能（图31-16～图31-19）。

3.皮损自觉灼热、灼痛，轻度瘙痒。

4.全身表现常有发热、寒战、肝脾肿大、关节炎，白细胞、嗜酸细胞增高，可有沟纹舌，严重时可并发红皮病。

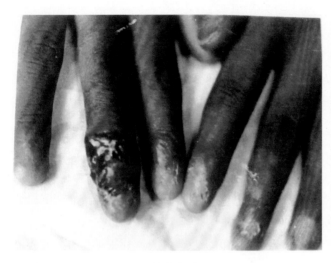

图 31-16　甲疳（1）

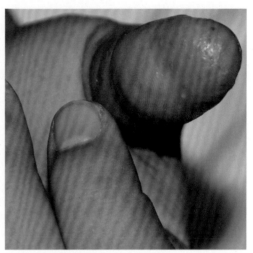

图 31-17　甲疳（2）

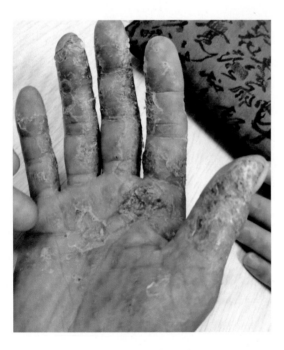

图 31-18　甲疳（3）

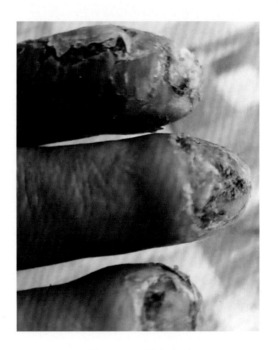

图 31-19　甲疳（4）

四、鉴别诊断

1.瘑疮（掌跖脓疱病）　好发于手掌大小鱼际部位，指端发疹少见。有文献报道，本病由掌跖脓疱病、脓疱性银屑病转化而来，提示此类疾病性质相近并可彼此转化。

2.灰指甲（甲癣）　主要累及甲，皮肤表现浅表，常可查出真菌。

3.湿疮（湿疹）　基本损害为左右对称的群集或散发水疱，边界不清，无脓疱。

五、治疗

（一）辨证论治

1. 湿热毒盛证　初起在一个或数个指（趾）末端甲周皮肤微红，微肿，微痒，继之出现小水疱或脓疱，疱薄易破，溃后溢出混浊稀薄脓水，渐结脓性痂皮，糜烂面基底潮红发亮，周围可有浸润，变软的表皮呈衣领状，逐渐向近端浸淫旁窜，可肿胀，痒痛兼作，溃疡不易愈合，或此处口敛，他处又溃。日久甲板可脱落，指（趾）端可变细，严重者指（趾）骨可发生改变，以致影响功能。若发病急，局部红肿热痛，起脓疱，流脓水，结脓痂。舌质红，苔黄白，脉滑数，热重于湿。治法：清热解毒，凉血利湿。方药：四物芩连汤加减。当归、川芎、赤芍、生地黄、黄芩、黄连、黄柏各 10g，牡丹皮、木通各 6g，茵陈 30g，苦参、甘草各 9g，水煎服。

2. 湿热化燥证　若发病缓慢，皮色不变，起水疱糜烂，黄水频流，浸淫四窜，痒多痛少，病程缠绵，舌质淡，苔薄白或腻，脉滑数，为湿重热轻。治法：燥湿利温，滋阴清热。方药：清燥汤或萆薢渗湿汤加减。当归、白芍、生地黄、知母、苦参、黄柏、苍术各 10g，萆薢、土茯苓各 30g，牡丹皮 9g，黄连 6g，茵陈 30g，甘草 6g，水煎服。

（二）中医外治

湿烂用青黛散或绿色散干掺，干燥用百部、苦参、蛇床子、甘草各 30g，煎水待温浴洗，然后涂黄连膏，涂每日 1 次。

（三）西医西药

寻找及根除感染灶很重要。四环素小剂量长期口服，每日 0.5 ～ 1g，4 周为 1 个疗程，最长达 3 个月，部分患者有效。皮疹泛发伴有全身症状时，每日服醋酸泼尼松片 40mg，症状控制后醋酸泼尼松片每日 10 ～ 15mg 维持。阿维 A 对部分病例有效，亦可与 PUVA 合并应用。

局部外用黄连膏、煤焦油、糖皮质激素，或抗生素与糖皮质激素并用。糖皮质激素单纯外用或密闭封包，能获得暂时缓解。窄谱中波紫外线照射有一定效果。

六、预防调护

1. 平日劳作注意保护手指、足趾，以免损伤感染。

2. 发病后应及早治疗，有脓疱者不能随意挑破或强行撕去痂皮。

3. 注意患处清洁，保持局部干燥，以利早日结痂。

第三十二章　代谢障碍性及角化性皮肤病

第一节　松皮癣（皮肤淀粉样变）

松皮癣相当于西医学的原发性皮肤淀粉样变，是指淀粉样物质沉积于皮肤组织中引起的慢性皮肤病。临床上可分为原发性和继发性两种类型，原发性损害分为皮肤局限型和内脏系统型。中医学又称"顽癣""蛇皮癣"。

一、古籍摘要

《医宗金鉴·外科心法要诀》云："松皮癣，状如苍松之皮，红白斑点相连，时时作痒。"

《外科正宗·顽癣》云："顽癣，乃风、热、湿、虫四者为患。发之大小圆斜不一，干湿新久之殊。风癣如云朵，皮肤娇嫩，抓之则起白屑。湿癣如虫形，搔之则有汁出。顽癣抓之则全然不痛。牛皮癣如牛项之皮，顽硬且坚，抓之如朽木。马皮癣微痒，白点相连。狗皮癣白斑相簇。此等总由血燥、风毒客于脾、肺二经。初起用消风散加浮萍一两，葱、豉作引，取汗发散。久者服首乌丸、蜡矾丸，外擦土大黄膏或槿皮散，选而用之，俱可渐效。"

二、病因病机

中医学认为，本病多因风湿结聚、瘀血阻络、阴血亏虚为主要病机。脾失健运，内蕴湿热，复感风热之邪，风湿结聚，使气血运行失调，客于肌肤凝滞而成；或先天营血亏虚，或因情志内伤，饮食不节，气滞、痰湿内生，郁久化热，化燥伤阴，致使肌肤失养而致。

西医学认为，本病病因与发病机制尚不清楚。淀粉样蛋白是一种沉积于皮肤或其他器官的嗜酸性均一的透明玻璃样物质。长期摩擦、EB 病毒感染和虫咬等外性因素，可引起角质形成细胞损伤，并发生丝状变性，脱落至真皮，最后形成淀粉样蛋白，后者沉积于真皮乳头致病。

三、诊断要点

1. 好发部位　本病好发于小腿伸侧，常对称分布，亦可发生于上肢、腰背、大腿和臀部。

2. 皮损　表现为小腿胫前对称性的密集的粟米至绿豆大小、半球形或圆锥形状的棕色、褐色或淡黄色丘疹，质坚实较硬，表面粗糙，有蜡样光泽，搔抓有淀粉样鳞屑，常排列呈串珠状或荔枝壳状，一般不融合。但病久少数部位也可融合成片，并可延及整个小腿伸侧面。病情进展时，可蔓延至大腿、臀部、上肢伸侧及背部。严重时，皮疹融合成高起斑块，呈苔藓样变。

3. 伴随症状　自觉瘙痒剧烈。病程缓慢，往往经过数年至数十年而反复发作，极难消失。

4. 其他　根据临床表现分为苔藓样淀粉样变、斑状淀粉样变、结节型皮肤淀粉样变、皮肤异色病样淀粉样变、结节萎缩型（图32-1～图32-4）。

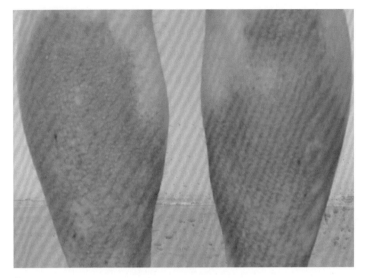

图32-1　松皮癣（1）

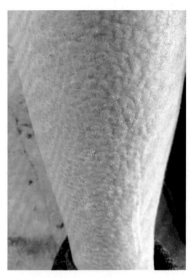

图32-2　松皮癣（2）

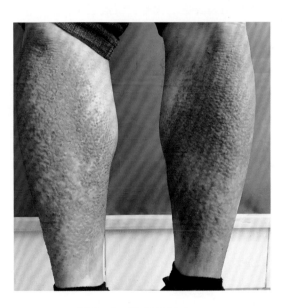

图32-3　松皮癣（3）

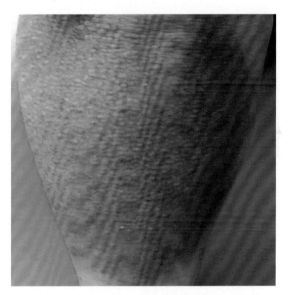

图32-4　松皮癣（4）

四、鉴别诊断

1. 摄领疮（神经性皮炎）　大多数发生在颈部，皮损为圆形或多角形的扁平丘疹，常融合成片，表面发亮而光滑日久，有典型的苔藓样变。

2. 黏液水肿性苔藓　在红斑浸润的基础上，分布有淡红色或黄色群集蜡样苔藓样丘疹，组织病理显示真皮有黏蛋白沉积，HE染色呈亮蓝色。

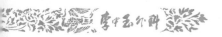

五、治疗

（一）辨证论治

1. **风热血瘀证** 皮肤干燥、粗糙、增厚，较多灰白色细小脱屑，瘙痒难忍，口干，大便干结。舌暗红，苔薄黄，脉弦。治法：疏风清热，活血化瘀。方药：消风散合桃红四物汤加减。

2. **风湿结聚证** 小腿伸侧皮疹肥厚粗糙，干燥，密集成片而不融合，可见抓痕，少量渗液及结痂，自觉瘙痒或麻木。舌质淡红，苔薄白，脉濡数。治法：祛风利湿，活血软坚。方药：消风散或四物汤合四妙丸加减。

3. **阴血亏虚证** 皮疹呈泛发倾向，瘙痒难忍，久病不愈。舌质淡红，少苔或无苔，脉细数。治法：养血润肤，滋阴止痒。方药：大补阴丸合当归补血汤加减。

（二）中医外治

1. **中药外用** ①皮疹初期，瘙痒剧烈，选用苍肤水剂（《张志礼皮肤病医案选萃》）熏洗；或用苦参酒涂擦，每日2次。②皮疹肥厚坚硬，选用疯油膏（《中医外科学讲义》）外涂，加热烘疗法，每日2次；或选用癣症熏药方（《赵炳南临床经验集》），燃烟熏皮损处，温度以患者耐受为度，每日1～2次，每次15～30分钟。

2. **梅花针拔罐疗法** 用梅花针在皮损部位叩刺，然后用闪火罐法拔罐，每次2～3处，隔日1次。

（三）西医西药

1. **系统用药** 瘙痒明显者，可口服抗组胺药；口服阿维A对部分患者有效。

2. **外用药物** 强效糖皮质激素局部封包或皮损内注射可缓解症状，但停药后易复发；0.1%维A酸乳膏外用可有一定疗效。

3. **其他** 对于原发性皮肤淀粉样变性，可选用消磨术、UVB照射。

六、预防调护

1. 需慎食辛辣刺激之物，切勿过度搔抓、烫洗。

2. 劳逸结合，保证睡眠充足。

3. 调整心态，缓解紧张和焦虑。

4. 规律而适宜的饮食，多食含维生素C的蔬菜、水果，戒烟。

第二节 黄瘤病（睑黄瘤）

睑黄色瘤发于眼睑部，为橘黄色，米粒、黄豆或瓜子大，圆形或椭圆形的扁平柔软斑块，多见于更年期前后的妇女，发展缓慢，此病相当于中医学的黄瘤病。

一、病因病机

中医学认为，本病多因肝郁气滞，或肝胆湿热，客于肌肤，郁于气血，使之气血运行失调，肌肤失养所致。

西医学认为，本病多与高胆固醇血症相关。

二、诊断要点

1. 多见于中年女性。

2. 皮疹为橘黄色柔软的长方形或多角形丘疹和斑块，长 2 ～ 30mm，好发于两侧上眼睑和内眦周围，对于严重的高胆固醇血症患者，皮疹可围绕眼周发生，或发生在眼外侧，对称分布；皮疹持久，进行性、多发性，并可相互融合。

3. 可伴有高胆固醇血症，但半数以上患者血脂正常。

三、鉴别诊断

粟丘疹　多见于青年，好发于眼睑、额、颧部，皮疹为针头至粟粒大的坚实丘疹，呈白色或黄白色，挑破可挤出乳白色皮脂样物。

四、治疗

（一）辨证论治

肝经湿热　黄豆或蚕豆大小的黄色柔软斑块，呈圆形、椭圆形，或不规则形，还常常对称性发生于上眼睑内眦处，有时亦可侵入下眼睑，或上下眼睑损害融合，压之微痛，自觉症状缺如，或感微痒（图 32-5 和图 32-6）。若兼见口干而苦，胁肋胀满不舒，食欲不振，舌质红，苔微黄，脉弦细数。治法：清肝火，利湿热。方药：龙胆泻肝汤加减。

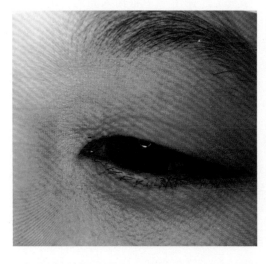

图 32-5　睑黄色瘤（1）

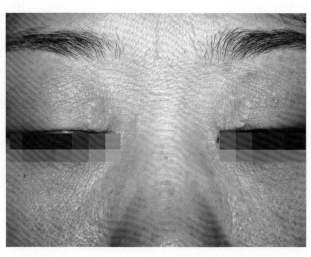

图 32-6　睑黄色瘤（2）

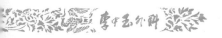

（二）中医外治

白降丹、明砂各等分，凡士林调匀外涂，每 3 ～ 5 天换药一次，连用 1 ～ 2 个月。

（三）西医西药

对局限性数目较小损害，可用电凝、激光或液氮冷冻疗法，亦可用 40% 三氯醋酸腐蚀。较大的损害可行外科手术切除。

五、预防调护

1. 保持良好的饮食习惯，注意饮食调节，减少摄入高脂、高糖、高胆固醇食物。
2. 控制高脂血症，低脂饮食，适当进行户外活动，保持大便通畅。

第三节　蛇皮癣（鱼鳞病）

蛇皮癣相当于西医学的鱼鳞病，是一组以皮肤干燥并伴片状鱼鳞样固着性鳞屑为特征的角化异常性遗传性皮肤病。临床以皮肤干燥、粗糙，形如蛇皮或鱼鳞样固着性鳞屑为特征，中医学又称"蛇皮""鱼鳞癣"。

一、古籍摘要

《诸病源候论·面体病诸候》云："蛇身者，谓之皮肤上如蛇皮而有鳞甲，世谓之蛇身也。此由气血痞涩，不通润于皮肤故也。"又云："蛇皮者，由风邪客于腠理也。人腠理受于风则闭密，使血气涩浊，不能荣润，皮肤斑剥，其状如蛇鳞，世呼蛇体也。亦谓之蛇皮也。"

《黄澹翁医案》云："治蛇皮癣，土荆皮（一两），槟榔（一两）……将药入酒内，浸七天，涂搽，避风三四日即愈合。"

二、病因病机

中医学认为，本病多因先天禀赋不足，或外感风、热毒邪，而致血虚风燥、瘀血阻滞、肌肤失养而成。

1. 先天禀赋不足，后天脾胃失调，精血不足，或兼感风邪，致使肌肤失于濡养，生风化燥，而致肌肤甲错。

2. 禀赋素弱，气血循经不畅，经脉瘀阻，败血不去，新血不得以生，乃至肌肤失养，而成鳞甲之状。

西医学认为，按发病机制，鱼鳞病可分为遗传性和获得性两大类。遗传性鱼鳞病通常由角质细胞分化和表皮屏障功能相关基因突变引起。获得性鱼鳞病病因复杂多样，任何影响角质层形成和分解过程中关键代谢酶的活性的因素，均可能导致获得性鱼鳞病的发生，特别是影响丝聚合蛋白的合成和代谢过程的因素，其中最为常见的为系统性恶性肿瘤，特别是霍奇金病。某些自身免疫性疾病、HIV感染、营养缺乏，以及一些影响胆固醇代谢的药物，也可引发获得性鱼鳞病。

三、诊断要点

1. 发病特点　冬重夏轻，儿童期明显，多于出生后不久或幼年发病。

2. 皮损　皮损对称分布，多发生于四肢伸侧，尤以小腿伸侧最为明显。主要表现为皮肤干燥、粗糙伴有糠秕样屑，呈菱形或多角形，色淡褐或深褐鳞屑中央固着，边缘游离，如鱼鳞状，常伴有掌跖角化过度，指（趾）甲粗糙变脆，毛发稀疏干燥。临床类型主要有寻常型鱼鳞病、性连锁鱼鳞病、板层状鱼鳞病、先天性大疱性鱼鳞病样红皮病、先天性非大疱性鱼鳞病样红皮病五种类型（图32-7～图32-10）。

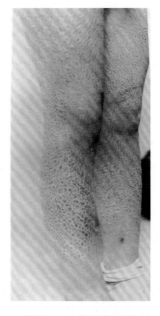

图32-7　蛇皮癣（1）

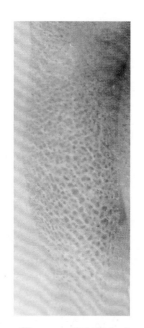

图32-8　蛇皮癣（2）

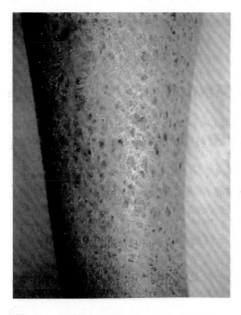

图32-9　蛇皮癣（3）

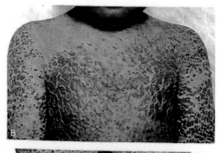
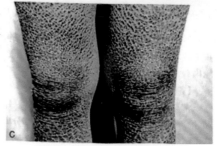

图32-10　蛇皮癣（4）

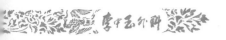

（1）寻常型鱼鳞病　本型最常见，系常染色体显性遗传。自幼年发病，皮损冬重夏轻。好发于四肢伸侧及背部，尤以胫前最为明显，肢体屈侧及褶皱处甚少累及。轻者仅表现为冬季皮肤干燥，表面有细碎的糠秕样鳞屑。典型皮损是淡褐色至深褐色菱形或多角形鳞屑，鳞屑中央固着，周边微翘起，如鱼鳞状；常伴有掌跖角化、毛周角化。通常无自觉症状。

（2）性连锁鱼鳞病　较少见，系 X 连锁隐性遗传。由于本病的基因在 X 染色体上，故仅见于男性，女性为携带者，一般出生时或生后不久即发病。可累及全身，以四肢伸侧、躯干下部为重，尤其以胫前最明显，面、颈部和皱褶部也可受累。表现与寻常型鱼鳞病相似，但病情较重，皮肤干燥粗糙伴有黑棕色鳞屑，不随年龄而改善，掌跖无角化过度，可伴有角膜点状浑浊、隐睾。

（3）板层状鱼鳞病　系常染色体隐性遗传。生后即全身覆有一层广泛的火棉胶样膜，2 周后该膜脱落，代之棕灰色四方形鳞屑（板层状），遍及整个体表犹如铠甲，以肢体屈侧、皱褶部位和外阴为重。1/3 患者可有眼睑、唇外翻，面部皮肤外观紧绷，常伴掌跖角化、皲裂。

（4）先天性大疱性鱼鳞病样红皮病　系常染色体显性遗传，出生即有，受到轻微创伤或摩擦后，在红斑基础上出现大小不等的薄壁松弛性水疱，易破溃成糜烂面。红斑消退后，出现广泛鳞屑及局限性角化性疣状丘疹。

（5）先天性非大疱性鱼鳞病样红皮病　系常染色体隐性遗传，出生即有，皮肤紧绷、潮红，覆有细碎鳞屑，伴有掌跖角化，部分可伴有斑秃和甲营养不良。

四、鉴别诊断

1.四弯风（特应性皮炎）　特应性皮炎是一种与遗传、过敏素质有关的慢性炎症性皮肤病，表现为瘙痒、多形性皮损，并有渗出倾向，常伴有哮喘、过敏性鼻炎，鱼鳞病一般不会伴有哮喘等症状。

2.白疕（寻常型银屑病）　银屑病是一种原因不明，以红斑、丘疹、鳞屑为基本临床表现的皮肤病。寻常型银屑病占银屑病的 99%，典型表现为红斑、丘疹、鳞屑、蜡滴现象、薄膜现象、Auspitz 征，银屑病通常会有指甲的改变，出现甲凹点或者其他症状，鱼鳞病一般不会出现此种症状。

五、治疗

（一）辨证论治

1.血虚风燥证　常无家族史，幼年发病，皮肤干燥粗糙，状如蛇皮，上覆污褐色或淡褐色鳞屑，肌肤甲错，易于皲裂，或并发手足胼胝，自觉瘙痒，冬重夏轻，身体虚弱，面色无华，舌质淡而苔净，脉弦细。治法：养血活血，润燥熄风。方药：养血润肤饮，消风散加减。

2.瘀血阻滞证　自幼发病，常有家族史，皮肤呈弥漫性角化，头皮、面颈、膝肘，状似鱼鳞蛇皮，肌肤干燥、粗糙、皲裂，两目暗黑。舌质紫暗无华，有淤点或淤斑，脉滞涩。治法：活血化瘀，润肤通络。方药：血府逐瘀汤，消风散加减。

（二）中医外治

1.中药外用　轻者外涂润肌膏。重者配用外洗方（桃仁、杏仁、桂枝、白芷、川芎等）水煎外洗，每日 1～2 次，洗后外涂润肌膏。

2. 耳针疗法　取内分泌、交感、肾上腺等穴位，每次取单侧耳穴，交替使用。

（三）西医西药

1. 系统用药　严重患者在冬季可口服维生素 A 或维 A 酸类药物，能明显缓解病情。

2. 外用药物　以外用药为主，以温和、保湿、轻度剥脱为原则。如 10%～20% 尿素霜可增加皮肤水合程度；维 A 酸外用制剂或钙泊三醇软膏等可改善角化程度，减少鳞屑，与糖皮质激素联用可增加疗效；对于性连锁鱼鳞病，外用 10% 胆固醇霜可取得较好疗效。

六、预防调护

1. 忌食辛辣刺激食物，多食水果蔬菜。

2. 沐浴时应尽量减少使用肥皂等刺激物，可适当于浴后外涂护肤性油脂，以保护皮肤，减少脱屑和皮肤不适感。

3. 注意气候变化，避免风寒刺激皮肤。

4. 平时经常用温水或温泉洗浴，每日吃红枣数枚，对改善症状有一定的帮助。

第四节　皮刺（毛周角化病）

皮刺，此病相当于西医学的毛周角化病，是一种慢性毛囊角化异常性皮肤病。本病以在漏斗状毛孔内有丘疹为特征，好发于儿童和青少年及皮肤干燥者，常于儿童期发病，青春期达到高峰，以后随着年龄增长，皮疹可逐渐消退。

一、古籍摘要

中医古籍没有对该病的记载。

二、病因病机

中医学认为，本病为脾虚所致。脾虚脾失健运，湿邪蕴于肌肤，或脾虚血虚，生风化燥，肌肤失养而致。

西医学认为，本病病因和发病机制未明，可能与常染色体显性遗传、维生素 A 缺乏、代谢障碍有关。青春期时皮损明显，甲状腺功能低下、Cushing 综合征及糖皮质激素治疗的患者发病率高且皮损严重，提示内分泌异常对本病可能有影响。

三、诊断要点

1. 发病特点　常见于青少年，一般随年龄增长而改善。皮损冬重夏轻，但一般不会完全缓解。

2. 好发部位 好发于上臂及大腿伸侧，也可见于臀部、肩胛、面部等处，对称分布，部分患者可累及腹部，甚至更广泛。

3. 皮损 受累部位皮肤有特殊粗糙感。皮损为针尖至粟粒大小的毛囊性丘疹，皮肤色，不融合，顶端有淡褐色角质栓，内含卷曲毛发，剥去角栓后遗留漏斗状小凹陷，但很快形成新角栓。炎症程度不一，出现红斑者易导致炎症后色素沉着（图 32-11～图 32-14）。

4. 伴随症状 通常无自觉症状，有时轻度瘙痒。

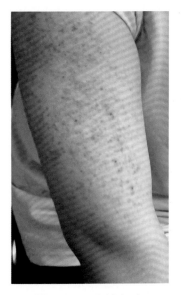
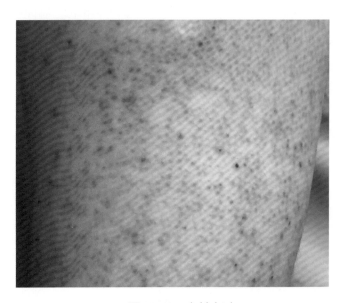

图 32-11 皮刺（1）　　　　　　　　　图 32-12 皮刺（2）

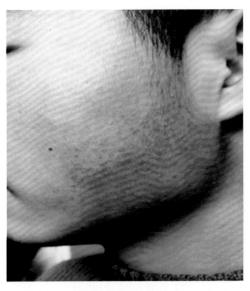
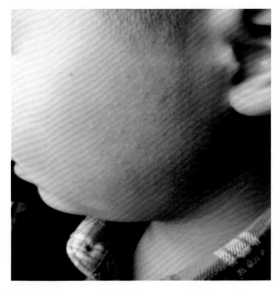

图 32-13 皮刺（3）　　　　　　　　　图 32-14 皮刺（4）

四、鉴别诊断

1. 维生素 A 缺乏症 四肢伸侧角化性丘疹似蟾皮或鸡皮样皮疹，稍大同时伴夜盲和眼干燥症。

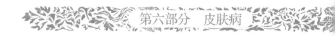

2. 小棘苔藓 毛囊性丘疹，顶端有一丝状小棘，拔除小棘可见一凹陷性小窝丘疹，互不融合群聚成片。

五、治疗

（一）辨证论治

1. 血虚风燥证 皮损见于四肢、股外侧或臀部，对称性分布，皮肤干燥，常在冬季明显，一般无自觉症状。可出现面色淡白，口唇指甲淡白，四肢麻木，心悸，失眠，头晕，周身乏力，舌质淡，脉虚细。治法：健脾养血祛风。方药：四物消风汤加减。

2. 脾虚湿盛证 见于四肢、臀部，常呈对称性分布。皮损有轻度瘙痒，病程缓慢。可伴有腹胀纳少，气短懒言，便溏等，舌淡，脉弱。治法：健脾化湿止痒。方药：参苓白术散加减。

（二）中医外治

中药外用 地骨皮、皂角刺、益母草、红花、炒桃仁、当归，水煎外洗。10% 五倍子膏外搽，亦可用润肤甘草油等。

（三）西医西药

1. 系统用药 病情严重者可口服维生素 A、维生素 E 或维 A 酸类药物治疗。

2. 外用药物 本病一般无须治疗。可局部外用 0.5% ～ 0.1% 维 A 酸软膏、3% ～ 5% 水杨酸软膏、10% ～ 20% 尿素霜，以软化或溶解角质，改善症状。

六、预防调护

1. 注意皮肤护理及卫生，冬季可用护肤霜。

2. 加强营养，多食富含维生素 A、维生素 E 的食物，忌食辛辣发物，勿吸烟、饮酒。

3. 局部忌用刺激性过强的外用药物涂抹患处，不宜用碱性肥皂擦洗或热水过度烫洗。

第五节 鸟啄疮（汗孔角化病）

皮肤皮损隆起呈堤状，中央萎缩凹陷如鸟啄样，故谓之鸟啄疮。本病是一种少见的慢性遗传性角化明显的皮肤病，此病相当于西医学的汗孔（管）角化病或离心性角化过度病。

一、古籍摘要

《诸病源候论·鸟啄疮候》云："鸟啄疮，四畔起，中央空是也。此亦是风湿搏于血气之所变生。以其如鸟鸟所啄，因以名之也。"

二、病因病机

中医学认为，多为素体肾阴亏虚，母病及子，肝肾不足，肌肤失养；或情志不畅，肝郁气

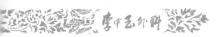

滞，肝木乘脾土，肝郁脾虚；或因劳倦伤脾，脾虚血虚，肌肤失养，血虚生风，泛于肌肤而致本病。

西医学认为，本病是常染色体显性遗传性疾病，患者一般都有家族史。

三、诊断要点

1.发病特点　大多在幼年发病，少数也可起病于成年，部分患者有家族遗传史。

2.好发部位　好发于四肢、面部等部位，也可累及黏膜。

3.皮损　皮损开始时为一角化性丘疹，逐渐向外扩展，形成环状、地图状或不规则形的斑块，边缘隆起呈堤状，中央轻度萎缩凹陷（图32-15和图32-16）。

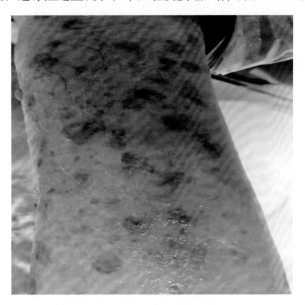

图32-15　鸟啄疮（1）

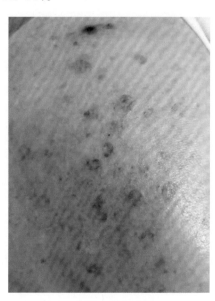

图32-16　鸟啄疮（2）

四、鉴别诊断

1.白疕（银屑病）　皮损为大小不等、形态不一的红斑，其上有多层银白色的鳞屑，刮除鳞屑，其下有露水珠状出血点。

2.紫癜风（扁平苔藓）　皮损为针头大小，紫红色的多角形扁平丘疹，表面有蜡样光泽，有Wickham纹，无毛囊性角质栓。

3.皮刺（毛周角化病）　皮损为毛囊性小丘疹，多分布在上臂和股部的伸侧，长期存在而不融合。

4.维生素A缺乏病（维生素A缺乏病）　皮肤干燥，可有毛囊角化性丘疹密集成片，但伴有夜盲，眼干燥角膜软化等。

五、治疗

（一）辨证论治

血虚风燥、肌肤失养证　面部、四肢等暴露部位，灰褐或棕褐色角化性丘疹，常伴有全身乏力，腹胀纳少，气短懒言，便溏，舌质淡，脉弱。治法：养血润肤。方药：润肤丸加减。常用药如桃仁、红花、熟地黄、独活、防风、防己、川芎、当归、牡丹皮、羌活、生地黄、白鲜皮。共为细面，水泛为丸，每次 9g，日 3 次，开水冲服。

（二）中医外治

1.中药外用　外治水晶膏点涂，每日 1 次。也可用苦参、防风等中药水煎外洗患处。

2.耳针疗法　取肝、脾、肾等穴位，两耳交替。

（三）西医西药

1.系统用药　皮损泛发者，可选用异维 A 酸、阿维 A 酯、阿维 A 口服，但停药后趋向复发。

2.外用药物　本病可外用 10% 水杨酸软膏或 0.05% ～ 0.1% 维 A 酸软膏，也可以用 5- 氟尿嘧啶封包治疗。

3.其他疗法　局限性皮损可用 CO_2 激光、电灼、液氮冷冻或手术切除。

第六节　鹅掌风（掌跖角化症、手足癣）

本病又名遗传性掌跖角皮症，此病相当于中医学的鹅掌风范畴，是一种先天性手掌和足底表皮过度增厚的疾病，常有家族史。鹅掌风包括的内容比较多，如手癣、角化性湿疹等，都要和该病相鉴别。

一、古籍摘要

《疡医大全》云："鹅掌风门主论。陈实功曰：鹅掌风乃手阳明胃经火热血燥，外受寒凉所凝，以致皮肤枯槁。初起紫斑白点，久则手心皮肤枯厚，破裂不已。

鹅掌风门主方，二矾汤：白矾、皂矾各四两，孩儿茶五钱，柏叶半斤，用水十碗，同上药四味煎数滚，先用桐油搽抹患上，再以桐油蘸纸捻点着，以烟焰熏片时，方将前汤乘滚贮净桶内，用布盖好，将手伸入，以汤熏之，勿令泄气，待微热，倾入盆内，蘸洗良久，一次可愈。七日忌下汤水，永不再发。"

二、病因病机

中医学认为，本病主要由于脾虚，营血化源不足，四末失于荣养而成。

西医学认为，本病病因不明。弥漫性掌跖角化病与角蛋白 1（*KRT1*）和角蛋白 9（*KRT9*）基因突变有关；点状掌跖角化病的致病基因定位于 *8q24* 和 *5q22-q24*，但致病基因尚不明确。

三、诊断要点

1.发病特点　多从婴儿期开始发病。

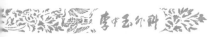

2. 好发部位　好发于手掌和足底，角化过度损害可延伸至掌跖侧缘或手足背，但膝、肘很少累及。

3. 皮损　轻者仅有掌跖皮肤粗糙，严重时掌跖出现弥漫性斑块状、边缘清晰的角质增厚，表面光滑、色黄，酷似胼胝，或呈疣状增厚，足弓一般不受累，常可因皮肤弹性消失而发生皲裂，引起疼痛，造成手足活动困难。皮损一般呈对称分布，角化损害持续终生而不会自动消退。

4. 伴随症状　局部一般无炎症，但因常伴有多汗症而引起浸渍的外观。甲板也常增厚而呈浑浊状（图 32-17 ～ 图 32-19）。

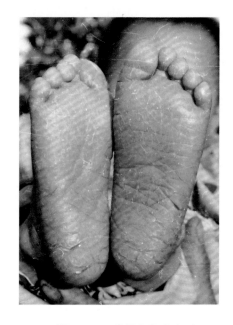
图 32-17　掌跖角化症（1）

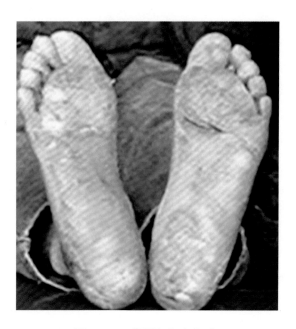
图 32-18　掌跖角化症（2）

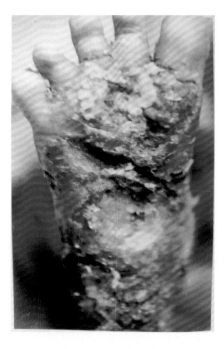
图 32-19　掌跖角化症（3）

第三十二章　代谢障碍性及角化性皮肤病

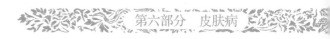

四、鉴别诊断

1.湿疮（角化性湿疹）　后天发病，双手可红斑、脱屑、角化过度，瘙痒。

2.鹅掌风（手癣）　双手可先单侧发病，后累及双侧，可有红斑、丘疱疹、脱屑、皲裂等，真菌镜检阳性。

五、治疗

（一）辨证论治

脾虚血燥证　损害对称分布，皮损可蔓延到足背侧及手，甚至膝、肘关节的伸侧或前臂等处。皮损为红色角化性斑块，渐变为黄色，表面光滑，质硬，发亮，干燥。重者可发生皲裂，兼见乏力、口干、口渴、纳差，舌红少苔或舌淡红，苔薄，脉细数。治法：健脾和营，养血润燥。方药：理中汤、当归补血汤或四物汤加减。若血虚甚者，重用当归、熟地黄；皮损明显者，加黑芝麻、阿胶。

（二）中医外治

中药外用　当归、艾叶、雄黄、透骨草、黄精、丁香，水煎，每日泡洗2次，然后涂轻粉膏、生肌玉红膏，凡士林乳膏。

（三）西药治疗

1.系统用药　本病尚无特效的治疗方法。其治疗原则为减少角质层增厚，润滑皮肤，预防皲裂，减少压力和摩擦，应以局部治疗为主。

2.外用药物　外用角质松解剂。可外用10%～20%水杨酸软膏，10%～20%尿素软膏外用或用30%尿素溶液浸泡有时也有效。0.1%维A酸乳膏或0.25%蒽林软膏晚间封包治疗，也有角质剥脱的效果。

六、预防调护

1.注意皮肤护理及卫生，冬季可用护肤霜。

2.加强营养，忌食辛辣发物，勿吸烟、饮酒。

第七节　指掌脱皮（剥脱性角质松解症）

本病为一种掌跖部非炎症性表浅脱皮的皮肤疾患，西医学叫剥脱性角质松解症，又称层板状出汗不良。多于春末夏初开始发病，秋季气候转凉则自行缓解。

一、古籍摘要

《医宗金鉴·田螺疱》云："此证多生足掌，而手掌罕见。由脾经湿热下注，外寒闭塞，或因

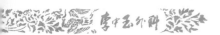

热体涉水，湿冷之气蒸郁而成。"

二、病因病机

中医学认为，本病多由脾经湿热，风邪聚结而成。

西医学认为，本病是一种遗传性缺陷，可能是常染色体隐性遗传，多汗症可能是一种诱因。

三、诊断要点

1.本病主要累及掌跖部，偶见手、足背侧，对称分布。

2.初起为针头大白点，由表皮角质层与下方松离形成，无炎症变化，并逐渐向四周扩大，类似疱液干涸的疱膜，容易自然破裂或经撕剥成为薄纸样鳞屑，其下方皮肤正常。皮损不断扩大，最终融合成整片可剥脱的鳞屑，无瘙痒感（图32-20和图32-21）。

3.本病易在暖热季节复发，往往合并局部多汗。

4.病程通常有自限性。

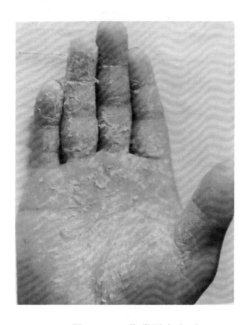

图32-20　指掌脱皮（1）

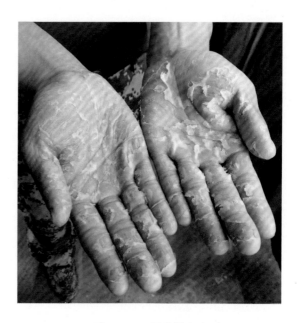

图32-21　指掌脱皮（2）

四、鉴别诊断

鹅掌风（手足癣）　常先单侧发病，后波及另一侧，可有红斑、丘疱疹、脱屑、皲裂等，皮损多形，真菌镜检阳性。

五、治疗

（一）辨证论治

脾经湿热，外受风邪　皮损开始为针头大散在的白色点状小疱，数目多少不定，渐向周围扩大，中央破裂形成表浅性脱屑。多数皮损扩展，可融合成大片表皮剥脱，常对称发生，无炎症征

第三十二章　代谢障碍性及角化性皮肤病

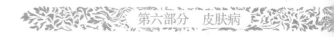

象。治法：清热利湿，散风解毒。方药：解毒泻脾汤合龙胆泻肝汤化裁。防风 9g，龙胆草 12g，炒山栀 9g，黄芩 10g，苍术 9g，茯苓 12g，陈皮 6g，甘草 9g，水煎服。

（二）中医外治

黄连膏（经验方），每日涂抹 2 次。苦参、石菖蒲、艾叶各 15g，煎汁外洗，或艾叶、菊花、明矾各 10g，煎汁外洗。

（三）西医西药

可短时间口服醋酸泼尼松片，每日 30mg，连服 5 ～ 7 天。外用糖皮质激素软膏。

六、预防调护

1. 加强皮肤保湿，可用保湿类护肤品。

2. 避免接触洗涤剂。

3. 注意补充营养，平时可多吃胡萝卜、猪肝等富含维生素 A 的食物。

第三十二章
代谢障碍性及角化性皮肤病

第三十三章 色素障碍性皮肤病

第一节 白驳风（白癜风）

皮肤起斑，其色驳白，谓之白癜风，又有"白癜""白驳风"之称。本病是一种原发性，局限性色素脱失而发生的乳白色斑片。全身各部位均可发生，以青年多见，可散在，亦可仅局限于一处，可对侧，亦可单侧发生，有时呈节段性或带状分布，日晒后可减轻，冬季加重，西医学亦称白癜风。

一、古籍摘要

《备急千金要方》曰："九江散：主白癜风及二百六十种大风方。当归七分，石南六分，踯躅、秦艽、菊花、干姜、防风、雄黄、麝香、丹砂、斑蝥各四两，蜀椒、鬼箭羽、连翘、石长生、知母各八分，蜈蚣三枚，虻虫、地胆各十枚，附子四两，鬼臼十一分，人参、石斛、天雄、王不留行、乌头、独活、防己、莽草各十二分，水蛭百枚。上三十味，诸虫皆去足翅，熬炙令熟，为散，以酒服方寸匕，日再。其病入发令发白，服之百日愈，发还黑。

又方：天雄、白敛、黄芩各三两，干姜四两，附子一两，商陆、踯躅各一升。

上七味治下筛，酒服五分匕，日三。

治白癜方：矾石，硫黄，上二味，各等分为末，醋和敷之。

白癜风，灸左右手中指节去延外宛中三壮，未瘥报之。

凡身诸处白驳渐渐长似癣，但无疮，可治之方：鳗鲡鱼取脂涂之，先揩病上使痛，然后涂之。"

《诸病源候论·白癜候》云："白癜者，面用颈项、身体皮肉色变白，与肉色不同，亦不痒痛，谓之白癜。"

《证治准绳·疡医·紫白癜风》曰："夫肺有壅热，又风气外伤于肌肉，热与风交并，邪毒之气伏留于腠理，与卫气相搏，不能消散，令皮肤皱起生白斑点，故名白癜风也。

乌蛇散：治身体顽麻，及生白癜风。乌蛇三两（酒浸）、白僵蚕（炒）、独活（去芦）、天麻、胡麻子各二两，天南星二钱半，白附子（炮）、川乌头（炮，去皮脐），桂心、防风（去芦）、细辛（去苗）、枳壳（去穰，麸炒）、蝉蜕各半两。上为细末。每服二钱，温酒调下，不拘时。

防风汤：治白癜风。防风（去芦）、地骨皮、山栀子、王不留行、荆芥穗、恶实、人参（去芦）、生干地黄各一两，甘草（炙，七钱半）。上㕮咀。每服五钱，水二盏，入恶实根少许，煎至一盏半，去渣。温服不拘时候，日进二服，大有神效。

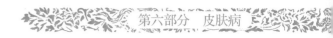

苦参散：治肺脏久积风毒，皮肤间生白癜不止。苦参（去芦）三两，松脂、附子（去皮脐）、栀子仁、木兰皮、露蜂房各一两，乌蛇二两（酒浸）。上为细末。每服二钱，温酒调下，不拘时候。

摩风膏：一治白癜风。附子、川乌头、防风各二钱，凌霄花、踯躅花、露蜂房各一两，上件细锉。用猪脂三斤煎炼，看药黄焦，去渣候冷，收瓷合中用。摩风癣上，以差为度。

又方：硫黄、密陀僧、腻粉、乳香四味并另研，杏仁、白僵蚕（炒）。上为细末，酥调成膏。用浆水洗疮，以生布擦破涂之，日夜五次，甚妙。

治白癜风胡桃涂之：胡桃（初生青者）五枚，硫黄半两（细研），白矾二钱半（细研）。上件和研为膏。日三两次涂之瘥。

治白癜风：附子一枚（生用），硫黄半两研，鸡子三个（用米醋浸经七日，看壳软取出，用臼调药），为细末。用米粉二钱半，更研令匀，鸡子白调涂之。

玉粉膏：治白癜风。白矾、硫黄各半两，上件同研如粉。用醋调涂即瘥。

治白癜风如雪色：硫黄、香墨各一两半，上件同研如粉。用生布揩癣上微伤，用醋和如膏涂之，作疮未差更涂。

三圣膏：治白癜风。硫黄（生研）、黄丹各半两，研。上件用生绢袋盛，紧缚定。蘸生姜自然汁于白癜上搽之，日夜十次自愈。"

白驳：《病源论》云："风白驳者，面及颈项、身体、皮肉色变白，与肉色不同，亦不痒痛，谓之白驳。此亦是风邪搏于皮肤，血气不和所生也。夫白驳者，是肺风流注皮肤之间，久而不去之所致也。多生于项面，点点斑白，但无疮及不瘙痒，不能早疗即便浸淫也。"

《外科大成·白驳风》云："白驳风，生于颈面，延及遍体，其色驳白，亦无痛痒，形如云片，宜先刮患处至燥痛，取鳗鱼脂敷之，三上自效，内服浮萍丸、苍耳膏等，或可奏效。"

《外科心法要诀》云："此证自面及颈项，肉色忽然变白，状类斑点，并不痒痛，由风邪相搏于皮肤，致令气血失和。施治宜早，若因循日久，甚者延及遍身。初服浮萍丸，次服苍耳膏；外以穿山甲片先刮患处，至燥痛，取鳗鲡鱼脂，日三涂之。"

《疡科心得集》曰："白癜风搽药方：并搽汗斑。白及（晒干）三钱，陀僧二钱，雄黄二钱，白附子（晒），硫黄二钱，朱砂二钱，雌黄五分，原寸香三分，顶梅片三分。共研极细末，用生姜蘸擦之。"

二、病因病机

中医学认为，本病总由气血失和、脉络瘀阻所致。情志内伤，肝气郁结，气机不畅，复受风邪，搏于肌肤；素体肝肾虚弱，或亡精失血，伤及肝肾，致肝肾不足，外邪侵入，郁于肌肤；跌打损伤，化学灼伤，络脉瘀阻，毛窍闭塞，肌肤腠理失养，酿成白斑。

西医学认为，本病发病病因不明。近年来一些学者认为，具有遗传素质的人，在多种因素，如精神、神经因素刺激下，免疫、代谢功能紊乱，使自身黑素细胞破坏，从而导致皮肤色素局限性脱失。

三、诊断要点

1.**发病特点** 此病好发于青年，亦可见于儿童和老人，男女性别发病基本相等，可有家族史。一般夏季发展快，冬季减慢或停止蔓延。

2.**好发部位** 此病多为局限性，也可泛发，全身任何部位的皮肤、黏膜均可发生，但以面、颈、手背为多。

3.**皮损** 皮损为大小不等、形态各异的局限性白色斑片，边缘清楚，周边皮肤较正常皮肤色素稍加深（图33-1～图33-6）。

4.**其他** 病程缓慢，长短不一，完全自愈者较少，亦有愈后复发者。

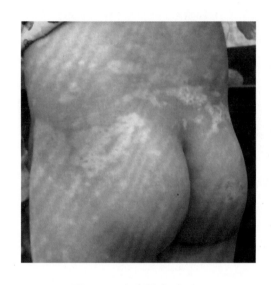

图33-1 白癜风（1）

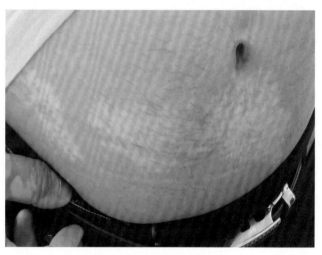

图33-2 白癜风（2）

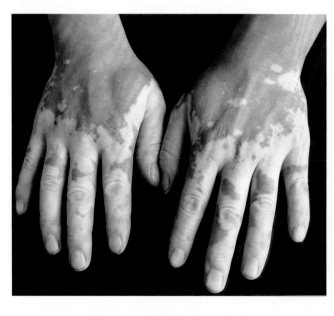

图33-3 白癜风（3）

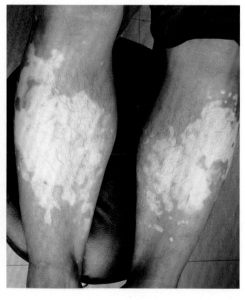

图33-4 白癜风（4）

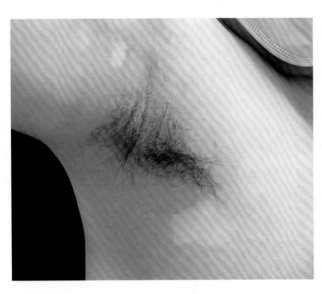 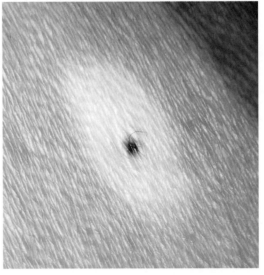

图 33-5 白癜风（5）　　　　　　　　　　　图 33-6 白癜风（6）

四、鉴别诊断

1. 部分性白化病（白化病）　幼年发病，既不扩大，亦不消失，皮损周围色素不增多。

2. 皮痹（局限性硬皮病）　皮肤萎缩硬化，表面光滑，色泽发亮如蜡。

3. 吹花癣（单纯糠疹）　皮损为淡白或灰白，上覆少量糠秕状脱屑，边缘不清楚，无周边色素加深。

4. 贫血痣（贫血痣）　是局限性白斑，拍击或摩擦白斑均不能使之发生红斑反应，周围正常皮肤可见发红，用玻片挤压本病皮损处周围皮肤，可使损害消失。

五、治疗

（一）辨证论治

1. 肝郁气滞证　白斑散在渐起，数目不定，伴有心烦易躁，胸胁胀痛，夜眠不安，月经不调，舌质淡红，苔薄，脉弦。治法：疏肝理气，活血祛风。方药：逍遥散加减。

2. 肝肾不足证　多见于体虚或有家族史的患者。病程较长，白斑局限或泛发，伴头晕耳鸣，失眠健忘，腰膝酸软，舌红少苔，脉细弱。治法：滋补肝肾，养血祛风。方药：六味地黄丸加减。

3. 气血郁滞证　多见于体虚或有家族史的患者。病史较长，白斑局限或泛发，常伴有头晕耳鸣，失眠健忘，腰膝酸软，舌红少苔，脉细弱。治法：活血化瘀，通经活络。方药：通窍活血汤加减。

（二）中医外治

1. 中药外用　①白癜灵（经验方）：硫黄 60g，密陀僧 30g，雄黄 30g，冰片 5g，肉桂 30g，红花 30g，补骨脂 60g，酒 500mL 浸泡 10 天后，涂擦患部，一日 2 次。局部摩擦按摩 2 次，每次 5 分钟。②消斑酊：乌梅 60g，补骨脂 30g，毛姜 10g，放入 80%～85% 酒精（按照药物与

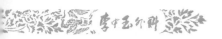

酒精为 1 : 3 配制）内浸泡两周后，去渣，备用。用棉花蘸药涂擦患处，每日次数不限，每次 1 ～ 5 分钟，搽时用力要匀，以患处皮肤发热为度。连续涂擦数日，直至白斑痊愈为止。

2. 梅花针　用梅花针刺激局部皮损区，边缘用强刺激，中心用弱刺激手法。

3. 火针治疗　对于稳定型白癜风，可采用火针治疗。常规消毒后，将针烧红后迅速刺入皮损处皮肤，直到真皮浅层，后出针止血，每周 1 次。注意防止感染，体质虚弱者、瘢痕、糖尿病、孕妇等不宜使用。

（三）西医西药

1. 系统用药　进展快速者可选择激素类药物口服，也可选用得宝松针 1mL 肌内注射，每月 1 次，连用 2 ～ 3 次。稳定期可选用复方甘草酸片口服。另外，免疫调节剂如胸腺肽、转移因子等，也可以选择。

2. 外用药物　可选择中强效激素药膏联合他克莫司乳膏。

3. 其他治疗　308 准分子激光、NB-UVB 等可选择。

六、预防调护

忌食辛辣海鲜食物，少食酸性水果。避免使用可能引起白癜风的药物。

第二节　雀斑（雀斑）

面部生褐色斑点，如雀卵上之形色，故名雀斑。中医学文献又有"面䵟"等名称，俗称蒙脸沙、蝇子屎，西医学亦称"雀斑"。本病始发于学龄前儿童，少数自青春期发病，女多于男，多伴有家族史，常对称分布于鼻面部，偶见于颈部、手背、前臂等，春夏加重，冬季减轻，病程较久，难于根治。

一、古籍摘要

《外科正宗》云："雀斑乃肾水不能荣华于上，火滞结而为斑。"

《外科大成》云："雀斑由水亏不能制火，火滞结而成斑也，宜六味地黄丸服之，用玉容散洗之，久久可愈。玉容散，洗黧黑斑、雀斑、粉刺，功能白面嫩肌。白芷　白术　白及　白茯苓　白扁豆　白细辛　白僵蚕　白莲蕊　白牵牛　白蔹　白鸽粪　甘松　团粉　加白丁香　白附子　鹰条（等分）　防风　荆芥穗　羌活　独活（减半）共末，罐收，日洗三次。一醋浸白术擦之，半月验。"

《疡医大全》云："面生黑斑，乃水亏不能制火，血弱不能华肉，以致火燥结成斑，黑色枯不泽。宜服肾气丸以滋化源，用玉容丸早晚擦之。"

《外科十法》云："粉刺雀斑，风热也，改容丸主之。"

《医宗金鉴·外科心法要诀》云："此证生于面上，其色淡黄，碎点无数，由火郁于孙络之血分，风邪外抟，发为雀斑。宜常服犀角升麻丸，并治一切粉刺、酒刺、黯黚子等证。外用时珍正容散，早晚洗之，以泽其肌，久久自愈。亦有水亏火滞而生雀斑者，宜服六味地黄丸。"

二、病因病机

中医学认为，本病多与先天禀赋有关，"肾水不能荣华于上，火滞结而为斑"；或触犯风邪，卫气失固，侵于皮毛之间，血气与风邪相搏，不能荣润肌肤，则生雀斑。

西医学认为，严重的雀斑可能与常染色体显性遗传有关，致病基因定位于 *4q32-q34*。

三、诊断要点

1.发病特点　本病多见于女性，一般多自学龄前即可少数发生，到青春发育期皮损明显增多。

2.好发部位　本病多见于面部，尤以鼻部和面颊为多。

3.皮损　皮损为针头至米粒大小的圆形或椭圆形的淡褐色或褐黑色斑点，散在分布而不融合，境界清楚，不高出皮面，表面光滑无脱屑（图33-7）。

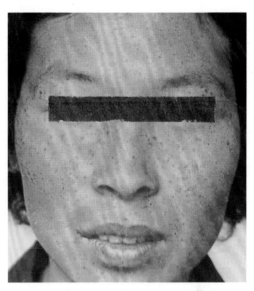

图33-7　雀斑

四、鉴别诊断

1.雀斑状痣　皮损颜色深，接近黑色。可出现在身体的任何部位。

2.黧黑斑（黄褐斑）　其发生较迟，皮损分布于颧、额、颊、鼻及口周，呈褐色斑片，状如地图或蝴蝶，可融合成片，形状不一，大小不等。

五、治疗

（一）辨证论治

1.肾水不足　多数伴有家族史，常年幼时即发病，皮损颜色淡黑色，枯暗无华，以鼻部为中心，对称分布鼻额部，常无自觉症状，舌淡苔薄白，脉如常人。治法：滋阴补肾。方药：六味地黄丸加减。

2.风邪外搏　多见于青年女性，皮损呈针尖至粟粒大小黄褐色或咖啡色斑点，夏季或日晒后加重，舌淡红，苔薄白，脉如常人。治法：祛风散火，凉血活血。方药：犀角升麻汤加减。

（二）中医外治

1.中药外用　时珍玉容散外涂患处。每日2次。

2.耳针疗法　取内分泌、面颊、肾上腺、肾等穴位，每次选取2～3个穴位，双耳埋针，隔周1次。

（三）西医西药

1.系统用药　无须口服药物治疗。

第三十三章
色素障碍性皮肤病

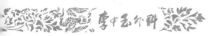

2. 药物外用　3% 氢醌霜，每日 2 次，外用。

3. 其他疗法　现代多采用激光、冷冻、磨削术等。使用"液氮喷枪"喷雾法，逐个喷射，1～2 个冻融周期，冷冻局部不沾水，每天可用 75% 酒精涂擦 1 次，7～10 天结痂脱落。

六、预防调护

1. 避免日晒，防止日晒后加重。

2. 避免滥用药物，以防止出现色素沉着、色素减退或瘢痕。

第三节　黧黑斑（黄褐斑）

皮肤起黑黄色斑片 谓之黧黑斑。黧者，黑中带黄也。有因肝病而引起者，故亦称为"肝斑"，有因妊娠而发病者称为"妊娠斑"。因生于面部，斑似蝴蝶形，又有"蝴蝶斑"等名，此病相当于西医学的黄褐斑。皮疹为黄褐色斑片，深浅不定，淡黄灰色，或如咖啡，大小不等，形态各异，孤立散在，或融合成片，圆形或条状。常见于面部，多呈蝴蝶状。皮损境界清楚，颜色较淡，模糊不清，皮损常发展到一定程度即停止扩大。无自觉症状，日晒后加重。

一、古籍摘要

《灵枢·邪气脏腑病形论》云："十二经脉，三百六十五络，其血气皆上于头面而走空窍。"

《素问·至真要大论》云："燥淫所胜……呕有苦，善太息，心胁痛不能反侧，甚则嗌干面尘，身无膏泽，足外反热。"

《诸病源候论》云："五脏六腑，十二经血，皆上于面，夫血之行，俱荣表面。"

《外科大成》云："黧黑斑多生女子之面，由血弱不华，火燥结成，疑事不决所致。宜服肾气丸以滋化源。"

《外科正宗》云："黧黑斑者，水亏不能制火，血弱不能华肉，以致火燥结成斑黑，色枯不泽。"

《太平圣惠方》云："夫面皯𪒪者，由脏腑有痰饮，或皮肤受风邪，致令气血不调，则生黑皯𪒪……若皮肤受风邪，外治则瘥。若脏腑有痰饮，内疗则愈也。"

《医碥》云："面上黧黑斑，水虚也，女人最多，六味丸。"

《外科证治全书·面部证治》云："面尘（又名黧黑斑）面色如尘垢，日久煤黑，形枯不泽。或起大小黑斑，与面肤相平。由忧思抑郁，血弱不华。外用玉容散，每日早晚蘸以洗面，内宜疏胆气兼清肺，加味归脾汤送六味地黄丸主之。"

《医宗金鉴》云："皯𪒪如尘久煨暗，原于忧思抑郁成，大如莲子小赤豆，玉容久洗自然平。（注）此证一名黧黑斑。初起色如尘垢，日久黑似煤形，枯暗不泽，大小不一，小者如粟粒、赤豆，大者似莲子、芡实，或长，或斜，或圆，与皮肤相平。由忧思抑郁，血弱不华，火燥结滞而生于面上，妇女多有之。宜以玉容散早晚洗之，常用美玉磨之，久久渐退而愈。戒忧思、劳伤，忌动火之物。"

二、病因病机

中医学认为，肝郁气滞，脾虚血少，肤失荣养；肝肾不足，冲任失调，虚火上炎；忧思抑郁，脾虚血弱，营卫失和；气滞血瘀，络脉阻塞，肤失濡润。

西医学认为，本病的发生与内分泌有关。妇女妊娠期多见，分娩后来月经时即渐消失，可能与孕激素水平增加有关；口服避孕药的妇女中，已证明是由于雌激素与孕激素的联合作用所致；一些慢性疾病，特别是女性生殖器疾病和月经不调、附件炎，以及肝病、结核病、内脏肿瘤、乳腺增生、甲亢等患者中也常发生，推测与卵巢、垂体、甲状腺等内分泌因素有关。另外大多患者在夏季日晒后诱发或加重，据此说明与日光照射有一定的关系。

三、诊断要点

1. 发病特点 本病多见于妊娠期、长期服用避孕药，生殖器疾患，以及月经紊乱的妇女，也可见于中年男性。

2. 好发部位 多分布于前额、颞部、面颊的两侧，呈对称性。

3. 皮损 皮损为大小不等，形态各异，黄褐色斑片，深浅不定，淡黄灰色，或如咖啡，孤立散在或融合成片，多呈蝴蝶状。

4. 伴随症状 无自觉症状，病程经过缓慢（图33-8～图33-11）。

5. 辅助检查 皮肤组织病理检查显示：表皮基底层、棘层黑素形成活跃，黑素增加，但无黑素细胞增殖，真皮上部可见游离黑素颗粒，或被噬黑素细胞所吞噬，无炎症细胞浸润。

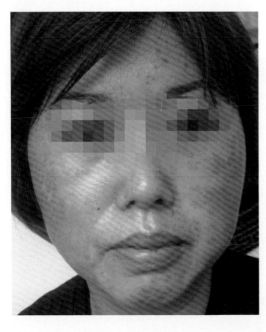

图33-8 黧黑斑（1）

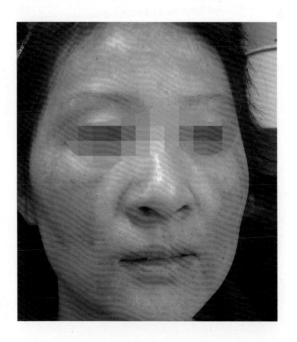

图33-9 黧黑斑（2）

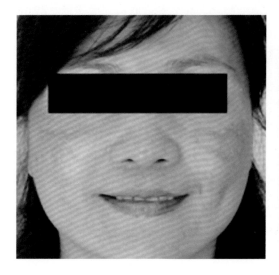

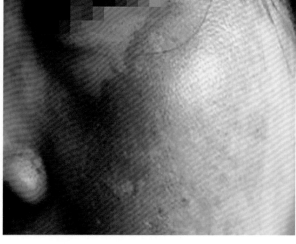

图 33-10 黧黑斑（3）　　　　　　　　　　　图 33-11 黧黑斑（4）

四、鉴别诊断

1. 黑皮（阿狄森病）　斑片颜色较深，边界不清，面、手背、身体屈侧均可有弥漫性色素性斑片，同时伴有神疲乏力，胃纳不佳，体重减轻等全身症状。

2. 面尘（瑞尔黑变病）　有长期接触煤焦油史，好发于前额、颧部和颈侧，色素斑上常有粉状鳞屑，呈弥漫性色素沉着；往往伴有痤疮样炎症反应（图 33-12）。

3. 雀斑（雀斑）　皮疹分散而不融合，斑点较小，夏重冬轻或消失，有家族史。

4. 褐青色痣（褐青色痣）　是一种先天性非遗传性的皮肤色素性疾病，多发于女性，发病年龄多在 16 ～ 40 岁，部分患者有家族史。皮损特点为颧部对称分布的直径 1 ～ 5mm 黑灰色斑点，无任何自觉症状（图 33-13）。

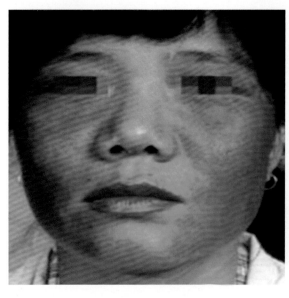

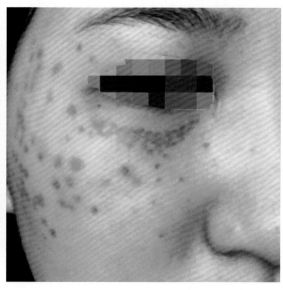

图 33-12 瑞尔黑变病　　　　　　　　　　图 33-13 褐青色痣

第三十三章
色素障碍性皮肤病

五、治疗

（一）辨证论治

1. 肝郁气滞证　多见于女性，斑色深褐，弥漫分布，伴有烦躁不安，胸胁胀满，经前乳房胀痛，月经不调，口苦咽干；舌红，苔薄，脉细。治法：疏肝理气，健脾养血。方药：逍遥散加减。伴口苦咽干、大便秘结者，加牡丹皮、栀子；月经不调者，加红花、女贞子、香附、益母草；斑色深褐而面色晦暗者，加桃仁、红花，畏寒怕冷加防风、肉桂。

2. 肝肾亏损证　斑色褐黑，面色晦暗；伴有头晕耳鸣，腰膝酸软，失眠健忘，五心烦热；舌红少苔，脉细。治法：补益肝肾、滋阴降火。方药：六味地黄丸加减。阴虚火旺明显者，加知母、黄柏；失眠多梦者，加龙骨、牡蛎、珍珠母；褐斑日久色深者，加丹参、僵蚕。滋肾消斑丸9g，日3次，口服。

3. 气滞血瘀证　斑色灰褐或黑褐，伴有慢性肝病，或月经色暗有血块，或痛经；舌质紫暗或有瘀斑、淤点，苔薄白，脉涩。治法：活血理气、化瘀通络。方药：桃红四物汤加减。胸胁胀痛者，加柴胡、郁金；痛经者，加香附、乌药、益母草；有阳虚者加肉桂；气虚加黄芪、党参；有风寒加白芷、麻黄、防风。

4. 脾虚血弱证　斑色灰褐，状如尘土附着；伴有失眠多梦，倦怠乏力，纳呆腹胀，月经色淡，白带量多；舌淡胖边有齿痕，脉濡或细。治法：健脾益气、养血消斑。方药：归脾汤、参苓白术散加减。参归消斑丸9g，日3次，口服。

（二）中医外治

1. 中药外用　祛斑散（经验方）：硫黄、白矾、硇砂、石灰等，共为极细末，每日晚上干擦患处，按摩5分钟，第二天洗掉，连用3天，改用美白面膜玉容散；白附子、白芷、白茯苓、白蔹、白及、白鹰粪、皂角、黄芪、山药等。用蜂蜜、牛奶各半调敷面部，保持1个小时，然后温水洗去。每日1次，连续4天后再用祛斑散，如此循环。

2. 针刺疗法　取面部穴位，然后再取与脏腑疾病相关的穴位，先针面部，针刺耳部和肢体穴位，面部采用浅刺法，体穴同一般针法，每日1次。

（三）西医西药

1. 系统用药　口服大剂量维生素C，每次1g，每日3次；或静脉注射维生素C，每次1g，隔日1次，好转后改为口服，每次0.2g，每日3次。维生素E、氨甲环酸。

2. 外用药物　氢醌、曲酸、壬二酸、熊果苷、维A酸等。

3. 其他疗法　激光治疗：皮秒、调Q、光子等。其他：果酸换肤等。

六、预防调护

1. 心情舒畅，保持乐观情绪，避免忧思恼怒。

2. 注意劳逸结合，睡眠充足，避免劳损。

3. 避免日光暴晒，慎用含香料和药物性化妆品，忌用刺激性药物及激素类药物，多食含维生素C的蔬菜、水果，忌食辛辣，忌烟酒。

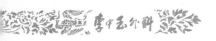

第四节　面尘（黑变病）

面尘是一种皮肤由褐变黑的皮肤病，属于中医学"黧黑斑"的范畴，此病相当于西医学的黑变病。其特征为初起皮损潮红，自觉瘙痒，皮色由黄褐渐到淡黑、暗黑、深黑，日晒更重。此病多见于面部，好发于青壮年，以女性患者为多。

一、古籍摘要

《太平圣惠方》云："夫面䵟黯者，由脏腑有痰饮，或皮肤受风邪，致令气血不调，则生黑䵟黯。"

《外科正宗·女人面生黧黑斑》云："黧黑斑者，水亏不能制火，血弱不能华肉，以致火燥结成斑黑，色枯不泽。朝服肾气丸以滋化源，早晚以玉容丸洗面斑上，日久渐退。兼戒忧思、动火、劳伤等件。"

《医宗金鉴·外科心法要诀》云："此证一名黧黑斑。初起色如尘垢，日久黑似煤形，枯暗不泽，大小不一，小者如粟粒、赤豆，大者似莲子、芡实，或长，或斜，或圆，与皮肤相平。由忧思抑郁，血弱不华，火燥结滞而生于面上，妇女多有之。宜以玉容散早晚洗之。常用美玉磨之，久久渐退而愈。戒忧思、劳伤，忌动火之物。"

《外科证治全书》云："面尘又名黧黑斑，又名黧黑䵟黯。面色如尘垢，日久煤黑，形枯不泽。或起大小黑斑，与面肤相平。由忧思抑郁，血弱不化。"

二、病因病机

中医学认为，本病总由肝郁气滞，横克脾土，血虚不能滋养肌肤；外染风热邪毒，如日光照射、涂染煤油彩绘化妆品等，以致火毒结滞皮肤；或肾水亏损，精血虚少，不能滋养肌肤；或气滞血瘀，络脉阻塞，肤失荣润而成。

西医学认为，可能与营养不良，维生素A、C、B族缺乏，接触煤油彩绘，再加上日光照射而诱发本病。

三、诊断要点

1. 发病特点　本病好发于青壮年，以女性患者为多。

2. 好发部位　主要累及面部，多先自两颞部开始，以后渐波及前额、面颊、耳前后，以后扩展至整个面部。

3. 皮损　皮损初起潮红，逐渐色素加深，由黄褐到灰黑、暗黑、深黑。在毛囊周围，慢慢形成弥漫性斑片（图33-14和图33-15）。

4. 伴随症状　一般无自觉不适，少数患者可有瘙痒。经过缓慢，多在数月之后停止发展，色素长期存在，少数可自行消退。

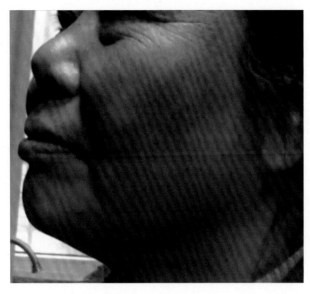

图 33-14 面尘（1）

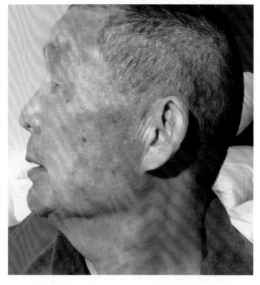

图 33-15 面尘（2）

四、鉴别诊断

1. 焦油黑变病　本病有长期接触煤焦油的病史，皮损主要在面颈等暴露部位，呈弥漫性色素沉着，往往伴有痤疮样损害。

2. 网状色素性皮肤异色病　皮损为红棕色的网状色素沉着，夹杂淡白色萎缩性斑点，以及有明显的毛细血管扩张，多对称分布于面颈部。

3. 黑皮（阿狄森病）　斑片颜色较深，边界不清，面、手背、身体屈侧均可有弥漫性色素性斑片，同时伴有神疲乏力、胃纳不佳、体重减轻等全身症状。

五、治疗

（一）辨证论治

1. 肝郁血虚证　多见于初期，常伴有性情急躁，纳呆泛恶，皮损潮红刺痒，日晒更甚，舌红，苔薄白，脉弦。治法：疏肝健脾，养血清热。方药：逍遥散加减。常用药如柴胡、当归、赤白芍、牡丹皮、生地黄、黄芩、茯苓、白术、薄荷、甘草。有瘙痒加荆芥、防风、苦参、白鲜皮，有色红热证加牛蒡子、连翘、紫草。

2. 肾亏血虚证　常见于后期，病久面色黑暗，伴有腰酸肢软，头晕耳鸣，舌淡胖，脉濡细。治法：滋补肾阴。方药：杞菊地黄丸合二至丸加减。常用药如生地黄、熟地黄、山茱萸、怀山药、淫羊藿、枸杞子、女贞子、墨旱莲、当归、白芍、川芎等。

3. 气滞血瘀证　斑色灰褐或黑褐，伴有慢性肝病，或月经色暗有血块，或痛经。舌质紫暗或有瘀斑、淤点，苔薄白，脉涩。治法：活血理气，化瘀通络。方药：桃红四物汤加减。胸胁胀痛者，加柴胡、郁金；痛经者，加香附、乌药、益母草；有阳虚者加肉桂；气虚加黄芪、党参；有风寒加白芷、麻黄、防风。

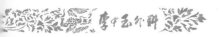

（二）中医外治

中药外用　参考黄褐斑方药。

（三）西医西药

1. 系统药物　可口服维生素 C、维生素 E 等。

2. 外用药物　3% 氢醌霜外用，每日 2 次。

六、预防调护

1. 祛除病因，如加强营养、改善体质。

2. 不用劣质化妆品、避免日光照射等不良刺激。

3. 补充富含维生素 A、维生素 D 及烟酸的饮食。

第三十四章 结缔组织病、脂膜炎及血管炎性皮肤病

第一节 红蝴蝶疮（红斑狼疮）

红蝴蝶疮相当于西医学的红斑狼疮，是一种可累及皮肤和全身多脏器、多系统的自身免疫性疾病。根据病程中的不同阶段，分别属于中医学的"鸦啖疮""阴阳毒""温毒发斑"，以及"鬼脸疮""痹证""水肿""心悸"等范畴。临床上常见盘状红斑狼疮和系统性红斑狼疮。盘状红蝴蝶疮特点为面部蝶形盘状红斑，病变呈慢性局限性。系统性红蝴蝶疮，除面部蝶形水肿性红斑等皮肤损害外，常累及全身多脏器、多系统，病变呈进行性发展，症状错综复杂，预后较差。本病男女皆可发病，女性患者居多。

一、古籍摘要

《金匮要略·百合狐惑阴阳毒病脉证治》云："阳毒之为病，面赤斑斑如锦纹，咽喉痛，唾脓血。五日可治，七日不可治，升麻鳖甲汤主之。阴毒之为病，面目青，身痛如被杖，咽喉痛。五日可治，七日不可治，升麻鳖甲汤去雄黄、蜀椒主之。"

《诸病源候论·时气阴阳毒候》云："此谓阴阳二气偏虚，则受于毒。若病身重腰脊痛，烦闷，面赤斑出，咽喉痛，或下利狂走，此为阳毒。若身重背强，短气呕逆，唇青面黑，四肢逆冷为阴毒。"

《外科正宗》云："阴毒乃纯阴无阳，被天时寒冷肃杀之气，侵入肌肤，沉于骨髓，致气不能升，血不能行，凝滞经络，疼痛切骨。初起不肿不热，朝轻暮重；久则作肿渐红，烂斑黑黡，臭水淋漓，秽气熏蒸，腐烂渐开，终久必死。"

二、病因病机

中医学认为，本病总由先天禀赋不足，肝肾亏损而成。其中，系统性红斑性狼疮常因先天性禀赋不足，肾精亏损，水亏火旺，虚火上炎；或因心经有火，脾经有热，热盛成毒，毒热炽盛，燔灼营血，外则热损血络，血溢成斑，内则损及五脏，诸症迭起，后期多阴损及阳，累及于脾而致脾肾阳虚。盘状红斑狼疮常由于七情内伤，肝郁气滞，血瘀凝聚而成。二者均与日光暴晒有关，且病后若日光照射则病情加重，故外受热毒为其外因。

西医学认为，本病病因不完全清楚，可能和遗传因素、雌激素、日晒、药物、感染等因素相关。本病是一种器官非特异性自身免疫性疾病，其免疫学改变复杂多样，包括自身反应性 T 与 B 细胞的增殖活化、多种自身抗体的产生、细胞因子分泌及其受体表达的异常、免疫复合物清除功

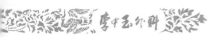

能障碍、补体系统缺陷、NK 细胞功能异常等，其功能紊乱的广泛程度几乎覆盖了整个免疫系统。

三、诊断要点

1. 年龄　本病多好发于中青年女性，多在 15 ～ 40 岁，男女之比为 1 ：（7 ～ 9）。

2. 诱因　感染、紫外线照射、药物、内分泌异常、过分劳累、精神创伤等，均可促使本病的发生或加剧。

3. 好发部位　盘状红斑狼疮大多仅限于面部，以两颊、鼻部、耳轮为主，亚急性皮肤型红斑狼疮主要分布在颜面、上肢伸侧、躯干上部。系统性红斑狼疮皮损多见于面部，其次为手足；内脏损害最多见的是肾，其他依次是心血管、呼吸系统、消化系统、精神神经系统、淋巴系统、眼等。

4. 全身症状　发热、关节酸痛。

5. 特征性皮损　盘状红斑狼疮皮损为边缘清楚的浸润性圆形或不规则红色斑块，中央轻度萎缩，形如盘状，表面覆有黏着性鳞屑，鳞屑下有角质栓，嵌入毛囊口内，伴毛细血管扩张。两颊部和鼻部的皮损可以互相融合呈蝶状。逐渐皮损中央萎缩，色素减退，周边有色素沉着。亚急性皮肤型红斑狼疮主要有两种特征性皮损：环形红斑型和丘疹鳞屑型。环形红斑皮损多为环形、多环形、半环形暗红色浸润斑，中心皮肤正常。丘疹鳞屑型为红色丘疹和斑疹，表面有鳞屑，鳞屑明显时呈银屑病样。预后不留皮肤萎缩和瘢痕，可有毛细血管扩张和色素沉着或减退。系统性红斑狼疮典型皮损为面颊和鼻部蝶形水肿性红斑，部分患者可伴有盘状红斑狼疮皮损，指（趾）甲周围红斑及毛细血管扩张，指趾末端紫红色斑点和淤点。狼疮发是系统性红斑狼疮的特征性皮损，即前额发际毛发细而无光泽，常在 2 ～ 3cm 处自行折断，形成毛刷样外观；其他尚有坏死性血管炎、紫癜样皮损、雷诺征、网状青斑、掌红斑、多形红斑样皮损、荨麻疹样血管炎或血栓性静脉炎等表现。黏膜损害主要表现为口腔溃疡（图 34-1 ～图 34-6）。

6. 系统损害　盘状红斑狼疮无系统损害，少数患者可转变为系统性红斑狼疮，亚急性皮肤型红斑狼疮仅有轻度的内脏损害，系统性红斑狼疮有肾脏损害、心血管损害、胸膜炎、间质性肺炎、肝损害等；精神、神经系统主要表现常是危重证候。

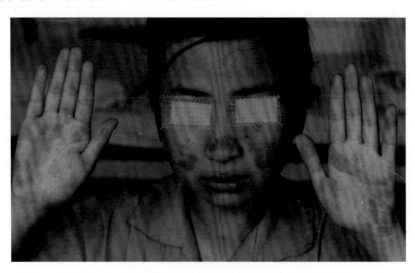

图 34-1　红蝴蝶疮（1）

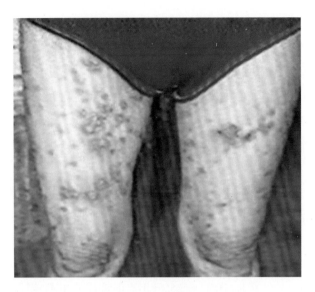

图 34-2 红蝴蝶疮（2）

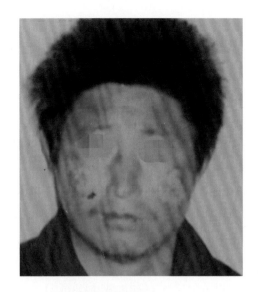

图 34-3 红蝴蝶疮（3）

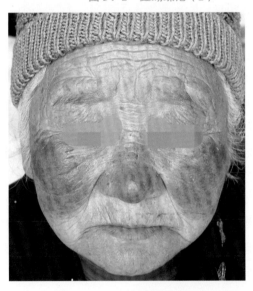

图 34-4 红蝴蝶疮（4）

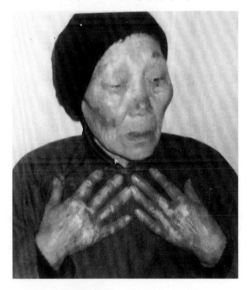

图 34-5 红蝴蝶疮（5）

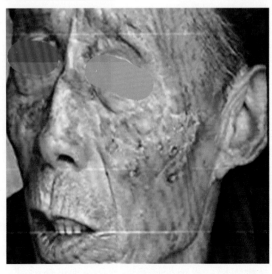

图 34-6 红蝴蝶疮（6）

第三十四章 结缔组织病、脂膜炎及血管炎性皮肤病

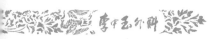

7. 实验室检查

（1）盘状红斑狼疮（DLE）　DLE患者血尿常规和免疫学检查一般无明显异常，少数患者抗核抗体（ANA）可阳性，但滴度较低。少数播散型DLE患者可见白细胞减少、血沉增快、球蛋白增高等表现。80%～90%的患者直接免疫荧光检查（狼疮带试验）阳性，即在表皮和真皮交界处可见IgG、IgM、C₃呈颗粒样带状沉积。组织病理检查可见角化过度、毛囊角栓、表皮萎缩、基底细胞液化变性等，持久皮损可见基底膜增厚；真皮血管和附属器周围有较致密的淋巴细胞浸润，胶原纤维间可有黏蛋白沉积。

（2）亚急性皮肤型红斑狼疮（SCLE）　可见白细胞减少，血小板减少、血沉增快、球蛋白增高等。80%的患者ANA阳性，而抗双链DNA抗体（ds-DNA）和抗Sm抗体通常阴性。60%～70%患者抗Ro/SSA抗体和抗La/SSB抗体阳性，后两种抗体被认为是亚急性皮肤型红斑狼疮的标记性抗体，其中环状红斑型抗La/SSB抗体阳性率更高。皮损区LBT（狼疮带试验）阳性［以IgM为主，和（或）C₃沉积，呈颗粒状荧光带］，10%～25%患者正常皮肤LBT阳性。组织病理检查：表现类似DLE，但无角化过度和毛囊角栓，表皮萎缩也不明显，无基底膜增厚，真皮血管和附属器周围淋巴细胞浸润减少，主要见于真皮上部。

（3）系统性红斑狼疮（SLE）　常有贫血、白细胞减少和血小板减少；尿常规可有蛋白尿、血尿和管型尿；血沉增快，提示疾病活动。生化和血清学检查：免疫球蛋白IgG、IgM或IgA升高，补体降低，表现为血清总补体及C₃、C₄均降低，尤以C₃下降显著。此外，类风湿因子（RF）可阳性，肾受累时可有血肌酐水平上升。部分患者有肝功能异常。系统性红斑狼疮患者体内有多种自身抗体，这些抗体是疾病诊断的主要依据。ANA为过筛试验，阳性率可达90%以上。抗ds-DNA抗体对系统性红斑狼疮特异性较强，是检测疾病活动的指标之一。抗Sm抗体是系统性红斑狼疮的标记性抗体，有重要诊断意义。另外，还可出现抗Ro抗体（SSA）、抗La抗体（SSB）、抗U1RNP抗体、抗心磷脂抗体等多种抗体。组织病理和免疫病理示：系统性红斑狼疮组织病理改变和DLE基本相同，但基底细胞液化和真皮浅层水肿较明显，可有黏蛋白沉积，有时小血管壁可有纤维蛋白沉积，血管和附属器周围的炎症细胞浸润不如DLE致密。皮损区LBT显示表皮–真皮交界处有IgG、IgM、IgA和C₃沉积，形成颗粒状荧光带，阳性率为70%～90%，外观正常皮肤，LBT阳性率为70%～90%。

8. 病程　病程慢性，可持续数年或更长，但也有发展迅速的。

9. 系统性红斑狼疮诊断标准　根据美国风湿病学院1997年修订的系统性红斑狼疮（SLE）分类标准：①蝶形红斑：颊部红斑 固定红斑，扁平或高起，在两颧突出部位。②盘状红斑：片状高起于皮肤的红斑，黏附有角质脱屑和毛囊栓；陈旧病变可发生萎缩性瘢痕。③光敏感：对日光有明显的反应，引起皮疹，从病史中得知或医生观察到。④口腔溃疡：经医生观察到的口腔或鼻咽部溃疡，一般为无痛性。⑤关节炎：非侵蚀性关节炎，累及2个或更多的外周关节，有压痛，肿胀或积液。⑥浆膜炎：胸膜炎或心包炎。⑦肾脏病变：尿蛋白＞0.5g/24小时或（+++），或管型（红细胞、血红蛋白、颗粒或混合管型）。⑧神经病变：癫痫发作或精神病，除外药物或已知的代谢紊乱。⑨血液学疾病：溶血性贫血，或白细胞减少，或淋巴细胞减少，或血小板减少。⑩免疫学异常：抗ds-DNA抗体阳性，或抗Sm抗体阳性，或抗心磷脂抗体阳性（后者包括抗心磷脂抗体，或狼疮抗凝物阳性，或至少持续6个月的梅毒血清试验假阳性三者之一）。⑪抗核抗体：在任何时候和未用药物诱发"药物性狼疮"的情况下，抗核抗体滴度异常。在这 11 项中，符合 4 项或 4 项以上者，在除外感染、肿瘤和其他结缔组织病后，可诊断系统性红斑狼疮。

四、鉴别诊断

1. 白疕（银屑病）　有疏松银白色鳞屑，薄膜现象和筛状出血点，分布全身。

2. 日晒疮（日光性皮炎）　与系统性红斑狼疮相鉴别。本病以日晒后红肿、水疱、脱屑为主要特点。无发热、关节痛等全身症状，无实验室异常为主要鉴别点。

3. 皮痹（系统性硬皮病）　皮损以弥漫性肿胀、变硬为主，有蜡样光泽，以后萎缩，有色素沉着或色素减退，发热不常有。内脏多先累及食管，肾与心脏病变少见。

4. 肌痹（皮肌炎）　皮损以眼眶周围实质性肿胀为主，呈暗红色斑片；四肢无力，近端肌肉酸痛明显；内脏病变少见，偶尔累及心脏。

5. 痹证（类风湿关节炎）　关节疼痛，可有关节畸形；无红斑狼疮特有的皮损；类风湿因子大多呈阳性；狼疮细胞检查多呈阴性。

五、治疗

（一）辨证论治

1. 热毒炽盛证　皮损为水肿性鲜红色斑片，可有淤点、淤斑、血疱，甲下和眼结膜出血点，高热，烦躁，神昏，口渴，大便干结，尿短赤，舌质红绛，苔黄燥而干，脉弦滑或洪数。治法：凉血清热解毒。方药：犀角地黄汤加减。热毒内陷神昏者，加安宫牛黄丸或紫雪丹；热盛风动痉厥者，加钩藤、羚羊角等。

2. 阴虚火旺证　皮损红斑不鲜艳，低热持续不退，时高时低，口干，舌燥，头昏乏力，耳鸣目眩，腰膝酸痛，时有盗汗，头发脱落稀疏，月经不调，大便不润，尿黄赤，舌质红，苔薄黄，脉细数。治法：滋阴降火。方用六味地黄丸合大补阴丸加减。

3. 气滞血瘀证　胁部常胀痛，右侧为著，胃纳欠佳，泛泛欲恶，肝脏肿大，压痛明显，肝功能不正常或有脾脏肿大，淤点淤斑，舌质红，苔薄白，脉细数。治法：疏肝解郁，理气活血。方用逍遥散合血府逐瘀汤加减。

4. 心阳不足证　胸闷心悸，夜难安眠，口干唇燥，形寒肢冷，面色㿠白，舌淡红而胖，舌淡，苔薄白，脉细数或结代。心电图异常。治法：益气养心。方用生脉散合苓桂术甘汤加减。

5. 脾肾阳虚证　红斑不显或无皮损，低热怕冷，腰部酸楚，关节疼痛，头发稀疏，月经不调或闭经，神疲乏力，自汗盗汗，动则气急，身肿腹胀，不思饮食，便溏溲少，或面如满月，颈项肥粗，舌体胖，边有齿痕，少苔质淡，脉沉细。治法：温肾壮阳，健脾利水。方用桂附八味丸合真武汤加减。重者服用参附汤，以回阳救逆。

（二）中医外治

以避光、护肤、润肤为原则。轻粉膏或白玉膏局部涂擦。外出前应在患处涂擦药膏以避光。

（三）西医西药

1. 盘状红斑狼疮　局部外用糖皮质激素霜剂。口服氯喹或羟氯喹：具有防光、抗炎及免疫抑制等作用，服药期间每 3～6 个月检查眼底；可口服沙利度胺；病情严重或者口服抗疟药效果不

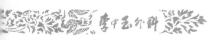

好者，可小剂量口服泼尼松，病情好转后缓慢减量。

2. 亚急性皮肤型红斑狼疮　中小剂量泼尼松，病情控制后缓慢减至维持量，长期维持，并随病情调整用量。口服沙利度胺、氯喹、羟氯喹；氨苯砜、雷公藤可用于病情严重或激素治疗无效者。

3. 系统性红斑狼疮　糖皮质激素是治疗系统性红斑狼疮的主要药物。普通患者可用泼尼松0.5～1mg/（kg·d），病情控制后缓慢停药，一般维持数年或更长时间，狼疮肾或者狼疮脑病患者可进行冲击疗法。免疫抑制剂用于重症或不能使用较大剂量激素者。常用硫唑嘌呤、环磷酰胺、环孢素、他克莫司、霉酚酸酯等。此外，静脉滴注免疫球蛋白可用于重症系统性红斑狼疮，氯喹和羟氯喹可用于治疗光敏感，关节炎可用非甾体抗炎药，血浆置换、血液透析和造血干细胞移植等也可试用。

六、预防调护

1. 避免日光照射，避免感冒、受凉，注意保暖。

2. 避免各种诱发因素，对诱发本病的药物如青霉素、链霉素、磺胺类及避孕药等，应避免使用，皮损处忌涂刺激性药物。

3. 加强营养，多食富含维生素的蔬菜、水果，忌酒及刺激性食物。

4. 避免劳累，适量活动，急性发作期应卧床休息。

5. 节制生育。

第二节　皮痹（硬皮病）

皮痹是以皮肤进行性浮肿、硬化，最后发生萎缩为特征的一种慢性局限性或泛发性结缔组织病。其临床特点：局限性硬皮病，一般早期皮肤斑块呈圆形，大小不等，浅红或暗红高于皮面，略带水肿，质硬而韧，压之无凹痕，微痒，日久皮损日趋增厚、硬化，表面皱纹消失；晚期萎缩凹陷而色素减退；部分患者手指变细，指甲萎缩变形，或局部功能丧失。系统性硬皮病，病前出现前驱症状，如低热、食欲不振、关节疼痛等，皮肤红斑、水肿、刺痛、麻木或蚁行感，压之皮紧坚韧，皱纹消失；晚期皮损日益萎缩，累及肌肉而畸形或功能障碍；部分患者可伴内脏损害，侵犯心、肺、胃肠道、肝、脾及泌尿、神经系统等。本病属中医学的"皮痹""血痹""虚劳"范畴。

一、古籍摘要

《素问·五脏生成》云："故人卧血归于肝，肝受血而能视，足受血而能步，掌受血而能握，指受血而能摄。卧出而风吹之，血凝于肤者为痹，凝于脉者为泣，凝于足者为厥。此三者，血行而不得反其空，故为痹厥也。"

《素问·痹论》云："帝曰：内舍五脏六腑，何气使然？岐伯曰：五脏皆有合，病久而不去者，内舍于其合也。故骨痹不已，复感于邪，内舍于肾。筋痹不已，复感于邪，内舍于肝。脉痹不已，复感于邪，内舍于心。肌痹不已，复感于邪，内舍于脾。皮痹不已，复感于邪，内舍于肺。所谓痹者，各以其时重感于风寒湿之气也。"

《诸病源候论·风痹候》云："秋遇痹者为皮痹，则皮肤无所知。皮痹不已，又遇邪者，则移于肺，其状，气奔痛。"

《圣济总录·皮痹》云："风、寒、湿三气杂至，合而为痹，以秋遇此者为皮痹。盖肺主皮毛，于五行为金，于四时为秋，当秋之时，感于三气则为皮痹，盖正言其时之所感者尔。固有非秋时而得之者，皮肤不营而为不仁，则其证然也。"

《张氏医通》云："皮痹者，即寒痹也，邪在皮毛，瘾疹风疮，搔之不痛，初起皮中如虫行状。"

二、病因病机

中医学认为，本病总由素体禀赋不足，脾肾阳虚，卫外不固，腠理不密；或内伤脏腑而肾阳不足，气血失和所致。复因风寒湿邪乘虚而入，阻于经络肌表血脉之间，以致气血运行不利，营卫失和所致。

西医学认为，本病病因不明，局限性硬皮病可能与外伤或感染有关。系统性硬皮病病因主要有自身免疫学说、血管学说和胶原合成异常学说。其发病机制的核心主要为各种病理途径激活了成纤维细胞，合成过多胶原，导致皮肤和内脏器官的纤维化。

三、诊断要点

（一）局限性硬皮病

局限性硬皮病又称硬斑病。根据其临床形态可分为斑块状、线状、滴状及泛发性4种类型。

1. 斑块状硬斑病　较常见，好发于额部、颈部、四肢、乳房及臀等部。皮损初起为圆、椭圆、不规则形淡红，或淡紫红色水肿性斑片，数周或数月后逐渐扩大并硬化，中央略凹陷，表面颜色渐变为蜡黄色或黄白色，呈象牙样光泽，周围有淡紫色晕。表面干燥，无汗，毳毛逐渐消失，触之皮革样硬度。数年后硬度减轻，局部变薄、萎缩，留有轻度色素沉着或色素减退。一般无明显自觉症状。头皮损害可致硬化性萎缩性斑状脱发（图34-7和图34-8）。

2. 线状硬皮病　多见于儿童和青少年，常沿单侧肢体呈线状或带状分布。可累及皮肤、皮下组织、肌肉和筋膜甚至骨骼，相互粘连硬化而致严重畸形。在头皮和额部，可呈刀劈状带状萎缩，凹陷，头发脱落，严重者同侧面部偏侧萎缩，甚至伴同侧舌萎缩等（图34-9～图34-11）。

3. 滴状硬斑病　好发于前胸、肩、颈等部。皮损多为0.1～0.5cm直径大小的珍珠样或象牙白色的小圆形斑片，簇集性或散在性，表面光滑发亮，质较软，稍凹陷，进行期周围可见紫晕。早期质地硬，后期质地软或有"羊皮纸"样感觉。消退后可留下萎缩性色素沉着斑。此型较少见。

4. 泛发性硬斑病　多见于30～50岁的女性，皮损如斑块状硬斑病，但皮疹分布广泛，初发于躯干，逐渐扩大增多至躯干上部、乳房、上肢，偶见泛发全身者。本病病程慢性，5%局限性硬皮病可发展为系统性硬皮病。此型罕见。

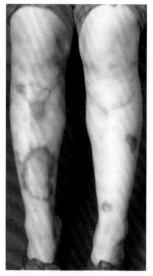

图 34-7 斑块状（1）

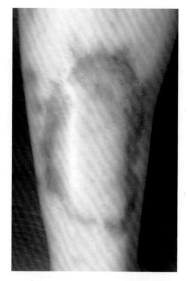

图 34-8 斑块状（2）

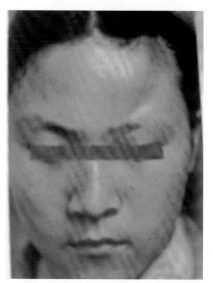

图 34-9 线状（1）

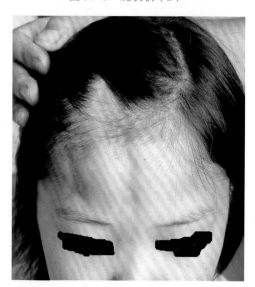

图 34-10 线状（2）

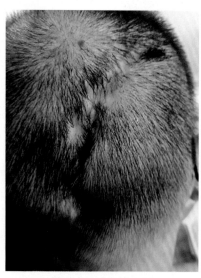

图 34-11 线状（3）

（二）系统性硬皮病

系统性硬皮病又称系统性硬化病，根据临床表现可分为肢端型和弥漫型。多数患者有雷诺现象、关节痛、神经痛、不规则发热、食欲减退、体重下降等前驱症状。其皮肤病变过程可分为水肿期、硬化期和萎缩期。

1. 肢端硬皮病 又名肢端硬化症。本型较多见，占系统性硬皮病的95%。多见于成年妇女，尤其青年期。初期可有轻度发热、雷诺现象，表现为阵发性肢端皮肤发白、发冷及发红，情绪激动或寒冷刺激可诱发。皮损开始时为非凹陷性肿胀发亮，渐发展至皮纹消失及皮肤硬化绷紧，手指变细，病变逐渐向上臂、面部、躯干发展。晚期皮肤萎缩变薄，受损皮肤无汗或出汗减少，毛发脱落及皮脂缺乏。面部受损时，皮肤绷紧变薄，鼻变尖，口唇有放射状沟纹及张口困难，表情丧失似假面具面容。久病者可出现皮肤钙化、坏死及溃疡（图34-12～图34-18）。

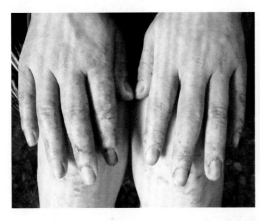

图34-12 肢端硬化症（1）

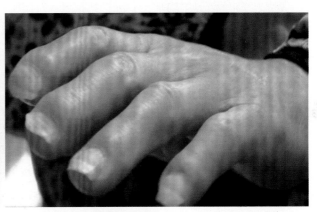

图34-13 肢端硬化症（2）

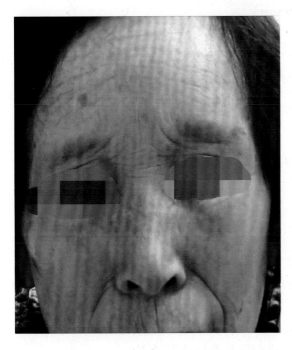

图34-14 弥漫性硬皮病（1）

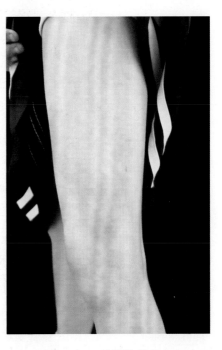

图34-15 弥漫性硬皮病（2）

第三十四章 结缔组织病、脂膜炎及血管炎性皮肤病

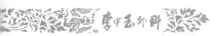
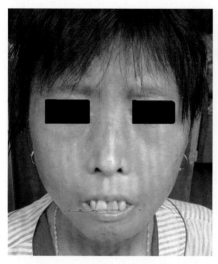

图34-16　弥漫性硬皮病（3）

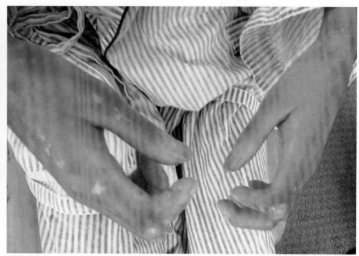

图34-17　弥漫性硬皮病（4）

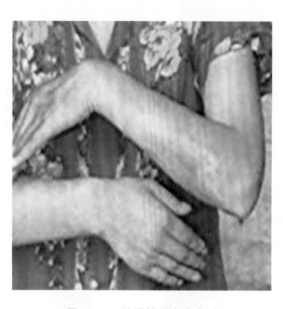

图34-18　弥漫性硬皮病（5）

2.弥漫性硬皮病　本型较少见，男女皆可发病。进展较快，常在短期内累及多个系统，出现相应症状。皮肤硬化常自躯干开始，以后逐渐向四肢、面部发展。皮肤发红、紧实光亮，与皮下组织粘连，不易捏起，胸部皮肤硬化紧缩时，呼吸运动受限，四肢皮肤硬化时关节活动受限。面部无表情、张口困难。内脏各器官均受：①食道受累常表现为吞咽困难、呕吐及胸骨后灼痛（反流性食管炎所致）。②肺部受累主要为弥漫性间质纤维化，肺活量减少，呼吸短促，尸检发现约70%患者有肺部病变。心脏主要为心肌受累，亦可出现心内膜、心包损害。④肾脏发生硬化性肾小球肾炎，常伴高血压、氮质血症，严重时可致急性肾功能衰竭。

3.CREST综合征　是肢端型硬皮病的亚型，包括皮肤钙质沉着（calcinosis，C）、雷诺现象（Raynaud's phenomenon，R）、食管受累（esophageal dysmotility，E）、指硬皮症（sclerodactyly，S）、毛细血管扩张（telangiectasia，T），因系统受损有限，病程缓慢，预后较好。

（三）实验室检查

皮肤感觉时值测定明显延长（较正常延长 5 ～ 12 倍）。局限性硬皮病患者实验室检查无明显异常。系统性硬皮病患者可有贫血、血沉加快、γ 球蛋白升高、外周血中性粒细胞升高。抗核抗体阳性率达 70%，常呈细斑点核型。抗 Scl-70 抗体可作为系统性硬皮病的标志抗体；抗着丝点抗体可作为 CREST 的标志抗体。伴有雷诺现象的患者可检测 U_1RNP 抗体。系统性硬化病患者有血液流变学检测异常，表现为全血比黏度、血浆比黏度及全血还原黏度增高，红细胞电泳时间延长。血流图检查显示肢端血流速度减慢，血流量减少血管弹性差。胸部、食管、骨关节 X 线检查可有异常改变。

四、鉴别诊断

1.痹证（雷诺病） 肢端有发绀、发凉、苍白、疼痛等症状，但无皮肤硬化萎缩及骨质变化，以及内脏系统损害。

2.肉痹（成人硬肿病） 皮肤呈棕黄色弥漫性肿胀发硬，开始于头面及颈部，对称向肩部及躯干上部发展，下肢及手足少累及，不萎缩，无雷诺现象及内脏损害，大部分可自然消退。

3.肌痹（皮肌炎） 虽然有雷诺现象、皮肤硬化、皮下钙质沉着，但有以上眼睑为中心的紫红色水肿性斑片，并有 Gottron 征及甲皱襞暗红斑及点。有明显肌无力，24 小时尿肌酸或肌酸磷酸激酶中一项增高。

4.胎寒（新生儿硬化症） 是新生儿受寒冷后发生广泛性皮下脂肪凝固硬化。多见于早产儿和体虚的新生儿（出生后 4 ～ 20 天内发病），皮损为白色或青紫色硬化斑，对称分布，表面光滑，有蜡样光泽。病变多先见于下肢、臀部，特别是腓肠肌部位，再发展至全身。体温、呼吸、脉搏较正常新生儿低。

5.硬斑癣（硬化萎缩性苔藓） 初起为多数珍珠样或象牙样光泽白色坚实小丘疹组成的斑块，表面有扩张的毛囊口。后期斑块形成白色萎缩。好发于脐部、乳房及躯干。

五、治疗

（一）辨证论治

1.风湿痹证 多见于发病初期，皮肤浮肿，皮纹消失，紧张变厚，按之无凹陷，颜色苍白或黄褐，表面温度偏低，自觉刺痛或麻木，肢端青紫、苍白，遇寒冷或情绪激动时加剧，伴有关节痛，或有月经不调，痛经，经血暗紫。舌紫暗，苔薄白，脉濡细。治法：祛风除湿，温经通络。方药：独活寄生汤加减。痹证疼痛较剧者，可酌加制川乌、制草乌等；寒邪偏盛者，酌加制附子、干姜；湿邪偏盛者，去干地黄，酌加汉防己、薏苡仁、苍术。

2.气滞血瘀证 皮肤变硬，有蜡样光泽，不能用手指捏起，皮肤皱纹不显，皮损处色素加深，或间有色素减退斑，伴有毛细血管扩张，肌肤甲错，毛发干枯脱落，面部表情呆板，眼睑、口部张合受到限制，胸部有紧束感，手指屈伸困难，关节活动不利，口唇青紫变薄，可伴胸闷、心悸、腰痛、血尿、皮下有包块结节，女性月经量少夹有血块，闭经。舌紫暗或有淤点、瘀斑，舌下静脉怒张，苔薄，脉细涩。治法：活血软坚，化瘀通络。方药：血府逐瘀汤加减。气滞明显者，加柴胡、郁金等；血虚者加阿胶、制首乌等。

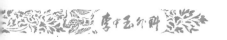

3. 肺脾气虚证　皮肤如革，干燥，甚则皮肤萎缩，皮纹消失，毛发脱落，伴疲倦乏力，体重减轻，纳差，便溏。舌胖淡嫩，边有齿印，苔薄白，脉细弱或沉。治法：健脾益肺，温经通络。方药：参苓白术散加减。咳嗽、胸闷、痰湿壅肺者，加橘络、薤白、紫菀等；痰热甚者，加浙贝母、黄芩等。

4. 脾肾阳虚证　多见于局限性硬皮病萎缩期或系统性硬皮病后期。表情淡漠，呈假面具样，鼻尖如削，口唇变薄，颜面灰白，口周放射状沟纹，牙龈萎缩，松弛易脱落，胸部皮肤坚硬，状如披甲，呼吸受限，手如鸟爪，骨节隆起，出现溃疡，关节强直，活动困难，常伴有畏寒肢冷无汗，纳呆，吞咽不畅，便溏，胁痛腹胀，胸闷心悸，头昏目眩，腰膝酸软，神疲劳倦，遗精阳痿或妇女月经涩滞。舌淡胖有齿印，苔薄，脉沉紧或迟缓，或沉细无力。治法健脾补肾，温阳活血。肾虚甚者，方药：右归丸合阳和汤加减；脾虚甚者，方药：四君子汤合当归补血汤加减。腰膝酸软者，加制狗脊、薄盖灵芝等；月经紊乱者加益母草、红花、枸杞子等。

（二）中医外治

1. 积雪苷霜软膏　清热解毒，利湿消肿。适用于硬皮病肿胀期涂于患处，1日2次，配合按摩3～5分钟。

2. 中药熏洗　桂枝、细辛、炒桃仁、红花、川乌熬水熏洗患处。

3. 针刺疗法　选阿是穴（硬皮病局部）和辨证取穴，采用"实则泻之，虚则补之"的原则，行毫针或电针治疗，每日1次，10次为1个疗程。

4. 艾灸疗法　选用青艾条，点燃，对准局部皮损部位进行艾灸，以局部皮肤潮红为度，每日1次，7次为1个疗程。

（三）西医西药

1. 局限性硬皮病　早期可外用糖皮质激素药膏或局部皮损内注射糖皮质激素混悬液；也可外用卡泊三醇软膏、0.1%他克莫司软膏等；口服维生素E，200～300mg/d。泛发性硬斑病可参照系统性硬皮病治疗。

2. 系统性硬皮病

（1）糖皮质激素　对早期病情进展较快及伴有关节、肌肉和肺部等器官系统受累和弥漫性硬皮病有一定疗效，可减轻皮肤肿胀及硬化；对间质性肺炎、心肌炎也可使用；用量常以泼尼松30mg/d，口服为宜，连服数周后减量维持。对伴有肾脏损害者不宜应用。肢端型硬皮病及伴肺纤维化者应限制或不用糖皮质激素。

（2）结缔组织形成抑制剂　①D-青霉胺能阻碍胶原的横向连接途径，抑制胶原合成，并具有免疫抑制作用，减少循环免疫复合物及改善肺功能等作用。用量开始由250mg/d，缓慢增加剂量至750～1250mg/d，分3～4次，连用3～6个月为1个疗程，可连用2～3个疗程。②秋水仙碱能阻止原胶原转化为胶原，抑制胶原的积贮。用量为0.5～1.5mg/d，连服2～3个月。对皮肤硬化、雷诺现象及食管病变均有一定疗效。用药期间可有腹泻，心、肝、肾功能不全者慎用。

（3）血管活性剂　①丹参注射液对皮肤硬化、色素沉着、关节僵硬、疼痛、张口受限、吞咽困难及雷诺现象等均有一定效果。②胍乙啶初用12.5mg/d，渐增至25mg/d，3周后加至37.5mg/d，对雷诺现象（50%）有效。

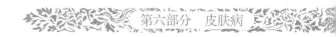

（4）免疫抑制剂 硫唑嘌呤 75 ~ 150mg/d，或环磷酰胺 50 ~ 200mg/d，与糖皮质激素联合应用，对皮肤、关节、肾脏病变有一定效果。

（5）生物制剂 如抗 TNF-α 单抗、抗 TGF-β 单抗、酪氨酸激酶抑制剂在严重病例中有一定的作用，但仍缺乏有力的临床试验证据。

六、预防调护

1. 防寒保暖，防止外伤，避免主动和被动吸烟。

2. 避免精神创伤或过度紧张，保持愉快乐观的情绪。

3. 适当休息，加强功能性体育锻炼。

4. 多食含丰富维生素、高蛋白且易消化的食物，避免食用辛辣刺激和寒凉食品。

第三节 肌痹（皮肌炎）

肌痹是一种主要累及皮肤、肌肉的炎症性自身免疫性结缔组织病，此病相当于西医学的皮肌炎，其特点是皮肤红斑，肌肉疼痛、无力。本病可见于任何年龄，但以中年以上发病者居多。

一、古籍摘要

《素问·长刺节论》云："病在肌肤，肌肤尽痛，名曰肌痹，伤于寒湿。"

《素问·痹论》云："肌痹不已，复感于邪，内舍于脾。"又云："脾痹者，四肢解惰，发咳呕汁，上为大塞。"

《诸病源候论·风湿痹身体手足不随候》云："人腠理虚者，则由风湿气伤之。搏于血气，血气不行，则不宣，真邪相击，在于肌肉之间，故其肌肤尽痛。"

二、病因病机

中医学认为，本病由先天禀赋不足，气血亏虚于内，风寒湿邪侵袭而成。初期可因正不胜邪，风寒湿邪久蕴化热化毒，热毒炽盛，淫于肌肤，内犯脏腑而发病。或因寒湿之邪侵于肌肤，阴寒偏盛，血脉不通，气机不畅，寒瘀痹阻经络所致。或禀赋不足，气血亏虚，久病不愈，脏腑阳气虚衰，肌肤失于温煦濡养。

西医学认为，本病的病因尚不明确，一般认为与自身免疫、感染变态反应有关。

1. 自身免疫异常 患者体内可检测到多种肌炎特异性自身抗体，最常见的阳性自身抗体为抗 Jo-1（组氨酰 tRNA 合成酶）抗体、抗 PL-7（苏氨酰 tRNA 合成酶）抗体，以及抗肌凝蛋白抗体等。病变肌肉和皮损中的血管周固有 $CD4^+$ T 淋巴细胞浸润，血管壁有 IgG、IgM 和 C_3 沉积。免疫抑制疗法有效。

2. 感染 儿童皮肌炎患者发病前常有上呼吸道感染病史，血清中抗柯萨奇病毒抗体滴度较高；多发性肌炎患者常检出弓浆虫 IgM 抗体，且抗弓浆虫治疗有效；部分患者可能与 EB 病毒或小 RNA 病毒感染有关。

3.肿瘤　本病可合并恶性肿瘤，常见的肿瘤有鼻咽癌、乳腺癌、卵巢癌、肺癌、胃癌等，肿瘤得到有效治疗后，皮肌炎症状可缓解；肿瘤复发则皮肌炎症状常加重。

4.遗传　皮肌炎患者 HLA-B8、HLA-DR3、HLA-DR52、HLA-DR6、HLA-DR7 等位基因阳性率高。

三、诊断要点

本病主要表现为皮肤和肌肉两方面的症状，皮肤损害多先于肌肉症状数天、数周，甚至数月表现。

1.皮肤损害　①典型皮损为以双上眼睑为中心的持久性浮肿性紫红色斑，可扩展至额、颞、颊、耳前（后）、颈及上胸部，"V"字区红斑是其主要特征（图 34-19～图 34-24）。②手指关节，以及肘膝关节侧面散在扁平的紫红色鳞屑性丘疹，即 Gottron 征。③甲周皮肤潮红，伴甲周围皮肤毛细血管扩张和淤点。④皮肤异色，弥漫性红斑，网状青斑，稀疏脱发，1% 患者有雷诺征，部分患者对光敏感。

2.肌肉症状　①对称性四肢近端肌肉无力，疼痛、触痛，体检时见早期为肌肉肿胀，以后出现进行性肌萎缩。②也可侵及其他肌群，如颈肌、喉肌、食管肌、眼肌、心肌、颜面肌肉、膈肌、肋间肌等而出现相应的症状。

3.全身症状　不规则发热，关节痛，倦怠，体重减轻，少数患者可有肝脾肿大、淋巴结肿大。恶性肿瘤、心肺受累是患者死亡的主要原因。

第三十四章
结缔组织病、脂膜炎及血管炎性皮肤病

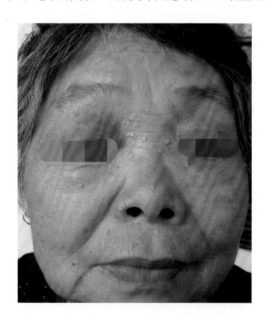

图 34-19 肌痹（1）

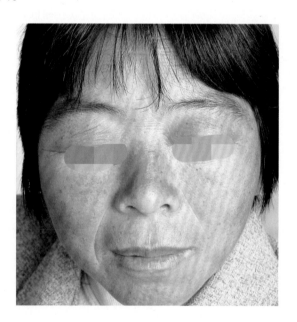

图 34-20 肌痹（2）

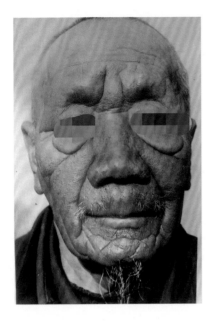

图 34-21 肌痹（3）

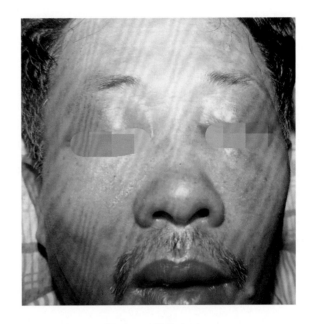

图 34-22 肌痹（4）

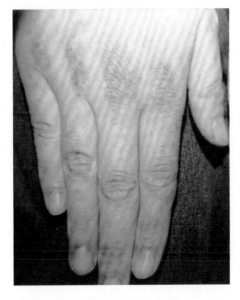

图 34-23 肌痹（5）

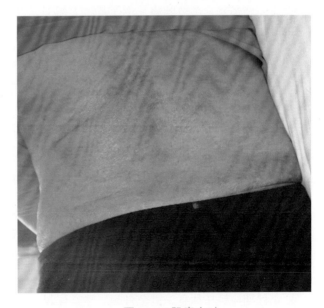

图 34-24 肌痹（6）

4. 实验室检查　①血清中肌酶增高，其中肌酸磷酸激酶（CPK）、醛缩酶（ALD）的改变与症状活动有平行关系。②肌电图改变，显示为肌源性萎缩相肌电图。③肌肉活检取疼痛和压痛最明显或肌力中等减弱的肌肉进行检查，表现为肌肉炎症和间质血管周围淋巴细胞浸润。④肌肉磁共振成像可发现局部损害。⑤心电图可发现心肌炎、心律失常。⑥胸片可发现间质性肺炎、胸部肿瘤。⑦其他血清肌红蛋白在肌炎患者中可迅速升高，可早于 CK 出现，有助于肌炎的早期诊断；尿肌酸排出增加，常常超过 0.2g/d；部分患者 ANA 阳性，少数患者抗 Jo-1 抗体、抗 PL-7 抗体、抗肌凝蛋白抗体等阳性。其他尚有血沉加快、贫血、白细胞增多、C- 反应蛋白阳性等。

　　本病的诊断依据主要有：①典型皮损。②对称性四肢近端肌群和颈部肌无力。③血清肌酶升高。④肌电图为肌源性损害。⑤肌肉活检符合肌炎病理改变。确诊为皮肌炎需具有上述 4 项标准

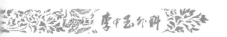

加上典型皮损。确诊为多发性肌炎需4项标准无皮损。

四、鉴别诊断

1.红蝴蝶疮（系统性红斑狼疮） 有蝶形红斑，多有发热，多脏器损害，肾脏损害较多且重，肌肉症状不明显，白细胞低，LBT阳性，血清激酶及24小时尿肌酸正常。

2.皮痹（系统性硬皮病） 常有雷诺现象，皮肤发硬明显，无皮肌炎的皮疹。

3.痿证（重症肌无力） 以眼睑下垂，患处活动后迅速无力，休息时减轻，无LDH（乳酸脱氢酶）等特异性增高，肌肉活检不同。

4.日晒疮（日晒伤） 是强烈日光照射后引起的，以急性红斑、水疱为主要临床表现，多见于春末夏初，好发于暴露部位，急性病程。无肌痛肌无力，血清激酶及24小时尿肌酸正常。

五、治疗

（一）辨证论治

1.热毒炽盛证 多见于皮肌炎急性期。皮损紫红肿胀，肌痛肌无力，伴高热，口苦口臭，吞咽不利，面红烦躁，关节肿痛，小便黄，大便干，舌质红，苔黄燥，脉数。治法：清热解毒，凉血活血。方药：清营汤或清瘟败毒饮加减。

2.寒瘀痹阻证 多病情迁延，发展缓慢。皮肤呈暗红色斑块，局部肿胀，全身肌肉酸痛无力，气短乏力，食少，怕冷，舌质淡，苔薄白，脉沉细或沉缓。治宜温阳散寒，活血通络。方药：仙方活命饮合当归四逆汤加减。

3.阳气虚衰证 皮损暗红或紫红，质硬，有细小鳞屑，局部肌肉萎缩，关节疼痛，形体消瘦，肢端发绀发凉，心悸，头晕，纳少，乏力，畏寒，便溏，腹胀，舌淡红，舌体胖大，苔白润，脉细无力。治宜补中益气，调和阴阳。方药：补中益气汤合阳和汤加减。

（二）中医外治

1.中药外用 红花五灵脂药酒涂擦按摩肌肉关节疼痛处。

2.针灸治疗 主穴取足三里、三阴交、曲池，配穴取阳陵泉、肩髃等。

（三）西医西药

1.急性期应卧床休息，避免日晒，注意保暖，预防感染，加强营养（高蛋白、高维生素、高热量、低盐饮食），积极排查恶性肿瘤；慢性期加强功能锻炼。

2.糖皮质激素选用不含氟的激素，剂量取决于病情严重程度，初始量泼尼松为0.5mg/（kg·d），待病情控制后逐渐减至维持量，一般以10～15mg/d维持2～3年以上。危重患者可试用甲基泼尼松龙1.0g/d，或静脉注射人血丙种免疫球蛋白，连续3天冲击治疗。

3.免疫抑制剂可与激素合用或单独使用，如环磷酰胺、氨甲蝶呤、硫唑嘌呤、环孢素A等。雷公藤多苷也有一定疗效。

4.蛋白同化剂，如苯丙酸诺龙肌内注射对肌力恢复有一定作用；儿童皮肌炎及怀疑与感染相关者，宜配合抗感染治疗。

5.皮损治疗可外用遮光剂、润肤剂、他克莫司、吡美莫司软膏和糖皮质激素。皮损明显且对光敏感者，可予以沙利度胺、氯喹或羟氯喹，以及抗组胺药口服。

第三十四章 结缔组织病、脂膜炎及血管炎性皮肤病

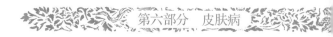

六、预防调护

1. 加强营养，避免风寒外感。

2. 心情舒畅，避免精神刺激。

3. 忌食辛辣之物。

4. 防止日光暴晒，加强肢体锻炼。

5. 中年以上患者应全面检查，除外并发恶性肿瘤。

第四节　瓜藤缠（结节性红斑）

小腿皮肤有数枚红色结块，如藤系瓜果，绕腿胫而生，故名"瓜藤缠"。中医学文献又有"梅核丹""室火丹"等名，此病相当于西医学的结节性红斑。本病好发于青年女性，多见于春秋季节，皮疹多对称发生于两小伸侧，病程 2 ～ 4 周，但亦有长达数月者，易于复发。

一、古籍摘要

《诸病源候论·室火丹候》云："室火丹，初发时必在腓肠，如指大，长三二寸，皮色赤而热是也。"

《证治准绳·疡医》云："足股生核数枚，肿痛久之，溃烂不已何如？曰：此名瓜藤缠，属足太阳经，由脏腑湿热，流注下部所致。用防风通圣散加槟榔、牛膝、防己主之。"

《医宗金鉴·外科心法要诀》云："若绕胫而发，即名瓜藤缠，结核数枚，日久肿痛，腐烂不已，亦属湿热下注而成。

肾气游风：肾气游风腿肚生，红肿如云火烘疼，证由肾火蕴于内，膀胱气滞外受风。

注此：证多生于肾虚之人。腿肚红肿，形如云片，游走不定，痛如火烘，由肾火内蕴，外受风邪，膀胱气滞而成也。"

《外科证治全书》云："小腿肚下长二三寸为青蛇毒，胫骨下足后跟相接处为接骨发，内踝上三寸为附阴疽，在内为走缓鞋带疽，在外踝为脚拐毒，里外踝骨通肿不红为穿踝疽，生胫骨一二寸为湿毒流注，绕胫而生为瓜藤缠。"

《外科大成》云："瓜藤缠生于足胫，结核数枚，肿痛久之，溃烂不已，属足太阳经湿热，初宜荣卫返魂汤加减，或五香流气饮。"

二、病因病机

中医学认为，本病总由素体血分蕴热，外感湿邪，湿与热结；或体内湿盛，湿郁化热，湿热下注，阻滞经络，导致局部气血瘀滞而发病。体虚之人，气血不足，卫外不固，寒湿之邪乘虚外袭，客于肌肤腠理，流注经络，致使气血运行不畅，湿瘀互结而发。

西医学认为，本病病因和发病机制尚未清楚，可能是感染（特别是溶血性链球菌，其他如病毒、真菌、衣原体等），药物（如碘剂、溴剂、磺胺类药物、口服避孕药等），系统性疾病（如白塞病、结节病、炎症性肠病、肿瘤等）等因素引起的Ⅲ型或Ⅳ型变态反应性疾病。

三、诊断要点

1. 开始可有发热、肌痛和关节酸痛。

2. 数日后双胫前对称发生疼痛性结节，表面皮肤逐渐发生红色隆起，直径约 1cm 大小，有压痛。结节逐渐增多，每侧数个至 10 余个不等。少数可发生于大腿及上臂。一般 6 周可自行消退，不破溃。

3. 患者多为青年或中年女性，好发于春秋季节。

4. 部分患者结节持久不退，炎症及疼痛较轻，持续 1～2 年亦不破溃，称为慢性结节性红斑或迁延性结节性红斑（图 34-25～图 34-28）。

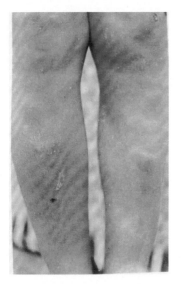

图 34-25　瓜藤缠（1）

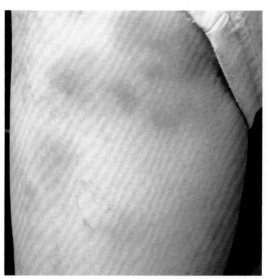

图 34-26　瓜藤缠（2）

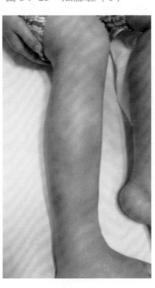

图 34-27　瓜藤缠（3）

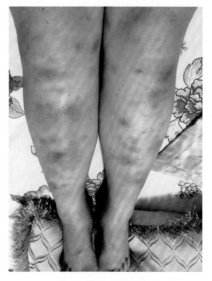

图 34-28　瓜藤缠（4）

四、鉴别诊断

1. 湿毒流注（硬红斑）　秋冬季节发病，好发于小腿屈侧，易溃破，留有疤痕，起病缓慢，病程长，常有结核病史。

2. 梅核丹（变应性皮肤血管炎）　皮损多形性，以紫癜、坏死、溃疡、结节为主要表现，疼痛较轻，反复发作，病程较长（图 34-29 和图 34-30）。

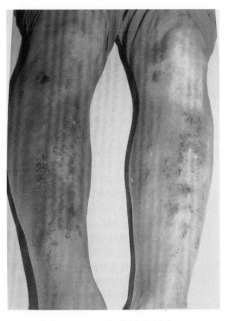

图 34-29　变应性血管炎

（引傅志宜《临床皮肤病鉴别诊断学》）

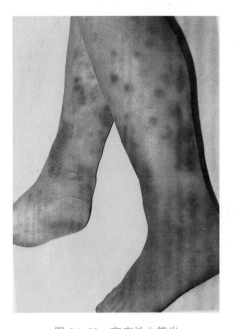

图 34-30　变应性血管炎

（引傅志宜《临床皮肤病鉴别诊断学》）

五、治疗

（一）辨证论治

1. 湿热血瘀证　本病常先有发热身困，关节酸沉微痛，继之小腿胫前起焮红肿块数枚至数十枚，小若蚕豆，大似红枣，微隆出皮面，皮色鲜红，硬肿疼痛，小腿略有肿胀，数天后皮疹渐变暗紫色、淡青黄色，以至消退，愈后不留痕迹，但易反复发作，皮疹一般不溃破。凡起病急，皮疹鲜红，灼热，小腿、足踝肿痛，伴身热口渴，便干溲黄，舌红，苔黄，脉滑数。治法：清热利湿，凉血化瘀。方药：仙方活命饮、萆薢渗湿汤合桃红四物汤加减。下肢浮肿，关节疼痛者，加防己、秦艽、忍冬藤；咽痛者，加牛蒡子、金银花、玄参。

2. 寒湿阻络证　若病久反复，经年不愈，结节暗红或暗紫色，面色㿠白，心悸气短，腿胫浮肿，四肢不温，舌淡，苔白，脉细弱。治法：益气养血，温经散寒，活瘀通络。方药：当归四逆汤加减。当归 15g，川芎、赤芍、桂枝各 10g，黄芪、鸡血藤、丹参各 15g，白术 10g，薏苡仁 20g，川牛膝、甘草各 10g，水煎服。

（二）中医外治

可外用一号散结灵、金黄膏或玉露膏。

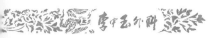

（三）西医西药

有链球菌等感染者选用敏感抗生素；疼痛明显者可予非甾体抗炎药，如吲哚美辛、布洛芬、阿司匹林等；10%碘化钾有一定疗效。急性发作期、疼痛剧烈者或重症者可予糖皮质激素（泼尼松30～40mg/d，分次口服，疗程2～4周）。难治性病例可予羟氯喹、沙利度胺、雷公藤多苷等；慢性持久性皮损可予糖皮质激素皮损内注射。

六、预防调护

1. 平素注意保暖，以防寒湿侵袭。
2. 患病后注意休息，减少站立行走，睡卧时抬高下肢。
3. 多食瓜果蔬菜，忌食鱼腥酒辛之物。

第五节　湿毒流注（硬红斑）

小腿部皮肤起红色或紫褐色结节、斑块、溃烂，因病在下肢多湿，常此起彼伏，流行不定，故谓之湿毒流注。此病多患于青年女性，四季均可发生，但以冬季较为常见，此病相当于西医学的硬红斑。

一、古籍摘要

《医宗金鉴·外科心法要诀》云："鳝漏：鳝漏生在腿肚间，孔如钻眼津水绵，颇类湿疮湿热发，艾汤熏洗觉痒痊。

注：此证由湿热而成。初起颇类湿疮，生于腿肚，痒痛相兼，破津黄水，绵绵不已，其孔深如钻眼，复受寒气侵入疮孔，以致口寒肌冷。法宜艾叶、老葱熬汤，每日先熏后洗。疮口发热觉痒时，即贴黄蜡膏，收敛而愈。

湿毒流注腿胫生，顶如牛眼漫肿形，紫轻黑重脓水渍，寒湿暑热在腠理。

注：此证生于腿胫，流行不定，或发一二处，疮顶形似牛眼，根脚漫肿，轻则色紫，重则色黑，溃破脓水浸渍，好肉破烂，日久不敛。由暴风疾雨，寒湿暑火，侵在腠理，而肌肉为病也。初觉急服防风通圣散，加木瓜、牛膝、防己、苍术消之；若腿胫至晚发热者，宜服当归拈痛汤，加牛膝。外治初搽三妙散，肿痛全消，换搽轻粉散敛之即效。轻粉散：轻粉（一钱五分），黄丹、黄柏、密陀僧、高末茶、乳香（各三钱），麝香（五分），共研末，先用葱熬汤洗患处，再搽此药。"

二、病因病机

中医学认为，本病总由三阴亏损，湿痰下注，凝滞于经脉，气血结而化热，湿热交阻而成此病。

西医学认为，患者过去或现在身体其他部位通常有活动性结核病灶，结核菌素试验阳性，但从损害中很少发现结核杆菌。

三、诊断要点

1. 患者多为青年或中年女性，好发于春秋季节。

2. 小腿屈侧出现对称性疼痛性、褐红色浸润的皮下结节，直径 1～2cm 大小，有压痛。结节逐渐暗褐，继之溃破，可形成多发慢性小溃疡，流出稀薄脓液，久不愈合（图 34-31）。

3. 组织病理显示表皮萎缩，真皮深层和皮下组织有明显的血管炎改变，血管内皮细胞肿胀、变性或增生，血栓形成，管腔闭塞。血管周围最初有淋巴细胞浸润，浸润灶内有明显的干酪样坏死，形成结核结构。后期脂肪细胞亦可产生变性及坏死，形成脂膜炎，以后周围绕以增生的巨噬细胞、成纤维细胞和异物巨细胞，病灶最后由纤维组织代替而形成瘢痕。

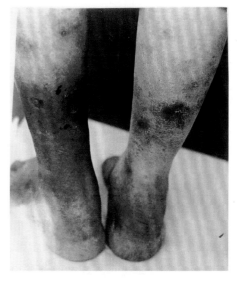

图 34-31 硬红斑

四、鉴别诊断

1. 瓜藤缠（结节性红斑） 结节发生于小腿伸侧，一般不溃烂。

2. 梅核丹（变应性皮肤血管炎） 皮损多形性，以紫癜、坏死、溃疡、结节为主要表现，疼痛较轻，反复发作，病程较长。

五、治疗

（一）辨证论治

1. 湿热下注，气血瘀结证 此病多患于小腿屈侧，亦可波及外侧面等处，常两小腿对称发生。初起自感小腿酸胀不适，继之皮肤出现一个、数个，乃至数十个红色或暗红色结节、斑块，可小如赤豆，大若梅李，小者多浅表，局限高出皮肤，大者多漫肿平塌，深隐于皮下，质地较硬，多与皮肤粘连，活动后诸症加重，局部挤压痛明显，可伴倦怠乏力等症，舌暗红，苔黄或白腻，脉弦。治法：活血散结，解毒利湿。方药：四物汤合三妙散加减。当归、川芎、赤芍、牡丹皮、苍术、防己、黄柏各 10g，金银花、茵陈各 30g，泽泻 15g，川牛膝、甘草各 9g，水煎服。热盛加连翘、蒲公英，湿盛加车前子，结节较硬加穿山甲（现已禁用）、皂角刺。

2. 气阴不足证 病情迁延日久，红斑结节色渐暗红、紫灰，可渐消散，但常反复发作。热酿为脓者可溃破，溃后形成边缘不整齐而呈凹陷，脓液多稀薄，并夹有败絮样物质，肉芽暗红若冻色，口久不敛，或此处愈合彼处又溃，缠绵不已，舌质淡或红绛，苔薄白或少苔，脉沉细。治法：补气活血，滋阴清热。方药：八珍知柏汤加减。当归、川芎、白芍、熟地黄、党参、白术、牡丹皮、泽泻、黄柏、知母各 10g，黄芪 15g，金银花、茯苓各 30g，甘草 9g，水煎服。

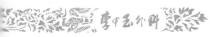

（二）中医外治

红晕明显，疼痛者，外敷芙蓉膏；久不收口者，用生肌白玉膏掺珍珠散外敷。

（三）西医西药

给予全身抗结核治疗。

六、预防调护

宜卧床休息，忌食辛辣之物。

第六节　葡萄疫（过敏性紫癜）

皮肤出现紫红色瘀斑点，色若紫葡萄，故名葡萄疫。中医学文献中又有紫癜、紫斑、阳斑、阴斑等名称，类似于西医学的过敏性紫癜。本病多见于青少年，好发于春季。皮疹常对称发生于两小腿，亦可累及上肢、躯干，重者遍发周身，累及脏腑，伴关节肿痛、腰痛、呕血、便血、尿血。病程2～4周，累及脏腑者，迁延数月，愈后可再复发。

一、古籍摘要

《外科正宗·葡萄疫》云："葡萄疫，其患多生于小儿，感受四时不正之气，郁于皮肤不散，结成大小青紫斑点，色若葡萄，发在遍体头面，乃为腑症；自无表里，邪毒传胃，牙根出血，久则虚人，斑渐方退。初起宜服羚羊角散清热凉血，久则胃脾汤滋益其内。

羚羊角散，羚羊角散同知母，黄芩牛子共玄参，甘草麦冬淡竹叶，止血消斑功最灵。羚羊角、防风、麦冬、玄参、知母、黄芩、牛子各八分，甘草二分，水二盅，淡竹叶十片，煎六分，食远服。

胃脾汤，胃脾汤内甘草陈，麦冬五味共沙参，茯神白术并远志，脉虚自汗服安宁。白术、茯神、陈皮、远志、麦冬、沙参各六分，五味子、甘草各五分，水二盅，煎六分，食远服。虚弱自汗者，去沙参，加人参、黄芪各五分。"

《医宗金鉴·外科心法要诀》云："葡萄疫同葡萄状，感受疠疫郁凝生，遍身发点青紫色，毒攻牙齿类牙疳形。注：此证多因婴儿感受疠疫之气，郁于皮肤，凝结而成。大、小青紫斑点色，状如葡萄，发于遍身，惟腿胫居多；甚则邪毒攻胃，以致牙龈腐烂，臭味出血，形类牙疳，而青紫斑点，其色反淡，久则令人虚羸。初起宜服羚羊角散，久虚者宜服胃脾汤，米泔水漱口。以牙疳散日擦四五次即效。近见中年之人下虚者，亦患此证，治法同前。牙疳散：冰片（四分），人中白（煅去臭气，存性），五倍子（炒茶褐色，存性，各一两），共研细末，先用米泔水漱口，后擦此药。方歌：牙疳中白五倍，二味同研冰片兑，医治诸疳患处擦，清热止疼祛臭秽。"

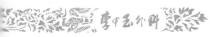

第三十四章　结缔组织病、脂膜炎及血管炎性皮肤病

二、病因病机

中医学认为，本病禀赋不耐，感受外邪，入里化热，风热相扇，迫血妄行；或食入腥荤动风之品，蕴热化毒，毒热炽盛，邪热迫血妄行，血不循经，溢于脉外而出现淤点淤斑；或素有湿邪，复感受热邪，湿热相搏结，湿热下注，阻滞经络，迫血溢于脉外；或先天脾胃不足，复因饮食失节，损伤脾胃，脾虚失摄，血溢于脉外；或者阴虚火旺，或热邪耗伤阴液，至阴虚火旺，虚火灼伤脉络，血溢于脉外。

西医学认为，本病与感染、疫苗、药物等有关。①感染：最常见的是链球菌感染；其次是金黄色葡萄球菌等感染，与微小病毒等病毒也有一定联系。②疫苗：有报道部分疫苗如流感疫苗、乙肝疫苗、狂犬疫苗等可引起。③药物：米诺环素、环丙沙星、卡马西平、克拉霉素等可引起。

三、诊断要点

1. 多见于儿童和青少年。

2. 发病前 1～2 周可有咽痛、发热等不适。

3. 皮损为针尖至黄豆大小淤点瘀斑，稍隆起可触及，皮损多无融合，也可融合成大片，部分中心有血疱，并可伴发血管性水肿等损害。

4. 皮损处一般无自觉症状，可伴有下肢肌肉疼痛。

5. 累及关节者出现关节肿胀疼痛。累及消化道者可出现腹痛、腹泻、血便、呕吐等症状，甚至出现肠梗阻、肠穿孔等急腹症。累及肾脏出现血尿、蛋白尿、管型尿等。少数会累及神经系统，出现头痛恶心呕吐，颅内出血等（图 34-32～图 34-35）。

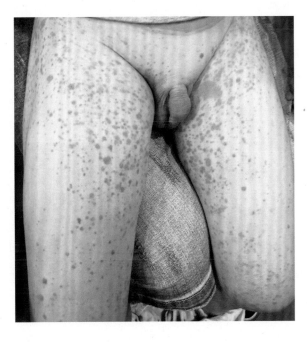

图 34-32　葡萄疫（1）

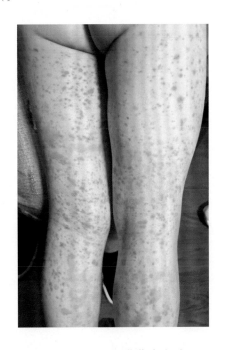

图 34-33　葡萄疫（2）

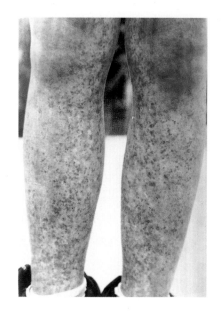

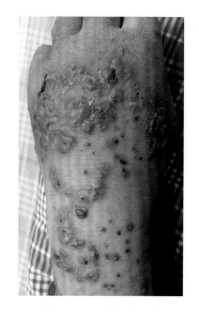

图 34-34 葡萄疫（3）　　　　　　　　图 34-35 葡萄疫（4）

6.易反复发作。

7.辅助检查：血小板正常或升高。

四、鉴别诊断

1.**血小板减少性紫癜**　皮损为出血点，形态不规则，皮损泛发全身，累及黏膜内脏，出现齿衄、鼻衄等。辅助检查血小板减少。

2.**高 γ 球蛋白血症性紫癜**　皮损与过敏性紫癜相似，但常继发于红斑狼疮、干燥综合征等疾病，血清蛋白电泳 γ 球蛋白增高。

3.**变应性血管炎**　皮损多形性，表现为紫癜、血疱、坏死、溃疡等，对称分布。

4.腹型紫癜要与阑尾炎、肠梗阻等急腹症鉴别。

五、治疗

（一）辨证论治

1.**血热证**　发病前有咽痛、发热不适，皮损为紫红色淤点淤斑，伴有咽痛，发热，舌质红，苔薄黄，脉滑数或浮数。治宜疏风清热，凉血化斑。方用犀角地黄汤加减。水牛角粉 30g，生地黄 30g，玄参 15g，牡丹皮 12g，赤芍 10g，茜草 15g，仙鹤草 30g，白茅根 30g，川牛膝 10g，金银花 20g，牛蒡子 10g，甘草 10g。水煎服。加减：便干加大黄 10g；腹胀加厚朴 10g；呕血、便血加生大黄粉 3g（冲服），地榆炭、槐花炭各 15g；腹痛加延胡索 15g，木香 10g；关节肿痛加忍冬藤、青风藤各 30g，丝瓜络 10g；瘙痒者加荆芥、防风、蝉蜕各 10g；伴血尿者加小蓟 30g。

2.**湿热血瘀证**　皮损以下肢为主，伴有足踝部肿胀，关节肿痛，屈伸不利，舌质红，苔黄腻，脉细数或滑数。治疗：清热利湿，凉血化瘀消斑。方药：四妙丸合凉血五根汤加减。黄柏 10g，苍术 10g，薏苡仁 30g，川牛膝 10g，茜草 15g，生地黄 30g，牡丹皮 10g，赤芍 10g，鸡血藤 15g，车前子 20g，伸筋草 15g，海风藤 10g。

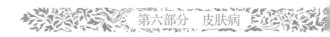

3. **脾虚失摄证** 反复发作，紫斑暗淡，稍动即发，伴面色萎黄，气短乏力，小腿酸困或浮肿，纳呆便溏，或伴头心悸，舌质淡，少苔，脉沉细或弱。治宜益气健脾摄血。方用归脾汤加减：黄芪 15g，当归、党参、白术、龙眼肉各 10g，阿胶（烊化）、茯苓各 15g，陈皮 12g，木香 6g，紫草 10g，仙鹤草 30g，甘草 10g，水煎服。

4. **阴虚火旺证** 淤点紫红，色暗，数量不多，反复发作，伴有体形瘦小，五心烦热，口干，女性月经量少，舌红，少苔，脉细数。治疗：滋阴降火，凉血化瘀消斑。方用：知柏地黄丸合犀角地黄汤加减。

（二）西医西药

1. **一般治疗** 卧床休息，服用钙剂、维生素 C、芦丁片，不用外用药物。

2. **单纯型** 有感染者用抗生素，给予双嘧达莫口服。

3. **胃肠型** 轻度者可不禁食；重者需禁食；轻度可给予山莨菪碱肌内注射，重者予激素，一般 1mg/kg·d，儿童可用至 2～4mg/kg·d。控制后稳定 2 天即可逐渐减量。抗炎治疗，可用头孢等，同时注意保护胃黏膜；若为鲜血便，可用止血药。

4. **肾型** 优质蛋白饮食；予以 ACEI 或 ARB 类消蛋白尿；免疫抑制剂：如雷公藤多苷 1mg/kg·d，不超过 60mg/d，疗程 3～6 个月。激素治疗、免疫调节剂：百令胶囊等。单纯血尿可不予针对性治疗，只针对过敏性紫癜治疗，但建议随访 3～5 年。

5. **关节型** 给予羟氯喹、氨苯砜或秋水仙碱等抗炎药，疼痛明显给予非甾体抗炎药。

六、预防调护

1. 注意休息，避免劳累。

2. 防寒保暖，避免感冒。

3. 忌食用牛奶、鸡蛋、海鲜、牛羊肉、生葱、姜蒜等食物，忌生冷及饱食。

4. 定期查尿常规（每周 1 次，若异常，连续查 1 个月；若无异常，可改为 2～3 周一次，查 2 个月；若尿中有隐血及蛋白，检查时间可延长）。

第三十四章 结缔组织病、脂膜炎及血管炎性皮肤病

第三十五章　皮肤附属器病及物理性皮肤病

第一节　油风（斑秃）

油风，俗称鬼舐头、鬼剃头，以其头发突然脱落，头皮光亮如油涂之而得名。此病可发于任何季节、任何地区、任何年龄和性别。西医学将局限性圆形或椭圆形斑状脱发称为斑秃，头发全部脱落者称全秃，头发、眉毛、胡须、阴毛等毛发皆脱落者称为普秃。此病有自愈倾向，亦有复发之可能，病程可持续数月或更长，绝大多数可以治愈。

一、古籍摘要

《诸病源候论·鬼舐头候》云："人有风邪在于头，有偏虚处，则发秃落，肌肉枯死，或如钱大，或如指大，发不生，亦不痒，故谓之鬼舐头。"

《诸病源候论·须发秃落候》云："足少阳，胆之经也，其荣在须；足少阴，肾之经也，其华在发。冲任之脉，为十二经之海，谓之血海，其别络上唇口。若血盛则荣于须发，故须发美；若血气衰弱，经脉虚竭，不能荣润，故须发秃落。其汤熨针石，别有正方，补养宣导，今附于后。"

《外科正宗·油风第八十三》云："油风乃血虚不能随气荣养肌肤，故毛发根空，脱落成片，皮肤光亮，痒如虫行，此皆风热乘虚攻注而然。治当神应养真丹服之，外以海艾汤熏洗并效。"

《外科大成》云："油风则毛发成片脱落，皮肤光亮，痒如虫行者是也。由风热乘虚攻注，血不能荣养所致。宜神应养真丹服之，以培其本。海艾汤洗之，以治其标。"

《医宗金鉴·外科心法要诀》云："油风，油风毛发干焦脱，皮红光亮痒难堪，毛孔风袭致伤血，养真海艾砭血痊。

注：此证毛发干焦，成片脱落，油红光亮，痒如虫行，俗名鬼剃头。由毛头孔开张，邪风乘虚袭入，以致风盛燥血，不能荣养毛发。宜服神应养真丹，以治其本；外以海艾汤洗之，以治其标。若耽延年久，宜针砭其光亮之处，出紫血，毛发庶可复生。神应养真丹：羌活、木瓜、天麻、白芍、当归、菟丝子、熟地（酒蒸，捣膏）、川芎等分，为末，入地黄膏，加蜜丸桐子大。每服百丸，温煮酒或盐汤任下。"

《医林改错》云："伤寒温病后头发脱落，各医书皆言伤血，不知皮里肉外血瘀，阻塞血路，新血不能养发，故发脱落。"

二、病因病机

中医学认为，本病多由情志不畅，肝气郁结；思虑过度，气血虚弱；房劳所伤，肝肾亏损，毛孔开张，邪风侵袭，以致气血失和，皮肤失于濡润，毛发失于滋养，而致毛发脱落。

西医学认为，斑秃的病因尚不完全清楚。普遍认为斑秃是一种具有遗传素质和环境激发因素的自身免疫性疾病。在遗传易感个体诱发因素导致主要 CD_8 驱使的 Th1 型 T 细胞自身免疫反应，该免疫反应攻击毛囊，导致临床上急性脱发。

三、诊断要点

1. 起病突然，多无自觉症状。

2. 常在无意中突然发现头发脱落，初为孤立局限性圆形或不规则形脱发斑片，小如指甲、大如钱币或更大，头皮光亮，境界清楚，皮色不变（图35-1和图35-2）。继续发展则皮损数目、范围均可增多扩大，严重者头发可全部脱落（图35-3和图35-4），甚至累及眉毛胡须、腋毛、阴毛等。

3. 毛发牵拉试验多阳性（活动期）。

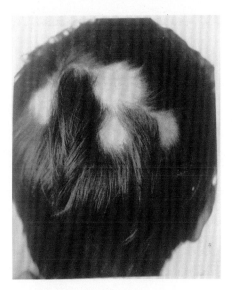

图35-1 油风（1）

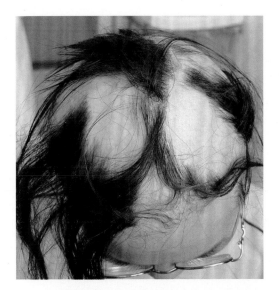

图35-2 油风（2）

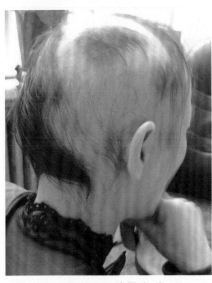

图35-3 油风（3）

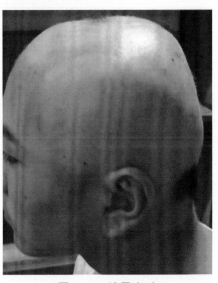

图35-4 油风（4）

第三十五章 皮肤附属器病及物理性皮肤病

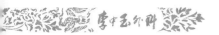

四、鉴别诊断

1.白秃疮（白癣） 多见于儿童，头部出现片状灰白色鳞屑斑，其上毛发距头皮 2～4mm 处折断，真菌镜检阳性以鉴别。

2.发蛀脱发（脂溢性脱发） 好发于中青年，头发稀疏，变细，脱落，脱发区从额角、延至头顶部，头皮有糠秕状鳞屑，可伴有瘙痒。

3.假性斑秃 脱发区皮肤萎缩，常继发于扁平苔藓、硬皮病等（图 35-5）。

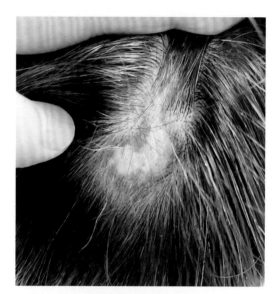

图 35-5 假性斑秃

五、治疗

（一）辨证论治

1.气滞血瘀证 头皮片状脱发，伴有情志抑郁，头痛胁痛，面色晦暗，舌暗红或有淤点，脉弦。治法：活血理气祛风。方药：桃红四物汤加减。失眠多梦加茯神、五味子、丹参，烦躁郁闷加柴胡、香附、牡丹皮，畏寒怕冷加肉桂、防风等。

2.肝肾亏虚证 头发片状脱发，伴有毛发干枯无泽，面色萎黄，腰膝酸软或眩晕耳鸣，失眠，舌淡红，苔薄白，脉沉细。治宜滋补肝肾，养血祛风。方药：六味地黄汤加减，或当归饮子加女贞子、菟丝子、墨旱莲、黑芝麻、知母等。

3.血虚风燥证 片状脱发，伴见皮肤瘙痒，头皮干燥脱屑，口干，舌淡红，苔薄白，脉沉细。治法：活血养血祛风。方药：四物消风饮或当归饮子加减。

（二）中医外治

雄硫膏：雄黄、硫黄、滑石粉各 30g，穿山甲（炒后碾为细面）10 片，凤凰衣（孵小鸡后蛋壳，若无可用鲜蛋壳代之，炒后碾为细面）30g，核桃仁、猪板油各 60g，猪苦胆 3 个。制法：先将板油切碎与核桃仁一起放在干净青石板或水泥板上，用铁锤砸为状，次将以上诸药连胆汁一并掺入，再砸均匀，装瓶备用。用法：每次取枣大药膏，用纱布包裹，涂擦患处每日 1～3 次。在恢复过程中，脱发区先长出稀疏淡黄色或灰白色细面软之毛发，类似毳毛，继之渐稠，毛发渐粗、硬黑而至正常。

（三）西医西药

外用给予激素类药物、米诺地尔溶液等，必要时可系统给予激素治疗。

六、预防调护

1.精神放松，睡眠充足，劳逸结合。

2.多食维生素类食物。

3.多食核桃、黑芝麻等食物。

4.避免头发的过度烫洗。

第二节 发蛀脱发（雄激素性脱发）

发蛀脱发是指青春期后额部、颞部、头顶进行性的头发密度减少的疾病。中医学又称"早秃""蛀发癣"，此病相当于西医学的"雄激素性脱发"，又称"脂溢性脱发""男性型脱发"。男女均可发病，以男性为多，常伴有头皮脂溢性皮炎。

一、古籍摘要

《儒门事亲·头风出血最急八说》云："肝者，木也，火多水少，木反不荣，火至于顶，炎上之甚。"

《杂病心法要诀》云："血极，心病极也，面无血色，头发堕落。"

《圣济总录·髭发门》云："足太阳血气盛则眉美，足少阳血气盛则髯美，足少阴血气盛则发美，手阳明血气盛则髭美。夫经络所至不同，血气各有所属，眉髯发髭。率本于经络之血气，或黑或绀，或黄或白，可以知盛衰，盖血气在人，犹水之津也。髭发犹津之有彡也，津之槁泽而彡随之，则髭发本血气可知矣。"

《外科证治全书·蛀发癣》云："头上渐生秃斑，久则运开，干枯作痒，由阴虚热盛，剃发时风邪袭入孔腠，抟聚不散，血气不潮而成。用生木鳖切片浸数日，入锅煮透煎汤，剃发后洗之，搽蜈蚣油，至愈乃止。"

二、病因病机

中医学认为，本病由脾胃湿热上壅，不能荣养毛发；或血虚风燥，发根不固造成头发稀疏脱落；或肝肾不足，精血亏虚，毛发失于濡养而致毛发脱落。

西医学认为，本病是一种常染色体显性遗传病，同时和雄激素的影响有关，其遗传基因在有雄激素作用的条件下才表现出来。在头皮脱发区，5α-还原酶的活性较强，其能使睾酮转变为双氢睾酮，而后者能使毛囊萎缩乃至消失，从而使毛发密度明显减少。

三、诊断要点

1. 年龄　多见于青壮年，男性多于女性，常有遗传倾向。

2. 皮疹形态　头发脱落常先从额部两侧开始，逐渐向头顶部扩展，头发稀疏、细软，以后额上部和头顶部的头发可全部脱落，但枕部及两侧颞部仍保持正常头发（图35-6～图35-8）。脱发处皮肤光滑，或遗留少许毳毛。

3. 病程　病程呈慢性经过，可持续终生。

4. 自觉症状　无自觉症状，或有轻度瘙痒。可伴有脂溢性皮炎。

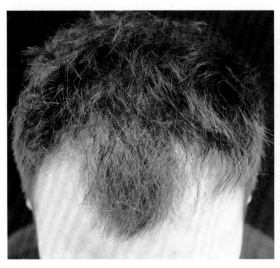

图 35-6　发蛀脱发（1）

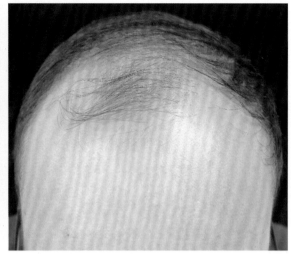

图 35-7　发蛀脱发（2）

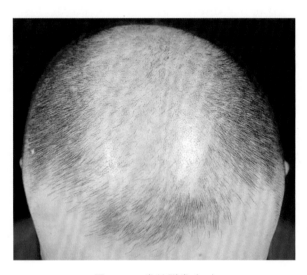

图 35-8　发蛀脱发（3）

四、鉴别诊断

1. 油风（弥漫性斑秃）　弥漫性斑秃发病快，拉发试验阳性，可以发现感叹号样发。

2. 油风（前额纤维化性秃发）　常发生于绝经期后的女性，前额出现发际线后退，类似于男性型脱发，可伴有头皮以外的扁平苔藓皮疹。

五、治疗

（一）辨证论治

1. 血瘀湿热证　患者往往恣食肥甘厚味，或素体皮脂腺分泌旺盛，可见头发油亮，头皮潮红，发根黏腻，舌红，苔白腻，脉滑。治法：活血化瘀，健脾化湿，清热护发。方药：桃红四物汤、萆薢渗湿汤加减。

2.血虚风燥证 头发干枯或焦黄，头屑较多，自觉头部烘热，头皮瘙痒，舌淡红，苔白，脉细。治法：养血祛风，养阴护发。方药：消风散、神应养真丹加减。

3.肝肾不足证 本型患者多有遗传倾向，常见于脑力劳动或体弱者，症见脱发处头皮光滑或遗留稀疏，细软短发，常伴腰膝酸软，夜尿频多，舌红，少苔，脉细数。治法：滋补肝肾，填精生发。方药：七宝美髯丹加减。

（二）中医外治

1.丹参针或当归针足三里穴位注射，梅花针叩刺脱发区，每周1次。

2.鲜侧柏叶40g，何首乌、白鲜皮、毛姜各10g，加入75%酒精200mL，浸泡2周，过滤，外擦患处。

（三）西医西药

1.5a-还原酶抑制剂 非那雄胺片，1mg，每天1次，口服。

2.抗雄激素药物 西咪替丁、螺内酯。

3.维生素类 胱氨酸、维生素B族药物。

4.外用药 外用米诺地尔酊。

5.其他 头发移植术。

六、预防调护

1.避免过度地扭曲、揉搓或拉扯头发。

2.饮食清淡，学会自我放松，保持愉快的心情，减少烦恼，作息规律，适当锻炼，避免劳累。

3.外出做好防护措施，保护头发，避免受长时间的紫外线照射，紫外线照射会伤害头皮，导致头发变脆、易脱落。

第三节　粉刺（痤疮）

颜面发生散在粟粒大黑白头丘疹或带脓疱，可挤出白色粉渣样物，故名粉刺。中医学文献又有面疱、面粉渣、酒刺、肺风粉刺等名称，俗名又叫青春蕾、青春疙瘩、糟疙瘩、青春美丽痘等。粉刺是一种青春期常见的毛囊皮脂腺的慢性炎症性疾病，表现为粉刺、丘疹、脓疱、结节、囊肿及瘢痕等，好发于面、背、胸等富含皮脂腺的部位。本病多发于青春期男女，25岁以后称为青春期后痤疮，此病相当于西医学的痤疮。

一、古籍摘要

《素问·生气通天论》云："汗出见湿，乃生痤痱。膏粱之变，足生大丁，受如持虚。劳汗当风，寒薄为皶，郁乃痤。"

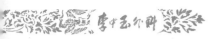

《素问·刺热》云："肝热病者，左颊先赤；心热病者，颜先赤；脾热病者，鼻先赤；肺热病者，右颊先赤；肾热病者，颐先赤。"开创性地提出了痤疮的面部脏腑辨证思路，为后世医家辨治痤疮提供了理论依据。

《肘后备急方》云："年少气充，面生疱疮。"

《诸病源候论·面疱候》云："面疱者，谓面上有风热气生疱，头如米大，亦如谷大，白色者是。"

《太平圣惠方》云："夫粉刺者，是面皮上有渣如米粒也，此由肤腠受于风邪，搏于津液之气，因虚作之也。"

《圣济总录·面野疱》云："面野疱者，面生野疱，细起如粟谷状。由风热相搏而生，盖诸阳在于头面，风热乘之，结而不散，故成野疱。"

《外科正宗·肺风粉刺酒渣鼻》曰："肺风、粉刺、酒渣鼻，三名同种。粉刺属肺，渣鼻属脾，总皆血热郁滞不散，所谓有诸内、形诸外。宜真君妙贴散加白附子敷之，内服枇杷叶丸、黄芩清肺饮。

枇杷叶丸，枇杷叶丸天花粉，甘草黄芩酒跌丸，肺风粉刺并渣鼻，三症吞之俱可安。治肺风、粉刺、渣鼻，初起红色，久则肉饱发肿者。枇杷（叶去毛刺）八两，黄芩（酒炒）四两，甘草一两，天花粉四两，共为末，新安酒泛丸桐子大，每服一钱五分，食后并临睡白滚汤、茶汤俱可送下。忌火酒、煎炒。

黄芩清肺饮，黄芩清肺饮芎归，赤芍防风生地随，连翘干葛天花粉，薄荷红花共此为。治症同前。川芎、当归、赤芍、防风、生地、干葛、天花粉、连翘、红花各一钱，黄芩二钱，薄荷五分。水二盅，煎八分，食后服，用酒一杯过口。"

《医宗金鉴·肺风粉刺》云："此证由肺经血热而成。每发于面鼻，起碎疙瘩，形如黍屑，色赤肿痛，破出白粉汁，日久皆成白屑，形如黍米白屑。宜内服枇杷清肺饮，外敷颠倒散，缓缓自收功也。

枇杷清肺饮：人参三分，枇杷叶（刷去毛，蜜炙）二钱，甘草（生）三分，黄连一钱，桑白皮（鲜者佳）二钱，黄柏一钱。水一盅半，煎七分，食远服。

方歌：枇杷清肺枇杷叶，参草黄连桑白皮，黄柏同煎食远服，肺风粉刺尽皆宜。

颠倒散：大黄、硫黄各等分，研细末，共合一处，再研匀，以凉水调敷。"

《外治寿世方》云："面上粉刺（又名酒刺，由肺经血热而生）。轻粉、黄芩、白芷、白附子、防风各一钱，为末，蜜丸，每日洗面时多擦数次，临睡复洗面擦之，三日消痕灭迹。又，白矾酒调敷。"

《外科启玄》云："肺气不清，受风而生，或冷水洗面，热血凝结而成。"

《石室秘录》云："天师曰：肌肤者，虽同是皮毛，而各有治法。肌肤之病，从腠理而出，较皮毛略深，如人生脓窠疮、粉刺、顽癣之类是也。然皆气血不和，故虫得而生焉。活其气血，则病自愈。脓窠疮，用当归三钱，生地三钱，熟地三钱，白芍三钱，麦冬三钱，天门冬三钱，川芎一钱，茯苓三钱，甘草一钱，柴胡一钱，人参一钱，白术三钱，黄芪五钱，荆芥一钱，薏仁五钱，水煎服。此方妙在补气补血之药，而略用柴胡、荆芥以发之。先服四剂，必然疮口尽加臜胀作脓。四剂后，去柴胡，加五味子五粒，又服四剂，则满身之疮如扫而愈矣。

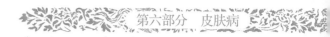

粉刺之症，乃肺热而风吹之，多成此刺。虽无关人病，然书生矫女各生此病，亦欠丰致。我留一方，为之添容，未为不可。方用轻粉一钱，黄芩一钱，白芷一钱，白附子一钱，防风一钱，各为细末，蜜调为丸。于每日洗面之时，多擦数遍，临睡之时，又重洗面而擦之。不须三日，自然消痕灭瘢矣。"

二、病因病机

中医学认为，素体阳热偏盛，肺经蕴热，复受风邪，熏蒸面部而发本病。过食辛辣肥甘之品，助湿化热，湿热互结，上熏颜面。嗜食肥甘，或脾失健运，湿蕴脾胃，复夹肺热上犯，故面生痤疮。若素体肾阴不足，肾之阴阳平衡失调，阴虚内热而面生粉刺。或平素郁郁寡欢，动则易怒，肝经郁热，冲任不调，郁热循经上犯而发。

西医学认为，痤疮是一种多因素的皮肤附属器官疾病，其详细发病机制目前尚未完全清楚。已知内分泌失调，皮脂分泌过多、毛囊皮脂腺导管异常角化，以及毛囊内微生物感染是痤疮发病的主要因素。近年研究发现，遗传因素、免疫因素、精神情绪等也与本病有关。

1. 饮食不节，食水果蔬菜偏少，过食高糖、高脂肪，肉类、油炸食品、辛辣食物，饮水不足，长期大便干结。

2. 起居无常，长期精神紧张，睡眠不足，月经紊乱，免疫力低下，内分泌紊乱。

3. 活动锻炼少，汗液、皮脂排泄失常。

4. 长期不当使用油质化妆品，包括洗面奶、保湿膏、油质粉底等，导致毛孔堵塞，皮脂堆积储留。

5. 长期接触使用某些药物，碘化物、溴化物、锂、苯妥英钠等。接触焦油、石油化工产品等。

6. 长时间外用含有激素的药膏或全身应用糖皮质激素。

三、诊断要点

1. 好发部位 颜面、颈、胸背、臀部。

2. 好发年龄 青春发育期（15～30岁），男性略多于女性，但女性发病早于男性。有80%～90%的青少年患过痤疮，青春期后往往能自然减退或痊愈。

3. 皮损形态 粉刺（白头、黑头）、炎性丘疹、脓疱、囊肿、结节、脓肿、瘢痕、窦道。

4. 自觉症状 无，或轻微瘙痒，炎症明显时疼痛。

5. 病情变化 常在饮食不节，月经前后加重。

6. 痤疮的临床分型 临床上根据皮损的主要表现可分为以下几种类型。

（1）粉刺性痤疮 粉刺是痤疮的主要损害，是堵塞在毛囊皮脂腺口的乳酪状半固体，毛囊皮脂腺口被角质细胞堵塞，角化物和皮脂充塞其中，与外界不相通，形成闭合性粉刺，看起来为稍稍突起的粟粒大白头，故称"白头粉刺"。毛囊皮脂腺内被角化物和皮脂堵塞，而开口处与外界相通，形成开放性粉刺，表面看起来是或大或小的露在毛囊口的外端黑点，如加压挤之，可见头部呈黑色而体部呈黄白色半透明的脂栓排出，称为"黑头粉刺"（图35-9和图35-10）。

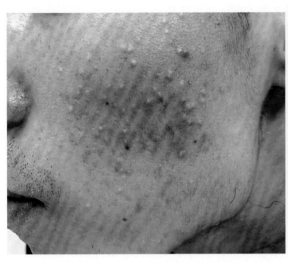

图35-9　白头粉刺

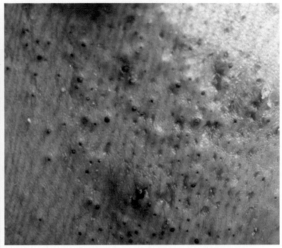

图35-10　黑头粉刺

（2）丘疹性痤疮　皮损以炎性的小丘疹为主，小米至豌豆大的坚硬的小丘疹，呈淡红色至深红色。丘疹中央可有一个黑头粉刺或顶端未变黑的皮脂栓（见图35-11和图35-12）。

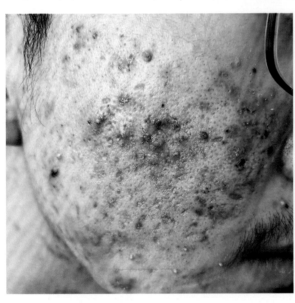

图35-11　丘疹性痤疮（1）

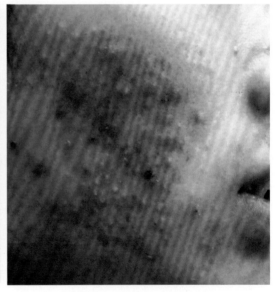

图35-12　丘疹性痤疮（2）

（3）脓疱性痤疮　以脓疱表现为主，脓疱为谷粒至绿豆大小，为毛囊性脓疱和丘疹顶端形成脓疱，破后脓液较黏稠，愈后遗留浅的瘢痕（见图35-13～图35-16）。

（4）结节性痤疮　当发炎部位较深时，脓疱性痤疮可以发展成壁厚的结节，大小不等，呈淡红色或紫红色。有的位置较深，有显著隆起而在半球形或圆锥形。它们可以长期存在或渐渐吸收，有的化脓溃破形成显著的瘢痕（见图35-17～图35-20）。

（5）萎缩性痤疮　丘疹或脓疱性损害破坏腺体，引起凹坑状萎缩性瘢痕。溃破的脓疱或自然吸收的丘疹及脓疱都可引起纤维性变及萎缩（见图35-21～图35-34）。

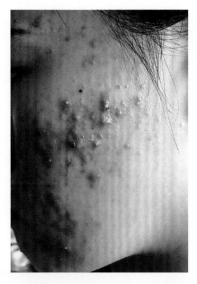

图 35-13 脓疱性痤疮（1）

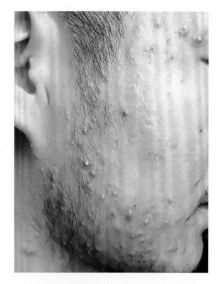

图 35-14 脓疱性痤疮（2）

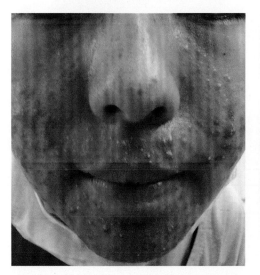

图 35-15 脓疱性痤疮（3）

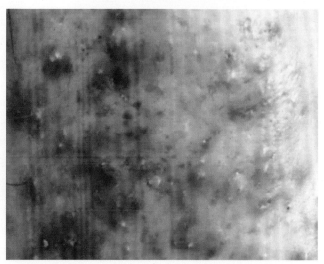

图 35-16 脓疱性痤疮（4）

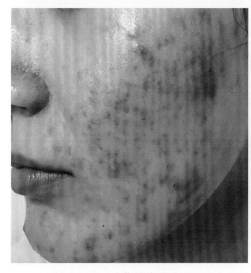

图 35-17 结节性痤疮（1）

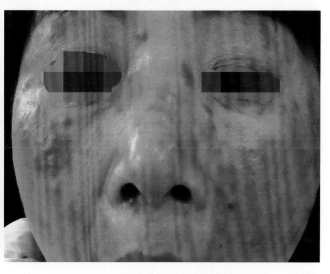

图 35-18 结节性痤疮（2）

第三十五章 皮肤附属器病及物理性皮肤病

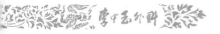

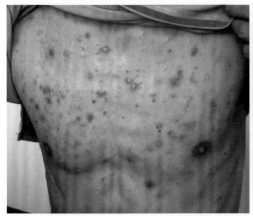

图 35-19　结节性痤疮（3）

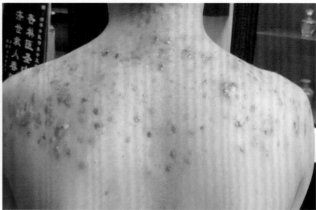

图 35-20　结节性痤疮（4）

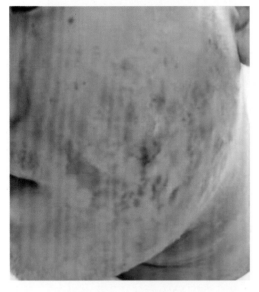

图 35-21　萎缩性痤疮（1）

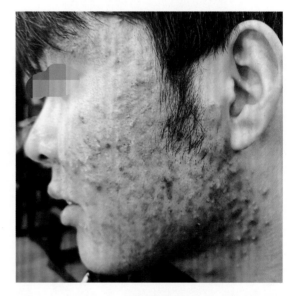

图 35-22　萎缩性痤疮（2）

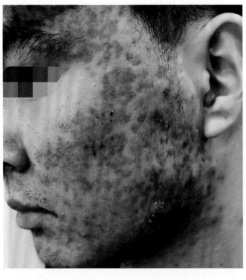

图 35-23　萎缩性痤疮（3）

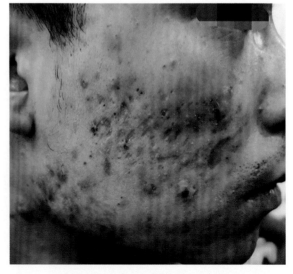

图 35-24　萎缩性痤疮（4）

第三十五章
皮肤附属器病及物理性皮肤病

（6）**囊肿性痤疮**　形成大小不等的皮脂腺囊肿，常继发化脓感染，破溃后常流出带血的胶冻状脓液，而炎症往往不重，以后形成窦道及瘢痕（见图35-25和图35-26）。

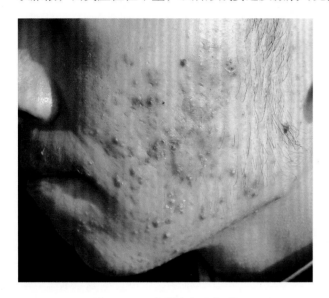

图35-25　囊肿性痤疮（1）

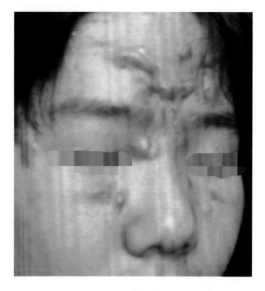

图35-26　囊肿性痤疮（2）

（7）**聚合性痤疮**　是损害最严重的一种，皮损多形，有很多的粉刺、丘疹、脓疱、脓肿、囊肿及窦道、瘢痕、瘢痕疙瘩集簇发生（见图35-27和图35-28）。

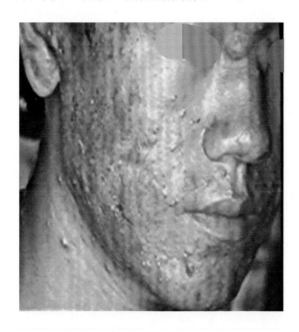

图35-27　聚合性痤疮（1）

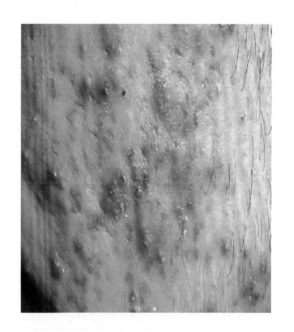

图35-28　聚合性痤疮（2）

（8）**恶病性痤疮**　损害为小米至蚕豆大小的青红色或紫红色丘疹、脓疱或结节，轻柔软，并且含有脓液及血液，它们长久不愈，以后痊愈遗留微小的瘢痕，也不感疼痛，浸润也很少。此型多见于身体虚弱的患者。

7.**痤疮的症状分级**　怎样判断痤疮的轻重程度，因个体的反应不同，痤疮造成的损害程度也

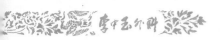

有不同，其临床的表现也不一样。有些人只出现轻微的粉刺，有些人却出现了严重的囊肿，留下色素沉着和疤痕。因此，临床上根据症状的轻重，又对痤疮进行了分级：①Ⅰ级。粉刺为主，少量丘疹、脓疱，总皮损小于 30 个。②Ⅱ级。粉刺和中等量丘疹、脓疱，总皮损数 31 ～ 50 个。③Ⅲ级。大量丘疹、脓疱，总皮损数 50 ～ 100 个，结节数小于 3 个。④Ⅳ级。结节 / 囊肿性痤疮或聚合性痤疮，总皮损大于 100 个，结节 / 囊肿大于 3 个。也有另一种分级法：①Ⅰ级（轻度）。仅有粉刺。②Ⅱ级（中度）。除粉刺外，还有炎性丘疹。③Ⅲ级（中度）。除有粉刺、炎性丘疹外，还有脓疱。④Ⅳ级（重度）。除有粉刺、炎性丘疹及脓疱外，还有结节、囊肿或瘢痕。

四、鉴别诊断

1.酒渣鼻（玫瑰痤疮） 皮损多局限于鼻部，早期以红斑、毛细血管扩张、肿胀为主，中后期伴有明显结节增生。常有家族发病史。

2.激素药毒（激素依赖性皮炎） 有外用含激素的外用药、化妆品等外因，或长期内服激素药病史；有鲜红色水肿样红斑、丘疹；有显著依赖激素病症才能减轻的特点。

3.湿疮（湿疹） 皮肤有瘙痒；有淡红色，或鲜红色、暗红色斑疹、丘疹、水疱，糜烂、渗液、结痂；皮损形态不一，范围不等，多呈对称性。

4.颜面播散性粟粒狼疮 多见于成年人，皮损为半球状的丘疹小结节，呈半透明红褐色，主要分布于颊部、眼睛和鼻唇沟，中央常有坏死。用玻片按压皮损可见淡黄色或褐黄色斑点，愈合后常有色素性萎缩性瘢痕。

五、治疗

（一）辨证论治

1.肺经风热证 皮疹以粉刺、丘疹为主，色红，或有脓疱，伴口渴喜饮，大便干结，舌红，苔薄或黄，脉数。治法：清肺凉血解毒。方药：芩连四物汤，枇杷清肺饮加减。斗豆清饮（经验方），每次 1 包，一日 3 次，温开水冲服。

2.肠胃湿热证 颜面、胸背皮肤油腻，丘疹红肿疼痛，或有脓疱，伴纳呆腹胀，口黏口臭，便干尿赤，舌质红，苔黄腻，脉滑数。治法：清热除湿，解毒通腑。方药：茵陈蒿汤加减。

3.痰瘀互阻证 皮疹颜色暗红，以结节、囊肿为主，愈后常有疤痕，或见窦道，经久不愈，舌暗红，苔黄腻，脉滑。治法：除湿化痰，活血散结。方药：桃红四物汤合二陈汤加减。斗豆清饮（经验方），每次 1 包，一日 3 次，温开水冲服。

4.阴虚内热证 面部皮疹以红色或皮色粉刺丘疹为主，或伴有小脓疱、小结节，口干，心烦，失眠多梦，大便干结，小便短赤，舌红，少苔或薄黄苔，脉数或细数。治法：滋阴泻火，清肺凉血。方药：二至丸合知柏地黄丸加减。

5.肝经郁热证 平素郁郁寡欢，遇事易动怒，月经前期或前后不定，面部丘疹、粉刺等皮损月经前周期性加重或增多，伴见胸闷胁胀，痛经等，舌稍红，苔薄黄，脉弦或细弦。治法：疏肝解郁，清热散结。方药：丹栀逍遥散加减。斗豆清饮（经验方），每次 1 包，一日 3 次，温开水冲服。

（二）中医外治

1.痤疮抑菌散（笔者经验方） 每天晚上干搽患处一次，保留到第二天早起洗掉。初用后会出现皮肤干燥、脱鳞屑，痘出较多，这是正常反应，可休息两天再用。各型都可应用，疗效很好，有时单用此药就能痊愈。但是，禁用于激素性皮炎、继发性皮炎。

2.火针 皮肤常规消毒后，取火针在酒精灯上将针尖烧红后，迅速直刺皮损处，然后用粉刺针挤压施术处。或者常选背俞穴，如肺俞、膈俞、脾俞、胃俞，热重加大椎，便秘加大肠俞，月经不调加次髎，皮肤常规消毒后，取火针在酒精灯上将针尖烧红后，迅速直刺各穴，每穴点刺3下，隔日1次。

3.刺络拔罐 取穴多为肺俞、大椎穴、脾俞、胃俞、大肠俞、膈俞、肾俞等。每次取背俞穴4～6个，三棱针刺破皮肤，然后在点刺部位拔罐，留罐10～15分钟，3日1次，10次为1个疗程。

（三）西医西药

1.外用药物

（1）外用维A酸类药物 具有调节表皮角质形成细胞分化、改善毛囊皮脂腺导管角化、溶解粉刺及抗炎的作用，还具有控制痤疮炎症后色素沉着和改善痤疮瘢痕等功效。

（2）过氧化苯甲酰 为过氧化物，外用后可缓慢释放出新生态氧和苯甲酸，具有杀灭痤疮丙酸杆菌、溶解粉刺及收敛的作用。

（3）外用抗生素 常用的外用抗生素包括夫西地酸软膏、红霉素、林可霉素及其衍生物克林霉素、氯霉素等，由于外用抗生素易诱导痤疮丙酸杆菌耐药，故不推荐单独使用，建议和过氧化苯甲酰或外用维A酸类药物联合应用。

2.物理治疗

（1）光动力疗法（PDT） 外用5-氨基酮戊酸（ALA）富集于毛囊皮脂腺单位，经过血红素合成途径代谢生成光敏物质原卟啉IX，经红光（630nm）或蓝光（415nm）照射后，产生单态氧，作用于皮脂腺，造成皮脂腺萎缩，抑制皮脂分泌，直接杀灭痤疮丙酸杆菌等病原微生物，改善毛囊口角质形成细胞的过度角化和毛囊皮脂腺开口的阻塞，促进皮损愈合，预防或减少痤疮瘢痕。

（2）激光疗法 多种近红外波长的激光，如1320nm激光、1450nm激光和1550nm激光常用于治疗痤疮炎症性皮损，根据皮损炎症程度，选择适当的能量密度及脉宽，4～8个治疗周期，每次间隔2～4周。强脉冲光和脉冲染料激光有助于炎症性痤疮后期红色印痕消退。非剥脱性点阵激光（1440nm激光、1540nm激光和1550nm激光）和剥脱性点阵激光（2940nm激光、10600nm激光）对于痤疮瘢痕有一定程度的改善。临床应用时建议选择小光斑、较低能量和低点阵密度多次治疗为宜。

（3）粉刺清除术 可在外用药物的同时，选择粉刺挤压器挤出粉刺。挤压时，注意无菌操作，并应注意挤压的力度和方向，用力不当，可致皮脂腺囊破裂，导致炎性丘疹发生。

六、预防调护

1.饮食 限制可能诱发或加重痤疮的辛辣甜腻等食物，多食蔬菜、水果。

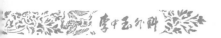

2. 日常生活　避免熬夜、长期接触电脑、暴晒等，注意面部皮肤清洁、保湿和减少皮脂分泌，保持大便通畅。

3. 心理辅导　痤疮患者，特别是重度痤疮患者较易引起焦虑、抑郁等心理问题，因此，对这类患者还应配合必要的心理辅导。

4. 局部清洁　应选择清水或合适的洁面产品，祛除皮肤表面多余油脂、皮屑和细菌的混合物，但不能过分清洗。忌用手挤压、搔抓粉刺和炎性丘疹等皮损。

5. 日常护理　部分痤疮患者皮肤屏障受损，且长期口服或外用抗痤疮药物，如维A酸，往往会加重皮肤屏障的破坏，导致皮肤敏感。因此，除药物治疗、物理治疗、化学剥脱外，有时也需要配合使用功效性护肤品，以维持和修复皮肤屏障功能。如伴皮肤敏感，应外用舒敏、控油保湿霜，局部皮损处可使用有抗痤疮作用的护肤品；如皮肤表现为油腻、毛孔粗大等症状，应主要选用控油保湿凝胶。

第四节　酒渣鼻（玫瑰痤疮）

酒渣鼻是一种发生于面部中央，以红斑和毛细血管扩张为特点的慢性皮肤病。因鼻头增大变厚，色紫红如酒渣而得名。中医对玫瑰痤疮的认识很早就有，在不同的文献中其名不同，有鼻准红赤、酒糟鼻、酒齇、粉渣等，都是基于皮损形态命名。西医学称为玫瑰痤疮，曾称为酒渣鼻。临床特点：颜面中央皮肤阵发性潮红，伴有红斑、丘疹、脓疱、毛细血管扩张等，少部分出现赘生物（常见于鼻部）。多发于中年人，男女均可发病，尤以女性多见。

一、古籍摘要

《素问·生气通天论》云："劳汗当风，寒薄为皶，郁乃痤。"

《诸病源候论·面·体病诸候·酒候》云："此由饮酒，热势冲面，而遇风冷之气相搏所生，故令鼻面生皶，赤疱匝匝然也。"

《三因极一病证方论》云："粉黄膏，治肺热，鼻发赤瘰，俗谓酒。"

《明医指掌》云："鼻渣，赤鼻也，由饮酒血热熏肺，外遇风寒，血凝不散而赤色，亦有不饮自赤者，肺风血热故也。"

《彤园医书·外科》云："酒糟鼻，生准头及两翅，由胃火熏肺，更因风寒外束，血瘀凝结，故先红后紫，久变黑色，甚是缠绵。"

《灵枢·热病》云："苛轸鼻，索皮于肺，不得，索之火，火者心也。"

《格致余论·面鼻得冷则黑论》云："诸阳聚于头，则面为阳中之阳，鼻居面中央，而阳明起于頞中，一身之血运到面鼻，到面鼻阳部，皆为至清至精之血矣。酒性善行而喜升，大热而有峻急之毒。多酒之人，酒气熏蒸，面鼻得酒，血为极热，热血得冷，为阴气所抟，污浊凝结，滞而不行，宜其先为紫，而后为黑色也。须用融化滞血，使之得流，滋生新血，可以运化，病乃可愈。予为酒制四物汤，加炒片芩、陈皮、生甘草、酒红花、生姜煎，调五灵脂末饮之，气弱者加酒黄芪，无有不应者。"

《外科大成·酒渣鼻》云："酒渣鼻者，先由肺经血热内蒸，次遇风寒外束，血瘀凝结而成，故先紫而后黑也。治须宣肺气，化滞血，使营卫流通以滋新血，乃可得愈。"

《冯兆张医学全书》云："凡鼻头白者，血亡也。赤者，血热也。盖面为阳中之阳，鼻居面中，一身之血，运至面鼻，皆为至清至精之血。若血亡无以运，则色白而不荣。血热而沸腾，则独红而且赤。盖肺之为脏，其位高，其体脆，性畏寒，又恶热，故多酒之人，酒气熏蒸，则为鼻渣准赤，得热愈红，热血得冷则凝，污而不行，故色紫黑。其治之法，亡血者，温补之。热血者，清利之。寒凝者，化滞生新，四物汤加酒芩、酒红花之类。气弱者，更加酒浸黄芪以运之。其酒渣鼻，治法亦然也。久患鼻浓涕极臭者，即名脑漏。气虚者，补中益气汤。阴虚者，麦味地黄汤。"

《医宗金鉴·酒渣鼻》云："此证生于鼻准头，及鼻两边。由胃火熏肺，更因风寒外束，血瘀凝结。故先红后紫，久变为黑，最为缠绵。治宜宣肺中郁气，化滞血，如麻黄宣肺酒、凉血四物汤俱可选用，使荣卫流通，以滋新血。再以颠倒散，敷于患处。若日久不愈，以栀子仁丸服之，缓缓取愈。

凉血四物汤：当归、生地、川芎、赤芍、黄芩（酒炒）、赤茯苓、陈皮、红花（酒洗）、甘草（生）各一钱，水二盅，姜三片，煎八分，加酒一杯，调五灵脂末二钱，热服。气弱者，加酒炒黄芪二钱，立效。

方歌：凉血四物皱鼻红，散瘀化滞又调荣，芩苓四物陈红草，姜煎加酒入五灵。"

《医林改错·通窍活血汤所治之症目》云："糟鼻子色红是瘀血，无论三二十年，此方服三副可见效，二三十副可痊愈。舍此之外，并无验方。"

二、病因病机

中医学认为，本病由肺胃积热上蒸，复遇风寒外袭，血瘀凝结而成。或嗜酒之人，酒气熏蒸，复遇风寒之邪，阻于肌肤所致。或情志不遂、郁闷不舒，导致肝郁气滞，气郁化热熏蒸于面。或饮食厚味，生活节奏快，压力大，精神情绪不稳定，昼伏夜作，日久化火伤阴，或病久使用大量的清热解毒之品，攻伐太过，伤津耗液。或贪凉饮冷伤及体内阳气，睡眠不足，影响体内阳气生长，苦寒药物长期应用，损伤阳气，导致阳虚阴盛，格阳于上。

西医学认为，本病发病机制至今尚未完全清楚。本病可能在一定遗传因素的基础上，由多种因素（精神因素、紫外线、辛辣食物、嗜酒、高温及寒冷刺激、微生物感染、糖皮质激素、化妆品、肠道疾病等）诱导的以天然免疫、神经免疫相互作用及血管舒缩异常为主导的慢性炎症。

三、诊断要点

1.部位 多累及鼻尖、鼻翼、两颊、前额、下颏等部位，少数鼻部正常，只发于两颊、额部或下颏。

2.皮损 以红斑、毛细血管扩张为主。根据临床症状，可分为4型。

（1）红斑型 患处红斑，伴毛细血管扩张。开始时为暂时性，时隐时现，寒冷、受热、激动、饮酒、食辣时明显。日久则持续不退，可发展为丘疹型（图35-29）。

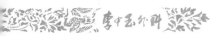

（2）丘疹脓疱型　在红斑基础上，出现痤疮样丘疹或小脓疱，但无粉刺形成，毛细血管扩张更明显，纵横交错，形如红丝缠绕，皮色由鲜红逐渐变成紫褐，自觉轻微瘙痒。迁延数年后，极少数可发展成为肥大型（图35-30～图35-34）。

（3）肥大型　较少见，多是病期长久者。皮肤增厚，表面出现不规则结节和增生，多见于鼻部、颏、前额、颊、耳朵（图35-35和图35-36）。

（4）眼型　眼部异物感、烧灼感、刺痛感、干燥、瘙痒、光敏、视物模糊，巩膜及其他部位毛细血管扩张或眶周水肿。

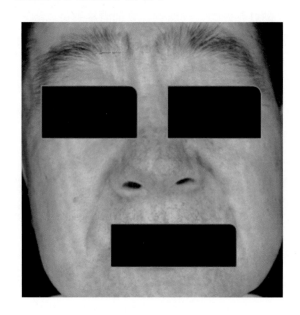

图35-29　红斑型

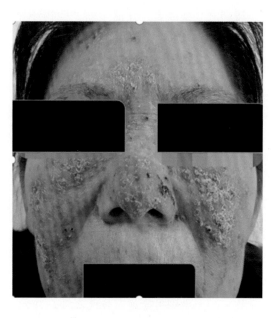

图35-30　丘疹脓疱型（1）

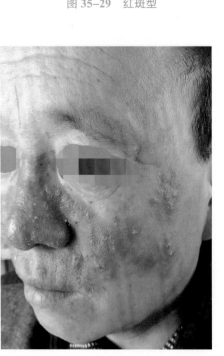

图35-31　丘疹脓疱型（2）

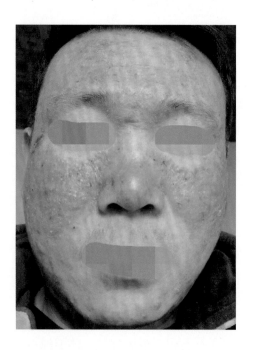

图35-32　丘疹脓疱型（3）

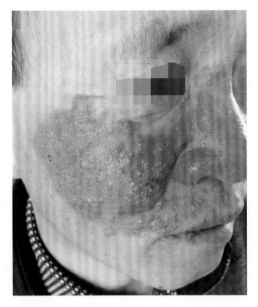

图 35-33 丘疹脓疱型（4）

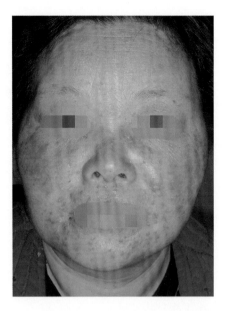

图 35-34 丘疹脓疱型（5）

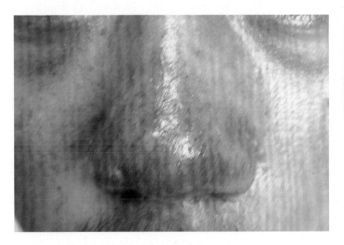

图 35-35 肥大型（1）

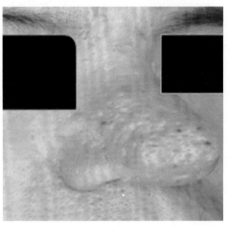

图 35-36 肥大型（2）

3. 2021 版中国玫瑰痤疮诊断标准 见表 35-1。

表 35-1 2021 版中国玫瑰痤疮诊断标准

皮损部位	必要性表现	选择性表现
面颊部 [a]	伴有阵发性潮红的、可能周期性加重的持续性红斑	①阵发性潮红。②毛细血管扩张。③丘疹和脓疱。④增生肥大改变。⑤眼部症状（睑缘毛细血管扩张、睑缘炎、角膜炎、结膜炎、角膜巩膜炎）
口周/鼻部 [b]	可能周期性加重的持续性红斑	

注：a：面颊部满足必要性表现就可诊断为玫瑰痤疮，无论是否有选择性表现。

　　b：口周/鼻部在满足必要性表现的基础上，需合并至少 1 种选择性表现，才可诊断为玫瑰痤疮。两个部位中只要 1 个满足诊断标准，即可诊断为玫瑰痤疮，诊断过程中需要排除其他诱因引起的阵发性潮红或持续性红斑，包括外用药物（如糖皮质激素类、维 A 酸类等），系统药物（如烟酸、异维 A 酸等），局部化学治疗或光电治疗，月经期或围绝经期症状和系统疾病（如类癌综合征、系统性肥大细胞增生症、一些腺体的髓样癌等）。

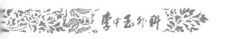

四、鉴别诊断

1.红蝴蝶疮（盘状红斑狼疮） 皮损为境界清楚的鲜红或淡红斑，中央凹陷萎缩，有毛细血管扩张，毛囊角栓，表面常有黏着性钉板样鳞屑，皮损常呈蝶形分布。

2.粉刺（寻常痤疮） 多见于青春期男女，损害为毛囊性丘疹，用手可挤出皮脂，有化脓倾向，好发于颜面及胸背部，有黑头粉刺，鼻部常不受侵犯。

3.湿疮（面部湿疹） 皮损多形性，瘙痒剧烈，无毛细血管和毛囊口扩张现象，颜面以外部位也有湿疹表现。

4.白屑风（脂溢性皮炎） 皮损除在面部，还可在头皮，为淡红色斑，其上有油腻状细碎鳞屑，毛细血管扩张少见。

五、治疗

（一）辨证论治

1.肺胃热盛证 多见于红斑型，红斑多发于鼻尖或两翼，压之退色，常嗜酒、口干、便秘，舌红，苔薄黄，脉弦滑。治法：清宣肺热，凉血活血。方药：凉血四物汤、枇杷清肺饮加减。常用枇杷叶、桑白皮、黄芩、黄连、赤芍、白茅根、地骨皮、凌霄花等。便秘加生大黄、厚朴。

2.脾胃湿热证 多见于丘疹脓疱型，红斑上出现痤疮样丘疹、脓疱，毛细血管扩张明显，局部灼热，伴有口臭、便秘、溲黄，舌红，苔黄腻，脉滑数。治法：清热除湿解毒。方药：茵陈蒿汤合黄连解毒汤加减。常用黄芩、黄连、黄柏、栀子、茵陈、当归、生地黄、薏苡仁、陈皮、车前草等。局部灼热加牡丹皮。

3.气滞血瘀证 多见于鼻赘型，鼻部组织增生，呈结节状，毛孔扩大，舌略红，脉沉缓。治法：活血化瘀散结。方药：通窍活血汤加减。常用赤芍、红花、青皮、香附、当归、陈皮、茜草、泽兰、牛膝等。鼻部组织增生呈结节状，加海藻、生山楂、莪术。

4.肝经郁热证 面部、眼潮红，红斑，自觉灼热或干燥，伴烦躁易怒，舌红，苔薄黄，脉弦数。治法：疏肝解郁，清热凉血。方药：丹栀逍遥散加减。常用牡丹皮、栀子、生地黄、柴胡、当归、赤芍、茯苓、白术、郁金、玫瑰花等。

5.阴虚火旺证 面部潮红或红斑，毛细血管扩张，体形瘦长，手足心热，易口燥咽干，大便干，皮肤偏干，眠差，性情急躁，平时不耐热，舌红，少苔，脉细。治法：滋阴清热。方药：知柏地黄丸加减。常用知母、黄柏、熟地黄、山茱萸、山药、牡丹皮、茯苓、泽泻、玫瑰花等。

6.虚阳上浮证 面部红斑、灼热，伴有畏寒肢冷，喜温饮，小便清长，夜尿多，大便溏，腰酸腿软，舌淡红，苔薄白，脉沉细无力。治法：温阳潜纳。方药：潜阳封髓丹加减。常用附子、砂仁、龟甲、甘草、黄柏、白茅根、牡丹皮、凌霄花等。

（二）中医外治

1.中药外用 红斑、丘疹者，可选用痤疮抑菌散（笔者经验方），每天晚上干搽患处一次，保留到第二天早起洗掉。颠倒散外敷，或颠倒散洗剂外搽，每天3次。有脓疱者，也可选用痤疮抑菌散外搽，每天1次。鼻赘形成者，可选用三棱针刺破放血，再用痤疮抑菌散、颠倒散外敷。

2.针刺疗法 主穴取印堂、素髎、迎香、地仓、承浆、颧髎。配穴根据皮疹分布适当选穴，

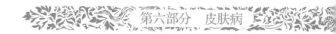

取大迎、合谷、曲池。令患者取坐位，进针后轻度捻转，留针20～30分钟，每隔2～3天针刺1次。

3. 火针疗法 将针烧热后点刺背部双侧肺俞、膈俞、脾俞穴，再用火针刺阿是穴，每周1次。

4. 刺络放血 取素髎、迎香、合谷、少商、曲池、足三里、鼻尖、鼻翼及少商穴，隔日1次，用三棱针刺破以上部位，出血数滴。

（三）西医西药

1. 系统用药 对于镜检有较多毛囊虫的患者，可用甲硝唑口服。炎症明显患者，可用多西环素，也可选用红霉素或米诺环素口服。增生肥大患者可选用异维A酸口服。对于红斑和阵发性潮红，可选用羟氯喹或卡维地洛口服。

2. 外用药物 治疗患者应避免使用糖皮质激素制剂。脓疱多的可选用抗生素制剂，毛囊虫多的可选用甲硝唑凝胶。

3. 其他疗法 强脉冲光，以及脉冲染料激光可以祛除毛细血管扩张。鼻赘期损害可采用外科手术切除整形。

六、预防调护

1. 防晒、防过热因素。

2. 放松心情，避免紧张、焦虑或情绪激动，保证睡眠。

3. 清淡饮食，忌烟酒及咖啡或过冷过热饮食，避免辛辣、油腻。

4. 护肤简单化，长期使用保湿护肤品以保护皮肤的屏障功能，减少该病的复发或加重，慎用彩妆。

5. 月经期加重的患者，必要时排除内分泌及生殖系统疾病。经前注意饮食、睡眠及心情调节，有助于防止玫瑰痤疮复发。

第五节 冻疮（冻疮）

冻疮是一种由于寒冷刺激引起的局部局限性、淤血性、炎症性皮肤病。此病多患于寒冷的冬季及早春，多因为寒冷、潮湿而复发。临床以暴露部位局限性水肿性紫红斑、水疱、溃疡，自觉瘙痒，溃疡后疼痛为主要临床表现。临床上相当于西医学的冻疮。

一、古籍摘要

《诸病源候论·冻烂肿疮候》云："严冬之夜，触冒风雪，寒毒之气，伤于肌肤，血气壅涩，因即瘃冻，燃赤疼肿，便成冻疮，乃至皮肉烂溃，重者肢节堕落。"

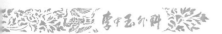

二、病因病机

中医学认为，本病系阳气不达，复感寒冷侵袭，气血运行不畅，经脉阻隔，气血凝滞肌肤。

西医学认为，本病是由于长期暴露于寒冷、潮湿环境中，皮肤血管痉挛收缩，导致组织缺氧引起细胞损伤；末梢血管内的血流也随即变得缓慢，当温度低于10℃时，上述部位的皮下小动脉遇冷收缩，静脉回流不畅，从而发生冻疮，也有部分患者是因为血管先天性变异、血管狭窄导致血流不畅而诱发冻疮的。周围血液循环不良，缺乏运动，手足多汗，营养不良，贫血，鞋袜过紧等，均可加重病情。

三、诊断要点

1. 好发季节　本病易发寒冷的冬季及早春。

2. 好发部位　局限性冻疮主要发于手背、足跟、耳郭等暴露部位，多呈对称性。

3. 临床表现　轻者受冻部位皮肤先苍白，继而红肿，或有硬结、斑块，边缘焮红，中央青紫，自觉灼痛、麻木，暖热时自觉灼热、痒痛。重者则有大小不等的水疱或肿块，皮肤淡白或暗红，或转紫色，疼痛剧烈，或感觉消失，局部出现暗红色血疱，血疱破溃后渗流脓血水，收口缓慢，常需1～2个月或更长时间（图35-37和图35-38）。

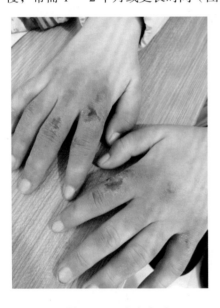

图35-37　冻疮（1）

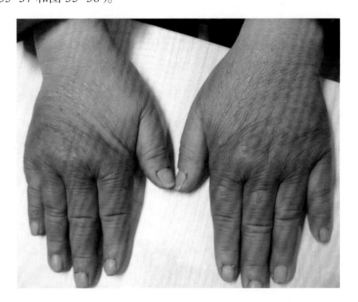

图35-38　冻疮（2）

4. 病程　容易在来年复发。

5. 分度　根据冻伤的严重程度，将其分为三度。①Ⅰ度（红斑性冻疮）。损伤在表皮层，皮肤红肿，疼痛瘙痒。②Ⅱ度（水疱性冻疮）。损伤达真皮层，先出现红肿，继而出现大小不等的水疱或血疱，局部感觉迟钝，疼痛较剧烈。③Ⅲ度（坏死性冻疮）。损伤皮肤全层，严重者可深达皮下，肌肉或整个肢体坏死，一般伤后3～7天出现水疱，肢体活动受限，病变部位变紫黑色，周围水肿，疼痛明显，约7天后出现干性坏疽，患部感觉和功能完全丧失。2～3周后，冻伤坏死组织与正常组织分离。

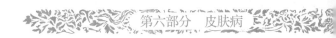

6. 全身性冻疮　有严重冷冻史。初起出现寒战，体温逐渐降低，继则感觉迟钝，疲乏无力，视物模糊，幻觉，嗜睡，不省人事。如不及时救治，易致死亡。

四、鉴别诊断

1. 猫眼疮（多形红斑）　猫眼疮多发生在手足背面、手掌、足底和面部，皮损为红斑、水疱，典型的虹膜状红斑，常伴发热、关节痛等症。

2. 伤水疮（类丹毒）　类丹毒多见于肉类和渔业的工人，在手指或手背出现深红色的片状红肿，痒痛相兼，但有游走性，一般2周自行消退，不溃烂。

五、治疗

（一）辨证论治

1. 血虚寒凝证　形寒肢冷，颜色苍白，继而红肿，有灼痛或瘙痒，麻木，或出现水疱、肿块，感觉迟钝或消失，舌淡，苔白，脉细。治法：温阳散寒，养血和血。方药：当归四逆汤加味。

2. 寒盛阳衰证　四肢厥冷，感觉麻木，蜷卧嗜睡，呼吸微弱，甚则神志不清，舌质淡紫，苔白，脉细微欲绝。治法：回阳救逆，温通血脉。方药：四逆加人参汤。

3. 瘀滞化热证　冻伤后局部坏死，疮面溃烂流脓，四周红肿色暗，疼痛加重，伴发热口干，舌质红，苔黄，脉数。治法：清热解毒，理气活血。方药：桃红四物汤、四妙勇安汤加减。

（二）中医外治

1. 红斑性及水疱性冻疮　10%胡椒酒精（胡椒10g，加95%酒精至100mL，浸泡7天，每天摇振2次），擦局部，每日2次。有较大水疱者宜抽出疱内液体后再涂上述药物。另外，可用桑枝90g，甘草30g，或用甘草、甘遂各30g，共煎，先熏后浸泡，每日2次。或红灵酒轻柔按摩冻疮未破溃的部位。

2. 坏死性冻疮　用75%酒精或新洁尔灭消毒患处周围皮肤，抽吸疱内液体，再以红油膏纱布包扎保暖。溃烂时掺九一丹外敷，每日换药一次。如坏死组织溶解时，宜进行清创术。当腐肉脱尽时，宜用红油膏掺生肌散外敷。

（三）西医西药

可口服烟酸、硝苯地平等扩血管药物。外用药物以消炎、消肿、促进循环为原则，未破溃外用冻疮软膏等，已破溃外用抗生素软膏，也可用氦氖激光等理疗。严重全身性冻伤患者，应采取急救措施，首先使患者迅速脱离寒冷环境，脱去冰冷潮湿的衣服鞋袜，给予热饮料、热茶、温酒等。根据病情可行人工呼吸、给氧和抗休克治疗。对冻僵患者要进行快速复温，宜将患者浸放在38～42℃温水中20分钟或更长时间，一直到指（趾）甲床出现潮红、神志清楚10分钟左右，移出擦干并继续保温。宜配合静脉给葡萄糖液等，所输液体温度以25～32℃为宜，以补充糖、电解质。严禁用雪搓、火烤及冷水浴。

六、预防调护

1. 注意保暖，局部保湿干燥。

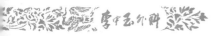

2. 加强营养，给予高蛋白、维生素丰富的饮食。

3. 坚持体育锻炼，可促进血液循环，提高机体对寒冷的耐受性。

第六节　胼胝（胼胝）

胼胝俗名脚垫，多发于脚底而成老茧，似脚下皮垫，以中老年男性多见。发病部位以掌突出部位为常见。

一、古籍摘要

《诸病源候论·手足发胼候》云："手足忽然皮厚涩，而圆短如茧者，谓之胼胝。"

二、病因病机

中医学认为，本病因长期手足部摩擦或挤压，气血运行不畅，皮肤失养而成。

西医学认为，本病是由长期机械刺激引起，好发于足跖，尤其是骨突起部等易受压迫、摩擦部位，形成局限性角质增生。本病还与患者的身体素质、足畸形或职业有关。

三、诊断要点

1. 皮损为境界不清、黄色、扁平或丘状隆起、局限性增厚的角质板，中央较厚，边缘较薄，质硬，光滑，半透明，严重者有皲裂形成（图 35-39 和图 35-40）。

2. 本病常对称发生于手足，足畸形者、有咬指癖的儿童及体力劳动者多见。

3. 一般起病缓慢，无自觉症状，严重时可有压痛。

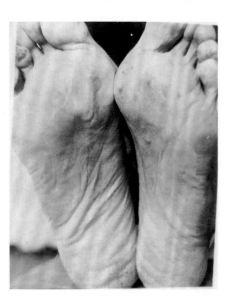

图 35-39　胼胝（1）

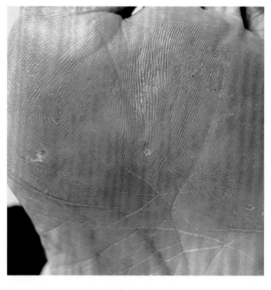

图 35-40　胼胝（2）

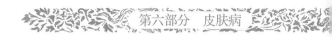

四、鉴别诊断

1. 鸡眼（鸡眼） 硬结呈锥状，根陷肉里，呈淡黄色，境界清楚，形似鸡眼。行走时可发生顶撞样痛。

2. 疣目（跖疣） 发生于足底部者，可见有明显的胼胝状角质增生，但其发生与职业无关，走路时有显著的压痛，有时可发生在非压迫部位。削去表面角质物，可见点状黑色斑点或出血。

五、治疗

（一）中医外治

1. 胼胝膏 生石灰、苛性钠各90g，肥皂45g，樟脑粉10g，加水调成糊状，外敷患处，3日1次。

2. 验方 生荸剖开，临睡前合在老茧上，用布包扎，连续7日，老茧自脱。

3. 木胡氏疗法 先用淡盐水洗涤，后用轻刀在胼胝周围，约距胼胝1mm处，划一环形刀痕，深度以不出血为宜。在此创面上撒施极细的枯矾粉1～3g，并用胶带固定，每天换药一次，2～3天后，胼胝可干枯成一粒坚硬死肉，刀痕随之裂开，再用有齿子钳向胼胝底部用力，即可剥下。

（二）西医西药

液氮冷冻治疗或手术治疗。

六、预防调护

纠正畸形，穿合适的鞋子，垫以软质鞋垫。

第三十六章　疣痣瘤岩

第一节　黑疔（黑色素瘤）

黑疔，此病相当于西医学的恶性黑素瘤。其特点：恶性程度较高，多发生于皮肤，也见于接近皮肤的黏膜（如结膜、口腔、鼻腔、肛管、直肠、宫颈、阴道、阴茎、龟头等），还可发生于眼脉络膜和软脑膜等处。中医学又称为"黑子""黑疔""脱疽""厉疽"等。本病好发于30～60岁，在发病性别上几乎无差别。

一、古籍摘要

《灵枢·痈疽》云："发于足旁，名曰厉痈。其状不大，初如小指发，急治之，去其黑者；不消辄益，不治，百日死。"

《诸病源候论·黑痣候》云："黑痣者，风邪搏于血气，变化生也。夫人血气充盛，则皮肤润悦，不生疵瘢。若虚损，则黑痣变生。"

《外科正宗·黑子》云："黑子，痣名也。此肾中浊气混滞于阳，阳气收束，结成黑子，坚而不散。"

二、病因病机

中医学认为，本病的发生与机体内外多种致病因素有关。一是热毒，情志不畅，肝气郁结，久而化火，肝胆火毒循经而发。二是湿浊，饮酒食甘，脾失健运，湿浊内生，发于肌肤。三是气滞血瘀，肝失疏泄，气机不畅，气行受阻，凝滞孙络而成。四是正虚，先天禀赋不足，脏腑功能失调，或房劳过度，损伤肾之真阴真阳。五是外邪侵袭，风、热、暑、湿、燥、火外邪侵袭肌肤久而毒积脏腑，真阴枯灼，终发恶疮。

西医学认为，本病与长期日光照射密切相关。研究表明某些黑素瘤的发生与位于9p的抑癌基因 *CDKN2A* 的缺失相关。部分患者由恶性雀斑样痣、发育不良性痣细胞痣、先天性痣细胞痣等演变而来。外伤、病毒感染、机体免疫力低下，也可能是其发生、发展的原因。

三、诊断要点

1. 部位　可发生于身体任何部位，特别是足底、手掌、肛门周围、外阴、腰及头颈部。

2. 皮损形态　起初为棕色或黑色或蓝黑色小点，呈浸润性生长，且快，坚韧，无毛，大小不等，迅速破溃，沿淋巴管可见细线状色素沉着，围绕原发灶出现多发性、隆起的卫星结节。晚期肿瘤向深部浸润，并可出现淋巴结转移等症状。局部黑色素痣长大，色素加深，隆起丘状或结节状，色调不匀，周围出现炎性反应或散在深黑色斑点，易结痂或破溃出血，均要考虑有恶变的可能性。摩擦下可有色素沉着，随着病情的发展，周围淋巴结可出现区域性肿大。个别病例可出现早期肺转移或其他器官转移（图36-1～图36-4）。

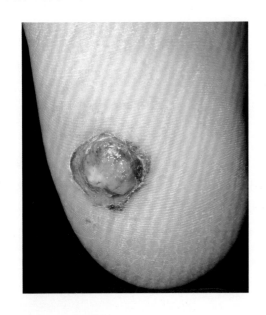

图36-1　黑疔（1）

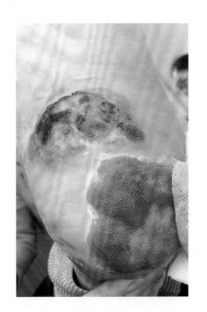

图36-2　黑疔（2）

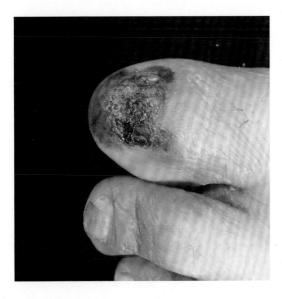

图36-3　黑疔（3）

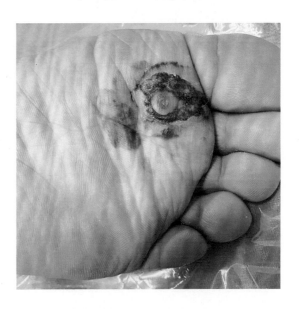

图36-4　黑疔（4）

3. 恶性黑素瘤分型

（1）肢端雀斑痣样黑素瘤　是我国常见类型，占亚洲人黑素瘤的50%。多由肢端雀斑样痣发展而来，好发于掌跖、甲及甲周区。皮损表现为色素不均匀、边界不规则的斑片；若位于甲母质，甲板及甲床可呈纵行带状色素条纹。此型进展快，常在短期内增大，发生溃疡和转移，存活率仅11%～15%。

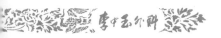

（2）恶性雀斑痣样黑素瘤　好发于老年人的曝光部位，常由恶性雀斑样痣发展而来。皮损为淡褐色或褐色不均匀的色素性斑片，伴有暗褐色或黑色小斑点，边缘不规则，逐渐向周围扩大。此型生长慢、转移晚，最初仅局限于局部淋巴结转移。

（3）结节性黑素瘤　好发于头颈及躯干部、足底、外阴、下肢等处。皮损初起为蓝黑或暗褐色隆起性结节，沿水平和垂直方向迅速增大成乳头瘤状、蕈样，可形成溃疡。

（4）表浅扩散性黑素瘤　由表浅黑素瘤发展而来，好发于躯干和四肢。皮损比恶性雀斑样痣小，直径很少超过 2.5cm，呈不规则斑片，部分呈棕黄色或黑色，亦可呈淡红色、蓝色和灰色。皮损出现丘疹、结节、硬化、溃疡，则提示预后不良。

此外，恶性黑素瘤还可累及鼻腔、口腔、肛管黏膜等，常导致破溃，并引起出血疼痛、阻塞等表现。

4.组织病理　表皮和真皮内可见较多分散或巢状分布的黑素瘤细胞，沿水平和垂直方向扩展，深达真皮和皮下。黑素瘤细胞呈异型性，细胞大小、形态不一，胞核大，可见到核分裂及明显核仁，胞质内可含有色素粒，对多巴和酪氨酸酶呈强阳性反应。黑素瘤细胞形态可呈多样性，以梭形细胞和上皮样细胞为主。抗 S-100 蛋白及抗 HMB-45 单抗进行免疫过氧化酶染色，可有助于诊断。

四、鉴别诊断

1.黑痣（良性色素痣）　色素痣是由于皮肤的黑色素细胞良性增多引起。通常对称规则，呈圆形或椭圆形，边界清楚光滑，颜色均一。良性色素痣通常无明显生长，无疼痛及破溃等。

2.甲下紫癜（甲下出血）　由于外伤、挤压等导致的甲板下组织破裂，出血积聚于甲下所致。双足踇趾常见。常在剧烈活动、体育锻炼、长时间行走或穿高跟鞋之后发生，新近的出血表现为甲板下的红色或棕红色小斑片，陈旧性出血多呈黑褐色。一般在数月内随甲的生长逐渐向远端迁移或吸收消散。

五、治疗

（一）辨证论治

1.热毒内蕴证　黑瘤破溃，合并染毒，淋巴结区域转移，或有全身播散，发热烦躁，身痛肢酸，口干舌燥，大便秘结，尿短面赤。舌质红，苔黄腻，脉细弦或细数。治法：和营通络，清热解毒。方药：仙方活命饮加减。

2.气滞血瘀证　肿块乌黑，甚或疼痛，伴有郁闷不舒，或有胀痛、窜痛，或有肌肤甲错。舌暗红，苔薄白，或舌边尖有瘀斑淤点，舌腹静脉怒张；或伸舌初为淡红，但 4～5 秒内即转紫暗；脉细涩，或弦细。治法：活血行气，化瘀通络。方药：桃红四物汤加味。

3.气血两虚证　恶性黑色素瘤外科切除后，或原发瘤切除而转移灶尚存，或未经手术切除，局部无疼痛，肿瘤未溃，而见神倦乏力，面色苍白，动则气急，心悸怔忡。舌淡边有齿印，苔薄白，脉细弱或结代。治法：补气养血，解毒化瘀。方药：八珍汤加减。

4.脾肾阳虚证　黑瘤破溃，流液清稀，神倦乏力，口淡乏味，纳食不佳，喜温热食，食凉胃胀，形寒肢冷，便溏溲清。舌胖色淡或淡紫，舌边齿痕，苔白腻，脉沉细无力。治法：补肾健脾，扶正抑癌。方药：十全大补汤加减。

（二）中医外治

1. 拔毒散 茯苓、雄黄、矾石各等份，共研细粉，过 7 号筛，混合均匀备用。功能主治：拔毒燥湿敛疮。使用方法：将患处皮肤按常规消毒后外敷茯苓拔毒散，每日换药 1 ～ 2 次。若用散剂感到干痛时，也可制成软膏或用熟麻油调散。若患处出血较多，可撒少许三七粉。

2. 五虎丹 水银、白矾、青矾、牙硝各 180g，食盐 90g，按降丹法炼制，炼成白色结晶为佳。功能主治：拔毒消腐，软坚消瘤。使用方法：①五虎丹糊剂：五虎丹结晶 1.2g，蟾酥、红娘、斑蝥（去头足）备 0.5g，洋金花 1g，以浆糊 2g 调成糊状，涂于溃疡面，以普通膏药覆盖之，每日换药一次。②五虎丹钉剂：药物组成及重量同糊剂，用米饭赋形，搓成两头尖的菱形钉剂，长 4cm，中间直径 0.3cm，重约 0.72g，阴干备用。在癌肿的基底部插入癌肿的中央，视癌肿的大小可一次插入 2 ～ 5 个半枝；肿瘤大的分期插药，待第一次插药处肿块坏死脱落后再插第二次。用外科膏药覆盖之。注意事项：五虎丹为汞制剂，持续用之过多，时间过长，少数患者可有急、慢性汞中毒现象。一般轻者嘱服生绿豆粉，重者则需停药，予对症及支持疗法。

（三）西医西药

手术切除为原发性恶性黑素瘤的理想疗法，可采用术中淋巴结定位或区域选择性淋巴结切除。已转移患者可采用化疗或联合化疗，肢端恶性黑素瘤可采用局部灌注化疗。放射疗法对内脏及中枢神经系统转移灶的压迫症状有一定疗效，亦可缓解骨转移所致的疼痛。近年来非特异性免疫治疗（干扰素、白介素单抗、反义寡核苷酸技术、小 RNA 干扰技术、抑癌基因和自杀基因导入等）和特异性免疫治疗（多效价细胞疫苗、多肽疫苗、无修饰的 DNA 疫苗、树突状细胞疫苗、抗 p97 或 gp240 糖蛋白的抗体等）恶性黑素瘤也取得了一定进展。

六、预防调护

1. 在特殊部位的色素痣应做预防性的切除。

2. 注意保护皮肤，色素痣应避免摩擦、搔抓等刺激，如在短期内色素加深，出现溃疡、疼痛或出血等症状，应及时诊治。

3. 避免过度日晒和接触煤焦油类物质。

4. 成年人发生在易受摩擦和损伤部位的色素痣，尤其是生于足底、腰背、会阴等处的交界痣，更应取活体组织病理检查，以防恶变。

第二节 蟹足肿（瘢痕疙瘩）

蟹足肿是皮肤损伤愈合过程中，胶原合成代谢功能失去正常的约束控制，持续处于亢进状态，以致胶原纤维过度增生的结果。中医学又称"肉龟""肉蜈蚣""锯痕症"等，此病相当于西医学的瘢痕疙瘩，又称为结缔组织增生症。临床上以胸部、肩背部不规则突起增生性斑块，肥大

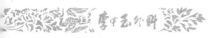

而坚硬，色淡红或白，形如蟹足或蜈蚣，无明显症状，或偶有痒痛为特征。本病多见于成年人，常在外伤、烧伤等创伤后发生，可数年不愈。

一、古籍摘要

《疡医大全》云："肉龟疮乃心肾二经受证，生于胸背两胁间，有头有尾，且有四足，皮色不红，突起二寸。"

《太平圣惠方·灭瘢痕诸方》云："夫瘢痕者，皆是风热毒气，在于脏腑，冲注于肌肉。而生疮疹，及其病折疮愈，而毒气尚未全散，故疮痂虽落，其瘢犹黯，或凹凸肉起，宜用消毒灭瘢之药以敷焉。治面上瘢痕，玉屑膏方。"

二、病因病机

中医学认为，本病是由于皮肤外伤后，正气虚损，邪毒壅滞在皮肤表面，逐渐导致体内痰浊瘀血搏结在表，从而形成瘢痕疙瘩。

西医学认为，本病发病机制仍不明确，但较多学者支持的学说，包括基因学说、血管内皮功能紊乱学说、炎症学说、免疫学说等。一般认为，某些人具有容易形成本病的素质，或有家族倾向。

三、诊断要点

1. 好发于成年人，可有家族史。

2. 多在外伤、烧伤等创伤后出现。

3. 肿块隆起于皮肤表面，坚硬，表面光滑发亮，界限欠规则，1 年内无退缩征象。

4. 病变超过原始损伤边缘，向周围正常组织发生浸润，呈蟹足状生长。

5. 具有持续性生长、发红、疼痒等临床症状，无自愈倾向，不能自行消退。

6. 小部分瘢痕疙瘩可发生鳞癌（图 36-5～图 36-8）。

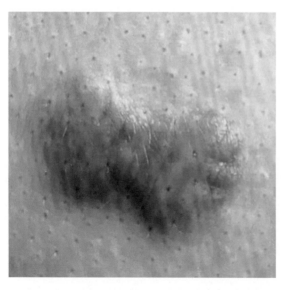

图 36-5　蟹足肿（1）

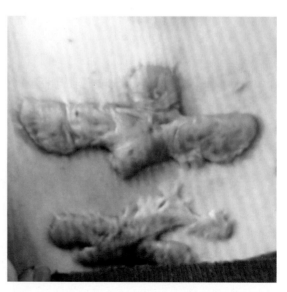

图 36-6　蟹足肿（2）

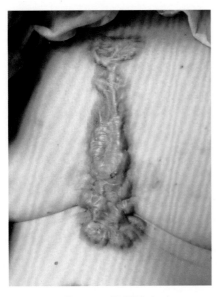

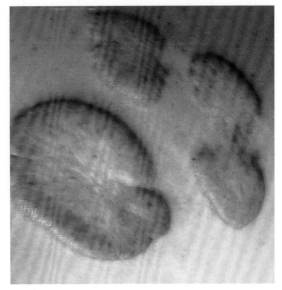

图 36-7　蟹足肿（3）　　　　　　　　　　图 36-8　蟹足肿（4）

四、鉴别诊断

1.巨痕症（增生性瘢痕）　皮损与原有损害范围相同。损害可在皮肤创伤后 3～4 周内发生，皮损范围不超过外伤部位，且在 1～2 年内可缩小变软。

2.肉瘤（隆突性皮肤纤维肉瘤）　无明显皮肤创伤史，表面易破溃、出血，晚期可转移至内脏和骨组织，组织病理可鉴别。

五、治疗

（一）辨证论治

1.痰湿证　瘢痕疙瘩初起，质地坚硬，身重不爽，腹部肥满松软，痰多白黏；舌体胖有齿痕，苔白腻，脉滑。治法：化痰软坚，理气散结。方药：海藻玉壶汤加减。

2.血瘀证　瘢痕疙瘩日久，颜色暗红，质地坚硬，面、唇或眼周紫黑，妇女经期腹痛、色黑、有血块，痒痛；舌质紫暗，舌体有瘀斑或淤点，脉涩。治法：活血化瘀，软坚散结。方药：桃红四物汤加减。

（二）中医外治

1.散结灵，当归、赤芍、红花、芒硝、白矾适量，热水溶化，湿敷局部，1 日 1 次。

2.五倍子、山豆根各等份研末，麻油调敷，涂 0.5cm 厚，3 天换 1 次。

（三）西医西药

西医西药包括手术、药物治疗、激光治疗、放射治疗、加压治疗、硅凝胶膜、基因治疗等。其中在药物治疗中，西药的治疗主要有细胞外基质靶向药物（包括糖皮质激素等）、细胞靶向药物（包括 5-FU、博来霉素、维 A 酸、秋水仙碱等）、生物微环境靶向药物（包括生长因子调节药物、免疫调节剂、抗炎药物、抗变态反应药物）等。西药在局部治疗病理性瘢痕上取得明显效果，但仍无法解决复发问题。瘢痕疙瘩尽量避免手术，若必须手术治疗者，则手术后合并放射治

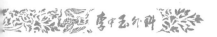

疗或局部注射糖皮质激素制剂。

六、预防调护

1.嘱瘢痕体质患者避免外伤，出现瘢痕应尽早治疗。

2.对于瘢痕体质患者，皮肤应避免搔抓及各种外界刺激。

3.饮食清淡，不吃辛辣刺激之品。

4.瘢痕及时治疗，避免用腐蚀药物。

第三节　瘤证（多发性脂囊瘤）

多发性脂囊瘤病是一种错构瘤，为皮脂腺开口处受阻而形成的潴留性囊肿。部分多发性脂囊瘤有家族史，可伴有先天性厚甲病，此病相当于中医学的"瘤证"。

一、古籍摘要

《外科正宗·瘿瘤论》云："夫人生瘿瘤之症，非阴阳正气结肿，乃五脏瘀血、浊气痰滞而成。瘿者阳也，色红而高突，或蒂小而下垂；瘤者阴也，色白而漫肿，亦无痒痛，人所不觉。"又云："粉瘤，红粉色，多生耳项前后，亦有生于下体者，全是痰气凝结而成；宜披针破去脂粉，以三品一条枪插入数次，以清内膜自愈。"

《类证治裁·瘰疬结核瘿瘤马刀论治》云："脂瘤，用针挑去脂粉自愈。"

《医宗金鉴·外科心法要诀·瘿瘤》云："瘤证属阴，色白而漫肿，皮嫩而光亮，顶小而根大……软而不硬，皮色淡红者，名脂瘤，即粉瘤也。"

二、病因病机

中医学认为，本病多为气滞痰凝血瘀聚结所致。

西医学认为，本病多有染色体显性遗传。

三、诊断要点

1.常有家族史。

2.好发部位为前胸中下部，也可侵犯面额、耳、眼睑、头皮、臂、躯干与大腿等处，还可见于女阴、阴茎、阴囊与腋窝。

3.为多发性、大小不一的囊性结节，少则数个，多达数百个，直径数毫米至2cm，通常隆起，可移动。结节表面皮肤的颜色正常，但随着年龄的增长，逐渐呈黄色。结节表面光滑，性质柔软或坚硬，可以推动。穿刺时，可排出油样或乳酪样液体，有些尚见排出小的毛发（图36-9）。

4.患者一般无自觉症状。当发生感染时，表现为疼痛。

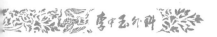

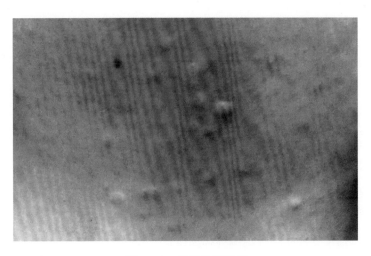

图 36-9 多发性脂囊瘤

四、鉴别诊断

汗管瘤（汗管瘤） 也可发于眼睑、躯干，但刺破无液体流出，病理可确诊。

五、治疗

（一）辨证论治

1.痰瘀凝结证 多发囊性结节，色暗淡，身体困重，舌暗红，苔白厚腻，脉滑。治法：除湿化痰，活血散结。方药：海藻玉壶汤合桃红四物汤加减。

2.阳虚寒凝证 多发囊性结节，畏寒肢冷，小便清长，大便溏，舌质淡，苔白，脉沉细。治法：温阳散寒。方药：阳和汤加减。

（二）中医外治

局部可给予火针治疗。

（三）西医西药

个别可切除或电灼，多发性无较好治疗方法。

六、预防调护

清淡饮食，忌食油腻。

第四节 皮脂腺痣

皮脂腺痣在出生时即存在，以后逐渐发展，其损害为淡黄色、褐黄色、红色，隆起的局限性斑块，多为单发，境界清楚。到青春期，损害变为疣状和结节，表面有脂性膜，呈颗粒分瓣状，

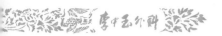

痣的表面无毛发生长，可见扩大的皮脂腺口。有 15% ～ 20% 的患者出现其他良性肿瘤。

一、病因病机

中医学认为，本病多由禀赋不足，脾失健运，湿痰内生，与风毒相搏，致使气血凝结，阻隔经络而发病；或因肝郁气滞，郁久化火，耗伤阴血，肌肤失养所致。

西医学认为，皮脂腺痣是一种先天的，以皮脂腺增生为主的发育异常。

二、诊断要点

1.最常见于头皮及面部，多为单个损害。少数病例可见多数斑块或结节，呈圆形及卵圆形，可呈带状分布，此种情况多在头、面部以外的部位。

2.本病往往在出生不久或出生时即发生。儿童时期，表现为一局限性表面无毛的斑块，稍隆起，表面光滑，有蜡样光泽，淡黄色（图 36-10 和图 36-11）。青春期患者，因皮脂腺成分发育最显著，因此，损害呈结节状、分瓣状或疣状。老年患者之皮损多呈疣状，质地坚实，并可呈棕褐色。由于皮脂腺腺体增生的结果，在斑块中尚可发生结节。

3.10% ～ 40% 的患者在本病的基础上并发其他肿瘤，如基底细胞癌、乳头状汗管囊腺瘤等。

4.在极少数病例同时还具有"神经皮肤综合征"的表现，即智力迟钝、抽搐、眼发育异常等神经方面的缺陷，或伴有骨骼的畸形。

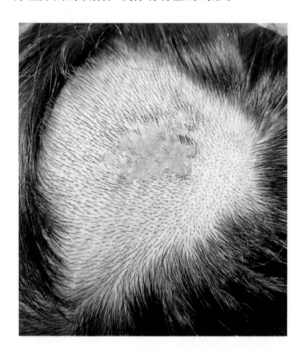

图 36-10　皮脂腺痣（1）

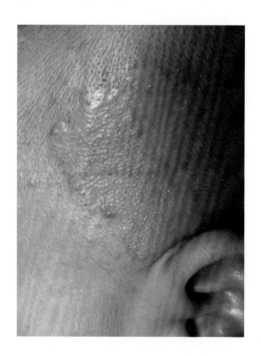

图 36-11　皮脂腺痣（2）

三、鉴别诊断

疣状痣　临床比较相似，可做组织病理相鉴别（图 36-12 ～图 36-14）。

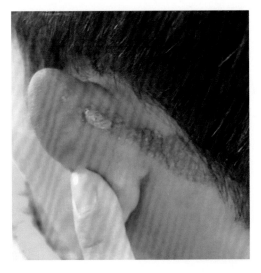

图 36-12　疣状痣（1）

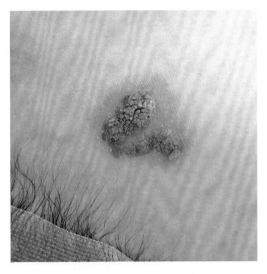

图 36-13　疣状痣（2）

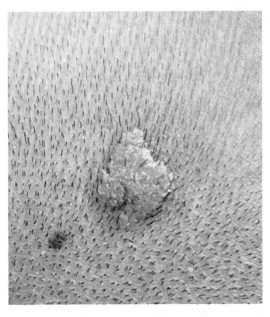

图 36-14　疣状痣（3）

四、治疗

（一）辨证论治

1. 脾失健运，痰结湿阻证　斑块黄而淡，表面高突，食少，纳差，全身乏力，形瘦，舌质淡苔白，脉沉缓。治法：健脾利湿，软坚化痰。方药：防风、白术、白扁豆、怀山药、炒僵蚕、土茯苓、白花蛇舌草、夏枯草等。

2. 肝郁气滞，气血瘀结证　疣体高起，暗红色，质地较硬，性情急躁，心烦，多怒，或胸胁胀满，舌质淡夹瘀斑，舌苔薄白或薄黄，脉弦滑或弦缓。治法：疏肝理气，化瘀散结。方药：逍遥散加三棱、莪术。配服大黄䗪虫丸，每次 1 粒，日 3 次。

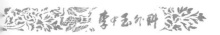

（二）中医外治

败毒散，干搽患处，每日 1 次，可以缓缓脱落。

（三）西医西药

手术切除，也可用电灼或刮除术治疗，最好在青春期前进行。除去不彻底，皮损仍可复发。

五、预防调护

减少对疣物的刺激。

第五节　脑湿（皮角）

脑湿为一种癌变前期疾病，表皮角质增生，呈圆锥形、牛羊角状外观，此病相当于西医学的皮角。

一、古籍摘要

《诸病源候论·脑湿候》云："脑湿，谓头上忽生肉如角，谓之脑湿。言脑湿气蕴蒸，冲击所生也。"

二、病因病机

中医学认为，本病主要是由于脑部湿气或湿热毒滞，蕴蒸郁结，向外勃发所生而成。

西医学认为，本病病因尚不清楚，多数患者由老年角化病发展而来，有癌变可能。皮角是一种临床病名，多在其他皮肤病的基础上发生。常见的原发病有寻常疣、脂溢性角化病、光线性角化病或早期鳞状细胞癌、角化棘皮瘤、汗孔角化症；还可发生于外毛根鞘瘤、倒置性毛囊角化病、疣状痣、皮脂腺腺瘤、良性血管瘤等。

三、诊断要点

1. 本病好发部位主要在头部，其次为颜面、眼睑，也可见于手、龟头、外阴等处。
2. 临床以皮肤表面有触之坚硬、形如动物之角，大小如豆枣，或呈半角状高突之角样增生物，不觉痛痒为特征（图 36-15 和图 36-16）。
3. 此病男多于女，以老年人多见，容易导致癌变。

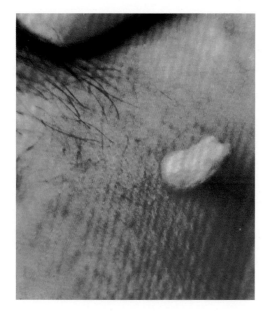

图 36-15　脑湿（1）

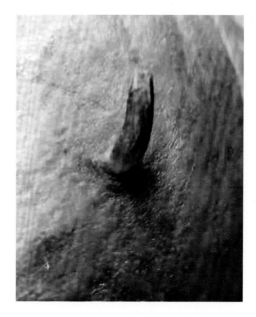

图 36-16　脑湿（2）

四、鉴别诊断

1. 疣目（寻常疣）　多发生于青少年或成年人，好发于手、足背部，以及手指、足缘或甲郭等处。皮损为绿豆至豌豆大小半球状角质性丘疹，黄褐色或正常皮色，表面呈乳头状增殖，粗糙不平，多散在分布。

2. 脂溢性角化病　常见于中老年人，男性多见。好发于面部，尤其是颞部多见。以淡褐色或深褐色乳头瘤样隆起损害，覆盖油脂性屑或结痂，触之柔软粗糙为特征，多散在分布。

五、治疗

本病治疗主要为局部手术切除，如病理检查有癌变，则需进一步检查与治疗。

六、预防调护

注意日常防晒。

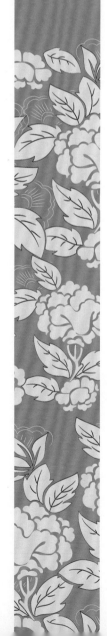

第七部分　肛肠病

第三十七章　肛肠病概论

肛肠疾病是指发生于肛门、直肠部位的疾病，常见的有痔病、肛裂、肛痈、肛漏、脱肛、脏毒、息肉痔、锁肛痔等。在中医文献中统称为痔、痔漏。

一、病因病机

肛肠疾病的致病因素很多，常见的主要有风、湿、热、燥、气虚、血虚、血瘀等。

1.风　风性善行而数变，且多夹热，热伤肠络，血不循经，下溢而便血。诚如明代戴元礼在《证治要诀·肠风脏毒》中记载："血清而色鲜者，为肠风。"因风而引起的便血，其色鲜红，出血急暴，呈喷射状，多见于内痔实证。

2.湿　湿分为内湿和外湿。外湿多因久居潮湿之处或冒雨涉水感受湿邪所致；内湿多由饮食不节，损伤脾胃，脾失运化，湿邪内生。湿性重浊、趋下，故肛肠疾病中因湿邪致病者较多。湿热互结，可致肛门气血纵横、筋脉交错而诱发痔；湿热之邪损伤脉络，可致便血；湿热蕴阻肛门，经络阻塞，气行不畅，血液凝滞，郁而化热，热盛肉腐而成脓，可发为肛痈；湿邪下注大肠，湿聚成痰，肠道气机不利，经络阻滞，痰湿瘀血凝聚，可发为息肉痔。

3.热　《丹溪心法·痔疮》云："痔者，皆因脏腑本虚，外伤风湿，内蕴热毒。"热为阳邪，易耗伤阴津，伤络动血。热积肠腑，耗伤津液可致热结肠燥，大便秘结不通；便秘日久，排便努挣，可致局部气血不畅，瘀滞不散，结而为痔；热盛迫血妄行，血不循经，则发生便血；热毒蕴结，阻于魄门，热盛肉腐成脓，则发为肛痈。

4.燥　燥亦有内燥与外燥之分。外燥为感受秋季之燥邪，而内燥常因饮食不节，恣饮醇酒，过食辛辣厚味所致。燥为阳邪，易耗伤津液，津液亏虚，大肠失润，则大便干结；或素有血虚，血虚津亏而化燥，肠道失于濡润而致大便干结；临厕努责，常使肛门裂伤或擦伤痔核而致便血。诚如《医宗金鉴·外科心法要诀·痔疮》中所载："肛门围绕，折纹破裂，便结者，火燥也。"

5.气虚　脾胃被伤，气血生化乏源，妇人生育过多，小儿久泻久痢，老年脏腑亏虚，气血不足，以及某些慢性疾病等，都能导致中气不足，气虚下陷，无以摄纳而引起直肠脱垂不收、内痔脱出不纳。正如《疮疡经验全书》中记载："又有妇人产育过多，力尽血枯，气虚下陷，及小儿久痢，皆能使肛门突出。"说明气虚确是肛肠疾病的发病因素之一。此外，气虚则正不胜邪，不能托毒外出，如肛痈气虚者，初起症状多不明显，肿块难消难溃，且溃后脓水多稀薄。

6.血虚　血虚常因饮食不足，或脾虚生血乏源，或失血过多所致。在肛门直肠疾病中，多因长期便血而致血虚，"血为气之母"，血能生气，血虚则气虚；而"气为血之帅"，气虚则无以固摄而致下血，使血虚加剧，如此往复，形成恶性循环。此外，血虚失润而生燥，肠道失于润滑，则大便燥结，损伤肛门而致肛裂。创口的愈合需赖血的濡养，故血虚可致肛肠术后切口难以愈合。

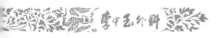

7.血瘀　久坐久立，或负重远行，或生育过多，或久泻久痢，或排便努挣，均可导致肛门气行不畅，血液瘀滞；或气虚失摄，血不归经，或脉络损伤，离经之血积聚于肛门皮下，形成血块，即血栓性外痔。

二、解剖生理概要

（一）直肠肛管的解剖

1.直肠　直肠是大肠的末端，其上接乙状结肠，下连肛管，长 12～15cm。其上端约在第 3 骶椎平面与乙状结肠相接，沿骶前向下，至尾骨尖稍上方与肛管相接。直肠沿骶尾骨弯曲前方下行，与肛管形成了一个近似于 90° 的角，称肛直角。直肠上端与结肠粗细相同，下段扩大为直肠壶腹。直肠上 2/3 前面和直肠上 1/3 两侧有腹膜覆盖；中 1/3 仅在前面有腹膜并反折成直肠膀胱陷凹，或直肠子宫陷凹；直肠后壁无腹膜遮盖。直肠壁从外向内由浆膜层、肌层、黏膜下层、黏膜层四层组织构成，黏膜层丰厚，黏膜下层疏松，因此，易与肌层分离而造成直肠黏膜脱垂。在直肠壶腹部有上、中、下三个横的半月形皱襞，称为直肠瓣，其作用主要是防止粪便逆行。

由于直肠下端变得缩窄，肠腔内黏膜被折成了 6～10 个纵行的皱襞，称为直肠柱。相邻两个肛柱基底之间有半月形皱襞，称为肛瓣。肛瓣与直肠柱之间的肠黏膜形成开口向上的袋状间隙，称肛隐窝或肛窦，肛窦的窦口向上，底部有肛腺开口，该处常积存粪屑，易发生感染，可引发肛隐窝炎，甚至导致肛门直肠周围脓肿、肛瘘等疾病。直肠柱的基底部有 2～6 个乳头状突起，称之为肛乳头，其长度一般 ≤2mm，局部炎症的刺激可使其增大，临床称之为肛乳头肥大。肛瓣与直肠柱的基底在直肠与肛管交界处形成一条不整齐的交界线，称为齿线。由于齿线上、下组织起源不同，因此，在血液供应、淋巴回流、神经支配、内衬上皮等方面也各不相同，齿线是解剖上的重要标志线。

2.肛管　肛管是消化道的末端，上接直肠，下至肛缘，长约 3cm。肛管内层在上部是移行上皮，下部是鳞状上皮。肛管周围有肛门内外括约肌环绕。肛门内括约肌是直肠环肌在下端的增厚部分，围绕肛管的上 2/3，内括约肌是不随意肌，对控制肛门功能有重要作用。外括约肌分皮下部、浅部、深部，受脊髓神经支配，为随意肌。皮下部在肛门缘皮下，是环形肌束，围绕肛管下部，位于内括约肌的外下方，两者之间形成一环形的沟称为括约肌间沟，又称肛白线；浅部在皮下部与深部之间，其肌纤维起源于尾骨，向前延伸到肛管后缘附近，分为两束，于肛门内括约肌平面呈弧形绕过肛管两侧，至肛管前又合二为一，止于会阴中心腱；深部位于浅部的外上侧，亦为环形肌束，后半部与耻骨直肠肌相融合，前方肌纤维交叉附于对侧坐骨结节。肛提肌薄而阔，起于骨盆的前壁和侧壁，分耻骨直肠肌、耻骨尾骨肌和髂骨尾骨肌三部分，其主要作用是承托盆内脏器，启闭肛门，协助排便。外括约肌的深、浅二部围绕直肠纵肌及肛门内括约肌并联合肛提肌的耻骨直肠肌，环绕肛管、直肠连接处，组成一肌环，称为肛管直肠环。手术时切断该肌环可引起肛门失禁。

3.直肠肛管周围间隙　在肛管与直肠周围有许多潜在的间隙，这些间隙内充满疏松结缔组织，容易感染发生脓肿。其中较大的间隙有 5 个：①2 个骨盆直肠间隙，位于肛提肌上，腹膜反折以下，直肠的两侧。②1 个直肠后间隙，位于骶骨前面与直肠后方之间，两侧与骨盆直肠间隙以直肠侧韧带相隔，间隙内有骶神经丛和交感神经支及直肠下动脉及骶中动脉。③2 个坐骨直肠

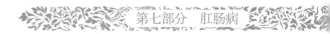

间隙，位于肛管两侧，肛提肌下方，坐骨、闭孔内肌的内侧，间隙内有肛门动脉及神经。在肛管的前方和后方，感染的脓液可由一侧坐骨直肠窝通至对侧坐骨直肠窝，形成"蹄铁型"脓肿。

4. 直肠肛管的供应动脉　主要来自4支动脉，即直肠上动脉、直肠下动脉、肛门动脉及骶中动脉。直肠上动脉是直肠供应动脉中最主要的一支，它来自肠系膜下动脉，在直肠上端背部分为左右两支，沿直肠两侧下行，穿入肌层而达齿线上方黏膜下层，是内痔的主要供应血管，其分支分别位于左侧，右前和右后。因此，该处成为痔的好发部位，也为注射硬化剂治疗痔的主要部位。直肠指检时常可在其上部触到动脉分支的搏动。

直肠下动脉由两侧髂内动脉前干分出，经骨盆直肠间隙达直肠下端，是直肠下端主要供应动脉，并与直肠上动脉在齿线上下相吻合。肛管动脉来自阴部内动脉，经坐骨肛管间隙供应肛管，并与直肠上下动脉相吻合。髂中动脉是由主动脉直接分出的小支，沿髂骨前而下行，供应直肠下端的后壁，在直肠血供中并不重要。

5. 直肠肛管的静脉　有2个静脉丛，齿线上的直肠上静脉丛：分布于齿线以上直肠黏膜下层，在右前、右后、左侧较为丰富，上述3处为内痔的好发部位，所以称为母痔区。该静脉丛汇集成数支静脉，穿过直肠壁合成为直肠上静脉，经肠系膜下静脉汇入脾静脉、门静脉。这些静脉无瓣膜，穿过肌层时易受压迫，使直肠上静脉丛扩张而形成内痔。位于齿线以下的直肠下静脉丛：汇集于直肠下静脉、肛门静脉，入髂内静脉，进下腔静脉。直肠上静脉丛和直肠下静脉丛在肛门白线附近互为交通，使门静脉系统与体静脉系统相通，门静脉高压症患者此处为一侧支循环的通路，故门脉高压症引起的内痔出血不宜做手术结扎。

6. 直肠肛管的淋巴引流　分为上、下二组：上组在齿线以上，引流耻骨直肠肌附着部的直肠以上部分淋巴液（壶腹及以上部分），多数经直肠旁淋巴结一部分直接沿直肠上动脉，注入直肠系膜内直肠上动脉起始部的淋巴结。这是直肠癌转移的主要途径。另一部分即中组引流上组下缘至齿线部分，多数沿直肠下动脉经肛提肌上注入直肠下动脉起始淋巴结。下组引流齿线以下肛管，主要是经会阴及大腿内侧皮下注入腹股沟浅淋巴结，然后经髂外、髂总旁淋巴结而向上；或经闭孔动脉旁而至髂总旁淋巴结。凡低位直肠癌（腹膜反折以下）向中组引流，甚至也向下组引流。手术时除了上组淋巴结要常规的清扫外，对中、下组淋巴结也应清扫。

7. 直肠肛管的神经　肛管周围主要由阴部神经的分支直肠下神经和前括约肌神经，以及骶尾神经和第4骶神经会阴支所支配。肛门周围局部浸润麻醉时应注射两侧、后方及周围。直肠神经有交感神经和副交感神经。交感神经主要来自骶前（腹下）神经丛。此丛在主动脉分叉下方，在直肠固有筋膜层外分成左右两支，各向下与骶部副交感神经会合，在直肠侧韧带两旁形成骨盆神经丛。骶前神经损伤，可使精囊、前列腺丧失收缩功能而不能射精。

（二）直肠肛管的生理功能

直肠肛管的生理功能包括排泄粪便、分泌黏液、吸收水分和部分药物。正常情况下，粪便储存于乙状结肠内，不排便时，直肠内无粪便，肛管呈关闭状态。结肠蠕动时，粪便下行进入直肠，使直肠壶腹膨胀，引起便意和肛管内括约肌反射性舒张和松弛肛管外括约肌，从而使粪便排出体外。直肠下端是排便反射的主要部位，是排便功能中的重要环节。

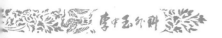

三、检查方法

肛门直肠疾病的诊断，在详细询问病史后，必须进行肛门直肠检查。在检查前，需向患者解释肛门直肠检查的必要性和方法；在检查时，患者要取适当的体位，张口深呼吸或做排便动作。医生操作时动作要轻柔，尽可能减轻患者的痛苦。应先在指套或肛门镜上涂以润滑剂，再将指端或镜头抵压在肛门口，待肛门松弛后，缓慢插入。切忌使用蛮力及操作粗暴。

1. **体位** 为了利于检查，暴露病变部位，常用以下几种体位，各种体位均有一定的优缺点，应根据检查和治疗的需要选用。

（1）侧卧位 患者取左侧或右侧卧，双腿充分向前屈曲，靠近腹部，要使臀部及肛门充分暴露，为常用的检查与治疗体位。

（2）膝胸位 患者跪伏在检查床上，胸部贴近床面，臀部抬高使肛门充分露出，适用于检查直肠下端、直肠前壁，或身体肥胖者。

（3）截石位 患者仰卧，两腿放在腿架上，将臀部移到检查床边缘，使肛门暴露良好，为肛门直肠检查和手术的常用体位。

（4）蹲位 患者下蹲，向下用力增加腹压，可查到二三期内痔、脱肛、息肉等。

（5）折刀位 患者俯伏于床上，髋关节屈曲，两腿随检查床下垂，臀部抬高，头部稍低，为肛门直肠手术时的常用体位。

（6）弯腰扶椅位 患者向前弯腰，双手扶椅，露出臀部。此种体位方便，不需要特殊设备，适用于团体检查。

2. **肛门视诊** 患者取侧卧位，医生用双手将患者臀部分开，首先从外面检查肛门周围有无内痔、息肉脱出、外痔、肛周脓肿、瘘管外口、肛周湿疹、肛管裂口等。

3. **直肠指检** 又称肛门指诊。患者取侧卧位，放松肛门。医生将戴有手套的食指涂润滑油后轻轻插入肛门，进行触诊检查。可以发现肛管和直肠下段有无异常改变，如肿块、硬结、狭窄、波动感、括约肌紧张度变化等。肛瘘可触到条索状瘘管的走行方向和内口部位。直肠指检在肛肠检查中十分重要。

4. **肛门镜检查** 患者取侧卧位或膝胸位，先将插入塞芯的肛门镜涂上石蜡油润滑，嘱患者张口深呼吸，然后将肛门镜慢慢插入肛门内。先向患者腹侧方向插入，通过肛管后，再转向尾骨方向缓慢推进。待肛门镜全部插入后拔出塞芯，在灯光照明下，仔细观察直肠黏膜有无充血、溃疡、息肉、肿瘤等。一边观察，一边将肛门镜缓慢退至齿线附近，查看有无内痔、肛瘘内口、肛乳头肥大、肛隐窝炎等。

5. **结肠镜检查** 适用于结直肠的各种病变，尤其是对结直肠肿瘤的早期诊断具有重要意义。如原因不明的便血、黏液便、脓血便、慢性泄泻、肛门直肠疼痛、粪便变形等症状，均需行结肠镜检查，以排除肠道器质性病变。

6. **放射检查** 包括结肠运输试验、排粪造影、钡剂灌肠、CT、磁共振等。结肠运输试验和排便造影可诊断慢传输型便秘或出口梗阻型便秘。钡剂灌肠可了解直肠和结肠形状，肠内容物是否通过顺利，有无梗阻或狭窄及有无直肠和结肠外病变，如骶骨前畸胎瘤，可见有直肠移位。气钡双重造影可了解直肠结肠有无肿瘤，息肉的位置、大小、数目等。CT检查可显示肠道层面、肠壁外及邻近组织器官，对于肠道肿瘤，能显示腔内形态、肠壁的浸润程度、肠外邻近组织、器官受累范围、局部淋巴结有无肿大，以及有无远处转移等。对于复杂性肛瘘，磁共振检查可明确瘘管数量、走行及内口，对手术方案的制订具有重要的指导意义。

7. 实验室检查　根据患者的具体情况，做必要的实验室检查。如血常规、凝血功能、大便常规、尿液分析、肝肾功能等。

第三十七章
肛肠病概论

第三十八章　肛肠病各论

第一节　痔病

痔病是直肠末端黏膜下和肛管皮肤下的静脉丛发生扩大、曲张所形成的柔软静脉团，又称为痔、痔疮、痔核等，其临床特点是便血、脱出、肿痛等。临床根据其发生的具体部位，又分为内痔、外痔和混合痔。

一、古籍摘要

《素问·生气通天论》云："因而饱食，筋脉横解，肠澼为痔。"

《诸病源候论·痔病诸候》云："诸痔者，谓牡痔、牝痔、脉痔、肠痔、血痔也。"

《丹溪心法·痔疮》云："痔者，皆因脏腑本虚，外伤风湿，内蕴热毒。"

《外科正宗·痔疮论》云："夫痔者，乃素积湿热，过食炙煿，或因久坐而血脉不行，又因七情而过伤生冷，以及担轻负重，竭力远行，气血纵横，经络交错；又或酒色过度，肠胃受伤，以致浊气瘀血流注肛门，俱能发痔。此患不论老幼男妇皆然，盖有生于肛门之内，又突于肛外之傍。"

《张氏医通·痔漏》云："其证有七：肛边发露肉珠，状如鼠乳，时出脓血，妨于更衣者，曰牡痔；肛边肿痛，生疮突出，肿五六日自溃，出脓血者，曰牝痔；肛边生疮，颗颗发瘰，痒而复痛，更衣出清血者，曰脉痔；肠内结核，痛而有血，寒热往来，登溷脱肛者，曰肠痔；因便而清血随下不止者，曰血痔；每遇饮酒发动，疮痛流血，曰酒痔；忧恐郁怒，立见肿痛，大便艰难，强力肛出而不收，曰气痔。名色种种，各当审其因而治之。其形有如莲花、鸡冠、核桃，或如牛乳、鸡心、鼠乳、樱桃之状，或藏肛门之内，或突出于外，久而不瘥，变为瘘也。"

二、病因病机

本病的发生多因脏腑本虚，兼因久坐久立，负重远行，或长期便秘，过度努挣，或泻痢日久，排便过多，或临厕久蹲，或饮食失宜，过食辛辣，饮酒无度，都可导致脏腑功能失调，风湿燥热下迫大肠，瘀阻魄门，瘀血浊气结滞不散，筋脉懈纵而成痔。日久气虚，中气下陷，不能摄纳则痔核脱出。或肛缘皮下的痔外静脉破裂，血溢脉外，淤积皮下而致血栓形成。

西医学认为，肛垫和支撑组织的功能减弱，以及内括约肌的痉挛，是痔发生的主要病因，而不健康的生活方式（如饮酒、辛辣饮食、久站久行久坐），以及错误的排粪习惯，都会增加患痔的风险。

三、诊断

根据发病部位的不同，可将痔分为内痔、外痔和混合痔。

1. 内痔　内痔是肛门齿线以上，直肠末端黏膜下的痔内静脉丛扩大曲张和充血而形成的柔软静脉团。内痔的主要临床表现是出血、脱出、肛周潮湿、瘙痒，可并发血栓、嵌顿、绞窄及排粪困难（图38-1～图38-3）。

目前，国内外最为常用的一种内痔分类方法是 Goligher 分类法，该方法根据痔的脱垂程度将内痔分为4期。①Ⅰ期。排粪时带血，滴血或喷射状出血，便后出血自行停止，无痔脱出。②Ⅱ期。常有便血，排粪时有痔脱出，排粪后可自行还纳。③Ⅲ期。偶有便血，排粪或久站、咳嗽、劳累、负重时有痔脱出，需用手还纳。④Ⅳ期。偶有便血，痔核持续脱出或还纳后易脱出，偶伴有感染、水肿、糜烂、坏死和剧烈疼痛。

2. 外痔　外痔是发生于齿线以下，由痔外静脉丛扩张或反复发炎，血流瘀滞，血栓形成，或组织增生，或痔外静脉丛破裂出血而成的疾病。其主要临床表现为肛门部软组织团块突出，可伴肛门不适、潮湿、瘙痒及异物感，如血栓形成或发生炎症时可伴有疼痛。根据组织的病理特点，外痔可分为炎性外痔、血栓性外痔、结缔组织性外痔和静脉曲张性外痔（图38-4～图38-7）。

3. 混合痔　混合痔是指内痔和相应部位的外痔血管丛跨齿线相互融合成为一个整体，其主要临床表现为内痔和外痔的症状同时存在，严重时可表现为环状痔脱出肛外。

4. 局部检查　肛门镜检查，可见齿线上方黏膜隆起充血。各期内痔均可见便血；Ⅱ～Ⅳ期内痔患者在增加腹压或大便时，可见到内痔痔核脱出肛外（图38-8～图38-12）。

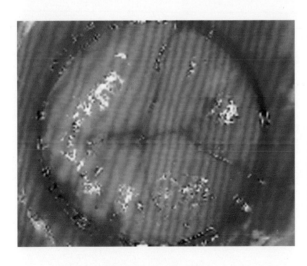

图38-1　内痔（1）

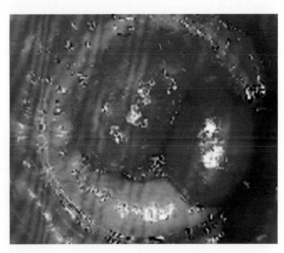

图38-2　内痔（2）

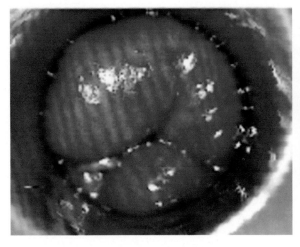

图 38-3　内痔（3）

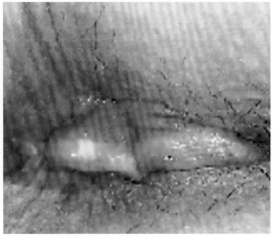

图 38-4　炎性外痔

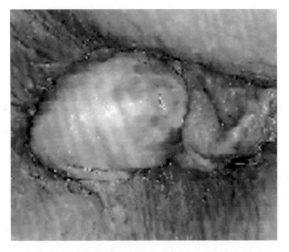

图 38-5　血栓性外痔

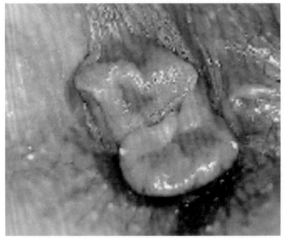

图 38-6　结缔组织性外痔

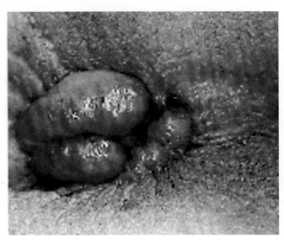

图 38-7　静脉曲张性外痔

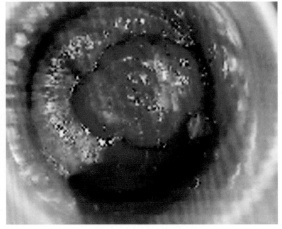

图 38-8　混合痔并Ⅱ度内痔

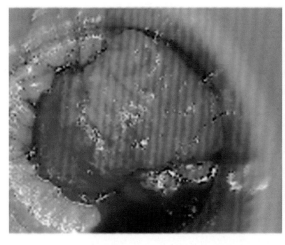

图 38-9 混合痔并Ⅲ度内痔

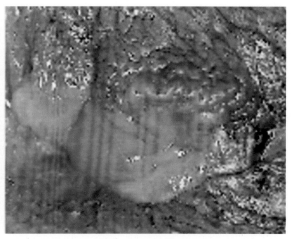

图 38-10 混合痔并Ⅳ度内痔

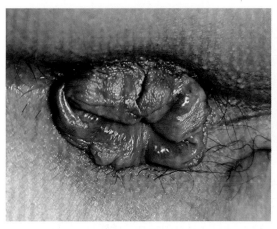

图 38-11 混合痔

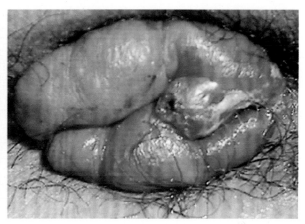

图 38-12 嵌顿痔

四、鉴别诊断

1. 直肠息肉　本病与痔均可见肿物脱出肛外及便血。本病常见于儿童，多为单个，脱出肿块为肉红色，有长蒂，头圆，表面光滑，质地较痔核硬，可活动，易出血，但多无喷射状出血。

2. 肛乳头肥大　本病与痔均可有肿物脱出肛外。本病位于齿线处，常呈锥形或有蒂，表面为皮肤覆盖，质较韧，色灰白，不易出血。

3. 肛裂　本病与痔均可有便血症状。本病便血，多伴有肛门周期性疼痛，便秘时疼痛加剧，专科检查可见肛管纵行溃疡，并以截石位 6 点和 12 点处多见。

4. 直肠脱垂　本病与痔均有肛内肿物脱出，质地柔软。痔核脱出后呈颗粒状，环状脱出者如花瓣状；直肠脱垂时脱出黏膜呈环层状，色淡红，表面平滑，无静脉曲张，可伴有肛门松弛。

5. 直肠癌　本病与痔均有便血症状，易误诊为痔，应引起注意。痔的便血多为鲜血；而本病的便血，多为暗红或暗紫色，亦可见鲜红色，并常伴有黏液，大便性状改变，便次增多，里急后重。本病指检多可触及菜花状或凹凸不平的肿块，质地坚硬，活动度差，容易出血，病理检查可以确诊。

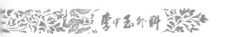

五、治疗

痔的治疗，包括辨证论治、中医外治及西医西药。没有症状的痔是不需要治疗的。

（一）辨证论治

临床可针对患者的不同症状进行辨证论治。

1. 风伤肠络证　大便带血、滴血或喷射状出血，血色鲜红，或有肛门瘙痒等，舌质红，苔薄白或薄黄，脉浮数。治宜清热凉血祛风。方用凉血地黄汤加减，常用药物：地黄、当归尾、槐角、地榆、黄芩、黄连、升麻、荆芥、赤芍、枳壳、天花粉、甘草等。若大便秘结者，加火麻仁、大黄等。

2. 湿热下注证　便血色鲜，量较多，肛内肿物外脱，可自行回缩，肛门灼热，舌质红，苔黄腻，脉弦数。治宜清热利湿止血。方用脏连丸加减，常用药物：黄芩、黄连、地黄、赤芍、当归、槐花、荆芥炭等。若出血量多者，加地榆炭、仙鹤草等；若肛门灼热较甚者，加白头翁、秦艽等。

3. 气滞血瘀证　肛内肿物脱出，甚或嵌顿，肛管紧缩，坠胀疼痛，甚则肛缘水肿、血栓形成，触痛明显，舌质红或暗红，苔白或黄，脉弦细涩。治宜清热利湿，祛风活血。方用止痛如神汤加减，常用药物：秦艽、桃仁、皂角刺、苍术、防风、黄柏、当归尾、泽泻、槟榔、熟大黄等。若肿物紫暗明显者，加红花、牡丹皮；若肿物淡红光亮者，加龙胆草、木通等。

4. 脾虚气陷证　肛门松弛，痔核脱出须手法复位，便血色鲜或淡，面白少华，神疲乏力，少气懒言，纳少便溏，舌质淡，边有齿痕，苔薄白，脉弱。治宜补中益气。方用补中益气汤加减，常用药物：黄芪、党参、白术、当归、炙甘草、升麻、柴胡、陈皮等。若大便稍干硬者，加肉苁蓉、火麻仁；若血虚较甚者，合四物汤。

常用中成药有槐角丸、地榆丸、脏连丸、补中益气丸等，临床上根据辨证选用。

（二）中医外治

中医外治适用于各期内痔、内痔嵌顿、肿痛、出血及血栓性外痔、炎性外痔等，常用的有熏洗坐浴法、外敷法、塞药法、注射法、结扎法等。

1. 熏洗坐浴法　是用药物煎汤去渣后置盆中，让患者待温度适宜后将臀部浸泡于药液中的一种外治方法，有消肿止痛、祛湿止痒、收敛生肌等作用。常用五倍子汤、苦参汤加减。常用药物：五倍子、苦参、蛇床子、白芷、金银花、野菊花、黄柏、地肤子、石菖蒲、芒硝等。

目前有中成药金玄痔科熏洗散、复方荆芥熏洗剂，用适量沸水冲开，趁热先熏后洗患处，每次 20～30 分钟，每日 2 次。

2. 外敷法　以药物敷患处，可起到消肿止痛、止血生肌的作用，如马应龙麝香痔疮膏、肛泰软膏、如意金黄膏、三黄膏、九华膏等。

3. 塞药法　将药物制成栓剂，塞于肛内的治疗方法，如消痔栓、肛泰栓、九华栓、马应龙麝香痔疮栓等。

4. 内痔注射法　是通过将药物注射到痔组织内及周围组织中，从而诱发痔血管闭塞、组织纤维化，而使痔组织萎缩、出血停止的一种治疗方法。其作用机制根据注射药物的不同而有所区别，适用于各期内痔和静脉曲张性混合痔。目前临床常用的注射药物有消痔灵注射液、芍倍注射液等。

（1）消痔灵注射液　取侧卧位或截石位，肛门镜下内痔局部注射。Ⅰ期内痔：用消痔灵注射液原液注射到黏膜下层，用量相当于内痔的体积为宜。Ⅱ～Ⅳ期内痔和静脉曲张性混合痔，按四步注射法进行：第一步，注射到内痔上方黏膜下层动脉区；第二步，注射到内痔黏膜下层；第三步，注射到黏膜固有层；第四步，注射到齿线上方痔底部黏膜下层。用 0.5% 利多卡因注射液稀释消痔灵注射液原液，使成 1：1 的混合液，根据痔的大小确定每个痔核的注射剂量，总量20～40mL。

（2）芍倍注射液　采用 0.9% 氯化钠注射液或 0.5% 利多卡因注射液和芍倍注射液，进行1：1 等体积稀释。对Ⅰ、Ⅱ期内痔及静脉曲张型混合痔，在肛门镜下暴露每处痔核，常规消毒后，于痔核表面中心隆起部位斜刺进针，遇肌性抵抗感后退针给药，每处注射量以痔核均匀、饱满、充盈，表面黏膜颜色呈粉红色为度，每处用量 3～5mL。对Ⅲ期内痔、静脉曲张型混合痔伴直肠黏膜松弛者，还应在痔核上松弛直肠黏膜下及齿线附近注射，每点用量为 1～3mL；退肛门镜，暴露痔，对Ⅲ期内痔的注射方法同Ⅰ、Ⅱ期内痔。总量不超过 40mL。

（3）注意事项　孕妇禁用；内痔嵌顿发炎者禁用；禁止静脉内注射，回抽无血后才能注射；齿线以下禁用，以防组织坏死；严重房室传导阻滞者及对利多卡因药物过敏者禁用配药。

5. 结扎法　是利用丝线或药线结扎痔核根部，阻断痔核的血流，造成组织缺血坏死脱落，再经创面组织修复而达到治疗目的的治疗方法。结扎疗法治疗痔历史悠久，早在宋代《太平圣惠方》《外科正宗》《医宗金鉴》等医籍中就有关于结扎疗法治疗痔病的记载，如《太平圣惠方》所载"用蜘蛛丝缠系，痔不觉自落"，适用于保守治疗无效的Ⅰ～Ⅲ期内痔和不愿意接受手术治疗或存在手术禁忌证的Ⅳ期内痔患者。目前，临床上有结扎法和套扎法。

（1）结扎法　操作方法：患者在麻醉成功后，常规消毒，先行扩肛，使痔核充分暴露。用弯组织钳在内痔基底部夹紧，并在齿线下方剪一小口，用 0 号丝线在止血钳下方剪口处结扎。对于内痔较大者，用圆针、0 号丝线在钳下贯穿痔核，做"8"字形结扎，再用弯止血钳挤压被结扎的痔核，剪除部分已结扎的痔核，注意保留足够残端，预防结扎线提前脱落出血。肛内置油纱条，肛外纱布覆盖，胶布固定。

（2）套扎法　是利用特别的套扎器，将具有较强弹性的胶圈或弹力线套入内痔的基底部，从而阻断痔的血运，使痔核缺血、坏死、脱落的一种治疗方法。它是结扎法的进一步发展，具有操作简单、痛苦小等优点。①适应证：本法适用于各期内痔，特别是Ⅱ、Ⅲ期内痔及混合痔的内痔部分。②操作方法：常规消毒后，在肛门镜下充分暴露内痔，套扎吸头对准将要套扎的内痔，借助负压吸引将内痔吸入套扎圆筒内，同时扣动扳手将胶圈或弹力线推出，套在内痔基底部即可。③注意事项：使用的胶圈或弹力线，在操作前应仔细检查，确保可正常使用；套扎治疗后，注意预防便秘，以防内痔脱出嵌顿水肿及排便努挣导致胶圈或弹力线滑脱。操作后 1～2 周内为痔核坏死脱落阶段，在此期间应避免剧烈活动、便秘及腹泻，以防引起大出血。

（三）西医西药

西医西药包括保守治疗和手术治疗。

1. 保守治疗　首选静脉活性药物柑橘黄酮片口服治疗。

2. 手术治疗　包括血栓外痔剥离术、外痔切除术、混合痔外剥内扎术等。

（1）血栓性外痔剥离术　本法适应于血栓性外痔。操作方法：取侧卧位，病侧在下方，局部常规消毒。局部麻醉后在肿块中央做放射状或梭形切口，用止血钳将血块分离并摘除，然后修剪伤口两侧皮瓣，使创口引流通畅，凡士林纱条敷盖，无菌纱布包扎，胶布固定。

（2）外痔切除术　本法适应于外痔。操作方法：取截石位或侧卧位，麻醉成功后，局部常规消毒，用组织钳提起外痔组织，以剪刀环绕其痔核四周做一梭形切口，切口上端向肛管，将痔体由括约肌表面分离，切除痔组织，充分止血，修剪皮缘，凡士林纱条敷盖，无菌纱布包扎，胶布固定。

（3）混合痔外剥内扎术　本法适应于混合痔。操作方法：取合适体位，麻醉成功后，常规消毒。将混合痔充分暴露，在其外痔部分做"V"字形皮肤切口，用剪刀锐性剥离外痔皮下静脉丛至齿线处。然后用弯形血管钳夹住被剥离的外痔静脉丛和内痔基底部，在内痔基底正中用圆针粗丝线贯穿做"8"字形结扎，距结扎线0.5cm处剪去"V"字形切口内的皮肤及静脉丛，使其在肛门部呈一放射状伤口。同法处理其他痔核后，凡士林纱条敷盖，无菌纱布包扎，胶布固定。

六、预防调护

1. 属久坐久站工作性质的，平时应加强体育锻炼。

2. 调整饮食结构，避免饮食失宜，增加膳食纤维摄入量，少食或不食辛辣刺激食物，如辣椒、酒等。

3. 养成良好的排便习惯，定时排便，缩短如厕时间，便后清洁肛门，保持肛周干燥清洁。

4. 积极治疗慢性腹泻和便秘。

5. 坚持做提肛运动。

第二节　肛裂

肛裂是指肛管皮肤全层裂开并形成感染性溃疡者，又称"钩肠痔""脉痔""裂痔""裂肛痔"等。本病是肛管皮肤破裂，或全层裂开，并形成感染性梭形溃疡，临床上以周期性疼痛为特征的一种肛肠疾病。其临床特点是肛门周期性疼痛、出血、便秘。发病年龄一般在20～40岁，发生肛裂部位多在截石位6点和12点肛管处。

一、古籍摘要

《诸病源候论·痔病诸候》云："肛边生疮，痒而复痛，出血者，脉痔也。"

《外科大成·痔漏》云："钩肠痔，肛门内外有痔，折缝破烂，便如羊粪，粪后出血，秽臭大痛者，服养生丸，外用熏洗，每夜塞龙麝丸一丸于谷道内，一月收功。"

《医宗金鉴·外科心法要诀》云："肛门围绕，折纹破裂，便结者，火燥也。"

二、病因病机

中医学认为，肛裂的发生是由于阴津亏虚，或热结肠燥，大便秘结，粪便粗硬，排便努挣，致肛门皮肤裂伤而发病。正如《医宗金鉴·外科心法要诀》云："肛门围绕，折纹破裂，便结者，火燥也。"阴血亏虚则生肌迟缓，故本病迁延难愈。

西医学认为，肛裂是一种慢性缺血性溃疡，其发生与解剖、外伤、感染及内括约肌痉挛等因素有关。典型的肛裂在临床上常合并有六种病理改变，分别是梭形溃疡、肛乳头肥大、哨兵痔、肛窦炎、栉膜带形成、潜在瘘管。

三、诊断

（一）临床表现

1.症状 主要表现为周期性疼痛、出血、便秘三大症状。周期性疼痛是肛裂的主要症状，为便时肛门疼痛，呈阵发性撕裂样疼痛，排便后数分钟到十余分钟内疼痛减轻或消失，称为疼痛间歇期。随后又因括约肌持续性痉挛而剧烈疼痛，往往持续数小时方能逐渐缓解。肛裂出血，血量少，色鲜红。干结粪便常使肛门皮肤撕裂而引起肛裂，又因畏惧便时的肛门疼痛而不愿排便，加剧粪便干结，从而形成恶性循环。

2.专科检查 以视诊为主，选择合适的体位。检查时嘱患者充分放松肛门，将肛缘皮肤向两侧轻轻分开，一般可见到肛管部皮肤有纵行或梭形溃疡。肛裂多好发于截石位6、12点处，常伴有溃疡外侧"哨兵痔"。肛门指检时肛门疼痛加重，可伴有肛门束指感明显。肛门镜检查可见肛乳头增大，肛管纵行溃疡。早期肛裂创面多鲜红，易出血；慢性肛裂创面多淡白，不易出血。

（二）分期

1.早期肛裂 发病时间短，仅在肛管皮肤上有一小的梭形溃疡，创面较浅，色鲜红，边缘整齐而有弹性，周期性疼痛轻，容易治愈（图38-13～图38-15）。

2.陈旧性肛裂 病程较长，反复发作，溃疡色淡白，底深，边缘呈"缸口"增厚，底部形成平整较硬的灰白组织，即栉膜带。可伴有哨兵痔及其他并发症，如肛窦炎、肛乳头肥大、潜行皮下瘘等，周期性疼痛明显（图38-16～图38-18）。

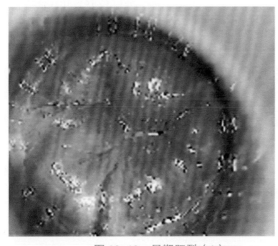

图38-13 早期肛裂（1）

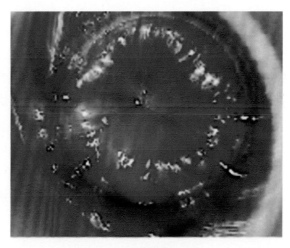

图38-14 早期肛裂（2）

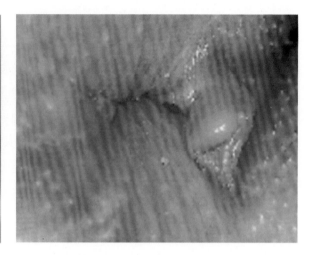

图 38-15　早期肛裂（3）　　　　图 38-16　陈旧性肛裂（1）

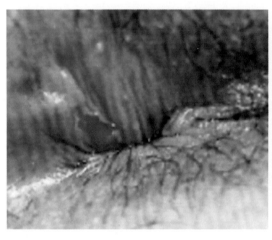

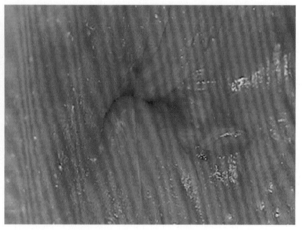

图 38-17　陈旧性肛裂（2）　　　　图 38-18　陈旧性肛裂（3）

四、鉴别诊断

1. 肛管结核性溃疡　溃疡的形状不规则，边缘不整齐。溃疡底部呈污灰色苔膜，混有脓性分泌物，疼痛轻，多有结核病史，取活体组织检查可见结核结节及干酪样坏死病灶。

2. 肛管癌　溃疡不规则，周边隆起坚硬，周围及底部炎症浸润，创面凹凸不平，表面覆盖坏死组织。有特殊臭味，呈持续性疼痛，如侵犯括约肌则出现肛门松弛或失禁，取活体组织病理检查，可找到癌细胞，多为鳞状上皮癌。

3. 肛门皲裂　是在肛周湿疹、局限性神经性皮炎、肛门瘙痒症的基础上出现的皮肤病变，裂口多发，位置不固定，裂口表浅，仅至皮下，无哨兵痔及肛乳头肥大，疼痛轻，出血少。

4. 梅毒性溃疡　多有性病史，溃疡不痛，位于肛门侧面，对触诊不敏感。溃疡面呈圆形或梭形，微微隆起，较硬，有少量分泌物，可伴双侧腹股沟淋巴结肿大。

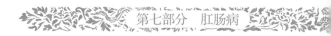

五、治疗

（一）辨证论治

肛裂的治疗目的是软化大便、镇痛和促进溃疡愈合。早期肛裂一般可采用保守治疗。

1.热结肠燥证 大便秘结，便时肛门疼痛剧烈，状如刀割，鲜血随粪便点滴而下，量较多。常伴有腹满胀痛，拒按，口苦咽干，小便短黄，舌质红，苔黄燥，脉沉数或滑数，裂口创面新鲜，易出血。治宜清热凉血，润肠通便。方选凉血地黄汤加减，常用药物：地黄、当归尾、槐角、地榆、黄芩、黄连、升麻、荆芥、赤芍、枳壳、天花粉、甘草等。

2.津亏肠燥证 大便秘结难解，便时肛门疼痛，如针刺状，滴血，血色淡红，可伴有腹满作胀，喜按，头晕心慌，少寐，舌红，脉细无力，裂口凹陷，边缘起缸，基底部颜色变浅。治宜补血养阴，润肠通便。方选增液汤承气汤加减，常用药物：地黄、玄参、麦冬、大黄（后下）、芒硝等。

3.气滞血瘀证 大便秘结，便时肛门疼痛明显，便后尤甚，肛门紧缩，裂口淡白，舌色暗，可有淤点、瘀斑，脉涩或弦。治宜理气活血，润肠通便。方选桃红四物汤加减，常用药物：桃仁、红花、熟地黄、当归、白芍、川芎等。

（二）中医外治

1.熏洗疗法 便后用苦参汤熏洗坐浴，可快速缓解疼痛，有利于促进肛裂创口愈合。

2.扩肛治疗 适应于早期肛裂。患者取合适体位，常规消毒，麻醉成功后，操作者戴无菌乳胶手套，涂润滑油，先用右手食指插入肛内，再插入左手食指，两手腕部交叉，两手食指掌侧向外侧扩张肛管，后逐渐伸入两中指，持续扩张肛管3～4分钟，使肛管内外括约肌松弛，切忌用暴力快速扩张肛管，以免撕裂黏膜和皮肤。

（三）西医西药

1.切除疗法

（1）适应证 本疗法适用于陈旧性肛裂，伴哨兵痔及肛乳头肥大等。

（2）操作方法 取合适体位，麻醉成功后，常规消毒。在肛裂正中做纵行切口，上至齿线，切断栉膜带及部分内括约肌环形纤维，下端向下适当延长，切断部分外括约肌皮下部纤维，使引流通畅，同时将哨兵痔、肥大肛乳头等一并切除，修剪溃疡边缘的疤痕组织，形成"V"字形开放创面，无菌纱布包扎固定。

2.肛门内括约肌松解术

（1）适应证 本疗法适用于不伴有哨兵痔、皮下瘘的陈旧性肛裂。

（2）操作方法 取合适体位，麻醉成功后，常规消毒。在截石位3、6、9点，任选一处，距肛缘1～1.5cm处做一长约1cm放射状切口，以止血钳挑出肛门内括约肌（呈乳白色）的下端，在直视下用两把小血管钳夹住内括约肌下缘后剪断，充分止血，切口开放，无菌纱布包扎，胶布固定。

六、预防调护

1.养成良好的排便习惯，定时排便；便意明显时，应及时排便，避免强忍便意；注意肛门清洁卫生。

2.积极防治便秘，增加膳食纤维的摄入量，增加饮水量；便秘者，应积极治疗，必要时可以

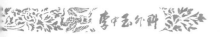

清洁灌肠、蜂蜜栓塞肛或开塞露纳肛，以助排便。

3.加强科普，使患者了解便秘与本病发生的关系，解除患者对排便的恐惧。

第三节　肛痈

肛痈是肛管直肠周围间隙发生急、慢性感染而形成的脓肿。因发病部位的不同而有不同的称谓，如悬痈、坐马痈、跨马痈等。临床上多急性发病，疼痛剧烈，可伴寒战高热，破溃后大多形成肛漏。任何年龄均可发病，但以 20～40 岁青壮年高发，婴幼儿也时有发生，男性多于女性。

本病相当于西医学的直肠肛门周围脓肿，简称为肛周脓肿。由于其发生的部位不同而有不同的名称，如肛旁皮下脓肿、黏膜下脓肿、坐骨直肠间隙脓肿、骨盆直肠间隙脓肿、直肠后间隙脓肿等。

一、古籍摘要

《医宗金鉴·外科心法要诀》云："坐马痈属督脉经，尻尾略上湿热凝，高肿速溃稠脓顺，漫肿溃迟紫水凶。注：此证生于尻尾略上，属督脉经，由湿热凝结而成。高肿溃速脓稠者顺，若漫肿溃迟出紫水者险。虚人患此，易于成漏。初宜艾壮隔蒜片灸之，以宣通结滞，令其易溃易敛，内服之药，与鹳口疽同。溃后内外俱按痈疽溃疡门。"

《外科正宗·悬痈论》云："夫悬痈者，乃三阴亏损、湿热结聚而成。此穴在于谷道之前，阴器之后，又谓海底穴也。初生状如莲子，少痒多痛，日久渐如桃李，赤肿痛，欲溃为脓，破后轻则成漏，重则沥尽气血变为痨瘵不起者多矣……初起如松子，渐大若梅李，红赤肿痛，光亮发热者轻。已成高肿作痛，根脚不散，皮薄易破，脓成胀痛者易。已溃脓稠而黄，气味不臭，痛亦消，痛止作痒者顺。初起色紫坚硬，根脚漫肿，痛连臀膝，二便不利者重。已成肿如黄瓜，紫斑腐烂，秽水无脓，痛甚气急者难。已溃秽脓不绝，疮口开张，肉不红活，虚热食少者逆。"

二、病因病机

中医学认为，本病是因多食辛辣、煎炸、烧烤，过量饮酒，火热之毒内生；婴幼儿先天禀赋异常；或直肠肛门损伤而染毒，火热之毒蕴结阻滞于直肠肛门，热盛肉腐而成脓，发为本病。

西医学认为，本病多系肛隐窝感染后，炎症沿肛门腺导管延至肛门腺体而化脓，脓液可沿肛门直肠周围间隙或直肠黏膜下蔓延。其致病菌多为大肠杆菌，其次为金黄色葡萄球菌和链球菌，偶有厌氧细菌和结核杆菌。当脓肿自行溃破，或经手术切开引流后，脓腔逐渐变小，多数最后形成肛漏，但也有少数患者，脓肿吸收后愈合。

三、诊断

（一）临床表现

1.症状　本病主要表现为肛门周围红肿、疼痛，并可伴不同程度的全身症状。因脓肿的部位和深浅不同，症状差异明显，如肛提肌以上的间隙脓肿位置深，局部症状轻而全身症状重；肛提肌以下的间隙脓肿部位浅，局部红、肿、热、痛明显而全身症状轻或无（图38-19～图38-21）。

2.专科检查　肛旁可见皮肤红肿，可触及肿块，皮温增高，可伴有明显压痛。如成脓者，可触及波动感。肛门指检可触及肛隐窝凹陷明显，伴压痛。肛门镜检查见肛隐窝潮红，甚至有脓液溢出。

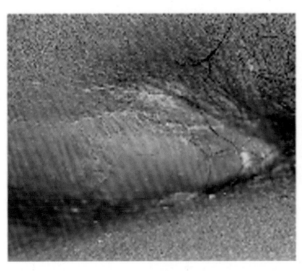

图38-19　肛痈（1）

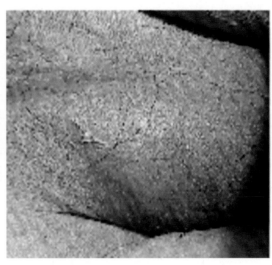

图38-20　肛痈（2）

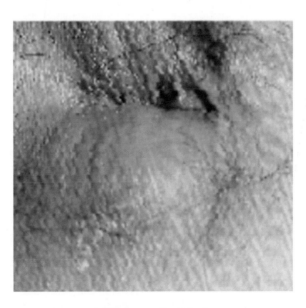

图38-21　肛痈（3）

（二）分类

1.肛门旁皮下脓肿　发生于肛门周围的皮下组织内，局部红、肿、热、痛明显。未成脓时可触及肿块，脓成后可有波动感，全身症状多不明显。

2.黏膜下脓肿　多发生于直肠下段。肛门指诊可触及直肠黏膜下饱满肿块，成脓者，多质软，可伴有波动感。肛门镜检查可见黏膜潮红，隆起及脓性分泌物溢出。

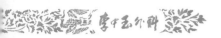

3.**坐骨直肠间隙脓肿** 位于肛门与坐骨结节之间。与肛门旁皮下脓肿相比，位置更深，感染区域更广泛。初起仅感肛门部不适或微痛，逐渐出现发热、恶寒、头痛、食欲减退等症状。继而局部症状加剧，肛门有灼痛或跳痛感，在排便、咳嗽、行走时疼痛加剧，甚则坐卧不安。肛门外观可发现患处皮肤红肿隆起，范围较大，双侧明显不对称，伴明显压痛和波动感。

4.**骨盆直肠间隙脓肿** 位于肛提肌以上，腹膜以下，位置深，局部症状不明显，有时仅有直肠坠胀感，但全身症状较明显，如恶寒发热，乏力，头痛、食欲不振、二便不畅等。肛门指诊，可触到患侧直肠壁处有浸润变硬、压痛、隆起及波动感。

5.**直肠后间隙脓肿** 症状与骨盆直肠间隙脓肿相同，直肠内有明显的坠胀感，骶尾部可产生钝痛，并可放射至下肢，在尾骨与肛门之间有明显的深部压痛。直肠指诊，直肠后壁可触及隆起、波动感，并伴有触痛。

（三）辅助检查

血常规检测可见白细胞计数和中性粒细胞比例增高。脓液培养和药敏试验可查出致病菌的菌种和敏感的抗生素。超声检查有助于了解肛痈的大小、深浅、位置及与肛门括约和肛提肌的关系。必要时可做病理组织检查。

四、鉴别诊断

1.**化脓性汗腺炎** 好发于肛周及臀部皮肤，脓肿浅而病区范围广，可有多个流脓的疮口，且疮口间有皮下瘘管彼此相通，但瘘管不与肛门直肠相通，病区皮肤增厚，有广泛慢性炎症和瘢痕形成。

2.**直肠肛门部结核性脓肿** 起病缓慢，病程较长，常伴有全身性结核病史及结核症状，而无局部急性炎的临床表现。

3.**骶前畸胎瘤** 本病继发感染时，与直肠后部脓肿相似。肛门指诊直肠后有肿块，光滑，无明显压痛，有囊性感。X线检查可见骶骨与直肠之间的组织增厚和肿物，或见骶前肿物将直肠推向前方，肿物内有散在钙化阴影、骨质、牙齿。

五、治疗

（一）辨证论治

1.**热毒蕴结证** 肛门周围突然肿痛，持续加剧，肛周红肿，触痛明显，质硬，皮肤焮热，伴有恶寒、发热、便秘、溲赤，舌红，苔薄黄，脉数。治宜清热解毒。方用仙方活命饮、黄连解毒汤加减，常用药物：皂角刺、金银花、防风、白芷、当归尾、陈皮、甘草、赤芍、乳香、没药、天花粉、贝母、黄芩、黄连、黄柏、栀子等。若有湿热之象，如舌苔黄腻、脉滑数等，可合用萆薢渗湿汤。

2.**火毒炽盛证** 肛周肿痛剧烈，持续数日，痛如鸡啄，难以入寐，肛周红肿，按之有波动感或穿刺有脓，伴恶寒发热，口干便秘，小便困难，舌红，苔黄，脉弦滑。治宜清热解毒透脓。方用透脓散加减，常用药物：穿山甲（现已禁用）、皂角刺、当归、生黄芪、川芎、桔梗、薏苡仁等。

3.**阴虚毒恋证** 肛周肿痛，皮色暗红，成脓时间长，溃后脓出稀薄，疮口难敛，伴有午后

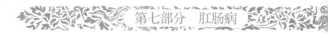

潮热，心烦口干，盗汗，舌红，少苔，脉细数。治宜养阴清热，祛湿解毒。方用青蒿鳖甲汤合三妙丸加减，常用药物：青蒿、鳖甲、知母、地黄、牡丹皮、苍术、黄柏、牛膝等。若肺阴虚者，加沙参、麦冬；若脾虚者，加白术、山药、白扁豆；若肾阴虚者，加龟甲、玄参，地黄改为熟地黄。

（二）中医外治

初起，主要表现为实证，用如意金黄散、玉露膏外敷；虚证，用冲和膏外敷。成脓：宜及时切开排脓，应根据脓肿部位、深浅和病情缓急，选择适当的手术方式；溃后或术后，先用祛毒汤便后熏洗坐浴，再用九一丹纱条引流，脓尽改用生肌散纱条。日久成漏者按肛漏处理。

（三）西医西药

西医西药包括抗感染和手术治疗。

1.抗感染治疗 根据病情、细菌培养及药敏结果，选用合适的抗生素抗感染治疗。

2.手术疗法 肛门直肠周围脓肿，一旦成脓，即可考虑手术治疗。现临床上常用的术式有以下三种。

（1）单纯切开引流法

1）适应证 本疗法适用于肛门直肠周围各种脓肿。

2）操作方法 麻醉成功后，选择脓肿波动最明显处切开，必要时可先行穿刺定位，切口应与肛门呈放射状，排尽脓液后，置红油膏纱布条引流，以保持引流通畅。待形成肛漏后，再按肛漏处理，故此法又称之为分次手术法。

（2）脓肿一次切开法

1）适应证 本疗法适用于浅部脓肿。

2）操作方法 麻醉成功后，患者取合适体位，常规消毒。于脓肿处切开，切口呈放射状，长度应与脓肿等长，使引流通畅，同时寻找齿线处感染的肛隐窝或内口，将切口与内口之间的组织切开，并搔刮清除坏死组织，以避免形成肛漏。

（3）脓肿切开挂线法

1）适应证 本疗法适用于高位脓肿，如坐骨直肠间隙脓肿、骨盆直肠间隙脓肿、肛门直肠后脓肿及马蹄形脓肿等。

2）操作方法 麻醉成功后，患者取合适体位，常规消毒。于脓肿波动明显处或穿刺抽脓指示部位，做放射状切口或弧形切口。充分排脓后，以食指分离脓腔间隔，然后用过氧化氢和生理盐水先后彻底冲洗脓腔，修剪切缘扩大成梭形，以球头探针，自脓肿切口探入并沿脓腔底部轻柔地探查内口，注意避免过度用力或暴力操作，以免造成假道。另一手食指伸入肛内引导协助寻找内口，探通内口后，将球头探针拉出以橡皮筋线扎于球头部，通过脓腔拉出切切口，将橡皮筋两端收拢，并使之有一定张力后结扎，创口内填以红油膏纱条，外敷纱布，胶布固定。

脓腔较大者，可行对口引流，各切口间予橡皮筋虚挂线，既可减少直接切开导致的损伤，又有利于术后引流。

3.术后处理 根据药敏结果，选用敏感的抗生素抗感染治疗。便后予祛毒汤熏洗坐浴，常规换药。挂线一般约10天自行脱落，10天后未脱落者，可酌情紧线或拆除。继续换药至切口完全愈合。

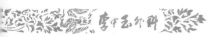

4.肛门直肠周围脓肿手术的注意事项

（1）定位要准确　一般在脓肿切开引流前，应先行穿刺定位，抽至脓液后，再行切开引流。

（2）切口　一般应选择在脓肿波动最明显处。浅部脓肿，可行与肛门呈放射状切口；深部脓肿应行弧形切口，避免损伤括约肌。

（3）引流要彻底　切开脓肿后，要用手指探查脓腔。分开脓腔内的纤维间隔，以利引流。引流口要里小外大，以防皮肤过早黏合形成假性愈合。脓腔大而深者，可行对口引流。

（4）预防肛漏形成　术中寻找并处理原发感染的肛窦，是预防肛漏形成的关键。

六、预防调护

1.调整饮食结构，避免饮食失宜，增加膳食纤维摄入量，少食或不食辛辣刺激食物，如辣椒、酒等。

2.保持大便通畅，注意肛门清洁。

3.及时治疗肛隐窝炎，阻止其发展成肛周脓肿。

4.患病后应及早治疗，防止炎症范围扩大。

第四节　肛漏

肛漏是直肠或肛管与肛门周围皮肤相通形成异常通道的疾病，又称痔漏、漏疮、穿肠漏等。一般由原发性内口、瘘管和继发性外口三部分组成，或仅具有内口或外口者。内口为原发性，绝大多数在肛管齿线处的肛窦内；外口是继发的，在肛周皮肤上，常不止一个。肛漏是由肛痈发展而成，其临床特点是以反复肛旁肿痛流脓、瘙痒为主要症状，并可触及或探及漏管通向肛内。任何年龄均可发病，多见于青壮年，婴幼儿发病亦不少见，男性发病率明显高于女性。该病相当于西医学的肛管直肠瘘，简称为肛瘘。

一、古籍摘要

《医门补要·痔漏》中记载："大肠尽处为肛门，肺与大肠相表里，气主于肺。盖劳碌忍饥，或负重远行，及病后辛苦太早，皆伤元气。气伤则湿聚，湿聚则生热，热性上炎，湿邪下注，渗入大肠而成漏，时流脓水。"并在《医门补要·痔疮》中记载："湿热下注大肠，从肛门先发小疙瘩，渐大溃脓，内通大肠，日久难敛，或愈月余又溃，每见由此成痨者，乘初起服清热内消散数帖，可愈。若咳嗽而成漏者，不治。"

二、病因病机

中医学认为，肛痈溃后，余毒未尽，留连肉腠，蕴结不散，疮口不愈，日久成漏；或因肺脾两虚，湿热乘虚下注肛门；或因房劳过度，过食辛热温肾之品，致使阴虚生热；或忧虑气结，热毒蕴结；或劳伤元气，风、湿、燥、热四气相合，流注肛门，久则穿肠透穴为漏。

西医学认为，肛瘘和肛门直肠周围脓肿为肛周间隙化脓性感染的两个病理阶段，急性期为肛门直肠周围脓肿，慢性期为肛瘘。肛门直肠周围脓肿自行溃破或手术切开引流后，脓液排出，腔内压力减小，周围结缔组织增生，脓腔缩小变细，如内口感染持续存在，脓性分泌物持续由外口排出，经久不愈，形成肛瘘。肛瘘多为一般化脓性感染所致，少数为特异性，如结核、克罗恩病等。

三、诊断

（一）临床表现

本病任何年龄均可发生，以 20～40 岁的青壮年多见，婴幼儿发病亦不少见，男性明显多于女性。主要症状是肛门部反复肿痛、溃破流脓、肛门瘙痒，在急性感染期，可伴有全身症状，如恶寒发热、头痛、食欲减退、大便秘结、排尿困难等；慢性期，单纯性低位者多无全身症状，而病程较长且复杂者，部分患者可伴有消瘦、贫血、低热等（图 38-22 ～图 38-27）。

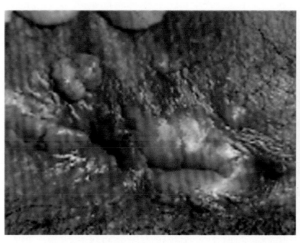

图 38-22　肛漏（1）

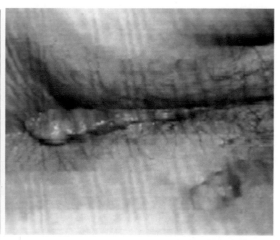

图 38-23　肛漏（2）

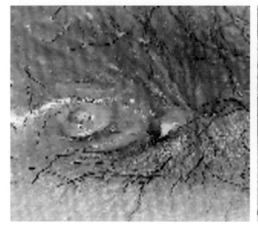

图 38-24　肛漏（3）

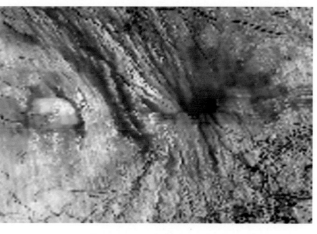

图 38-25　肛漏（4）

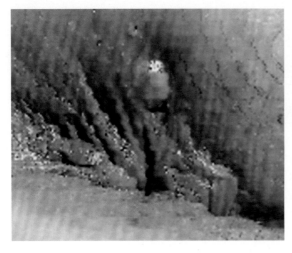

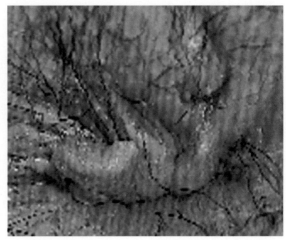

图 38-26 肛漏（5）　　　　　　　　　　　　图 38-27 肛漏（6）

1. 流脓　肛旁溃口流脓不止、久不收口为本病的特征。新形成的漏管流脓较多，有粪臭味，色黄而稠；久之则脓液渐少，或时有时无，呈间歇性。若过劳或嗜食辛辣刺激性食物时，则脓水增多；若内、外口及漏管较粗大时，可有少量气体从外口排出；若肛门部肿痛突然加剧者，多提示有急性感染或有新的支管形成。

2. 疼痛　漏管通畅时，一般无疼痛及其他不适症状；若外口自行闭合，脓液积聚，可出现红肿热痛，排便或活动时疼痛加剧，甚至伴有恶寒发热；若溃破后脓水流出，症状可迅速减轻或消失。

3. 瘙痒　多因肛漏外口反复流脓，刺激肛周皮肤引起瘙痒及烧灼感，同时可伴发肛周湿疮。

（二）专科检查

1. 视诊　可见外口凸起，肉芽色红，多为化脓性肛漏；外口较大，凹陷，周边皮肤暗紫，皮下有穿凿性溃疡，多为复杂性或结核性肛漏。肛门镜检查可见肛漏内口肛隐窝凹陷明显，按压后可有脓液自凹陷内口肛隐窝排出。

2. 指检　低位肛漏，可在肛周皮下触及条索状物通向肛内，按压可有脓液自外口排出。肛门指诊多触及中央有凹陷明显的肛隐窝，并可触及硬结及压痛。

3. 探针检查　探针检查的目的是明确漏管走行方向及内口位置，以球头银质探针从外口顺漏管走向探入，另一手食指伸入肛内接触探针尖端，确定内口位置，检查时忌用暴力，以免造成入为假道。因该检查可引起患者疼痛，建议麻醉后执行。

4. 染色检查　用以明确有无内口及内口位置，可用亚甲蓝注射液。先用一块干纱布塞入肛门内，从外口注入亚甲蓝注射液，如纱布着色，即可确定内口的部位。

（三）辅助检查

1. 直肠腔内超声检查　可探查瘘管走行及其内口位置，为手术提供依据。

2. X 放射造影　可采用碘油造影。患者清洁灌肠后，从外口注入造影剂碘化油，然后拍正侧位片，在 X 线下观察其充盈情况及瘘管的走行及分支情况，并可根据造影剂的排出位置，明确内口所在。此法主要针对复杂性肛瘘患者。

3. 核磁共振检查　适用于反复多次手术和复杂性肛瘘的瘘管走行、分支和内口不清者。利用高分辨 MRI 肛管成像技术，可清晰显示瘘管及其分支的走行、与周围组织的关系、内口位置，

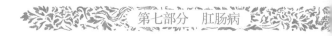

对肛瘘手术有重要的指导意义。

4. 病理检查　可确定瘘管是结核性还是化脓性感染及有无癌变。

（四）分类

1. 按病变程度　1975 年，全国首届肛肠学术会议制订了肛瘘的统一分类标准，以外括约肌深部划线为标志，瘘管经过此线以上者为高位，在此线以下者为低位，其具体分类如下。

（1）低位单纯性肛瘘　只有 1 个瘘管，并通过外括约肌深层以下，内口在肛窦附近。

（2）低位复杂性肛瘘　瘘管在外括约肌深层以下，有 2 个以上外口，或 2 条以上管道，内口在肛窦部位。

（3）高位单纯性肛瘘　仅有 1 条管道，瘘管穿过外括约肌深层以上，内口位于肛窦部位。

（4）高位复杂性肛瘘　有 2 个以上外口及管道有分支窦道，其主管道通过外括约肌深层以上，有 1 个或 2 个以上内口者。

2. Parks 分类法　根据瘘管与肛门括约肌的关系进行分类，分为括约肌间肛瘘、经括约肌肛瘘、括约肌上肛瘘和括约肌外肛瘘。

（1）括约肌间肛瘘　是最常见的一种肛瘘，瘘管仅穿过肛门内括约肌，再通过括约肌间平面到皮肤。

（2）经括约肌肛瘘　瘘管穿过肛门内、外括约肌到达皮肤。可以表现为低位肛瘘，也可以表现为高位肛瘘。

（3）括约肌上肛瘘　瘘管向上穿过肛提肌，行至肛管直肠环以上水平，经过坐骨直肠窝，穿透皮肤，属于高位肛瘘。

（4）括约肌外肛瘘　较少见，内口位于肛提肌以上直肠黏膜，瘘管穿过肛门直肠环。常继发于外伤、盆腔感染及癌症、克罗恩病导致。

3. 索罗门定律　经两侧坐骨结节画一条横线，如瘘管外口在此横线之前，距肛缘 4cm 以内者，则瘘管内口在齿线处与外口相对，其管道多直行；如瘘管外口距肛缘 4cm 以外，或外口在此线的后方，其内口常位于肛门后正中齿线外，其瘘管多弯曲或为马蹄形。

四、鉴别诊断

1. 肛周化脓性汗腺炎　此病易被误诊为肛瘘。本病是皮肤及皮下组织的慢性炎症性疾病，常可在肛周皮下形成瘘管及外口，流脓，并不断向四周蔓延。检查时可见肛周皮下多处瘘管及外口，皮色暗褐而硬，肛管内无内口。

2. 骶前畸胎瘤　本病是胚胎发育异常的先天性疾病，多为青壮年时期发病。早期可无明显临床症状，随着肿瘤增大，压迫直肠，可出现排便困难。若继发感染，可从肛门后溃破而在肛门后尾骨前有外口，但肛门指诊常可触及骶前有囊性肿物感而无内口。手术可见腔内有毛发、牙齿、骨质等。

3. 肛管直肠癌　溃烂后可形成肛瘘，分泌物为脓血、恶臭，持续疼痛，专科检查可触及坚硬肿块，菜花样溃疡，病理学检查可见明确诊断，不难与肛瘘鉴别。

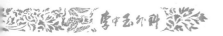

五、治疗

（一）辨证论治

肛漏的治疗以手术为主，内治法多用于手术前后以增强体质，减轻症状，控制病变进展，缩短疗程。

1.湿热下注证　肛周反复流脓，脓液稠厚，肛门胀痛，局部灼热，肛旁有溃口，按之有索状物通向肛内，舌红，苔黄腻，脉弦滑。治宜清热利湿解毒。方用二妙丸合萆薢渗湿汤加减，常用药物：萆薢、苍术、黄柏、茯苓、薏苡仁、牡丹皮、泽泻、滑石、通草等。

2.热毒壅盛证　起病急骤，肛旁局部红肿，灼热疼痛，可伴有恶寒发热，大便秘结，小便短赤，舌红，苔黄，脉弦数。治宜清热解毒，消肿散结。方用仙方活命饮合黄连解毒汤加减，常用药物：穿山甲（现已禁用）、白芷、天花粉、皂角刺、当归尾、赤芍、乳香、没药、防风、贝母、陈皮、金银花、黄连、黄芩、栀子、甘草等。

3.正虚邪恋证　反复肛旁流脓，脓液稀薄，肛门隐痛，肛旁有外口，皮色暗滞，漏口时溃时愈，按之可触及索状物通向肛内，伴神疲乏力，舌质淡，苔薄，脉濡。治宜托里透毒。方用托里消毒散加减，常用药物：人参、当归、川芎、白芍、白术、金银花、茯苓、白芷、皂角刺、甘草、桔梗、黄芪等。

4.阴液亏损证　肛旁溃口，外口凹陷，漏管潜行，局部常无硬索状物可扪及，脓出稀薄，可伴有潮热盗汗，心烦口干，舌红，少苔，脉细数。治宜养阴清热。方用青蒿鳖甲汤加减，常用药物：青蒿、鳖甲、知母、地黄、牡丹皮等。若肺阴虚者，加沙参、麦冬、天冬、石斛等；若脾虚者，加党参、白术、山药等。

（二）中医外治

1.熏洗法　肛漏急性发作时及术后，中药煎汤熏洗患处，可起到清热解毒、消肿止痛、收敛生肌的作用，减轻患者痛苦，缩短疗程。常用方剂：祛毒汤加减或苦参汤加减。常用药物：苦参、黄柏、金银花、白芷、瓦松、马齿苋、花椒、五倍子、防风、苍术、枳壳、侧柏叶、芒硝（后下）、葱白、甘草等。

2.掺药　肛漏急性发作时，主要表现为实证，用如意金黄散、玉露膏外敷；虚证者，用冲和膏外敷。溃后或术后，脓多者可用九一丹纱条引流，促进脓液排出，待脓尽可改用生肌散纱条，促进创面愈合。

（三）西医西药

西医西药包括抗感染治疗和手术治疗，其中手术治疗是根治本病的方法。

1.抗感染治疗　在本病的急性感染期，根据病情、细菌培养及药敏结果，选用合适的抗生素抗感染治疗。

2.手术治疗　手术成功的关键在于准确地找到内口，并正确地处理内口。目前常用的手术方式有切开疗法、挂线疗法、切开与挂线相结合等。

（1）切开疗法

1）适应证　低位单纯性肛瘘和低位复杂性肛瘘。

2）禁忌证　肛门周围有皮肤病者；有严重的肺结核病、梅毒或极度虚弱者；有癌变者。

3）操作方法　麻醉成功后，取合适体位。常规消毒后，先在肛门内置入一块生理盐水纱布，再用钝头针头注射器由瘘管外口注入稀释后的亚甲蓝注射液，如纱布蓝染，则可提示内口位置，同时便于术中辨认瘘管走向。将有槽探针从瘘管外口轻轻插入，然后沿探针走行切开皮肤和皮下组织及瘘管管壁，使瘘管部分敞开，再将有槽探针插入瘘管残余部分。同样方法切开皮肤和皮下组织及瘘管管壁，直至整个瘘管完全切开为止。瘘管全部敞开后用刮匙将蓝染的瘘管管壁、坏死组织和肉芽组织刮除，修剪创口两侧的皮肤和皮下组织，使之成为口宽底小的"V"形创面，以便于引流通畅。充分止血，创面填塞红油膏纱布条，外盖纱布，胶布压迫固定。

（2）挂线疗法　挂线疗法具有简便、引流通畅、瘢痕小、肛门功能影响小等优点。其机制在于利用结扎线的机械切割作用，一方面以其紧缚所产生的收缩力，缓慢勒开皮下组织及瘘管，给断端以生长并和周围组织产生炎症粘连的机会，从而防止肛管直肠环突然断裂回缩而引起肛门失禁；另一方面结扎线能起到良好的引流作用。目前临床多使用橡皮筋作为挂线材料，利用橡皮筋的弹性，可缩短疗程。

1）适应证　适用于距离肛门4cm以内，有内、外口的低位肛瘘；作为复杂性肛瘘切开疗法的辅助方法。

2）禁忌证　肛门周围有皮肤病者；有严重的肺结核病、梅毒等或极度虚弱者；有癌变者。

3）操作方法　麻醉成功后，取合适体位。常规消毒，先在球头探针尾端缚扎一系有橡皮筋的丝线，再将探针从瘘管外口轻轻地探入，将另一手食指伸入肛门内引导协助探针，在肛门齿线附近找到内口，并将探针自内口引出，从肛门口拉出橡皮筋，提起橡皮筋，切开瘘管内、外口之间的皮肤，拉紧橡皮筋，止血钳夹住橡皮筋后，在止血钳下方用丝线结扎橡皮筋。松开止血钳，创面充分止血后，用红油膏纱布条填塞伤口，外垫纱布，胶布固定。

（3）切开挂线法　切开挂线疗法是在继承传统的挂线疗法基础上，吸收西医学解剖知识发展起来的中西医结合治疗方法。

1）适应证　瘘管主管贯穿外括约肌深层和耻骨直肠肌以上的高位肛瘘。

2）禁忌证　肛门周围有皮肤病者；有严重的肺结核病、梅毒等或极度虚弱者；有癌变者。

3）操作方法　麻醉成功后，取合适体位。局部常规消毒，铺巾，经肛门指诊、肛门镜检查、探针、亚甲蓝染色，查清管道走行和内口位置后，将高位肛瘘的低位管道先切开，同时切开肛瘘的支管和管腔，刮匙搔刮清除腐肉和瘘管管壁组织。然后对贯穿外括约肌深层和耻骨直肠肌与内口相通的管道高位部分采用挂线方法，先在球头探针尾端缚扎一橡皮筋，探针经过瘘管的高位部分至内口穿出，从肛门口拉出橡皮筋，根据具体病变，确定橡皮筋的松紧程度。提起橡皮筋，用一把止血钳夹住橡皮筋后，在止血钳下方用粗丝线结扎橡皮筋。切开内口以下肛管皮肤、内括约肌、外括约肌皮下层，搔刮和清除感染的肛窦，修整创面，以便引流，术后处理同挂线疗法和切开疗法。

六、预防调护

1.保持肛门清洁，养成良好的卫生习惯。

2.发现肛痈，宜早期治疗，可以预防肛漏的形成。

3.肛漏患者应及早治疗，避免外口堵塞而引起脓液积聚，排泄不畅，导致新的支管形成。

第三十八章　肛肠病各论

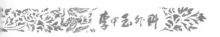

第五节　脱肛

脱肛是指肛管、直肠黏膜、直肠全层及部分乙状结肠向下移位，脱出肛外的一种疾病，本病最早称"人洲出""脱肛痔""盘肠痔""重叠痔""截肠"等名称，现一般统称"脱肛"或直肠脱垂。其临床特点是努挣后肠黏膜或肠管全层脱出，不出血或有少量淡红色血性黏液，常伴肛门失禁或便秘。可发生于任何年龄，但多见于儿童和老年人。

一、古籍摘要

《诸病源候论·痢病诸候》云："脱肛者，肛门脱出也，多因久痢后大肠虚冷所为。肛门为大肠之候，大肠虚而伤于寒……其气下冲，则肛门脱出，因谓脱肛也。"

《诸病源候论·小儿杂病诸候》云："小儿患肛门脱出，多因利大肠虚冷……故肛门脱出，谓之脱肛也。"

《赤水玄珠》云："脱肛乃肠胃有积滞，以致湿热之气下流，蕴于肛门而然也。"

《张氏医通》云："《难经》云：出者为虚。肛门之脱，非虚而何？况大肠与肺为表里，肺脏蕴热则闭，虚则脱，须升举而补之，慎不可用坠气之药。产育及久痢用力过多，小儿气血未壮，老人气血已衰，故多患此疾，是气虚不能约束禁固也，大剂补中益气汤为主，升麻须用醋煮。"

《外科证治全书》云："脱肛属气虚，有虚寒而脱者，有热极而脱者，寒则洞泄不涩，热则涩。总以大补元气兼升提为，五倍子末涂之。"

二、病因病机

中医学认为，脱肛是人体气血亏虚的一种局部表现，总因脾虚气陷所致。小儿先天不足，气血未旺，或老年气血衰退，或因劳倦，久病体虚，妇人生产用力努责，以致气血不足，中气下陷，失于固摄而发病。素有气血亏虚者亦可为实邪所侵而发病，如素本气虚，摄纳失司，复染湿热而脱出肛外。

西医学认为，本病的发生与以下因素有关：①儿童时期盆腔内支持组织发育不全及骶骨弯曲尚未形成。②年老体弱及多次分娩的患者，肌张力减退。③长期便秘、前列腺增生、慢性咳嗽等疾病，可致腹压持续增加。此外，肛管直肠本身的疾病，如Ⅳ度内痔、直肠息肉、肿瘤等经常脱出、向下牵拉，亦与本病的发生有一定的关系。

三、诊断

（一）临床表现

1.症状　多见于幼儿、老年人，尤其是多次分娩或有长期便秘、慢性腹泻者。起病缓慢，肠黏膜或肠管全层脱出为主要症状，脱出物为淡红色，可见放射状或环形黏膜皱襞。早期脱出，便后能自行还纳，以后渐渐须手托或平卧方能复位，日久失治，咳嗽、下蹲或行走时也可脱出。脱出的肠管持续扩张肛门周围括约肌使肛门收缩功能下降，导致不同程度的肛门失禁。肛门失禁外溢的黏液长期刺激可诱发肛门瘙痒和湿疹。

2.专科检查 蹲位检查有助于明确病情。

3.辅助检查 排粪造影可了解是否有直肠黏膜内脱垂。直肠指诊、肛管直肠测压、肌电图检查可帮助判断患者肛门功能状况。对伴有阴道脱垂或尿失禁的患者，须做尿动力学和妇科检查。

（二）分度

依其脱出物和脱出的程度，临床上将直肠脱垂分为三度。①Ⅰ度脱垂：是指直肠黏膜脱出，脱出物长3～5cm，为淡红色，触之柔软，无弹性，不易出血，便后可自然回纳肛内，多见于儿童，为不完全性直肠脱垂（图38-28）。②Ⅱ度脱垂：是指直肠全层脱出，脱出物呈圆锥形，长6～10cm，色淡红，表面为环状有层次的黏膜皱襞，触之较厚，有弹性，肛门松弛，便后需用手托回，为完全性脱垂（图38-29）。③Ⅲ度脱垂：是指直肠全层或部分乙状结肠脱出，脱出物呈圆锥形，长达10cm以上，表面环状肠黏膜皱袋变浅或消失，触之较厚，肛门松弛无力，便后须用手托回，为重度脱垂（图38-30，图38-28～图38-30由中国中医科学院广安门医院李华山教授提供）。

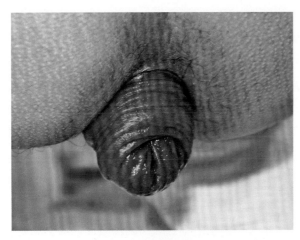

图38-28 Ⅰ度直肠脱垂

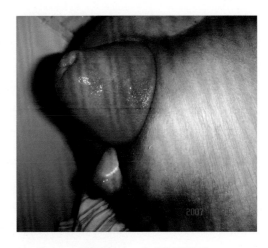

图38-29 Ⅱ度直肠脱垂

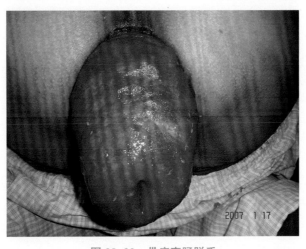

图38-30 Ⅲ度直肠脱垂

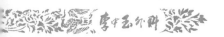

四、鉴别诊断

1.内痔脱出　脱出物呈颗粒状，色暗红或青紫，易出血，以截石位 3、7、11 点三个母痔区尤为显著，各痔核间分界明显。

2.直肠息肉　脱出肿块为肉红色，带蒂，质软，有弹性，多为单个，易出血。

五、治疗

（一）辨证论治

1.脾虚气陷证　便时肛门肿物脱出，轻重程度不一，色淡红，伴有肛门坠胀，大便带血，神疲乏力，气短懒言，食欲不振，大便溏烂而便意频繁，甚则头昏耳鸣，腰膝酸软，舌淡，苔薄白，脉弱。治宜益气升提。方用补中益气汤加减，常用药物：黄芪、人参、炙甘草、当归、陈皮、升麻、柴胡、白术等。若脱垂严重者，重用黄芪、人参，加五倍子、诃子、山茱萸等；若大便次数多者，加葛根、豆蔻、赤石脂等；若便血者，加地榆炭、槐花、侧柏炭等。

2.湿热下注证　肛门肿物脱出，色紫暗或深红，甚则表面溃破、糜烂，肛门重坠疼痛，可伴有肛门灼热感，舌红，苔黄腻，脉弦数。治宜清热利湿。方用萆薢渗湿汤或葛根芩连汤加减，常用药物：萆薢、薏苡仁、土茯苓、牡丹皮、泽泻、黄柏、滑石、通草等。若肿痛出血较多者，加地榆炭、炒槐花、侧柏炭等；若发热、肛门灼痛、糜烂者，加金银花、连翘、马齿苋、黄柏等。

（二）中医外治

1.熏洗坐浴法　病程久者，若见肛门周围潮湿瘙痒者，可用苦参汤先熏后洗以除湿止痒；若脱出肿胀，甚则表面溃破、糜烂，伴肛门坠痛，可用苦参汤加石榴皮、枯矾、五倍子等煎水熏洗坐浴。或用蛇床子、明矾、乌梅、槐花、地榆、防风、葱叶等煎水熏洗坐浴，每日 2 次，每次15 ～ 20 分钟。

2.外敷法　对脱出物，用五倍子 10g，龙骨、木贼炭各 60g，研细末，掺药少许以收敛固涩。

3.针刺疗法　体针：成人可选取长强、百会、足三里、承山、合谷、阴陵泉、三阴交、大肠俞、八髎、提肛穴等和肛周相当于外括约肌部位之阿是穴，每日针刺 1 次。

4.注射疗法　直肠脱垂的注射治疗有黏膜下注射法和直肠周围注射法。前者是将药液注入黏膜下层，使分离之直肠黏膜与肌层粘连固定；后者是将药液注射到直肠周围，使直肠与周围组织粘连。常用的药物是消痔灵注射液。

（1）黏膜下注射法　此法分为直肠黏膜下层点状注射法和柱状注射法。

1）适应证　Ⅰ度、Ⅱ度脱垂，以Ⅰ度脱垂的疗效为佳。

2）禁忌证　肠炎、痢疾、腹泻和肛门直肠急性炎症及持续腹压增加的疾病。

3）术前准备　肛周备皮和清洁灌肠。

4）操作方法　取合适体位，麻醉成功后，局部常规消毒后。令患者用力做排便动作，使直肠脱垂部分充分显露于肛外或在肛门镜下，在齿线上 1cm 环形选择 2 ～ 3 个平面，或纵行选择4 ～ 6 行。每个平面或每行选择 4 ～ 6 点，点与点之间应相互交错，每点注药 0.2 ～ 0.5mL，将药液注射到黏膜下层。注药时须注意不要过深刺入肌层，或太浅注入黏膜内，以免无效或造成

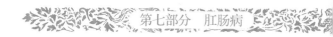

组织坏死。一次注药总量不超过 40mL，小儿酌减。柱状注射，在显露肛外直肠黏膜之最高处，以截石位 3、6、9、12 点至齿线上 1cm 黏膜下层作柱状注射。长短视脱出长度而定，每柱注药 2～3mL，注后还纳复位。注射完毕后用塔形纱布压迫固定。当日应卧床休息，流质饮食，控制 2～3 天不解大便。2 周内不宜剧烈活动和重体力劳动，切忌过度用力下蹲和临厕努挣，保持大便通畅。一般经一次注射可收到满意效果，如疗效不佳，7～10 天后可重复注射一次。

（2）直肠周围注射法　此法是经直肠外将药液注入两侧骨盆直肠间隙及直肠后间隙内，通过药液所致的无菌性炎症，产生纤维化，使直肠壁与周围组织（两侧的直肠侧韧带和后方的散在筋膜）粘连固定，不再脱出肛外。

1）适应证　Ⅱ度、Ⅲ度脱垂。

2）禁忌证　同黏膜下注射法。

3）术前准备　同黏膜下注射法。

4）操作方法　取合适体位，麻醉成功后，肛周和肛内常规消毒。选截石位 3、6、9 点距肛缘约 1.5cm 处为进针点。用 20mL 注射器吸接上 7 号腰穿针（长 8cm）抽吸药液后。选截石位 3 点距肛缘 1.5cm 处垂直进针，针尖遇到阻力时，提示已达肛提肌，当穿过肛提肌时有落空感，提示已进入骨盆直肠间隙。此时，操作者以另一手食指伸入直肠内触摸针尖位置，确认针尖位于直肠壁外侧未穿入直肠时，以左手食指为引导，再将针深入 2～3cm，为了保证针尖不刺入直肠壁内，以针尖在直肠壁外可以自由摆动为准。回抽无血，即可慢慢地注药，且一边退针一边注药。为使药液在直肠周围分布均匀，常又将左、右两侧各分为中、前、后三条线路呈扇形注射，中线注射后，针头退至皮下，改换另一条线路，三条线路共注药 12mL，一般是中 6mL，前 2～3mL，后 3～4mL。一侧注射完毕，同法注射对侧，术者需要更换手套和注射针头。最后再行截石位 6 点注射，更换手套及注射针头后，在肛门与尾骨之间刺入。沿直肠后壁外进针，另一手食指在直肠内作引导，针进入 4～5cm，达直肠后间隙，确认针尖可自由摆动于直肠壁后，依前法注药 4～5mL。一次注药总量以不超过 30mL 为度。儿童剂量酌减。注射完毕，局部消毒后，用无菌纱布覆盖，胶布固定。

5）注意事项　术中严格遵守无菌原则，避免发生感染；要熟悉肛管直肠的局部解剖；严格掌握其注射深度，过深药液误入腹腔，产生不良后果，过浅药液注入齿线平面以下组织中，导致疼痛和组织坏死；在另一手食指引导下操作，避免刺入直肠壁内，同时避免注入部位离直肠壁过远，影响疗效。

（三）西医西药

西医治疗是以手术治疗为主。手术治疗适用Ⅱ、Ⅲ度脱肛患者，分为经腹入路及经会阴入路两类。手术方法较多，但各有优缺点及复发率，没有哪一种手术方法可用于所有的患者，有时对同一患者需要多种手术方法并用，如直肠黏膜结扎注射术、直肠周围间隙注射术及肛门紧缩术等。尽管手术方法繁多，但根据手术目的，主要分为直肠悬吊固定、肛门紧缩和脱垂肠管切除三大类。

八、预防调护

1. 及时治疗便秘、腹泻及纠正不良的排便习惯。

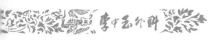

2. 避免多次经阴道分娩造成的会阴部神经及肌肉损伤；妇女分娩后要充分休息，产后如有会阴撕裂要及时修补，以保持肛门括约肌的正常功能，如有子宫脱垂及内脏下垂者，应积极治疗。

3. 避免长期持续性增加腹压的活动和积极治疗增加腹压的疾病，如慢性咳嗽、前列腺增生症等。

4. 改变临厕久蹲和用力努挣的不良习惯，不要在排便时看书看报看视频，对于便秘者除应予以治疗外，还应增加摄入含纤维素多的蔬菜、水果，养成定时大便的习惯。

5. 年老体弱者，平时应注意饮食营养，加强体育锻炼，以增强体质。

6. 对于已患脱肛的患者，便后应及时还纳复位，以防嵌顿，并积极进行治疗。

7. 坚持提肛运动，可增强肛门括约肌收缩功能，对预防直肠脱垂和防止肛门松弛均有积极作用。

第六节 息肉痔

息肉痔为发生于结直肠黏膜上的赘生物，是一种比较常见的结直肠良性肿瘤。中医文献中有"息肉痔""悬胆痔""垂珠痔""樱桃痔"等病名。其临床特点是肿物蒂小质嫩，其色鲜红，便后出血。若很多息肉积聚在一段或全段大肠者，称息肉病。可分为单发性和多发性两种，前者多见于儿童，后者多见于青壮年。本病少数可恶变，尤以多发性息肉者恶变较多。该病相当西医学的结直肠息肉。根据息肉组织学表现不同，分为肿瘤性、错构瘤性、炎症性、增生性四类。依据息肉的数目，分为单发和多发两种。

一、古籍摘要

《灵枢·水胀》云："寒气客于肠外，与卫气相搏，气不得营，因有所系，癖而内着，恶气乃起，息肉乃生，其始生也。"

《灵枢·刺节真邪》云："虚邪之入于身也深，寒与热相搏，久留而内着，寒胜其热，则骨疼肉枯，热胜其寒，则烂肉腐肌为脓，内伤骨，内伤骨为骨蚀，有所疾前筋，筋屈不能伸，邪气居其间而不反，发为筋溜，有所结，气归之，卫气留之，不得反，津液久留，合而为肠溜，久者数岁乃成，以手按之柔，已有所结，气归之，津液留之，邪气中之，凝结日以易甚，连以聚居，为昔瘤，以手按之坚，有所结，深中骨，气因于骨，骨与气并，日以益大，则为骨疽，有所结，中于肉，宗气归之，邪留而不去，有热则化而为脓，无热则为肉疽，凡此数气者，其发无常处，而有常名也。"

二、病因病机

本病的发生与饮食不节、劳倦内伤、情志失调及先天禀赋不足等致病因素有关。天禀赋不足或思虑过度，忧思不解，郁结伤脾，脾失运化，水湿停聚成痰，痰气郁结于大肠，则化生息肉；

饮食不节，劳倦过度，损伤脾胃，不能运化水湿，湿浊之邪内生，湿性趋下，流注大肠，阻滞气机，肠腑气滞，血行瘀滞，经络阻塞，气滞、湿浊、血瘀结聚，日久而发为息肉。

西医学认为，本病的发生可能与遗传、饮食、慢性炎症刺激等有关。

三、诊断

1. 症状　本病的临床表现不尽相同，主要取决于息肉在肠道的部位及被累及的范围，息肉的多少及形态的大小，病理性质及是否有合并炎症等多种因素。最常见症状：肿物质嫩，其色鲜红，便后出血，黏液便，便秘、腹泻或里急后重等大便习惯改变，久之则体重减轻、体弱无力、消瘦、贫血等（图38-31～图38-32，图38-31和图38-32由广西国际壮医医院刘伟峰主任医师提供）。

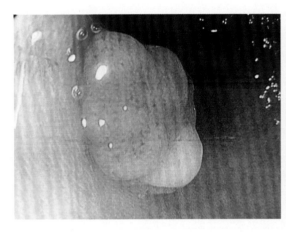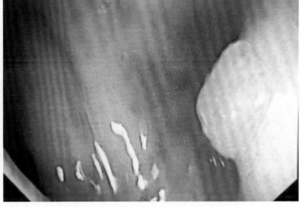

图38-31　息肉痔（1）　　　　　　　　　　　图38-32　息肉痔（2）

2. 专科检查　直肠指检常可触及直肠腔内柔软的球形肿物，活动，有蒂或无蒂，表面光滑。多发性息肉，则可触及直肠腔内有葡萄串样大小不等的球形肿物。指套染血或附有血性黏液。

3. 辅助检查　直肠镜检查、乙状结肠镜或纤维结肠镜检查，可明确息肉的数量、大小、位置，并可于镜下取组织送病理检查或治疗。气钡双重造影检查能发现早期微小病变，可确定息肉的部位与数目。组织病理检查可明确诊断。

四、鉴别诊断

1. 肛乳头肥大　发生于直肠肛管交界处的齿线附近，可见单发或多发，多呈灰白色，质韧，表面光滑，不易出血。

2. 内痔　反复便血，便后脱出肛外，需要本病相鉴别。内痔位于直肠末端，齿线以上，呈圆形突起，基底较宽而无蒂，直肠指检不难触及。

3. 直肠癌　有大便习惯及大便形状的改变，便血，色紫暗，亦可见鲜红色血，气味恶臭，伴里急后重感。直肠指检可触及坚硬如石、凹凸不平或菜花样肿块。病理检查可明确诊断。

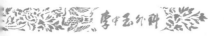

五、治疗

（一）辨证论治

1. 风伤肠络证　便血鲜红，滴血、带血或喷血，息肉表面充血明显，脱出或不脱出肛外，舌红，苔薄黄，脉浮数。治宜清热凉血，祛风止血。方选槐角丸加减，常用药物：槐角、槐花、槟榔、黄芩、刺猬皮等。若便血量多者，加牡丹皮、地黄、侧柏炭、地榆炭等。

2. 气滞血瘀证　肿物脱出肛外，不能回纳，疼痛甚，表面紫暗，舌暗，有淤点或淤斑，脉涩。治宜活血化瘀，软坚散结。方用少腹逐瘀汤加减，常用药物：小茴香、干姜、延胡索、没药、川芎、肉桂、赤芍、五灵脂、蒲黄、当归等。若息肉较大或多发时，加半枝莲、半边莲、白花蛇舌草等。

3. 脾气亏虚证　肿物易于脱出肛外，表面增生粗糙，或有少量出血，肛门松弛，舌淡，苔薄，脉弱。治宜补益脾胃。方用参苓白术散加减，常用药物：白扁豆、人参、白术、白茯苓、炙甘草、山药、莲子肉、桔梗、薏苡仁、砂仁。若出血量多时，加当归补血汤、阿胶、鸡血藤等。

（二）中医外治

1. 灌肠法　乌梅 10g，五倍子 10g，半枝莲 15g，黄柏 10g，大黄 5g，明矾 3g，蒲公英 30g，牡蛎 30g，夏枯草 30g，浓煎为 100mL，取每次 50mL，保留灌肠，每天 1 次。

2. 结扎法　本疗法适用于低位带蒂息肉。操作方法：取合适体位，麻醉成功后，常规消毒，扩肛，用组织钳钳夹息肉并轻轻拉出肛外，用圆针丝线在息肉基底贯穿结扎，然后切除息肉，肛内置红油膏纱布条引流。

3. 套扎法　是利用弹性较强的胶圈阻断息肉的血液供应，促使息肉缺血、坏死、脱落的一种方法。适应于带蒂息肉。操作方法：清洁肠道，取合适体位；在肛门镜、乙状结肠镜或纤维结肠镜下，根据息肉的位置及数目，选定套扎部位，利用套扎器套住息肉基底部，将胶圈推出扎到息肉根部。

（三）手术疗法

手术疗法适用于高位多发性息肉，必要时可考虑做直肠或结肠切除术。

六、预防调护

1. 重视饮食卫生，不吃不洁食物，少食辛辣醇厚之物，以消除致病之源。

2. 积极治疗结直肠疾病，如肛漏、便秘、腹泻、痢疾，以及溃疡性结肠炎、血吸虫病等肠道疾病。

3. 不定期做大便潜血试验，反复潜血阳性者应及时进行肠镜检查，以提高早期诊断率。

4. 息肉脱出肛外要及时还纳，切不可盲目牵拉。以免撕伤或断裂而造成大出血。

第七节 锁肛痔

锁肛痔是发生在肛管、直肠的恶性肿瘤，属于中医文献中癌、岩、脏痈、锁肛痔的范畴。因本病后期，肿瘤阻塞，肛门狭窄，排便困难，犹如锁住肛门一样，故称为锁肛痔。其临床特点：初期无明显症状，随着病情发展，肿块增大，如岩石之坚硬，内溃流脓血臭水，里急后重；晚期肛门狭窄，大便变细或扁或有沟槽，形体消瘦等。该病相当于西医学的肛管直肠癌，包括直肠癌和肛管癌。

一、古籍摘要

《仁斋直指附遗方论》云："癌者上高下深，岩穴之状，颗颗累赘……毒根深藏，穿孔透里……外证令人昏迷。"

《外科正宗·痔疮论》云："积毒深者，其形异而顽恶……气血日有所伤，形容渐有所削，若不早治，终至伤人。"

《外科大成·痔漏》云："锁肛痔，肛门内外如竹节锁紧，形如海蜇，里急后重，便粪细而带扁，时注臭水，此无治法。"

二、病因病机

本病多因忧思郁结，七情内伤，而致气机不畅，血行瘀滞，经络阻塞；或因饮食失宜，或因久泻久痢，损伤脾胃，脾失健运，痰湿内生；或因外感六淫，湿热邪毒壅聚；如遇正气亏虚，则邪毒痰湿瘀血乘虚下注，积聚于肛门直肠，发为本病。亦可因息肉、虫积、炎症，以及湿疹等慢性刺激诱发本病。本病是本虚标实，正气不足，脾肾两虚，为病之本；湿热下注，火毒内蕴，气滞血瘀，结而为肿，为病之标。

西医学认为，本病病因尚未明确，可能与慢性炎症、饮食因素、生活方式因素、遗传因素等有关。

三、诊断

（一）临床表现

本病发病年龄多在40岁以上，偶见于青年人，其早期特点是便血、大便习惯改变。

早期表现为直肠黏膜或肛门皮肤有突起小硬结，无明显症状，病情进一步发展，可出现以下症状。

1.便血 是直肠癌最常见的早期症状。大便带血，血色鲜红或暗红，量或多或少，可伴有黏液，呈持续性，此时易被误认为"痔疮"。

2.排便习惯改变 可作为直肠癌常见的早期症状出现，表现为大便次数增多，便意频频，伴排便不尽感等。

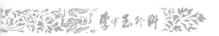

3.大便变形　随着癌肿增大，致肠腔肛管狭窄，大便形状变细、变扁或有沟槽，并出现腹胀、腹痛、肠鸣音亢进等肠梗阻征象。

4.疼痛　直肠癌中晚期，肿瘤波及浸润至直肠周围神经，可出现剧烈疼痛。肛管癌早期，侵及神经即可引起疼痛，排便时疼痛明显加剧（图38-33～图38-35）。

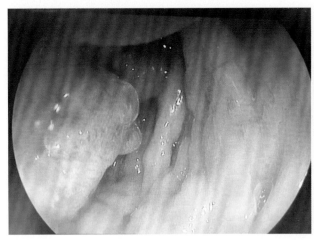

图38-33　直肠癌（1）　　　　　　　　　图38-34　直肠癌（2）

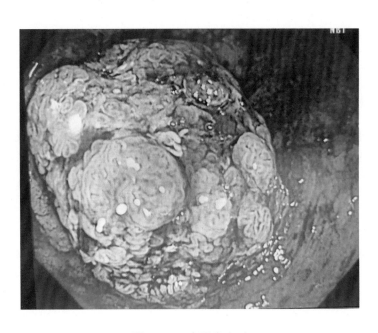

图38-35　直肠癌（3）

5.转移途径

（1）直接浸润　癌肿向肠壁深层、环状浸润和沿纵轴浸润三个方向浸润扩散。癌肿向肠壁深层浸润的同时，沿肠管生长，并沿肠道环状生长较明显，故容易形成肠腔狭窄。后期可穿过肠壁蔓延至邻近器官，若侵及膀胱、尿道时，有排尿不畅及尿痛、尿频；侵及骶前神经丛时，在直肠内或骶骨部可有剧烈持续性疼痛，并向下腹部、腰部或下肢放射。

（2）淋巴转移　为主要转移途径。直肠癌浸入肠壁淋巴组织后，可向上转移至沿直肠上静脉

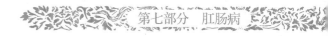

走行的淋巴结。肛管癌一般向下转移至腹股沟淋巴结。

（3）血行转移　癌细胞侵入静脉后，可通过门静脉转移至肝脏，出现肝肿大、腹水和黄疸等。晚期患者可出现食欲不振、全身衰弱无力、贫血、极度消瘦等恶病质表现。也可转移至肺、骨和脑等。

（二）专科检查

直肠指检　肛管癌在肛门部可看到突起包块或溃疡，基底凹凸不平，质硬，移动度差。约80% 直肠癌位于直肠指检时手指可触及的部位，指检时可触及肠壁上硬结节性肿块或溃疡，肠腔常有狭窄，退指指套可染有血、脓液和黏液。指检可发现癌肿的大小、范围、部位和移动度。因此，直肠指检在直肠癌早期诊断上具有非常重要的意义。只要出现原因不明的便血、腹泻及体重减轻的患者，均应行直肠指诊、直肠镜检查及活组织检查。

（三）辅助检查

1.大便潜血试验　是最简单的检查方法之一，常作为大规模普查手段，或作为对高危人群直肠癌的初筛手段，故临床应用广泛。

2.肿瘤标志物　包括肿瘤相关抗原类、蛋白类肿瘤标志物、酶类肿瘤标志物、多肽激素类肿瘤标志物、癌基因及其产物类、神经递质类等。其临床意义：①用于肿瘤早期筛查。②用于鉴别诊断。③用于疗效观察和判断预后。④多种肿瘤标志物联合检测可提高诊断的敏感性。本病常用的肿瘤标志物有癌胚抗原（CEA）、糖类抗原 19-9（Ca19-9）、糖类抗原 72-4（Ca72-4）、糖类抗原 50（Ca50）、组织多肽抗原（TPA）等。

3.直肠镜或乙状结肠镜或纤维结肠镜检查　对所有指检可疑或已明确无疑的直肠癌，均应进行直肠镜或乙状结肠镜或纤维结肠镜检查，不仅可以看到直肠内病变的范围，而且可通过直肠镜或乙状结肠镜或纤维结肠镜取活组织进行病理检查，以明确诊断。

4.放射检查　气钡双重对比造影检查 可以发现肠腔狭窄或钡影残缺等。为排除结肠中多发性原发癌，应常规进行钡剂灌肠或气钡双重造影术。CT 扫描可显示肠道层面、肠壁内外及邻近组织器官、肿瘤形态、肠壁浸润程度、邻近组织器官受累范围、淋巴结有无肿大及有无远处转移。磁共振成像（MRI）是利用原子核在强磁场内发生共振产生的信号经图像重建的一种成像技术，是一种核物理现象，其对软组织分辨率明显高于CT。

5.其他检查　男性患者必要时应行膀胱镜检查。腔内 B 超检查可检测出癌肿浸润肠壁的深度及有无邻近器官受累，便于术前对其严重程度进行评估。直肠癌肿侵及肛管而有腹股沟淋巴结肿大时，应将淋巴结切除活检。

四、鉴别诊断

1.直肠息肉　临床症状为无痛性便血，量时多时少，少夹黏液，直肠镜检查或乙状结肠镜可见有蒂或无蒂肿物，病理检查可协助诊断。

2.溃疡性结肠炎　临床可见黏液血便，或里急后重，纤维结肠镜检查可见直肠或结肠黏膜充血、水肿或糜烂、溃疡，无明显肿物及肠腔狭窄，大便培养无致病菌生长。

3.痢疾　临床表现为腹痛、腹泻、里急后重、排脓血便等症状，急性痢疾可伴有发热、脱水等；慢性痢疾可有腹痛，腹泻，呕吐和低热，大便每日 3～5 次，可有正常便与黏液便和脓血便

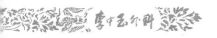

交替出现。大便培养有痢疾杆菌，抗痢疾治疗效果显著。

五、治疗

本病的治疗是以手术治疗为主的综合治疗。本病一经确认，应尽早争取根治性手术治疗。对于病情复杂、不能手术的患者，应采用放射治疗、化学治疗、生物治疗、中医药治疗等综合治疗，提倡多学科诊疗模式（MDT），提高诊疗能力，确保疗效。

（一）辨证论治

中医辨证论治具有重要的治疗作用，尤其是放、化疗及术后、中晚期患者采用中医药治疗，能有效地提高5年生存率，降低放、化疗的毒副作用，增强机体抗病能力，改善生活质量，提高临床远期疗效。

1. 湿热蕴结证 肛门坠胀，便次增多，便血，色暗红，或夹黏液，或有里急后重，舌红，苔黄腻，脉滑数。治宜清热利湿，解毒抗癌。方用槐角地榆丸加减，常用药物：槐角、地榆、黄芩、黄连、地黄、黄柏、枳壳、荆芥、苍术、白术、红藤、薏苡仁、龙葵、甘草等。

2. 气滞血瘀证 肿块隆起，坚硬如石，大便带血，色紫暗，里急后重，排便困难，舌紫暗，脉涩。治宜活血祛瘀，解毒抗癌。方用桃红四物汤合失笑散加减，常用药物：桃仁、红花、赤芍、地黄、川芎、乳香、没药、当归、紫花地丁、金银花、连翘、凤尾草、紫草等。

3. 脾肾两虚证 肛门坠胀，便次增多，便血色暗，伴面色少华，消瘦乏力，纳差，脘腹胀闷，便溏，舌淡红，苔薄白，脉虚弱。治宜健脾补肾，益气养血。方用补中益气汤合四神丸加减，常用药物：黄芪、党参、白术、陈皮、升麻、柴胡、当归、补骨脂、吴茱萸、白豆蔻、五味子、炙甘草等。若气虚甚者，加用四君子汤；若血虚者，加用四物汤；若气血两虚者，可用十全大补汤。

（二）中医外治

1. 针灸治疗 取截根、长强穴，可配三阴交、大肠俞、天枢、足三里、三阴交。每次分别取主穴及配穴2～3个，取毫针针刺得气后提插捻转，中等强度，留针15～45分钟，隔日1次。

2. 灌肠疗法 败酱草30g，白花蛇舌草30g，水煎100mL，保留灌肠，每日1～2次，每次50mL。

3. 外敷法 肛管癌溃烂者，外敷九华膏或黄连膏。

（三）西医西药

1. 化学治疗 化学治疗为本病综合治疗中的重要组成部分，也是防治远处转移的主要手段。根据病理分期，可选用合适的化疗方案，但需要综合考虑年龄、身体状况、合并基础疾病等。常用的化疗药物有5-氟尿嘧啶（5-FU）、奥沙利铂（L-OHP）、卡培他滨（CAPE）、四氢叶酸（CF）等。

2. 手术疗法 对能切除的肛管直肠癌，应尽早争取行根治性切除治疗。适用于癌肿局限在直肠壁或肛管，或只有局部淋巴结转移的患者。已侵犯的子宫、阴道壁，也可以同时切除。可选用腹腔镜或开腹手术，常用的手术方式有经肛门局部切除术、腹会阴联合切除术（Miles术）、经腹腔直肠癌切除术（Dixon术）、经腹直肠癌切除、人工肛门、远端封闭手术（Hartmann术）、直肠经腹腔肛管切除吻合术（Parks术）、直肠经腹肛门拉出切除术（Bacon术）。若能行根治手术的，均需采用（加用）全直肠系膜切除术（TME 术）。根治性手术是直肠癌的主要治疗方法，根据肿瘤及患者的全身情况，可在手术前进行化疗或放射治疗，可以提高疗效。

对于晚期直肠癌患者，若已不能行根治性手术，但患者发生排便困难或肠梗阻时，可行乙状结肠造口术以解除梗阻，减轻患者痛苦。肛管癌主要向两侧腹股沟淋巴结转移，行根治性手术时必须考虑同时清除已转移的两侧腹股沟淋巴结。

3. 其他疗法　包括放射治疗、局部治疗和新辅助治疗。

（1）放射治疗　适用于较晚期的直肠癌在手术前进行放疗，使一部分原不能手术的患者因此而行根治性切除。直肠癌术后局部复发多见于会阴部，放疗可以抑制其生长，但不能根治。包括短程放疗和长程放疗，短程放疗不需要同期使用化疗药物，长程放疗期间应同时使用 5-FU 为基础的化疗。

（2）局部治疗　适用于癌肿较小（直径 < 3cm），部位低，不能接受根治性手术切除的患者，也适用于低位癌肿造成肠管狭窄者的姑息性治疗。常用的有电灼、液氮冷冻和激光烧灼治疗，可改善症状。

（3）新辅助治疗　对于经 MRI 评估肿瘤下极距肛缘 10cm 以下的 cT_3/cT_4 或 N_+ 的直肠癌患者，都应在术前接受新辅助治疗。术前新辅助治疗的目的是提高手术切除率，提高保肛率，延长患无病生存期。

六、预防调护

1. 积极治疗癌前病变，如息肉、尖锐湿疣、黏膜白斑，久不愈合的肛漏、溃疡、炎症等。

2. 注意劳动保护，消除或减少环境中的各种致癌物质对人体的影响。

3. 培养良好的饮食习惯，饮食不可过分精细，不吃发霉、腌制的食物。

4. 保持精神舒畅，坚持体育锻炼，避免过度劳累。

附 录

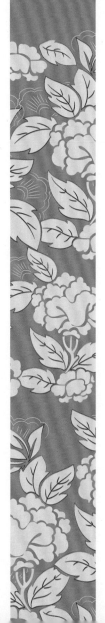

附录一　选萃补遗

徐大椿《疡科论》云："疡科之法，全在外治，其手法必有传授。凡辨形察色，以知吉凶，及先后施治，皆有成法，必读书临证二者皆到，然后无误。其升、降、围、点、祛腐、生肌、呼脓、止血、膏、涂、洗、熨等方，皆必纯正和平，屡试屡验者，乃能应手而愈。至于内服之方，护心、托毒、化脓、长肉，亦有真传，非寻常经方所能奏效也。惟煎方，则必视其人之强弱阴阳，而为加减，此则必通于内科之理，全在学问根柢。然又与内科不同，盖煎方之道相同，而其药则有某毒主某药，某症主某方，非此不效，亦另有传授焉。故外科总以传授为主，徒恃学问宏博无益也。有传授，则较之内科为尤易。惟外科而兼内科之症，或其人本有宿疾，或患外症之时，复感他气，或因外症重极，内伤脏腑，则不得不兼内科之法治之，此必平日讲于内科之道，而通其理，然后能两全而无失。若不能治其内症，则并外症亦不可救，此则全在学问深博矣。若为外科者不能兼，则当另请名理内科，为之定方，而为外科者参议于其间，使其药与外症无害，而后斟酌施治，则庶几两有所益。若其所现内症，本因外症而生，如痛极而昏晕，脓欲成而生寒热，毒内陷而生胀满，此则内症皆由外症而生，只治其外症，而内症已愈，此又不必商之内科也。但其道甚微，其方甚众，亦非浅学所能知也。故外科之道，浅言之，惟记煎方数首，合膏药、围药几料，已可以自名一家。若深言之，则经脉、脏腑、气血、骨脉之理，及奇病怪疾、千态万状，无不尽识，其方亦无病不全，其珍奇贵重难得之药，亦无所不备，虽遇极奇、极险之症，亦了然无疑。此则较之内科为更难，故外科之等级高下悬殊，而人之能识其高下者，亦不易也。"

一、熬膏药法

张觉人《外科十三方考》云："熬膏方法，各家不同，每油一斤应用黄丹多少，也各自为政，颇不一致。"今将编者经验方法介绍如下。

1.熬膏前应将应用药物精确称齐，泡于油内（按：黄丹或麝香、密陀僧等物除外），春夏各三日，秋冬各七日，然后用桑柴或槐木（如二木不便时，亦可改用杠炭）火熬之，先用文火将药烧焦，然后以麻布或竹筛滤去药渣，每净油一斤，加上好黄丹七两五钱至八两，再加土子（即二氧化锰）二钱以敛油，密陀僧二钱以发光，膏成之后，仍将此二物捞出，下丹时仅留油一半在锅，其余一半另储一钵，用文火徐徐熬之，油亦徐徐加入。如火大油燃时，不可慌张，切勿用水扑火，因水含氧气，可以助长燃烧，故愈扑愈燃，宜速用锅盖盖之以隔绝空气，其火自熄。过去有一友人于炎夏时在楼上熬膏，曾受祝融之灾，而且波及邻居，延烧至数十家之多，故此一工作必须逐步细心，不可大意。熬至青烟将尽，金光灿烂，十分宝色时，即为膏成之征，收起用瓦盆贮之，露晒七昼夜，自然退去火毒，不拘硬膏、滋膏，熬法如一，但滋膏每净油一斤，只下黄丹四五两即可，如在夏日，又可酌加黄丹一二两，方合条件。

2.用丹标准也是各家不同，每油一斤中有用至十两者，有用至十二两者，以编者经验，凡桐油、香油各半者，以每斤油用丹七两五钱为恰好；如用净香油者，则非用丹八两不可；但不可超过八两，如超过八两时，即有过硬不黏之弊。火功须从文火熬起，在锅中青烟上冲时，尚属火力未到，必须白烟上冲香气扑鼻时，方属火候已到之征，此时可立即将锅移至地上，用砖石三方支持，使其平稳不动，至温度稍降时，即徐徐投下黄丹，搅匀之后，更移至灶上再熬，至熬成时，可滴少许于冷水中以测其老嫩，如老则再加油，如嫩则再加丹。测验老嫩法：膏入水时可以手扯之，如有响声折断者，是即火候合法之征，设扯之软而不断，或如腐渣者，皆属火候未到之征，当再继续酌量熬之，熬好时，再移至地下平置，候其冷却，冷却之后，再倾入冷水中浸之，以退火气。

3.如需加入细药者，可在膏成时徐徐加入，徐徐搅拌，无挥发性者可先加入，有挥发性者宜后加入，如樟脑等香药，则须更后加入，免致挥发浪费。

4.膏药熬不如法，常有贴不稳及移动搬家的两种毛病，欲其富有黏力则不宜熬得过老，欲其不移动则须行"发汗功夫"：其法即将熬好之膏入长流水中，作一年半载之浸渍，如在水中久浸后，有油珠浮出水面者，是即油或药有过剩之征，有此现象之膏，贴上之后必然移动无疑，如行此水浸工夫后，即可免除此弊。倘不用水浸，改入土窖中长期埋之，埋后使用，亦可不致移动，此种"窖藏发汗法"，较诸水浸发汗法更佳。

5.膏药熬成，欲其光亮如漆者，除用密陀僧之外，亦可酌加少量石灰，即可达此目的，此法为许多膏药家所不晓。

6.一斤药究竟要用多少斤油方算合拍，也各家不同，以编者经验，大致干药一斤用油三斤，鲜药一斤则用油一斤半，最为恰当。

7.凡膏用黄丹，必须炒过，更须漂过；生丹加入，殊减作用。

8.凌泳曰：摊膏手技，夏天时摊膏宜薄，谓如铜锣边菊花心者，有圆边，胶黏易贴，冬天时宜厚，既好贴，又不致犯破伤风病，此诚见道之言。编者用膏常较一般普通膏药为厚，因膏药与敷药有相同作用，少则味薄，药力难达，厚则药气浓，都可以深入腠里，在贴上时既可加重力量，又可于揭下时不伤皮肤，实双方有利也。

9.许楣曰：诸书皆言药油煎至滴水成珠时，方下黄丹，余历试之，知其不然。盖油至滴水成珠时，已嫌过老，摊之必如面筋一般，无复黏性，不能再下黄丹矣。只需熬令浓黑，便可下丹，下丹最要耐性，不可贪多、贪快，每次挑入少许，不住手搅，徐徐再加，直至老嫩适可为度。如此熬法，又黑、又亮、又光，其所黑之功在久熬，亮之功在多搅，光之功在丹细而药油滤清。滴水成珠四字即下丹，亦不可泥，大抵膏浮水面，以二指丸不黏手指者，是其膏已成，倘一滴便沉下水底成珠者，则膏已老矣。许氏此篇言论，确是过来人语，编者亦每取法。

10.药的加入，亦自有法。许氏又谓：药有坚脆，如一同投入，则脆者先枯，其势欲燃，不得不一同捞出，但坚者实未熬透，是铢两虽多，而药效反少矣。今以化核膏一方为例：甘遂、南星、半夏最坚，故先下，僵蚕次之，大戟、麻黄又次之，麻黄尤脆，故在大戟熬至半枯时，方下麻黄为妙，芥子爆油，故又次之，藤黄多液而少渣，故又次之，朴硝无质，故最后下。凡煎他

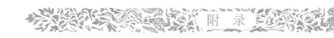

膏，亦当如是，不仅此膏为然。许氏此法，不损耗药的疗能，值得我辈师法也。

二、升降要诀

升降丹药各有家法，各有经验，而打法亦五花八门，各有千秋。师成子灵药十例，颇多见地，今特略加润饰，引此处，以资参证：

1. 封口　他人但知盐泥封口，认为以盐水和泥为固口灵法，不知是一而二二而一者也。如药入罐，先以滚水将盐冲化，和入筛细黄泥盖盏，不必用纸条，直接以泥涂盏使遍，然后合紧，加梁缠紧，上放炭火，以笔蘸盐水，一转一转扫上，约一指厚时，再敷薄泥使遍，如此即可以永不走丹，不必定要石膏。如必须用石膏时，可以石膏同无名异（即土子，化学名二氧化锰）各等分，食盐减半，煅过，研为细末，然后用醋调成膏用之亦可。又一方系用石膏、生白矾、食盐各等分为末，水调搽之，结果也是一样。

2. 固底　药少底犹可固，如药多，必须泥罐时，须分外厚些，其法可打一铁箍，兜住罐底，上至半罐，有两环钩上，上以横梁，梁尾以铁丝向下缠绕数套，再以小钉捻上，务紧为度，即以小钉缕住，然后涂泥丝上，涂泥亦可用前之封口泥，亦可以黄土、煤炭等分为末，同马毛、盐水调和使用，涂泥约一指厚，阴干待用。如干后发现裂缝时，须仔细一一涂补，务使毫无缝隙时，方可临炉。

3. 辨水银及汞　一般皆谓水银即汞，不知古时炼丹所用之汞，与水银实有区别。盖由朱砂中取出者方可称汞，凡升降丹药，皆须用汞而不用水银，今用水银者，盖取其便利也。唯水银常有奸商搀入铅类者，采用时必须留意，以色白者为佳，如色青者，即含有杂质之征。

4. 取汞　其法用阳城罐一个，下钻一孔，另用罐一个着水，在地下掘一坑，将罐置入坑中，罐口向上，与地平齐，再将钻孔罐安上，接合处以盐泥封固，罐内先用稻草烧灰存性铺底，次将朱砂轻轻放于灰上，然后封固擦盏，至半炷香时去水，以炭炙下，共用三香，俱要文火，火约半罐便住。

5. 辨硫　硫有倭硫、土硫之分，丹药所用者皆为倭硫。

倭硫为日本所产，颜色微红；土硫性烈有损。如不得已而用土硫时，亦有死硫法，不可乱用生硫，以致减低药效。

6. 制硫　土硫不拘多少，打如豆大，先用黄泥水煮一日，次用醋煮一日，三用侧柏叶水煮一日，四用浮萍水煮一日，五用青苔水煮一日，六用莱菔水煮一日，七用豆腐水煮一日，八用猪大肠头水煮一日，九用鸭子水煮一日，然后取用，功同倭硫。

7. 打法　世传升降二料足矣，未知有过桥打法。两罐并立中有桥梁通气打法，有两罐横放串打法，有一罐之中先升后降打法，有一罐之中先降后升打法，有一罐之中隔作三四层打法，种种法则，不能枚举，姑存其概。

8. 火候　升药要擦盏，降药不擦盏，此其常也，亦有升药不擦盏者，是以丹中药性如何为取决。火有俱用文火到底者，有俱用武火到底者，有用文中之文、武中之武到底者，有半罐者，有蒙头内外俱红者，种种不一，运用之妙，在乎各人经验。

9. 颜色　升者红，降者白，众人皆知，自毋庸议。但亦有升而白者、黑者、青者，如针状者，则为人所罕见，聊举一二，以见炉中造化，不可思议。

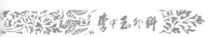

10. 金石丹药，不可轻作内服　因其性质燥烈，于人有损，故丹药成后，必须经过一翻处理，退去燥烈不纯之气，然后方可服用。其法不论内服、外掺丹药，皆须先用黄泥水煮一二天，次用大萝卜挖空中心，将药放入封好，水煮一二天，三入土中埋七天，四放井中，离水尺许悬七天，五以绿豆水、甘草水各煮七天，末后再佩于人身半月，使丹复活，方可服用。此是指内服丹药而言，若外用者，又不必如此谨严，只需以甘草水煮上一次足矣。降丹照此操作之后，竟不疼痛，亦一奇事。

按：红升、白降二丹为很早遗留下来的两个常用丹药名方，同时也是外科医生药囊中两员战将，今将编者的经验介绍于后，作为升降丹药的一个典型范例，只要掌握这一典型即可升降各种丹药，其他带有特殊作用的丹药，自然属于例外。

（甲）红升丹升法

朱砂五钱，雄黄五钱，水银一两，火硝一两五钱，白矾一两五钱。

事前准备：小铁锅一口，青花细瓷碗一只，须厚而无破纹者，河沙一撮，不可太干，如太干时，可略喷以水，使略带湿润为佳。皮纸捻数根，白矾末二钱，铁勺一柄，小刀一把，砖石一块，如饭碗大者，丹炉一只，火钳一把，扇子一柄，杠炭数斤。

操作程序：先将硝、矾二物加酒精约二至三两，于火上炖化，俟酒精干后，硝、矾水分即已失去，然后取出研细，再同其他各药（水银除外）混合再研，至十分匀和时，放入丹锅铺匀，面积不宜超出丹碗，须较丹碗略小，铺平之后，用笔杆于药上戳数十小孔，再将水银慢慢挑入孔中，如有过剩水银，可再戳小孔若干，以水银用完为率。安排好后，搁置一边，即将烧红杠炭钳入炉中，但火势宜小，不宜过大，将丹锅轻轻端至炉上烧胎，烧至锅中药化，如火大时，锅中药必开涨起泡，如有此现象时，当急速将锅移开，以竹签插之，唯不宜插至锅底，恐水银吊心，影响丹的收获，一面将炉火减小，再将锅端上，如再有上项发泡情形时，可仍照前法处理之，使丹胎结齐，用签插之不软时，即是胎已烧成之证，但亦不可太老，此步烧丹过程定要留心，不使过老过嫩。

胎烧好后，即覆上丹碗，以棉纸捻水湿后，扎紧碗口（不用棉纸捻，亦可改用盐泥），随即撒布白矾末，将接合周围坐平，然后再用河沙盖上，倾斜至碗底为止，随即拍紧，并放白米数粒于碗底中，再以石头压定碗底，炉中先烧文火燃香一炷，俟一炷香快完时，即改烧武火，至二炷香完时，炉中即不再加炭火，再燃第三炷香，俟三香完时，即轻轻取去碗上石头，米变黄色，丹即成矣。轻将丹锅端下，放于地上，候冷透时，刷去河沙，此时手势宜轻，切忌移动丹碗，防丹坠下；再轻轻刮去封口白矾，轻揭丹碗，丹已结于碗上，用刀刮下，每两水银，约有丹药七八钱之谱。升丹最紧关头，矾要煅枯，硝要炒燥，故用酒精煮干后，尚要再炒一个时间，务使十分干燥，方不影响成功。

（乙）白降丹降法

朱砂三钱，雄黄三钱，水银二两，硼砂八钱，火硝二两，食盐一两，白矾二两，皂矾一两。

操作程序：先将各药分别研细后，又混合再研，以极匀为度，复将水银入药内又研，研至不见水银星珠为度。以大银窝子（即化银黏土罐子）一个，取白矾末一二钱，撒布银窝底上令匀，再将前药入内，轻轻刮平，就炉上徐徐以微火烧之，常常探测火候老嫩，老者用签插之不软，嫩者用签插之即下，俟黄烟一起，即将银窝取起，如未起黄烟时，窝内即白烟成股者，即立以竹签扎药塌烟，其烟自息。烧此药时务要小心，火太大则老、则干，胎不团结，升时其药必然坠下（是名堕胎），不干则嫩，升时药必流下，胎结不起，以上二者皆无丹可降。看结胎老嫩法，坚者可稍偏于火，软者须直至火上黄烟一起，立即移去，是为不易秘诀。胎结成后，用青花大瓷盆子一个，将银窝轻轻覆上，以盐泥或煅石膏末调糊，固定接缝待用。事前先将地面挖一坑，较瓷盘稍大，坑内放一瓦钵，满贮清水，四周及钵底用泥护稳，然后轻轻将盘安下，银窝内装药若干深，可现若干深出地面，再用河沙将坑填平，砂外再盖泥土，如此布置停当后，即将木炭堆于上下四周烧燃，点香一柱，先用文火微微扇之，一炷香尽，二炷香时改用武火，故须速速扇之，二炷香完，点三炷香时，仍燃武火，至二炷半香时，即停止加炭，尽剩余火微微养之，三炷香完，炭燃尽后，起去炭灰、泥土、河沙，待微冷时，取起瓷盘，轻放于地上，冷后，铲去封口石膏，轻轻揭开银窝，丹已降于盘上。此红升、白降二丹为外科医师之必备药，如善于掌握，可运用到多种外症方面去。

又一简单降法：将药入罐结胎时，可以细瓷碗或盘子覆盖于罐口，不时揭开看之，直至碗内毫无水气为度，结胎工夫全重于此；再用木脚盆一个，盛入清水半盆，内放大陶瓷缸钵一个，钵内放细瓷盘子一个，盘中铺绵纸二层，盘子须大于罐口，即将结胎罐子覆于盘中，盘口四围用棉纸捻湿水扎紧，涂以盐泥，再用田中烂泥，从碗的四周封至半碗，以银罐半露、半没泥平为度，但半露之碗边须以泥涂满，约厚三四分，然后将烧红木炭盖满其罐，先文后武，至二三分钟时，检去其炭，候冷去泥，揭开银罐，盘中即有丹药。如白藕丝者是为上品，如不成丝而为白粉者亦佳；设颜色不白而黄者则太老矣，用之多减疗效。此周子让法，因其简便易办，故编者亦曾采用。

张少甫谓降丹之硝、矾宜分量相等，水银稍轻，食盐必用足一两五钱，轻则力缓，多则疼痛，是亦经验之言。

中九丸的改正配制法。处方：水银一两，朱砂一两，食盐二两焙干，明矾一两焙去水分，火硝二两焙去水分，皂矾一两焙去水分。

升法：①将水银、朱砂共合一处，研匀备用。②将盐、矾、硝、皂四味共合一处、研细分成三组备用。③将第一项的水银、朱砂，同第一组盐、矾、硝、皂混合一处，研匀至不见水银星珠时为度。④将上项研匀药末堆于小铁锅内，压紧，上以丹碗复之，随用盐泥或熟石膏粉调醋，将碗口与锅接触处涂封严密，不使泄气。⑤以炒干黄土，或极细河沙，将丹碗周围掩护周密，约一寸厚，露出碗底，并以铁环重物套压碗底不使移动，放浸湿棉花一团，外以大铁钉三只（或火盆上炖食物的三脚架亦可），插于地面土中，将丹锅安置钉上，约离地七指许，如不用铁钉，亦可改用小风炉。⑥先以微火烤胎，焚香计之，俟一炷香（每一炷香约一小时），尽时再以文火升炼，至二炷香尽时，继以武火（即烈火以焰离锅底二指许为度）升炼，至三炷香尽时，察看碗底棉花，是否由湿而干，由干而成为黄黑色，如已成黄黑色时，即撤火待冷。⑦将已冷丹锅移下，轻轻除去碗周泥沙，或黄土，揭开丹碗，灵药即升于碗上矣，此为一打，将碗上灵药扫下备用，丹底不动。⑧取第二组盐矾硝皂末同一打灵药合为一处，研匀入锅，如一打法，炼三炷香时冷定取药，是为二打灵药。⑨取第三组盐矾硝皂末，同二打灵药合为一处研匀，如一打法炼香三炷，冷定取药，是为三打灵药。药经三打之后，则水银毒性已绝，服用遂无中毒之虞。⑩锅中丹底名曰"锅烈"，因其功能止痒定痛，长肉生肌，故皆用作外用丹药，不作内服。近一年来，作者由尝试

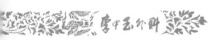

性的理想行动，把它配入丸中，试于临床，结果竟得出人意料收获，大可控制疮的分泌，缩短疗程。后将此法，告诸同道试用，亦得同样结果，故而现在把中九丸的配合方法，彻底推翻，进行修正。读者以后制用此丸时，可照我的修正方法配合使用，更可取得疗效。

附注： ①碗底如不改用铁环套压，亦可改用锡壶一把，装满冷水坐于碗底，如此则既可防止丹碗被热力冲开走丹，又可降低碗底温度，使丹易结。②附骨流痰（亦名穿骨流狂，西名骨结核。）属阴疽类慢性顽疮，疮口经常排泄清水，不成稠脓，致使疮口不易愈合，丹底锅烈因有收水作用，故可促使臭水快干，疗程缩短。③中九丸对"附骨流痰"及"溃烂瘰病"，确有特效，唯服药须有耐心，轻则七八月，重则一二年，必可获得佳效，不可浅尝辄止。

腐蚀拔毒方（李仲美方） 抗日战争胜利时，编者曾在《华西医药杂志》上发表了外科十三方中部分处方，当时曾引起各地不少读者来函询问、讨论。有一读者李仲美，寄来长函一通，公开他的一个"咬药锭"的验方，并有用法、验案，因当时不知李君地址，致未作覆。后来编者见此方组合甚有意义，故制作试用，疗效极佳，一如李君验案所言。此种经验良方，极有功于祖国群众，不能听其湮没，故特附入本书，以资推广，并盼李君联系。

处方：白砒末、斑蝥末去翅足、巴豆仁各一钱研细腻，老山明雄黄三钱，研末，硫苦五分不研，小麦面量等诸药之半。

制法：将前四味研末，合和再研，然后与不研之硫苦搅匀，称其轻重若干，用小麦面半量（按：假若药为十两，则混入面粉五两），以水合和匀称，搓为锭子，长短、大小不拘，随用洋铁片一块，置炭火上焙干即成，折视中多细孔是不研硫苦之故。

主治：一切痈疽，无论阴阳新久。

用法：破口小且浅者用少，如深者则用略长，亦不必深及疮底，破口大，尽填满，或为末均可，外贴膏药须较疮形略宽，如疔类则用小钱一枚，按疔头上，以香火向钱孔一点，即置药粒，贴上膏药。

效力：一二三日不可揭视，须六七日效力方著，大多数腐肉随膏药离掉，不用旧法纸捻，不填新法纱布，往往一次即毒尽（按：所谓毒尽即是腐尽）。

《医学心悟》载："火照散：朱砂、血竭、没药、明雄黄各三钱、麝香五分。

上五味为细末。用棉纸条长尺许，每条裹药三分，真麻油浸点，自外而内，周围照之，疮毒随药气解散，自不内侵脏腑。初用三条，渐加至五七条，疮势渐平，又渐减之。熏罢，随上乌金膏，贴以万全膏。若肿势漫衍，周围用芙蓉膏敷之。如再熏，须洗去末药，其贴膏药处，药油可不必洗。"

陈士铎《石室秘录》曰："华君曰：传子法尤奇，传予之方不然也。痈宜方：用金银花三两，生甘草三钱，蒲公英三钱，当归一两，天花粉五钱，水煎服。予之方少异天师传子之方。然天师见今日气体，更薄于三国之时，所以药味改轻为重，只天花粉一味，分两相同，想因痰不可大攻故也。然予方亦奇甚，不可轻视。或见疮势少轻，酌用吾方治之何如，亦无不响应也。膏药与末药方相同。

岐天师曰：华君言是。

雷公曰：我亦有方。治痈疽方：用生甘草五钱，金银花三两，当归一两，元参五钱，天花粉三钱，白矾一钱，附子一片，水煎服。批天师曰：妙。初起者一剂即消，肿起者二剂即消，神

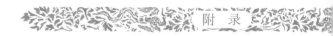

方也。

孙真君曰：我亦有奇方传子。凡痈初起，用白矾一两，金银花三两，水煎服。批：更妙之甚。一剂即消，发背亦然。"

解砒霜毒："雷公真君曰：世人有服砒霜之毒，五脏欲裂者，腹必大痛，舌必伸出，眼必流血而死，最可怜也。方用泻毒神丹：大黄二两，生甘草五钱，白矾一两，当归三两，水煎汤数碗饮之，立时火泻即生，否则死矣。此砒毒已入于脏，非可用羊血、生甘草上吐而愈，我所以又变下法救之。饮之而不泻，此肠已断矣，又何救乎？倘用之早，未有不生者。不可执吐法而无变通。若初饮砒毒，莫妙用生甘草三两，急煎汤，加羊血半碗，和匀饮立吐而愈。若饮之不吐，速用大黄之方，则无不可救也。"

元代杨清叟《仙传外科秘方》曰："药品异名今注于后：马肝石上何首乌，碧莲蒂木通可呼。红牡丹名赤芍药，阳春木蜡木菖蒲。快胃香茴香更好，长生草独活人生。金鸦散草乌形变，虎骨膏南星不殊。淮上橘来为枳壳，龙泉香炒军姜敷。补血脂当归酒焙，宝鼎香姜黄最殊。玉箭名为香白芷，土乌药化土木苏。金屑香桂不见火，紫霞胶即紫荆呼。玉髓琼浆番乳没，天花粉瑞雪模糊。国老实名为甘草，寻方取类可相扶。"

"透脓散：治诸般痈疮及贴骨痈，不破者不用针刀，一服不移时自透，累用有验。

蛾月茧（用出了娥儿茧子）：上将茧儿烧灰，用酒调服即透。切不用二三个茧儿烧服。若服一个只一个疮口，若二三个则疮口多，慎勿轻忽。"

"黄蜡丸（丸 原书为"圆"）：治发背、痈疽，诸般恶疮皆效。有人遍身生疮如蛇头状，服之亦效。

上白矾不拘多少，生用为末，每矾一两重，用黄蜡七钱重，溶开出火，倾入矾末和匀，如梧桐子大。每服十丸至二三十丸，不拘时米汤或温熟水吞下。如未破，则内消；已破，则便合，不过十数服必效。如因服金石药毒所致，亦宜服此。又只吃白矾末一二十匙，以温汤咽下亦效。黄蜡须是山蜡色黄者为佳，不动脏腑，止疼痛，不问老少虚弱皆可服之，大能护膜救心，防热毒内攻令人危困，妙难尽述。"

"小儿头疮、胎毒、诸风热恶疮、豆疮：用黄柏、黄连、白芷、五倍子，上四味等分研细末，用井花水调，稀稠得所涂开，在碗内复望两砖上中空处，烧艾烟熏蒸以黑干为度，仍取下前药，再研作末，清油调涂。如有虫，则用煎油调搽。"

"合掌散：治诸般疥癞疮。

马兜铃子一两半（生为末），白矾二钱半，硫黄三钱（二味别研），上以清油匀调，涂手上搓热，呵之以鼻嗅翕其气，其疮自安。"

沈志裕《片石居疡科治法辑要》曰："第一万灵膏专贴诸般疼痛，一切疮疡。俟脓腐已尽，贴上捆紧，一个全愈。任它脓水作痒，不可开，听其自落。如开早，要贴二个。

木鳖子一百个，麻油五斤，甲片五十片，血余三两，大蜈蚣二十条，蛤蟆皮三十个，闹羊花根四两。

上先将诸药同麻油熬枯，滤去渣，称准净油四斤四两，加宫粉二斤，炒黄色，徐徐下入油内，以槐柳棍搅匀。待滴水成珠，再下川乌二两，草乌二两，去皮研细，皂角三两，去皮弦，研，五倍子三两，醋煮，研，白胶香八两，松香、黄蜡各四两，樟脑四两，共搅匀。再下乳香、

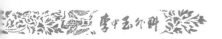

没药、血竭、儿茶末各一两，又搅匀。贮磁器内封口，入冷水中三日，出火毒。

化腐锭子　专治一切痛疽初溃，腐肉不脱。雄黄、雌黄各一钱　轻粉、白砒各五分。上共研细，至不见星为度。用薄浆捏成细条，插入孔内，或干糁亦可。其功较三品锭子更捷。"

窦汉卿《疮疡经验全书》云："炼松香法　松香不拘，入净锅中，煎热，柳棍搅之，候其化，将稻柴滤净液，俟冷结成块、取出任用。其砂石、木屑俱在柴中矣（麟之制法果确也）。以前煎，过油内，加天鹅油。每药，油一斤加鹅油一两，使诸药味透入骨髓。凡煎膏药，须随四时，以意消息。

制黄丹法　黄丹，先炒黑色，倾入缸内，用滚汤泡之，再浸凉水满缸，时时搅之，浸一宿，水飞。再番（翻）一器内，澄其细者，断其杂砂之类，将细好者晒干，方研极细如尘，水气尽方可用。

长肉紫金膏　前油一斤，飞丹净七两，柳枝搅之，不拈手，看四时软硬为度，油多加丹，丹多加油，以意消息。其法全在时，宜徐徐下细药。没药、乳香、血竭、赤石脂各一两，珍珠二钱，麝香一钱，白占一两，孩儿茶五钱，鸡内金三钱，好天灵盖存性五钱，凤凰窠灰二钱（凤凰窠即出小鸡壳内嫩白软皮也）。

俟温，方下麝香一钱、冰片七分，埋土中七日，出火毒，任用。不问痛疽、恶疮等症，杖疮、磕损并治之，并服。

风痰者，痛处贴之。赤眼头疼，贴太阳穴。疰腮等症，贴肿处。头目昏疼，两耳虚鸣，贴项窝。腰胁痛，贴患上，时熨之。小肠气，贴肾俞穴并脐中。妇人血闭并小肠痛，贴小腹下。乳痈，瓜蒌汤下之五十丸。妇人血崩，莲蓬灰艾醋汤下三十丸，仍贴脐下。年久脚气不愈，加蟾蜍贴膝三里痛处。年久廉疮，用葱盐汤洗净，贴患上。急心疼，红豆汤下，良姜汤亦可。疯犬咬伤，冷水下四十丸。喘急痰盛，贴肺俞穴。便毒，瓜蒌汤下。如腹内积聚癥瘕，用槟榔汤下五十丸，外加蟾酥、麝香贴之。肠痈、内痈，石膏汤下四十丸。偶食自死物，香油下五十丸。自要水吃，用土珠、黄泥水饮数十丸即可。或余毒未尽，发为毒疮，甘草汤下五十丸，仍外贴之。

麒麟竭膏　当归、木鳖子仁、知母、五倍子、细辛、白芷各半两，槐条、柳条各二十七根，长一寸许。上件除槐柳条外，并切碎，同作一处。好血竭三钱，真轻粉二钱，滴乳香五钱，没药五钱，好雄黄四钱，当门子二钱。上件各研细，和作一处。

松香拣净者为末十两，沥青为末二两。上件二味，作一处。

真香油三两，同前八味入锅，于文武火上，三上三落，不住手用槐条二茎搅，令焦色，即用绵滤去滓，再将油入锅。先入松香、沥青末，不住手搅，如欲滚沸溢出，即取下火。搅约一茶顷，滴少许入水，以手圆之，不软不硬即取下火，将次六味徐徐而下，急搅令极匀。凝则再上火，勿令再沸，遂倾入大盆水中，半刻后，手扯之，渐渐软和，揉翻复如金丝之状，再人水浸之，有暇，再揉扯，春夏频换水。如急用，亦浸一两宿，如浸多日愈妙。每用，大竹管随意大小，高一二寸，填药令满而平，两面按油纸在上，于紧火上急手揭下一面，再上纸复烘，次一面仍揭下，厚则再用纸过为二个。如欲展火，即印四五箇于大纸上，奏成一片贴用。治一切痛疽并发毒疮，各依常法烘开，候冷贴之。生者即用之就散，熟者即穿，逐败生肌，首尾皆可。一切疗肿结核，并贴患处。一切廉疮，先用姜汁、白矾入汤，用鹅翎洗净，以牛蒡子叶或金刚藤叶贴疮半日，取尽恶水，然后贴上膏药，克日安痊。除小儿妳疖外，一切干湿白秃头疮，剃去发，用香

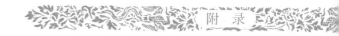

油摊薄煎饼一个，裹着头上，一饭顷，即用大膏药，去饼，满头贴之，一二次换药即效。一切臀股黄湿痒痛等症，并洗净挹干，贴患处。一切打扑伤损，胜胁气刺等病，并贴患处。头疼，贴两太阳。赤眼，贴眼胞鱼尾际。暴伤风、冷嗽，贴脊心。牙疼，刮药塞牙缝。面肿者，更贴面。小儿疳痢等症，用湿手圆如绿豆大，米饮送下三二十圆。一切风寒湿痹，臂病贴臂，腿痛贴腿。且如腿痛贴痛处，半日许未效，即以热汤，露脚指在外，从痛处淋洗至下，仍以旧布帛蘸汤，连布放于膏药，蒸之令热，又用瓷瓦刮脚甲指，令其透快，不可太甚，则其痛渐移下骨节间，然后如法贴之，逐节可去上面一个，俟其痛赶至脚腕，又贴脚心，仍剪去脚指甲，自然痊可。常有妇人因湿气腿肿至腰胯大着连，将油纸满胯贴之，用前法赶下，又贴脚心，数日间，脚心膏药下发一泡，出黄胶水数日，至老不发。贴臂痛，亦如此法。大抵膏药大如患处，方能敌病，小而不着肉，安可望效也。贴痛处好肉上，即用带热贴。贴疮，即不可热贴也。随意举用，无不作效。"

叶天士《种福堂公选良方》曰："蜜膏：治一切臁疮痰病广疮下疳久不收口者：

松香一斤四两，醋葱汁煮过为末，筛净一斤，黄占、白占各一两，轻粉一两，乳香、没药、樟冰、象牙末炒、竹蛀屑、龙骨火煅、赤石脂醋煅、海螵蛸去壳，人中白（煅）、面粉（炒）各五钱，儿茶三钱，血竭六钱，白蜜一两，桐油十三两。

上十八味，先用松香溶化，次下桐油，次下黄白二占，次下龙骨等药，次下轻粉，次下象牙末，次下乳没，次下樟冰，次下白蜜。

透骨丹　治跌仆损伤，深入骨髓，或隐隐疼痛，或天阴则痛，或年远四肢沉重无力，此药主之，真神方也。

闹羊花子一两，火酒浸炒三次，童便浸一次，焙干。乳香、没药不去油、真血竭各三钱。

上为末，称准和匀，再加麝香一分同研，磁瓶收贮封固，每服三分，壮者五六分，不必用夜饭，须睡好方服，酒可尽量送下，服后避风，有微汗出为要，忌房事酸寒茶醋等物。虚弱者，间五日一服；壮实者，间三日一服。

白灵药　芦甘石一两，黄连一钱，黄柏、黄芩各二钱。

将三黄煎浓汁，将甘石放在银罐内，烧极红收汁，约九次，以甘石酥为度，晒干研细，加冰片五分，治口碎点眼甚妙。加珍珠少许，治下疳，可生肌长肉。凡有热毒，配三白头升药，人乳调敷立愈。

白降丹　名夏冰对配丹。

水银、净火硝、白矾、皂矾、炒白盐，以上药各九钱。

炼法将前药共研至不见水银星，盛于新大倾银罐内以微火熔化，火急则水银上升走炉，须用炭为妙。熬至罐内无白烟起，再以竹木枝拨之，无药屑拨起为度，则药吸于罐底，谓之结胎。胎成用大木盆一个盛水，水盆内置净铁火盆一个，以木盆内水，及铁盆之半腰为度。然后将前结就之胎，连罐复于铁盆内之居中，以盐水和黄土封固罐口，勿令出气，出气即走炉。再用净灰铺于铁盆内，灰及罐腰，将灰按平，不可摇动药罐，恐伤封口，即要走炉。铺灰毕，取烧红栗炭，攒围罐底，用扇微扇，炼一炷香，谓之文火。再略重扇，炼一炷香，谓之武火。炭随少随添，勿令间断而见罐底。再炼一炷香，即退火。待次日盆灰冷定，用帚扫去盆灰，并将封口土去净，开看，铁盆内所有白霜，即谓之丹。将磁瓶收贮待用，愈陈愈妙。其罐内原胎，研掺癣疮神效。若恐胎结不老，罐复盆内一遇火炼，胎落铁盆，便无丹降，亦为走炉。法用铁丝作一三脚小架，顶

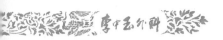

炉内撑住丹胎，再为稳要。此丹，如遇痈疽发背疔毒，一切恶毒，用一厘许，以津唾调点毒顶上，以膏药盖之，次日毒根尽拔于毒顶上，顶上结成黑肉一块，三四日即脱落，再用升药数次即收功。

此丹用蒸粉糕，以水少润，共和极匀为细条，晒干收竹筒内，名为锭子。凡毒成管，即约量管之深浅，插入锭子，上盖膏药，次日挤脓，如此一二次，其管即化为脓，管尽再上升药数次，即收功矣。此丹比升丹，功速十倍，但性最烈，点毒甚痛，法用生半夏对挽，再加冰片少许，能令肉麻不痛。

又方：水银一两，青盐、皂矾各二两，火硝二两半，硇砂、雄黄、朱砂各三钱，白砒五分，明矾二两。

上共研匀，放阳城罐内，微火煨干，后降三炷香，候冷取药（不可放生人鸡犬冲破）。凡肿毒未成名件者。用醋调点患处头上，看毒大小，如桐子大泡起，毒即消。若已成不肯穿者，亦用此丸，将膏药贴头上，半日即穿。

又方：水银、火硝、生矾各五分，食盐二分。

上共研末，入倾银罐内，放炭火上文火煎滚，滚至边上先起焦黄色，候至满面俱焦黄米色为度。将罐离火候冷，再用圆正擂盆一个，里面须拣光细者，将银罐连药轻轻倒合在擂盆内。罐口与擂盆缝间，须用棉纸条，墨水润湿，加盐泥封固，然后将擂盆坐于大水盆中，罐底上先加文火用扇扇之，先文后武，煅至以五寸线香为度。退去炭火候冷，先扫去罐口外盐泥，然后开罐取降于擂盆底内之药。药色以洁白如霜者为上，若青黄黑色者不可用。或以银簪脚与磨亮刀头略沾微唾蘸药在上，即刻起锈者为佳。每用，用新棉花蘸药敲些些于膏药上，比升药更要少些，贴后两杯热茶时即发痛，半日即止。毒重者，每日一换膏。毒轻者。贴两三日亦不妨。若贴大肿毒，膏上先放些麝香阿魏，然后上此药少许贴之。

若要做咬头药，代针丸，将面糊以竹片拌和，做成细条切作芝麻粒大，放膏心中对肿头贴之。此药不可沾在指头上，沾则要疼痛发泡退皮。此药陈久者，少痛性和缓，却要多用些。如第一次降完开出，倘药色不白，可将罐内之药刮净，此药无所用处，只将降于擂盆底内之药刮出，另将水银火硝生矾各五分，食盐二分，并将擂盆内降不透之药，与四味头一并研和，从新再入银罐，照依前法降之。此药若一次降不如法，不妨两次三次连降，即降至十数次方能降好，计筹已有水银五钱在内矣。每次只要将银罐铲净，或另换新银罐，每次只要用水银火硝生矾各五分，食盐二分，直降到好方止。初起煎时，须要火候得法。若火候不及，则罐中结胎尚嫩，水银尚活，倒合转来，非连胎堕入擂盆底内，即活水银先溜入擂盆底中。若火候太过，结胎太老，非水银先已飞去，即有降不下之病。总以结胎不嫩不老为度，用炭火最得法。凡疮毒已穿破者忌用。

麻药　名孙武散。

荜拨、生半夏、南星、肉桂、乳香、没药、胡椒各一钱，川乌、三七、蟾酥、草乌各二钱，丁香八分，麝香少许，花蕊石二钱半，风茄子三钱。共为细末，入磁瓶内，临用敷之。

治囊湿方　白枯矾五钱，蛇床子二钱，黄柏、大黄、石菖蒲各一两。上为细末和匀，河水调敷，湿则干掺。或用六一散掺之。

龚居中《外科活人定本》曰："须发　医者所谓人之须发眉，虽皆毛类，而所主五脏各异，故有老而须白，眉发不白者，或发白而须眉不白者，脏气有所偏故也。大率发属心，禀火气，故上

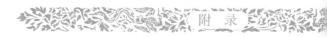

生，须属肾，禀水气，故下生，眉属肝，禀木气，故侧生。男子肾气外行，上为须下为势，故女子宦人无势，则亦无须，而眉发无异于男子，则知不属肾也，明矣。

乌须羊肝丸　此方不独乌须发，亦能明目。

黑羊肝一具，竹刀切片摆磁盆内，羊胆汁涂，晒干，日日将胆汁涂，晒至百个为止，少则三五十个，惟胆汁多为佳。晒时以稀绢罩之，免蝇灰点污。

次用熟地黄（用怀庆者，酒蒸，晒九次，干，六两），生地黄（怀庆者，酒洗，干，四两），覆盆子（炒四两），山茱萸（酒浸，去核，晒干，净肉，四两），何首乌（酒拌，洗净，蒸，晒干，四两），白芍药（酒炒，四两），白茯苓（去皮，切片，人乳浸，日晒夜露，候干，四两），旱莲草（蒸过，四两），川芎四两，当归四两（酒浸），壮血余并童男童女发、自己发、胎发不拘数（俱用花椒煎沸汤泡过，洗净晒干，入小瓦罐内，黄泥盐固济，炭火煅通红，埋地里三日取出，去土敲破罐，刮下研入，要有四两为佳，无则二两亦可）。

上药俱不犯铁器，各晒干，石磨磨为末，再用熟地黄十二两，用酒浓煎汁二碗，去渣，煮糊为丸，如梧桐子大，每服空心酒下一百丸，临睡酒下七十丸，极能乌须发，聪耳明目，悦颜色。

天下乌须第一方　五倍子不拘多少（捶碎，去灰，锅内炒尽烟为度，以青布巾打湿扭干包裹，脚踹成饼，为末听用，每用一钱半），乌黑霜（即炒黄好细面四两），当归尾（一两为末），白及末（一两，三味搅匀，每用一分半），青盐（一分五厘），红铜末（不拘多少，火内烧极红，投入水碗中取出，再烧再投，取其水内自然之末，用水淘净，将好醋煮数沸至干，随炒黑色听用，每用一分半），没石子（二厘半），诃子（二厘半，二味俱用面包入砂锅内，将柴炭同拌炒至焦干），明矾末（一分半）。上用细茶卤调如糊，磁器内重汤煮，洗净搽，干了洗去。

京师秘传乌须方　五倍子（制法如前，每用二钱），红铜末（制法如前，每用六分），食盐（三分），明矾末（六分），白灰面（一分五厘）。上合火酒调搽，无酒浓茶亦可，调匀以酒盏盛贮，用铁勺注水煮至如糖香，镜脸方可取用。先将皂角水洗净发须，然后涂药，包裹一夜，次早洗去即黑。如须少，只用半帐。

旱莲膏　乌须黑发神方：旱莲草十六斤，在六月下半月、七月上半月采十六斤，不许水洗，扭干取汁，封口晒，过五日，不住手搅，午时方加真生姜汁一斤，蜜一斤，和汁同前晒搅，至数日，似稀糖成膏，磁罐收藏。每日空心，用无灰好酒一盏，药一匙服。午后又一服，至二十一日，将白须发拔去，即长出黑发黑须。

神仙乌云丹　乌发黑发，返老还童，壮筋骨，补真精，固元阳，神效无比。

何首乌（半斤，入砂锅内，以黑豆同蒸半日，去豆用好酒浸一七，晒干，如此蒸七遍），槐角子（二两，为末），破故纸（酒洗，一斤，砂锅内炒黄色），旱莲汁（二两，如无汁，旱莲为末亦可），胡桐泪（即木津，为末二两）。上共一处为细末，枣肉二斤，核桃仁半斤，共一处捣为丸，如梧桐子大，每服五十丸，空心盐汤下，服三个月，勿断一日。

真人活命饮　治一切痛疽肿毒，只是热胜血，阴阳相滞而成，此方极效。

穿山甲（三大片，以蛤粉炒，去粉净用），天花粉、甘草节、白芷（各一钱），皂角刺（五分），贝母（一钱去心），乳香（一钱，另研，药熟下），没药（五分，另研药熟下），金银花（二钱），陈皮（一钱五分，去白），当归（酒洗，一钱半），防风（去芦，七分）。

在背俞皂角刺为君，在腹白芷为君，在胸加瓜蒌仁二钱，在四肢金银花为君，疗疮加紫河车

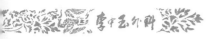

三钱，即金线重楼，如无亦可。

上用金华好酒二盏，煎一盏，温服。煎法须用大瓦瓶，以纸封固，勿令泄气。服时须辨其痛上下，上则饱服，下则饥服。能饮酒者，再饮数杯。此药不动脏腑，不伤血气，忌酸物、铁器，服后即睡觉，痛定即回生矣。其方神功浩大，不可臆度。此剂当服于终末溃之先，已溃不可服。

回阳玉龙膏　性热。

草乌三两，炒南星一块，煨军姜二两，白芷一两（不见火），赤芍一两（炒），肉桂五钱（不见火）。

此方治发背，冷流注，四肢鼓槌风，久损痛痹，风湿，诸脚气冷肿无红赤者，冷痛不肿者，足顽麻，妇人冷热风诸阴证，第一药也。用法详具于后，热药酒调涂。

夫杂病虽见于皮肤手足之间，而必本于五脏六腑。盖脏腑之血脉经络，一身昼夜运行，周而复始。一脏受病，必见于本脏。脉息所经之处，即阴阳分手足之所属也。其病有冷有热，热者易治，冷者难痊。夫冷症必由元阳虚弱，然后风邪得以乘间而入，血气不匀，遂涩于所滞，愈冷则愈积而不散。复加庸医用凉之剂而内外交攻，其病愈笃，鲜有不危者矣。初学者当观其外之为症、而察其内之所属，表里相应，万无一失。此药有军姜、肉桂足以生血热，血既生、既热而不能散，故反为害。兼以草乌、南星足以破恶气，驱风毒，活生肌，除骨痛，消结块，唤阳气。赤芍、白芷足以散滞血，住痛苦，生肌肉，加以酒行药性，散气血，十分冷症未有不愈。端如发寒灰之焰、回枯木之春。大抵病冷则肌肉阴烂，不知痛痒。其有痛者又多附骨之痛，不除则寒透髓，非寻常之药所能及。惟此大能逐去阴毒，迎回阳气，住骨中痛，且止肌肉皮肤之病，从可知矣。但当斟酌用之，不可大过，则为全美。治疗加减，疏举如上。

冲和膏　治冷热不明，用之茶酒随症。

川紫荆皮（五两，又名红内消）、赤芍（炒）、独活（不用节，炒）各二两，白芷（不见火，一两），木蜡（加减炒，即石菖蒲）。

夫痛疽流注杂病，皆因气血凝滞而成，或遇湿即生，遇凉即死。生则散，死则凝。此药温平，紫荆皮乃木之精，能破气逐血消肿；独活乃土之精，能止风动血，引气拔骨毒，去痹湿气，更能与木蜡破石肿坚硬；赤芍乃火之精，能破血住痛去风；木蜡乃水之精，能生血住痛，消肿破血散血；白芷乃金之精，能去风生肌止痛。盖血生则不死，血动则流通，肌生则不烂，痛止则不掀（疑为焮）作，风去则血自散，气破则硬可消，毒自散，五者交攻，病安有不愈乎？

凡病有三症，医有三法。如病极热，前方中可多紫荆皮、木蜡，少用三品，亦能消散，但功少迟耳。如病极冷，此方微加赤芍、独活，亦活血而消之，功亦稍迟，而不坏病。

凡热势太盛，切不可用酒调，但可用葱泡汤，调此药热敷上，葱亦能散气故也，血得热则行，故热敷也。如病稍减，又须酒调，酒能生血，遇热则血愈生，酒又能行血，遇温则血愈行矣。

疮面有血泡成小疮，不可用木蜡，恐性黏，起药时生受，宜用四味先敷，后用木蜡盖在上面，伏过四围，以截助攻之血路。凡敷药皆须热敷，干则又以元阳湿透之，使药性温蒸而行，病自退矣。

如用正方，四面黑色不退，疮口皆无血色者，是人曾用冷药大过，不可便用玉龙膏。盖肌未死也，恐药力紧添痛苦，宜以此方加肉桂、当归以唤起死血，自然黑晕退，见功效，血回即除，

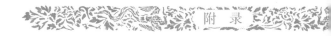

加药只以正方取效。

如用正方，痛不住，可用酒化乳香、没药于火上使溶，然后将此酒调药，热涂痛止。

流注，筋不伸者，可于此方加乳香敷之，甚能伸筋如故。

如疮口有赤肉突出者，其证有三，一是着水，二着风，三是刀破后刀口翻突。宜以此方加少南星以去风，用姜汁酒调，其不消者，必是庸医以手按出脓核大重，又以凉药凉了皮，以至如此。若拔以热药，则转糜烂，此又有焉。宜用白矾、朴硝二味为末敷之，次日用硫黄掺之外，服荣卫加对金饮，外贴冲和膏。

如病势热盛者，不可使用凉药。热盛则气血壅会必多，太凉则血退不彻，返凝于凉，故宜温冷相半用之。血得温则动，挟凉则散，可用此方加封停洪宝丹，用葱汤调敷涂贴效。

此方乃发背、流注之第一药也。学者通变妙用，表里相应，则病在掌握之中。但发背甚者，死生所系。惟此药功最稳重，终始可恃，决无变坏。若发之轻者，草医亦能取效。然有变症，流弊之患，此无他，发于阴则非草医之可治矣。岂如是剂，兼阴阳而并治，夺造化之神功哉？至如流注疾，虽不能死人，而十有八九为废疾流连，死亦随之。纵有医之能愈，亦必半年周岁之后，方见其效，此乃百中之一，然终为残弱之身矣。惟吾此弧仙方，药奇效速，万不失一、端有起死回生之效，非吾所能尽述矣。夫流注乃伤寒之余毒也。故有表未尽者，余毒容于经络，气血不匀，则为热流注。所谓医之能愈者，热也。热病稍见，有表散太过，气血衰者，余毒流入腠理，或疏或密为冷流注。所谓医之不能愈者，冷也。冷病常多，故伤寒表未尽者，非特为热症而已。其余毒亦多冷症，皆原于肾经，故作骨疽。冷则气愈滞，而血愈积，故但能为肿不能为脓。若医者投之以凉剂，则所谓冷其所冷，而阴死于阴，惟有坏烂肉腐，毒气着骨而为骨痛，流为废疾，故曰骨痛者流注之败症也。又曰骨痛非流注之罪，乃医者凉剂之过。夫流者，动也；注者，注也。气流而滞，则血注而凝。气为阳，血为阴，阳动则阴随，气运则血行。吾所以能移流注于他处而散之者，取其能动故也。动则可移，阳既移而动矣，阴岂能独住而不随之乎？是故以独活引之，以其性能动荡于气血也。引之一动，则阴阳调和，不能为脓，如散之于所移之处，势必然矣。"

清代王维德《外科证治全生集》云："痈疽总论：痈疽二毒，由于心生，心主血而行气，气血凝滞而发毒。患盘逾径寸者，红肿称痈，痈发六腑；若其形止数分，乃言小疖。按之陷而不即高，顶虽温而不甚热者，脓尚未成；按之随指而起，顶已软而热甚者，脓已满足。无脓宜消散，有脓当攻托。醒消一品，立能消肿止疼，为疗痛之圣药。白陷称疽，宜发五脏，故疽根深，而痈毒浅。根红散漫者，气虚不能拘血紧附也；红活光润者，气血拘毒出外也。外红里黑者，毒滞于内也；紫暗不明者，气血不充，不能化毒成脓也。脓色浓厚者，气血旺也；脓色清淡者，气血衰也。未出脓前，痈有腠里火毒之滞，疽有腠里寒痰之凝。既出脓后，痈有热毒未尽宜托，疽有寒凝未解宜温。既患寒疽，酷暑仍宜温暖；如生热毒，严冬尤喜寒凉。然阴虚阳实之治迥别，古书未详，因立此旨备览焉。诸白陷者，乃气血虚寒凝滞所致。其初起毒陷阴分，非阳和通腠，何能解其寒凝？已溃而阴血干枯，非滋阴温畅，何能厚其脓浆？盖气以成形，血以华色。故诸疽平塌，不能化毒者，阳和一转，则阴分凝结之毒自能化解。血虚不能化毒者，尤宜温补排脓，故当溃脓。毒气未尽之时，通其腠里之药仍不可缓。一容一纵，毒即逗留；一解一逐，毒即消散。开腠里而不兼温补，气血虚寒，何以成脓？犹无米之炊也。滋补而不兼开腠，仅可补其虚弱，则寒

附录一
选萃补遗

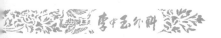

凝之毒，何能觅路行消？且毒盛者，则反受其助，犹车粟以助盗粮矣。滋补不兼温暖，则血凝气滞，孰作酿脓之具。犹之造酒不暖，何以成浆？造饭无火，何以得熟？世人但知一概清火以解毒，殊不知毒即是寒，解寒而毒自化，清火而毒愈凝。然毒之化必由脓，脓之来必由气血，气血之化，必由温也，岂可凉乎。况清凉之剂，仅可施于红肿痛疖。若遇阴寒险穴之疽，温补尚虞不暇，安可妄行清解，反伤胃气。甚至阳和不振，难溃难消，毒攻内腑，可不畏欤！盖脾胃有关生死，故首贵止痛，次宜健脾。痛止则恶气自化，脾健则肌肉自生。阳和转盛，红润肌生，当投补养气血之剂。若犀角、羚羊、连翘等性寒之药，咸当禁服。

阴疽论：阴毒之证，皆皮色不异。然有肿与不肿者，有痛与不痛者，有坚硬难移，有柔软如绵者，不可不为之辨。

肿而不坚，痛而难忍者，流注也。肿而坚硬，微痛者，贴骨、鹤膝、横痃、骨槽等类也。不肿而痛，骨骱麻木，手足不仁者，风湿也。坚硬如核，初起不痛者，乳岩、瘰疬也。不痛而坚，形大如拳者，恶核、失荣、马刀也。不痛不坚，软而渐大者，瘿瘤也。不痛而坚，坚如金石，形大如升斗者，石疽也。此等症候，尽属阴虚。无论平塌大小，毒发五脏，皆曰阴疽。如其初起，疼痛者易消，重按不痛而坚者，毒根深固，消之不易。治之之法，集有一定不易之方在焉。

阴疽治法　初起之形，阔大平塌，根盘散漫，不肿不痛，色不明亮，此疽中最险之证。倘误服寒凉，其色变如隔宿猪肝，毒攻内腑，神昏即死。夫色之不明而散漫者，乃气血两虚也；患之不痛而平塌者，毒痰凝结也。治之之法，非麻黄不能开其腠里，非肉桂、炮姜不能解其凝结。此三味，酷暑不能缺一也。腠里一开，凝结一解，气血能行，行则凝结之毒随消矣。治疽之方，悉列于后。照方治，无不愈。如增减，定无功效。

石疽治法：此疽初起如恶核，渐大如拳，急以阳和汤、犀黄丸每日轮服可消。如迟至大如升斗者，仍如石硬不痛，又日久患现红筋，则不治。再久患生斑片，自溃在即之证也。溃即放血，三日而毙。如现青筋者，可治。内服阳和汤，外以活商陆根捣烂，加食盐少许，敷涂。数日作痒，半月皱皮，日敷日软，而有脓袋下，以银针穿之。当用千金托里散，加熟地、生芪各一两，煎汤煎药。服十剂后，以阳和解凝膏贴满患上，空出针穿之眼，使其外皮血活。因皮膜中似成脓弄，须用布卷膏外绑紧，使皮膜相连。内服大补、保元等汤，参、芪忌炙，服至收功。如其毒气未尽，忌投补剂。

恶核治法：大者名恶核，小者名痰核，与石疽初起相同。然其寒凝甚结，毒根最深，却不易溃。未溃之前，忌贴凉膏，忌服凉药。内服阳和丸、犀黄丸可消。亦有以大田蠃捣烂，敷涂消之者。大忌开刀，开则翻花起肛口。用大蟾破腹刺数孔，连杂盖患，拔毒软肛。内服温补托毒消痰之剂，犀黄丸尽可收功。丸内有麝香，孕妇忌服。

阳和汤　熟地黄一两，麻黄五分，鹿角胶三钱，白芥子二钱（炒研），肉桂一钱，生甘草一钱，炮姜炭五分，不用引。

此方主治骨槽风、流注、阴疽、脱骨疽、鹤膝风、乳岩、结核、石疽、贴骨疽及漫肿无头，平塌白陷，一切阴凝等证。麻黄得熟地不发表，熟地得麻黄不凝滞，神用在此。

阳和丸　肉桂一两，麻黄五钱，炮姜炭五钱，共研细末，洒水为丸。

醒消丸　乳香、没药末各一两，麝香一钱五分，雄精五钱，共研和，取黄米饭一两捣烂，入末再捣，为丸如萝卜子大，晒干忌烘。每服三钱，热陈酒送服，醉盖取汗。酒醒痈消痛息。

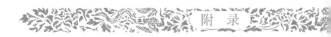
犀黄丸　醒消丸内，除去雄精，加犀牛黄三分。

如前法，用饭一两为丸。凡患乳岩、瘰疬、痰核、横痃、流注、肺痈痈、小肠痈等毒，每服三钱，热陈酒送下。患生上部临卧服，下部空心服。

小金丹　白胶香、草乌、五灵脂、地龙、木鳖（各制末）一两五钱，没药、归身、乳香（各净末）七钱五分，麝香三钱，墨炭一钱二分。

以糯米粉一两二钱，为厚糊和入诸末，捣千捶，为丸如芡实大。此一料，约为二百五十丸，晒干忌烘。固藏，临用取一丸，布包放平石上，隔布敲细入杯内，取好酒几匙浸药，用小杯合盖，约浸一二时，以银物加研。热陈酒送服，醉盖取汗。如流注初起，及一应痰核、瘰疬、乳岩、横痃初起，服消乃止。幼孩不能服煎剂及丸子者，服之甚妙。如流注等证，成功将溃，溃久者，当以十丸作五日早晚服，服则以杜流走，患不增出。但内有五灵脂，与人参相反，不可与有参之药同日而服。墨炭系陈年锭子墨，略烧存性研用。

一笔消　大黄二两，藤黄一两，明矾、蟾酥五钱，麝香、乳香、没药各二钱。

用蜗牛捣烂作锭。小疖空出疖顶，取锭醋磨，新笔蘸药圈围，干再圈，圈至疖消方止。

阳和解凝膏　每香油十斤，取新鲜大力子根、叶、梗三斤，活白凤仙梗四两，入油煎枯去渣。次日以川附、桂枝、大黄、当归、肉桂、官桂、草乌、地龙、僵蚕、赤芍、白芷、白蔹、白及各二两，川芎四两，续断、防风、荆芥、五灵脂、木香、香圆、陈皮各一两，再煎，药枯沥渣，隔宿油冷，见过斤两。每油一斤，加炒透黄丹七两搅和，文火漫熬，熬至滴水成珠，不粘指为度。即以湿粗纸罨火，以油锅移放冷灶上，取乳香、没药末各二两，苏合油四两，麝香一两，研细入膏搅和。半月后，摊贴一应烂溃阴疽，冻疮贴一夜全消，溃者三张全愈。疟疾贴背心。

《疡科心得集》曰："神灯照法 雄黄、朱砂、血竭、没药各一钱，麝香二分。

上研末，用棉纸卷为粗捻，约长尺许，每捻中入药三分，以真麻油润透，点灼疮上，须离疮半寸许，自红晕外周围徐徐照之，以渐将捻收入疮口，更须将捻猛向外提，以引毒气出外，自不内侵脏腑。初用三条，渐加至五七条，疮势渐消，可渐减之，随后用敷药。

上降药法：痛初起，坚硬未成脓者，用水调一二厘，涂于疮顶上，不可贴膏药，少顷，即起一泡，挑破出水自消。已成而内脓急胀，按之随手而起者，此脓已熟矣。用水调一二厘，点正顶上，以膏贴之，一伏时，大脓自泄，不假刀针。

如阴疽根脚走散，疮头平陷，即用降丹七八厘，或分许，水调，扫于疮头坚硬处，次日即转红活，便是吉兆。如疮毒内脓已成，久不穿溃者，只要出一小头，怕头出过大，可用棉纸一块，量疮大小，中剪一孔，以水润贴疮上，然后调降药，点放纸孔内，揭去纸，以膏贴之，则所出之头不致过大。若疮小药大，反令痛伤胃口，妷及良肉，不可不知。白降丹点在疮毒上，即追蚀毒气，有几分深，必追至病根方止，所以点后疼痛非常。若内脓已胀，皮壳不厚，点之便不十分痛楚。有用蟾酥化汁，调白降丹用，其疼稍减。

水炼降药法：新炼出白降丹研细，用元色缎五寸，将降药筛匀，缎上卷紧，以麻线捆扎极紧，放瓦罐内，清水煮，约一伏时内换水三次，将缎卷取起，挂风处阴干，然后打开，以鸡翎扫下，瓷瓶收贮。凡治痛疽用之，并无痛楚。"

葛洪《肘后备急方》曰："捣小芥子末，醋和作饼子，贴肿及瘰疬，数看消即止。

取黄色雄黄、雌黄色石，烧热令赤，以大醋沃之 更烧醋沃，其石即软如泥，刮取涂肿，若

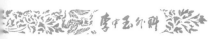

干醋和。此大秘要耳。"

《肘后备急方》载："《外台秘要》疗恶寒，啬啬似欲发背，或已生疮肿瘾疹起。方：硝石三两，以暖水一升和令消，待冷，取故青布揲三重，可似赤处方圆，湿布拓之，热即换，频易，立瘥。

《外台秘要》，治癣疮。取蟾蜍烧灰，末，以猪脂和，敷之。

《太平圣惠方》，治风瘙瘾疹。遍身痒成疮用蚕砂一升，水二斗，煮取一斗二升，去滓，温热得所以洗之，宜避风。

《刘涓子鬼遗方》，治一切疮肉出。

以乌梅烧为灰，研末，敷上，恶肉立尽，极妙。

《肘后备急方》云："疗面及鼻酒皶方 真珠、胡粉、水银分等，猪脂和涂，又鸬鹚屎和腊月猪脂涂，亦大验，神效。

面多皯䵟，或似雀卵色者。苦酒煮术，常以拭面，稍稍自去。

《疡医大全》载制松香法：每老嫩各半松香一百斤，用葱一百斤，生姜一百斤，捣烂取汁，又将渣入水煮汁，去渣滤净，将汁入锅内，用蒸笼铺松毛于笼内，再将松香老嫩配搭，铺松毛上蒸化，松香汁滴在锅里葱姜汁内，捞起扯拔数百遍，放洁净地上数日，听用。

凡取用熬过松香一斤，加熬过药油四两，夏月只用三两五钱。入锅内熬化，看老嫩火候得法，取起倾钵内，再入后药：乳香去油净、没药去油净、血竭、龙骨煅，各五钱。

上各乳细，入膏内，用槐柳条搅匀，再入：漂朱、角朱俱研至无声为度，各二两，又搅均匀，连钵头放在潮湿地上，顿多日出火毒，任摊贴。

红膏药　贴左瘫右痪，筋骨疼痛，漏肩风，跌打损伤。

松香五斤，童便内浸三个月，取出晒干，如不能三个月，可将松香熔化，倾入童便内，取出，又熔化倾便内，如此九次，再换水煮过用之。

第一次用葱十斤，取汁三碗，入锅内，将松香化开，入麻油四两搅匀，倾入水盆内以手扯拔取起。第二次用生姜十斤，取汁三碗，入锅内，将松香化开入麻油二两搅匀，倾入水盆内，以手扯拔取起。第三次用绿豆一升，煮汁三碗，入锅内，将松香化开，入麻油二两搅匀，倾入水盆内，以手扯拔取起。第四次用火酒一斤，入锅内，将松香化开，入麻油二两搅匀，倾入水盆内，以手扯拔取起。

第五次用好醋一斤，入锅内，将松香化开，人麻油二两搅匀，倾入水盆内，以手扯拔取起。第六次用苍术、闹羊花、川乌、草乌、光乌、天南星、半夏各二两，水二十碗，煎汁五六碗，入锅内，将松香化开，入麻油四两搅匀，倾入水盆内，以手扯拔取起。第七次复将松香入净锅内熔化，候各汁收干为度。然后下自煅矾红细末四两，搅匀成膏。

论艾灸法：李东垣曰：夫疽则宜灸不宜烙，痈则宜烙不宜灸。丹瘤肿毒，宜湿渍之，肿皮光软，则针开之，以泄其毒。治疮之手法，殆不过此，而各有所宜。故《圣惠方》论曰：认是疽疮，便宜灸之一二百壮，如绿豆许，火灸后觉似燉痛，经一宿，乃是火气下彻，肿内热气被火导之，随火而出，所以然也。若其疮痒，宜隔豉饼子灸之，其饼须以椒、姜、盐、葱相和捣烂，捏作饼子，厚薄如叠三钱为率，当疮头豉饼子上灸之，若觉太热即抬起，又安其上，饼子若干，更换新者尤佳。若其疮痛，即须急灸，壮数多为妙。若其脓已成者，慎不可灸，即便针开之，即得

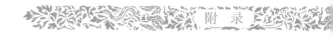

捷也。若诸疮经久不瘥，变成漏者，宜用硫黄灸法灸之。其法：硫黄一块，看疮大小，口上安之，别取硫黄少许，放火上烧，用钗尖挑起，点硫黄令著三五遍，取脓水干差为度。若发背初生，即宜上饼灸法灸之；初觉背上有疮，疼痒颇异，认是发背，即取净土水和捻作饼子，径一寸，厚二分贴著疮上，以艾炷灸之，一炷一易饼子。其疮粟米大时，可灸七七壮；其疮如钱许大，日夜不住灸，　　以差为度。已上数方，并依本方，一一亲验，所以载之。愚谓疮医自幼至老，凡所经验，必须泻之。尝记瘑瘘、恶疮，诸医不验者，取蛴螬剪去两头，安疮口上，以艾灸之，七壮一易，不过一枚，无不效者。又法：用乞火婆虫灸之同前法，累验之神效，人皆秘之，往往父子不传。又法：赤皮蒜捣烂捏作饼子，一如豆豉饼子灸法灸之，弥佳。（《十书精义》）"

《医宗金鉴》曰："痈疽烙法歌。烙针二枚须一样，箸大头圆七寸长，拈时蘸油烧火上，斜入向软烙斯良。一烙不透宜再烙，脓水流出始安康。再用纸拈入烙口，外贴膏药古称强。此法今时不常用，惟恐患者畏惊惶。今时多用阳燧锭，代火针烙实奇方。

注：痈疽流注，经久不消，内溃不痛，宜用火针烙之。二枚一样，形如箸粗，头圆，长七寸。拈时蘸香油炭火上烧红，于疮头近下斜入，向软处烙之。一烙不透再烙，必得脓水不假手按流出，方用绵纸撮拈如绳状，随深浅拈入烙口，余纸分开，外贴膏药，此古法也，今罕用之。盖恐患者惊惧，故以阳燧锭代之。"

论针烙法：李东垣曰：夫疮疽之候，证候不一，针烙之法，实非小端。盖有浅有深，有迟有速，宜与不宜，不可不辨。盖疽肿皮厚口小，肿多脓水出不快者，宜用针烙，疖皮薄，惟用针以决其脓血，不可烙也。如有未成脓以前，不可以诸药贴（火加三个力下加月），渐渍救疗，以待自消。久久不消，内溃成脓，即当弃药，从其针烙。当用火针，如似火筋，磨令头尖，如枣核样圆满，用灯焰烧须臾，作炬数温油，烧令赤，于疮头近下烙之。一烙不透，即须再烙令透，要在脓水易出，不假按抑。近代良医，仓卒之际，但以金银铁锭其样如针者可通用之，实在泄其毒也。或只以木炭熟火，猛烧通赤，蘸油烙之尤妙。烙后实者捻发为纴，虚者以纸为纴，上蘸药纴之，上以帛摊，温热软粘膏药贴之。常令滋润，勿令燥也。夫疮疽既作，毒热聚攻，蚀其膏膜，肌肉腐烂，若不针烙，毒气无从而解，脓瘀无从而泄，过时不烙，反攻其内，内即消散，欲望其生，岂可得乎！嗟乎！此疾针烙取差，实为当理，然忌太早，亦忌稍迟。尝见粗工，不审其证浅深，妄施针烙之法，或疮深针浅烙，毒气不得泄，以致内溃。或疮浅烙深，误伤良肉，筋骨腐烂；或抑擦掀动，益加烦痛；或针之不当，别处作头；或即时无脓，经灸方溃，遂使痛中加痛，真气转伤，详其所由，不遇良医也。以此推之，凡用医者，不可不择，纵常医疗之得痊者，幸矣。（《十书精义》）

蒋示吉曰：又有烙法，脓已成而皮厚肉深难溃，若不用针烙，使腐肉挟毒热之气，久留肉腠间，将好肉亦化为脓血，此烙法所以有功于溃疡也。若根浅而皮薄者，又何必假此以卖弄乎！由此观之，皮薄者用白降丹，皮稍厚者，则用针，皮极厚而毒附骨者，非烙不可。其法看疮头最大者，""论渍法：王肯堂曰："淋洗之功，痈疽初发，洗之则宜拔邪气，可使消退；已成洗之则疏导腠理，调和血脉，深引热毒从内达外，易深为浅，缩大为小；红肿蔓延，洗之则收敛；紫黯黑，洗之则红活；逐恶风，祛风邪，除旧生新，如疮口冷滞不收者，浓煎北艾汤洗，烧松香兔毛熏之，淋洗之药，可与铁箍散并行同功。"

李东垣曰：夫渍法者，宣通行表，发散邪气，使疮内消也。盖汤水有荡涤之功。古人有论，

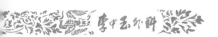

疮肿初生一二日不退，即须用汤水淋射之。其在四肢者，溻渍之；其在腰背者，淋射之；其在下部委曲者，浴渍之，此谓疏导腠理，通调血脉，使之无凝滞也。且如药二两，用水二升为则，煎取一升半，以净帛或新绵蘸药水稍热溻其患处，渐渐喜溻淋浴之，稍凉则急令再换，慎勿冷用，夫血气得寒则凝涩，得热则淖泽，日用五七次，痛甚者，日夜不住，或十数次，肿消痛止为验。此治疮肿神良之法也。(《十书精义》)"

"论敷药法：薛立斋曰：《内经》云：五脏不和，九窍不通，六腑不和，留结为痈。又云：形伤痛，气伤肿，此则脏腑不和，疮发于外也，明矣。涂贴寒凉，岂能调和脏腑，宣通气血耶？设使肿痛热渴，脉滑数而有力，属纯阳，宜内用济阴丹，外用益阳散，则热毒自解，瘀滞自散。若似肿而非肿，似痛而非痛，似溃不溃，似赤非赤，脉洪数而无力，属半阳半阴，宜内用冲和丸，外用阴阳散，则气血自和，瘀满自消。若微肿微痛，或色黯不痛，或坚硬不溃，脉洪大，按之微细软弱，属纯阴，宜内服回阳汤，外敷抑阴散，则脾胃自健，阳气自回。丹溪云：敷贴之剂，应酬小热证耳，若不辨其阴证阳证之所由分，而妄敷寒凉之剂迷塞腠理，凝滞气血，毒反内攻而肉反死矣。况运气得寒而不健，瘀血得寒而不散，瘀肉得寒而不溃，新肉得寒而不生，治者审焉。

周文采曰：敷者，化也，散也，乃化散其毒，不令壅滞也。然疮之缓急，毒之冷热，则用药亦有寒热之异，如赤肿甚者，当用寒性药敷之；肉色不变而肿势深暗者，当用温性药敷之；如不热不凉者，当以冲和膏敷之；根脚走散者，当用铁箍、铁桶等膏敷之。庶毒不走，易于消散，脓亦易熟也。

《疡医大全》曰："六味地黄丸治肾经不足，发热作渴，小便淋秘，气壅痰嗽，头目眩晕，眼花耳聋，咽燥舌痛，齿牙不固，腰膝萎软，自汗盗汗，诸血失音，水泛为痰，血虚烦躁，下部疮疡，足根作痛等证。

熟地黄八两（酒煮杵膏），山茱萸（酒润去核炒）、干山药（炒黄）各四两，牡丹皮（酒洗微炒）、白茯苓（人乳制焙）、泽泻（淡盐酒拌炒）各三两，为末蜜丸，如桐子大，空心，淡盐汤下四钱。

按：肾恶燥，脾恶湿，补阴药中多是湿药，肾虚而脾胃壮实者宜，若脾肾两虚则不可也。惟此六味丸、八味丸及八物肾气丸专补肾虚，兼理脾胃，不湿不燥，于脾肾两虚者，甚得其宜矣。肾者，水脏也。水衰则龙雷之火无畏而亢上，故壮水之主以制阳光。地黄味厚，为阴中之阴，补肾填精以为君。山茱味酸归肝，乙癸同治之义，且肾主闭藏而酸敛之性相宜也。山药味甘归脾，安水之仇，故用为臣。丹皮亦入肝，其用主宣通，所以佐茱萸之涩也。茯苓亦入脾，其用主通利，所以佐山药之滞也。且色白属金，能培肺部，又有虚则补母之义。至于泽泻，有三功焉！一日利小便，以清相火，二日行地黄之滞，引诸药速达肾经，三日有补有泻，无喜攻增气之虞，故用为使。此方为益肾之圣药，而味者薄其功缓。盖用药者，有四失也：一则地黄非怀庆则力浅，一则地黄非九蒸则不熟，一则疑地黄之滞而减之则君主弱，一则恶泽泻之渗而减之则使者微。蹈是四失，焉望其药之有功乎？"

七味地黄丸 治肾水不足，虚火上炎，发热作渴，口舌生疮，牙龈溃烂，咽喉作痛，或形体憔悴，寝汗发热。

即六味丸加肉桂一两，临用去皮忌火，勿出气。肾水不足，虚阳僭上，必用此方，以引火归原。夫五志之火，可以湿伏，可以直折龙雷之火，惟当从其性而伏之。肉桂性热，与火同性，杂

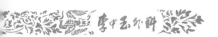

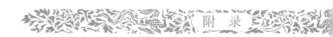

在下焦壮水药中，能引虚火降而归经。且肉桂之质在中半以下，其性专走肾经。本乎地者，亲下之义，况相火寄于甲乙之间，肝胆木旺，则巽风动而烈火焰明。古人谓北方不可泻肝，泻肝即所以泻肾。《本草》曰：木得桂而枯，取其义也。经曰：热因热用，此之谓也。或者畏其热而遗之，岂达造化升降之微乎。黄柏、知母治相火，仅可施于壮实，若虚火而误用之，则肾因泻而愈虚，愈虚而火愈炽矣。

八味地黄丸　治命门火衰，不能生土，以致脾胃虚寒，饮食少思，大便不实，脐腹疼痛，夜多游溺，或阴盛格阳，内真寒而外假热等证。

即七味丸加熟附子一两。切片，微火焙。

肾有两枚，皆属于水，虽有左右之分，初无水火之别，考之《内经》，昭然可览。《仙经》曰：两个一般无二样，中间一点是真精。又曰：两肾中间一点明。夫真精者，明也，即命门相火也。命门乃穴名，而其穴在两肾中间，盖一阳生二阴之间，所以成乎坎，而象天之北也。经曰：少火生气，人无此火，生化之源几乎息矣。非附子健悍，不足以嘘既槁之阳春。王太仆曰：益火之原，以消阴翳，此方是也。"

"论生肌法：汪省之曰：夫肌肉，脾之主也，溃后收敛迟速者，乃气血盛衰使然。世人但知生肌用龙、竭，止痛用乳、没，余谓不然。

生肌之法，当先理脾胃，助气血为主，则肌肉自生，岂假龙、竭之属！设若脓未尽，就用生肌，反生溃烂。壮者、轻者，不过复溃，或迟敛而已；怯者、重者，必致内攻，或溃烂不敛者多矣。至于止痛之法，热者清之，寒者温之，实者泻之，虚者补之，脓郁不出者开之，恶肉侵蚀者去之。如是则痛自止，岂在乳、没然后痛止平。（《外科理例》）

薛立斋曰：夫肌者，脾胃之所主，收敛者，气血之所使，但当纯补脾胃，不宜泛敷生肌之剂。夫疮不生肌而肿赤甚者，血热也，四物加山栀、连翘；色白而无神者，气虚也，四君加归芪；哺热，阴血虚也，四物加参术；脓水稀者，气血虚也，十全大补汤；食少体倦，脾气虚也，补中益气汤；烦热作渴，饮食如常，胃火也，竹叶黄芪汤，不应，竹叶石膏汤；热渴而小便频数，肾水虚也，用加减八味丸料煎服。若败血去后，新肉微赤，四沿白膜者，此胃中生气也，用四君子汤以培补之，则不日而敛，若妄用生肌之药，余毒未尽，而反益甚耳，殊不知疮疡之作，由胃气不调，疮疡之溃，由胃气腐化，疮疡之敛，由胃气荣养。东垣曰：胃乃生发之源，为人身之本。丹溪亦谓：治疮疡当助胃壮气，使根本坚固，诚哉是言也，可不慎软！（《经验全书》）

论收口法：程山龄曰：凡痈疽最难收口者，皆由瘀肉夹杂，瘀脓不尽所致。庸工不识，妄用补涩之剂，勉强收口，恐他日内毒复发，更甚于日前。

窦汉卿曰：凡制围药，宜绝细，则不痛，和围药多加工夫，搅千余下，其药自稠，则用轻手围之，留孔须如鹅卵形状，敷药之外，须用薄纸贴之，务要扯碎贴上，免崩裂疼痛之苦。待围药略干，再用调药余汁润之，以助药力，况药干不能入肌肉，借湿以通窍耳，宜深详之。"

陈实功《外科正宗》曰："加味太乙膏。太乙膏中桂芷归，乳没丹参地芍魏，将军木鳖兼轻粉，血余槐柳共称奇。治发背、痈疽及一切恶疮，跌仆伤损、湿痰流注、风湿、风温、遍身筋骨走注作痛，内伤风郁，心腹胸背攻刺作痛，腿脚酸软，腰膝无力，汤泼火烧、刀伤、棒毒、五损内痛，七伤外症，俱贴患处。又男子遗精，妇人白带，俱贴脐下。脏毒肠痈，亦可丸服。诸般疮疔，血风癫痒，诸药不止痛痒者，并效。

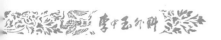

肉桂、白芷、当归、玄参、赤芍、生地、大黄、土木鳖各二两，真阿魏二钱，轻粉四钱，槐枝、柳枝各一百段，血余一两，东丹四十两，乳香末五钱，没药末，三钱。

上十味，并槐柳枝，用真麻油足称五斤，将药浸入油内，春五、夏三、秋七、冬十，候日数已毕，入洁净大锅内，慢火熬至药枯浮起为度。住火片时，用布袋滤净药渣，将油称准足数，将锅展净，复用细旧绢将油又滤入锅内，要清净为美；将血余投下，慢火熬至血余浮起，以柳棒挑看似膏溶化之象，方算熬熟。净油一斤，将飞过黄丹六两五钱徐徐投入，火加大些，夏秋亢热，每油一斤加丹五钱，不住手搅，候锅内先发青烟，后至白烟，叠叠旋起，气味香馥者，其膏已成。即便住火，将膏滴入水中，试软硬得中，如老加熟油，若稀亦加炒丹，每各少许，渐渐加火，务要冬夏老嫩得所为佳。候烟尽，端下锅来，方下阿魏，切成薄片，散于膏面上化尽；次下乳、没、轻粉，搅均倾入水内，以柳棍楼成一块，再换冷水浸片时，乘温每膏半斤扯拔百转成块，又换冷水投浸，随用时每取一块铜勺内复化，随便摊贴至妙。

生肌玉红膏　生肌玉红膏更奇，其中淡味少人知，芷草归身轻粉竭，白占紫草效堪推。此膏专治痈宜发背，诸般溃烂，棒毒等疮，用在已溃流脓时。先用甘草汤，甚者用猪蹄药汤淋洗患上，软绢挹净，用抿脚挑膏于掌中捺化，遍搽新腐肉上，外以太乙膏盖之。大疮早晚洗换二次，内兼服大补脾胃暖药，其腐肉易脱，新肉即生，疮口自敛。此乃外科收敛药中之神药也。

白芷五钱，甘草一两二钱，归身二两，瓜儿血竭、轻粉各四钱，白占二两，紫草二钱，麻油一斤。先用当归、甘草、紫草、白芷四味，入油内浸三日，大勺内慢火熬药微枯色，细绢滤清，将油复入勺内煎滚，下整血竭化尽，次下白占，微火亦化。先用茶盅四枚，预顿水中，将膏分作四处，倾入盅内，候片时方下研极细轻粉，每盅内投和一钱搅匀，候至一伏时取起，不得加减，致取不效。"

《医宗金鉴》曰："绀珠膏。此膏治一切痈疽肿毒，流注顽臁，风寒湿痹，瘰疬乳痈，痰核，血风等疮，及头痛，牙疼，腰腿痛等证悉验。

制麻油四两，制松香一斤。

上将麻油煎滚，入松香文火溶化，柳枝搅候化尽，离火下细药末二两三钱，搅匀，即倾于水内，拔扯数十次，易水浸之听用。

一、瘀血、肿毒、瘰疬等证，但未破者，再加魏香散，随膏之大小，患之轻重，每加半分至二三分为率。

二、毒深脓不尽，及顽疮对口等证，虽溃必用此膏获效。

三、未破者贴之勿揭，揭则作痒。痛亦勿揭，能速于成脓。患在平处者，用纸摊贴；患在湾曲转动处者，用绢帛摊贴。

四、臁疮及臀、腿寒湿等疮，先用茶清入白矾少许，洗净贴之见效。

五、头痛贴太阳穴，牙痛塞牙缝内。

六、内痈等证，作丸用蛤粉为衣，服下。

七、便毒痰核，多加魏香散；如脓疮，再加铜青。如鳝拱头，癣毒，贴之亦效。

制油法　每麻油一斤，用当归、木鳖子肉、知母、细辛、白芷、巴豆肉、文蛤（打碎）、山茨菇（打碎）、红芽大戟、续断各一两，槐、柳枝，各二十八寸，入油锅内浸二十一日，煎枯去渣，取油听用。查朝鲜琥珀膏，多续随子，此方宜加之。

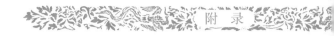

制松香法　择片子净嫩松香（为末）十斤，取槐、柳、桃、桑、芙蓉等五样枝，各五斤，锉碎，用大锅水煎浓汁，滤净，再煮一次各收之，各分五分。每用初次汁一分煎滚，入松香末二斤，以柳、槐枝搅之，煎至松香沉下水底为度，即倾入二次汁内，乘热拔扯数十次，以不断为佳，候温作饼收之。余香如法。

膏内细药方　乳香、没药各五钱，明雄黄四钱，血竭五钱，麝香一钱，轻粉二钱。上为细末，加入膏内用。

魏香散　乳香、没药、血竭各等分，阿魏、麝香各减半，为末，罐收听用。

方歌：绀珠膏贴痈疽毒，流注顽臁湿痹名，瘰疬乳痈痰核块，血风头痛及牙疼。松香化入麻油内，乳没雄黄竭麝轻，随证更加魏香散，麝香魏竭乳没并。"

外敷麻药　此药敷于毒上，麻木任割不痛。

川乌尖五钱，草乌尖五钱，蟾酥四钱，胡椒一两，生南星五钱，生半夏五钱。

上为末，用烧酒调敷。一方加荜拨五钱，一方加细辛一两。

方歌：外敷麻药调烧酒，刀割不痛效最神，川草乌蟾椒星夏，一加荜拨一加辛。

五色灵药　此五色灵药，治痈疽诸疮已溃，余腐不尽，新肉不生，撒之最效。

食盐五钱，黑铅六钱，枯白矾、枯皂矾、水银、火硝各二两。

先将盐、铅熔化，入水银结成砂子，再入二矾、火硝同炒干，研细入铅、汞再研，以不见星为度。入罐内泥固济，封口打三炷香，不可太过不及。一宿取出视之，其白如雪，约有二两，为火候得中之灵药。

如要色紫者，加硫黄五钱。要黄色者，加明雄黄五钱。要色红者，用黑铅九钱，水银一两，枯白矾二两，火硝三两，辰砂四钱，明雄黄三钱。升炼火候，俱如前法。

凡升打灵药，硝要炒燥，矾要煅枯。一方用烧酒煮干，炒燥，方研入罐。一法凡打出灵药，倍加石膏和匀，复入新罐内打一枝香，用之不痛。

方歌：五色灵药白用盐，黑铅硝汞皂桔矾，欲成紫色硫黄入，黄者雄黄加五钱，红去皂盐铅重用，朱砂飞尽必须添。

三品一条枪　白砒一两五钱，明矾三两。砒、矾二味，共研细末，入小罐内，加炭火煅红，青烟已尽，叠起白烟片时，约上、下红彻住火，取罐安地上，一宿取出，约有砒、矾净末一两，加雄黄二钱四分，乳香一钱二分，共研极细，厚糊搓成线条，阴干。疮有孔者，插入孔内；无孔者，先用针通孔窍，早晚插药二条。插至三日后，孔大者，每插十余条。插至七日，孔内药条满足方住。患处四边，自然裂开大缝，共至十四日前后，其坚硬衣膜及疔核、瘰疬、痔漏诸管，自然落下，随用汤洗，搽玉红膏。虚者兼服健脾补剂，自然收敛。

方歌：神奇三品一条枪，能医坚硬衣膜疮，雄乳白砒矾生用，研末煅炼搓条良。"

附录二　中医外科常用方剂

二画

八宝丹（《疡医大全》）

珍珠（布包，入豆腐内煮一伏时，研细）9g，牛黄1.5g，象皮（切片）、琥珀（灯心同乳）、龙骨（煅）、轻粉各4.5g，冰片0.9g，炉甘石（煅红，研细）9g。上药共研极细，瓷瓶密贮。

功用：诸证溃疡，脓腐已净而须收口者。

用法：掺疮面，上以膏药或油膏盖贴。

九一丹（《医宗金鉴》）

煅石膏9份，红升丹1份。上药共研极细。

功用：提脓生肌。治疮疡溃后，脓腐将净，欲生肌收回者。

用法：撒于患处，或用纸捻蘸药插入疮内，上用膏药盖贴。

八珍汤（《正体类要》）

人参、白术、茯苓、当归、川芎、白芍、熟地黄、甘草。

功用：益气补血。用于气血俱虚，营卫不和，疮疡脓水清稀、久不收敛者。

用法：水煎服。

七三丹

熟石膏7份，升丹3份。共研细末。

功用：提脓祛腐。治流痰、附骨疽、瘰疬、有头疽、骨髓炎等，溃后腐肉难脱，脓水不净者。

用法：掺于疮面，或制成药线插入疮中，外用膏药或油膏盖贴。

八二丹

煅石膏8份，升丹2份。研极细末。

功用：提脓祛腐。溃疡脓洗不畅。掺于疮面，或制成药线插入疮中，外用膏药或油膏盖贴。

人参养荣汤（《太和惠民和剂局方》）

党参、白术、黄芪（炙）、甘草（炙）、陈皮、肉桂、当归、熟地黄、五味子、茯苓、远志、白芍、大枣、生姜。

功用：益气补血，养血安神。脾肺气虚，营血不足，倦怠无力，食少气短，惊悸健忘，夜寐不安，咽干唇燥，毛发脱落，或疮疡溃后久不收敛，舌淡胖，脉虚弱。

用法：水煎服。丸剂，每服9g，每日2～3次，温开水送服。

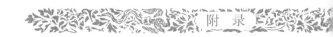

十全大补汤（《医学发明》）

人参、白术、茯苓、当归、川芎、白芍、熟地黄、甘草（炙）、黄芪、肉桂。

功用：温补气血。治诸虚不足，五劳七伤，不进饮食；久病虚损，时发潮热，气攻骨脊，拘急疼痛，夜梦遗精，面色萎黄，脚膝无力；一切病后，气不如旧；忧愁思虑伤动血气，喘嗽中满，脾肾气弱，五心烦闷等症。

用法：水煎服。

二仙汤

仙茅 9g，淫羊藿 9g，当归 9g，巴戟天 9g，黄柏 4.5g，知母 4.5g。

功用：温肾阳，补肾精，泻肾火，调冲任。

用法：水煎服。

二陈汤（《太平惠民和剂局方》）

半夏（汤洗 7 次）、橘红各 15g，茯苓 9g，甘草（炙）4.5g。

功用：燥湿化痰，理气和中。治痰饮为患，或呕吐恶心，或头眩心悸，或胸中不快，或发为寒热，或因食生冷，脾胃不和。

用法：水煎服。

七圣汤

半夏、黄连、白豆蔻、人参、茯苓、竹茹各等分。

功用：治噎膈。

用法：加生姜 3 片，水煎服。

八仙汤（《普济方》）

赤茯苓、麦冬、知母、前胡、半夏曲。

功用：用于妇人常服温补药而积温成热，致发烦渴；血热，经下少而烦热；虚热，烦满短气；痰热，烦渴而呕吐；或妊娠烦躁；或产后气虚，口干烦渴，心下闷痞。

用法：水煎服。

十全流气饮（《外科正宗》）

陈皮、赤茯苓、乌药、川芎、当归、白芍、香附、青皮、甘草、木香。

功用：疏肝解郁，健脾理气，治忧思抑郁，致生气瘿、肉瘤，皮色不变，日久渐大者。

用法：上药加生姜 3 片，大枣 2 枚，水煎服。

二味拔毒散（《医宗金鉴》）

白矾、明雄黄各等分，为末。

功用：杀菌化腐，燥湿敛疮，止痒。用于风湿热毒引起的疮疡、湿疹，出现红肿痒痛，以及毒虫咬伤等。

用法：干擦患处。

三品一条枪（《外科正宗》）

明矾 60g，白砒 45g，雄黄 7.2g，乳香 3.6g。

制法：先将砒、矾入小罐内，炭火煅红，青烟已尽，旋起白烟，片时，待上下红彻住火，将罐放地上一夜，取出约有砒、矾净末 30g，再加入雄黄、乳香，共研细末，厚糊调稠搓成如线条状，阴干。

功用：祛腐化管。痔疮、瘘疮翻花、瘿瘤、瘰疬、疔疮、发背等腐肉不去，或有瘘管者。

用法：将药条插入患处。

三仙丹（又称小升丹，《疡医大全》）

火硝 21g，白矾 24g，水银 30g。

制法：将前二味研细末，放在砂锅或小铁锅中平，在上面扎成若干豆大坑窝，然后将水银倾入各坑窝中，再用大碗扣于锅上，锅碗的结合处用盐水合成的黄泥抹严，以防裂开漏气。碗底放上棉花块用铜钱压上，即可架炭火烧锅。先用文火，再用武火，经 1～2 小时，至碗底棉花变成黄褐色，除去缝泥，揭开大碗，碗内有朱砂色的物质，即为三仙丹。

功用：提脓祛腐，能使疮疡内蓄之脓毒得以早日排出和腐肉迅速脱落。凡溃疡脓栓未落，腐肉未脱，或脓水不净、新肌未生的情况，均可使用。

用法：疮口大者可掺于疮口上；疮口小者可黏附于药线上插入，亦可掺于膏药，油膏上盖贴。纯粹升丹因药性太猛，在临床应用时须加赋形药使用，阳证一般用 10%～20%，阴证一般用 30%～50% 的升丹含量。凡对升丹有过敏者必须禁用，在唇部、眼部附近的溃疡也宜慎用。升丹如能陈久后应用，则可使药性缓和而减少疼痛。

山甲内消散（《外科正宗》）

当归梢、甘草节、大黄各 9g，穿山甲（炒）3 大片，僵蚕、黑牵牛各 3g，土木鳖 3 个。

功用：鱼口、便毒、骑马痈、横痃等症初起未成脓者。

用法：上药用水、酒各 250mL，煎取 400mL，空腹时服，滓再煎服。大便行三四次，当吃稀粥淡味饮食为妙。

三妙散（《医宗金鉴》）

槟榔、苍术（生）、黄柏（生）各等分。

功用：治脐中作痒，时流黄水，不痛不肿，及湿疮、湿癣。

用法：干撒肚脐。

大黄䗪虫丸（《金匮要略》）

大黄（酒蒸）300g，黄芩 60g，甘草 90g，芍药 120g，地黄（干）300g，干漆、䗪虫各 30g，桃仁、杏仁、虻虫、水蛭、蛴螬各 60g。末之，炼蜜为丸，如小豆大。

功用：活血祛瘀。

用法：温酒送下 5 丸，日 3 服。

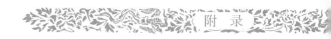

四画

五味消毒饮（《医宗金鉴》）

金银花、野菊花、紫花地丁、天葵子、蒲公英。

功用：清热解毒。治疗疮初起，壮热憎寒。

用法：水煎服。

太乙膏（《外科正宗》）

玄参、白芷、归身、肉桂、赤芍、大黄、生地黄、土木各60g，阿魏9g，轻粉12g，柳槐枝各100段，血余炭30g，铅丹（别名东丹）1200g，乳香15，没药9g，麻油2500g。

制法：除铅丹外将余药入油煎，熬至药枯，滤去渣滓，再加入铅丹（一般每500g油加铅丹195g），充分搅匀成膏。

功用：消肿清火，解毒生肌。适用于一切疮疡已溃或未溃者。

用法：隔火炖烊，摊于纸上，随疮口大小敷贴患处。

五神汤（《外科真诠》）

茯苓、金银花、牛膝、车前子、紫花地丁。

功用：清热利湿。用于委中毒、附骨疽等由湿热凝结而成者。

用法：水煎服。

牛蒡解肌汤（《疡科心得集》）

牛蒡子、薄荷、荆芥、连翘、栀子、牡丹皮、石斛、玄参、夏枯草。

功用：祛风清热，化痰消肿。用于头面颈项痈毒，因风火痰所致者。

用法：水煎服。

六味地黄丸（《小儿药证直诀》）

熟地黄240g，山萸肉、山药各120g，牡丹皮、茯苓、泽泻各90g。上药为末，糊丸如梧桐大。

功用：补肾水，降虚火。

用法：每日服9g，淡盐汤送下，或水煎服。

内消沃雪汤（《外科正宗》）

青皮、陈皮、乳香、没香、连翘、黄芪、当归、甘草节、白芷、射干、天花粉、穿山甲、贝母、白芍、金银花、皂角刺各2.4g，木香1.2g，大黄6g。

功用：治发背，五脏内痈，尻臀诸肿，大小肠痈，肛门脏毒初起，但未出脓，坚硬疼痛不可忍者。

用法：水、酒各250mL，煎取240mL，病在上，食后服；病在下，食前服。

六妙汤

乌梅（捶碎）10个，甘草（生用）2寸，罂粟壳（去瓤顶，捶碎）10个，丁香（全用）50个，桂心（去粗皮）2寸，缩砂仁（捶破）4钱半。

功用：下血，或痢不止。

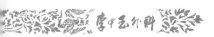

用法：上药同拌匀，作1服，水1盏半，于银器（忌钢铁器）内煎至7分，去滓温服，滓用水2盏，再煎小半盏服。

五虎汤（《霉疮秘录》）

全蝎、僵蚕、穿山甲、蜈蚣、斑蝥、大黄（生）。

功用：活血解毒，通络止痛。用于梅毒毒结筋骨者。

用法：水煎服。

凤凰散

抱过鸡卵壳、黄连、轻粉各等分，上药各为末。

功用：下疳，阴头生疮肿痛。

用法：香油调搽。

五神汤

茯苓30g，车前子30g，金银花90g，牛膝15g，紫花地丁30g。

功用：治多骨痈。

用法：水煎服。

五味消毒饮

金银花18g，野菊花、蒲公英、紫花地丁、天葵子各3.6g。

功用：清热解毒，散结消肿。用于热毒蕴蒸肌肤，致生疔疮痈肿，红肿热痛，发热恶寒，舌红脉数者。

用法：水煎服。

丹栀逍遥散（《薛氏医案》）

白术、柴胡、当归、茯苓、甘草（炙）、牡丹皮、山栀、白芍、栀子。

功用：养血健脾，疏肝清热。

用法：水煎服。

五画

生肌散（《外科正宗》）

石膏、龙骨（煅）、没药（醋炙）、儿茶、血竭、冰片、赤石脂、乳香（醋炙）、樟脑。上为细末。

功用：祛腐活血，生肌长肉。治多骨疽，腐骨脱出，肌肉生迟，不能收敛。

用法：先用甘草、当归、白芷各3g，煎汤洗净患处，用此干掺外用，软油纸盖贴，两日一洗一换。

生肌玉红膏（《外科正宗》）

当归60g，白芷15g，甘草36g，血竭、轻粉各12g，白蜡60g，紫草6g，麻油500g。

制法：先将当归、白芷、紫草、甘草四味入油内浸3日，大勺内熬微枯，细细滤清，复入勺内煎滚，入血竭化尽，次入白蜡，微火化开。用茶盅4个，预放水中，将膏分作4处，倾入盅内，候片时，下研细轻粉，每盅投3g，搅匀。

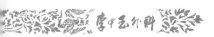

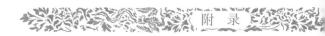

功用：活血祛腐，解毒生肌。治痈疽、发背等疮，溃烂流脓，以及疔疮、疔根脱出需长肉收口者。

用法：将膏匀涂纱布上，贴患处，并依溃局部情况，可提脓祛腐药于膏上同用，效果更佳。

仙方活命饮（《医宗金鉴》）

穿山甲、皂角刺、当归尾、甘草、金银花、赤芍、乳香、没药、天花粉、陈皮、防风、贝母、白芷。

功用：清热散风，行瘀活血。用于一切肿疡、溃疡等。

用法：水煎服。

白降丹（《医宗金鉴》）

朱砂 6g，雄黄 6g，水银 30g，硼砂 15g，火硝 45g，食盐 45g，白矾 45g，皂矾 45g。

制法：先将雄黄、皂矾、火硝、白矾、食盐、砂研匀，入瓦罐中，微火使其烊化，再和入水银调匀，待其干涸。然后用瓦盆 1 只，盆下有水，将盛干涸药料的瓦罐覆置盆中，四周以赤石脂和盐层层封固，如有空隙气处，急用赤石脂和盐卤加封，再将炭火置于倒覆的瓦罐上，约过 3 炷香（约 3 小时）即成。火冷打开看，盆中即有白色药粉。

功用：腐蚀平胬。治溃疡脓腐难去，或已成漏管，肿痛成脓不能自溃，及赘疣、瘰疬等证。

用法：疮大者用 0.15～0.18g，小者用 0.03～0.06g，以清水调涂疮头上，亦可和米糊为条，插入疮口中，外盖膏药。

四物消风饮（《医宗金鉴》）

生地黄、当归、荆芥、防风、赤芍、川芎、白鲜皮、蝉蜕、薄荷、独活、柴胡、红枣。

功用：养血祛风。用于牛皮等血虚风燥者。

用法：水煎服。

归芍地黄汤

生地黄、归身、白芍、枸杞子、牡丹皮、知母、人参、甘草、地骨皮。

功用：养血益气，滋阴清热。治血虚咳嗽，盗汗自汗，骨蒸潮热，五心烦热，舌红，少苔，脉细数或弦数。

用法：水煎服。

平胬丹（《外科诊疗学》）

乌梅肉（煅存性）4.5g，月石 4.5g，轻粉 1.5g，冰片 0.9g，共研极细末。

功用：有轻度腐蚀平胬之功，用之可使胬肉平复。用于疮疡有胬肉突出，影响排脓者。

用法：疮口上，外盖膏药。

右归丸（《景岳全书》）

熟地黄 240g，山药 120g，山茱萸 90g，枸杞子 120g，杜仲 120g，菟丝子 120g，制附子 60～180g，肉桂 60～120g，当归 90g，鹿角胶 120g，可制为丸剂。

功用：温肾阳，补精血。用于肾阳不足，命门火衰，畏寒肢冷，阳痿滑精，腰膝酸软等症。

用法：每服 3～6g。

龙胆泻肝汤（《兰室秘藏》）

龙胆草（酒炒）、黄芩（炒）、栀子（酒炒）、泽泻、木通、车前子、当归（酒洗）、生地黄

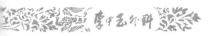

（酒炒）、柴胡、甘草（生用）。

功用：泻肝胆实火，清肝经湿热。

用法：水煎服。

四妙勇安汤（《验方新编》）

玄参、当归、金银花、甘草。

功用：清热解毒，活血滋阴。

用法：日服1剂，水煎取汁，分3～4次服。

归脾汤（《重订严氏济生方》）

白术、茯神（去木）、黄芪（去芦）、龙眼肉、酸枣仁（炒，去壳）各30g，人参、木香各15g，甘草（炙）7.5g。

功用：健脾益气，补血养心。治思虑过多，劳伤心脾，健忘怔忡。

用法：每服12g，用水220mL，加生姜5片，大枣1枚，煎至150mL，去滓温服，不拘时候。

六画

托里消毒散（《医宗金鉴》）

人参、黄芪、白术、茯苓、当归、川芎、白芍、金银花、白芷、甘草、桔梗、皂角刺。

功用：补益气血，脱毒消肿。用于疮疡体虚邪盛，脓毒不易外达者。

用法：水煎服。

防风通圣散（《宣明论方》）

防风15g，荆芥15g，连翘15g，麻黄15g，薄荷15g，川芎15g，当归15g，白芍（炒）15g，白术15g，栀子15g，大黄（酒蒸）15g，芒硝15g，石膏30g，黄芩30g，桔梗30g，甘草6g，滑石9g，上药共研细末。

功用：解表通里，散风清热，化湿解毒。用于内郁湿热，外感风邪，表里同病，属于气血实者。

用法：每服6g，开水送下。或用饮片，水煎服。

安宫牛黄丸（《温病条辨》）

牛黄30g，水牛角30g，麝香7.5g，珍珠粉15g，朱砂30g，雄黄30g，黄连30g，黄芩30g，栀子30g，郁金30g，冰片7.5g。研极细末，炼蜜和丸，每丸3g，金箔为衣，以蜡护之。

功用：清热解毒，化秽开窍，安神宁心。用于疔疮走黄及疮疡毒邪内陷，神昏谵语，狂躁，痉厥抽搐者。

用法：每服1丸。脉虚者人参汤送下，脉实者银花薄荷汤送下。病重体实者每日3服。

冰硼散（《外科正宗》）

冰片1.5g，朱砂1.8g，玄明粉1.5g，硼砂1.5g。为极细末。

功用：清热解毒，消肿止痛。用于咽喉疼痛，牙龈肿痛，口舌生疮，舌肿木硬，小儿鹅口白斑。

用法：吹搽患处，甚者日搽 5 ～ 6 次。

冰蛳散（《外科正宗》）

大田螺 5 枚（去壳，线穿晒干），白砒 3.6g（面裹煨熟），冰片 0.3g，硇砂 0.6g。

制法：螺肉切片，同白砒共碾为细末，加硇砂、冰片再碾，小罐密收。

功用：主瘰疬日久，坚核不消，或服消药不效者，用本方点落病核。又治瘿瘤患大而蒂小，及诸般高突、异形，难以描述者。

用法：用时先用艾炷灸瘰疬病核上七壮，灸疮起疱，以小针挑破，取药末 0.03 ～ 0.06g，津唾调成饼状，贴灸顶上，绵纸封贴瘰疬病核，勿使移动泄气。七日后，四边裂缝；再七日，其核自落；再搽玉红膏，内服补药，助其收口。

红花散瘀汤（《外科正宗》）

当归尾、皂角针、红花、苏木、僵蚕、连翘、石决明、穿山甲、乳香、贝母各 3g，大黄 9g，牵牛 6g。

功用：治便毒。入房忍精，强固不泄，瘀精浊血凝结，两胯或小腹肿痛，小便涩滞。

用法：上药用水、酒各 200mL，煎至 320mL，空腹时服。大便五六次后，方吃稀粥补之。

阳和解凝膏（《外科证治全生集》）

鲜牛蒡子根叶梗 1500g，鲜白凤仙梗 120g，川芎 120g，川附子 60g，桂枝 60g，大黄 60g，当归 60g，川乌 60g，肉桂 60g，草乌 60g，地龙 60g，僵蚕 60g，赤芍 60g，白芷 60g，白蔹 60g，白及 60g，乳香 60g，没药 60g，续断 30g，防风 30g，荆芥 30g，五灵脂 30，木香 30g，香橼 30g，陈皮 30g，苏合油 120g，麝香 30g，菜油 5000g。

制法：白凤仙熬枯去渣，次日除乳香、没药、麝香、苏合油外，余药俱入锅煎枯，去渣滤净，称准斤两，每油 500g 加黄丹（烘透）210g，熬至滴水成珠、不粘指为度，撤下锅来，将乳香、没药、麝香、苏合油入膏搅和，半月后可用。

功用：温经和阳，祛风散寒，调气活血，化痰通络。用于一切疮病阴证（如贴于背脊上第三脊骨处，可治疟疾）。

用法：推贴患处。

回阳玉龙膏（《外科正宗》）

草乌（炒）90g，干姜（煨）90g，赤芍（炒）30g，白芷 30g，南星（煨）30g，肉桂 15g，共研为细末。

功用：温经活血，散寒化痰。用于一切阴证疮疡。

用法：热酒调敷，亦可掺于膏药内贴之。

当归饮（《严氏济生方》）

当归、川芎、生地黄、白蒺藜（炒）、防风、荆芥穗、何首乌、黄芪、甘草。

功用：养血润燥，祛风止痒。用于各种皮肤病血虚致痒者。

用法：水煎服。

冲和膏（《外科正宗》）

紫荆皮（炒）150g，独活 90g，赤芍 60g，白芷 30g，石菖蒲 45g，共研为细末。

功用：疏风活血，定痛消肿，祛寒软坚。用于疮疡半阴半阳证。

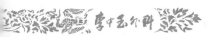

用法：葱汁或陈酒调敷。

血府逐瘀汤（《医林改错》）

当归、生地黄、桃仁、红花、枳壳、赤芍、柴胡、甘草、桔梗、川芎、牛膝。

功用：活血祛瘀，理气止痛。

用法：水煎服。

阳和汤（《外科证治全生集》）

麻黄、熟地黄、白芥子（炒研）、炮姜炭、甘草、肉桂、鹿角胶。

功用：温经散寒，化痰补虚。用于流痰及一切阴疽，漫肿平塌，不红不热者。

用法：水煎服。

七画

麦灵丹（《医宗金鉴》）

鲜蟾酥2钱，活蜘蛛（黑色大者佳）21个，定心草（即两头尖，鼠粪）1钱，飞罗面6两。上药为细末，用菊花熬成稀膏，捻如麦粒大。

功用：主治痈疽恶毒，无名诸疡，及疔疮走黄，令人烦闷神昏，或妇人初发乳证，小儿痘疹余毒，或腰腿暴痛等。

用法：每服7丸，重大者9丸，小儿轻证5丸。在上，俱用滚白水送下；在下，用淡黄酒送下。

还元保真汤（《外科正宗》）

当归、川芎、白芍、熟地黄、白术、茯苓、人参、黄芪、牡丹皮、枸杞子、甘草（炙）、熟附子、肉桂、泽泻。

功用：温补气血。治气血两虚，悬痈已溃，疮口开张，脓水淋漓，不能收敛者。

用法：用水400mL，加煨姜3片，大枣2枚，煎取120mL，空腹时服。

抑阴散（别名回阳玉龙膏，《保婴撮要》）

草乌（炒）60g，南星、白芷各30g，肉桂15g，赤芍（炒）30g，研末。

功用：温经活血，助阳行阴。治阴证疮疡。元气虚寒，不能消散，腹痛泄泻，呕吐不食，手足或冷，或不溃敛，筋挛骨痛者。

用法：葱汤或热酒调涂。

阿魏化痞膏（《景岳全书》）

羌活15g，独活15g，玄参15g，官桂15g，赤芍15g，穿山甲15g，生地黄15g，两头尖15g，大黄15g，白芷15g，天麻15g，红花15g，番木鳖（去壳）10枚，乱发1团，槐枝15g，柳枝15g，桃枝15g。

制法：用麻油1120g煎药至黑，去渣，入发再煎，发化仍去渣，入上好真正黄丹，煎收膏，软硬适中，入后细药即成膏矣，即阿魏、芒硝、苏合油、乳香、没药各15g，麝香9g。

功用：祛风活血，消肿止痛，化痞软坚。用于各种岩肿未溃者。

用法：将膏摊成布膏，临用以朴硝铺肿块上5mm，盖纸、热熨，硝化、贴膏，每周换药

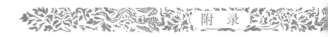

一次。

辛夷清肺饮（《外科正宗》）

辛夷、生甘草、石膏（煅）、知母、栀子（生研）、黄芩、枇杷叶（去毛）、升麻、百合、麦冬。水2盅，煎8分。

功用：清肺胃，解热毒。用于鼻内息肉及热疮等。

用法：水煎服。

八画

金黄散（《医宗金鉴》）

大黄、黄柏、姜黄、白芷各2500g，南星、陈皮、苍术、厚朴、甘草各1000g，天花粉5000g。共研细末。

功用：清热除湿，散瘀化痰，止痛消肿。治一切疮疡阳证。

用法：可用葱汁、酒、醋、麻油、蜜、菊花露、银花露、丝瓜叶捣汁等调敷。

参苓白术散（《太平惠民和剂局方》）

白扁豆（姜汁浸，去皮，微炒）450g，人参（或党参）、白术、白茯苓、甘草（炙）、山药各600g，莲子肉、桔梗（炒令深黄色）、薏苡仁、缩砂仁各300g。

功用：健脾补气，和胃渗湿。治脾胃虚弱，饮食不消，或吐或泻，形体虚羸，四肢无力，胸脘不畅，脉虚而缓。

用法：用枣汤调服。

知柏地黄汤（《医宗金鉴》）

熟地黄、山萸肉、山药、泽泻、茯苓、牡丹皮、知母、黄柏。

功用：滋阴降火。主治阴虚内热证。

用法：水煎服。

乳香黄芪散（《证治准绳》）

黄芪（去芦）、当归（酒洗）、川芎、麻黄（去根节）、甘草（生用）、芍药、人参（去芦）、罂粟壳（蜜炒）各1两，乳香（另研）、没药（另研）各五钱，陈皮1两。研为细末。

功用：治一切恶疮、痈疽、发背、疔疮疼痛不可忍者；并治打扑伤损，筋骨疼痛。

用法：每服3钱，水1盏，煎至7分，去粗温服。如疮在上，食后服；疮在下，食前服。

定变回生汤（《洞天奥旨》）

人参4两，黄芪3两，当归2两，北五味子2钱，麦冬2两，肉桂4钱，白术2两，山茱萸4钱，忍冬藤2两，茯苓1.3两。

功用：背疽长肉，疮口已平，偶犯色欲恼怒，开裂流水，色变紫黑，肉变败坏。

用法：水煎服。

枇杷清肺饮（《医宗金鉴》）

人参、枇杷叶（去毛蜜炙）、生甘草、黄连、桑白皮、黄柏。

功用：清宣肺热。治粉刺。

用法：水 1 盅半，煎 7 分，饭后服。

九画

珍珠散（《疡科心得集》）

珍珠（生研）10g，炉甘石（煅）30g，石膏（尿浸 49 日，煅飞）45g。共研细末。

功用：燥湿生肌。用于各种疮疡胬肉净时。

用法：撒疮口上。

香贝养荣汤（《医宗金鉴》）

白术、人参、茯苓、陈皮、熟地黄、川芎、当归、贝母、香附、白芍、桔梗、甘草、生姜、大枣。

功用：养营化痰。治瘰疬、乳岩、上石疽等，日久体虚，气郁痰凝之证。

用法：水煎服。

神授卫生汤（《外科正宗》）

羌活、防风、白芷、穿山甲（土炒、研）、沉香、红花、连翘、石决明（煅）、金银花、皂角刺、归尾、甘草、天花粉、乳香、大黄（酒拌炒）。

功用：治痈疽发背，脑疽对口，丹瘤瘰疬，恶毒疔疮，湿痰流注；及婴儿杨梅毒，通身糜烂。

用法：水 400mL，煎至 320mL。病在上部，先服药，随后饮酒适量；病在下部，先饮酒适量，随后服药，以行药势。使未成者即消，已成者即溃。

枸橘汤（《外科证治全生集》）

枸橘、川楝子、秦艽、陈皮、防风、泽泻、赤芍、甘草。

功用：子痈。

用法：水煎服。

活血化坚汤（《外科正宗》）

防风、赤芍、归尾、天花粉、金银花、贝母、川芎、皂角刺、桔梗、僵蚕、厚朴、五灵脂、陈皮、甘草、乳香、白芷。

功用：治瘰疬、瘿瘤、痰核初起未溃脓者。

用法：上药以清水 400mL，煎至 320mL，临服加酒适量，食后服。

除湿胃苓汤（《医宗金鉴》）

苍术（炒）、厚朴（姜炒）、陈皮、猪苓、泽泻、赤茯苓、白术（土炒）、滑石粉、防风、山栀子（生研）、木通、肉桂、生甘草。

功用：除脾肺湿热。治缠腰火丹。

用法：水 2 盅，灯心 50 寸，煎 8 分。

养血润肤饮（《外科证治全书》）

当归、熟地黄、生地黄、黄芪、天冬、麦冬、升麻、黄芩、桃仁、红花、天花粉。

功用：滋阴养血，润燥止痒。治面游风，皮肤瘙痒症，牛皮癣静止期（血虚风燥型），红皮症等。

用法：水煎服。

独活寄生汤（《千金药方》）

独活、桑寄生、杜仲、牛膝、细辛、秦艽、茯苓、肉桂、防风、川芎、人参、甘草、当归、白芍、生地黄。

功用：温经散寒，祛风化湿，益肝肾，补气血。治风寒湿三气侵袭筋骨而体质较虚者。

用法：水煎服。

茵陈蒿汤（《伤寒论》）

茵陈、栀子、大黄。

功用：清热利湿、退黄。治湿热黄疸，一身面目俱黄，色鲜明如橘子，腹微满，口中渴，小便不利，舌苔黄腻，脉沉实或滑数。

用法：水煎服。

栀子清肝汤（《外科正宗》）

牛蒡子、柴胡、川芎、白芍、石膏、当归、山栀、牡丹皮、黄芩、黄连、甘草。

功用：疏肝解肌，凉血清热。治肝火风热上攻，遂成鬓疽，痛连颈项、胸乳，太阳等处，或寒热晡甚，胸胁满闷，口苦舌干者。

用法：水煎服。

十画

透脓散（《医宗金鉴》）

黄芪、穿山甲、川芎、当归、皂角刺。

功用：透脓脱毒。治痈疽诸毒，内脓已成，不穿破者，服之即破。

用法：水煎服。

顾步汤（《外科真诠》）

黄芪、石斛、当归、牛膝、紫花地丁、人参、甘草、金银花、蒲公英、菊花。

功用：益气养阴，和营清热。治脱疽火毒型初起。

用法：水煎服。

逍遥散（《太平惠民和剂局方》）

柴胡、当归、白芍、白术、茯苓、甘草（炙）、生姜、薄荷。

功用：疏肝解郁，调和气血。用于肝郁不舒所致乳癖、失荣、瘰疬等。

用法：水煎服。丸剂每次 4.5g，每日两次，温开水送下。

柴胡清肝汤（《医宗金鉴》）

生地黄、当归、白芍、川芎、柴胡、黄芩、栀子、天花粉、防风、牛蒡子、连翘、甘草。

功用：清肝解郁。治痈疽疮疡，由肝火而成者。

用法：水煎服。

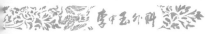

桃红四物汤（《医宗金鉴》）

当归、赤芍、生地黄、川芎、桃仁、红花。

功用：活血调经。用于妇女月经不调、痛经，或由于瘀血所致的各种肿块。

用法：水煎服。

消风散（《医宗金鉴》）

荆芥、防风、当归、生地黄、苦参、苍术（炒）、蝉蜕、胡麻仁、牛蒡子（炒研）、知母（生）、石膏（煅）、甘草、木通。

功用：散风，清热凉血，理湿。用于风疹块、疮疡因风湿血热所致者。

用法：水煎服。

凉血活血汤（《中医症状鉴别诊断学》）

槐花、紫草根、赤芍、白茅根、生地黄、丹参、鸡血藤。

功用：清营凉血活血。主心肝二经蕴热郁于血分，蒸灼肌肤所致血热白疕，皮肤起红斑，基底红较明显，表面银白色鳞屑多，剥离后有出血点，发病迅速。

用法：水煎服。

健脾润肤汤（《中医症状鉴别诊断学》）

党参、茯苓、苍术、白术、当归、丹参、鸡血藤、赤芍、白芍、陈皮。

功用：健脾燥湿，养血润肤。主脾虚血燥皮肤肥厚。

用法：水煎服。

十一画

黄连膏（《医宗金鉴》）

黄连 9g，当归 15g，黄柏 9g，生地黄 30g，姜黄 9g，麻油 360g，黄蜡 120g。

上药除黄蜡外，浸入麻油内，1 天后，用文火熬煎至药枯，去渣滤清，再加入黄蜡，文火徐徐收膏。

功用：润燥、清热、解毒、止痛。治痔疮、烫伤等证，疮疡焮红作痛者。

用法：将膏均匀涂于纱布上，敷贴患处。

清瘟败毒饮（《疫疹一得》）

石膏、生地黄、水牛角、黄连、栀子、桔梗、黄芩、知母、赤芍、玄参、连翘、甘草、牡丹皮、竹叶。

功用：清热解毒，凉血救阴。

用法：水煎服。

清营汤（《温病条辨》）

水牛角（磨粉冲服）、生地黄、玄参、竹叶心、金银花、连翘、黄连、丹参、麦冬。

功用：清营解毒，泄热养阴。治有头疽、发颐、丹毒等证有温邪内陷之象者。

用法：水煎服。

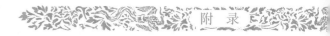

萆薢渗湿汤（《疡科心得集》）

萆薢、薏苡仁、黄柏、赤茯苓、牡丹皮、泽泻、滑石粉、通草。

功用：清利湿热。用于脚湿气、下肢丹毒及湿疮等。

用法：水煎服。

清胃散（《脾胃论》）

生地黄、当归、牡丹皮、黄连、升麻。

功用：清胃凉血。治胃经积热，上攻口齿，牙痛，发热，口臭，咽干舌燥，舌红苔黄，脉数。

用法：水煎服。

黄芪内托散（《外科正宗》）

当归、川芎、黄芪、白术、金银花、天花粉、皂角刺、甘草、泽泻。

功用：治鱼口、便毒、横痃等症已成，不得内消者。

用法：水煎服。

清肝渗湿汤（《外科正宗》）

当归、川芎、白芍（酒炒）、生地黄、柴胡、龙胆草（酒炒）、栀子（生研）、天花粉、黄芩、泽泻、木通、甘草。

功用：清利肝经湿热。治热淋及湿热引起的白浊癃闭。

用法：水 2 盅，灯心 50 寸，煎八分，食远服。

羚角钩藤汤（《重订通俗伤寒论》）

羚角片、霜桑叶、川贝母、生地黄、钩藤、菊花、茯神、白芍、生甘草、淡竹茹。

功用：凉肝息风。治肝风上扰，头晕胀痛，耳鸣心悸，手足躁扰，甚则瘛疭，狂乱痉厥，惊风。

用法：水煎服。

银翘散（《温病条辨》）

连翘、金银花、桔梗、薄荷、鲜竹叶、生甘草、荆芥、淡豆豉、牛蒡子、鲜芦根。

功用：疏风清热。治疮疡焮红肿痛，邪气在表，头晕少汗，发热重，恶寒轻者。

用法：水煎服。

黄连解毒汤（《外台秘要》引崔氏方）

黄连、黄芩、黄柏、栀子。

功用：苦寒泄热，清火解毒。治疔疮及一切火毒热毒，发热，汗出，口渴等实证，热在气分者。

用法：水煎服。

密陀僧散（《医宗金鉴》）

硫黄、雄黄、蛇床子各 6g，密陀僧、石黄（即石门产之雄黄）各 3g，轻粉 1.5g。共研细末。

功用：祛风杀虫。治白驳风、紫白癜风及狐臭等。

用法：醋调搽，或干扑患处。

紫雪丹（《太平惠民和剂局方》）

黄金、寒水石、石膏、滑石、磁石、升麻、玄参、甘草、犀角（水牛角代）、羚羊角、沉香、丁香、朴硝、硝石、辰砂、青木香、麝香。

功用：清心开窍，镇惊安神。用于内外烦热不解、发斑、发黄、瘴毒、疫毒，以及小儿惊痫、疮疡内陷、疔毒走黄、神志昏迷等。

用法：每服 0.9～1.5g，每日 3 服。病重者每服可增至 3g。

犀角地黄汤（《备急千金要方》）

水牛角屑（水磨更佳）、生地黄（捣烂）、牡丹皮、芍药。

功用：凉血、清热、解毒。用于一切疮疡热毒内攻、热在血分者。

用法：水煎服。

普济消毒饮（《东垣试效方》）

黄芩（酒炒）、黄连（酒炒）、陈皮（去白）、生甘草、玄参、连翘、板蓝根、马勃、鼠粘子、薄荷、僵蚕、升麻、柴胡、桔梗。

功用：散风热，清三焦，解热毒。用于锁喉痈、发颐、抱头火丹等证。

用法：水煎服。如热毒重者可加大黄。

滋荣散坚汤（《外科正宗》）

当归、川芎、白芍、熟地黄、陈皮、茯苓、桔梗、白术、香附各 1 钱，甘草、海粉、贝母、人参、昆布各 5 分，升麻、红花各 3 分。

功用：治一切瘰疬，忧郁所伤，气血不足，形体瘦弱，潮热咳嗽，坚硬肿痛，毋分新久，但未穿溃者并效。

用法：水 2 盅，姜 3 片，枣 8 枚，煎八分，食远服。

滋肾保元汤（《外科正宗》）

人参、黄芪、白术、茯苓、归身、杜仲、山萸肉、牡丹皮、熟地黄各 1 钱，附子、肉桂、甘草各 5 分。

功用：治元气虚弱，脓水淋漓，久而不敛者服之。

用法：水 2 盅，姜 3 片，枣 2 枚，莲肉 7 枚，食前煎服。

滋阴内托散（《外科正宗》）

当归、白芍、熟地黄、川芎、黄芪各 1 钱半，皂角刺、泽泻、穿山甲各 5 分。

功用：治囊痈已成，肿痛发热，服之有脓即可穿溃也。

用法：水 2 盅，煎八分，食远服。

黑退消（《中医外科学讲义》）

川乌（生）、草乌（生）、南星（生）、半夏（生）、磁石（生）、丁香、肉桂、乳香（制）、没药（制）各 15g，甘松（炒）、硇砂各 9g，冰片 6g，麝香 6g。

上药除冰片、麝香外，各药研细末后和匀，再将冰片、麝香研细后加入和匀，用瓶装置，不

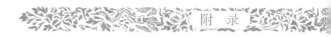

使出气。

功用：行气活血，祛风逐寒，消肿破坚，舒筋活络。治一切阴证或半阴半阳之肿疡。

用法：用时将药粉撒于膏药或油膏上敷贴患处。

十五画

增液承气汤（《温病条辨》）

玄参、麦冬、生地黄、大黄、芒硝。

功用：滋阴增液，泄热通便。治疮疡、皮肤病阴伤便结者。

用法：水煎服。

十六画

醒消丸（《太平惠民和剂局方》）

乳香（去油）30g，没药（去油）30g，麝香4.5g，雄精15g。先将乳香、没药、雄精3味，各研称准，再合麝香共研，煮烂黄米饭30g，入药末，捣为丸，如莱菔子大，晒干，忌烘。

功用：和营通络，消肿止痛。治痈、流注等证。

用法：每日服3～6g，热陈酒送下或温开水送下，儿童减半。婴儿服1/3。一般连服7天后，停药3天。孕妇忌服。

按：《外科证治全书》醒消丸方中麝香改为0.9g，可作为临床实用参考。

十九画

蟾酥丸（《外科正宗》）

蟾酥（酒化）6g，轻粉1.5g，麝香、枯矾、寒水石（煅）、乳香（制）、没药（制）、铜绿、胆矾（绿矾）各3g，雄黄6g，朱砂9g，蜗牛21个。

上药各为末。先将蜗牛研烂，加蟾酥，方入其他药末捣匀，做丸如绿豆大，亦可做饼、做条外用。

功用：驱毒发汗。外敷化腐消坚，内服治疗疔疮初起。

用法：每服3丸，用葱白嚼烂，包药在内，取热酒一杯送下，被盖卧，出汗为效。重证可再进一服。孕妇忌服。外用时蟾酥条可插入疮口中，蟾酥饼可盖贴疮口上。

主要参考书目

[1] 祁坤. 外科大成 [M]. 上海：上海科学技术出版社，1963.

[2] 李在明. 张八卦外科新编 [M]. 郑州：河南人民出版社，1979.

[3] 王袭祚，李中玉. 中医外科病诊治彩色图谱 [M] 济南：山东科学技术出版社，1992.

[4] 巢元方. 诸病源候论 [M]. 北京：人民卫生出版社，1992.

[5] 王肯堂. 证治准绳 [M]. 北京：中国中医药出版社，1997.

[6] 李铁男. 常见皮肤病彩色图谱 [M]. 沈阳：辽宁科学技术出版社，1998.

[7] 陈士铎. 洞天奥旨 [M]. 北京：中医古籍出版社，1999.

[8] 齐德之. 外科精义 [M]. 北京：人民卫生出版社，2006.

[9] 王维德. 外科证治全生集 [M]. 北京：人民卫生出版社，2006.

[10] 周文采. 外科集验方 [M]. 北京：中国医药科技出版社，2007.

[11] 陈实功. 外科正宗 [M]. 北京：人民卫生出版社，2007.

[12] 李曰庆. 中医外科学 [M].2 版. 北京：中国中医药出版社，2007.

[13] 张觉人. 外科十三方考 [M]. 北京：学苑出版社，2009.

[14] 窦汉卿. 疮疡经验全书 [M]. 北京：中国中医药出版社，2010.

[15] 申斗垣. 外科启玄 [M]. 南京：江苏科学技术出版社，2010.

[16] 汪机. 外科理例 [M]. 北京：中国中医药出版社，2010.

[17] 薛己. 外科发挥 [M]. 北京：人民卫生出版社，2010.

[18] 孙思邈. 千金方翼方 [M]. 北京：中医古籍出版社，2011.

[19] 张景岳. 景岳全书 [M]. 北京：中国医药科技出版社，2011.

[20] 吴谦. 医宗金鉴 [M]. 北京：中国医药科技出版社，2011.

[21] 冯兆张. 冯氏锦囊 [M]. 北京：中国医药科技出版社，2011.

[22] 顾世澄. 疡医大全 [M]. 北京：中医古籍出版社，2012.

[23] 孙思邈. 孙思邈备急千金要方校释 [M]. 北京：人民卫生出版社，2014.

[24] 余景和. 外证医案汇编 [M]. 北京：中国医药科技出版社，2015.

[25] 葛洪. 肘后备急方 [M]. 北京：中国中医药出版社，2016.

[26] 陈红风. 中医外科学 [M].4 版. 北京：中国中医药出版社，2016.

[27] 高秉钧. 疡科心得集 [M]. 北京：人民卫生出版社，2017.

[28] 谭新华. 中医外科学 [M]. 北京：人民卫生出版社，2021.